AF610205

LA

CHIRURGIE JOURNALIÈRE

OUVRAGES DU MÊME AUTEUR

Essai sur le diagnostic des tumeurs du testicule. Thèse inaugurale. Paris, 1861.

Traité de l'érysipèle. Paris, 1862, 1 vol.

De la hernie crurale. Paris, 1863, 1 vol.

Du mode de formation des caillots fibrineux dans les anévrysmes. Paris, 1865.

Du chancre phagédénique du rectum. Paris, 1866.

Des tumeurs des muscles. Thèse de concours pour l'agrégation. Paris, 1866.

Traité du diagnostic des tumeurs. Paris, 1868, 1 vol.

Traité du diagnostic des maladies chirurgicales (appendice au *Traité du diagnostic des maladies chirurgicales* de Foucher). Paris, 1869, 1 vol.

Du début de l'infection syphilitique. Paris, 1869.

Traité iconographique de l'ulcération et des ulcères du col de l'utérus (couronné par l'Académie des sciences). Paris, 1870, 1 vol. avec pl.

Du délit impuni, est-il un moyen d'arrêter la propagation des maladies vénériennes. Paris, 1870, in-18.

De la peine de mort, au point de vue physiologique. Paris, 1870, in-8.

Rapport sur les travaux de la septième ambulance (guerre de 1870-1871). Paris, 1871, 1 vol.

Traité théorique et pratique de la syphilis. Paris, 1873, 1 vol.

De la pyohémie chronique. Paris, 1874.

Dictionnaire de thérapeutique médicale et chirurgicale, par A. Després et E. Bouchut. 3e édition. Paris, 1877.

PARIS. — IMPRIMERIE DE E. MARTINET, RUE MIGNON, 2

LA

CHIRURGIE

JOURNALIÈRE

LEÇONS DE CLINIQUE CHIRURGICALE

PROFESSÉES A L'HOPITAL COCHIN

PAR

ARMAND DESPRÉS

Chirurgien de l'hôpital Cochin
Professeur agrégé de la Faculté de médecine
Membre de la Société de chirurgie, de la Société anatomique, etc.

Avec figures intercalées dans le texte

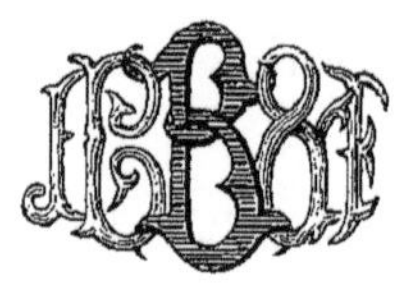

PARIS
LIBRAIRIE J.-B. BAILLIÈRE ET FILS
RUE HAUTEFEUILLE, 19, PRÈS DU BOULEVARD SAINT-GERMAIN
1877

PRÉFACE

> « On ne doit parler, on ne doit écrire que pour l'instruction. »
>
> LA BRUYÈRE.

Ce livre a été conçu dans l'idée d'être utile à ceux qui abordent la pratique de la chirurgie.

Il vient dans nos hôpitaux une clientèle régulière de malades atteints de lésions traumatiques ou inflammatoires et de tumeurs, qui se présentent à nos consultations, et sont reçus dans nos salles, dans des proportions à peu près égales, tous les ans : c'est le fonds de la clinique chirurgicale.

Les maladies chirurgicales, communes et fréquentes, sont rarement l'objet de travaux nouveaux, et cependant elles ont un intérêt majeur, car on peut dire que quand on sait bien diagnostiquer et traiter ces maladies, on est bien près de savoir la chirurgie d'exception, qui n'est pas si exceptionnelle qu'on le croit. Aussi l'auteur de cet ouvrage a pensé qu'il pouvait être bon de faire un livre exclusivement dans cet esprit, et de livrer au public l'expérience qu'il a acquise sur les maladies chirurgicales communes, et ce qui lui a paru devoir être rectifié parmi les enseignements de ses devanciers.

Le titre de ce livre n'est pas nouveau.

Le Danois Callisen a publié en 1777 un ouvrage sous le

même titre : *Systema Chirurgiæ hodiernæ* (1). C'était le reflet des anciens titres des livres de chirurgie ; néanmoins les maladies chirurgicales fréquentes y étaient traitées, mais avec nombre de maladies médicales et les vices de conformation.

Adolphe Richard a repris le titre de Callisen, mais il a peut-être étendu trop loin la pratique journalière de la chirurgie ; l'opération de la pierre, par exemple, et l'iridectomie, sont des opérations peu communes, la seconde même n'est pas entrée définitivement dans la pratique.

Toutes les lésions et maladies chirurgicales communes ne sont pas traitées dans ces *Leçons ;* mais les maladies bien tranchée sont été rapprochées de maladies voisines, de façon que, en réalité, une seule Leçon comporte souvent l'étude de plusieurs maladies communes.

(1) Callisen, *Institutiones Chirurgiæ Hodiernæ*. Hafniæ, 1777, in-8. — *Principia systematis Chirurgiæ hodiernæ in usum publicum et privatum adornata*. Hafniæ, 1788, 2 vol. in-8. — *Systema Chirurgiæ Hodiernæ*. Edit. nova aucta. Hafniæ, 1798-1800. 2 vol. in-8.

13 avril 1877.

CHIRURGIE JOURNALIÈRE

PREMIÈRE LEÇON

QUELQUES PRINCIPES GÉNÉRAUX SUR LE DIAGNOSTIC, LE PRONOSTIC ET LE TRAITEMENT DES MALADIES CHIRURGICALES

La clinique vous le savez, Messieurs, est l'application de la pathologie chirurgicale. C'est la mise en pratique des connaissances chirurgicales renfermées dans vos livres classiques, où les découvertes des chirurgiens de tous les âges ont approfondi l'étude des causes, des signes et du traitement des maladies. La clinique, qui est en réalité l'exercice de la chirurgie, a le devoir d'enseigner plus spécialement l'art de diagnostiquer les maladies, d'en porter l pronostic et d'en instituer le traitement. Mais c'est toujours à des cas particuliers que l'on a affaire et les généralisations, en clinique, qui pourraient être de mise ici, se réduisent à quelques principes généraux qui ne trouvent guère de place dans des leçons pratiques. Permettez-moi donc, avant de commencer ces *leçons de chirurgie journalière*, de vous indiquer brièvement à grands traits quelques principes généraux qui nous serviront de guide.

Vous ne ferez pas de bon diagnostic, votre pronostic sera incertain et vous nourrirez des illusions sur la valeur du traitement, si vous ne connaissez pas le *cours naturel* des maladies : vos livres sont très-brefs sur ce point. Combien y a-t-il de livres qui vous indiquent la durée d'un anthrax? la durée de la réparation d'une plaie suivant les tissus où elle siége? Quel est celui d'entre vous, qui a le plus lu, et qui sache quelle est la durée de la guérison d'un hématome récent, la durée d'un iritis? Personne ne serait en état de dire aujourd'hui, après un premier pansement, combien de temps la plaie mettra à guérir. C'est à peine si l'on sait que le panaris doit être ouvert avant le septième jour. Ce que je vous signale ici, ce sont les moindres desiderata des articles relatifs à la marche des maladies, si écourtés dans les traités de pathologie ; cependant cette étude du cours naturel des maladies est de la plus haute importance pour établir le diagnostic des maladies, et pour indiquer l'opportunité d'une intervention. Il est dans la nature des choses que l'on ne soit absolument l'inventeur de rien au monde ; il y a toujours quelqu'un qui avant nous a dit un mot, prononcé une phrase qui renferme toutes les théories que nous exposons ensuite. Nélaton, qui était un clinicien consommé, nous disait : préoccupez-vous toujours de préciser le *début du mal* dont vous cherchez à faire le diagnostic, vous verrez après ce qui se sera passé. Or il est clair que le début du mal, sa marche jusqu'au jour où le chirurgien est appelé, cela constitue le cours naturel du mal. Si Nélaton n'avait pas lui-même découvert cela, au moins il avait reconnu l'utilité du précepte qu'il ne manquait pas de transmettre à ses élèves. Je serais ingrat si je ne rendais ici une légitime justice à la mémoire d'un de mes meilleurs maîtres.

Il n'y a pas de diagnostic sûr, si l'on ne connaît pas bien le cours naturel des maladies ; mais le pronostic et le traitement ne seraient jamais vrais ni justes, pour me servir de ces expressions avec le sens qu'elles ont en mathématiques, si l'on ne faisait intervenir dans le jugement et dans les prescriptions ou les pansements, la connaissance du cours naturel des maladies. Permettez-moi de choisir quelques exemples destinés à mettre en lumière l'importance des connaissances que vous devez acquérir au sujet du cours des maladies.

Au point de vue du diagnostic, je n'ai pas besoin de vous dire qu'une même maladie, à tous les moments de sa durée, depuis son début jusqu'au moment où un chirurgien est consulté, n'a pas les mêmes caractères et qu'il faut en être toujours prévenu.

Ainsi lorsqu'une adénite existe, au troisième jour, il y a une tumeur globuleuse, dure, douloureuse, en un point où il existe un ganglion. Au sixième jour la peau est tendue, rouge, on sent un empâtement général de la région, on ne sent plus le ganglion, il y a d'autres caractères que ceux qui existaient le troisième jour et cependant c'est le même mal ; enfin, au quinzième jour, il y a un abcès franchement fluctuant, très-différent de l'empâtement qu'on avait trouvé le sixième jour.

Si le diagnostic seul est facile le troisième jour par le toucher, le sixième jour il ne l'est que par la constatation précise du début du mal, et par la connaissance de l'évolution du mal qui a été appréciée par le malade lui-même ; celui-ci dit, en effet, que son mal a débuté par une petite grosseur douloureuse qui roulait sous le doigt, et que cette grosseur n'existait pas avant qu'il en souffrît. Cette révélation du cours naturel du mal vous empêche de songer à un kyste enflammé par exemple, et vous faites sûrement votre diagnostic.

On arrive souvent au diagnostic d'une tumeur par la seule constatation du début du mal. Ainsi une tumeur existant depuis la naissance doit toujours faire soupçonner certaines tumeurs à l'exclusion de toutes les autres. Les tumeurs purulentes chroniques sont distinguées par la comparaison du début précis du mal avec sa durée. Ainsi une tumeur survenue, depuis un ou deux mois, chez un malade qui, depuis un an, époque rigoureusement précisée, avait une douleur ou des douleurs dans un point plus ou moins éloigné de celui où apparaît la tumeur, est un abcès par congestion révélant une lésion osseuse et ne peut être rien autre chose.

A la première année, le cancer sous-cutané, le squirrhe vulgaire, le sarcome cicatrisant des modernes, se présente en général sous la forme d'une tumeur dure, grossissant assez rapidement et présentant généralement des irrégularités; pendant le développement de cette tumeur, le malade n'éprouve que des élancements par intervalle. A la deuxième année, la tumeur a contracté des adhérences avec les parties profondes ou avec la peau. A la troisième ou quatrième année, suivant l'âge moins ou plus avancé des malades, la peau s'ulcère, et, à ce moment, il y a des ganglions engorgés dans la région où se rendent les lymphatiques de la région où le cancer a pris naissance. En même temps les malades maigrissent. Certes les caractères de la tumeur ne sont pas les mêmes pendant cette période de quatre ans, et la connaissance de la marche et des métamorphoses locales du cancer aident au diagnostic. Certains adénomes kystiques du sein, après avoir cru lentement pendant cinq à huit ans, prennent tout à coup un accroissement rapide. Cet accident dans la marche de l'adénome est une révélation qui indique toujours que la tumeur a changé de nature et cela est très-important.

Mais, ne l'oubliez pas, les maladies où le cours naturel du mal est le plus utile à connaître sont, sans contredit, les inflammations terminées par suppuration, et, dans certains cas, lorsqu'on veut préciser et dire s'il y a lieu d'inciser, il n'y a pas de moyen plus sûr de savoir si le pus est formé que de découvrir quand le mal a commencé. La fluctuation peut être douteuse, comme dans les cas d'adénites cervicales profondes, elle peut être nulle comme dans le panaris et l'inflammation des bourses séreuses sous les durillons de la main; l'on ne saurait jamais sûrement quand il y a du pus formé, si l'on ne connaissait pas l'évolution naturelle des collections purulentes aiguës dans le tissu cellulaire et les lois de la suppuration. Le troisième jour après les premières douleurs lancinantes, dans un panaris sous-cutané, le pus est formé; le quatrième jour après l'apparition d'un frisson et de rougeurs persistantes sur le trajet des lymphatiques, il y a du pus collecté; le douzième jour, le pus est formé dans les adénites aiguës : à ce moment, on ne sent point de fluctuation et le pus est pourtant collecté. Je ne parle ici que de quelques abcès, je les prends comme exemple. Il y a d'autres suppurations dont le cours naturel n'est pas moins précis; ainsi les abcès parenchymateux du sein, les abcès hématiques. Il en est de même des abcès de l'infiltration urineuse : celle-là, par exemple, entraîne la suppuration dans les vingt-quatre heures.

La connaissance de la durée du mal, vous le voyez, doit être un puissant auxiliaire pour établir le diagnostic. Les phénomènes qui existent pendant son évolution ne sont pas moins importants; mais il arrive souvent que le début précis du mal est ignoré, qu'il ne peut être précisé ni par le malade ni par le médecin, et les diverses phases de l'évolution du mal, si claires qu'elles soient, ne sont pas suffisantes dans quelques cas pour permettre de poser un diagnostic précis, et c'est alors que la perspicacité du chirurgien, quelle qu'elle soit, peut être mise en défaut. Certains kystes, les tumeurs abdominales et les tumeurs intra-crâniennes sont les lésions qu'il est le plus difficile de reconnaître; des troubles fonctionnels spéciaux sont seuls capables de fournir des éléments de jugement. Il y a des cas exceptionnels, des tumeurs dont le début et la marche ne présentent aucun trait saillant, les malades mêmes ne constatent leur mal que fort longtemps après son apparition réelle : les kystes hydatiques, les fibromes et les myxomes sont dans ce cas. On fait alors le diagnostic sous le couteau, ou l'on fait préalablement une ponction exploratrice.

Cette préoccupation de fonder votre diagnostic sur la connaissance du cours naturel normal ne doit pas vous faire perdre de vue que vous ne préciserez jamais bien le siége d'un mal si vous ne possédez pas les connaissances anatomiques et physiologiques de la région, qui sont indispensables à tout médecin ou chirurgien qui veut être sûr de ses diagnostics. Il serait banal de vous rappeler qu'une tumeur située sur le trajet connu d'une artère, doit de suite faire songer à un anévrysme.

Le pronostic dans la clinique a pour objet de prévoir la fin du mal, telle complication possible et l'efficacité probable des traitements employés. Cette partie est généralement négligée et on oublie souvent de considérer les chances favorables que présente un mal, et l'on attribue à des traitements extraordinaires ce qui est le fait de l'effort curatif de la nature, du cours normal du mal et de son issue naturellement heureuse. Ainsi l'on peut dire que les plaies de la peau et du tissu cellulaire sous-cutané chez un malade sain, n'ayant en dehors de sa blessure aucun état maladif qui seul le mette en danger, guérissent bien sous un pansement humide quelconque et à l'aide de l'immobilisation de la partie blessée.

Les plaies profondes contuses guérissent bien sous un pansement humide, quelle que soit sa variété, pourvu que la plaie soit tenue dans une immobilité absolue, que le pus ne séjourne pas dans la plaie et que la plaie ne soit pas réunie par première intention. Les plaies ne guérissent pas parce que l'on aura employé des pansements merveilleux, elles guérissent parce que, par un moyen quelconque, on aura évité le croupissement du pus dans la plaie, et que celle-ci aura été tenue dans l'immobilité absolue et dans une atmosphère humide. Pourquoi cela, Messieurs? parce que toutes les plaies tendent à la guérison en passant par deux périodes:

1° Une pendant laquelle (et ceci existe dans toutes les plaies qui ne sont pas faites par des instruments absolument tranchants) des petites eschares plus ou moins épaisses sont détachées, éliminées, et cette période varie avec la densité, si je puis ainsi dire, des tissus divisés : douze à quinze jours, pour la peau; vingt à vingt-cinq jours pour les aponévroses et les tendons; sept à neuf jours pour la graisse et le tissu cellulaire.

2° Une pendant laquelle il se forme du tissu embryonnaire nouveau constitué par des bourgeons charnus, dont les plus rapprochés de la peau saine se recouvrent successivement d'épiderme, jusqu'à cicatrisation complète de la perte de substance.

Aussitôt que le bourgeonnement de la plaie a eu lieu, pendant la première période, il faut de l'immobilité et de l'humidité pour favoriser la chute des eschares; pendant la seconde, c'est surtout l'immobilité des parties blessées et la protection des bourgeons charnus qui sont nécessaires. Cette période dure de vingt-cinq à trente-cinq jours pour les plaies avec perte de substance ou avec vastes décollements : la différence de temps est mathématiquement liée à l'étendue de la perte de substance ou la profondeur des décollements.

Certains cancers récidivent moins vite les uns que les autres : l'épithélioma sur les sujets âgés, par exemple, ou bien encore le squirrhe atrophique ou sarcome cicatrisant. Il ne faudrait pas attribuer l'absence de récidive à telle médication employée, à telle opération, ou à tel mode opératoire : le feu, les caustiques ou l'instrument tranchant. Les récidives éloignées tiennent à la nature du mal ou la santé exceptionnelle des malades.

Je ne vous parle pas de ce qui a été dit de l'efficacité de l'iodure de potassium pour faire résoudre des engorgements chroniques du testicule capables de se résoudre seuls, ni du mercure pour guérir des plaques muqueuses et des gommes qui guérissent seules ; ce sont là des choses jugées que tous les médecins finiront par comprendre avec le temps.

Pour bien établir le pronostic sur le cours naturel des maladies, il n'est point besoin de renouveler des expériences. Nous voyons tous les jours des malades abandonnés à eux-mêmes qui ne se soignent pas ou sont négligés. L'étude des antécédents de ces maladies vous permet d'établir le cours naturel du mal. Ainsi un abcès sous-cutané du sein que des chirurgiens consentent à ne pas ouvrir suit une marche régulière qui vous donne mathématiquement la durée et le cours naturel de l'abcès du sein d'origine lympathique ; les panaris, les anthrax abandonnés à eux-mêmes, ainsi que les orchites blennorrhagiques et les hématomes, tous ont une durée fixe qui est, à quelques jours près, semblablement la même. Avec de pareils documents combien le pronostic ne devient-il pas facile à préciser ! Grâce à ces documents, quand un malade vous demandera quelle doit être la durée et la terminaison de son mal, vous n'aurez pas cet embarras dont j'ai vu de bons chirurgiens se tirer avec des erreurs qui ont fait tort à leurs sérieuses qualités chirurgicales.

En dehors de ces éléments de pronostic il y en a d'autres tirés de l'état de santé du malade au moment de sa blessure, de son opération et de son tempérament. Ce qui a été écrit à cet égard est juste, et pourtant des malades, que leur santé antérieure compromettait, soumis par la nécessité à des opérations, ont résisté et ont guéri de l'opération. Ne criez pas à la contradiction, examinez et vous verrez qu'il s'agissait de malades dont la diathèse et la santé avaient été appréciées à la légère ou dont l'état était en réalité moins grave qu'en apparence. Du reste comme, à lésions et à soins égaux, il y a des tuberculeux qui meurent en deux années pendant que d'autres résistent dix ans, on doit croire qu'il y a des degrés dans la gravité des états maladifs antérieurs des blessés et des opérés.

La thérapeutique chirurgicale ou traitement des maladies chirurgicales prêterait à des généralités très-étendues. Je me bornerai à quelques considérations générales avant d'insister sur la considération particulière de l'étude préalable du cours naturel du mal.

En fait de traitement, il faut toujours choisir en principe le plus simple, celui qui fait le moins souffrir le malade, et celui qui est justifié par une expérience assez longue ou assez sûre. Il n'y a pas de cas, si exceptionnel qu'il paraisse, qui échappe à ces indications générales.

Agir à propos ou savoir attendre, telles sont les deux principales alternatives devant lesquelles le chirurgien peut être arrêté.

Certains cas exigent l'intervention immédiate de la chirurgie : telles sont les hernies intestinales étranglées, la rétention d'urine. Il faut agir avec décision, ce sont là les cas d'urgence, et les opérations sont dites des *opérations d'urgence*.

Pour ces opérations, tout le secret de la thérapeutique est d'agir à propos. Mais je ne saurais trop vous prémunir contre les émotions qui gagnent souvent les meilleurs médecins et leur fait presser une opération, alors que le temps matériel ne manque pas. Si j'osais, je dirais qu'il faut, dans ces cas, agir vite avec lenteur et réflexion ; plus d'une fois, en effet, le chirurgien se presse et s'engage lui-même dans des embarras difficiles à surmonter. C'est cette disposition de l'esprit du chirurgien qui a été appelée, peut-être avec exagération par M. le docteur Guéniot, le *délire chirurgical* (1), et que l'on peut appeler plus simplement l'*émotion* et la *perte de sang-froid*. Le savoir attendre, Messieurs, est une qualité rare que Nélaton possédait au plus haut degré et qui peut, néanmoins, vous être enseignée comme il nous l'a enseignée. Par exemple, la mesure suivant laquelle on doit répéter la tentative de réduction de luxations anciennes ; les extirpations de végétations en plusieurs fois ; ouvrir les abcès chauds seulement lorsqu'ils sont mûrs, et drainer les abcès froids au moment précis où ils menacent de s'ouvrir ; enlever des tumeurs quand les malades sont habitués à l'idée d'une opération et préparés à cette opération, — tout cela est facile à indiquer et facile à retenir. Que d'accidents mis sur le compte d'un génie épidémique et de la contagion ont été le résultat de l'oubli de ces préceptes

Tout opéré n'est qu'à moitié guéri, la préparation préalable du malade à l'opération, le régime et son pansement font le reste. Ce principe général est aussi vrai que les précédents.

Un chirurgien soigneux obtient toujours des succès constants, tandis que celui qui s'occupe personnellement moins de ses blessés obtient de moins bons résultats. Je me rappellerai toujours que, pendant mes premières années d'étude, il y avait trois chirurgiens à l'Hôtel-Dieu, et que Laugier et Jobert (de Lamballe) perdaient beaucoup de blessés et d'opérés, tandis que Ph. Boyer, qui s'occupait lui-même de ses pansements, obtenait des succès beaucoup plus nombreux que ses collègues dans le même hôpital.

Il est nécessaire de surveiller scrupuleusement le régime et les fonctions

(1) Guéniot, *Du délire des opérateurs* (*Annales de gynécologie*, décembre 1875)

digestives des blessés, et le chirurgien doit faire lui-même le pansement de ses opérés. Ajouterai-je que c'est à ces soins, et à la santé, d'ailleurs bonne, des blessés et opérés des campagnes, que l'on peut attribuer en province des succès vraiment remarquables. Les chirurgiens de province sont, par la nature des choses, beaucoup moins expérimentés que nous ; ils ne sont pas plus habiles, mais ils n'ont guère à traiter qu'un blessé grave à la fois; ils y mettent tout leur temps, ce qui est plus difficile dans les grandes villes, où les blessés et les opérés pour chacun de nous sont en beaucoup plus grand nombre. A Paris, dans les hôpitaux quelconques, on a obtenu et on obtiendra facilement à santé égale chez les opérés les mêmes succès qui ont été obtenus dans les campagnes. Que l'on me passe cette expression : si, pendant l'opération, c'est au manche de l'instrument qu'il faut regarder, après l'opération, c'est à la fois au panseur et au médecin.

Enfin pour revenir en terminant à l'importance de connaître le cours naturel des maladies pour en instituer le traitement, je vous citerai l'exemple de l'érysipèle traumatique dont vous verrez de nombreux exemples dans nos salles, parce que je n'hésite pas à recevoir des érysipélateux dans mon service, afin de vous montrer qu'à côté de grands blessés ils ne communiquent pas d'érysipèle aux blessés et opérés convenablement pansés. Abandonné à lui-même l'érysipèle, même erratique, cesse par le seul fait qu'il est erratique. Cette marche de l'érysipèle indique une tendance au rétablissement de la circulation de la lymphe qui est la guérison de l'érysipèle ; des compresses d'eau de sureau sur le visage, de la poudre d'amidon sur les parties du corps qu'il ne faut pas maintenir humides, sont employées, non comme spécifiques, mais comme topiques calmants. Grâce à ce traitement, qui ne gêne en rien le cours naturel de l'érysipèle, les malades qui n'ont pas, en même temps que leur érysipèle, de l'infection purulente, du diabète, de l'albuminurie ou des tubercules ou des broncho-pneumonies, qui seuls les mettraient en danger, ont toujours guéri et guériront toujours.

Il n'est pas moins intéressant de connaître la marche et la durée de la réparation normale des plaies. Comment, en effet, savez-vous si vos pansements, vos médications ont agi, s'il faut changer quelque chose, quand vous ne connaissez pas bien les phases de la réparation et les époques précises où les changements ont lieu? C'est là encore, vous le voyez, une démonstration de l'utilité de la connaissance du cours naturel d'un mal pour en instituer le traitement.

DEUXIÈME LEÇON

DES PANSEMENTS APPROPRIÉS AU GENRE ET AU SIÉGE DES PLAIES

SOMMAIRE. — **Principe général. — Condition physiologique d'un bon pansement. — Réunion par première intention. — Sutures. — Position. — Drainage associé à la réunion immédiate.**

Une des plus grosses fautes des temps modernes est de chercher un pansement ou un mode de pansement unique, capable, dit-on, de prévenir toutes les complications des plaies et la mort des malades. Vous entendez journellement parler du *pansement alcoolisé*, du *pansement ouaté* appliqué aux plaies, du *pansement de Lister*. Chacun des auteurs de ces pansements vante son pansement comme une panacée merveilleuse et voudrait l'élever à la hauteur de la découverte de la circulation du sang. Mais gardez-vous de vous laisser séduire. Vous retrouvez ici des enthousiasmes qui rappellent ceux qu'ont fait naître au siècle dernier le *pansement rare* de César Magatus, remis en honneur, le *pansement à l'eau froide* de Josse, et de nos jours le *pansement par occlusion* de M. Chassaignac et le *plombage des plaies* de M. Burgreave, de Gand. Le temps a emporté bien des pansements divers qui ont été l'objet de semblables apothéoses.

Avant tout retenez bien ces principes :

IL N'Y A PAS DE PANSEMENT UNIQUE APPLICABLE A TOUTES LES PLAIES.

Tel pansement excellent pour une même plaie dans une région, est détestable dans une autre et, pour ne prendre qu'un exemple, le pansement par occlusion avec de la ouate est le plus détestable pansement pour les plaies des amputations du sein, en même temps l'un des meilleurs pour les plaies contuses des pieds et les plaies des grandes articulations par instruments piquants.

A TOUTES LES PÉRIODES DE LA RÉPARATION D'UNE PLAIE LE MÊME PANSEMENT NE CONVIENT PAS.

Ainsi l'excellent pansement par l'irrigation continue pour le traitement des plaies contuses non réunies devient détestable quand les bourgeons charnus se sont formés sur la plaie; le dix-huitième ou vingtième jour, l'irrigation continue rend les tissus blafards et empêche ou retarde la formation de cicatrices. Il en est de même des pansements à l'alcool pur prolongés outre mesure, qui cautérisent indéfiniment les plaies et le pourtour des plaies.

Il y a dans les faits pathologiques que nous observons tous les jours des enseignements précieux qui nous permettent d'étudier les lois de la réparation des plaies et d'en tirer les déductions thérapeutiques logiques, c'est-à-dire naturelles.

Les sutures dans les opérations de fistules vésico-vaginales guérissent en huit jours au plus sans pansement; il en est de même des avulsions de dents, si fréquentes qu'on peut dire que c'est là l'opération chirurgicale la plus commune. Cette opération cause le plus souvent une fracture de l'alvéole; il y a donc fracture compliquée de plaie des gencives, c'est-à-dire une plaie qui serait des plus graves en tout autre point du corps. Ces plaies néanmoins guérissent sans pansement dans l'espace de quatre jours. J'ai observé une plaie du rectum qui a guéri en huit jours sans pansement. On sait que les plaies résultant de l'ablation d'hémorrhoïdes guérissent aussi sans pansement. De la considération de ces faits il ressort que les plaies, même les plus graves, des cavités muqueuses guérissent naturellement, simplement et rapidement par ce seul fait que la plaie est dans un milieu humide et que les liquides des muqueuses, de quelque nature qu'ils soient, *sauf l'urine*, sont un pansement suffisant pour les plaies des muqueuses. Mais une démonstration positive ne sort pas seule de l'étude des faits de plaies de la bouche; on y trouve encore des démonstrations par la négative. En effet, les fractures des alvéoles, si bénignes, si simples et que l'atmosphère humide de la bouche guérit en quatre jours, deviennent de la plus grande gravité si elles accompagnent une fracture de la mâchoire avec mobilité des fragments et déchirure des gencives, bien qu'il n'y ait pas en même temps une plaie extérieure de la face. Il paraît donc évident après ce rapprochement que l'atmosphère humide n'est pas tout ce qui est nécessaire pour la guérison des plaies. Il faut en effet une autre condition : l'immobilisation des lèvres des parties blessées.

L'immobilisation des lèvres des parties blessées, voilà la seconde indication qui doit être remplie. En effet, dans les plaies les plus contuses, il y a toujours quelques parties qui sont moins contuses, et celles-ci se réunissent ou tendent à se réunir immédiatement ; chaque mouvement dans la blessure détruit le travail commencé, ouvre des vaisseaux susceptibles d'absorber le pus fourni par d'autres parties. De là des inflammations graves qui accompagnent les traumatismes des parties que l'on ne peut bien immobiliser. Pourquoi par exemple les plaies des parties molles du bras guérissent-elles très-vite, tandis que les plaies des parties molles du coude sont très-longues à guérir? parce que le bras peut être plus facilement tenu immobile que le coude. Sans doute on dira que les gencives contusionnées, avec des alvéoles fracturés, ne sont pas immobiles; il faut distinguer : si l'os sur lequel ces plaies existent n'est pas immobile, les bords des plaies ne frottent pas l'un contre l'autre, puis la plaie n'est froissée par rien; il ne faut pas s'être fait arracher des dents pour ignorer avec quel soin la langue, pendant la mastication, éloigne les aliments de la plaie. Cette besogne inconsciente accomplie par la langue est le salut de la plaie.

Vous multiplierai-je les exemples ? Ne savez-vous pas combien sont peu graves les plaies articulaires des petites articulations que l'on peut bien immobiliser, par opposition aux plaies des grandes articulations que l'on a toujours beaucoup de peine à immobiliser?

Les corps étrangers et produits putréfiés retenus dans les plaies ont aussi leur gravité; mais quand les deux premières conditions du traitement physiologique des plaies sont obtenues, le danger diminue. Un os nécrosé dans un moignon, une phalange nécrosée, des tendons mortifiés restent dans une plaie traitée par occlusion avec les bandelettes de diachylum, sans inconvénient. Enfin, lorsqu'on panse à plat les plaies avec perte de substance, on laisse à même la plaie un gâteau de charpie qui fait corps étranger, et l'expérience démontre que les plaies ainsi traitées guérissent avec la plus grande simplicité. Mais dans la plaie d'une résection sur des os dont le canal médullaire est ouvert, il n'est pas prudent de laisser séjourner des produits septiques. Il faut de deux choses l'une : ou passer un drain si l'on a réuni, ou faire des lavages dans la plaie si l'on n'a pas réuni.

Voilà pour les conditions locales qui favorisent une heureuse terminaison des plaies; mais il ne faut pas méconnaître que l'état moral et le tempérament du blessé, son régime et son hygiène sont des conditions qui ont une extrême importance. Une plaie absolument semblable, à traitement identique, chez deux sujets différents a une gravité variable; un blessé bien pansé dont le moral est affecté ou qui est diabétique, alcoolique, albuminurique ou phthisique, ou bien qui est mis à la diète et mal nourri, exposé au froid humide ou qui commet des excès, est en danger très-grand, tandis que le blessé semblable qui est sain et qui est entouré de toutes les précautions hygiéniques convenables guérit sans subir aucune des complications des plaies.

Il y a une condition très-défavorable qui se présente souvent chez nos blessés des villes. Nous sommes quelquefois obligés de leur faire des opérations pendant qu'ils sont en état d'ivresse, et nous sommes obligés de chloroformer les malades. Ces blessés sont opérés pendant une double ivresse, et je n'hésite pas à penser que c'est là une condition très-défavorable. J'ai vu en effet des blessures d'une extrême gravité, plus graves que des amputations de cuisses, et qui ont guéri avec la plus grande facilité parce que les malades n'étaient pas en état d'ivresse au moment où ils avaient été blessés et parce que je n'avais pas dû les chloroformer pour les panser.

Cette réserve faite à propos du traitement général de blessés, la formule du pansement physiologique des plaies est donc la suivante :

Tenir la partie blessée dans une *immobilité absolue* et maintenir sur les plaies une *atmosphère humide*. Assurer *l'écoulement des liquides altérés* hors du foyer des plaies contuses.

Les bons pansements, quoique très-différents les uns des autres, sont :

1° *La réunion immédiate;*

2° *Les pansements par occlusion ;*

3° *Le pansement simple ;*

4° *Le pansement simple alcoolisé, pansement à plat ;*

5° *L'irrigation continue, et le pansement humide;*

6° *Les pansements à l'alcool, à l'acide phénique* ou *les pansements antiseptiques.*

Tous ces pansements, excepté le pansement simple qui n'est applicable qu'à la fin du traitement des plaies, sont des pansements humides.

Nous allons voir quelles sont les indications de l'application de chacun de ces pansements.

De la réunion par première intention.

Les plaies qui doivent être réunies par première intention sont :

Les plaies par instruments bien tranchants du tégument ; les plaies des commissures de la face même avec des bords contus, il se réunit ce qui peut se réunir ; les plaies de l'oreille et les plaies du cou ; les plaies des cavités séreuses, poitrine, abdomen, articulations, toutes les fois qu'il est évident qu'il n'y a pas inflammation de la séreuse ; les plaies des amputations, c'est-à-dire les plaies régulières sans mortification de leurs lèvres. Hors ces cas, jamais on ne doit faire la réunion par première intention de propos délibéré.

Les *plaies contuses ailleurs qu'à la face ne doivent jamais être réunies par première intention.* C'est une faute de réunir par première intention les plaies contuses avec perte de substance, pour cette seule et unique raison que la réunion par première intention ne réussit pas.

La réunion par première intention est d'autant plus indiquée que la blessure est plus récente.

Il n'y a que les plaies contuses de l'abdomen pour lesquelles la réunion immédiate soit indiquée. A. Cooper même avait proposé d'aviver les plaies contuses de l'abdomen et de réunir ensuite par première intention.

Étant donnée une plaie qui exige la réunion immédiate, il y a plusieurs moyens de la poursuivre.

La suture, les agglutinatifs, la position et les serres-fines, tous les moyens sont bons, mais il faut savoir qu'ils ne s'appliquent très-bien que dans des cas déterminés.

La *suture* avec les épingles ou suture entortillée est la meilleure dans la généralité des cas ; dans tous les autres cas c'est la suture à points séparés avec des fils d'argent qui est incomparablement la meilleure. Je ne vous recommande pas la suture avec le cat-gut, nom anglais que l'on emploie pour ne pas employer celui de corde à boyau, parce que ce lien dans la suture a été très-usité, autrefois, ainsi que le crin de cheval, à titre de suture absorbable. Cette suture exige des anneaux de plomb pour serrer les fils, et plus une suture est compliquée moins elle est bonne. Quant à la spéculation sur le fait de l'absorption de la suture, le nombre énorme de sutures réussies sans fils de suture absorbables montre bien l'inutilité de la rénovation du procédé.

La suture entortillée est toujours d'un excellent usage dans les régions très-vasculaires, car les épingles peuvent être placées très-profondément, et les fils, fortement serrés sur les épingles, assurent une bonne réunion immédiate, en même temps qu'ils produisent une hémostase excellente. Cette suture ne doit pas rester plus de quarante-huit heures en place au maximum. Les épingles doivent être retirées au bout de vingt-quatre à quarante-huit heures. On retire les épingles en les saisissant avec une pince à artère et en les faisant tourner sur leur axe sans tirer directement. C'est là une petite précaution qui met en garde contre une désunion de la suture lorsque l'on enlève les épingles.

Les fils doivent être laissés, ils sont agglutinés à la peau et ils exercent une compression salutaire sur la plaie après l'extraction des épingles ; les épingles, excepté les très-fines épingles, laissées plus de quarante-huit heures dans les lèvres de la plaie coupent les tissus. C'est sous ce rapport que la suture entortillée est moins bonne que la suture métallique avec les fils d'argent, lorsque la suture doit demeurer longtemps en place pour assurer la réunion dans les parties peu vasculaires ou exposées à des tiraillements.

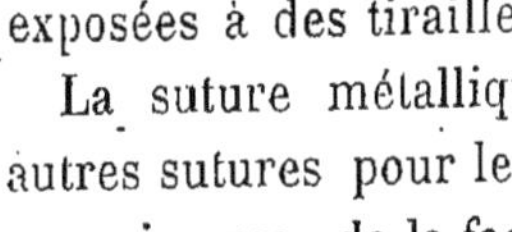

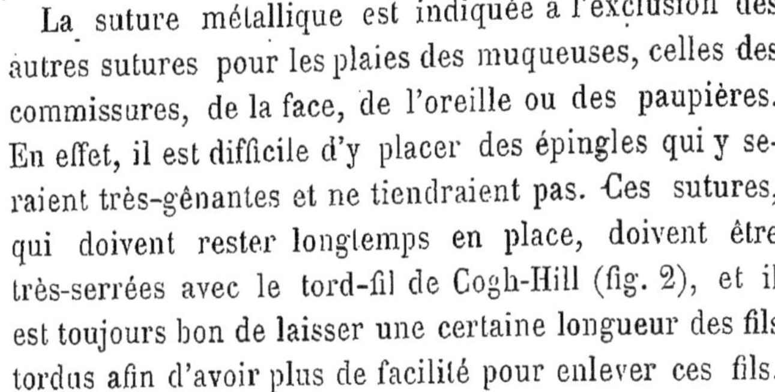

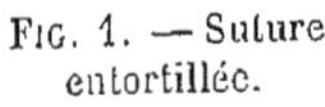

Fig. 1. — Suture entortillée.

La suture métallique est indiquée à l'exclusion des autres sutures pour les plaies des muqueuses, celles des commissures, de la face, de l'oreille ou des paupières. En effet, il est difficile d'y placer des épingles qui y seraient très-gênantes et ne tiendraient pas. Ces sutures, qui doivent rester longtemps en place, doivent être très-serrées avec le tord-fil de Cogh-Hill (fig. 2), et il est toujours bon de laisser une certaine longueur des fils tordus afin d'avoir plus de facilité pour enlever ces fils. La suture entortillée a de ce chef une supériorité sur la suture métallique, car il est beaucoup plus facile d'enlever les points de suture entortillée. Mais en prenant la précaution de laisser une certaine longueur aux fils tordus on en facilite l'extraction. C'est en général du cinquième au huitième jour que l'on doit enlever les sutures métalliques, et c'est sur la peau que l'on peut les enlever le plus tôt.

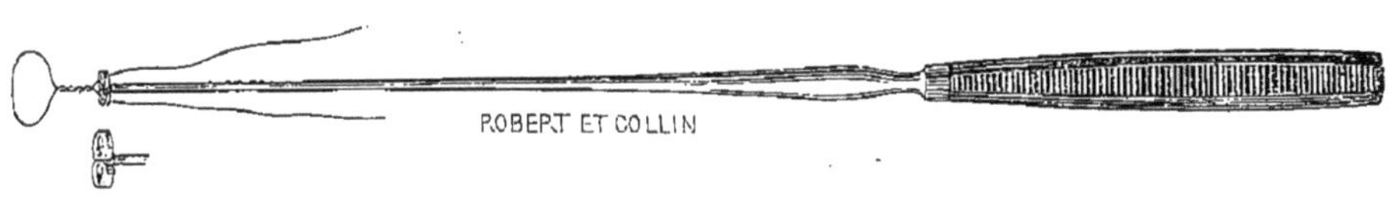

Fig. 2. — Tord-fil de Cogh-Hill.

Toute suture doit être secondée par un pansement avec l'eau froide. Après avoir protégé la peau saine, en interposant entre les épingles ou les bouts des fils métalliques et la peau de petites bandelettes de diachylum, on place des compresses mouillées avec de l'eau froide, et on s'arrange pour que les compresses soient toujours mouillées et qu'elles tiennent bien sur la suture.

Suture sèche; réunion par les bandelettes agglutinatives. — Les agglutinatifs permettent de réunir par première intention toutes les plaies qui existent sur un segment de membre et qui sont parallèles à son axe ou à peu près. En effet, pour que les agglutinatifs réunissent, il faut qu'ils prennent un point d'appui solide sur les parties voisines, et il n'y a que les doigts et les segments de membre où une compression circulaire, seule capable de bien serrer une plaie, soit possible.

La réunion par les agglutinatifs ne doit donc être tentée que sur la face, le front en particulier, les doigts, le poignet et les membres.

Vous trouverez dans vos livres de petite chirurgie la description d'un bandage unissant des plaies des membres en travers. Ce bandage n'est possible qu'à la condition de se servir de bandelettes de toile imbibées de collodion élastique, qu'il faut renouveler tous les deux jours et même plus souvent si l'on veut que la suture réussisse ; le diachylum ne tient pas assez, et, depuis la vulgarisation de la suture métallique, toutes ces sutures sèches et bandages sont devenus inutiles.

Vous voyez donc que la réunion immédiate par les agglutinatifs, le diachylum entre autres, est restreinte à quelques cas spéciaux : les plaies des doigts et les plaies longitudinales des membres, les plaies des amputations.

On a dit que le diachylum provoquait des érythèmes et des érysipèles, je ne le nie point ; mais c'est dans les cas où les bandelettes de diachylum sont appliquées seules. Si l'on a soin au contraire de placer par-dessus les bandes de diachylum des compresses d'eau froide, on évite toute espèce d'accidents, l'inflammation en première ligne, et on obtient en quarante-huit heures une réunion parfaite, qui n'exige plus que la contention par une bande roulée. Aux doigts, j'ai depuis longtemps remplacé toutes les sutures par un pansement par occlusion au diachylum qui ne cause jamais la moindre inflammation dans les plaies simples.

La *position* simple permet d'obtenir une réunion immédiate pour les plaies du cou, les plaies de l'aine parallèles au pli de l'aine, les plaies transversales de la main. Lorsqu'on place les parties dans une position qui favorise le rapprochement des lèvres de la plaie, lorsque la plaie reste fermée dans une certaine position, il y a l'indication de maintenir la position par un bandage : ainsi la flexion de la tête sur le tronc pour les plaies du cou (1), la flexion de la cuisse sur le bassin pour les plaies de l'aine, la flexion des doigts pour les plaies de la paume de la main. Cette position forcée peut toujours être obtenue sans grande gêne, et il suffit de la faire garder trois jours aux malades pour obtenir une réunion parfaite.

Est-ce à dire que cette position forcée doive être très-forcée ? Non, certes, car j'ai obtenu contre mon intention une réunion immédiate à la suite d'une hernie étranglée opérée, chez une malade qui avait la cuisse

(1) Dans les plaies profondes allant jusqu'au larynx ou la trachée une suture profonde est cependant parfois nécessaire.

peu fléchie et qui était dans la position classique indiquée pour les suites de l'opération de la kélotomie. Mais comme il s'agissait d'une malade encore jeune, d'une opération faite sans taxis préalable, c'est-à-dire sur un tégument sain, la réunion avait eu lieu dans la presque totalité de la plaie, sous un pansement humide et grâce à la simple position. Tout ce qui pouvait se réunir était réuni, et il ne restait qu'un point désuni par lequel s'écoulait la suppuration séreuse du sac, nécessaire après la kélotomie. La malade a d'ailleurs très-bien guéri. La réunion tentée par la simple position doit être secondée par l'application d'un pansement humide. La réunion dans ces cas a lieu en vingt-quatre heures.

Sutures avec les serres-fines de Vidal de Cassis. — Les sutures avec les serres-fines ne conviennent que dans des cas tout à fait exceptionnels, pour les plaies chirurgicales ou autres des paupières, pour les mêmes plaies du prépuce ; elles sont tout à fait convenables pour toutes les parties peu épaisses et assez vasculaires pour se réunir en moins de vingt-quatre heures. Pour tous les autres cas, les serres-fines ne sont pas bonnes, car il faut se servir de grosses serres-fines, et la pression continue obtenue par ces grosses serres-fines est telle, qu'en une demi-journée les tissus sont coupés, et on a fait de la sorte sur une plaie réunie des petites plaies contuses, en nombre double des serres-fines appliquées.

Ainsi certaines plaies réclament la réunion immédiate, les unes avec la suture entortillée, les plaies des lèvres par exemple; les autres avec la suture métallique, les plaies des paupières par exemple ; d'autres les bandelettes de diachylum, les plaies longitudinales des membres ; d'autres encore la simple position, les plaies du cou et de l'aine ; d'autres enfin les serres-fines. Mais dans toutes ces conditions diverses on doit toujours placer pendant les trois premiers jours par-dessus l'agent de la réunion des compresses mouillées, avec ou sans liquide spécial, car ce qui importe seulement c'est que la plaie *soit humide.*

Du drainage des plaies associé à la réunion immédiate par les sutures. —Depuis l'invention des tubes à drainage, les chirurgiens de divers pays, Chassaignac et Azam en France, et Lister en Angleterre, ont songé à maintenir dans les plaies simples ou compliquées de lésions osseuses profondes un tube à drainage pour empêcher les liquides de stagner dans les plaies. En 1861, j'ai vu M. Trélat, après une amputation de cuisse, placer un drain dans le fond de la plaie sur l'os même et réunir la plaie par première intention. La plaie n'a guéri ni mieux ni plus vite que si elle avait été traitée d'autre sorte, et, si mes souvenirs sont exacts, le malade est mort d'infection purulente. Cette pratique est aujourd'hui celle de Lister; mais je ne crois pas que, pour les amputations, cette association du drainage avec la réunion immédiate soit aussi bonne que pour les plaies des résections, pour la désarticulation du pied et la désarticulation tibio-tarsienne, où, lorsqu'on réunit comme cela est nécessaire, on forme fatalement des cavités anfractueuses où le pus séjourne. Hors ces derniers cas, je ne vois pas une utilité au drainage des plaies. Dans les plaies du sein avec perte de substance, si l'on fait de la réunion, il ne faut pas manquer d'y joindre le drainage; mais comme le pansement à plat est le meilleur entre tous, pour ces plaies je ne vous recommande pas la réunion immédiate associée au drainage. Le drainage des plaies est toujours temporaire et les tubes ne doivent pas rester en place plus de neuf jours. Aussitôt que le pus régulièrement formé sort bien, ce drain est inutile : des bourgeons charnus sont développés, la réunion médiate commence, et le drain ne peut être qu'une sérieuse entrave.

TROISIÈME LEÇON

DES PANSEMENTS APPROPRIÉS AU GENRE ET AU SIÉGE DES PLAIES (SUITE)

SOMMAIRE. — Pansement par occlusion. — Bandelettes de diachylum. — Collodion et baudruche. — Conditions favorables à l'application de l'occlusion avec les bandelettes de diachylum. — Observations. — Pansement par occlusion avec la ouate. — Plombage des plaies.

Du pansement des plaies par occlusion.

Le pansement par occlusion est obtenu à l'aide de bandes de diachylum, de bandes de taffetas d'Angleterre ou de bandes de linge enduites de collodion. De ces trois pansements, le plus simple, le plus commode est le pansement par occlusion avec les bandelettes de diachylum.

Ce pansement, comme tous les pansements rares, est une heureuse modification de l'ancien pansement rare fait avec de la charpie et des bandes sèches. Le pansement ancien avait un inconvénient réel, il ne tenait pas plus de quatre jours, et on était obligé de le resserrer régulièrement et il arrivait quelquefois qu'il tombait dans l'intervalle.

Le bandage, aux bandelettes de diachylum, a été imaginé par M. Chassaignac. C'est un des meilleurs titres de ce chirurgien ; mais comme rien n'est nouveau, ce pansement a été une simple application aux plaies du traitement des ulcères par les bandelettes de diachylum imbriquées suivant la méthode de Baynton. On taille des bandelettes de diachylum et on les imbrique les unes sur les autres, plusieurs couches les unes sur les autres superposées de façon à couvrir entièrement la plaie.

Après avoir placé les bandelettes, on les recouvre de charpie et on comprime avec une bande roulée. M. Chassaignac mettait un linge troué cératé pardessus ses bandelettes de diachylum et plaçait ensuite la charpie.

Le pansement aux bandelettes de taffetas d'Angleterre est appliqué de la manière suivante. On trempe dans l'eau tiède les bandelettes auxquelles on a donné une largeur de 6 millimètres et une longueur suffisante; on applique les bandelettes et on maintient les parties jusqu'à dessiccation des bandelettes avec un bandage roulé. Ce pansement est un peu douloureux, parce qu'il ne permet l'application d'aucun liquide calmant; il est insuffisant sur les plaies qui doivent suppurer; en effet, aussitôt que le pus est formé, il ramollit et décolle le taffetas d'Angleterre et le pansement tombe.

Le pansement avec les bandelettes de linge enduites de collodion n'est pas pratique; il faut avoir de *bon collodion*, des pinceaux pour étendre le collodion sur les bandelettes, c'est un pansement long ; il ne tient pas, d'ailleur,s sitôt qu'il y a un peu de suppuration de la plaie. Aussi a-t-on remplacé les bandelettes de linge par de la baudruche en plaques, que l'on place sur la plaie après l'avoir enduite de collodion. Ce mode de pansement a ses partisans, mais je lui préfère le pansement avec les bandelettes de diachylum. On a dit que la bandruche ou les bandelettes de linge avec le collodion avaient sur les bandelettes de diachylum cet avantage qu'elles n'excoriaient pas la peau et qu'elles ne provoquaient jamais d'érythème et d'érysipèle : ne croyez pas cela. Les bandelettes de diachylum *ne font pas naître d'érythème, d'érysipèle*. L'érysipèle est le résultat d'une prédisposition du tempérament herpétique des malades, du régime des blessés ou des opérés, des conditions dans lesquelles ils étaient au moment de la blessure ou de l'opération, et surtout des refroidissements auxquels le blessé est exposé et non du mode de pansement. J'ajoute que la condition la plus favorable est le mauvais état du pansement qui tombe et ne recouvre pas la plaie et la laisse dessécher.

Les effets du pansement par occlusion avec les bandelettes de diachylum, celui qui est le meilleur entre tous, sont : d'une part, la *contention rigoureuse* de la plaie, qui se trouve bien immobilisée et d'une manière durable sous le pansement; de l'autre, un état d'*humidité constante sur la plaie* entretenu : 1° par la transpiration cutanée qui ne s'évapore pas et est retenue sous le pansement; 2° par le pus que fournit la plaie. Sous le pansement par occlusion il y a donc une immobilisation suffisante de la plaie et une atmosphère humide constante, ce qui constitue les conditions nécessaires et indispensables à la guérison des plaies.

Le pansement par occlusion est appliqué, dans le service, de deux manières différentes. Sur les plaies des doigts et des orteils, nous faisons un pansement avec des bandelettes de un centimètre et moins de large, et nous entourons entièrement les doigts : des couches de bandelettes superposées assurent une occlusion parfaite; il faut mettre des bandes jusqu'à ce que l'on ne voie plus un seul point des doigts à découvert; il n'est pas nécessaire de serrer, il y a ici une question de mesure : le pansement doit serrer juste assez pour tenir en place.

Sur les plaies de la face, du tronc ou des membres, on place des bandes de diachylum imbriquées, entrecroisées en sens divers et on a soin de les tailler assez longues pour qu'elles dépassent en tous sens les bords de la plaie (fig. 3).

Ce pansement, que j'ai vu appliquer par M. Chassaignac et Ad. Richard, est très-utile pour fermer les plaies qui compliquent les fractures, pour les plaies du visage, mais il doit être renouvelé tous les quatre jours ou être maintenu en place par un bandeau, par des bandages très-serrés, par un bandage plâtré, par exemple lorsqu'il s'agit des fractures de jambes avec plaie. Je vous parlerai de ce pansement plus tard à l'occasion du traitement des fractures de jambes compliquées.

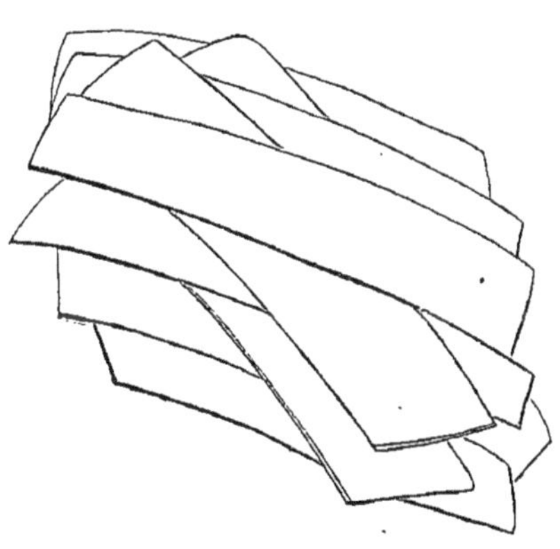

Fig. 3. — Pansement par occlusion à bandelettes séparées.

Remarquez ce qu'est le pansement par occlusion avec les bandelettes de diachylum que vous avez vu employer ; il n'empêche pas l'accès de l'air sur les plaies. Ce pansement sent très-mauvais, parce que le pus produit s'altère; ce pus altéré baigne la plaie; il renferme d'ailleurs tous les vibrions connus du pus, et cependant les malades guérissent merveilleusement bien. Voyez comme nous sommes loin des pansements antiseptiques, des pansements par occlusion avec la ouate. Le pansement produit exactement ce que cherchent à empêcher les pansements antiseptiques et autres et les pansements par occlusion pneumatique ou le pansement ouaté et les pansements à l'alcool, et cependant les malades guérissent dans des proportions très-avantageuses.

La plaie n'est donc pas garantie contre l'accès de l'air et elle est baignée de pus dit putride, et il n'arrive aucun accident, quoique l'air entre par les petits pertuis qui se forment entre les bandes et par lesquels sort le pus.

Gardez-vous donc, Messieurs, de vous laisser séduire par des théories qui faussent votre jugement; car vous pouvez remarquer que si ces théories étaient justes, elles prouveraient que le plus mauvais pansement pour les plaies en général, même les plus simples, serait le meilleur de tous les pansements pour les plaies les plus graves de la main et des doigts.

Il faut ajouter en outre que si le pansement porte une odeur nauséabonde, les malades n'en sont pas autrement incommodés : il n'y a que les personnes qui entourent le malade qui sentent l'odeur très-désagréable du pansement.

Le pansement par occlusion n'empêche pas les plaies de suppurer; lorsqu'elles doivent suppurer, le pus s'écoule entre la peau et la partie terminale de l'appareil et entre les couches de bandelettes avec assez de régularité et sans menace de rétention du pus. Les eschares, les os et les cartilages mortifiés se détachent sous l'appareil, meurent dans le pus et finissent par sortir avec le pus, et cela sans danger : que dis-je? le pus lui-même devient l'agent principal du pansement, il maintient la plaie dans une humidité constante.

Vous appliquerez le pansement par occlusion, avec bandelettes séparées, sur les plaies des parties où vous ne pouvez appliquer des bandes circulaires; sur les plaies des fractures par-dessus lesquelles vous allez appliquer un appareil plâtré ou un appareil ouaté ; sur les plaies du tronc, de l'abdomen, du front, et en général sur toutes les plaies contuses non réunies où l'inflammation paraît devoir être modérée.

Dans les grandes plaies traitées par l'occlusion, telles qu'une plaie compliquant une fracture, et où la cicatrisation de la plaie cutanée ne s'effectue pas avant la formation du cal, il faut renouveler les bandelettes de diachylum au moment où elles ne tiennent plus, et c'est généralement au bout de huit à quinze jours qu'il faut les changer, suivant la quantité de pus formé.

Il y a des plaies contuses qui existent sur les parties des membres où porte une attelle, une bande roulée, le bord d'un appareil plâtré. Aucun pansement n'est meilleur que le pansement avec bandelettes de diachylum à bandes séparées, on le laisse en place jusqu'à ce qu'il tombe, et on le renouvelle jusqu'à guérison. Sous ce pansement, les eschares se détachent et la réparation se fait rapidement. Aucun autre pansement n'est d'une application plus commode pour le chirurgien et plus profitable pour le malade.

Vous appliquerez le pansement par occlusion complet sur *toutes* les plaies des doigts et des orteils, et vous guérirez vos blessés, lorsqu'ils ne seront ni alcooliques, ni diabétiques, ni albuminuriques, vous les guérirez sans complications, lorsque ce pansement sera placé peu de temps après la blessure. Le seul pansement par occlusion est ici suffisant; point n'est besoin d'appliquer par-dessus des compresses mouillées avec de l'eau froide, à moins que le malade souffre beaucoup, à moins que le pansement n'ait été appliqué vingt-quatre heures après la blessure et qu'il n'y ait déjà de l'inflammation. Il faut que vous sachiez que dans les quatre premiers jours, pendant la période de gonflement des parties molles autour de la plaie, les malades souffrent; ils ont des élancements dans les doigts, du gonflement et de la chaleur de la main. Il n'y a que les malades dont la plaie n'intéresse que le tégument qui n'éprouvent presque aucune souffrance et qui ne suppurent jamais. Quelquefois il y a de l'inflammation et un abcès sous-cutané, soit autour d'un lymphatique, soit sous un épanchement sanguin, et la suppuration alors dure de vingt-cinq à trente jours. Dans ces cas, il faut appliquer des compresses froides par-dessus le pansement par occlusion, et celui-ci doit être changé dès qu'il ne tient plus : c'est ce qui permet de maintenir l'occlusion jusqu'à quarante jours de suite.

Le pansement par occlusion doit rester en place, lorsqu'il n'y a pas de suppuration, vingt jours si les os et les articulations n'ont point été ouvertes, que les tendons soient ou non à nu; trente ou trente-cinq jours, si les os sont dénudés et les articulations ouvertes, et vingt-cinq jours de plus s'il y a suppuration de voisinage. Au bout de ce temps, le plus souvent, lorsqu'on enlève l'appareil le doigt est cicatrisé, ou s'il y a des plaies articulaires, elles sont en voie de guérison, les plaies bourgeonnent bien.

Si le doigt n'est point cicatrisé, vous devez alors réprimer les bourgeons charnus à l'aide du nitrate d'argent et appliquer le pansement simple, c'est-à-dire le linge troué enduit de *cérat* couvert de charpie, ou un nouveau pansement par occlusion avec les bandelettes de diachylum, le tout étant enveloppé ensuite avec une compresse et une bande roulée.

Dans les grandes plaies traitées par l'occlusion, le vingtième jour il y a un bourgeonnement énorme, et à ce moment les cautérisations et le pansement simple activent plus la guérison qu'un nouveau pansement par occlusion.

Le pansement par occlusion est encore applicable à la main et au métatarse. Mais, chose digne de remarque, il est mauvais pour les plaies articulaires des articulations du métacarpe avec les phalanges des doigts médius auriculaire et annulaire, et pour celles des articulations du métatarse avec les phalanges des derniers orteils. Autant il convient pour les blessures des articulations des doigts, autant il est mauvais pour les articulations métacarpophalangiennes. La raison de ce fait bizarre en apparence est que le pansement par occlusion de la base des doigts ou des orteils est difficile à faire et qu'il ne tient pas: la plaie n'est pas assez immobilisée. Ce oui démontre encore mieux la vérité de cette proposition, c'est que le pansement par occlusion réussit très-bien pour les plaies des articulations du pouce avec son métacarpien et du gros orteil avec son métatarsien, et cela parce que l'on peut appliquer facilement, avec les bandelettes de diachylum, un spica de la racine du pouce qui tient convenablement.

J'ai fait réunir en vue de cette leçon toutes les plaies contuses des doigts qui ont été traitées dans les salles pendant cette dernière année scolaire ; ces faits reproduisent ceux qui ont été observés ici depuis cinq ans. Voici la statistique intégrale de tous les blessés qui ont été soumis au pansement par occlusion avec les bandelettes de diachylum, du premier décembre 1871 au premier juin 1876 (1). Je ne compte pas les malades qui ont été traités à la consultation pour des écrasements, arrachements ou section d'une ou de deux phalanges, qui venaient tous les six jours à la consultation pendant vingt à vingt-cinq jours pour faire renouveler ou surveiller leur pansement. Ce qu'il y a à dire de ces malades, c'est qu'ils vaquaient à leurs affaires avec leur plaie et leur pansement, et cela est une condition de traitement bien agréable pour les blessés. J'estime que tous les ans j'ai traité plus de vingt malades de ce genre à la consultation.

Voici les observations de plaies graves des doigts pour lesquelles l'admission à l'hôpital a été jugée nécessaire. La première observation est rapportée plus loin, voici les autres : un de ces malades est rentré à l'hôpital et vous pourrez constater vous-mêmes le résultat du pansement.

Obs. I. *Écrasement de l'indicateur et du pouce gauches; fracture du bras.* (Observation recueillie par M. Quenu, interne.) — Le nommé Victor Barthélemy, âgé de trente-six ans, charretier, entré le 17 février 1876, salle Cochin, lit n° 21, avait fait, le jour même, une chute du haut d'une voiture ; une des roues d'un haquet à deux chevaux, vide, a passé ensuite sur la main gauche.

On apporte immédiatement le blessé, qui est dans un état d'ivresse assez

(1) Nous avons traité dans les salles, en cinq ans, 85 plaies des doigts et de la main, sur lesquelles les 53 qui ont été traitées par le pansement par occlusion n'ont donné aucune mort. Sur les 19 qui ont été traitées par les pansements alcoolisés et les cataplasmes, à cause de l'inflammation et de la suppuration qui existaient déjà, la blessure remontant à plusieurs jours, il y a eu 2 morts (une luxation de la deuxième phalange du pouce avec plaie et une plaie du petit doigt par une roue d'engrenage n'ayant ouvert que la coulisse des tendons au niveau du métacarpien). Sur les 13 qui ont été traitées par l'irrigation continue il y eu 1 mort. Trois doigts et leur métacarpien, ainsi que les os du carpe, étaient dénudés, et le malade était alcoolique.

Nota. — Au moment où cette leçon est sous presse (juillet 1876) un malade qui avait trois doigts écrasés, dont le petit doigt, et qui avait été traité par le pansement par occlusion, est mort de tétanos foudroyant en vingt-trois heures, sept jours après la blessure.

prononcé, à l'hôpital : nous constatons une fracture du bras gauche et un écrasement de l'index et du pouce du même côté.

L'index surtout est maltraité : la gaîne des tendons fléchisseurs est ouverte dans toute sa longueur, les bords de la plaie sont comme mâchés, la plaie remonte presque près de l'articulation métacarpo-phalangienne, et, vu sa profondeur, doit communiquer avec l'articulation ; néanmoins, aucune exploration n'est faite pour s'en assurer ; la première phalange est fracturée en plusieurs endroits.

Les tendons du pouce ont aussi leur gaîne ouverte, l'articulation de la phalange avec la phalangette est ouverte, mais l'attrition des tissus est moins grande, la plaie donne lieu à un écoulement de sang assez considérable, mais sans jet. Interne de garde, j'appliquai immédiatement le pansement par occlusion avec des bandelettes de diachylum que M. Després prescrit d'appliquer le plus tôt possible sur les blessures. Les bandelettes remontent sur le dos de la main et recouvrent l'éminence thénar et la paume de la main ; l'indicateur est maintenu par une attelle en carton placée par-dessus le pansement par occlusion.

Le pansement fait, le malade souffre très-peu ; à deux heures du matin, le malade sorti de l'espèce d'état apathique dans lequel l'avait plongé l'alcool, réclame l'interne de garde, se plaignant que le pansement est trop serré.

Le pansement du pouce est enlevé et remplacé par un autre un peu moins serré. Le reste de la nuit se passe bien. Les jours suivants, le malade n'accuse que quelques engourdissements dans les doigts écrasés.

Le 28 février, lymphangite ayant son point de départ dans une érosion superficielle du dos de la main gauche ; qu'on n'a pas pansée vu son insignifiance. La rougeur remonte sur l'avant-bras. (Cataplasme.) Guérison de la lymphangite le 4 mars.

Le 5 mars, douleurs à l'extrémité du doigt ; on coupe un peu de diachylum ; on entoure le pansement de charpie imbibée d'alcool camphré pour atténuer l'odeur infecte qui s'exhale de la plaie.

Le 13 mars, on enlève l'appareil ; la plaie est en voie de cicatrisation et bourgeonne bien. Réapplication d'un pansement par occlusion.

Le 3 avril, on enlève le pansement ; les plaies sont complétement cicatrisées ; l'articulation métacarpo-phalangienne de l'index présente un peu de raideur ; l'articulation de la deuxième phalange avec la première est presque ankylosée. On imprime chaque jour des mouvements aux doigts.

Le malade sort le 15 avril, pouvant très-bien se servir de son pouce et de l'index ; seulement, on peut à peine imprimer quelques petits mouvements à l'articulation de la première avec la deuxième phalange de l'index ; on sent en outre des craquements dans l'articulation.

Le point intéressant de cette observation est la gêne que l'on éprouvait pour placer la main dans une position qui empêchât le gonflement. La fracture du bras gênait singulièrement, il fallait que le bras fût contenu, et toute constriction sur le bras congestionnait la main ; cependant, le malade a bien guéri de la plaie de sa main dans un espace de quarante-cinq jours. L'appareil qui contenait la fracture du bras était l'appareil de M. Després : un bandage de corps appliquant le bras contre le tronc et laissant la main libre au-devant de la poitrine; l'avant-bras étant serré, comme le bras, contre la poitrine.

Voici le résumé d'une observation qui est un des cas les plus graves d'écrasement de la main.

Obs. II. *Luxation du pouce avec plaie. Écrasement de deux doigts de la main droite.* — Le nommé P... Jules, âgé de trente-cinq ans, charretier, entre à l'hôpital Cochin, le 12 avril, pour une plaie par écrasement de la main, par une roue de voiture. L'accident était arrivé l'avant-veille au soir. Il y avait trente-huit heures que le malade avait été blessé.

Nous constatons les lésions suivantes : 1° une fracture du col du quatrième métacarpien; 2° une plaie par écrasement de la face palmaire de l'indicateur, depuis la première phalange du doigt jusqu'à sa racine; les tendons étaient situés au fond d'une plaie longitudinale à bords contus et mâchés avec écartement des lèvres de la plaie, et fracture des deux phalanges; pas de plaie articulaire évidente; 3° une plaie contuse transversale du pouce droit au niveau de l'articulation avec luxation de la phalangette du pouce et issu de la surface articulaire de la phalange; le pouce et la région thénar étaient déjà gonflés, rouges et douloureux.

Pansement par occlusion de l'index et pansement par occlusion du pouce. Le malade souffrit beaucoup ; le phlegmon était complet le troisième jour, et la suppuration s'effectua sous le pansement par occlusion du pouce et dans la région thénar; pas d'inflammation autour de l'indicateur. — Cataplasmes par-dessus le pansement par occlusion et la main.

Les jours suivants, trois incisions sont pratiquées : une sur la région externe, une sur le dos du métacarpien, et une dans le premier espace interdigital à la base du pouce. Le pansement par occlusion, ramolli par les cataplasmes, est changé tous les sept jours. La suppuration s'écoulait régulièrement par les incisions.

Le malade, pendant tout ce temps, se nourrissait et buvait un litre de vin par jour (c'était un grand buveur).

Le 12 mai, suppression des cataplasmes.

Le 26 mai, suppression du pansement par occlusion; l'index qui n'a pas suppuré est presque cicatrisé; le pouce présente une plaie au niveau de l'artilulation couverte de bourgeons charnus de bonne nature et exubérants qui sont cautérisés par le nitrate d'argent. On trouve dans le pansement par occlusion la surface articulaire de la phalange nécrosée et éliminée, ainsi qu'un fragment de tendon.

Pansement simple. L'index est cicatrisé le 1er juin.

Le pouce est cicatrisé le 21 juin.

L'articulation de la phalangette du pouce est ankylosée.

Le malade guéri des trois lésions de la main, entièrement guéri de la fracture du quatrième métacarpien, guéri des fractures de l'indicateur et destruction des tendons avec une raideur du doigt, guéri, enfin, de luxation de la phalangette du pouce avec plaie contuse, par ankylose, sort de l'hôpital avec sa main entière, le 26 juin, après avoir échappé aux complications que ses plaies très-graves semblaient devoir fatalement appeler.

Les deux observations qui précèdent sont des exemples remarquables de l'efficacité du pansement par occlusion. A la même époque de l'année, nous avons vu un garçon qui eut une plaie grave du pouce.

Obs. III. *Écrasement du pouce avec plaie de l'articulation de la phalangette du pouce.* — C... Alphonse, un garçon de dix-sept ans, eut le pouce droit écrasé par une roue de voiture; il entra à l'hôpital le 8 février 1876; l'accident était arrivé la veille au soir; la face palmaire du pouce était ouverte longitudinalement : au fond de la plaie, dont les bords étaient déchirés et contus, on voyait les tendons coupés en partie et les surfaces articulaires de l'articulation de la première avec la seconde phalange; l'articulation métacarpo-phalangienne du pouce était à nu, mais on ne voyait point les cartilages découverts; il existait une plaie intéressant tout le tégument de la face dorsale de l'indicateur et une plaie de la peau de l'auriculaire.

Un pansement par occlusion est appliqué sur chacune de ces blessures.

Les plaies de l'indicateur et de l'auriculaire guérirent en douze jours.

Celle du pouce présenta une complication pendant les trois premiers jours; il survint un gonflement notable de l'éminence thénar; le 18 février, un abcès se manifesta sur la face dorsale de la main, sur le dos au niveau du métacarpien du pouce et fut ouvert le 19, il sortit du pus bien lié, et je pensai qu'il s'agissait ici d'un abcès autour d'un lymphatique.

A partir de ce moment, le malade ne souffrit plus; la suppuration de l'abcès suivit son cours en même temps que le pus de la plaie sortait régulièrement.

Le trentième jour, l'appareil fut enlevé; la plaie était cicatrisée, mais il restait une lésion de l'articulation de la première avec la seconde phalange; les surfaces articulaires dénudées frottaient les unes contre les autres, et les mouvements étaient un peu douloureux.

Un petit appareil silicaté est placé pendant quinze jours pour favoriser l'ankylose qui était alors fatale. Au bout de ce temps, le malade était guéri, avec conservation des mouvements du pouce sur le métacarpien, et ankylose de la seconde phalange.

Il sortit de l'hôpital le 3 avril 1876.

Obs. IV. — *Plaies multiples de la main droite par des crochets restés dans la main; pansement par occlusion; guérison.* — La nommée Borgne, âgée de vingt-sept ans, employée dans une fabrique de filet à la mécanique, oublia sa main dans la machine le 4 mai; cette machine, qui se compose de crochets du volume d'une plume de corbeau, blessa cruellement la main gauche de la malade. Au moment où la malade vint à la consultation, le 4 mai 1873, le petit doigt avait la peau de la face palmaire entièrement arrachée; le tendon était mâché et les articulations des phalanges fracturées étaient ouvertes; la peau de la face dorsale du doigt était seule conservée intacte. Deux crochets d'acier étaient encore implantés dans la paume de la main sur l'éminence hypothénar; ils étaient l'un cassé, l'autre coupé à la lime à ras de la main. En effet, un ouvrier avait dû scier les crochets pour retirer la main de la malade de la mécanique; la malade avait beaucoup saigné. Les crochets furent retirés à l'aide d'une pince. M. Després tourna plusieurs fois sur eux-mêmes ces crochets et put les extraire sans accidents et sans hémorrhagie. Un des crochets pénétrait profondément à deux centimètres dans la région hypothénar au niveau des articulations carpo-métacarpiennes; l'autre pénétrait plus bas dans la région du carpe; il y avait une troisième plaie au niveau de la face externe du carpe où il n'y avait pas de crochet et où aucune recherche ne fut faite.

Un pansement par occlusion est appliqué avec des bandelettes de diachylum ; le petit doigt est entièrement recouvert et des bandes entourent la main de façon à ne recouvrir que les plaies de la paume de la main. — Compresses froides par-dessus la main.

La malade, qui était mère de famille et ne voulait pas entrer à l'hôpital, dut revenir tous les quatre jours à la consultation.

Le 8 mai, la racine du petit doigt présentait une rougeur vive; la malade n'avait pas sommeil et souffrait vivement dans la main; la suppuration du petit doigt s'était d'ailleurs établie, et la souffrance était moins vive depuis le matin (le pus sortait à la base du petit doigt et dans les interstices des bandes qui entouraient le petit doigt). — Cataplasmes sur la main par-dessus le pansement par occlusion.

Le 12 mai, phlegmon de la base du doigt sur la face dorsale de la main. — Cataplasmes.

Les souffrances sont modérées, et la malade va toujours assez bien pour venir à l'hôpital, sans être incommodée.

Le 16 mai, incision. Cataplasmes. La suppuration est franche, bien liée; il s'agit ici évidemment d'un abcès autour de lymphatiques. La malade, malgré cet abcès, veillait néanmoins au soin de son ménage et ne s'alitait pas.

Le 20 mai, la malade va beaucoup mieux; la suppuration est à peine marquée; l'incision avait vidé une fusée purulente qui aurait été évacuée plus tôt si la malade était restée sous nos yeux à l'hôpital. Pendant la suppuration, la paume de la main guérissait à merveille; les deux plaies d'où nous avions extrait les crochets étaient cicatrisées. Une ouverture persistait, celle qui était tout à fait sur le bord externe du poignet.

Le 23 mai, une petite pointe noire fit saillie sous la peau, à côté de la plaie qui persistait; la malade tira sur ce point noir et sortit une pointe de crochet, longue de un centimètre et demi. On n'avait pas recherché s'il y avait dans la main d'autres crochets au moment où les premiers crochets avaient été extraits. La malade dut alors s'enquérir du nombre de crochets qui manquaient à la machine et qu'on avait dû remplacer; elle nous apprit, le 25 mai, que l'on n'avait remplacé que trois crochets. Il y avait donc lieu d'être rassuré, les crochets étaient tous partis.

Le 30 mai, la peau de la face dorsale de la main reprend sa couleur et sa consistance normales, il n'y a plus de suppuration. La plaie par laquelle est sorti le crochet est cicatrisée, mais la plaie d'entrée reste un peu fongueuse et a le volume d'une grosse tête d'épingle. La malade va très-bien, est très-gaie et se livre aux travaux de son ménage.

Le 3 juin, la malade demande à ce qu'on lui enlève l'appareil. Ce jour, on constate un travail cicatriciel évident du côté des gaînes des tendons, principalement sur le trajet du tendon de l'annulaire : ce doigt commence à se rétracter un peu; le petit doigt, au contraire, reste droit. Il y a encore une petite plaie fistuleuse sur la région hypothénar; elle est cautérisée avec la pointe d'un crayon de nitrate d'argent.

Le 8 juin, le pansement par occlusion du petit doigt est enlevé; tous les tendons fléchisseurs ont été sphacélés, excepté au niveau de la première phalange; le bout du petit doigt est sphacclé; les surfaces articulaires de la phalange et de la phalangine sont nécrosées; la phalangette semble devoir se nécroser en totalité; toute la peau de la face dorsale du doigt est intacte et vit bien; le bout sphacélé du doigt est détaché avec des ciseaux. Un nouveau pansement par occlusion est appliqué et gardé trois semaines. Au bout de ce temps, la guérison est complète; les plaies de la paume de la main et de la région hypothénar sont guéries; les mouvements des doigts auriculaires et du petit doigt sont à peu près complétement revenus; il y a encore un peu de lenteur dans les mouvements, mais ceux-ci peuvent être exécutés facilement; le petit doigt cicatrisé à perdu sa dernière phalange.

Le 12 août, la malade a été revue; elle était dans cet état, et il est certain que le mieux s'accentuera encore et que cette femme aura le libre usage de sa main.

Voici une observation de plaies profondes de la paume de la main avec séjour de corps étrangers qui guérissent sans la moindre inflammation. La plaie qui suppure est celle du petit doigt, dont la face palmaire avait été mâchée et déchirée, ce qui autrefois eut été un cas d'amputation. Le petit doigt a suppuré sous le pansement par occlusion, sans que l'inflammation se propageât à la main, où il y avait des plaies qui pourtant avaient intéressé le tendon de l'annulaire, puisque nous avons eu plus tard une raideur de ce doigt. Ces plaies étaient graves et cependant la guérison a eu lieu malgré l'abcès de la face dorsale de la main. Certes la femme était jeune, d'une belle santé, et cela a été une condition des plus favorables; mais il faut que ceux qui ont vu le pansement appliqué sur cette main conviennent qu'il maintenait bien immobiles les parties blessées et couvrait entièrement les blessures tout en laissant libre une bonne partie de la main. Ce pansement, renouvelé lorsqu'il paraissait ne plus tenir, était secondé par les effets de cataplasmes émollients sur toute la main. Dira-t-on que c'est le cataplasme qui a été l'agent le plus puissant de la guérison? A cela je répondrai que le cataplasme changé souvent ne tenait pas comme le pansement par occlusion et que jamais avec un cataplasme on n'est à l'abri d'un déplacement du pansement et qu'avec le diachylum qui forme le pansement par occlusion, à la main surtout, on est absolument sûr que le pansement ne bouge pas.

Depuis 1872 jusqu'à ce jour, voici les faits qui ont été observés dans le service, avec la durée du traitement : cinq amputations de doigts par une scie circulaire ont guéri dans l'espace de moins de un mois sous le pansement par occlusion. Trois arrachements de la moitié environ du pouce, du petit doigt et de l'annulaire, pansés avec le pansement par occlusion, ont guéri dans le laps de temps moyen de vingt-deux jours. Les articulations dans les trois cas étaient largement à nu, soit celle de la première avec la seconde phalange, soit celle de la deuxième avec la troisième phalange.

Une plaie par arme à feu de l'annulaire et de l'auriculaire, une balle de révolver ayant traversé la phalange de l'annulaire et traversé les parties molles du petit doigt, en coupant le tendon fléchisseur, a guéri en six semaines sous le pansement par occlusion et n'a pas suppuré; le pansement par occlusion servait à faire la compression.

En dehors des plaies par arrachement et par armes à feu, voici la statistique intégrale des plaies traitées par le pansement avec bandelettes de diachylum :

Dix-neuf plaies contuses des doigts, huit sans ouverture d'une articulation et avec ou sans fracture, onze avec plaie des articulations: une fois il y a eu angioleucite, et deux fois un abcès du dos de la main, tous les malades ont guéri; dix-sept plaies par instruments tranchants dont cinq avec ouverture large de l'articulation et douze n'ayant intéressé que les parties molles : os, vaisseaux, nerfs et tendons : une seule fois il y a eu une inflammation de la gaine des tendons mais sans fusées du côté du bras. Tous les malades ont guéri. Parmi les succès du pansement par occlusion, voici parmi les cinquante-trois cas observés, les plaies graves des doigts qui ont été guéries et qui ont pu être traitées dans les vingt-quatre premières heures qui ont suivi l'accident.

P... Émile, dix-neuf ans, charcutier, entré le 7 novembre 1873, le jour même de son accident; plaie par instrument tranchant et contondant de l'articulation de la première phalange du pouce gauche; pansement par occlusion; guérison le 4 décembre.

R... François, quarante-sept ans, tanneur, entré à l'hôpital le 9 octobre 1873, le lendemain de l'accident; plaie contuse de la racine du pouce droit, déchirure de l'articulation métacarpo-phalangienne du pouce (pouce tordu dans un engrenage), hémorrhagie artérielle, torsion de deux artères; occlusion; guérison le 15 décembre; trente-six jours de pansement.

J... Claude, quarante-huit ans, mécanicien, entré à l'hôpital le 24 novembre 1873; plaie de l'articulation métacarpo-phalangienne du pouce gauche, plaie du métacarpien; l'accident était arrivé le jour même de l'entrée; pansement par occlusion; guérison le 19 janvier 1874, après nécrose d'une portion de la phalange; cinquante-cinq jours de traitement.

C... Eugène, trente-cinq ans, maroquinier, entré le 4 décembre 1873; écrasement des quatre derniers doigts de la main gauche; main prise sous le cylindre le jour même; occlusion; les phalangettes des trois derniers doigts sont tombées; le reste des doigts servait très-bien au malade; guérison le 24 février; soixante et onze jours de traitement.

B... Jean, vingt et un ans, homme de peine, entré le 28 octobre 1872; écrasement du pouce droit par une caisse pesante, fracture de la phalange, mortification de la peau, tendons à nu dans la plaie contuse; l'accident était arrivé trois jours auparavant; sort avec sa plaie en voie de guérison, le 18 novembre; vingt-quatre jours de traitement, mais la plaie du malade n'a été définitivement guérie que le trente-deuxième jour.

Joignez à ces faits ceux dont vous avez une relation très-complète, et vous serez suffisamment éclairés.

Nous avons obtenu sous le pansement par occlusion des réunions immédiates remarquables.

Baumont, âgé de trente-sept ans, corroyeur, entre à l'hôpital le 12 août, huit heures après l'accident. Plaie du doigt indicateur droit par un instrument tranchant, séparation presque complète de la phalangette et de la phalangine dans l'articulation; le tendon extenseur avec la peau de la face dorsale du doigt étaient seuls conservés. Pansement par occlusion avec des bandes de diachylum, réunion immédiate; guérison en cinq jours, sortie le 17 août.

Lancien, Félix, âgé de dix-sept ans, garçon marchand de vin, entre à l'hôpital le 16 mai. Plaie par instrument tranchant de la première et de la seconde phalange du pouce droit, articulation ouverte; pansement par occlusion. Le 8 juin, le pansement est enlevé, la réunion par première intention s'était effectuée et la cicatrice était solide; le malade sort de l'hôpital le jour même.

Tous ces pansements par occlusion ont donné les résultats que vous voyez. Il y a des doigts qui sont restés raides; mais ils ont été utiles parce que tout ce qui reste des doigts et de la main est bon et sert; mais nous avons évité de la sorte des amputations des doigts et des amputations partielles de la main que l'on ne manque pas de faire encore aujourd'hui et qui étaient de règle il y a vingt-cinq ans. Sous ce rapport, le pansement par occlusion de M. Chassaignac a rendu aux malades un service signalé. Combien de gens ont gardé leurs doigts grâce à ce pansement! Car souvent les désordres sont beaucoup plus apparents que réels, la vie se maintient, grâce à la vascularité de la région, dans des parties des doigts qui semblent mortes, et on a amputé jadis plus d'un doigt qu'on aurait pu conserver.

J'ai fait des amputations de phalanges qui ont été traitées comme les plaies contuses des doigts et les résultats ont été aussi heureux. En dehors des faits qui sont cités plus loin, j'ai opéré un malade des trois phalangettes de l'auriculaire, l'annulaire et le médius en sectionnant la phalangine et les résultats n'ont été ni plus ni moins satisfaisants que pour la plaie contuse de l'indicateur de la même main que j'avais traité par l'occlusion; les quatre plaies ont mis le même temps à guérir. Je dois dire que ce fait m'a confirmé dans l'opinion qu'on ne doit jamais amputer les doigts à la suite des traumatismes : tout ce qui reste du doigt est bon et, si l'on fait une amputation pour une plaie contuse, la plaie de l'amputation ne guérit pas plus vite que la plaie contuse, à moins que l'on n'ampute le doigt très-loin de la contusion. Dans ces conditions, l'amputation fait gagner du temps, cela est vrai, mais elle ravit une portion étendue d'un doigt qui aurait pu encore servir

Les plaies des amputations des doigts, traitées avec l'occlusion par le diachylum, ne suppurent pas ou suppurent à peine; la réunion par première intention a presque toujours lieu.

Les amputations pathologiques des doigts, faites dans le but d'enlever une tumeur, sont toujours indiquées, dans les cas où la tumeur est volumineuse. Vous avez vu cette année une amputation de ce genre, je l'avais faite volontiers. Le pansement par occlusion a été appliqué et la guérison a été des plus simples et des plus rapides.

Voici l'observation.

Obs. V. *Fibrôme vasculaire du doigt. Amputation. Occlusion avec le diachylum, sans réunion immédiate.* (Observation recueillie par M. E. Monod.) — La nommée Morillé, âgée de cinquante-trois ans, journalière, entrée le 13 mars 1876 (salle Saint-Jacques, lit n° 11). La malade n'a pas eu de maladie antérieure. La malade prétend que sa mère a eu une tumeur ressemblant à la sienne sur le pied gauche.

Il y a *trente trois-ans*, elle s'est aperçu qu'elle portait, sur la deuxième phalange du médius de la main gauche, une petite excroissance qu'elle comparait à une verrue, à un poireau, dit-elle. Elle n'en souffrait pas, elle ressentait seulement, de loin en loin, des élancements, principalement pendant la nuit. Ces élancements sont devenus plus fréquents depuis quatre ou cinq ans. La tumeur a toujours été ferme sans être dure; la malade en compare la consistance à celle de la chair. Le développement a été lent, progressif, régulier; cependant, depuis cinq ans, la marche a été plus rapide. La ménopause survenue, il y a dix-huit mois, n'a amené aucun changement du côté de la tumeur.

Il y a trois semaines, la peau, au niveau de la tumeur, qui présentait habituellement une coloration violacée, a commencé à rougir; la rougeur a augmenté, et au bout de deux jours, pendant lesquels la malade a éprouvé des souffrances vives, l'ulcération s'est produite pour la première fois. Cet accident a été suivi d'un écoulement sanguin peu abondant. La malade, ressentant des douleurs depuis ce moment, se décide à venir réclamer une intervention chirurgicale.

A son entrée à l'hôpital, on constate que la face dorsale de la deuxième phalange du médius de la main gauche est surmontée par une tumeur du volume d'un gros œuf, régulière, arrondie, allongée d'avant en arrière; elle recouvre, sans leur adhérer, la troisième phalange et une partie de la première. Sa *consistance* est molle, un peu rénitente, non fluctuante. Elle est plus dure à sa base et en arrière au niveau de l'articulation de la première et de la deuxième phalange; elle présente en ce point une consistance élastique. La peau est tendue sur toute la surface de la tumeur; elle est lisse et violacée. Une large ulcération elliptique en occupe la partie culminante; cette ulcération laisse suinter une sanie rougeâtre. La tumeur est mobile sur les parties profondes, sauf en arrière, au niveau du point plus résistant que nous avons signalé et qui paraît être le lieu d'implantation de la tumeur. Tous les mouvements des phalanges sont conservés; il existe seulement de la gêne fonctionnelle en rapport avec le volume de la masse morbide.

Opération le 18 mars 1876. — M. Després pratique l'amputation du doigt dans la continuité. Après avoir fait une incision en raquette, il fait la section, avec la pince de Liston, de la première phalange, à l'union de ses deux tiers antérieurs avec le tiers postérieur. Il s'écoule une quantité de sang relativement considérable; ce fait a été expliqué ultérieurement par l'examen histologique, qui a permis de constater une grande vascularisation de la tumeur. M. Després, après avoir fait une ligature et tordu deux artérioles, applique le pansement par occlusion avec des bandelettes de diachylum, qu'il recouvre de charpie trempée dans de l'eau légèrement alcoolisée. Les applications humides sont continuées pendant douze jours. Il n'y a pas eu trace d'inflammation autour de la plaie; la malade ne souffre pas; son état général est excellent. On retire les bandelettes de diachylum le 10 avril, c'est-à-dire le vingt-troisième jour; la plaie est presque entièrement cicatrisée; on applique pendant quelques jours le pansement simple. La malade sort guérie le 20 avril. Elle a un moignon régulier, recouvert d'une peau saine, dont elle pourra se servir. L'articulation métacarpophalangienne est intacte et jouit de tous ses mouvements.

Nous avons fait depuis une amputation du médius de la main droite, dans la continuité de la première phalange, pour une cicatrice vicieuse du doigt. Le pansement par occlusion avec les bandes de diachylum a guéri le malade en vingt jours pleins. Il s'agissait ici d'un garçon de vingt ans. Si la plaie a guéri aussi rapidement, cela tient à son âge et à sa belle santé. Il a guéri en effet treize jours plus tôt que la précédente malade.

Pour les amputations dans la continuité des métatarsiens, c'est le seul pansement que j'emploie et j'ai toujours obtenu avec lui une guérison sûre et rapide (1). Après les ablations des petites tumeurs des doigts (même si les tendons ont été excisé), d'exostose sous-unguéale, d'ongle incarné, il n'y a pas de meilleur pansement que le pansement par occlusion avec les bandelettes de diachylum; il met à l'abri de toute inflammation et garantit contre le tétanos.

Pour ce qui est des plaies de la main, voici le genre de plaie qui a été traité par le pansement par occlusion.

Obs. VI. *Arrachement de peau de la paume de la main; dénudation des tendons. Occlusion.* — G..., âgé de dix-neuf ans, imprimeur, entre le 27 février 1875. Plaie par écrasement et arrachement; toute la peau de la paume de la main est enlevée depuis l'éminence de l'hypothénar jusqu'au deuxième espace interdigital; deux tendons sont à nu dans la plaie. (Main prise dans un double cylindre la veille au soir.) Occlusion; guérison le 3 mai 1875. La longueur du traitement est due au temps qui a été nécessaire pour former une cicatrice des-

(1) Després, *De l'amputation à lambeau des orteils dans la continuité des métatarsiens* (*Bulletin de thérap.*, 1874, t. LXXXVI, page 58; trois observations).

tinée à combler la perte de substance de la peau de la main; le pansement par occlusion n'a été maintenu que vingt jours. Le malade n'a pas séjourné au lit et il n'y a eu aucune complication inflammatoire. Les doigts étaient maintenus fermés par-dessus de la charpie qui remplissait la paume de la main par-dessus les bandelettes de diachylum qui recouvraient la plaie.

Ce garçon a eu plus tard une cicatrice vicieuse, une bride tendineuse qui fléchissait le médius complétement dans la main. Le doigt a dû être amputé; le fait est signalé plus haut.

Obs. VII. *Plaie de la paume de la main par une scie circulaire.* — R..., Édouard, menuisier, entre à l'hôpital le 1er juin 1875, une heure après l'accident. Plaie par une scie circulaire ayant coupé la paume de la main, depuis la partie supérieure du cinquième métacarpien jusqu'à la tête du premier. La scie avait été arrêtée sur l'os, elle avait coupé moins profondément dans la paume de la main. Section des tendons du petit doigt, de l'annulaire et du muscle interosseux du quatrième espace; ligature et torsion des bouts des vaisseaux. Pansement par occlusion et flexion permanente des doigts pendant vingt jours; guérison le 15 juillet, sans qu'il y ait eu d'accidents inflammatoires.

Le malade a été revu un an après et était guéri, sans difformité autre que la limitation de l'extension des trois derniers doigts.

Dans les plaies pénétrantes du thorax par instruments piquants, par armes à feu, le pansement avec les bandelettes séparées, et soutenu par une large bande entourant tout le thorax, ainsi que cela se fait pour le traitement des fractures de côte simples, donne des résultats inespérés, et voici le fait le plus caractéristique que je puisse vous citer; il a déjà été publié (1) et je le reproduis ici à cause de son intérêt.

Obs. VIII. *Plaie pénétrante de poitrine. Pleurésie antérieure. Occlusion. Guérison sans complications.* (Salle Cochin, lit nº 25.)—Le nommé Petit (Michel), âgé de dix-huit ans, peintre en bâtiments, entre à l'hôpital le 10 mai 1875. Il est tombé de la hauteur de deux mètres sur une porte vitrée, à travers laquelle son corps passa. Les éclats du verre ont produit une plaie verticale d'environ 17 centimètres de hauteur, à l'union de la région thoracique latérale avec l'hypochondre gauche : il y a eu immédiatement une hémorrhagie en nappe assez abondante. Le blessé est aussitôt conduit à l'hôpital et l'interne de garde constate que trois côtes nettement sectionnées, comme avec un sécateur, sont comprises dans la plaie : de la commissure supérieure de la plaie s'échappe de l'air et du sang, dans les mouvements respiratoires, signes qui révèlent une ouverture de la plèvre et confirment l'existence d'une plaie pénétrante de poitrine ; le malade

(1) *France médicale*, 1875.

cependant n'a pas craché de sang. Du côté de l'abdomen, le diaphragme n'a pas été intéressé; on le distingue parfaitement au fond de la plaie, entre les côtes sectionnées; il n'y a pas de plaie pénétrante de l'abdomen.

Le pansement par occlusion avec des bandelettes de diachylum, le tout recouvert avec un bandage de corps, est immédiatement appliqué, M. Després proscrivant en général la réunion par première intention par les sutures pour les plaies du tronc.

Le 11 mai, le malade n'accuse qu'un peu de gêne pour respirer, ce qui peut être mis sur le compte des pièces du pansement qui sont trop serrées. Le visage est légèrement violacé. L'auscultation ne révèle cependant aucun des signes du pneumothorax. La sonorité n'est pas augmentée, les vibrations thoraciques sont nettement perçues, les espaces intercostaux semblent normaux, enfin le murmure vésiculaire, quoique un peu affaibli, s'entend très-bien. Nous nous étonnions à bon droit de cette absence de pneumothorax, lorsqu'en interrogeant le blessé nous apprîmes qu'il avait eu deux pleurésies antérieures, et que c'était du côté même de la blessure (à gauche) que le médecin avait fait appliquer des vésicatoires. Ces pleurésies n'avaient pas laissé de traces bien appréciables, et on ne pouvait constater qu'un peu de submatité par rapport au côté opposé, et un affaiblissement du murmure vésiculaire; mais n'était-il pas permis de soupçonner l'existence d'adhérences entre les feuillets des plèvres et d'expliquer ainsi l'absence de pneumothorax? En renouvelant les bandelettes de diachylum, M. Després nous fait constater un emphysème sous-cutané, commençant au niveau des lèvres de la plaie, et remontant en arrière jusqu'à la pointe de l'omoplate gauche. L'emphysème ici était dû à la destruction du parallélisme des bords de la plaie du thorax.

Température axillaire 39°; 36 respiration; pouls 112. Bandage de corps montant jusqu'aux aisselles.

Le 12, le malade a dormi sans trop de gêne respiratoire. Pas de pneumothorax. L'emphysème sous-cutané n'a pas envahi de nouveaux points; il est remplacé par l'œdème, sans crépitation caractéristique, dans la région où il avait été constaté hier. Pas de phénomènes inflammatoires du côté de l'abdomen. Température axillaire 38°; pouls 100.

Le 13, pouls 100; température axillaire 38°,3. Il s'écoule, par la moitié supérieure de la plaie, un liquide qui suit les oscillations des mouvements respiratoires : c'est un liquide roussâtre, visqueux, qui semble provenir de la cavité pleurale. Les lèvres de la plaie se sont rapprochées, et il y a une tendance à la réunion par première intention. Au-dessus de la commissure supérieure, dans les points où l'avant-veille l'emphysème s'était révélé, il existe une tuméfaction œdémateuse, limitée, mais non douloureuse. Les bandelettes de diachylum sont supprimées et remplacées par deux larges bandes de diachylum, appliquées dans toute leur hauteur et faisant deux fois le tour du thorax, comme pour le traitement classique de la fracture de côte.

Le 14. Pouls 100; température axillaire 39 degrés. Le malade se trouve très-bien et respire plus facilement.

Le 15, pouls 96; température axillaire 38°,2. Le pus, qui s'écoule en assez grande abondance, nécessite le renouvellement du pansement : la plaie présente de magnifiques bourgeons charnus et ne donne plus issue à de la sérosité.

Les 16, 17 et 18, rien de nouveau. Murmure vésiculaire toujours nettement appréciable à gauche (côté blessé), mais plus clair, plus distinct à droite.

Le 19, les bourgeons charnus végètent dans toute l'étendue de la plaie, qui ne fournit plus que du pus. Cependant, en écartant légèrement les lèvres de la section, il est facile d'apercevoir les trois côtes, dont la surface de section est très-nette, sans aucune tendance à l'ostéite.

Du 28 mai au 15 juin, la bande de diachylum est renouvelée d'abord tous les cinq jours, puis tous les huit jours; la plaie, après plusieurs cautérisations avec le nitrate d'argent, est cicatrisée presque complétement; à partir de ce moment pansement simple.

A la fin du mois de juin, le blessé partait en convalescence pour Vincennes, complétement guéri; c'est-à-dire que la plaie était cicatrisée, et la réunion osseuse effectuée : les phénomènes stéthoscopiques notés au début persistaient.

Le pansement par occlusion complet convient aux plaies simples des doigts, aux plaies des articulations des doigts, aux plaies des orteils, aux plaies du métatarse, aux écrasements des doigts, quels que soient les désordres, aux plaies du thorax, aux plaies de poitrine.

Le pansement par occlusion incomplet, c'est-à-dire n'entourant qu'une partie des membres par exemple ou qu'une partie de la face, convient aux plaies qui compliquent les fractures, nous reviendrons sur ce sujet à propos des fractures compliquées de la jambe, aux plaies de ligature d'artères, aux plaies de la face, du front et du nez en particulier.

Pour que le pansement par occlusion réussisse complétement, il faut : 1° que la blessure soit récente. Lorsque l'inflammation a commencé, lorsqu'il y a de la rougeur et de la suppuration dans une plaie, c'est-à-dire trois jours après la blessure, le pansement par occlusion est le plus détestable pansement. Son effet est nul, il vaut mieux avoir recours alors à l'irrigation continue.

2° Lorsqu'il y a des esquilles, les extraire avant d'appliquer le pansement par occlusion.

3° Lorsqu'il y a une hémorrhagie, il faut lier les vaisseaux, et si l'hémorrhagie arrive après que le pansement a été appliqué, il faut défaire le pansement, arrêter l'hémorrhagie et appliquer un nouveau pansement.

4° Quand le pansement par occlusion a été appliqué sur une plaie d'amputation, il faut maintenir par-dessus le pansement par occlusion des linges mouillés dont on conserve l'humidité en enveloppant toute la partie pansée avec une toile gommée.

Le pansement par occlusion a des inconvénients apparents qui ne doivent jamais ébranler la confiance du chirurgien. Les malades sont souvent effrayés de voir le pansement devenir noir. Le sulfure de plomb résultant de la combinaison des sulfates existant dans le pus, dans les détritus de la plaie, et le plomb contenu dans l'emplâtre diachylum donne cette couleur au pansement. Le pansement sent mauvais, très-mauvais, mais les malades n'en sont point gênés. Il faut vaincre, il est vrai, la répugnance de quelques malades, mais le plus grand nombre accepte ce pansement. Après le quatrième jour passé, il n'est pas de malade qui n'en soit satisfait, au moins quant à la disparition des douleurs dans la blessure.

Vous avez vu les avantages de ce pansement par occlusion: il est réellement le meilleur de tous les pansements pour les blessures que je vous ai signalées; mais gardez-vous d'en faire une panacée : pour les plaies des grandes articulations c'est le moins bon de tous les pansements.

Depuis longtemps je songeais à appliquer le pansement par occlusion avec le diachylum aux grandes plaies contuses. J'ai appliqué le pansement par occlusion, sur les restes du bras d'un malade qui avait eu le membre sectionné par une roue de wagon. Au moment où ces leçons sont sous presse le malade traité de la sorte est guéri.

Je n'aurais pas fait ce pansement si les parties molles du bras avaient été contusionnées et avaient dû suppurer et se sphacéler; le cas était propice à l'application, je me hâte de le reconnaître.

Le lecteur verra dans ce fait comment une plaie contuse avec fracture comminutive enfermée dans un pansement qui sentait mauvais, a guéri sans fièvre, sans accidents d'aucune sorte ; il verra encore que l'occlusion n'était pas complète. Ce qui était complet, c'était le pansement de la plaie et l'humidité de la plaie, ces conditions essentielles pour la guérison.

Obs. IX. *Section du bras gauche par une roue de chemin de fer. Pansement par occlusion. Guérison.* — Le nommé C... (Théophile), âgé de trente-huit ans, tomba le 10 août 1876 sur la voie du chemin de fer de Sceaux, à Bourg-la-Reine. Apporté à l'hôpital Cochin le jour même, il était dans l'état suivant : Plaie de 3 centimètres de la région occipitale droite, avec décollement du cuir chevelu; plaie par arrachement de la conque et du cartilage du tragus sans sphacèle au pavillon de l'oreille gauche; arrachement de la peau du bras gauche au niveau de la région deltoïdienne, dans une étendue de la paume de la main; section du bras gauche à l'union du tiers moyen avec le tiers inférieur; la plaie ressemblait à une plaie faite par l'écraseur linéaire, l'humérus était fracturé comminutivement. Trois esquilles sont retirées immédiatement par l'interne de garde. J'enlève une quatrième esquille le lendemain à la visite. Les esquilles réunies représentaient une virole de l'humérus de 5 centimètres de long; l'os, dans le fond de la plaie, était un peu en pointe. Les parties molles dépassaient alors l'os de plus de 5 centimètres, et le malade se trouvait presque dans les conditions d'un malade amputé régulièrement. Après une ligature préalable portée par précaution sur l'humérale, le pansement par occlusion avec les bandelettes de diachylum a été appliqué; des bandes longues recouvraient non-seulement la section du bras, mais encore la plaie par arrachement de la région deltoïdienne. Des compresses d'eau froide étaient placées par-dessus le pansement. Les plaies de tête et de l'oreille étaient pansées avec un cataplasme; potion cordiale du *Codex*. Le malade alla de suite très-bien; la température oscillait entre 38°,5 le matin et 39°,2 le soir; le malade prenait des bouillons et des soupes.

Le 14 août, les compresses mouillées et la suppuration qui commençait à s'établir avaient ramolli le pansement. Un nouveau pansement par occlusion est pratiqué. Pendant les sept jours qui suivirent, le malade commença à prendre de l'appétit, sa température ne s'éleva pas à plus de 38 degrés le soir. Tous les deux jours nous écartions les bandes de diachylum et nous voyions la suppuration louable qui baignait la plaie et recouvrait des bourgeons charnus de belle apparence.

Du 21 août au 1er septembre, le malade va bien; la température reste à 37°, le malade s'assied dans son lit.

Le 1er septembre, le pansement par occlusion est définitivement enlevé; des bourgeons charnus recouvrent toute la plaie; une petite esquille libre, du volume d'un fragment d'allumette, est recueillie sur la plaie. La plaie par arrachement de la région deltoïdienne bourgeonne bien et ses bourgeons sont exubérants.

Cautérisation des bourgeons charnus avec le nitrate d'argent; pansement simple; température le soir 38 degrés.

Le 3 septembre, température 36°,7; le malade se trouve très-bien et se lève dans la salle. A partir de ce moment, la cicatrisation commence et s'effectue lentement; le 20 septembre, les plaies de tête et du pavillon de l'oreille se sont cicatrisées sous le pansement avec le cataplasme de farine de graine de lin.

Le malade a été soumis, le 15 septembre, à l'usage de l'iodure de potassium, 50 centigrammes par jour. Les plaies du bras étaient un peu blafardes. (Ce malade, nous l'avons appris depuis son accident, s'était jeté sous un convoi; il était sans doute sous l'influence de quelque accès de démence; et comme chez les aliénés les plaies ont quelquefois une tendance à la pourriture d'hôpital, c'est en vue de cette tendance que l'iodure de potassium a été administré.)

Le 15 octobre les plaies sont guéries.

Du pansement par occlusion avec la ouate et les bandes dextrinées ou silicatées. Bandage ouaté de M. A. Guérin. Application aux plaies du bandage compressif ouaté de Burggraeve (1). — De même qu'il y a des cas où le pansement aux bandelettes de diachylum est un remède souverain, de même il y a des blessures où le meilleur remède est un bandage compressif. Ainsi les plaies par instruments piquants des articulations du pied, les plaies pénétrantes du genou, du coude et du poignet, sans lésions osseuses, sont très-avantageusement traitées par cet appareil compressif; mais ce sont seulement ces plaies qui doivent être ainsi traitées. Je n'admets pas l'usage du pansement ouaté dans les amputations, car je suis de ceux qui pensent que les plaies des amputations doivent être surveillées par le chirurgien.

Le pansement ouaté doit être fait de la manière suivante : après avoir fermé la plaie par des bandelettes de toile enduites de collodion ou de la baudruche enduite de collodion ou des bandes de diachylum, on enveloppe le membre de plusieurs couches d'ouate et on serre celle-ci avec une bande sèche; on applique ensuite une bande siccative enduite de silicate de potasse que l'on enroule autour du membre en faisant des tours de bande très-rapprochés les uns des autres, de façon à donner une grande solidité à l'appareil. Cet appareil doit rester en place quinze jours, et ne doit être enlevé que s'il survient une inflammation ou des fusées purulentes, ce qui est révélé par de la douleur sous l'appareil et une augmentation de la température du corps prise dans l'aisselle. On a fait de la réunion par première intention avec des sutures sous le pansement ouaté, et tous les jours on ajoute quelque chose ou en enlève quelque chose à ce pansement, dont personne, pas même son promoteur, n'a donné une statistique intégrale.

Le pansement ouaté tel que vous le faites pour les fractures ou pour les tumeurs blanches est en réalité celui que l'on fait pour le pansement des plaies articulaires. Lorsqu'il y a une plaie étendue du tégument avec une ouverture un peu large de l'article, le pansement ouaté doit être fait, mais avec cette modification, très-importante à mon sens, que l'appareil présente au niveau de la plaie une fenêtre afin que le pansement avec l'eau froide ou la glace puisse être renouvelé chaque jour sur la plaie articulaire; dans ces cas un pansement ouaté complet ne ferait souvent que masquer les désordres lorsqu'ils surviendraient.

En résumé, le pansement ouaté convient pour les blessures que *l'immo-*

(1) Consultez Hervey, *Application de l'ouate a la conservation des membres et des blessés*. Thèse de Paris, 1874.

bilisation absolue et la *compression* empêchent de suppurer, par exemple les plaies articulaires peu étendues et qu'on peut traiter peu de temps après la blessure. Dans ces conditions, le pansement ouaté est le meilleur de tous les pansements, surtout si l'on applique sur la blessure une petite cuirasse de diachylum. Mais, vous le voyez, ses applications sont limitées. On a employé ce pansement pour les fractures compliquées, les plaies, les amputations des pieds, de la main et du bras, mais dans ces plaies l'appareil ouaté n'empêche pas les accidents locaux dus à la constitution et à la santé du sujet, et quand il ne réussit pas, il masque des désordres auxquels on ne peut plus parer lorsqu'on enlève le pansement ouaté: ce sont des os dénudés, des lambeaux sphacélés et quelquefois des caillots formés par une hémorrhagie qui a passé inaperçue; et lorsque la suppuration est abondante, on laisse macérer la peau d'un membre dans l'appareil, et il faut alors nettoyer souvent et laisser à l'air des plaies qui ont besoin d'être comprimées. Toutes les fois qu'une plaie peut être compliquée d'hémorrhagie, de gangrène ou de fusées purulentes, le pansement ouaté est inférieur aux pansements qui sont renouvelés tous les jours. D'ailleurs; il est de sage chirurgie de surveiller les blessures que l'on traite, et le pansement ouaté s'y oppose.

Le pansement ouaté dans les plaies a, dit M. Guérin, pour but d'empêcher la putréfaction; il aurait le privilége d'empêcher la formation des micro-organismes. Cela peut être dans les cas où il y a peu de pus; mais il est démontré que ces micro-organismes existent. M. Boulomié et d'autres l'ont constaté. Mais à supposer même que les micro-organismes vivent mal dans l'air confiné, situé dans la ouate, il faudrait démontrer encore que ce sont les micro-organismes qui causent l'inflammation des plaies. Or, vous avez vu que dans le pansement par occlusion avec les bandelettes de diachylum où l'occlusion n'est jamais complète, les plaies, même celles qui guérissent le mieux, baignent dans un liquide plein de vibrioniens, et vous savez que ces plaies guérissent avec une merveilleuse facilité.

Plombage des plaies. — Le plombage des plaies est une application aux plaies de l'ancien traitement des ulcères par la plaque de plomb.

Le plombage des plaies proposé par Reveille Parise, pour les amputations, préconisé par M. Burggraeve de Gand pour les plaies contuses (1) est un pansement par occlusion, une lame de plomb entoure circulairement un membre ou est appliqué sur une plaie. Il représente exactement le panse-

(1) Consultez *Bulletin de la Société de chirurgie*, 1872, p. 209.

men par occlusion avec les bandelettes de diachylum; il a sur lui l'avantage d'être d'une seule pièce et d'entourer un membre, de prendre sa forme et de l'enfermer dans un moule rigide. Il a le désavantage, lorsque ce pansement est constitué par une simple plaque, de ne point tenir en place comme des bandelettes de diachylum imbriquées.

Le plombage des plaies est bon pour les fractures du bras et de la jambe au voisinage des articulations avec contusion et menace de gangrène ou avec plaies contuses; mais il est bon pour ces seuls cas. Encore il peut être bien remplacé par un bon bandage plâtré, toutefois il a cet avantage que l'on peut appliquer par-dessus des attelles qui contiennent la fracture sans que l'on ait à redouter des eschares, et l'on peut faire de l'irrigation continue (l'eau en effet peut arriver sur la plaie, si l'on a soin de placer le membre et l'appareil de façon à ce qu'une des extrémités de l'appareil soit plus déclive que l'autre). Mais il faut être prévenu que quand la suppuration a lieu sous ce pansement, le pus qui coule en abondance et descend le long du membre cause des excoriations de la peau qui favorisent la production d'eschare sous les moindres plis de la lame de plomb, c'est le même inconvénient que celui du pansement ouaté. Aussi pour remédier à cet inconvénient, M. Burggraeve a proposé de faire spécialement dans ces cas, des irrigations désinfectantes entre la peau et la lame de plomb, dans tous les cas, au moins, où l'on applique ce bandage pour les fractures compliquées de plaie.

Les plaies au-dessous de la lame de plomb présentent le même aspect qu'une plaie traitée par l'occlusion avec les bandelettes de diachylum.

Lorsque l'on s'est servi du bandage plombé, on ne doit point continuer son usage jusqu'à guérison de la plaie. Aussitôt que les bourgeons sont bien formés, quand la suppuration franche est bien établie et surtout au moment où les os fracturés sont recouverts de bourgeons charnus, il faut remplacer le bandage plombé par un bandage inamovible avec une fenêtre au niveau de la plaie, qui est alors pansée simplement chaque vingt-quatre heures.

QUATRIÈME LEÇON

DES PANSEMENTS APPROPRIÉS AU GENRE ET AU SIÉGE DES PLAIES (SUITE)

SOMMAIRE. — Pansement simple : Pansement simple de Pibrac modifié ou pansement à plat alcoolisé. — Pansement humide : Pansement anglais. Pansement à l'alcool camphré ou à l'acide phénique. Irrigation continue. Cataplasmes. — Pansements antiseptiques. Alcool. Acide phénique. — Pansements compliqués. Aspiration continue. Incubation des plaies ; occlusion pneumatique ; cicatrisation sous-crustacée des plaies.

Du pansement simple

Le pansement simple, le vieux pansement est constitué par un linge troué enduit de cérat, un plumasseau de charpie, et une compresse, maintenus en place par une bande roulée. — Le linge troué est placé sur la plaie et recouvert de la charpie ; quelquefois on enduit le linge troué de pommades excitantes, tels que le cérat styrax, le coaltar, le goudron, j'emploie quelquefois une pommade.

Axonge.	60	grammes.
Glycérine	10	—
Onguent de la mère	10	—

Les pommades légèrement caustiques ont pour but de réprimer les bourgeons charnus et d'éviter la répétition des cautérisations au nitrate d'argent.

Ce pansement ne doit jamais être appliqué d'emblée sur une plaie récente, parce qu'il ne calme pas les douleurs des malades, parce qu'il sèche trop vite, et n'a pas les propriétés du pansement humide et du pansement par occlusion où le fait de l'occlusion entraîne forcément l'humidité de la plaie.

Ce pansement est le pansement de toutes les plaies compliquées ou non, lorsqu'elles sont arrivées à la période de bourgeonnement des plaies, et quand toutes les parties mortifiées du tissu cellulaire et des muscles ont été éliminées. On l'emploie avec fruit:

1° Pour achever la guérison des plaies faites pour ouvrir des abcès après la cessation de l'écoulement du pus, et quand l'on supprime les cataplasmes;

2° Pour toutes les plaies simples non réunies, à partir du neuvième jour quand les bourgeons charnus sont formés, quand on suspend le pansement avec l'eau alcoolisée;

3° Pour les plaies traitées par l'irrigation continue, à partir du vingtième jour, alors que toute complication inflammatoire de la plaie n'est plus à redouter;

4° Pour les plaies étendues qui viennent d'être traitées pendant vingt jours avec les pansements par occlusion;

5° Pour les amputations de tumeurs, pour les plaies avec perte de substance, aussitôt que le fond des plaies est rempli de bourgeons charnus;

6° Pour toutes les plaies opératoires, excepté les plaies de résections à partir du neuvième jour, à moins de complications;

7° Pour les plaies des brûlures aussitôt que le bourgeonnement existe, c'est-à-dire le neuvième jour pour les brûlures au troisième et quatrième degré et pour les brûlures au deuxième degré, aussitôt que les douleurs ont disparu.

Le pansement simple doit être renouvelé tous les jours et il est nécessaire de réprimer les bourgeons charnus à l'aide de cautérisation avec le nitrate d'argent.

Il ne faut pas se faire ici d'illusion, le pansement simple est un appareil protecteur; seulement le pus de la plaie est le pansement véritable. Le linge troué est là pour empêcher le dessèchement de la plaie et les frottements des linges sur la plaie, la charpie est un coussin protecteur qui adoucit les chocs et les frottements. Le pansement simple n'est qu'un moyen de garantir la plaie contre les causes d'irritation, pendant que la cicatrice s'effectue.

Du pansement simple modifié. Pansement à plat.

Ce pansement est un pansement humide que j'ai modifié comme vous allez le voir; je l'ai appliqué à toute les ablations de tumeur et aux plaies avec perte de substance.

Il consiste en un gâteau de charpie trempé dans de l'alcool camphrée, d'autres emploient du vin aromatique, une solution faible d'acide phénique dans l'eau, 50 pour 1000, l'alcool pur, du perchlorure de fer dilué dans l'eau,

10 grammes de perchlorure de fer à 30 degrés pour 50 grammes d'eau, je me sers d'alcool camphré parce que ce liquide est sous notre main dans les hôpitaux et que son degré est bien toujours sensiblement le même. Le *gâteau de charpie est placé dans la plaie largement béante* ou dans la portion de la plaie laissée largement béante (car il est des cas où un ou deux points de suture, placés aux angles de la plaie sont nécessaires pour prévenir ultérieurement une cicatrice trop difforme). Les substances caustiques qui mouillent le fond de la plaie sont destinées à cautériser les veinules béantes capables d'absorber les liquides des plaies, et à cautériser les petits vaisseaux artériels qui seraient capables de donner du sang. Un linge troué enduit de cérat recouvre la plaie, emplie ainsi de charpie; par-dessus le linge troué on place de la charpie mouillée avec de l'eau simple, ou avec de l'eau additionnée d'un peu d'alcool camphré, des compresses mouillées sont placées par-dessus la charpie. Un bandage approprié maintient les pièces de ce pansement. On doit arroser ce pansement sans le défaire toute les deux heures avec de l'eau, à la température de la chambre du malade, l'eau est versée sur le pansement.

On place par-dessus le pansement une toile gommée pour conserver l'humidité. Le pansement est renouvelé tous les jours, sauf la charpie qui empli le fond de la plaie et y adhère. C'est en faisant ce pansement qu'on reconnaît l'utilité du linge troué enduit de cérat. En effet, il permet d'enlever la charpie destinée à protéger la plaie sans toucher à celle qui est dans la plaie et de la sorte la plaie n'est point tiraillée, ne saigne point et reste dans de bonnes conditions pour guérir rapidement. On arrose avec de l'eau alcoolisé le gâteau de charpie qui est dans la plaie et tend à sécher, et on applique le pansement comme le premier jour.

Pendant neuf jours environ, huit jours quelquefois, d'autrefois dix, il faut faire le pansement de la même façon. Le neuvième jour la charpie placée dans la plaie se détache seule et au-dessous d'elle on voit une surface bourgeonnant bien et présentant tous les caractères d'une bonne réparation. A ce moment on supprime les mouillages et on applique le pansement simple jusqu'à guérison complète.

Le pansement à plat convient dans toutes les plaies résultant de l'ablation d'une tumeur. Au sein, au testicule, au cuir chevelu il est le meilleur, le plus sûr de tous les pansements, depuis que je le mets en usage je ne l'ai pas vu échouer une seule fois, je n'ai eu aucun cas d'infection purulente (1).

(1) Voyez la leçon sur les kystes sébacés et sur les ablations de tumeurs, et consultez Soulhié : *Du pansement simple*, thèse de Paris, 1876, où les faits de mon service à

En 1875, les élèves de l'hôpital convaincus de l'excellence du pansement l'ont appliqué une fois dans un cas où je ne l'aurais pas employé, et le succès néanmoins a été aussi complet que possible.

Voici le fait et il démontre bien que ce qui importe dans le traitement des plaies c'est d'y maintenir une atmosphère humide, condition indispensable au développement et à la réparation des tissus.

Obs. X. *Plaie par instrument tranchant de la plante du pied; pansement à plat.* — Le nommé Dupuy (Jean), âgé de trente-sept ans, journalier, étant allé aux travaux des champs faire la moisson, eut l'imprudence de marcher nu-pieds dans la partie d'un champ qu'il aidait à faucher. Il marcha sur une faux si malheureusement que le pied porta sur le tranchant de cet instrument. Les parties molles de la plante du pied furent coupées jusqu'aux os. Une hémorrhagie abondante survint et le malade fut apporté en toute hâte à l'hôpital Cochin le 8 août.

L'interne de garde lia de suite les artères plantaires qui étaient divisées toutes deux. Les parties molles de la plante du pied furent examinées alors, et on constata que la plaie était oblique, de haut en bas, de dedans en dehors, et d'arrière en avant. Les parties molles du bord interne du pied étaient entièrement divisées et l'on voyait à nu les tendons rétractés, les os et des ligaments sectionnés, le cunéiforme et le scaphoïde même présentaient une encoche; en dehors la faux avait été arrêtée par la tubérosité du cinquième métatarsien.

Les ligatures faites, l'interne plaça dans la plaie de la charpie imbibée d'alcool camphré, et la plaie ainsi maintenue ouverte fut recouverte d'un linge enduit de cérat, et le tout fut recouvert de charpie et de linges mouillés que l'on arrosait à tout instant.

Le lendemain je vis la plaie et le pansement, mais comme il était impossible de changer ce pansement, je le fis continuer, prêt à recourir à l'irrigation continue s'il survenait de l'inflammation.

Ce pansement, qui n'était pas celui que j'aurais choisi (car j'aurais fait faire un pansement par occlusion avec des bandelettes de diachylum) réussit aussi bien que possible. La fièvre fut peu forte et les douleurs locales étaient peu accusées; la suppuration franche apparut le quatrième jour.

Le 18 août il survint un gonflement inflammatoire allongé sur le trajet du long péronnier latéral, sur le côté externe de la jambe, et je l'attribuai à une fusée purulente dans la gaîne du long péronnier latéral, ouverte largement dans la blessure.

Le 19, une incision est faite en dehors de la malléole externe. Une seconde, puis une troisième incision durent être faites au-dessus de la première, toujours

l'hôpital Cochin ont été rapportés; il s'agit ici non de faits choisis, mais d'une statistique intégrale de toutes les observations.

dans la direction des péronniers, du 19 au 30 août; la deuxième le 23 août, la troisième le 30.

Malgré cette petite complication, la plaie se cicatrisa sans encombre, seulement il fallut du temps; au trentième jour, il restait encore un petit point non cicatrisé, mais il n'y avait pas de fistule; quelques cautérisations firent fermer cette plaie. Pendant tout ce temps, la cicatrice s'enfonçait comme toutes les cicatrices d'une plaie intéressant les os.

Le malade fut gardé à l'hôpital jusqu'à consolidation parfaite de la cicatrice, qui se déchirait pendant la station debout. Il fallait qu'il pût marcher sans danger de rompre sa cicatrice; il sortit de l'hôpital le 2 novembre.

Trois mois après, le malade a été revu, il était entièrement guéri, et marchait sans la moindre difficulté.

La durée du traitement des plaies avec perte de substance par l'association du pansement à plat et du pansement simple n'exige pas plus de cinquante jours et pas moins de trente-cinq pour obtenir la cicatrisation complète, tout dépend de l'étendue de la perte de substance et du temps nécessaire aux rapprochements lents de bords de la plaie. On fait neuf jours le pansement humide et vingt-sept à quarante jours le pansement simple.

Après la guerre de 1870 et les privations du siége, nos opérés de l'hôpital qui avaient subi des privations ont présenté presque tous un peu de phagédénisme de leur plaie, c'est-à-dire du scorbut local que l'on appelle la *pourriture d'hôpital*, cela a retardé la guérison de quelques jours, une semaine environ, chaque fois qu'il y avait un peu de pourriture d'hôpital. Des cautérisations, des ulcères avec une solution de chlorure de zinc et l'iodure de potassium à l'intérieur, ont guéri les malades en peu de temps. Mais depuis deux ans nous n'observons plus cette complication.

Je ne manquerai pas enfin de vous faire remarquer que ce pansement qui agit si bien dans les cas que j'ai spécifiés, laisse la plaie à découvert, que la charpie qui la remplit est pleine de pus altéré renfermant des vibrions de toute sorte et que tout en étant entièrement opposé au principe des pansements antiseptique et par occlusion pneumatique ou des pansements avec la ouate il guérit merveilleusement bien les plaies avec perte de substance.

Du pansement humide.

1° Le pansement humide comprend le pansement à l'eau froide très-anciennement adopté et remis en honneur au commencement de ce siècle par Josse d'Amiens; ce pansement a été employé sous forme d'irrigation continue de la manière suivante:

Le malade étant couché, son corps étant préservé par des toiles gommées, on place la partie blessée dans une gouttière doublée de toile gommée; la partie blessée repose sur des compresses ou de la charpie, une compresse mouillée recouvre la plaie et on fait couler incessamment un filet d'eau sur cette compresse qui recouvre la plaie. Pour cela un vase plein d'eau est attaché au ciel du lit ou au plafond; un syphon est placé dans le vase et verse goutte à goutte, l'eau qui imbibe une bande reposant sur la partie blessée, le linge mouillé reçoit l'eau du syphon et la transporte sur la plaie; l'eau qui a baigné la blessure coule du lit et tombe dans un vase déposé sous le lit. Michon avait imaginé une gouttière couverte de lacs formant une sangle sur laquelle reposait le membre blessé, l'eau tombait alors dans la gouttière qui servait de conduite, et l'eau s'en écoulait par un tuyau muni d'un robinet et qui versait l'eau de la gouttière dans un sceau placé sous le lit du malade.

Quelques précautions indispensables doivent être prises lorsque l'on fait l'irrigation continue.

L'eau doit couler sans cesse, car une heure de dessèchement de la plaie détruit tout le bénéfice de l'irrigation à l'eau froide.

Les linges qui recouvrent les plaies ou qui reçoivent l'eau qui vient de laver la plaie ne doivent pas être laissés en contact avec les parties blessées, il faut les changer deux ou trois fois par jour, car à la longue ils sentent très-mauvais.

L'eau doit être toujours à la même température. En hiver et en été il faut de l'eau froide prise où on la trouve. Mais dans les saisons intermédiaires il faut se servir d'eau à la température de la chambre, car il faut éviter des impressions brusques de froid. Les plaies pour lesquelles l'irrigation continue est bonne sont celles qui sont le plus exposées à faire naître le tétanos. Aussi M. J. Cloquet avait-il proposé de se servir d'eau tiède pour faire l'irrigation continue. Sur ce point je pense que l'action du froid est nécessaire et je préfère de beaucoup l'eau à 8 degrés à l'eau à la température de 20 degrés qui est la température de l'eau tiède.

Ce pansement est le meilleur de tous pour les plaies contuses, écrasement ou coup de feu des articulations, poignet, coude, cou-de-pied et genou. Mais là où il est incomparablement le meilleur entre tous les pansements parce qu'il est seul applicable, c'est dans les plaies par écrasement ou coup de feu des métacarpiens avec ouverture des articulations métacarpophalangiennes et des articulations des os du carpe ou des articulations du pied. On vous parlera de plaies de ce genre traitées par l'occlusion, mais regardez-y bien, il s'agit de plaies plus simples que des écrasements et que le chirurgien avait jugé plus graves qu'elles n'étaient.

Obs. XI. *Fracture du membre superieur compliquée de plaie.* — Plusieurs d'entre vous ont vu, il y a deux ans, un malade âgé de cinquante et un ans, sur le coude duquel avait passé une des roues obliques des locomotives du chemin de fer d'Orsay. Il y avait une fracture de l'humérus du tiers moyen, une fracture du radius et du cubitus du tiers supérieur; la peau du bras et de l'avant-bras était arrachée et contuse dans la moitié de la face externe des deux segments du membre, et il y avait une ouverture du cul-de-sac supérieur externe de la synoviale de l'articulation du coude, en dehors de l'olécrâne.

Le membre blessé a été placé dans une gouttière et l'irrigation continue a été faite durant vingt-quatre jours; au bout de ce temps la plaie bourgeonnait bien; une hydarthrose qui était survenue dans le coude et se vidait par l'ouverture de la synoviale, était guérie; la fracture du tiers supérieur de l'avant-bras ne se consolidait pas encore, mais la fracture du bras était en voie de consolidation. Un appareil inamovible en plâtre avec large fenêtre au niveau du coude a remplacé le premier pansement; des cataplasmes recouvraient la plaie.

Au bout de six semaines, les fractures étaient consolidées et le pansement simple remplaça les cataplasmes; le malade guérit en conservant des mouvements dans l'articulation du coude et des mouvements de pronation et de supination du coude.

Il en est de l'irrigation continue comme de tous les autres bons pansements. Il y a un temps pour l'employer et lorsque la plaie entrée dans la voie de la réparation est arrivée à un certain état, *il faut* suspendre l'irrigation continue: le critérium est l'état des bourgeons charnus. Au bout de douze à quinze jours les eschares se détachent, les os mortifiés tombent avec le lambeau de périoste qui les retenait, le bourgeonnement commence, oblitère les plaies articulaires et remplit complétement la perte de substance. Aussitôt que les bourgeons se forment, l'irrigation continue, les modifie, ils sont blafards, infiltrés et n'offrent point cette coloration rouge vif qu'on rencontre sur les plaies qui ne sont plus mouillées à partir du dixième jour. C'est au moment où les bourgeons charnus commencent à rester stationnaires; quand ils pâlissent que l'on doit supprimer l'irrigation continue, car à ce moment l'eau froide décongestionne, anémie, si je puis ainsi dire, les bourgeons charnus, comme elle avait anémié les articulations ouvertes, en empêchant en même temps l'inflammation. Dès que les bourgeons charnus sont formés dans une plaie arrosée, l'irrigation a produit son effet, elle n'a plus de but. C'est vers le vingtième jour que l'on doit suspendre l'irrigation continue, je ne puis pas vous citer un meilleur exemple de l'efficacité de l'irrigation continue que l'histoire du malade dont je viens de vous parler ; dans ce cas en effet il y avait une suppuration abondante à redouter et il fallait éviter une arthrite menaçante. Je n'hésite pas à dire qu'un pansement ouaté, une occlusion, eussent été dans ce cas de beaucoup inférieurs à l'irrigation continue avec l'eau froide. La plaie de notre malade était de celles qui exigent la surveillance active et journalière du chirurgien. Vous trouvez d'ailleurs un grand nombre d'observations publiées dans les journaux, où des succès semblables ont été obtenus. L'irrigation continue est un très-excellent pansement applicable à des traumatismes exceptionnels et les bons esprits y reviendront toujours, pour les cas où le froid et l'humidité ont une action curative des mieux démontrés.

L'irrigation continue exige le séjour des malades au lit, cela est quelquefois un inconvénient, une gêne : cependant vous avez vu dernièrement un garçon qui, pour une plaie par écrasement du médius et de l'annulaire avec ouverture et fracture comminutive des deux articulations métacarpophalangiennes, est resté vingt jours au lit, tout le temps que sa blessure a réclamé l'irrigation continue, quoiqu'il n'eût pas de fièvre ; ce malade supportait bien le séjour au lit.

L'irrigation continue a été quelquefois attaquée : on a parlé des plaies du genou que l'irrigation continue n'avait pas guéries : à ceci il est facile de répondre que, pour le genou, l'irrigation continue n'est pas suffisante seule, qu'il faut y joindre une immobilisation absolue de l'articulation blessée.

1° La seconde variété de *pansement humide* est le pansement anglais avec le *lint*, linge charpie que l'on trempe dans l'eau et que l'on applique sur les plaies. Le pansement est renouvelé plusieurs fois par jour, et pour conserver son humidité on l'enveloppe de toile gommée, de gutta-percha laminée ou taffetas de gutta-percha.

En France, nous employons la charpie mouillée placée sur les plaies, recouverte d'une compresse ; le tout est arrosé souvent par les gardes du malade et par le malade lui-même, si ses forces le lui permettent.

Ce pansement est celui que l'on emploie pour les plaies à armes à feu plus ou moins compliquées des membres. Ce pansement, facile à appliquer, uniforme comme la cause de la blessure : est sans contredit le meilleur de tous les pansements pour ce genre de blessure, appliqué par des infirmiers et par le malade lui-même il procure la guérison sans le moindre accident. Il est prodigieusement rare que les plaies par armes à feu traitées de la sorte soient compliquées d'érysipèle. Pendant la guerre, sur un nombre de plus de mille blessés traités à la fois par ce pansement, je n'ai pas vu un seul cas d'érysipèle. Le pansement humide avec la charpie mouillée est excellent parce que tout dépend du mouillage, que le mouillage soulage les malades et les encourage à surveiller eux-mêmes leur pansement. Il a encore cet avantage qu'il peut être fait partout : il y a en tous lieux, dans les moindres hameaux, chez les plus pauvres hôtes, du linge et de l'eau.

Toutes plaies en gouttière, en séton, en cul-de-sac, même lorsque les balles ne sont point extraites, doivent être traitées avec ce pansement. Les plaies faites pour les ablations de cancer de la face, les plaies restant après des opérations autoplastiques. doivent être ainsi traitées. Vous ne m'avez jamais vu employer l'eau alcoolisée sur les plaies de la face, parce que le liquide qui imbibe les pièces du pansement coule dans les yeux, dans la bouche et que l'eau-de-vie camphrée, même en solution dans l'eau, est d'un goût particulièrement désagréable et que sur les conjonctives le liquide est extrêmement cuisant. Ce pansement humide doit toujours être secondé par une immobilisation des parties blessées; les membres, par exemple, doivent être placés dans des gouttières.

3° La troisième variété de *pansement humide* est le cataplasme de farine de graine de lin. On place sur les parties blessées un cataplasme de farine de graine de lin entre deux linges et qui dépasse de *tous côtés* la blessure. On peut placer simplement le cataplasme, ou mettre sur la plaie des compresses d'eau blanche, ou de la charpie mouillée avec l'alcool camphré et appliquer par-dessus le cataplasme. On renouvelle les cataplasmes toutes les dix heures au plus, et toutes les huit heures au moins.

Ce pansement convient à toutes les plaies contuses des parties molles, avec eschares superficielles et profondes, ainsi les plaies de la peau par arrachement, les plaies de tête, même compliquées, les plaies par écrasement, les plaies par armes à feu des articulations qu'on peut espérer guérir sans amputation ou résection, quand on ne peut faire l'irrigation continue.

Lorsque l'on applique le pansement humide pour des plaies avec décollement, on est autorisé à rapprocher les parties décollées et à les maintenir rapprochées avec des bandelettes de diachylum. Ce n'est pas de la réunion, c'est un rapprochement tenté pour diminuer l'étendue de la plaie. On enlève les bandelettes aussitôt que les plaies bourgeonnent partout, c'est-à-dire quand toutes les parties contuses des tissus ont été éliminées, c'est-à-dire vers le douzième jour s'il n'y a que des eschares de la peau, le quinzième jour s'il y a des aponévroses et des muscles, et du vingtième au trentième jour s'il y a des tendons et des muscles mortifiés.

Aussitôt que les plaies bourgeonnent bien, on suspend les cataplasmes et l'on fait le pansement simple.

Ce pansement, comme le précédent, doit être secondé par l'immobilisation des parties blessées dans une gouttière, par exemple lorsqu'il s'agit des membres.

Pour les plaies par écrasement de la main et du pied avec fractures multiples, ce pansement ne vaut pas l'irrigation continue. De tous les pansements humides le cataplasme est celui qui fait développer avec le plus de vigueur les bourgeons charnus. J'ai observé un fait qui peut être une simple coïncidence, mais où l'irrigation continue eût peut-être mis le malade à l'abri de l'infection purulente en modérant la formation trop rapide des bourgeons charnus qui ont été déchirés par une pointe osseuse.

J'ai observé en 1873 un cas d'infection purulente chez un malade qui avait été traité d'une plaie par écrasement des quatre doigts de la main gauche, avec fracture comminutive des métacarpiens. Le pansement employé avait été les cataplasmes recouvrant de la charpie imbibée d'eau alcoolisée ; le vingt-quatrième jour, lorsque toutes les eschares étaient tombées, alors que la plaie bourgeonnait rapidement et que le pansement simple était substitué au cataplasme, il est survenu un frisson, et le malade a succombé rapidement à l'infection purulente. Chez ce malade une petite esquille pointue avait ulcéré les bourgeons charnus et avait été sans doute la cause de l'infection ; mais il est bon de dire qu'à ce moment les infections purulentes étaient beaucoup plus fréquentes qu'elles ne le sont aujourd'hui : les privations et les souffrances de la guerre de 1870 retentissaient encore sur la santé générale des malades, et les blessés étaient beaucoup plus exposés à l'infection purulente.

Le véritable triomphe du pansement humide avec le cataplasme est dans le traitement des plaies simples du cuir chevelu, du front et de la face sans tendance à l'écartement, et surtout des plaies contuses si régulières qu'elles soient en apparence. *Jamais*, vous entendez, jamais vous n'aurez d'érysipèle de la face et du cuir chevelu, si vous pansez d'emblée les plaies de cette région avec un cataplasme de farine de graine de lin bien humide, renouvelé toutes les six heures et maintenu sur la blessure de façon à ce qu'elle ne reste jamais à sec. Retenez, en passant, que le meilleur moyen de faire tenir un cataplasme sur la tête est le vulgaire bonnet de coton maintenu par une bande formant mentonnière. Les plaies de l'anus et de la vulve, celles du scrotum ne doivent pas être traitées autrement que par les cataplasmes; seulement, lorsqu'il y a de la gangrène, les cataplasmes doivent être souvent renouvelés.

Vous obtiendrez des réunions immédiates sous un simple cataplasme; ainsi, pour des plaies consécutives à l'ablation de kystes sébacés, quand l'opération a été faite de manière à ce que les lèvres de la plaie soient maintenues en rapport par la simple position, j'ai obtenu la réunion immédiate. La réunion immédiate secondaire peut être obtenue de la même façon. Sur les plaies régulières du crâne et du front produites par un corps contondant vous obtiendrez encore la réunion immédiate: elle se fera dans tous les points où elle peut être faite, et s'il y a un point qui doit suppurer, il suppurera sous le cataplasme; c'est ainsi que vous avez vu guérir en seize jours une plaie du front avec décollement du tégument et dénudation d'une portion du frontal. Enfin lorsque l'on fait une suture sur une plaie contuse de la face, la plaie ne guérit jamais aussi bien et aussi vite que quand on applique sans cesse des cataplasmes sur la suture.

Des pansements humides antiseptiques.

Depuis vingt ans on a remis en honneur le pansement avec le vin, recommandé au temps de Celse, le pansement à l'alcool préconisé par Dionis. On fait aujourd'hui les pansements humides avec un liquide excitant ou cathérétique qui constitue la quatrième variété de pansement humide; je vous ai déjà parlé de ces pansements à propos du pansement à plat que j'ai adopté pour les plaies avec perte de substance. On a appelé ces pansements *pansements antiseptiques*. Depuis Hippocrate et A. Paré, le vin et l'alcool ont été employés comme antipudrides, Dionis employait dans le même but l'eau-de-vie camphrée : un mot seul a été changé.

Le pansement à l'alcool pur, recommandé par Batailhé comme antiseptique, a été très-employé et très-vanté par Nélaton, dont un élève (1), M. Gaulejac, a publié les opinions; seulement Nélaton employait l'eau-de-vie camphrée. Ce pansement a eu sa vogue comme les autres, et il a été réservé enfin à des cas spéciaux avec la modification que j'y ai fait subir, moi et quelques chirurgiens. Je vous ai dit comment je l'ai modifié: voici comment d'autres chirurgiens l'ont modifié.

Les premiers apôtres du pansement alcoolisé employaient ce liquide pur; ils plaçaient sur les plaies un gâteau de charpie imbibée d'alcool camphré pur et arrosaient les pièces du pansement avec l'alcool camphré pur. Le traitement de la plaie était continué ainsi, jusqu'à la guérison de la plaie. On espérait tarir la suppuration, la modérer au moins, et l'on disait

1) Gaulejac, *Pansement des plaies par l'alcool*, thèse de Paris, 1864.

que l'on évitait ainsi d'avoir besoin de cautériser avec le nitrate d'argent les bourgeons charnus exubérants des plaies. Mais on s'est vite aperçu que ce pansement cautérisait les plaies et cautérisait même à la longue la peau saine au voisinage de la plaie. On a compris alors ce que signifiaient ces mots : le pansement à l'alcool empêche les plaies de suppurer. Alors les chirurgiens ont pansé les plaies avec des solutions d'eau et d'alcool camphré titrées : la solution est forte dans les premiers temps et l'on diminue sa force à mesure que la plaie marche vers la guérison. Ce pansement a été adopté par la plupart de nos collègues des hôpitaux, M. Léon Lefort en particulier.

Le pansement à l'alcool ou à l'alcool camphré pur est employé seul, c'est-à-dire à l'aide de charpie placée dans la plaie, ou bien le liquide est employé en injections dans des plaies réunies dans le fond desquelles on a laissé un drain. Ce dernier mode de pansement doit être réservé à des cas spéciaux ; il est une imitation de ce que l'on pratiquait, depuis que Chassaignac l'avait proposé, dans les foyers purulents drainés où la suppuration était très-abondante. J'ai renoncé aux injections dans les foyers drainés. Le fait seul du drainage suffit pour empêcher la stagnation du pus et je ne fais des injections que quand le foyer tarde à se cicatriser et qu'il est nécessaire d'exciter le foyer et d'y réveiller par une légère cautérisation une suppuration de bonne nature.

En Angleterre, M. Lister a préconisé l'acide phénique, et la méthode de pansement à laquelle il a attaché son nom a déjà été modifiée par les Allemands, qui ont substitué l'usage de l'acide salicylique à celui de l'acide phénique.

Le pansement de Lister (1), en dehors des ligatures qui sont faites avec du cat-gut phéniqué, c'est-à-dire de la corde à boyau, lorsqu'il s'agit d'une amputation ou d'une résection, est constitué par des manœuvres et des applications de pièces de pansement.

Les manœuvres sont le pansement sous une atmosphère d'eau phéniquée pulvérisée ; pendant tout le pansement, un pulvérisateur verse une vapeur phéniquée sur la plaie et sur les mains de l'opérateur et de ses aides, qui, avant l'opération d'ailleurs, se sont lavé les mains dans une solution d'eau phéniquée, 10 grammes pour 400 grammes. On passe dans la plaie un tube à drainage en caoutchouc lavé dans l'eau phéniquée. On réunit ensuite par première intention les lèvres de la plaie, sauf les points où passent les deux chefs du drain. On place sur la plaie une plaque

(1) Consultez *Bull. de thér.* t. XC mars 1876, et Lucas Championnière, *Chirurgie antiseptique*, Paris, 1876.

protectrice, (taffetas gommé recouvert d'une pellicule soluble, c'est-à-dire trempée dans une colle composée : dextrine 7 parties, empois en poudre 2 parties, solution phéniquée 16 parties) ; on recouvre ce taffetas de huit feuilles de gaze antiseptique (gaze trempée dans le mélange : acide phénique cristallisé 5 parties ; résine commune 5 parties ; paraffine 7 parties) ; entre les deux dernières lames de gaze, on place une toile gommée, on fixe le tout avec des bandes de gaze antiseptique ; le pansement est renouvelé selon l'abondance de la suppuration. L'air pénètre, on le voit, dans le foyer de la plaie. Le drain doit être enlevé dès que le pus sort bien lié par le drain.

Thiersch, en Allemagne, a voulu faire ce pansement en combinant les antiseptiques à l'occlusion ouatée, comme dans le pansement de M. A. Guérin. Il emploie l'acide salicylique à la place de l'acide phénique. Il protége la plaie avec la gutta-percha laminée et il enveloppe toute la plaie avec des bandes de ouate et une bande roulée : ce pansement reste en place dix jours.

Je n'insisterai pas sur le pansement de Lister ; il est tellement minutieux, il comporte tant de manœuvres et de linges spéciaux, que l'on ne saurait le recommander. Certes, le soin qu'un chirurgien apporte à panser une plaie est une garantie de succès, mais il ne faut pas pousser les manœuvres jusqu'à la puérilité : il ne manque, en effet, à la méthode de pansement de M. Lister que des exorcismes. En somme, il draine les plaies et emploie un liquide antiseptique aussi caustique que notre alcool camphré pour humecter les pansements, et c'est là le côté sérieux de sa méthode de pansement, dans lequel on retrouve le pansement alcoolisé, et le drainage de Chassaignac.

Il y a des blessures et des opérations où le pansement de Lister est bon et vaut le pansement à l'alcool. Ce sont les plaies avec fractures comminutives près des articulations. Lorsque les esquilles ont été enlevées, lorsque les pointes osseuses ont été réséquées, le pansement de M. Lister, c'est-à-dire la suture des bords de la plaie, qui peuvent se réunir, un drain en caoutchouc passant dans le foyer de la plaie, et un pansement des parties de la plaie non réunies avec de la charpie imbibée d'une solution d'acide phénique à 10 pour 1000 grammes d'eau ou d'alcool camphré, est bon. Pour le pansement des résections du coude et du genou, le pansement de M. Lister est encore d'un bon usage, mais toutes autres conditions de pansement égales d'ailleurs, si vous vous servez d'eau-de-vie camphrée au lieu d'eau phéniquée, vous obtiendrez les résultats qu'a obtenus M. Lister, surtout si vous *immobilisez* bien la partie opérée.

Le pansement des amputés par la méthode de Lister n'offre pas d'avantages sur le pansement humide après réunion immédiate à l'aide de bandes de diachylum, ou de sutures entortillées, ainsi que je l'ai employé avec des succès égaux à ceux des chirurgiens qui se servent d'autres pansements.

M. Lister a réussi dans une série d'amputations de cuisses, comme M. A. Guérin a réussi dans une série avec le pansement ouaté, comme M. Maisonneuve avec l'aspiration continue, comme M. J. Guérin avec l'aspiration pneumatique, comme jadis M. J. Guyot avec son appareil à incubation. Mais un bel insuccès, alors que toutes les conditions du pansement exalté avaient été réalisées, vient toujours rappeler aux inventeurs que la réunion immédiate, le pansement humide et l'immobilisation absolue du moignon sont les seuls véritables agents de la guérison de la plaie, lorsque l'amputation a été pratiquée à propos dans des portions saines, chez un malade qui n'était pas dans des conditions de santé générale qui compromettaient la réussite d'une amputation.

Tous les pansements antiseptiques sont des pansements humides où l'on emploie, seuls ou mélangés à l'eau, l'alcool pur, l'alcool camphré, l'acide phénique, le perchlorure de fer (1), etc., etc., et que l'on appelle pour cela des pansements antiseptiques. Ils conviennent dans les blessures avec plaies des os, menacées de suppuration longue et de stagnation des liquides putrides produits pendant les huit premiers jours de la blessure. Les liquides antiseptiques, même l'alcool camphré, n'agissent pas seulement parce qu'ils corrigent l'odeur des produits putrides, mais encore parce qu'ils cautérisent les vaisseaux béants dans les plaies, les oblitèrent et s'opposent ainsi à une absorption immédiate.

Quand vous vous serez servi des pansements antiseptiques, vous les cesserez au moment où les bourgeons charnus se seront produits, et vous remplacerez ces pansements par le pansement simple, sauf à revenir aux pansements antiseptiques s'il survenait une inflammation.

Des pansements compliqués

De l'incubation des plaies. De l'aspiration continue. Des pansements à l'oxygène. Occlusion pneumatique. — Le plus ancien des appareils compliqués appliqués au traitement des plaies est l'appareil à incubation de J. Guyot. Oublié, délaissé, presque aussitôt après son apparition, il a été reproduit sous une autre forme, d'abord par M. Maisonneuve, sous le nom d'*appareil à aspiration continue pour le traitement des*

(1) Bourgade, *Congrès médical de France à Paris*, 1867.

amputés, puis sous le nom d'*appareil à occlusion pneumatique*, par M. J. Guérin. La vulgarisation de l'usage du caoutchouc avait inspiré ce dernier mode de pansement compliqué. Ces appareils ne sont applicables que pour les amputations des membres; mais pour les fractures compliquées de plaies et les plaies en suppuration, ils sont absolument insuffisants. Seul, l'appareil de Guyot peut être employé, parce que le changement quotidien des pièces de linge qui recouvrent la plaie peut être opéré par suite d'un mécanisme de l'appareil qui permet de découvrir la plaie.

L'appareil à incubation de J. Guyot était constitué par une boîte carrée en bois munie sur une de ses faces d'un manchon de cuir susceptible d'être rétréci par une coulisse. On plaçait le membre dans la boîte, on serrait la coulisse pour retenir le membre dans la boîte. Un tuyau communiquant avec la boîte descendait sur un réchaud d'où de l'eau toujours à la même température envoyait dans la boîte à incubation, de l'air chaud, de la vapeur d'eau, ou des vapeurs aromatiques sèches ou humides.

Cet appareil, dont le dessin se trouve dans tous les traités de petite chirurgie, qui le sauvent d'un juste oubli, a un grand désavantage : c'est l'impossibilité de le tenir rigoureusement en place, à moins d'immobiliser entièrement le malade, ce qui est fort pénible pour un blessé, qui ne peut rester immobile tout le temps nécessaire à la guérison de sa blessure.

L'occlusion pneumatique est constituée par un système de poches en caoutchouc dans laquelle le membre est introduit et sur lequel il exerce une constriction capable de maintenir la poche de caoutchouc adhérente au membre. Cette poche de caoutchouc communique par un tube de caoutchouc avec un ballon de verre dans lequel on a fait le vide. De la sorte, la plaie est cachée et se cicatrise ainsi à l'abri du contact de l'air (1).

L'aspiration continue est fondée sur le même principe que l'occlusion pneumatique. M. Maisonneuve, qui a présenté son appareil à l'Institut en 1867, a simplement ajouté aux théories de M. J. Guérin, sur l'efficacité de l'occlusion pneumatique, cette remarque, capitale pour lui, que l'aspiration continue enlevait, par le vide, les liquides qui baignent les plaies et étaient susceptibles d'être absorbés.

De tous les appareils compliqués que je viens de vous rappeler, l'appareil de J. Guyot est celui qui est le plus difficile à maintenir en place. Je l'ai vu employer par M. Marjolin, en 1858, sur une petite fille de treize ans; je n'oublierai jamais le mal que nous avions à faire tenir cet appareil. Au bout de quatre jours, j'ai obtenu que M. Marjolin, dont j'étais l'in-

(1) M. J. Guérin (*Bull. de l'Acad. de méd.*, 6 fév. 1866, tome XXXI, p. 396 et *Ibid.* 9 août 1870, tome XXXV, p. 699.) C'est avec cet appareil qu'on fait passer de l'oxygène sur la plaie.

terne à cette époque, suspendît son usage. La plaie a été mieux pansée avec du diachylum, mais l'enfant est morte de pourriture d'hôpital.

Les appareils à aspiration continue sont plus faciles à maintenir en place, mais ils ont un inconvénient: c'est que si l'on veut qu'ils tiennent, il faut que le moule en caoutchouc qui enveloppe les moignons les serre convenablement, et cette constriction par le caoutchouc est très-pénible pour les malades, en même temps quelle anémie le moignon (1).

De la cicatrisation sous-crustacée des plaies par la ventilation. — Cette manière de traiter les plaies, imaginée par M. Bouisson (2), et que M. Béranger-Féraud a cherché à remettre en honneur un instant, comme tous les pansements possibles, a réussi dans des cas favorables, mais ce pansement, en principe, heurte les lois de la physiologie. Le dessèchement d'une plaie est contraire à sa réparation. Aussi, en y regardant de près, on voit que le prétendu dessèchement des plaies que M. Bouisson proposait, constituait en réalité une sorte de pansement par occlusion, où la croûte formée par le pus desséché remplissait les fonctions de plaque protectrice et où le pus enfermé entre la croûte et la plaie faisait l'office du pansement humide ordinaire.

Je vous ai cité tous ces appareils et ces systèmes de pansement, non parce qu'ils sont utiles, mais pour que vous en connaissiez l'existence et surtout les inconvénients. Sans doute, cette connaissance des faits vous arrêtera, si les circonstances particulières vous conduisaient à en inventer de semblables. Si tous les pansements inventés, et oubliés aussitôt qu'imaginés, étaient connus, de combien de frais d'imagination se dispenseraient les chirurgiens.

En résumé, comme conclusion de ces dernières leçons, je vous rappelle les propositions suivantes :

Une plaie des articulations avec fracture et contusion des parties molles doit être immobilisée d'une manière absolue et traitée par l'irrigation continue; mais l'irrigation continue, le meilleur mode de pansement entre tous, ne doit pas être faite tout le temps du traitement de la plaie; lorsque les bourgeons charnus se sont formés et quand la suppuration est de bonne nature, il faut faire le pansement simple.

(1) Consultez Gavrilesco, thèse de Paris, 1868. Quatorze observations empruntées à la pratique de M. Maisonneuve; neuf amputations de la jambe et de cuisse pour des tumeurs blanches; deux morts d'infection putride; les plaies étaient lavées avec l'alcool camphré; l'aspiration était secondée ici par l'action de l'alcool.

(2) Bouisson, *Tribut à la chirurgie*. Paris, 1858.

Une plaie contuse des parties molles, doit être traitée par les cataplasmes ou les gateaux de charpie mouillés pendant douze jours, et à partir du moment où les eschares sont détachées le pansement simple est le meilleur pansement.

Une plaie communiquant avec le foyer d'une fracture, sans esquilles ou dont les esquilles ont été enlevées, doit être fermée avec les bandelettes de diachylum, et on applique par-dessus un appareil à fractures. Les bandelettes de diachylum ne doivent être enlevées que quand elles tombent. Le pansement simple ne doit être mis en usage que quand les fractures sont consolidées; le pansement simple hâte alors la guérison de la plaie. Aucun autre pansement ne vaut mieux que cette occlusion avec le diachylum. Une bandelette avec du collodion qui ferme la blessure est moins bonne.

Les plaies avec perte de substance sont traitées mieux que par toute autre espèce de pansement par le pansement simple à plat, alcoolisé pendant dix jours, puis par le pansement simple jusqu'à guérison. Aucun autre pansement ne vaut mieux. Pour les amputations la réunion avec les bandes de diachylum et dans certains cas la suture et le pansement humide alcoolisé donneront des succès plus nombreux que tout autre mode de pansement, à condition de santé égale chez les opérés.

La réunion immédiate est excellente pour toutes les plaies par un instrument tranchant. Elle est absolument détestable pour les plaies contuses. Elle ne vaut rien pour les plaies avec perte de substance.

Pour toutes les plaies des doigts un bon nombre de celles de la main, le pansement par occlusion complet avec les bandes de diachylum est le meilleur.

Quand les promoteurs de pansements auront donné tous leur statistique intégrale du pansement uniforme qu'ils ont appliqué à des plaies diverses, vous vous confirmerez de plus en plus dans cette opinion, que chaque plaie appelle son pansement de prédilection, et que jamais on ne guérit bien une plaie, si le pansement, d'une manière ou d'une autre, n'assure point une immobilité relativement absolue de la partie blessée et une humidité constante sur la plaie. Il sera démontré alors que les succès dans le traitement des plaies sont personnels, que le choix du pansement approprié à la blessure, et le soin que le chirurgien apporte à panser lui-même son blessé, tant que celui-ci est en danger, et à diriger sa nourriture et son hygiène, sont les véritables raisons de succès qui échappent à d'autres chirurgiens moins attentifs. Il n'y a pas de pansement *panacée*. La nature des choses s'y refuse.

CINQUIÈME LEÇON

TRAITEMENT DES FRACTURES COMMUNES

SOMMAIRE. — **Principe général du traitement des fractures. — Fracture de l'extrémité inférieure du radius. Moment opportun pour l'application du premier appareil. Durée du traitement. — Fracture du corps de la clavicule : Critique des appareils : Appareil de Boyer. Traitement des fractures de la clavicule chez les enfants.**

Le traitement des fractures est des plus simples, si l'on part de ce principe que le déplacement dans les fractures est exclusivement dû :

1° *A la contracture des muscles;*

2° *A la douleur qui exagère la contracture des muscles.*

Tout le secret pour obtenir la réduction d'une fracture pendant le temps nécessaire à l'agglutination première des surfaces fracturées, c'est-à-dire douze jours, dans des conditions ordinaires, est donc de placer le membre dans une position qui empêche tout mouvement, cause de douleur, et à paralyser le plus possible les effets de la contraction musculaire. A cet égard, les appareils inamovibles, toutes les fois qu'ils peuvent être sérieusement appliqués, sont tout ce qu'il y a de meilleur. Dans toutes les parties où l'appareil inamovible n'est pas applicable, c'est à la position qu'il faut avoir recours. Deux fractures spéciales exigent d'autres dispositions : la fracture du fémur réclame l'extension continue, la fracture du col du fémur le décubitus dans la gouttière Bonnet. Les fractures de côtes, quelque compliquées qu'elles soient, ne sont bien traitées que par la large bande de diachylum qui fait deux fois le tour du thorax. Les fractures articulaires, suivant les régions, réclament, au genou, la gouttière, au coude, le moule de gutta-percha et la mobilisation prématurée de l'articulation dès le vingtième jour; mais pour la plupart des autres fractures, il suffit de placer les parties dans une bonne position et d'empêcher les mouvements (1). Aussitôt que le travail préliminaire de la formation du cal est accompli, quand l'organisation des éléments de la réparation a formé une sorte de colle qui unit mollement bout à bout les os fracturés, la contention peut être moins rigoureuse, car à ce moment les muscles ont perdu de leur puissance à cause du repos prolongé; les déplacements consécutifs ne sont pas à craindre par les seuls mouvements musculaires, et sauf une légère incurvation de l'os au niveau de la fracture, il n'y a rien à redouter, et dès lors, les appareils les plus légers et une bonne position du membre suffisent pendant la consolidation définitive du cal. Le tout est de ne point permettre trop tôt les mouvements où le membre blessé développe de la force.

Vous allez voir tout à l'heure les applications de ces principes pour les fractures communes, et que vous serez journellement appelés à traiter.

Fracture de l'extrémité inférieure du radius.

Il y a une fracture très-commune sur laquelle je n'appellerai que très-brièvement votre attention : la fracture de l'extrémité inférieure du radius. Les causes, le mécanisme, le déplacement et les accidents ultérieurs de cette fracture sont aujourd'hui hors de discussion : tous les chirurgiens sont à peu près d'accord sur ce sujet. Quant au traitement, c'est celui de Nélaton qui est généralement adopté. Je n'insisterai devant vous que sur deux points :

Convient-il de réduire la fracture et d'appliquer dès le premier jour l'excellent appareil de Nélaton?

Combien de temps doit-on laisser en place l'appareil?

Sur le premier point, je suis de l'avis de Nélaton, la réduction n'est pas nécessaire, l'appareil appliqué réduit progressivement et sans douleurs la fracture. Mais l'expérience prouve qu'on ne doit pas appliquer l'appareil avant les vingt-quatre ou trente-six premières heures. On ne doit pas placer cet appareil avant que le gonflement se soit produit; car lorsque l'avant-bras est serré, même modérément, au moment où la fracture vient de se produire, il étrangle et comprime à l'excès le membre aussitôt que le gonflement apparaît. Alors, de deux choses l'une, ou bien il faut enlever l'appareil, ou bien les malades éprouvent des douleurs atroces, et il

(1) Gerdy et Robert avaient proposé jadis de traiter les fractures simples par la simple position, les fractures du péroné et de la clavicule par exemple ; mais ces traitements ont dû être abandonnés, car ils exigeaient que les malades restassent au lit.

se produit des eschares aux points où portent les attelles. Au contraire, lorsqu'on place le membre sur un coussin, lorsqu'on applique des cataplasmes sur la fracture pendant vingt-quatre heures, le malade restant au lit, la douleur est calmée, et au moment où l'on place ensuite l'appareil, le gonflement produit commence à diminuer, et les malades supportent alors très-bien une constriction assez forte. Vous le voyez, rien n'est perdu pour les bons résultats du traitement, et tout est gagné pour le bien-être des malades.

Le premier appareil est généralement laissé trop longtemps. Sur ce second point, il y a lieu de s'arrêter un instant. Il faut laisser l'appareil de Nélaton dix jours seulement, et une fois au moins, le cinquième jour, on doit le changer pour mettre l'avant-bras à découvert et voir si la peau n'est point excoriée dans les points où la pression porte le plus. Le dixième jour on applique le bandage ouaté, dextriné ou silicaté, de la manière que je vous indiquerai tout à l'heure.

Voici comment doit être appliqué le premier appareil :

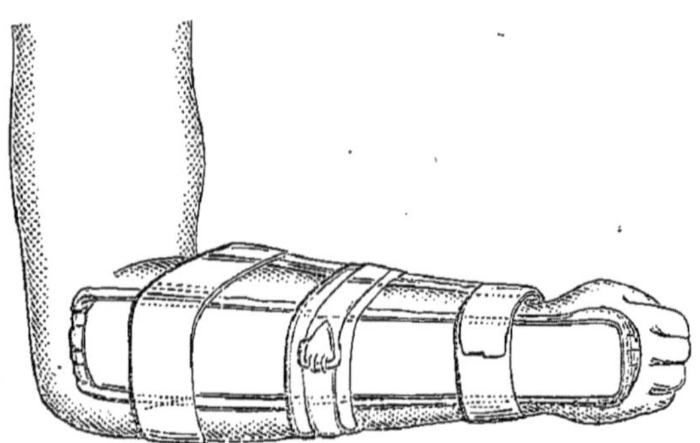

Fig. 4. — Appareil pour fracture de l'extrémité inférieure du radius récente. Courroie élastique sur le lac moyen.

L'avant-bras, tenu à angle droit sur le bras, est placé dans la demi-supination (fig. 4).

Une attelle dorsale, allant de la partie supérieure du radius à la partie moyenne des métacarpiens, est appliquée, par-dessus une compresse graduée, sur la face dorsale de l'avant-bras. Un tampon de ouate est interposé entre l'extrémité inférieure de l'attelle et le métacarpe. Une attelle palmaire, allant du pli du coude (de façon à ne point gêner la flexion de l'avant-bras), descendant jusqu'au pli moyen, et mieux au pli supérieur du carpe, est appliquée par-dessus une compresse graduée. Les deux attelles sont serrées par trois bandes de diachylum, ayant une largeur de deux travers de doigt, et mieux par trois courroies élastiques bouclées, ayant deux travers de doigt (je préfère de beaucoup les courroies élastiques bouclées que l'on serre à volonté, sans déranger l'appareil). Cependant, on peut se borner à appliquer seulement une courroi élastique par-dessus la bande de diachylum du milieu. Une bande roulée en spica du poignet et du métacarpe maintient la main et le poignet, pour éviter, au moins pendant quelques jours les mouvements des doigts.

L'appareil inamovible doit être placé le dixième jour. On enveloppe le poignet, puis l'avant-bras, avec une couche épaisse de ouate, et l'on serre fortement (fig. 5). Si l'on a affaire à des malades pusillanimes et qui ne se prê-

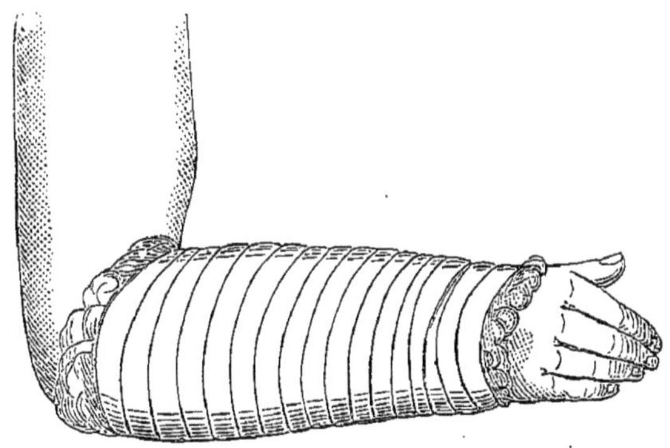

Fig. 5. — Appareil silicaté ou dextriné pour la fracture de l'extrémité inférieure du radius.

tent pas à l'application de cet appareil, on peut moins serrer, ou bien attendre le quinzième jour pour appliquer l'appareil inamovible. Il n'est pas nécessaire d'entourer le poignet et la main. Un seul tour de bande, passant dans la paume de la main, entre le pouce et l'index, suffit en général, mais il n'est même pas nécessaire. Il faut d'ailleurs laisser à la main le plus de liberté possible, car ce qui fait durer la convalescence des fractures de l'extrémité inférieure du radius, c'est la raideur du poignet, et principalement la raideur des mouvements du pouce, dont les fléchisseurs et extenseurs sont les plus contusionnés dans la fracture de l'extrémité inférieure du radius. Tout bandage qui emprisonne le pouce est donc une condition défavorable.

Vous avez vu comment sont appliqués nos appareils inamovibles, ils constituent une sorte du tuyau effilé vers le poignet, où ils sont un peu serrés. L'appareil est rendu très-solide par la multiplicité des tours de bande, qui sont très-rapprochés les uns des autres.

Nous laissons le bras libre avec cet appareil; nous permettons aux malades tous les mouvements de la main qu'il leur est possible de faire sans trop de douleur.

Chez les jeunes sujets, cet appareil inamovible est enlevé au bout d'un mois. Pendant le mois qui suit, il y a plus ou moins de gonflement, et le troisième mois, la main a repris toutes ses fonctions.

Chez les sujets âgés, où il y a toujours un écrasement plus ou moins étendu du fragment inférieur, l'appareil doit rester en place six semaines, et pendant le mois qui suit, il est bon de faire une légère compression sur le carpe et sur l'extrémité inférieure de l'avant-bras avec une bande de flanelle; cette précaution est surtout utile pour les malades rhumatisants, chez lesquels la fracture est généralement dans les articulations du poignet la cause d'une poussée rhumatismale. La bande de flanelle contient la fracture et n'empêche pas les mouvements.

Vous aurez certainement à traiter des fractures dont la convalescence sera bien plus longue; mais il ne faudrait pas vous y méprendre : la raideur des mouvements et les douleurs ne tiendront pas exclusivement à la fracture du radius; les accidents consécutifs seront dus, surtout, soit à une entorse de l'articulation radio-cubitale inférieure, soit à un arrachement de l'apophyse styloïde du cubitus, qui auront été produits au même moment que la fracture du radius.

Il faut aussi savoir que les fractures du radius avec écrasement du fragment inférieur, fracture commune chez les sujets âgés, à la suite de chutes sur la paume de la main, sont plus longues à guérir que les fractures simples, et que la déformation consécutive est relativement considérable; les malades en éprouvent quelquefois une véritable gêne; mais tout s'arrange avec le temps. Gardez-vous toutefois d'immobiliser trop longtemps le poignet, car il vous faudra quelquefois près d'une année de massage et de bains locaux pour rendre à la main les mouvements indispensables que lui auraient fait perdre l'immobilisation prolongée.

Fracture du corps de la clavicule.

Les fractures des extrémités de la clavicule sont toujours bien suffisamment traitées par l'immobilisation du bras du côté blessé, dans une simple écharpe gardée pendant trente jours.

Quel que soit le siége de la fracture qui occupe le corps de la clavicule, quelle que soit la cause de la fracture, qu'il y ait ou non une plaie, les fractures de la clavicule ne guérissent jamais sans cal apparent. Suivant l'âge des sujets, il est plus ou moins visible. Les jeunes sujets, dont la fracture est généralement moins oblique que la fracture des adultes, guérissent avec un cal à peine sensible, quoique apparent, mais cela ne se voit que longtemps après la fracture et cela tient à ce que le développement ultérieur de l'os diminue la proportion du cal, comparé au reste de l'os.

Le prix fondé par Boyer pour récompenser l'appareil capable de prévenir la déformation consécutive aux fractures de la clavicule n'a pas encore été gagné, et j'ose dire qu'il ne sera jamais gagné.

Il n'y a pas de fractures pour lesquelles on ait imaginé autant d'appareils divers que pour la fracture de la clavicule. Ils se réduisent à quatre types :

Ceux qui immobilisent le bras dans une position qui produit l'écartement maximum, possible, des fragments de la clavicule ; tel est l'appareil de Desault avec le coussin axillaire et ceux qui en dérivent, ou les deux courroies élastiques bouclées de Malgaigne et de Morel-Lavallée ;

Ceux qui attirent l'épaule en arrière, de façon a produire un allongement de l'épaule et à écarter les fragments de la clavicule chevauchant l'un sur l'autre, l'ancien T en fer appliqué sur le dos ;

Les appareils moulés du cou et des deux épaules, dernière invention vulgarisée chez nous par Demarquay, et qui eut un insuccès si complet chez une princesse de la dernière cour ;

Enfin, le *bandage bouclé de Boyer*.

Je ne vous parlerai pas de la position préconisée par Gerdy et Robert, et où les malades étaient couchés sur le dos, appuyés sur un oreiller dur, l'épaule ne posant pas sur ce plan solide, et où le poids de l'épaule était l'agent de la réduction de la fracture. Les malades ne pouvaient supporter cette position pendant le temps nécessaire, et la fracture ne se réduisait pas. A défaut d'autres arguments, celui-ci suffit.

Aucun de ces appareils n'a donné les résultats qu'on en espérait.

Si aucun appareil ne peut réduire complétement une fracture de la clavicule, et s'il est possible d'obtenir un minimum de déformation avec une simple écharpe ou un bandage de corps, c'est quelque chose que d'éviter aux malades les souffrances vives que leur causent le bandage de Desault et les appareils moulés. La position du bras sur le tronc, la main reposant sur l'épaule saine, est une position très-pénible. La pression d'un appareil moulé sur le cou et pressant sur les clavicules ne l'est pas moins. Un corset ajusté et lacé par derrière le dos, une espèce de moulage des épaules, n'empêche pas le raccourcissement et est douloureux.

Boyer, avec son grand bon sens, avait reconnu que la position du bras accolé au tronc, et maintenu par un bandage de corps en cuir et bouclé, qui tenait le coude rapproché du tronc, réduisait aussi bien la fracture de la clavicule, que le bandage de Desault. Il avait remarqué que ce bandage était bien supporté par les malades. Pour empêcher que le bandage bouclé ne tombât sur les hanches pendant la station debout, deux bretelles soutenaient l'appareil, et en même temps, l'une d'elles pressait sur les fragments de la clavicule et y exerçait une pression utile.

L'appareil de Boyer est un bon appareil, mais il a quelques inconvénients: il est lourd, et il ne se prête pas à tous les corps, il est trop grand ou trop petit, il faudrait avoir autant d'appareils bouclés que l'on a de malades.

Vous voyez appliquer journellement dans le service un appareil simple, facile à faire, et qui n'est en réalité que le bandage de Boyer; seulement, il a cet immense avantage qu'il peut être fait partout, avec ce que l'on a toujours sous la main : du linge et des épingles.

Un bandage de corps, ou une grande serviette pliée en trois, est disposé de la sorte : on coud deux bretelles sur le bord de ce bandage, à peu près aux trois cinquièmes de sa longueur, ce qui divise le bandage de corps en deux chefs inégaux. Au plus petit chef, on fait, sur le bord inférieur, un godet, lequel s'obtient en formant un pli triangulaire et en cousant ce pli rabattu sur le bandage. Le godet doit être fait au milieu de l'espace qui sépare l'attache des bretelles et le bord libre du petit chef du bandage de corps.

On place le godet de l'appareil sur le coude; on entoure en arrière le bras et le tronc avec le bandage de corps, en ramenant le grand chef en avant sur la poitrine et sur le côté de la poitrine correspondant à la clavicule fracturée; l'avant-bras de ce même côté est placé sur ce chef du bandage, qui le sépare de la peau; le petit chef applique fortement l'avant-bras sur la poitrine dans cette position, et l'appareil est serré avec des épingles, deux au-dessous de l'avant-bras et une au-dessus, ainsi que l'indique la figure 6, et l'on attache ensuite les bretelles au-dessus et au-dessous de l'avant-bras. Une bretelle passe juste sur la clavicule et doit porter, autant que possible, sur le fragment interne.

Il y a des règles à suivre pour que cet appareil tienne bien et pour qu'il ne gêne pas les malades.

La main du malade doit être placée rigoureusement de la manière suivante : le poignet doit être placé juste au-devant de la ligne médiane, et la main doit être laissée libre et pendante; cela est un grand soulagement pour le malade, car une main saine enfermée éprouve une gêne et des engourdissements qu'il faut avoir senti soi-même, pour les connaître. Les malades dont on laisse la main libre remuent de temps en temps les doigts, et cela leur fait bien supporter leur appareil, sans que, pour cela, la fracture soit dérangée.

Il faut placer entre le coude et la pièce de toile, qui forme le bandage de corps, de la ouate, car la pression de l'appareil sur le coude cause une contusion par compression qui peut aller jusqu'à l'escharification, quoique l'appareil ne soit pas très-serré.

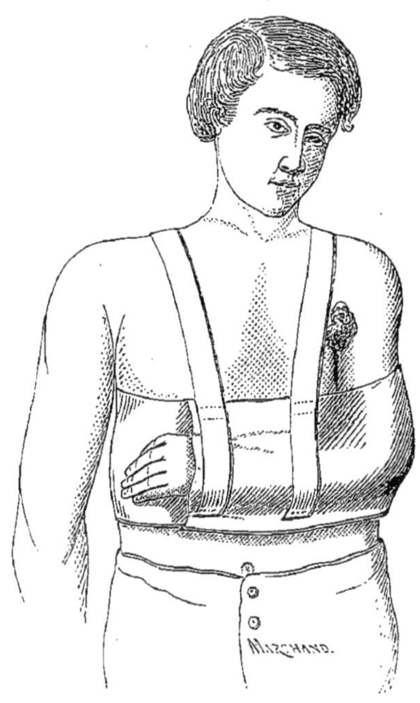

FIG. 6. Appareil pour fracture de la clavicule

L'une des deux bretelles, passant sur le fragment interne de la clavicule, le maintient en place, et si c'est le fragment externe qui tend à s'élever, c'est sur lui que l'on fait porter la bretelle. Pendant que le malade est au lit, le bandage remonte et les bretelles n'ont aucun usage; mais on fera, le plus souvent possible, lever les malades, qui, d'ailleurs, le demandent, et pendant qu'ils sont levés, le poids de l'avant-bras porte son effet sur la clavicule, par l'intermédiaire des bretelles, et maintient la fracture réduite autant que celle-ci peut l'être. Dans les cas où les malades sont tenus au lit par une blessure autre que la fracture de la clavicule, et où l'on voudrait exercer une compression sur la clavicule, on placerait deux sous-cuisses pour empêcher le bandage de corps de remonter, et alors les bretelles, toujours tendues, exerceraient sur la fracture la compression que l'on désire.

On doit enlever l'appareil le vingtième jour chez l'adulte, le quinzième chez les enfants, et pendant vingt jours encore, on fait porter aux malades une simple écharpe. Pour toutes les fractures de la clavicule, avec ou sans plaie, ce traitement ne donnera jamais de mécomptes.

S'il y a une plaie sans fracture comminutive, vous placerez le pansement par occlusion avec le bandage de diachylum, et vous le maintiendrez avec une compresse, qui sera elle-même maintenue par les bretelles du bandage de corps. S'il y a des esquilles, vous les extrairez et vous appliquerez des bandes de diachylum que vous renouvellerez souvent s'il y a suppuration aboudante du foyer de la fracture.

Dans les deux cas, le bandage de corps devra être conservé plus longtemps; mais comme il faut songer à la raideur des articulations, vous ferez exécuter, au bout du premier mois, des petits mouvements quotidiens aux articulations de l'épaule et du coude.

Je ne terminerai pas cette leçon sans vous rappeler que vous avez vu traiter à la consultation un bon nombre de fractures de la clavicule chez les enfants. Dans tous les cas où la fracture avait eu lieu par suite d'une chute sur le coude ou l'épaule, il n'y avait pas un grand déplacement, et c'est ce qui vous explique pourquoi les enfants ont guéri sans avoir un cal très-apparent. Vous nous avez entendu rassurer les parents et leur dire que toute difformité disparaîtrait, c'est que, en effet, les fractures de clavicule, sur les enfants, sont généralement très-peu obliques. Le cal n'est jamais difforme, et avec l'âge, par suite du développement régulier de l'os, la difformité disparaît presque entièrement.

Vous avez vu appliquer le même bandage qu'aux adultes, les enfants se lèvent et se livrent à leurs jeux avec cet appareil, qui a à peine besoin d'être resserré trois fois en quinze jours; au bout de ce temps, les enfants peuvent porter le bras en écharpe et commencer à se servir de leur main. Quinze jours après, ils sont guéris; il ne faut, en effet, qu'un mois pour guérir une fracture de la clavicule chez l'enfant et l'adolescent.

Il y a des chirurgiens qui, pour tout traitement, mettent le bras des enfants en écharpe; ce traitement n'est bon qu'à la condition que le bras sera tenu immobile, et il n'y a pas de meilleur moyen de faire tenir le bras immobile que d'habiller l'enfant *par-dessus* le bras en écharpe. De la sorte, le bras se trouve emprisonné presqu'aussi bien que dans l'appareil de choix que je vous ai indiqué. Il va sans dire que, au bout de quinze jours, l'enfant peut porter le bras en écharpe par-dessus ses habits.

SIXIÈME LEÇON

TRAITEMENT DES FRACTURES COMMUNES (SUITE)

SOMMAIRE : **Fracture de l'humérus. — Fractures articulaires du col de l'humérus. — Diagnostic et traitement.**

Fracture du bras.

Pour la fracture du bras depuis la tête humérale jusqu'au tiers inférieur, presque au voisinage de l'articulation du coude, les appareils inventés usités jusqu'à ce jour ne me paraissent être réellement d'aucune utilité et je leur reproche des inconvénients sérieux. Les quatre attelles de Boyer appliquées par-dessus un bandage roulé enveloppant le membre depuis la main jusqu'à l'épaule constituent un mauvais appareil. Le cal que l'on obtient n'est jamais régulier et il y a toujours chevauchement plus ou moins marqué.

Les gouttières simples ou les gouttières métalliques moulées sont meilleures, mais elles ne sont pas pratiques parce que la gouttière doit varier de longueur et de largeur pour chaque sujet, et qu'il faudrait presque autant de gouttières que l'on peut avoir de malades. D'un autre côté, la gouttière se dérange toujours plus ou moins, et il faut qu'elle soit maintenue appliquée sur le thorax, et cette gouttière de fer ne peut être supportée par les malades à moins de garnir le thorax. Ce sont là des complications qui rendent difficile l'usage efficace de l'appareil.

La double gouttière rembourrée de Bonnet, une large gouttière destinée à ceindre le thorax à laquelle est attachée une gouttière plus petite pour le bras, est un bon appareil, mais la question est toujours de le faire tenir en place : il ne doit ni remonter ni descendre, et tout appareil qui exige une surveillance de tous les instants est un appareil qui ne tient pas.

Bonnet avait imaginé, pour remédier à l'inconvénient de son appareil, de faire de l'extension continue sur le bras à l'aide d'un poids. Cette extension est extrêmement pénible et ne peut être appliquée que pendant le temps où le malade est debout.

Les appareils inamovibles avec le plâtre ou la dextrine sont insuffisants ou dangereux ; il faut prendre tout le membre supérieur depuis le poignet jusqu'à l'épaule et maintenir le bras dans une écharpe. Les déplacements de la fracture les plus à redouter sont les déplacements par rotation. Les appareils de Flürher, une bande de flanelle entourant le membre, des attelles linéaires en fer battu et une bande roulée par-dessus, constituent un excellent appareil ; mais l'appareil doit être surveillé, et pour qu'il tienne convenablement il faut immobiliser tout le membre. Cependant je ne saurais méconnaître que cet appareil est supérieur aux autres.

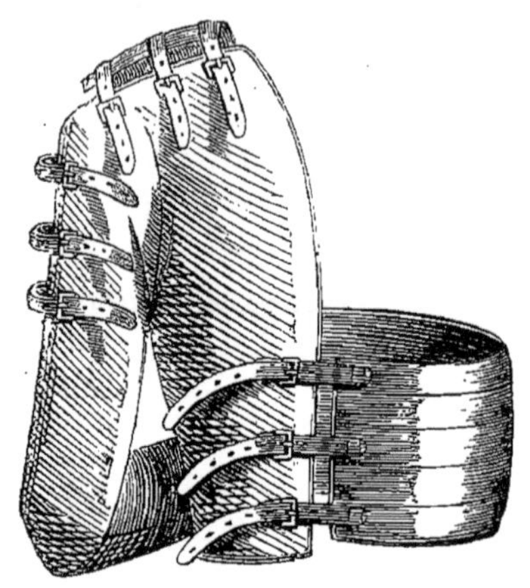

Fig. 7. — Gouttière thoracique de Bonnet pour les fractures de l'extrémité supérieure de l'humérus.

Vous avez vu un malade qui avait été traité hors de l'hôpital par l'appareil inamovible d'emblée, pour une fracture de l'humérus ; lorsqu'il est venu dans le service, il avait une raideur articulaire de l'épaule, du coude et du poignet ; en six semaines de séjour dans l'appareil inamovible ce résultat avait été obtenu. Il a fallu un mois pour vaincre ces raideurs articulaires. Vous avez pu voir qu'il y avait néanmoins une incurvation de l'humérus et un cal très-saillant malgré l'emploi de cet appareil.

En général, tous ces appareils, pour qu'ils contiennent la fracture, doivent être très-serrés, et quoiqu'on les serre ils ne contiennent jamais assez bien la fracture pour qu'elle guérisse sans cal apparent et surtout sans incurvation légère de l'os. C'est après avoir vu les résultats du traitement par tous ou presque tous ces appareils, que j'ai renoncé aux quatre attelles, à la gouttière et aux appareils inamovibles. Ces derniers surtout me paraissent avoir eu un très-grand inconvénient : lorsqu'on les a fait partir du moignon de l'épaule, que l'on a enveloppé avec le bras pour assurer la solidité du bandage, on a immobilisé l'articulation. A l'aide d'un quelconque de ces appareils, est-on assuré, même lorsque l'appareil est appliqué avec le plus grand soin, d'obtenir un cal parfaitement régulier, c'est-à-dire une soudure des fragments bout à bout? Je n'hésite pas à dire que non ; toutes les fractures du bras que j'ai vues après la guérison, présentaient un cal saillant et une courbure apparente de l'humérus, et tous les divers appareils que je viens d'énumérer plus haut avaient été employés. Néanmoins les malades se servaient bien de leur membre et n'éprouvaient aucune gêne de leur ancienne fracture.

Cela prouve que l'on chercherait en vain un appareil capable de prévenir toute déformation, et cela est facile à concevoir, car aucun appareil ne peut presser sur l'os directement ; les muscles biceps, triceps et brachial antérieur sont interposés entre l'os et les appareils, ils roulent dans tous les sens et le déplacement du fragment ne peut être évité que par le repos absolu des muscles, chose des plus difficiles à obtenir pour le bras. En conséquence, si la déformation est fatale, vous comprenez que le plus simple appareil, celui qui est le moins gênant pour le malade, pourvu qu'il immobilise suffisamment le bras et qu'il empêche les mouvements de flexion et d'extension du coude, est suffisant.

Voici l'appareil auquel j'ai recours depuis plusieurs années.

C'est l'appareil que j'emploie pour les fractures de la clavicule et qui est figuré plus haut.

C'est un bandage de corps de 1 mètre de long sur 30 centimètres de hauteur, auquel sont fixées deux bretelles faites avec une bande de toile très-serrée, et qui est pourvu d'un godet, obtenu par un pli fait au linge et cousu, destiné à contenir le coude.

On applique un tampon d'ouate dans l'aisselle du côté malade, puis on place le coude du côté fracturé dans le godet du bandage de corps, on fait tourner le bandage autour du tronc, en arrière et du côté opposé, le chef de ce bandage est ramené en avant sur la poitrine et jusque sous le bras blessé ; l'autre chef est appliqué par-dessus l'avant-bras que l'on serre ainsi contre la poitrine, de façon que le poignet soit exactement sur la ligne médiane. On attache le chef du bandage avec trois épingles, deux au-dessus du poignet, une au-dessous. Les bretelles sont passées sur les épaules et attachées au bandage de corps au-dessus et au-dessous de l'avant-bras s'il est nécessaire.

L'appareil doit être serré, les bretelles doivent être attachées de manière à ne point trop relever l'appareil. Le point capital de l'application de ce bandage est de serrer le bras contre le tronc qui sert d'attelle (fig. 8).

Avec cet appareil, le malade peut se lever sans inconvénient ; il vaut mieux que le malade soit debout. A partir du huitième jour de la fracture, le malade peut rester debout toute la journée et marcher, le poids du bras devient un précieux auxiliaire qui favorise la réduction de la fracture et sa consolidation dans une direction favorable.

Pendant trente-cinq jours, l'appareil doit être maintenu en place. Au bout de ce temps, le cal est solide et l'avant-bras est maintenu dans une écharpe jusqu'à ce que le membre soit tout à fait solide.

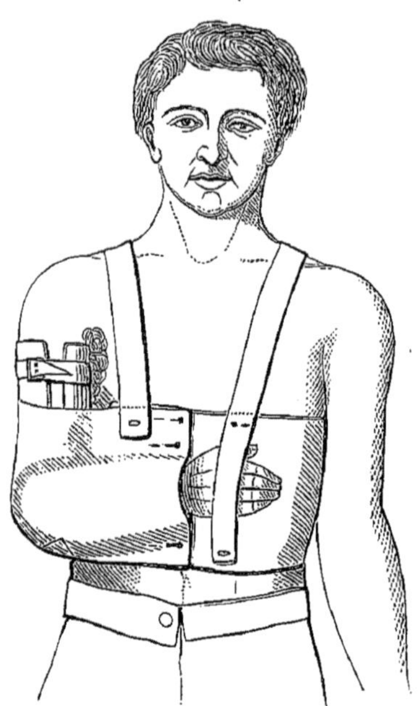

Fig. 8. — Appareil pour les fractures du bras, avec la gouttière de gutta-percha pour les cas de fracture de la partie moyenne de l'humérus. Sur la figure, on voit que la main est maintenue par une bretelle, mais le malade peut sortir la main et remuer de temps en temps les doigts.

Dans les cas simples, cet appareil donne des résultats très-bons; dans les cas compliqués, il n'est pas moins avantageux.

Vous avez vu un malade chez lequel cet appareil a été maintenu en place pendant près de trois mois. C'était un syphilitique chez lequel la consolidation de la fracture avait été retardée. Voici, du reste, le fait :

Obs. I. *Fracture du bras chez un syphilitique. Consolidation tardive.* — Le nommé Hanon (Jean), âgé de cinquante et un ans, charcutier, entre à l'hôpital Cochin, le 21 octobre 1875, baraque n° 3; la veille il avait été renversé par une voiture et s'était cassé le bras.

Le 22 octobre, nous constatons une fracture du tiers moyen du bras gauche.

Le malade avait en outre, sur l'abdomen et la poitrine, une éruption de syphilide tuberculeuse disséminée très-caractérisée; il y avait des poussées récentes à côté de poussées anciennes. (Le malade avait eu, vingt ans auparavant, un chancre traité à l'hôpital du Midi par le mercure.) Nous nous trouvions donc en présence d'un de ces cas de fracture chez un syphilitique, fractures dont le cal est singulièrement retardé, en vertu de cette grande loi de la pathologie, que toute diathèse entrave les phénomènes de la réparation normale des tissus, habituelle chez les sujets sains. Nous nous attendions à devoir contenir la fracture pendant longtemps.

Le bandage de corps a été appliqué et le malade se levait, avec son bandage, sans éprouver de gêne ni de douleurs. Il était remarquable, en effet, que chez ce syphilitique, il y avait à peine de douleurs.

La consolidation n'a commencé que le 3 décembre; les os étaient, à ce moment, réunis par un cal élastique qui se pliait facilement, mais il y avait une union de deux fragments. Je ne craignais pas une pseudarthrose; mais comme le malade commençait à se servir un peu de sa main, et comme il y avait un degré d'incurvation du bras en arrière, je fis placer un bandage de corps plus large qui remontait jusqu'à l'insertion deltoïdienne.

Durant tout ce temps, nous assistions à des poussées successives des tubercules. Pour tout traitement, le malade prenait du fer et du quinquina en poudre à l'intérieur. Le 12 décembre, le cal paraît plus solide; le bras est redressé.

Le 1er janvier 1876, le cal est solide et le bras est presque droit, le cal est un peu volumineux.

Le 2, le malade est atteint d'érysipèle de la face, survenu après un coryza et un érythème des narines; l'érysipèle s'étendit à la face et au cuir chevelu, et fut compliqué d'adénites cervicales qui nécessitèrent une série d'incisions.

Le malade guérit, sortit de l'hôpital le 15 avril 1876. Les syphilides avaient disparu; le bras était solide et sans raideur de l'articulation du coude. Le malade a bien guéri et, sauf une légère incurvation de l'humérus, à concavité antérieure, le bras a la forme à peu près normale; la force et les mouvements du bras sont parfaitement revenus.

Les fractures de la partie moyenne du bras sont celles qui sont le moins bien contenues par un quelconque des appareils imaginés jusqu'ici, et le bandage que je vous propose ne les contient pas mieux. Lorsqu'il y a une plaie et quand le malade doit rester au lit, une gouttière métallique rembourrée est très-bonne, à condition que le bras y soit suffisamment serré tous les jours. Mais lorsqu'il n'y a pas de plaie et quand le déplacement est énorme, il est possible de maintenir la fracture en ajoutant quelque chose au bandage que je vous propose. On place au-dessus de l'appareil un autre bandage de corps qui serre le bras contre le tronc depuis l'épaule jusqu'au coude. Ce lien circulaire, que l'on resserre tous les jours pendant les douze à quinze jours nécessaires à la solidification du cal, permet d'obtenir un redressement du cal. C'est ce que nous avons fait chez le malade dont je viens de vous parler. A défaut de pouvoir faire supporter aux malades la compression de la poitrine, on placera autour du bras une gouttière de carton ou de gutta-percha représentant les trois quarts d'un cylindre et qui sera serrée avec une courroie élastique et on appliquera ensuite le bandage de corps composé comme je vous l'ai dit, en ayant soin d'interposer entre la gouttière et le tronc une couche d'ouate pour empêcher les excoriations (fig. 8). La gouttière en carton ou en gutta-percha empêche l'incurvation de l'humérus, si commune après l'application d'un bandage quelconque.

Dans certains cas de plaies multiples du membre supérieur, vous serez gênés pour bien appliquer cet appareil et il en résultera une déformation un peu plus sensible du bras, mais je vous ferai remarquer que dans des cas semblables à celui que vous avez vu, on ne saurait exercer de compression sur le bras pour maintenir les fragments de peur de causer des désordres dans une blessure de la main aussi grave que l'était celle du malade suivant :

Dans la leçon qui a trait aux pansements, vous trouverez, pour ce qui avait trait à la plaie des doigts, l'observation du malade suivant atteint en même temps de fracture à la partie moyenne du bras.

Obs. II. *Fracture du bras.* — Il s'agit du nommé B... (Victor), entré le 17 février, à l'hôpital Cochin, salle Cochin, pour une fracture de la partie moyenne du bras gauche.

L'appareil, fait avec un bandage de corps, a été placé suivant les règles indiquées tout à l'heure. Mais il était impossible d'exercer une constriction suffisante pour maintenir le bras accolé au tronc; l'inflammation de la main nous obligeait à desserrer chaque soir le bandage qui avait été resserré le matin. D'un autre côté, la main était entièrement libre, aucune compression ne pouvait être supportée sur le poignet. Le pouce et l'index écrasés, pansés par occlusion, ne pouvaient être dans une partie déclive; le malade était toujours couché sur le dos, et la main était soutenue par une écharpe. La consolidation de la fracture se fit néanmoins, mais le cal était difforme, le bras était incurvé et formait en arrière une convexité très-apparente. L'immobilisation du membre supérieur et du coude, pendant six semaines, avait produit une raideur qu'il fallut combattre. En sortant de l'hôpital, le malade devait étendre son bras en portant des fardeaux. A peine sorti, le malade voulut porter un seau plein d'eau, et il se fractura de nouveau le bras à la partie supérieure de son cal. Le malade rentra alors à l'hôpital et, comme cette fois la main guérie n'exigeait aucun traitement spécial, il fut possible d'appliquer régulièrement l'appareil et de le serrer convenablement. Seulement, comme la fracture siégeait à la partie moyenne du bras, nous avons appliqué un bandage tel que celui qui est représenté sur la figure 8. Une gouttière en gutta-percha, entourant presque complétement le bras, depuis le coude jusqu'à l'aisselle, était serrée sur le bras avec une courroie élastique, et le bandage de la fracture du bras appliquait le bras contre le tronc ; de l'ouate protégeait la peau du thorax contre les frottements de la gouttière de gutta-percha.

En cinq semaines, la guérison est obtenue. Il y a un cal solide et le bras est parfaitement droit.

Il n'y a plus de raideur du coude, car la main n'étant plus douloureuse, dès le dixième jour après l'application de l'appareil, nous avions fait exécuter des petits mouvements, puis des mouvements plus étendus au coude. Nous nous retrouvions alors dans les conditions d'une fracture simple du bras.

Le malade, rentré à l'hôpital le 16 avril, est sorti guéri le 20 mai 1876. Le bras solide et le coude non ankylosé.

Dans les cas où il y a une plaie du bras communiquant avec la fracture, l'appareil que je vous ai indiqué est excellent, mais à la condition que la plaie du bras soit pansée avec des bandelettes de diachylum. N'allez pas croire toutefois que j'attribue à l'occlusion une puissance merveilleuse. Non, le pansement par occlusion est le seul pansement qui tienne et c'est un avantage précieux de n'avoir pas à le changer, car le renouvellement du pansement exigerait une mobilisation du bras et par conséquent de la fracture, et cela causerait des douleurs vives au malade, en même temps que cela entretiendrait une inflammation violente. Sans doute, vous serez obligé d'ouvrir des abcès, mais quand ces abcès seront ouverts, et quand le pus s'écoulera bien vous serez maîtres de la situation.

Fracture articulaire du col de l'humérus, diagnostic et traitement. — Les fractures du col de l'humérus sont le propre des sujets déjà avancés en âge, et ont pour cause habituelle une chute sur le moignon de l'épaule ou une chute sur le coude. Le déplacement ordinaire commun est une saillie du fragment inférieur constitué par l'humérus tout entier dans la partie antérieure du moignon de l'épaule ; le déplacement est quelquefois extrême et il est d'autant plus marqué que le trait de la fracture est plus près du col anatomique de l'humérus, ou que le trait de la fracture est plus oblique dans la hauteur du trochanter. Ces fractures, lorsqu'il y a plusieurs fragments, sont accompagnées parfois d'un gonflement énorme et sont méconnues par les chirurgiens les plus avisés, car lorsque le gonflement diminue, ils sont parfois induits en erreur par la saillie de la paroi antérieure de l'aisselle et ils croient qu'il s'agit d'une luxation.

Le signe caractéristique de la fracture est souvent absent. Il est quelquefois impossible de sentir la crépitation par les procédés habituels, c'est-à-dire en produisant des mouvements de rotation du bras. Mais il y a un moyen très-simple de trouver la crépitation. Il suffit d'exercer des tractions sur le bras, placé à angle droit avec le tronc, pendant que celui-ci est bien maintenu, comme on ferait pour réduire une luxation, et pendant ces tractions on fait exécuter des mouvements de rotation au bras. Voici ce qui arrive : les surfaces fracturées qui chevauchaient l'une sur l'autre sont rapprochées pendant les tractions exercées sur le bras et peuvent frotter l'une contre l'autre, ce qui était impossible autrement. On ne pense pas souvent à ce moyen et cependant il n'est personne qui n'ait bien constaté que c'est pendant les tentatives de réduction des fractures que l'on sent le mieux, en général, la crépitation. Une fois la crépitation trouvée, il n'y a pas de doute possible, car si l'on sent parfois des craquements dans les luxations, ces craquements sont absolument différents de la crépitation des fractures.

Lorsque l'on ne sent pas la crépitation est-ce à dire qu'il n'y a point d'autre signe de la fracture ? Ne le croyez pas. La facilité relative que l'on éprouve à faire exécuter des mouvements de rotation du bras, quoique le malade éprouve de vives douleurs, et le gonflement même de l'épaule qui n'existe jamais à un si haut degré dans les luxations, sont des signes caractéristiques, n'en doutez point, et tous les livres classiques en ont consacré la valeur.

Le pronostic des fractures de l'extrémité supérieure de l'humérus n'est pas aussi grave que celui des autres fractures articulaires. Les cals les plus difformes ne compromettent jamais les fonctions de l'articulation scapulo-humérale. Car la cavité glénoïde, à peine creuse, est une cupule qui permet aux surfaces les plus irrégulières d'un cal difforme des mouvements étendus, la loge sous-acromiale est assez vaste pour contenir un gros cal et lui permettre une mobilité très-grande. Je n'ai jamais observé d'ankylose scapulo-humérale, même relative, après les fractures les plus graves de l'extrémité supérieure de l'humérus. Toutes les fois que les malades ne sont point rhumatisants, la fracture guérit sans laisser aucune trace. Les mouvements de l'articulation de l'épaule sont conservés presque intacts, l'élévation maximum et le transport du bras en arrière, sont seuls un peu limités. Chez les rhumatisants âgés, il y a souvent une arthrite sèche consécutive. Chez les scrofuleux, une tumeur blanche survient quelquefois, mais cette complication est tout à fait exceptionnelle.

Quel que soit le traitement employé, les résultats sont toujours les mêmes. Toutefois, la convalescence est plus ou moins longue, suivant la durée de l'application des appareils.

Le traitement que vous avez vu employer trois à six fois par an à l'hôpital, pour le genre de fracture dont il est ici question, consiste dans un appareil des plus simples et qui n'est en réalité qu'un appareil destiné à immobiliser le bras contre le tronc. C'est surtout pour la fracture de l'extrémité supérieure de l'humérus qu'est vraie la proposition que j'ai émise devant vous, à savoir que tout le secret pour guérir une fracture est de paralyser les contractions musculaires qui déplacent les fragments et de maintenir les parties dans une immobilité relative. On pourrait traiter les fractures de l'extrémité supérieure du bras par une simple écharpe, si l'écharpe maintenait le bras pendant le décubitus dorsal, mais comme cela est impossible, il faut employer autre chose. On s'était arrêté, il y a vingt ans, à l'idée de placer un spica de l'épaule et du cou pour maintenir le moignon de l'épaule, mais ce bandage serrait trop ou ne tenait pas. On a ensuite fait ce même spica avec des bandes dextrinées ou silicatées, on y a renoncé et on a employé la gouttière métallique du bras avec une cavité destinée à contenir le moignon de l'épaule. Cet appareil, qui est très-bon lorsqu'il tient, ce qui est fort rare, ne donne pas de meilleurs résultats que celui auquel nous avons recours.

Notre appareil est exactement le même que nous employons pour les fractures de la clavicule (1). Nous obtenons avec lui une immobilité de l'articulation de l'épaule aussi complète que possible et nous maintenons le bras dans cette position pendant un mois, c'est-à-dire trente jours. La position et le poids du bras favorisent la réduction ; les fragments se replacent naturellement en rapport ; la consolidation s'effectue malgré un déplacement énorme, en apparence, que l'on avait constaté en appliquant l'appareil. La réduction de la fracture s'opère seule et mieux que par les tractions dont on ne peut maintenir immédiatement les effets par aucun bandage. Au bout de ce temps, nous plaçons le membre dans une écharpe et nous faisons exécuter au membre des mouvements quotidiens ; le malade commence d'ailleurs à en exécuter lui-même quelques-uns, parce que la douleur a disparu, et tout ce que fait alors le malade est du temps gagné pour la convalescence.

Lorsque l'appareil pour les fractures de clavicule est placé, il faut appliquer sur le moignon de l'épaule qui reste à nu des cataplasmes de farine de lin, les applications émollientes calment l'arthrite ou l'hydar-

(1) Voyez plus haut, fracture de la clavicule.

throse qui accompagnent la fracture et hâtent la résorption du sang épanché, ce qui est encore du temps gagné.

D'un autre côté, il faut placer dans l'aisselle du coton pour empêcher les excoriations dues au frottement de la peau du bras contre celle du tronc; chez les sujets gras et chez les vieilles femmes l'indication est des plus urgentes.

Il faut aussi placer dans le godet du bandage de corps qui soutient le coude, un gâteau d'ouate, surtout lorsque les sujets sont maigres, afin d'éviter les excoriations de la peau du coude.

La récupération des mouvements de l'épaule après la consolidation de la fracture, c'est-à-dire après le premier mois, dure deux mois environ. Lorsque, passé ce temps, il reste des douleurs et de la raideur des mouvements, c'est que le malade a une arthrite sèche.

Pendant la convalescence de la fracture articulaire de l'extrémité supérieure de l'humérus, il y a des douleurs que l'on calme avec des badigeonnages à la teinture d'iode tous les trois jours. Quelquefois il y a paralysie du deltoïde, comme on le voit à la suite des luxations de l'épaule. Mais il faut dire que cette complication est infiniment plus rare après les fractures qu'après les luxations; on la traite, du reste, comme la paralysie consécutive à la luxation, par l'électricité.

SEPTIÈME LEÇON

TRAITEMENT DES FRACTURES COMMUNES (SUITE)

SOMMAIRE. — **Traitement des fractures de côte : Bande de diachylum de Malgaigne Application dans les cas de fracture de côte avec emphysème. — Fracture des phalanges et des métacarpiens. — Fracture du tiers supérieur du cubitus. Luxation consécutive. Appareil de l'auteur.**

Traitement des fractures de côte.

De toutes les fractures que nous observons dans les hôpitaux, la fracture simple de côte est la plus fréquente. Nous possédons un mode de traitement excellent pour ce genre de fracture, et, ce qu'il y a de particulièrement remarquable, c'est que ce traitement réussit même pour les fractures les plus graves. Je vous citerai tout à l'heure des faits très-significatifs à cet égard.

Le traitement des fractures de côte a toujours été, de tout temps, une bande circulaire qui enveloppe toute la poitrine. Depuis la ceinture en buffle de Verduc jusqu'à la serviette classique formant bandage de corps et munie de bretelles, il a été imaginé une grande quantité de bandages qui ne tenaient pas assez, ou qui serraient trop, et qui reposaient toujours sur le même principe : limiter les mouvements étendus des côtes. Malgaigne a eu un éclair de génie, et de bon sens à la fois en proposant le bandage avec le diachylum (1), c'est-à-dire avec une bande emplastique capable de tenir seule par son adhésion avec le tégument. Cet appareil est le seul qui soit susceptible de tenir en place.

Malgaigne a très-justement fait remarquer que l'idéal des appareils utiles pour les fractures de côte, était une bande circulaire qui empêche les mouvements étendus des côtes pendant la toux, les efforts ou les grandes

(1) Malgaigne, *Recherches sur les variétés et le traitement des fractures de côte*. (*Arch. gén. de méd.*, juillet et août 1838), et *Traité des fractures*, p. 438.

inspirations, sans s'opposer à la respiration et surtout à la respiration diaphragmatique. Il a de plus ajouté qu'il n'était pas nécessaire que la côte fracturée soit pressée par la bande circulaire, que la compression exercée sur les côtes saines au-dessus ou au-dessous immobilisant ces côtes, immobilisait par le fait la côte fracturée au-dessus ou au-dessous. Ces propositions sont très-vraies, mais il y a quelque chose à y ajouter, vous le verrez tout à l'heure.

La bande de diachylum destinée à comprimer le thorax, telle que l'avait appliquée Malgaigne, devait avoir trois à quatre travers de doigt et faire une fois et demie le tour du thorax. La largeur de la bande me paraît beaucoup trop petite et vous voyez comment, à l'hôpital et à la consultation, nous faisons les choses plus largement. On applique autour du thorax une bande de la largeur de la pièce de diachylum, c'est-à-dire de 18 centimètres, et on entoure deux fois le tronc.

En principe, je fais appliquer le milieu de la largeur de la bande sur la côte fracturée.

Cette bande tient bien, pendant quinze jours en hiver, et pendant huit jours en été. Quel que soit l'état des voies respiratoires, les malades l'ont toujours supporté et quand les malades ont une bronchite de l'emphysème et de l'oppression, ils supportent néanmoins très-bien leur appareil. Un seul de mes malades, qui avait un asthme, n'a pu supporter la bande.

Depuis que j'applique cet appareil, et j'estime à quatre cents environ les fractures de côte que j'ai vues depuis vingt ans, je n'ai observé que trois fois une complication qui m'a obligé de renoncer au diachylum. Des malades herpétiques ont eu un érythème vésiculeux avec des démangeaisons excessives sur toutes les parties de la peau recouvertes par le diachylum. J'ai fait supporter le diachylum dans un cas en appliquant sur la peau une pièce de toile fine, et en plaçant par-dessus la bande de diachylum, en ayant soin de la faire déborder un peu au-dessus du linge, afin que l'appareil tînt en place. Chez beaucoup de malades, le diachylum cause une éruption discrète de petites vésicules d'érythème. Cela est loin d'être un mal, surtout chez les malades qui ont une bronchite, cette éruption fait une révulsion qui a son utilité, et même chez les malades qui n'ont point de rhume cette éruption favorise la résolution du sang épanché autour des fractures.

Le degré de constriction est très-facile à découvrir. Ce sont les malades qui guident le chirurgien ; presque tous les malades se sentent soulagés dès que le thorax est un peu serré, et lorsqu'ils peuvent tousser sans éprouver de douleurs et peuvent faire une inspiration profonde, il faut laisser la bande telle que l'on vient de l'appliquer. En été, il faut serrer la bande un peu plus fortement et les malades doivent être gênés ; les jours qui suivent le premier pansement, la bande se relâche et s'étend. En général, comme le dit Malgaigne, il faut prendre le malade pour juge. Si la bande serre trop, il faut la défaire, et serrer moins.

Sur un point, je vous l'ai dit, je diffère de sentiment avec Malgaigne, je pense qu'il y a profit à ce que la bande porte sur la côte fracturée. Aussi, lorsque les malades ont des fractures des trois premières côtes causées par un choc direct, je fais appliquer la bande de diachylum non plus circulairement, mais bien en double *baudrier* et je soutiens, en outre, le thorax par une bande circulaire. On place une bande de diachylum à la manière d'un spica des deux aisselles, et comme la bande colle sur le thorax, elle ne se roule point en corde sous les aisselles. D'ailleurs un tour de bande de diachylum circulaire maintient la bande qui forme le baudrier. Vous avez vu cette année deux malades, un vieillard entre autres, que la bande de diachylum circulaire n'avait pas soulagé, et qui ont éprouvé un très-grand bien-être après l'application de bandes qui pressaient sur la fracture. Ces faits sont une démonstration de la nécessité où l'on est de maintenir, toutes les fois qu'on le peut, la fracture des côtes sous la bande de diachylum. On évite ainsi aux malades des douleurs quelquefois vives et qui sont dues à la contusion et à l'épanchement sanguin au niveau de la fracture.

En aucun cas il n'est nécessaire de recourir aux antiphlogistiques locaux. Cela a été fait pourtant pour tout traitement des fractures de côte. Il n'y a rien à dire de plus sur ce traitement que de constater qu'il est inutile. Vous avez vu bien souvent à nos consultations des malades chez lesquels une fracture de côte reconnue, ou prise pour une contusion, avait été traitée par les ventouses. Vous vous rappelez le soulagement que produisait aux malades la bande circulaire de diachylum. Depuis l'application des ventouses ils ne cessaient de souffrir, et en un jour l'effet de la bande de diachylum était tel, qu'il leur semblait une guérison.

Combien de temps doit-on contenir le thorax? De quinze à vingt-cinq jours ; les fractures de côte multiples ne demandent pas un plus long temps qu'une fracture simple d'une côte. Il est rare qu'une bande de diachylum tienne tout ce temps ; on renouvelle alors la bande lorsqu'elle ne tient plus, le huitième jour en été, le douzième en hiver ; en général, dans les fractures de côte simple, la première bande tient suffisamment jusqu'au vingtième jour en hiver.

Chez les femmes grasses, la bande de diachylum est difficile à appliquer ; chez les femmes maigres, au contraire, la bande de diachylum est aussi facile à appliquer que chez l'homme. Lorsque les femmes ont de vastes mamelles, il faut employer des bandes de diachylum de trois travers de doigt de large, comme les employait Malgaigne, et les placer au-dessus ou au-dessous des mamelles.

Les fractures de côtes compliquées de déplacement, et qui sont généralement causées par des chocs directs, ne doivent pas être touchées. On ne doit pas chercher à relever les fragments, par cette unique raison que les fragments se réduisent seuls, et que, si l'on réduit la côte réellement déplacée, on ne peut la tenir réduite.

Le procédé de Ravaton, la suspension du malade sur deux bâtons placés sous les aisselles, ou la suspension du malade par les bras, que j'ai employée une fois, la pression sur le sternum, vantée par Lionet et acceptée par Malgaigne, ne valent pas mieux qu'un effort inspiratoire obtenu du malade et cet effort on l'obtient quelquefois involontairement en explorant la côte brisée, car la douleur éprouvée par le malade, lui fait faire une expiration forte, et celle-ci est suivie d'une inspiration profonde.

Vous verrez par un fait qui va suivre et qui offre un haut intérêt combien les tentatives faites pour remettre une côte, bien déplacée, en son lieu et place, sont illusoires, et combien on a tort de chercher à réduire des côtes que l'on ne peut maintenir réduites.

Toutes les fois qu'il y a un chevauchement des fragments d'une côte divisée par un seul trait, la première inspiration profonde remet les os en place. Quand il y a un fragment de côte séparé du reste de la côte par deux traits et retenu seulement par une portion des muscles intercostaux, ce qui s'appelle un *fragment flottant*, tout ce que l'on fera pour relever ce fragment sera inutile.

L'incision de la paroi thoracique, pour aller avec le doigt relever la côte enfoncée, proposée par Duverney est une mauvaise opération : d'abord parce qu'elle est inutile et ensuite parce que c'est s'exposer gratuitement à une pleurésie purulente. Le crochet double de Goulard, le tirefond de Bœttcher, l'élévatoire de Callisen, pour remplacer le doigt, ne valent rien. D'ailleurs a-t-on réellement mis en usage de pareils procédés ? C'est ce dont doutait fort Malgaigne. Je me hâte d'ajouter que lorsqu'il y a une plaie de la poitrine et qu'on voit les côtes enfoncées, on peut et on doit relever les côtes enfoncées et même les maintenir au besoin par une suture des os, si cela est nécessaire.

Tous les procédés précédents ont toujours été préconisés pour les cas de fracture avec enfoncement par cause directe ; il y a néanmoins des cas où des fragments de côtes sont enfoncés parce que les fragments opposés sont portés en dehors ; pour les cas de ce genre, dont l'Observation III est un bon exemple, il n'y a pas la moindre réduction à tenter. Aussitôt que le cours régulier de la respiration reparaît, les côtes reprennent leur place naturellement.

Vous avez vu les pièces provenant d'un malade âgé de 40 ans, atteint de fracture d'une seule côte avec trois fragments, chez lequel il y avait eu en même temps déchirure du poumon par suite de pénétration dans le thorax du brancard d'une voiture, sans lésion de la peau. La mort, qui est survenue le vingt et unième jour, vous permet d'apprendre comment un fragment flottant se consolide dans une bonne position : la portion de côte libre tombée dans le thorax était restée fixée à la côte inférieure par les muscles intercostaux ; peu à peu elle s'en était rapprochée et un cal s'était formé entre le fragment sternal de la côte et le fragment flottant qui s'était accolé solidement à la côte inférieure. Le fragment vertébral de la côte s'était cicatrisé isolément. L'écartement des côtes au niveau de la fracture qui, au moment de l'accident, pouvait loger le poing, était rétréci au point de ne pas dépasser la largeur de deux doigts. Cette pièce démontrait donc que les fragments flottants des côtes peuvent reprendre à peu près leur place dans les cas les plus compliqués, sans des manœuvres qui ont un danger très-grand lorsqu'il y a, comme cela existait chez ce grave blessé, pneumothorax, épanchement de sang et emphysème.

On dira sans doute que dans les cas où le poumon est blessé il faut relever la côte qui blesse le poumon. Mais il faudrait considérer que la blessure du poumon a été produite au moment de la fracture, et qu'aussitôt après le poumon, déjà revenu sur lui-même, échappe à l'action vulnérante du fragment de la côte ; et chercher à relever un fragment qui ne peut plus blesser le poumon, c'est peine perdue.

L'emphysème sans pneumothorax, dans les fractures de côte, est dû à une piqûre du poumon par les fragments de côte au moment où a lieu la fracture. Il n'y a pas à s'en occuper, d'abord parce que l'emphysème est toujours limité au thorax et quelquefois au cou, et qu'il se résorbe en moins de huit jours ; ensuite parce que la nature même de la piqûre du poumon lui permet de guérir très-rapidement. Quelques heures en effet après une piqûre du poumon, un petit épanchement sanguin oblitère la plaie du poumon, et la guérison a lieu rapidement.

Quatre fois cette année, vous avez vu, depuis le mois de janvier jusqu'au mois d'avril, des piqûres du poumon par des côtes fracturées, et trois fois il n'y a pas eu de pneumothorax ; l'emphysème a toujours été limité et les malades ont bien guéri. Chez notre malade où sept côtes étaient fracturées, en même temps qu'il y avait une fracture compliquée de la mâchoire inférieure et une fracture des deux os avec plaie, vous avez vu que malgré tout, la guérison a eu lieu sans accident. Chez les trois autres malades, où il y avait deux côtes ou une seule côte fracturée, les choses se sont passées aussi simplement. Chez un des deux malades toutefois, il y avait eu, pendant près d'un mois, des douleurs assez vives dans la poitrine et j'ai dû faire appliquer des ventouses sèches sur la poitrine; le malade avait craché du sang, et il avait des signes de congestion pulmonaire assez évidents.

Obs. I. *Fractures de côtes, emphysème* (recueillie par M. Robert, interne). — Le nommé Muller (Joseph), âgé de cinquante-cinq ans, carrier, est entré le 5 janvier 1876, à l'hôpital Cochin, baraque 1, lit nº 38.

Ce malade a été atteint, le 3 janvier, par les échelons d'un treuil, dans la partie latérale gauche du thorax. Aussitôt, dyspnée, douleur surtout dans les mouvements respiratoires. Pas de crachements de sang.

Le 5, à son entrée à l'hôpital, on constate une fracture des côtes moyennes gauches, à leur partie moyenne; légère emphysème de la paroi latérale du thorax. Bandage de corps en diachylum autour du tronc, appliqué sur les côtes fracturées. Les jours suivants, l'emphysème suit son évolution, sans jamais s'étendre très-loin, au pourtour de la fracture ; ses limites sont : en haut, l'aisselle et en bas les dernières côtes. Il a disparu le 10.

Pas de pneumothorax; râles de congestion surtout à la base du poumon gauche. On ne peut pas savoir du malade s'il a eu des pleurésies antérieures. A partir du 11, le malade se lève tous les jours.

Le malade part guéri pour Vincennes, le 24 janvier. Le traitement des fractures de côte a duré dix-neuf jours.

Obs. II. *Fractures de côtes avec emphysème.* — Le nommé Delinier (Agénor), âgé de quarante-sept ans, maçon.

Chute, le 19 février, d'une hauteur de trois mètres, sur des pierres meulières; douleur vive aussitôt; dyspnée qui depuis a beaucoup diminué; pas d'hémoptysie.

Le malade entre à l'hôpital le 21 février. Douleur à la partie moyenne des côtes gauches (quatrième, cinquième et sixième). Pas de crépitation pendant la toux, mais vive douleur; on sent une dépression au niveau d'un des points douloureux. Dyspnée modérée.

Emphysème étendu à tout le côté gauche du tronc, jusque dans la région lombaire inférieurement, et dans le creux sous-claviculaire gauche en haut. Il a même dépassé la ligne médiane et atteint la région mammaire droite.

Pas de pneumothorax, mais le côté gauche est plus sonore à la percussion ; mais le murmure vésiculaire est bien entendu. (Jamais d'affections antérieures de poitrine, jamais de points de côté ; le malade est seulement un peu emphysémateux.) Bandage de diachylum, dix ventouses sèches à la base du thorax.

Le 22, l'emphysème s'est étendu jusqu'au scrotum et, en haut, jusqu'à la région sous-claviculaire droite.

Le 23 et le 24, état stationnaire ; la dyspnée s'amoindrit.

Le 25, l'emphysème décroît rapidement.

Le 26, il n'y en a plus un peu que dans les parties latérales du cou. A partir de ce jour, le malade se lève tous les jours.

Le malade part guéri pour Vincennes, le 12 mars 1876. Durée du traitement, vingt-deux jours.

Obs. III. *Fracture de côtes. Emphysème.* — Le nommé Nanard (Auguste), âgé de quarante-neuf ans, couvreur, entré le 22 mai 1876, salle Cochin, lit n° 1.

Cet homme est tombé, aujourd'hui à midi, de la hauteur d'un deuxième étage, à plat sur le dos. D'après ses réponses, il ne paraît pas s'être trouvé dans un état d'ébriété au moment de l'accident. Il a déjà fait en 1865 une chute d'un quatrième étage, à la suite de laquelle il se serait cassé deux côtes du côté droit. Il n'a aucun souvenir de ce qui s'est passé immédiatement après l'accident ; il n'a repris connaissance qu'au moment où il s'est trouvé dans son lit à l'hôpital. A six heures, l'interne de garde le trouve dans un état comateux d'où il peut être tiré en lui adressant la parole avec vivacité. La respiration est bruyante, incomplète ; on entend à distance un gros rhoncus humide ; la bouche renferme des traces de sang permettant de supposer qu'il y a eu hémoptysie, bien que le malade ne puisse le confirmer.

En explorant le côté droit, seul point où le malade accuse une vive douleur, on est frappé tout d'abord par une crépitation fixe, qui est celle de l'emphysème ; cet emphysème occupe toute la partie latérale droite du thorax remontant jusqu'à la racine du cou et descendant jusque sur la paroi abdominale. En exerçant dans l'aisselle une pression plus forte au niveau des quatre ou cinq premières côtes, on provoque une douleur très-vive ; on sent en même temps un enfoncement de la paroi thoracique, ainsi qu'une crépitation osseuse évidente.

L'examen des autres parties du corps ne permet pas de découvrir d'autres lésions, si ce n'est un cal de l'ancienne fracture qui réunit la neuvième et la dixième côte.

La percussion donne une sonorité relative dans toute la hauteur de la poitrine, le murmure vésiculaire ne s'entend pas, il est voilé par l'emphysème.

Application d'une bande de diachylum, de la largeur de la pièce, serrée ; ventouses sèches dans le creux axillaire et à l'épigastre.

Le 23, nuit bonne ; a dormi par intervalles.

Le matin, l'emphysème n'a pas augmenté.

Soir, la dyspnée a augmenté. Le moindre mouvement, les inspirations un peu ortes provoquent une douleur très-vive dans le côté. Depuis ce matin, expectorations sanglantes. L'emphysème a gagné le cou et toute la paroi abdominale antérieure du côté droit, jusqu'à l'arcade de Fallope. Le malade est toujours dans un état demi-comateux, mais il est facile de l'en faire sortir; l'auscultation ne révèle aucun signe précis, on n'entend pas de murmure vésiculaire franc.

Nouvelle application de ventouses, le malade dit n'avoir pas uriné depuis l'accident : cathétérisme; température axillaire, 38°,5.

Le 24, le malade a un peu dormi; expectorations sanglantes, qui se détachent avec une grande difficulté.

Soir, moins d'abattement; dyspnée moindre. L'emphysème n'a pas augmenté, il occupe toujours toute la moitié latérale droite du tronc. Le malade expectore toujours avec peine des crachats sanglants. Il a uriné seul : température axillaire, 38°.

Le 25, même état. Le malade reste dans le décubitus dorsal, tout mouvement est douloureux. Toujours un peu de dyspnée et crachats sanguinolents. L'emphysème diminue.

Le 26, même état qu'hier.

Le 27, même état qu'hier.

Le 28, même état qu'hier.

Le 29, même état qu'hier.

Le 30, l'emphysème a presque complétement disparu. Les crachats sanglants sont plus rares; très-peu de dyspnée. Le malade mange un peu et dort bien.

Le 2 juin, l'emphysème a disparu, crachats sanguinolents très-rares. État général, bon.

Le 3 juin, quelques crachats rouillés; on entend à peine le murmure respiratoire, ce qui est probablement dû à l'immobilisation de cette moitié du thorax.

Le 7, le malade va bien; il a commencé à se lever; il ne se plaint plus que d'une douleur de côté dans les fortes inspirations. Il ne tousse plus. Plus de trace d'emphysème ni d'hémoptysie. A l'auscultation on entend, du côté droit, du frottement.

Le 13, le malade est en pleine convalescence. On sent un cal sur les deuxième, troisième, quatrième et cinquième côtes. Les deuxième et troisième côtes sont réunies entre elles par un cal commun; la bande de diachylum, renouvelée une fois le seizième jour, est laissée au malade pour qu'*il la conserve jusqu'à* ce qu'elle tombe.

Le malade sort guéri le 16 juin.

La pneumonie traumatique, complique rarement les piqûres du poumon par un fragment de côte; pour que la pneumonie traumatique survienne, il faut plus qu'une simple piqûre du poumon, et vous l'avez vu sur ce malheureux malade, chez lequel un brancard de voiture avait enfoncé une côte, pénétré dans le thorax, contusionné et déchiré le poumon. Un pneumothorax, puis un épanchement sanguin, compromirent d'abord la vie, puis un emphysème abdominal sous-péritonéal, avec suppuration dans le petit bassin et au périnée, apparurent en même temps qu'une pneumonie traumatique, avec abcès du poumon et finalement pleurésie purulente.

Le traumatisme grave explique ici des complications qui sont prodigieusement rares dans les cas de piqûres simples du poumon (1).

Fractures des phalanges des doigts et des métacarpiens.

Fractures des deux dernières phalanges. — Les fractures des deux dernières phalanges des doigts, fractures qui ne sont pas très-fréquentes sans plaies, ont ordinairement pour cause une torsion du doigt et plus rarement un coup. Les fractures siégent, en général, au voisinage des articulations. Chez les jeunes sujets, c'est un décollement épiphysaire avec fracture. Ces fractures siégent presque toujours à la partie supérieure de la phalange. Le déplacement est toujours limité par les tendons, d'ailleurs le périoste est presque constamment conservé. Il n'y a de grands déplacements que quand il y a des plaies du tégument et des déchirures des tendons.

Les fractures des phalanges sont reconnaissables à un gonflement de l'os, à une teinte ecchymotique du doigt, à une mobilité quelquefois assez accusée ; mais la crépitation ne peut être constatée qu'en faisant exécuter des mouvements de latéralité au doigt. Cette exploration est, en général, très-douloureuse. La crépitation disparaît assez vite, à cause de la promptitude de la réparation de la fracture. Il est rare que l'on sente la crépitation le quatrième jour après la fracture. En revanche, le gonflement de la phalange, qui s'accuse alors de plus en plus, devient un signe évident de la fracture.

Les fractures des phalanges sont assez rarement suivies de raideur des articulations. Aussitôt que le gonflement de l'os fracturé disparaît, c'est-à-dire au bout de trente jours, le doigt reprend toutes ses fonctions.

Il n'y a que deux traitements, aussi rationnels qu'utiles, des fractures des phalanges. Le premier, l'immobilisation de trois doigts liés ensemble par des bandelettes de diachylum, ne convient que pour les fractures des

(1) Dans la leçon relative *aux pansements*, le lecteur trouvera une observation de fractures de côtes par section qui a très-bien guéri avec la bande de diachylum appliquée dans les premiers temps de la blessure.

phalanges du médius et de l'annulaire ; encore ce bandage est pénible pour les malades, qui meuvent toujours trop les doigts sains ; et ceux qu'il est le plus difficile de condamner au repos complet sont l'index et l'auriculaire. Tous les mouvements de ces doigts dérangent le doigt qui leur est attaché.

Le second moyen est un pansement par occlusion semblable à celui qu'on emploie pour les plaies contuses des doigts. On a le soin de mettre une grande épaisseur de bandes de diachylum, afin de faire une cuirasse très-dure. On enveloppe le doigt depuis la racine jusqu'au bout. On change l'appareil lorsque le diachylum se ramollit. Pendant trente jours le doigt est ainsi maintenu et au bout de ce temps la fracture est guérie. Ce traitement est incomparablement meilleur que les attelles placées sur les doigts, car on ne peut les faire tenir qu'en serrant fortement le doigt et cette constriction est très-douloureuse.

Fractures des premières phalanges. — Les fractures des premières phalanges du médius et de l'annulaire ont une tendance à se déplacer en avant. Les fractures des premières phalanges de l'index et de l'auriculaire ont une moins grande tendance au déplacement en avant, le déplacement est toujours plutôt latéral. Quant à la fracture de la première phalange du pouce, elle ne présente presque pas de déplacement.

Toutes les indications du traitement reposent sur la connaissance de la tendance au déplacement habituelle.

Pour les fractures de la première phalange de l'index et de l'auriculaire, le meilleur appareil est un spica de la racine du doigt placé par-dessus un bandage roulé fait avec des bandelettes de diachylum et entourant toute la phalange fracturée et le reste du doigt. Puis, pour empêcher le diachylum de se décoller, on place un spica de la main et du poignet fait avec une bande sèche, il retient les chefs des bandelettes de diachylum qui ont formé le spica.

Pour la fracture de la première phalange du médius et de l'annulaire, le meilleur traitement est celui qui convient pour la fracture des métacarpiens correspondants.

Fractures des métacarpiens. — Les fractures du métacarpien du pouce et celles du métacarpien du petit doigt doivent être traitées par un spica de l'éminence thénar et de l'éminence hypothénar, fait avec des bandelettes de diachylum et soutenu ensuite par un spica du métacarpe et du poignet. Le déplacement des os fracturés, lorsqu'il n'y a pas de plaie, est toujours peu marqué ; les muscles qui s'insèrent au métacarpien maintiennent assez les fragments en place et le pansement a seulement pour but de limiter les mouvements de la main, qui peuvent être douloureux et d'empêcher la déformation du cal.

Les fractures des métacarpiens, de l'index, du médius et de l'annulaire, lorsqu'il n'y a pas de déplacements évidents et augmentés par les mouvements des doigts, doivent être traités par un bandage simple, commode, qui n'empêche pas les malades de se servir des doigts qui correspondent à des métacarpiens intacts. On place dans la paume de la main un tampon de ouate et on le serre par un spica du poignet et du métacarpe que l'on soutient serré en appliquant par-dessus une bandelette de diachylum. Il ne faut point placer, en effet, des épingles sur la main ou dans la main. Cette petite précaution, que M. R. Marjolin employait pour fixer les bandes sèches chez les enfants, est d'une très-heureuse application pour fixer les bandages de la main. Ce bandage est celui de A. Cooper.

Lorsque le déplacement des métacarpiens deuxième, troisième et quatrième est accusé, et surtout quand la fracture siége au condyle du métacarpien, pour obvier au déplacement et pour obtenir une bonne consolidation, voici le bandage que vous ferez et dont vous tirerez toujours un excellent profit.

On place [dans la main un tampon de charpie ou d'ouate du volume d'un petit œuf; on fait fermer la main en laissant le pouce libre; on serre la main ainsi fermée avec une bande sèche large de deux travers de doigt, soit trois centimètres. Lorsque la main fermée est ainsi bien enveloppée, on maintient cette bande avec des bandes de diachylum de la même largeur et on laisse ce pansement ainsi appliqué quinze jours. Au bout de ce temps, on le remplace pendant quinze jours par un spica du poignet et du métacarpe. Après ce temps, toute douleur a cessé et les malades peuvent se servir de leur main. Ce bandage est celui de A. Cooper.

Ce bandage convient aussi bien aux fractures de la première phalange du médius et de l'annulaire qu'aux fractures des métacarpiens.

Pour la fracture du métacarpien du pouce le meilleur bandage est un spica de bandes de diachylum renforcé par de nombreux tours de bande; on laisse ce spica un mois en place.

En aucun cas je ne vous conseille d'appliquer la palette à doigts pour les fractures des phalanges et celles des métacarpiens. La principale critique à adresser à cette palette est que, pour les fractures du métacarpien du pouce, elle ne sert absolument à rien, car elle ne maintient la fracture que du côté où elle n'a pas de tendance à se déplacer. C'est toujours en arrière que le fragment inférieur fait saillie, et la palette ne comprime que le côté interne des métacarpiens. Pour les fractures des deuxième, troisième, quatrième et cinquième métacarpiens, il faut placer un tampon entre la palette et la paume de la main et ici c'est le même tampon que je vous recommande. Seulement on immobilise les doigts dans l'extension, tandis que dans l'appareil dont j'ai fait choix les doigts sont dans la flexion ; seulement l'avantage est pour le traitement avec flexion des doigts, car on n'a jamais de raideur des doigts lorsqu'on les immobilise dans la flexion, tandis qu'un mois d'extension permanente des doigts entraîne toujours de la raideur. Ajouterai-je enfin que l'on a toujours une bande sèche, de la charpie et du sparadrap, tandis que l'on ne peut pas avoir partout un ouvrier pour faire séance tenante une palette en bois léger avec des doigts séparés.

Pour toutes les fractures des doigts et des métacarpiens compliquées de plaies, les bandages qui viennent de vous être exposés ne doivent pas être appliqués ; les plaies contuses de la main avec fractures doivent toujours être traitées par l'irrigation continue, et les plaies contuses des doigts avec fractures doivent être traitées par le pansement par occlusion (1).

Fractures du tiers supérieur du cubitus. — Luxation consécutive de l'extrémité supérieure du radius en avant.

La fracture du cubitus au tiers supérieur est toujours produite par une cause directe, une chute sur une marche d'escalier, par exemple. J'en ai vu déjà deux exemples, une autre fois c'est une chute sur le bord d'un seau ou sur le barreau d'une échelle. Un coup de bâton qu'on a voulu parer avec le bras a causé aussi des fractures de ce genre. Cette fracture est assez rare, mais il importe de la bien connaître, car elle est compliquée, après la guérison, d'une subluxation gênante du radius, et dont il faut prévenir les malades dans le cas où on n'aurait pu parvenir à empêcher la production de cette difformité.

La fracture du tiers supérieur du cubitus par cause directe est une fracture irrégulière oblique. Quelquefois, mais bien rarement, elle a trois fragments.

Le déplacement immédiat est assez considérable, on sent une encoche profonde au lieu où existe la fracture, et parfois il y a en ce point un épanchement de sang abondant.

Le fragment supérieur est attiré en haut et en dehors par le muscle an-

(1) Consultez la leçon sur les pansements.

coné, et il y a non pas seulement chevauchement, mais encore déplacement angulaire. L'écartement des fragments dans le sens de la longueur de l'os ne saurait être considérable, à cause de la persistance du ligament interosseux et du radius qui sert d'attelle.

Ce déplacement peu étendu est néanmoins suffisant pour causer, pendant la consolidation, d'abord une saillie du cal provisoire qui pousse le radius en avant, et, après la période de résorption du cal provisoire, un raccourcissement du cubitus d'un centimètre environ. Théoriquement, vous concevez déjà la conséquence de ce raccourcissement. Du moment où le cubitus est raccourci, il faut que l'une des extrémités supérieure ou inférieure du radius se déplacent, car il ne faut pas songer à la possibilité d'une incurvation du radius. En fait, l'extrémité inférieure du radius, unie au cubitus, par le ligament triangulaire puissant qui est interosseux et renforce les surfaces articulaires de la mortaise radio-cubitale, ne saurait se déplacer. Au contraire, l'extrémité supérieure du radius unie au cubitus par un ligament annulaire, relativement lâche, susceptible d'être étendu, se déplace plus facilement. Ajoutons que le condyle représente les trois quarts d'une sphère sur laquelle glisse très-facilement le bord la cupule radiale et qu'il est favorable à un déplacement graduel. C'est là que le déplacement peut se produire et *c'est là qu'il se produit.*

La luxation de l'extrémité supérieure du radius s'effectue en dehors. C'est au bout du premier mois après la fracture qu'on la voit se produire d'une manière insensible. Les mouvements de pronation et de supination sont d'abord un peu gênés, puis la flexion de l'avant-bras sur le bras ne peut plus se faire complétement; la flexion de l'avant-bras dépasse à peine l'angle droit. Enfin, si l'on palpe la région du coude, on constate la saillie très-appréciable de la tête du radius que l'on fait rouler sous les doigts pendant les mouvements de pronation et de supination. Du deuxième au troisième mois la luxation a atteint son maximum d'étendue; il y a une déformation appréciable à la vue même, et au toucher on trouve tous les caractères de la luxation de l'extrémité supérieure du radius en dehors et avant.

En résumé, il y a une luxation du radius en dehors, mais avec le temps la luxation change un peu de caractère, la tête du radius est un peu reportée en avant, de sorte que finalement, la subluxation du radius ayant eu lieu d'abord en dehors, on conçoit très-bien ce que signifient les mots: la luxation en dehors et en avant.

Il n'y a que les fractures du tiers supérieur du cubitus qui soient suivies de la luxation graduelle de l'extrémité supérieure du radius. Les fractures du tiers moyen et du tiers inférieur ne causent pas cette subluxation. On le conçoit facilement, car les fractures de cette partie du cubitus ne s'accompagnent généralement d'aucun déplacement, et la contention ainsi que la réduction en sont toujours faciles. Les fractures des deux os de l'avant-bras ne sont pas plus compliquées de cette luxation que les fractures du tiers inférieur du cubitus, parce que les deux os fracturés offrent le même déplacement.

J'ai observé le premier fait de ce genre chez une dame de Boulogne-sur-Seine, en 1867. La fracture avait été causée par une chute sur une marche d'escalier ; le coude avait porté sur le bord de la marche. Le siége de la fracture était exactement sur le tiers supérieur du cubitus gauche. Un appareil, constitué par une attelle dorsale appliquée sur le cubitus et une attelle palmaire réunies par des bandes de diachylum, serrait l'avant-bras placé dans la demi-pronation et maintenu dans la flexion à angle droit. A la fin du premier mois, la flexion de l'avant-bras sur le bras était génée, et je reconnus l'existence d'une subluxation du radius qui était irrémédiable ; le deuxième mois, le cubitus, au niveau de la fracture, présentait une encoche, trace manifeste d'un déplacement angulaire.

J'ai observé l'année dernière un malade du même genre. C'était un adulte qui était tombé sur le bord d'un seau. (C... Alex., puisatier, 42 ans, entré à l'hôpital le 5 novembre 1873 pour une fracture au tiers supérieur du cubitus, et sorti le 13 février. Il était resté longtemps à l'hôpital à cause d'une paralysie des extenseurs qui a cédé à l'électrisation localisée.) Malgré une contention aussi rigoureuse que possible, avec un appareil plâtré, la subluxation apparut à la fin du premier mois et était confirmée le deuxième. La fracture siégeait exactement au même point que chez la malade de Boulogne.

Nous avons observé à la consultation un fait du même genre chez un enfant de huit ans.

Obs. I. *Subluxation du radius, consécutive à une fracture du tiers supérieur du cubitus.* — Le nommé L... (Joseph), fit une chute sur le coude, dans une cour bitumée, son avant-bras droit porta sur le sol et frappa sans doute contre un corps dur, car il y eut une fracture de l'avant-bras avec ecchymose; le malade fut traité en ville par le docteur Gellé, qui mit sur l'avant-bras des attelles de carton et une bande roulée. Au bout de vingt jours, le médecin remarqua une saillie très-apparente de la tête du radius et il envoya le malade à la consultation de l'hôpital.

Voici ce que vous avez pu constater : Il existait, sur la face dorsale de l'avant-bras, une ecchymose limitée au niveau du tiers supérieur du cubitus, preuve qu'il s'agissait bien d'une fracture par cause directe. Au-dessous de l'ecchymose, on sentait un cal assez volumineux, indiquant nettement qu'il y avait eu écartement angulaire des fragments. Au niveau de l'articulation du coude, en dehors, c'est-à-dire au niveau de l'articulation de la tête du radius avec l'épicondyle, on constate une saillie anormale formée par l'extrémité supérieure du radius; en dehors de l'épicondyle, en faisant exécuter des mouvements de pronation et de supination, on fait rouler la tête du radius luxée et l'on sent manifestement la cupule radiale sous la peau.

Cet état est irrémédiable, l'enfant ne sera pas estropié pour cela, seulement les mouvements extrêmes de supination seront limités; la flexion complète sera un peu entravée, mais cela ne sera pas très-gênant pour le malade. La fracture étant consolidée, il n'y a pas d'appareil nouveau à appliquer; le bras sera tenu en écharpe quelque temps et des mouvements limités seront communiqués de temps en temps à l'articulation du coude.

La malade que vous venez de voir à la consultation et qui est entrée à l'hôpital a une fracture semblable. Je vais essayer d'empêcher la subluxation du radius qui, jusqu'ici, est fatale, malgré les soins les plus attentifs.

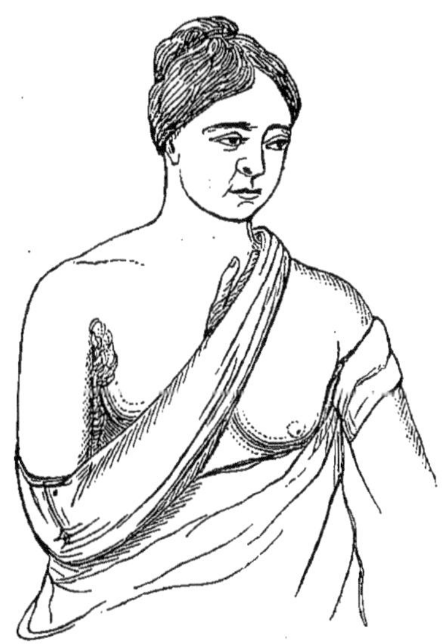

FIG. 9. — Écharpe en baudrier pour maintenir le coude dans la flexion

De ce que je viens de vous dire, il résulte qu'il faut prévenir le déplacement angulaire des fragments, la seule cause réelle du raccourcissement du cubitus. On ne le peut avec aucun appareil. Nulle attelle ne saurait empêcher le fragment supérieur d'être attiré en haut et en dehors par le muscle anconé. Tout bandage circulaire rapprocherait le cubitus du radius et augmenterait le déplacement angulaire des deux fragments. Il n'y a que la position dont on puisse espérer quelque chose et cette position est la flexion forcée du coude.

La flexion forcée maintient les fragments en rapport et fait une coaptation que l'on ne peut obtenir par aucun autre moyen. Elle donne, en effet, un écartement des fragments maximum, car le triceps, en tirant sur l'olécrâne, fait basculer le fragment supérieur, empêche les muscles anconés et les extenseurs des doigts de porter le fragment supérieur en dehors et le retient en contact avec le fragment inférieur.

Nous allons appliquer ce traitement rationnel sur la malade.

Obs. II. *Fracture du tiers supérieur du cubitus; guérison sans luxation du radius* (1). — La nommée Leclerc (Eugénie), âgée de quarante-huit ans, d'une bonne santé antérieure, fit une chute sur le coude, le jeudi 17 février 1876; elle tomba dans un escalier, de telle façon que le coude porta sur une marche et que la partie supérieure de l'avant-bras porta sur le bord d'une marche.

Au premier examen, à la consultation, il existait une ecchymose et un thrombus à deux doigts au-dessous de l'olécrâne; on sentait profondément un enfoncement de l'os, et les mouvements de pronation et de supination provoquaient de la crépitation, dont le siége précis était le tiers supérieur du cubitus. La fracture était oblique, de haut en bas, et de dedans en dehors.

Le bras fut mis en écharpe et la malade entra à l'hôpital le 21 février 1876; M. Després fit ce bandage : un triangle de toile, plié en alèze, est appliqué comme un baudrier, ainsi que cela est indiqué sur la figure 9; l'avant-bras et le coude sont placés dans un dédoublement du triangle plié en alèze, des épingles maintiennent le bras ainsi emprisonné; un pli au triangle serre le coude étroitement. On place un peu d'ouate dans le creux de l'aisselle pour empêcher les frottements de causer un érythème. Un peu d'ouate avait été placée dans le bandage, sous l'olécrâne, pour prévenir la douleur causée par la pression permanente du bandage sur cette éminence.

Le bandage était un peu pénible pour la malade, elle fut gênée pendant les trois premières nuits. Il y avait un engourdissement dans la main, qui était dù sans aucun doute à la distension du nerf cubital, car deux doigts, le petit doigt et l'annulaire, étaient surtout engourdis. Lorsque le bandage eut été un peu desserré, le soulagement qu'éprouva la malade lui permit de mieux supporter son appareil. La malade sortit guérie, sans trace de luxation, six semaines après l'accident, et elle a déjà recouvré la liberté presque complète des mouvements du coude. De sorte que l'événement a justifié nos prévisions et que la flexion forcée de l'avant-bras a guéri la fracture sans luxation consé-

(1) Cette observation, recueillie par M. E. Monod, interne, est l'histoire de la malade avec le résultat obtenu par les moyens indiqués dans cette leçon.

cutive. Il est du reste à remarquer que le trait de la fracture, très-oblique, était à peine marqué par une saillie linéaire; la consolidation était aussi parfaite que possible. Il n'y avait eu, d'ailleurs, à aucun moment, un cal apparent.

Deux mois après la sortie de la malade, nous l'avons revue complétement guérie et sans aucune trace de subluxation de l'articulation radio-cubitale supérieure.

Le traitement mis ici en usage a quelques inconvénients qu'il faut connaître pour y remédier. La distension du nerf cubital cause un engourdissement des trois derniers doigts. On calme l'engourdissement en faisant coucher le malade sur le côté opposé à la fracture de l'avant-bras; il cesse alors de se raidir, si je puis ainsi dire, et il en éprouve du soulagement. D'ailleurs, le vingtième jour la contention doit être moins rigoureuse, on laisse la main libre et les engourdissements disparaissent.

La pression exercée sur le coude par le bandage cause de la douleur et peut occasionner une eschare.

On prévient la douleur et l'eschare du coude en interposant entre le coude et l'écharpe en baudrier une couche épaisse d'ouate.

HUITIÈME LEÇON

TRAITEMENT DES FRACTURES COMMUNES (SUITE)

SOMMAIRE. — **Du choix d'un appareil pour les fractures de cuisse. — Appareil de Hennequin. — Appareil américain.**

Ce n'est pas qu'il soit de la dernière importance d'empêcher tout raccourcissement après une fracture de cuisse. Velpeau (1) a parfaitement établi qu'avec des raccourcissements de plusieurs centimètres, 3 et 4 centimètres, les malades ne boitaient pas. Mais tout en admettant que la proposition de Velpeau soit absolument vraie, il y a des cas où le raccourcissement dans les fractures de cuisse peut atteindre des proportions fâcheuses, et où, dans la suite, les malades sont obligés de porter des talons d'une hauteur vraiment énorme. Dans ces conditions, les malades boitent forcément. La claudication doit être évitée autant que possible et c'est pour cela qu'il faut, suivant les cas, appliquer un appareil simple ou un appareil plus compliqué qui assure davantage une meilleure consolidation de la fracture.

On a employé pendant le siècle dernier le double plan incliné de Pott, puis l'appareil de Desault. Au commencement de ce siècle, Boyer adopta l'appareil de Desault. Depuis, on a imaginé un grand nombre d'appareils pour les fractures de cuisse : la boîte de Baudens, l'appareil polydactyle de J. Roux, l'attelle à suspension de Shrimpton ; la gouttière Bonnet a été employée pour les fractures de la partie supérieure du fémur ; enfin Nélaton a mis en vogue, en France, l'appareil américain. Chacun de ces appareils a fait inégalement ses preuves.

(1) Velpeau, *Raccourcissement dans les fractures de cuisse.* (*Gaz. des hôp.*, 1861.)

Les bons appareils pour les fractures de cuisse sont :

La gouttière Bonnet (fig. 10).

L'appareil de Hennequin (fig. 11).

L'appareil américain.

Le premier appareil permet de traiter la fracture de cuisse par la simple position. Dans quelques cas, on a ajouté une sous-cuisse pour faire la

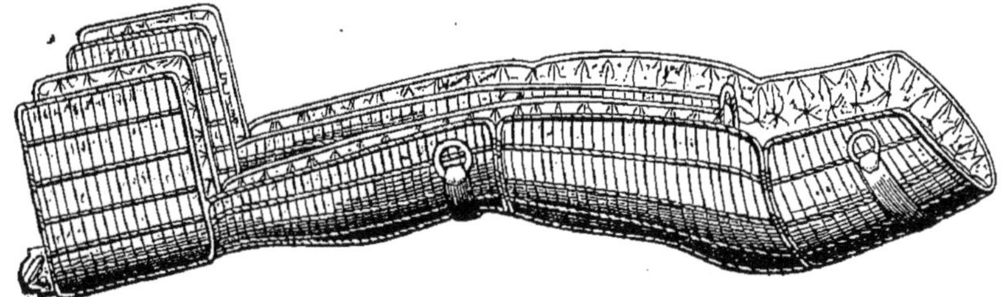

Fig. 10. — Grand appareil de Bonnet, pour l'immobilisation des fractures du col du fémur.

contre-extension sur le bassin, et l'on exerce alors sur le pied, à l'aide d'un étrier, d'une corde de renvoi, d'une poulie et d'un poids, une extension continue.

L'appareil de Hennequin est un appareil compliqué, qui dérive des pre-

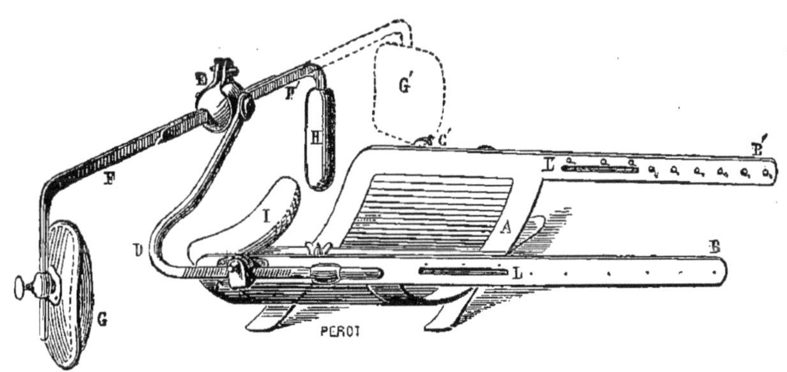

Fig. 11. — Appareil de Hennequin (*).

miers appareils de F. Martin, composé d'une gouttière munie de deux tiges de fer BB' ; à l'extrémité supérieure de la gouttière sont fixées des tiges de fer mobiles munies de petites pelotes rembourrées, desti-

(*) N, gouttière crurale ; BB', bandelettes armées de boutons à leurs extrémités libres ; CC', coussinets à vis de pression servant à arrêter les mouvements de rotation et de va-et-vient de la tige coudée ; D, tige coudée portant une coquille et pouvant se placer à droite ou à gauche de la gouttière ; E, coquille bivalve à charnière renfermant une sphère en bois ; FF', tiges qui traversent la sphère et portent les pelotes ; GG', pelotes iliaques ; H, coussin pubien ; I, coussin ischiatique en forme de croissant ; LL', coulisses destinées à recevoir les boutons NN' de l'armature inférieure.

nées à prendre un point d'appui sur le bassin osseux, c'est-à-dire sur les saillies osseuses du bassin ; il y a une pelote qui porte sur le pubis, une qui porte sur l'ischion et une qui porte sur l'épine iliaque antérieure et supérieure. L'autre extrémité des tiges de fer est quelquefois munie de poulies.

Cet appareil est très-compliqué ; il y a toute une série de vis et de coulisses destinées à changer la position des pelotes rembourrées, afin de permettre d'adapter l'appareil aux proportions du malade.

Voici comment on applique l'appareil :

On dispose les pelotes de façon qu'elles s'adaptent très-bien sur les saillies osseuses du bassin.

On place sur la jambe et la partie inférieure de la cuisse un bandage roulé ; par-dessus ce bandage on fixe, au tiers inférieur de la cuisse, deux lacs, à l'aide de quelques tours d'une bande silicatée. A chacun de ces lacs on attache une corde qui passe dans les trous de chaque tige de fer ; et de deux choses l'une, ou bien on attache la corde solidement au montant, ou bien on y suspend un poids qui varie de 3 à 6 kilogrammes.

La jambe est fléchie sur la cuisse, et pour que le malade puisse rester couché dans son lit, il faut que la jambe reste hors du lit et que le pied repose sur une chaise.

Cet appareil fait une extension continue qui porte son effet maximum sur la cuisse, c'est-à-dire sur l'os brisé lui-même, ce qui a été reconnu comme une des meilleures conditions dans le traitement des fractures par les chirurgiens de tous les temps et par Malgaigne.

Il est certain que cet appareil donne des résultats excellents et qu'il est supérieur à celui de F. Martin, parce que ce dernier appareil prenait son point d'appui sur le bassin par une ceinture, tandis que celui de Hennequin prend son point d'appui sur les tubérosités du bassin. De ce côté, il y a un progrès réel. Il ne faudrait pas croire cependant que cet appareil n'a aucun inconvénient : il y a quelquefois des eschares aux points où les pelotes portent sur le bassin (1) ; il est pénible pour les malades.

L'appareil américain est un perfectionnement remarquable de l'appareil de Desault, modifié par Boyer.

Il consiste en une attelle très-longue allant de l'aisselle jusqu'à 25 centimètres au delà du pied du malade, étendu de tout son long sur son lit (cette attelle est facile à faire exécuter et fort bien par le premier menuisier venu). Cette attelle, en haut, est engagée dans un gousset d'un bandage

(1) Consultez *Bull. de la Soc. de chir.*, 1868, p. 228.

de corps en coutil serré avec des boucles. Ce bandage de corps est destiné à embrasser la poitrine. A l'extrémité inférieure de l'attelle doit exister un crochet solide destiné à fournir un appui à un lac extenseur. Sur l'attelle, en haut, au-dessous du bandage de corps, il y a un trou pour fournir un point d'attache à un sous-cuisse rembourré, destiné à produire une contre-extension sur le bassin.

Pour appliquer l'appareil, on place à la face interne de l'attelle un long coussin destiné à empêcher l'attelle de porter à nu sur la peau. On met d abord en place le bandage de corps.

Pour faire l'extension on taille des bandes de diachylum de 2 mètres environ et de 2 centimètres de large. On en taille huit à dix, on applique ces bandelettes sur le membre en commençant par la cuisse. On enroule la bande en spirale allongée, et quand on arrive au pied, on laisse libre une anse et on remonte sur la jambe, puis sur la cuisse, en formant encore une spirale en sens inverse de la première. On applique ainsi de suite les huit bandes, en ayant soin de les placer, à distance les unes des autres, de façon à couvrir presque la partie inférieure de la cuisse et la jambe. On a alors sous la plante du pied une corde représentant la réunion de toutes les anses libres des bandes de diachylum. (Pour que ces anses soient égales, il suffit de faire tirer un peu la première par le doigt d'un aide et de faire retenir par le même doigt de l'aide toutes les anses que l'on a formées.)

On engage alors l'attelle garnie dans le gousset du bandage de corps ; on passe le sous-cuisse rembourré et on le fixe dans le trou de l'attelle.

L'extension est obtenue de la sorte : une corde est passée dans les anses de diachylum et l'on tire la corde qui est ensuite fixée au crochet inférieur attenant à l'attelle. Les Américains emploient une vis ou un système de treuil. Si l'on peut en faire ajouter à son attelle, c'est très-bien, mais si l'on n'a rien autre chose sous la main qu'un crochet, cela suffit. Des courroies élastiques ou des mouchoirs pliés en cravate, au genou et au mollet, fixent l'attelle contre le membre inférieur (fig. 12).

Cet appareil doit être serré tous les jours pendant les trente premiers jours.

Un des grands avantages de la traction ainsi obtenue est la dissémination de la force. Dans les autres appareils à traction continue, on emploie des tours de bande circulaires, serrés, qui sont susceptibles de causer des eschares. Ici, il n'y a point de bandes circulaires, le diachylum tire à la fois sur tous les points où il est collé. J'ai observé souvent ces eschares sur des malades auxquels Velpeau faisait faire la traction continue à l'aide d'un spica du cou-de-pied. Je n'ai encore observé qu'une seule fois une eschare causée par la pression des anses de diachylum roulées en corde sur le côté interne du pied.

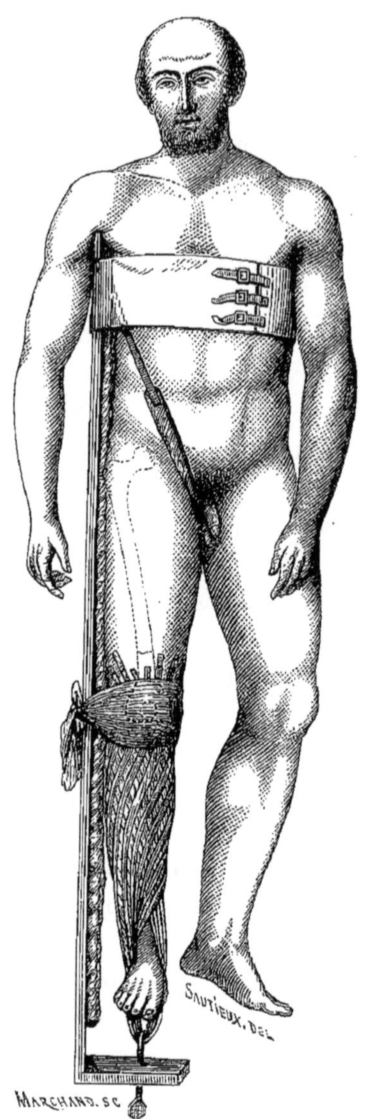

FIG. 12. — Appareil américain pour les fractures de cuisse.

L'appareil américain est un appareil à traction continue, qui exige l'extension du membre et entraîne ultérieurement la raideur du genou ; en cela, il est inférieur à l'appareil de Hennequin. Et quoique celui-ci immobilise le genou dans la flexion, il est vrai pour le genou comme pour les doigts que la raideur articulaire est aussi fréquente après l'extension prolongée qu'elle est rare après la flexion prolongée.

On peut cependant, lorsqu'on emploie l'appareil américain, atténuer les effets de l'extension prolongée, en faisant exécuter à partir du vingtième jour des mouvements quotidiens très-légers au genou, sans déranger l'appareil. On passe la main sous le genou et on le soulève à plusieurs reprises. Ce léger mouvement est suffisant, et si l'on n'applique pas trop tôt l'appareil dextriné ou silicaté on évite la raideur consécutive du genou.

Les plus mauvais appareils pour les fractures de cuisse sont les appareils inamovibles, plâtrés ou autres, placés d'emblée.

L'appareil de Scultet et le bandage de Desault sont moins mauvais; ils sont d'ailleurs bien remplacés aujourd'hui par l'appareil américain.

De ces trois appareils de choix, la gouttière Bonnet, l'appareil de Hennequin, l'appareil américain, un seul est pratique : le dernier. En effet, c'est le seul que l'on a toujours sous la main. M. Lefort a construit un appareil, un double plan incliné, en fer-blanc et en fer, qui est plus pratique que l'appareil de Hennequin et a le même effet. Mais cet appareil ne peut encore être construit immédiatement, et il ne convient que pour les médecins des villes, qui ont à leur disposition des ouvriers habiles.

Y a-t-il un appareil qui puisse remplacer la gouttière Bonnet? Non, messieurs. Les Américains ont bien essayé de la remplacer pour le cas où elle convient. Mais les malades ne peuvent supporter la position qu'on leur donne dans ce but. On attache les pieds des malades à l'extrémité d'une planche et on élève le bas de cette planche au-dessus du lit, en formant avec lui un angle de 45 degrés. Le poids du corps du malade fait l'extension continue, la contre-extension est au pied. Cet appareil, s'il peut être supporté, ce qui est rare, entraîne aussi des eschares aux points où portent les lacs qui attachent les pieds à l'extrémité de la planche.

Une gouttière simple qui embrasse la hanche et tout le membre inférieur n'est pas moins difficile à se procurer qu'une gouttière Bonnet, et cette gouttière ne tient jamais bien. L'attelle de Shrimpton n'est pas plus pratique ; elle exige un lit spécial, et ce n'est que dans les grands hôpitaux qu'on peut songer à la mettre en usage.

Ceci posé, quels sont les cas où conviennent les appareils reconnus les meilleurs ?

Pour toutes les fractures intra et extracapsulaires du col du fémur, il n'y a qu'un bon appareil : c'est la gouttière Bonnet. Aussi tout chirurgien avisé doit-il avoir dans son arsenal une gouttière de ce genre, lorsqu'il est loin des villes.

Il n'y a pas à chercher une consolidation des fractures intracapsulaires. Le devoir du chirurgien est de ne point exercer de tractions prolongées sur les membres des vieillards dont cette fracture est le privilége, sous peine de causer des eschares profondes. Il ne faut pas non plus tenir outre mesure ces malades au lit : ils y perdent leurs forces et succombent parfois à des pneumonies qu'ils gagnent dans leur lit.

Pendant les quinze premiers jours, cet appareil rend aux malades un service d'un prix inestimable. On peut faire faire leurs besoins à ces malades sans les déranger, et on leur évite ainsi des douleurs extrêmement pénibles. Il faut vous rappeler que, au bout de quinze jours, les douleurs des malades que l'on remue sont tolérables, et quand il s'agit de sujets âgés, il ne faut pas les laisser plus de quinze jours dans la gouttière, car il arriverait que les talons, les ischions se recouvriraient d'eschares.

Après ces quinze jours, il n'est plus besoin d'appareil. On place une planche sous le premier matelas, pour que les malades n'enfoncent point dans leur lit, lorsqu'ils y restent, et on les fait marcher avec des béquilles le trentième jour; la marche avec une canne est permise ensuite, et vers le troisième mois les malades peuvent marcher assez bien ; ils ont un raccourcissement de 2 à 3 centimètres et le pied reste dans la rotation en dehors.

Dans les fractures extracapsulaires du col du fémur où la consolidation peut être obtenue, et qui sont des fractures de malades d'un âge moins avancé, la gouttière Bonnet est encore d'un excellent usage.

On peut y laisser les malades vingt jours, et s'il y a un grand raccourcissement, on doit faire de l'extension et de la contre-extension. On fixe un sous-cuisse bien rembourré à la partie supérieure de l'appareil et on fait sur le pied une extension continue avec un poids d'une livre. Les lacs extenseurs, dans ce cas, doivent être fixés à un bandage ouaté dextriné entourant toute la jambe. M. Chassaignac fixait ses lacs extenseurs à un appareil plâtré.

Au bout de vingt jours, on supend la traction et on laisse les malades encore dix jours dans la gouttière. Après ce temps, on les abandonne sans appareil sur leur lit et on place sous le premier matelas une planche. Le soixantième jour, les malades se lèvent, et, à la fin du troisième mois, ils peuvent commencer à marcher avec une canne.

Chez un malade pour lequel la gouttière Bonnet n'avait pas pu être employée et que j'avais traité à l'hôpital Saint-Antoine en 1865, malade atteint de fracture extracapsulaire, il y eut un raccourcissement de 9 centimètres. Il est juste de dire que cet homme avait un embonpoint monstrueux, qu'il eût fallu faire faire une gouttière exprès pour lui ; il pesait plus de 180 kilogrammes, et tous les points de son corps où la constriction était un peu prolongée avaient présenté une eschare.

Les fractures du tiers supérieur du fémur, fractures sous-trochantériennes, sont sans contredit les fractures qu'il est le plus difficile de traiter. La puissance des muscles de la cuisse, l'obliquité de la fracture et quelquefois un fragment isolé rendent la réduction et la contention de cette fracture presque impossible ; l'os est trop environné par des muscles puissants et les moindres mouvements du bassin dérangent les fragments, même lorsqu'ils sont le mieux coaptés.

C'est ici que, seul, l'appareil de Hennequin met à l'abri d'un grand raccourcissement. Les observations présentées par M. Desormeaux à la Société de chirurgie en sont la meilleure preuve. Aucun appareil ne peut produire le même résultat, à moins qu'il ne s'agisse d'un jeune sujet ou d'une fracture qui n'est point très-oblique.

Il faut laisser en place cet appareil trente jours. On le change deux fois, dans cet intervalle de temps, pour obvier aux eschares qui peuvent se produire et mettre du diachylum et de la ouate sur les points escharifiés. Après cette époque, on peut appliquer un appareil inamovible ou réappliquer l'appareil de Hennequin après avoir laissé reposer le malade vingt-quatre ou quarante-huit heures.

Les fractures de la moitié inférieure du fémur, les plus communes, celles qui ont été guéries avec un faible raccourcissement une fois au moins par tous les appareils signalés dans les livres de bandages et appareils, se prêtent très-bien à l'application de l'appareil américain.

On place en premier lieu une planche sous le matelas. L'appareil appliqué le jour même de la fracture est très-bien supporté par les malades et, pour que le genou ne reste point raide, il est bon de placer sous cette articulation un coussin qui tienne la jambe un peu dans la flexion. Tous les jours il faut resserrer le lac extenseur qui tire sur les anses de diachylum, et réappliquer sur la cuisse les chefs des bandes de diachylum qui menaceraient de se décoller.

La ceinture pectorale, à laquelle est fixée en haut l'attelle, ne doit pas être desserrée pendant les vingt premiers jours : il est très-important que les malades restent étendus de tout leur long. A partir du vingtième jour, on peut se relâcher de cette sévérité : la ceinture pectorale peut être ouverte pendant les repas, que les malades peuvent prendre assis sur leur lit. Le sous-cuisse doit être alors resserré pendant que la ceinture pectorale est relâchée.

Pendant quarante-cinq jours l'appareil américain doit être maintenu en place. Mais à partir du quarantième jour, il faut, avec la main, faire exécuter au genou des mouvements de flexion.

Si la fracture est consolidée, on place une bande roulée silicatée par-dessus de la ouate pendant quinze jours, et le soixantième jour les malades peuvent se passer d'appareil.

Le grand écueil des appareils de traction continue dans l'extension, dont l'appareil américain est le meilleur modèle, est la raideur consécutive du genou ; on ne l'évite pas chez les sujets âgés et rhumatisants ; on l'évite chez les sujets jeunes, grâce aux mouvements quotidiens que l'on fait exécuter au genou, dans l'appareil même, dès le vingtième jour ; si peu étendus que soient ces mouvements, ils ont une utilité incontestable et empêchent la raideur articulaire.

Ce n'est pas toujours les quarante-cinq jours passés dans l'appareil américain qui entraînent la raideur articulaire, c'est le temps passé dans l'appareil inamovible. Aussi Morel-Lavallée avait-il proposé de faire d'une certaine manière ces appareils dextrinés ou silicatés ; la petite précaution de ce chirurgien dans leur confection n'est pas applicable à l'appareil plâtré. L'appareil modifié par Morel-Lavallée, appelé cuirasse articulée, consiste à appliquer le bandage siccatif en commençant par la racine du membre ; et au niveau du genou, un peu au-dessus, on interpose, entre deux tours de bande, du cérat. Ce corps gras empêche les tours de bande de se coller l'un sur l'autre ; et les deux parties de l'appareil, en ce point, chevauchent l'une sur l'autre comme deux tuyaux emboîtés l'un dans l'autre. Cette disposition de l'appareil permet au genou de petits mouvements, limités il est vrai, mais qui ont assez d'étendue pour que l'on évite une raideur complète du genou.

Vous le voyez, les nombreux appareils pour les fractures de cuisse ne sont pas également bons et pratiques. Les trois dont le choix est le plus heureux, pour les trois variétés bien tranchées de fractures de cuisse, ne sont pas faciles à se procurer partout. Sauf l'appareil américain, qui est d'une construction immédiate facile, les deux autres ne peuvent être toujours sous la main que dans les hôpitaux de Paris et dans les grandes villes. Les chirurgiens qui ont à traiter des fractures de cuisse dans les campagnes auront encore plus d'une fois à s'ingénier pour faire des plans inclinés et pratiquer une extension et une contre-extension. A défaut de gouttière Bonnet, d'appareil de Hennequin, l'appareil américain peut être employé pour les fractures extracapsulaires du col du fémur et les fractures sous-trochantériennes ; mais il faut que les médecins sachent bien qu'avec cet appareil ils auront inévitablement un raccourcissement plus grand que s'ils s'étaient servis de l'appareil de Hennequin ou de la gouttière Bonnet. Toutefois, si le raccourcissement ne dépasse pas 4 centimètres dans les cas où la fracture est le plus difficile à contenir, il y aura lieu d'être satisfait d'avoir employé l'appareil américain; car avec les plans inclinés faits avec des coussins, les seuls que l'on puisse composer facilement, le raccourcissement est toujours plus considérable.

NEUVIÈME LEÇON

TRAITEMENT DES FRACTURES COMMUNES (SUITE)

Sommaire. — Traitement des fractures de jambe. — Fractures simples. — Fractures compliquées. — Appareils modernes de M. Hergott et de M. Sarazin. — Attelle plâtrée immédiate. — Courroies élastiques. — Observations.

Traitement des fractures de la jambe par l'attelle plâtrée immédiate (1)

Lorsque vous jetez les yeux sur les livres qui traitent des fractures, vous devez être frappés de la quantité d'appareils qui ont été préconisés pour les fractures de la jambe (2). Il n'y a pas de fractures pour lesquelles on ait imaginé autant d'appareils. Je ne nie point que ces appareils n'aient rendu des services; mais, ce que j'affirme, c'est qu'ils ont été insuffisants dans d'autres cas qui n'ont pas été publiés, puisque l'on a imaginé d'autres appareils pour des cas semblables.

L'excellent appareil de Scultet est inapplicable pour les fractures compliquées de plaie, à moins de changer l'appareil tous les jours. Les gouttières sont difficilement supportées par les malades, et elles ont, sans compter les eschares au talon, l'immense désavantage de déterminer la raideur articulaire du genou et du cou-de-pied si la gouttière est appliquée rigoureusement, de manière à maintenir la fracture pendant vingt-cinq à trente jours, dans les cas les plus simples, temps nécessaire pour obtenir un affrontement régulier des fragments ; et dans les fractures de la partie moyenne de la jambe, guéries, vous reconnaîtrez toujours qu'elles ont été traitées par la gouttière lorsque vous verrez le membre arqué avec une concavité antérieure. Les boîtes, les gouttières avec les pointes de Malgaigne ou les pelotes à compression de Laugier sont abandonnées.

(1) Leçon recueillie par M. G. Marchant, interne du service.

(2) Voyez Gaujot et Spillmann, *Arsenal de la chirurgie*. Paris, 1867.

L'attelle de Dupuytren, pour les fractures du péroné et la luxation du pied en dehors, a causé déjà bien des mécomptes. Les appareils ouatés ou plâtrés inamovibles d'emblée, qui environnent tout le membre, ont été sévèrement jugés, parce que l'appareil cesse de maintenir la fracture au moment où le gonflement du membre disparaît, et qu'il faut changer souvent l'appareil ou renoncer à une bonne consolidation de la fracture.

La gouttière en linge plâtré, moulée sur le membre, de M. Hergott, proposée en 1874 (fig. 13), se rapproche beaucoup des gouttières métalliques; on voit qu'elles soutiennent seulement les parties molles et les

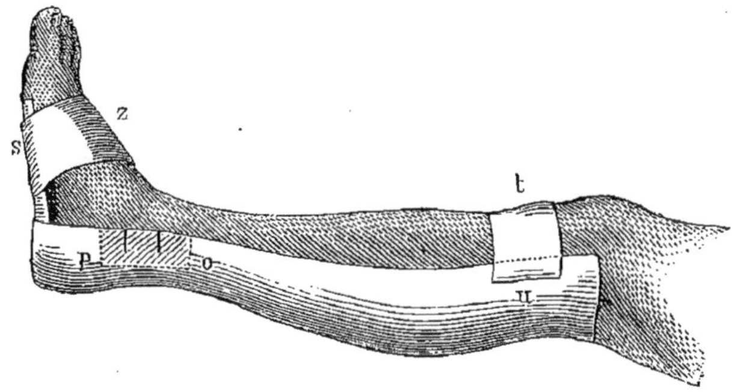

Fig. 13. — Gouttière en linge plâtré de Hergott.

bandes SZ et *ut* agissent comme des liens circulaires inextensibles et qu'on ne peut resserrer, et cela constitue un des désavantages connus des appareils plâtrés circulaires.

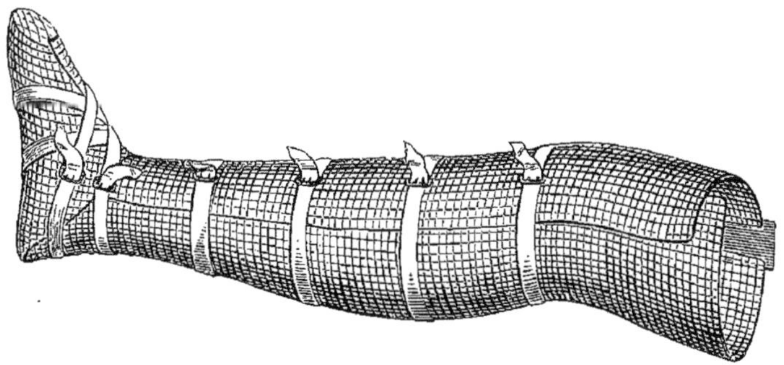

Fig. 14. — Appareil de Ch. Sarazin.

Les gouttières moulées en fil de fer de M. Ch. Sarazin (1), appliquées par-dessus une couche de ouate, serrées avec des courroies bouclées, ont des avantages pour les fractures simples, mais elles ont le grave inconvénient

(1) Sarazin, *Bull. de thér.*, 30 septembre et 15 octobre 1871.

de ne point permettre de juger chaque jour de l'état du membre ; — il suffit de voir la figure pour s'en rendre compte.

J'ai essayé tous les appareils anciens, et je vous conseille de revenir à l'attelle plâtrée que M. Maisonneuve employait pour les fractures du péroné, et de l'appliquer avec les modifications que j'ai fait subir aux moyens de préparation de la bande et aux moyens de déligation de l'appareil.

Quelle que soit la fracture de la jambe, toutes les fois que les désordres ne sont pas tels qu'il faille amputer la jambe, vous pourrez appliquer l'ap-

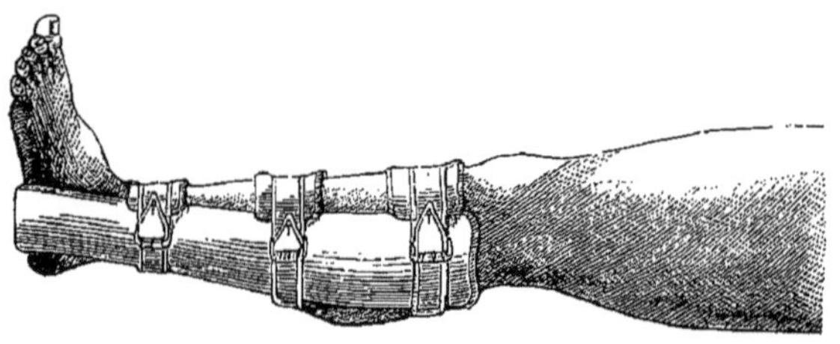

Fig. 15. — Attelle plâtrée immédiate maintenue par trois courroies élastiques. Appareil à fracture de la jambe, vu de face.

pareil plâtré de la manière suivante, et je suppose un cas simple de fracture de jambe, le tibia et le péronée étant cassés à des hauteurs différentes et sans plaie.

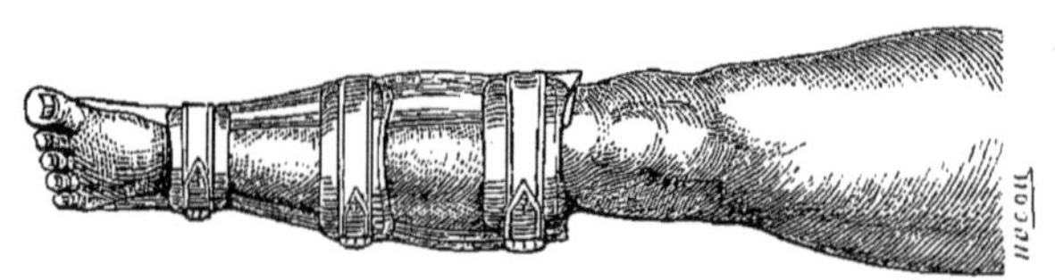

Fig. 16. — Le même appareil, vu de profil.

On taille, dans une pièce de grosse tarlatane (grosse mousseline employée dans nos hôpitaux pour faire les cataplasmes) de 50 centimètres de large, une longueur qui égale le double de la hauteur de la jambe, depuis la tubérosité antérieure du tibia jusqu'à la plante du pied. On plie la bande en plusieurs doubles, de manière à faire une bande qui ait environ 8 à 10 centimètres de large.

Le chirurgien procède alors à la réduction de la fracture et la fait maintenir réduite.

On délaye dans un vase en terre du plâtre à mouler dans de l'eau simple (l'eau gélatinée ou l'eau salée ne valent pas mieux que l'eau simple, ce sont là des préparations recherchées sans utilité réelle) à la température ambiante ou un peu tiède. Lorsque le plâtre est lié, on chiffonne la bande de tarlatane déployée, on la trempe dans le vase et on l'imprègne bien de plâtre; cela fait, on retire la tarlatane et on la plie en plusieurs doubles, comme précédemment; pendant cette opération, l'étoffe commence à sécher.

Le membre est tenu pendant ce temps par un ou plusieurs aides qui maintiennent le pied et la jambe réduite. Le chirurgien place la bande-plâtre en appliquant le milieu sous la plante du pied, et il fait remonter les deux chefs de la bande en dedans et en dehors de façon à les coller sur la jambe. Il ne doit pas faire remonter la bande jusqu'à l'articulation du genou, il ne doit pas dépasser la tubérosité interne du tibia, et la tête du péroné.

Une fois la bande appliquée, le chirurgien, qui a laissé à découvert l'épine du tibia en avant et le mollet en arrière, constate les rapports des fragments du tibia et il presse dans un sens ou dans un autre pendant que l'appareil se dessèche, de façon à éviter tout déplacement. Du reste, pendant cette dessiccation, un aide maintient le pied dans la rectitude. En principe, on s'assure que les os sont dans une bonne position quand la ligne qui passe par le milieu du cou-de-pied est dans le même plan que la ligne médiane de la rotule ou, pour mieux dire, l'angle inférieur de la rotule. Plus tard vous verrez qu'il est des cas où l'on est dans la nécessité de donner une position spéciale au membre pour maintenir le membre réduit durant la dessiccation du plâtre.

En moyenne, il ne faut pas plus d'un quart d'heure pour que le plâtre soit sec s'il est de bonne qualité (1) et s'il n'a pas été gâché trop peu serré. Il y a un degré de mélange du plâtre avec l'eau qu'on ne doit pas dépasser; le mélange doit avoir la couleur et la consistance de la crème du lait, et ne pas tenir trop au doigt.

Lorsque l'appareil commence à sécher, il faut le renforcer, avec du plâtre contenu dans le vase où la bande a été trempée, et qui est au même degré de solidification que celui de la bande; on prend du plâtre avec la main, on en place une couche par-dessus la bande et on la polit avec les doigts.

Lorsque le plâtre est sec, on arrondit les bords plus ou moins irréguliers de la bande plâtrée avec une spatule, puis on place trois courroies de tissu élastique munies de boucles, une au niveau de la fracture, si elle

(1) Les médecins qui n'ont point la faculté d'avoir du plâtre à leur portée peuvent en faire provision chez eux, pourvu qu'ils le conservent dans des sacs doubles en papier, gardés en un lieu sec et enfermés dans une boîte en bois.

est au milieu de la jambe, une sur le cou-de-pied, une à la partie supérieure de la bande. Pour éviter que les courroies ne pressent trop sur la peau, on y place une compresse carrée; plus tard, on peut placer un peu de ouate entre les points de la bande plâtrée qui pressent un peu fortement sur la peau.

Ici, messieurs, je dois dire que l'usage des courroies élastiques bouclées, qui modifient si heureusement l'appareil plâtré, m'est propre, et que c'est après avoir employé les bandes de diachylum, comme Malgaigne, les liens en ruban de fil, comme ceux qui étaient employés dans l'appareil de Scultet, que j'ai reconnu leur insuffisance et les ai remplacés par les courroies élastiques dont Morel-Lavallée se servait pour maintenir les membres fracturés dans les gouttières. Les lacs non élastiques ont en effet besoin d'être resserrés tous les jours, et ils ne se prêtent pas à une distension nécessaire pendant les premiers jours de la fracture. Les courroies élastiques leur sont infiniment supérieures. Depuis longtemps, l'appareil primitif de Maisonneuve a été abandonné, parce que l'usage des courroies élastiques n'était point connu. En effet, le moyen de déligation des deux bandes verticales était obtenu par une bande plâtrée circulaire, et l'appareil ainsi fait avait tous les désavantages d'un appareil enveloppant entièrement le membre. Cet appareil est dangereux pendant la période de gonflement du membre, parce qu'il peut causer la gangrène du membre; il est inutile après les premiers jours, parce qu'il ne maintient pas rigoureusement immobiles les fragments de l'os fracturé.

Je pose en principe absolu que l'appareil idéal pour les fractures est un appareil qui maintient la fracture dans une *immobilité absolue* pendant les vingt premiers jours. Tout le secret de la guérison rapide, même lorsqu'il y a une plaie et des épanchements sanguins, est dans l'immobilité obtenue.

Or la bande plâtrée est un moule rigide qui enclave si bien le membre, que les malades peuvent faire des mouvements, se retourner dans leur lit aussitôt l'application de l'appareil sans éprouver de douleurs. Ce moule laisse à découvert une partie du membre et permet au chirurgien de voir comment les choses se passent, ce qui est un principe de bonne chirurgie, et la solidité du moule n'y perd rien.

Les lacs élastiques bouclés rendent la compression du membre plus efficace et, lorsqu'ils sont serrés, le malade meut sa jambe avec la plus grande facilité. On peut serrer ces lacs tous les jours, tous les deux ou trois jours, pour bien faire porter les attelles moulées sur le membre, sans faire exécuter le *moindre mouvement à l'appareil*, et sans que le malade souffre, et ces deux considérations ont une valeur que tous les chirurgiens comprendront.

Y a-t-il un appareil autre qui offre les mêmes avantages? Je dis hautement : non, et je ne crains pas d'être contredit.

Un chirurgien américain, Fluhrer, de New-York, a fait communiquer cette année, à la Société de chirurgie, par l'intermédiaire de M. Dehoux, un travail où il est question des appareils à fracture de jambe : l'attelle plâtrée est remplacée par une attelle métallique en fer-blanc linéaire appliquée par-dessus une bande de flanelle roulée sur le membre. Une bande roulée plâtrée recouvre le tout. Cet appareil, comme l'appareil ouaté de M. Guérin, ne maintient pas la fracture comprimée aussitôt que le gonflement disparaît, et il n'y a aucun moyen de resserrer l'appareil sans le défaire, ce qui est un immense désavantage comparativement à l'attelle plâtrée. Ajoutons que si la fracture est mal réduite, l'appareil masque le mauvais résultat au moment où il serait nécessaire de le constater.

Quant à l'efficacité de l'appareil, ce sont les observations suivantes qui vont vous la démontrer :

Obs. I. *Fracture simple du péroné, fracture à plusieurs fragments de l'extrémité inférieure du tibia, contusion de l'articulation du cou-de-pied* (recueillie par M. G. Marchant). — Lorenzi (Michel), mouleur en plâtre, âgé de trente-huit ans, de forte constitution, entre le 13 mars à l'hôpital Cochin, salle Cochin (vieilles salles), lit n° 19. Ce malade a reçu sur la jambe gauche une statue en plâtre tombée de sa hauteur. Le choc a porté au niveau du tiers inférieur de la jambe; le malade n'a pu se relever et a été transporté à Cochin.

Ce qui frappe tout d'abord, c'est le gonflement énorme qui siége au niveau du point qui a été contus : c'est comme une sorte de bourrelet entourant la jambe dans son tiers inférieur; il y a de plus une déformation du pied qui est un peu renversé en arrière et entraîné en dehors par son propre poids; une teinte ecchymotique siége au niveau du point qui a été contus. La palpation révèle en ce point un épanchement sanguin assez considérable, qui se traduit par une sensation de crépitation peu franche, grosse, inégale, rappelant l'amidon qu'on écrase entre les doigts; la crépitation de la fracture est peu appréciable, comme cela existe dans les fractures en V de l'extrémité inférieure du tibia. Si, prenant le pied avec la main gauche, la droite fixée sur la jambe au-dessus du point malade, on cherche à faire exécuter des mouvements, on a de la mobilité anormale et une crépitation osseuse des plus nettes; le tibia et le péroné sont fracturés au même niveau, ce qui peut s'expliquer par la nature de la cause fracturante. Cet examen s'accompagne de douleurs très-vives.

Le membre malade est immédiatement placé dans une gouttière plâtrée (deux attelles latérales), maintenue par trois lacs élastiques, dont l'un placé au niveau de la fracture. Cet appareil, assez serré, maintient la réduction et s'oppose au renversement du pied en arrière. Notons encore ce fait que la douleur a été calmée quelques heures après l'application de l'appareil. Pilules opium ; eau de Sedlitz, un verre.

14 mars. — Le malade a dormi, il s'est produit de la détente dans le gonflement et le malade ne souffre plus.

Rien de particulier à signaler pendant les jours suivants; les lacs sont resserrés chaque fois que le gonflement diminue.

Le sixième jour, le malade se lève et peut, à l'aide de béquilles, faire quelques pas dans la salle. Rien de saillant.

Vingt-huit jours après le moment de la fracture, c'est-à-dire le 12 avril, la gouttière plâtrée est enlevée; on sent sur le tibia un cal très-volumineux parfaitement organisé, mais non encore entièrement solide; le malade ne peut appuyer son pied par terre ; d'ailleurs, on n'abuse pas de cette expérience.

Un appareil silicaté remontant jusqu'à 2 centimètres au-dessous du genou remplace les attelles plâtrées ; dès ce jour, le malade se promène dans les cours, toujours avec des béquilles, et le 24 il est envoyé à Vincennes avec son appareil. A son retour de Vincennes, environ trois semaines après, l'appareil silicaté est enlevé; le cal est entièrement solide, et le pied est dans une bonne position; seulement, le malade ne peut encore se servir de son membre; de plus, il se produit, dès que le malade reste trop longtemps dans une station verticale, un gonflement œdémateux péri-malléolaire.

Nous avons revu ce malade un mois après ; il se sert encore d'une canne et n'est pas très-solide sur sa jambe, mais peut vaquer à ses affaires ; enfin, il y a une amélioration progressive.

Ce malade vient de rentrer à l'hôpital en septembre 1875, pour un érysipèle de la jambe, consécutif à un ongle incarné, du côté où a eu lieu sa fracture ; il marchait bien depuis un mois et sans canne ; le cas de la fracture est à peine appréciable.

Obs. II. *Fracture du péroné par divulsion, avec arrachement de la malléole interne et luxation du pied en dehors et en arrière* (recueillie par G. Marchant). — Minard (J.-B.), entre le 27 mai à Cochin (vieilles salles, n° 24). Ce malade a fait une chute de plusieurs mètres de hauteur ; il est tombé sur le pied gauche, mais ne peut préciser la position exacte qu'occupait le pied à ce moment ; il n'a pu se relever. Deux médecins appelés auprès de lui constatent une luxation du pied avec fracture, et tâchent de la réduire ; cela nécessitait l'emploi de la force, mais ils ne purent maintenir la réduction par aucun moyen.

Au tiers inférieur de la jambe en dehors, il y a une dépression, un véritable enfoncement en coup de hache ; ce caractère est d'autant plus prononcé, que le pied lui-même est fortement porté en dehors et a entraîné dans ce mouvement de rotation la malléole péronière ; il y a de plus un peu de renversement du pied en arrière; le diamètre transversal de l'articulation tibio-tarsienne est fortement augmenté, ainsi que le diamètre antéro-postérieur.

Ces déformations suffisent à M. Desprès pour reconnaître une fracture du péroné par divulsion; il doit y avoir aussi une fracture du tibia; mais où siége-t-elle? En effet, en faisant basculer le pied, on sent au niveau de l'enfoncement du péroné une crépitation des plus franches. L'arête vive du tibia peut être sentie dans toute sa hauteur; il n'y a donc pas fracture du tibia intéressant tout son corps; mais, au niveau de la malléole interne, de son bec, le doigt se promène sur une surface rugueuse qui n'est pas celle qui existe à l'état normal. Il semble que la pulpe du doigt peut pénétrer au niveau de cette malléole : enfin, à ce niveau, il y a une douleur localisée et de la crépitation, que la pression la plus simple réveille au plus haut point. La nature de la déformation, l'ensemble de ces caractères, font admettre un arrachement de la malléole interne.

En résumé : fracture du péroné par divulsion, avec arrachement et déplacement de la malléole interne, et luxation du pied en dehors.

Le voisinage de l'articulation, la difficulté de maintenir la réduction et la crainte d'une consolidation vicieuse et d'une gêne des mouvements sont la préoccupation de M. Desprès, et, en effet, en face de ce malade s'en trouve un autre, traité en province pour un cas analogue, et qui a aujourd'hui une véritable ankylose de l'articulation tibio-tarsienne et une luxation consécutive du pied pour laquelle il est venu réclamer les soins du chirurgien de l'hôpital Cochin. Le chirurgien se décida à appliquer l'attelle plâtrée immédiatement.

Voici comment M. Desprès procéda à la réduction, après nous avoir démontré l'inutilité de l'attelle de Dupuytren et son infériorité vis-à-vis de l'appareil plâtré. Mais la difficulté était d'obtenir la réduction et surtout de la maintenir. Pour cela, M. Desprès s'est servi de la position. Dès que les deux attelles latérales plâtrées ont été placées, et alors qu'elles n'étaient pas sèches, le chirurgien a fait reposer la jambe du blessé par la face externe sur un coussin dur et incliné vers le genou. En appuyant fortement sur la face interne et antérieure de la jambe, la contre-pression exercée par le coussin a suffi pour réduire la subluxation du pied. Pendant ce temps, et alors que des aides convenablement disposés maintenaient les extrémités de l'attelle plâtrée, l'appareil s'est solidifié et a emprisonné le membre dans une position convenable. Malgré ce résultat, M. Desprès, connaissant la facilité avec laquelle ces déplacements se reproduisent, a prescrit au malade la même situation, la même position. Ces deux moyens, l'appareil plâtré et son précieux adjuvant dans ce cas, la *position* (malade couché sur le côté, membre reposant par sa face externe sur un coussin et fortement fixé sur ce coussin par une alèse pliée en cravate), ont suffi pour maintenir tout à fait la réduction.

Le huitième jour, on permettait au malade de se mettre dans le décubitus horizontal, et il ne conservait plus que l'appareil plâtré. Le seizième jour, il y avait des douleurs et de la rougeur au niveau de la malléole interne, il s'était formé une petite eschare sur le point où portait le bord de la bande; l'appareil est enlevé, le déplacement n'existait plus. Un pansement avec les bandelettes de diachylum et une nouvelle bande plâtrée sont placés. Le vingt-sixième jour, le nouvel appareil est enlevé et la fracture commence à se consolider; on applique un appareil silicaté, bien que la solidité du cal ne soit pas complète.

Au bout d'un mois et demi après la fracture, cet appareil est retiré. Le résultat obtenu est satisfaisant, la consolidation s'est faite, le pied dans sa position normale, sans renversement en dehors. Bien que le gonflement péri-articulaire soit considérable, le malade peut faire décrire à son articulation quelques mouvements. Un deuxième appareil silicaté est appliqué, mais ce n'est plus qu'un simple étrier, un spica antérieur du cou-de-pied, dont le but est de maintenir l'article dans la marche. Le malade marche avec des béquilles; il est envoyé à Vincennes le 22 juillet 1875, avec son appareil. Au retour de cette convalescence, le malade marche avec ses souliers ordinaires et ne s'appuie plus que sur une canne, plutôt pour se donner de la confiance que pour aider la marche.

Obs. III. *Fracture des deux os de la jambe par cause directe et avec esquilles; petite plaie; incision au niveau de la face interne du tibia et ablation de deux esquilles; occlusion et appareil plâtré.* — Le nommé Rollot (Eugène-Pierre), âgé de trente-quatre ans, chef d'équipe à la vidange, entre le 7 mars 1875, salle Cochin, lit n° 4 (vieilles salles). Le 7, à cinq heures du matin, le malade a été renversé par un cheval, et les deux roues (dans le même plan) d'un chariot portant les appareils pour la vidange sont passées sur sa jambe droite, au niveau du tiers inférieur : douleur extrêmement vive et impossibilité de se relever, et le malade est transporté à l'hôpital Cochin. Au niveau du point indiqué, teinte bleuâtre des téguments, et à la partie médiane du point contusionné, petite plaie livrant passage à du sang qui coule en assez grande quantité depuis le moment de l'accident. Déformation, gonflement, mobilité anormale, enfin la crépitation, annonçant qu'il y a une fracture double de jambe au même niveau; mais l'exploration par le toucher révèle encore la présence d'esquilles; le doigt a la sensation d'une crépitation multiple, se produisant et se déplaçant avec la plus grande facilité, et au niveau de la face interne du tibia on sent un écartement considérable entre les deux fragments, et l'espace ainsi produit n'est rempli que par une pointe saillante, dure, que le doigt isole et qui appartient à une esquille. Se fondant sur tous ces signes, M. Després n'hésite pas à remplir la première des indications, c'est-à-dire l'ablation des esquilles, et pour cela il pratique une incision de 5 centimètres environ, parallèle à la face interne du tibia, extrait au moyen d'une pince deux esquilles de 4 centimètres environ, dont l'issue est accompagnée d'une certaine quantité de sang; puis il referme la plaie naturelle et artificielle avec des bandelettes de diachylum, et applique l'*appareil plâtré* (simples attelles latérales), en ayant soin d'interposer entre l'attelle interne et ce même côté de la jambe une couche de ouate; opium, 5 centigrammes.

Le 7 au soir, 84 pulsations. Le malade n'a pas souffert, mais il s'est produit dans la journée une hémorrhagie qui a cédé à la pression exercée par l'appareil; le foyer de la fracture est entouré avec du coton.

Le 8, le malade a dormi et n'a pas souffert; absence complète de rougeur au niveau du foyer de la fracture, 80 pulsations.

Le 9, petite hémorrhagie de quelques gouttes de sang; le malade n'a pas dormi, il a eu des coliques toute la nuit, qu'il attribue à une absence de garde-robes depuis quatre jours, 96 pulsations.

Soir, rien du côté de la fracture. Pas de fièvres, mais douleurs en ceinture au niveau de la région rénale; application de sinapismes sur les points douloureux.

Le 10, teinte érysipélateuse et œdème sur toute la région antérieure du pied; application de cataplasme; pas de fièvre.

Le 11, la rougeur ne s'est pas étendue, elle a même pâli; 96 pulsations: suppuration très-peu abondante entre les parois de l'appareil et la face interne de la jambe; le coton interposé joue le rôle de corps conducteur; le malade accuse une douleur sourde.

Soir, 100 pulsations.

Le 12, 96 pulsations; œdème notable du pied; le malade accuse une douleur persistante au niveau de la malléole externe; garnir de ouate.

Soir, 96 pulsations; température, 39°,3.

Le 13, rien de nouveau; 99 pulsations.

Le 14, mieux; le malade a dormi, mais il éprouve des douleurs très-cuisantes, lorsqu'il se réveille, au niveau de la malléole externe.

Soir, 84 pulsations; température, 38°,2.

Le 15, au niveau du point indiqué, il y a une compression exercée par l'appareil à cause de la compression de dedans en dehors (gonflement); le pus s'écoule en petite quantité.

Soir, 96 pulsations; 38°,5.

Le 16, au niveau de la malléole externe on aperçoit une petite eschare, par compression. Échancrer l'appareil à ce niveau (gouge et maillet).

Soir, 92 pulsations; température, 38°,5.

Le 17, le malade a été bien soulagé par l'opération d'hier; il a pu dormir et n'accuse plus de douleur au niveau du foyer de la fracture.

Le 18, les bandelettes de diachylum, mises le premier jour, sont remplacées par d'autres; toujours un peu d'œdème de la face dorsale du pied : bourgeons charnus au niveau de la plaie située à la face antérieure du tiers inférieur de la jambe.

Le 19, mieux continu. Soir, température, 38 degrés; toujours suppuration verdâtre tout autour du coton; la pression à la partie postérieure de la jambe ne révèle aucune douleur.

Le 20, 92 pulsations.

Le 22, 80 pulsations.

Le 23, le malade va très-bien et peut soulever sa jambe (dix-septième jour depuis l'accident).

Du 24 mars au 26 avril, rien de nouveau; le gonflement de la jambe a beaucoup diminué; la suppuration est tarie. L'appareil plâtré est remplacé par un appareil silicaté; incurvation légère du membre au niveau de la fracture; pas de raccourcissement; le cal se sent bien et la consolidation est obtenue; les plaies sont entièrement cicatrisées.

Le malade commence à se lever, marche assez bien avec des béquilles. Le 20 mai il est envoyé à Vincennes; il marchait sans canne.

Obs. IV. *Fracture de la jambe gauche; usure du fragment supérieur par cause indirecte.* — Valtat (Étienne), âgé de vingt et un ans, carrier, entre le 2 juin 1875 à l'hôpital Cochin (vieilles salles, n° 22). Il avait été pris sous l'éboulement du plafond d'une galerie de carrière, avec un de ses camarades qui avait été tué sur le coup. La jambe droite avait été pliée en deux et le tibia et le péroné avaient été cassés à la même hauteur. Le fragment inférieur du tibia avait perforé la peau et avait fait une perforation qui laissait pénétrer le doigt indicateur. Un vaste épanchement sanguin avait produit une tuméfaction considérable du membre, surtout à la partie interne, où la crépitation sanguine était des plus évidentes. La crépitation osseuse avait été perçue par l'interne de garde, au moment de l'entrée du malade, et M. Després ne la chercha pas. La mobilité anormale et la déformation angulaire du membre au niveau de la fracture étaient tellement évidentes, que tout autre examen était inutile.

Après avoir pansé la plaie avec des bandelettes de diachylum qui arrêtèrent l'hémorrhagie, M. Després fit appliquer l'appareil plâtré par l'interne du service le 3 juillet; l'appareil soulagea immédiatement le malade, qui put se coucher sur le côté. La déformation n'étant pas suffisamment corrigée par l'appareil, M. Després fit appliquer un nouvel appareil le 4 juillet.

Le 6, M. Després appliqua lui-même le troisième appareil et, après avoir redressé le membre, il plaça la bande plâtrée et maintint la réduction pendant la dessiccation de l'appareil.

Le 12, la suppuration s'établit après que le malade eût eu, pendant trois jours, une élévation de température à 38°,7 et un léger œdème du pied et des malléoles.

Les jours suivants, les liens sont régulièrement resserrés; le 20, la suppuration qui coulait de chaque côté des bandes plâtrées fut un peu plus abondante.

Le 2 août, l'appareil plâtré est enlevé et on trouve deux plaies qui étaient couvertes de bourgeons charnus roses et de belle apparence.

La lésion constatée le jour de l'entrée du malade était l'origine de l'une des plaies; c'était l'orifice dans lequel le doigt avait été introduit pour explorer la fracture du tibia; l'autre était la trace d'un abcès ouvert seul et qui s'était formé au niveau de la fracture du péroné, située un peu au-dessous de celle du tibia. La fracture était consolidée, mais le cal était encore un peu flexible. Le malade est placé dans un appareil ouaté silicaté, les plaies étant préalablement pansées avec des bandelettes de diachylum imbriquées : avec cet appareil, le malade se leva et put circuler en se portant sur des béquilles.

Le malade eut besoin de sortir de l'hôpital pour affaires de famille; il quitta l'hôpital le 17 août et rentra le 19. Voulant se rendre compte de l'état du membre, M. Després fit enlever l'appareil silicaté; les plaies avaient diminué et les os étaient solides. Néanmoins un nouvel appareil est appliqué. Le 15 septembre, le malade marche avec une canne.

Le 16, l'appareil est enlevé; la plaie primitive est cicatrisée, la plaie externe ne l'est pas encore.

A ce moment, tout gonflement a disparu. On constate que les deux os, le tibia et le péroné, se sont soudés au niveau de la fracture, ce qui est indiqué d'ailleurs par une encoche sur le côté externe de la jambe; mais le tibia est parfaitement droit, le malade marche sans appareil et sans canne; il reste dans le service pour être traité de sa plaie, qui n'est pas encore cicatrisée; le pansement avec le diachylum est fait tous les quatre jours. Aujourd'hui, 10 octobre, le malade sort guéri sans raideur de l'articulation du cou-de-pied.

Cette observation n'est pas la moins instructive. Trois fois en huit jours l'appareil fut changé, la suppuration du foyer de la fracture a eu lieu après ces pansements, et il n'est survenu aucun accident; la consolidation de la fracture et la cicatrisation des plaies se sont faites régulièrement.

Que serait-il arrivé si l'on s'était servi d'un de ces appareils qui cachent le membre et où le chirurgien est dans l'impossibilité de surveiller? Une conformation vicieuse du membre d'abord, et des fusées purulentes et des excoriations de la peau qui sont si souvent observées lorsqu'on se sert d'une gouttière qui n'est pas renouvelée tous les huit jours au moins, ou lorsqu'on place banalement un membre blessé et devant suppurer dans un appareil inamovible entourant tout le membre. La fracture n'eût certainement pas été contenue, et l'inflammation aurait été d'autant plus vive et d'autant plus redoutable.

Chacune de ces observations a trait aux fractures compliquées de la jambe; j'ai cru devoir négliger les fractures simples, dont le nombre est considérable et où les succès de l'appareil plâtré sont encore plus évidents sans être plus saisissants.

Vous avez vu à la consultation deux enfants de neuf et treize ans qui avaient une fracture du tibia et du péroné à des hauteurs inégales et qui étaient le résultat d'un choc direct sur la jambe pendant une chute. L'appareil plâtré a été mis immédiatement. Les parents apportaient les enfants à la consultation tous les quatre jours et tous les huit jours ensuite. Le douzième jour les enfants se sont appuyés sur leur jambe, le trentième jour les parents ne pouvaient plus les tenir, et le quarantième jour l'appareil a été enlevé définitivement. Les bandes élastiques étaient resserrées tous les quatre jours. Au bout de quarante jours les enfants marchaient sans appareil, ne boitaient pas et ne souffraient pas; l'os était seulement un peu volumineux au niveau de la fracture; il n'y avait pas trace de raideur du genou ni du cou-de-pied.

Je ne vous rappellerai pas les fractures du péroné seul qui ont été traitées de la sorte. L'usage et l'efficacité de l'appareil dans les cas graves sont la meilleure démonstration de la bonté de l'appareil.

En résumé, voici sous forme de propositions les indications de l'application de l'appareil :

La fracture doit être réduite pendant l'application de la bande plâtrée, il est très-nécessaire que le plâtre soit gâché serré pour qu'il dessèche vite; et le membre doit être maintenu dans une bonne position jusqu'à dessiccation presque complète de l'attelle plâtrée, et cela demande environ dix minutes.

Les lacs élastiques ne doivent être appliqués que quand l'appareil est bien sec, et il est inutile de les serrer fortement dès le premier jour.

Le lendemain ou le surlendemain de l'application de l'appareil, on resserre les lacs et on mesure la constriction au degré de tension du membre.

Il faut resserrer les bandes élastiques les jours suivants en proportion de la diminution du gonflement du membre, qui met environ six jours à disparaître. Le resserrement des bandes est une affaire de tact : on examine si les bandes jouent sur le membre, et on resserre jusqu'à ce que le moule que forment les attelles soit bien appliqué sur le membre. A partir du sixième jour, le malade lui-même se rend compte du relâchement de l'appareil; il dit qu'il se sent moins soutenu.

Si l'on veut obtenir la perfection dans les fractures du tibia avec déplacement étendu, on y arrivera en plaçant le huitième jour un nouvel appareil semblable au premier. Cet appareil tiendra mieux que le premier, parce que le gonflement a disparu le huitième jour et que la contention peut être mieux faite avec ce nouvel appareil.

Le vingtième jour on peut remplacer l'appareil plâtré par un appareil silicaté; mais les malades préfèrent le premier, et j'ai pris le parti de laisser la bande plâtrée pendant quarante jours et plus; si le membre est solide au bout de ce temps, je supprime les appareils. Dans le cas contraire, je place un appareil silicaté jusqu'au soixantième jour, ou un nouvel appareil plâtré qui peut rester jusqu'au soixante-dixième jour. Cela dépend de la gravité de la fracture, et surtout de la comminutivité de la fracture, car une fracture de ce genre est toujours très-longue à se consolider (1).

Survient-il une complication, un érysipèle, une suppuration, il n'y a qu'à desserrer les liens : l'appareil tient seul, puisqu'il est moulé sur le membre. On rembourre avec du coton les points où l'appareil presse, afin d'éviter les eschares et pour laisser écouler le pus. On applique, sur les parties du membre non recouvertes de l'appareil, des cataplasmes ou des compresses d'eau de sureau, et on attend la guérison de l'inflammation. S'il y a une esquille, on l'extrait sans toucher à l'appareil, que l'on se borne à écarter d'un côté ou de l'autre du membre, et qu'on replace ensuite.

Cet appareil offre de nombreux avantages, dont voici les principaux :

1° Il maintient aussi bien qu'aucun autre appareil les fragments remis en place, et il assure une bonne conformation du membre;

2° Il n'*immobilise ni le genou ni le cou-de-pied*, ce qui fait gagner aux malades deux mois de convalescence, le temps nécessaire au rétablissement des fonctions de ces articulations lorsqu'on les a immobilisées en appliquant d'autres appareils, tels que la gouttière;

3° Il permet aux malades de se coucher dans toutes les positions et de manœuvrer librement leur membre dès les premiers jours, ce qui est un avantage incalculable; on ne craint pas, en effet, les eschares au talon, si communes lorsqu'on emploie les gouttières, et les malades éprouvent un bien-être inappréciable de pouvoir se coucher sur le côté, au lieu de rester vingt à trente jours couchés sur le dos;

5° Dans les fractures avec luxations au pied, il maintient très-bien la fracture réduite, sans qu'il soit besoin de mettre des lacs spéciaux. Si l'on a le soin de placer le membre dans une position qui favorise la réduction de la fracture et de la luxation pendant la dessiccation du plâtre, on n'a plus à s'occuper de rien;

6° Dans les fractures compliquées avec plaie, on place un pansement avec des bandelettes de diachylum imbriquées sur la plaie, un peu de

(1) Depuis la publication de cette leçon, j'ai obtenu la guérison d'une fracture du péroné avec arrachement de la malléole interne et luxation du pied en soixante-cinq jours avec un appareil plâtré laissé tout ce temps : le malade marchait sans canne le soixante-cinquième jour. Une fracture par cause directe du tibia a guéri en soixante jours avec un seul appareil plâtré. Une fracture compliquée de plaie du tibia et du péroné à la même hauteur a guéri en soixante-dix jours ; au bout de ce temps, la marche sans canne était possible.

ouate pour régulariser la compression sur la plaie, et on place ensuite l'appareil, sans autre modification que ce pansement par occlusion, d'après la méthode de M. Chassaignac.

La conformation extérieure du membre peut être aussi bonne que celle qu'on a obtenue avec tout autre appareil, même s'il y a eu perte de substance de l'os. Mais c'est surtout dans les fractures du péroné avec arrachement de la malléole interne que le résultat est excellent. L'appareil de Dupuytren et la gouttière, dont nous avons vu des résultats, donnent des déformations énormes, et tout le monde peut voir qu'un de nos très-estimés confrères, après une fracture de ce genre et l'application de l'attelle de Dupuytren et de la gouttière, a une déformation telle, qu'il ne peut marcher sans un soulier à fort tuteur en fer; tandis que le malade dont nous publions l'observation, et dont la luxation du pied avait résisté à toutes les tentatives de contention avant son entrée à l'hôpital, est sorti ne boitant pas et sans déformation autre qu'une augmentation de volume des deux chevilles.

L'appareil offre quelques désavantages qui ne doivent pas être méconnus, mais qui tiennent exclusivement à quelque faute dans l'application de l'appareil, et c'est au moment où les malades commencent à se poser un peu sur leur membre que des accidents peuvent être le plus souvent observés. Ces accidents, de peu de gravité d'ailleurs, sont des eschares aux points où les bords des attelles compriment la peau sur un point quelconque des os. On observe des eschares aux points où la partie supérieure des attelles porte sur les tubérosités interne et externe du tibia; mais elles peuvent être évitées en ne faisant pas remonter la bande jusqu'à ce point, au moment où l'on place l'appareil, ou bien en sectionnant plus tard, avec une tenaille, l'extrémité de la bande qui blesse le malade. J'ai observé aussi une eschare sur la malléole interne d'un malade; l'eschare était produite par le bord de la bande. J'ai remédié de suite à cet inconvénient en plaçant un autre appareil plâtré; l'eschare a été pansée avec des bandelettes de diachylum, et une bande plâtrée nouvelle plus large, dont le bord dépassait la malléole, a été appliquée par-dessus le pansement, et l'eschare a été promptement guérie.

On le voit donc, il ne s'agit que de veiller pendant l'application de l'appareil à ce que ses bords et ses angles ne portent pas sur un point de la peau recouvrant une portion d'os qui fait une saillie.

Quelques indications spéciales doivent être aussi remplies dans des cas particuliers. Lorsqu'il existe, dans une fracture avec plaie, des esquilles primitives, il faut les enlever d'emblée toutes et appliquer ensuite le pansement; telles ont été les indications remplies dans l'observation III.

Lorsqu'il se forme des esquilles secondaires, il faut enlever l'appareil, extraire les esquilles et appliquer un nouvel appareil.

Enfin, s'il survient un érysipèle du membre autour des plaies qui compliquent une fracture, il faut desserrer l'appareil sans l'enlever, afin d'éviter qu'il ne se forme des eschares aux points où portent les bords de l'appareil, et encore les eschares n'en peuvent pas moins exister, et il est alors nécessaire de placer du coton entre les bandes et la peau en même temps que l'on applique sur l'eschare des bandelettes de diachylum.

Il existe, on le voit, pour l'appareil plâtré les mêmes inconvénients que pour tous les appareils quelconques lorsqu'ils recouvrent un membre atteint d'érysipèle ou de phlegmon. J'ai observé déjà une fois un cas de ce genre; c'était chez une vieille femme de soixante-dix-huit ans, qui avait eu une fracture simple du tibia compliquée de plaie à la jambe droite et une entorse du pied gauche causées par le passage d'une roue de voiture. L'appareil plâtré, appliqué immédiatement, a rendu les services accoutumés; mais un érysipèle est survenu en même temps que se développaient des eschares au sacrum et que les parties contuses de la peau du pied et de la jambe, même au dehors de l'appareil, ont été atteintes de gangrène. Pendant une seule nuit, une eschare était survenue au point où portait la bande plâtrée du côté externe. Un pansement arrêta les progrès de l'eschare, et la fracture continua à être bien maintenue, quoique les liens fussent desserrés. Cette pauvre femme a succombé le quinzième jour, sans que le foyer de la fracture ait suppuré; elle est morte épuisée avec une eschare à la région sacrée de l'étendue de deux fois la paume des mains.

Voici enfin une des dernières observations recueillies cette année, où une fracture peu grave a été guérie par l'appareil plâtré en un temps relativement très-court et sans la moindre gêne pour le malade.

Obs. V. *Fracture de jambe par cause directe; double épanchement articulaire; appareil plâtré immédiat.* — Le nommé Chevaleret (Léon), âgé de vingt-deux ans, journalier, entre à l'hôpital Cochin le 26 juillet 1875, salle Cochin.

Chute du haut d'un mât, et pression violente du mât sur la jambe. Douze heures après l'accident on constate du côté de la jambe gauche, et au niveau de l'articulation tibio-tarsienne, une déformation caractérisée par un gonflement considérable et un allongement du diamètre transversal du membre à ce niveau.

Les saillies malléolaires ont disparu et le cou-de-pied n'existe plus; d'ailleurs pas de renversement du pied ni de changement de couleur de la peau.

Les mouvements spontanés sont impossibles; les mouvements provoqués, la simple pression même sont fort douloureux; absence de crépitation, mais dépression et douleur excessive au niveau et au-dessus des deux malléoles. Il y a un peu d'épanchement dans le genou.

M. Després diagnostique une fracture double malléolaire sans déplacement des fragments du tibia.

Le 27, appareil plâtré, soulagement immédiat du malade.

Six jours après l'application de l'appareil, le malade commence à se lever et à marcher avec des béquilles. Le 15 août, c'est-à-dire le vingtième jour, il ne se sert plus que d'une canne, et le 25 il marche sans appui. Le 31 l'appareil est enlevé; le malade marche librement. Il n'existe pas de déformation, le péroné est épaissi, l'os est augmenté de diamètre à 3 centimètres au-dessus de la malléole; l'extrémité inférieure du tibia est notablement plus volumineuse que celle du côté opposé; l'articulation tibio-tarsienne est libre et jouit des mouvements normaux.

Le malade sort de l'hôpital le 6 septembre, le quarante-deuxième jour après son accident; il est encore un peu faible sur la jambe, mais il marche sans canne.

Ici la rapidité rare de la guérison tient à l'âge du sujet.

Je citerai en terminant le fait d'un jeune malade qui est dans les mêmes conditions que celui qui est le sujet de l'observation III (extraction immédiate des esquilles, appareil plâtré immédiat); la plaie a suppuré sous l'appareil plâtré, le soixantième jour le malade marchait sans béquille; une petite esquille du volume d'une tête d'épingle est sortie de la plaie; le soixante-cinquième jour l'appareil plâtré est enlevé. Le malade était entièrement guéri, sans raideur articulaire, le troisième mois.

En général, le traitement des fractures de jambe par l'appareil plâtré immédiat, laissé en place tout le temps, dure :

Pour les fractures du péroné au-dessus de l'articulation tibio-tarsienne, quelle que soit la hauteur, de trente-cinq à quarante jours. Après ce temps, les malades marchent sans béquille et n'ont plus pour toute trace de la fracture qu'un gonflement passager du pied, qui cesse pendant la nuit et se reproduit pendant un mois.

Pour les fractures du tibia à un seul trait, quarante à cinquante jours et un mois de convalescence avec gonflement du pied. Les malades marchent le soixantième jour sans canne.

Pour la fracture du péroné avec arrachement de la malléole interne, le traitement dure quarante-cinq à soixante jours, mais la marche sans béquille, c'est-à-dire le rétablissement complet, n'est possible souvent que le quatrième mois.

Pour les fractures du tibia à plusieurs traits ou avec tassement et écrasement de l'os, il faut que les malades gardent soixante jours l'appareil, et il y a un mois de convalescence avec gonflement du pied, comme pour toutes les autres fractures.

Pour les fractures esquilleuses avec extraction d'esquille, la guérison est retardée du temps nécessaire à l'élimination des eschares des parties molles et à la suppuration, c'est-à-dire environ vingt jours. L'observation III est un type, et pour pronostiquer la durée des fractures compliquées de ce genre, elle servira de critérium.

Les fractures dont un des traits a pénétré dans une articulation sont celles qui exigent le plus de temps. Deux mois et demi pleins d'appareil sont le plus souvent nécessaires.

Si l'on compare la durée du traitement par l'appareil plâtré immédiat avec le traitement par les autres appareils, vous verrez que la différence est grande, et que la raideur des articulations, causée par les appareils inamovibles, est la cause réelle de la durée prolongée de la convalescence. Et si la guérison est retardée lorsqu'on s'est servi de l'appareil plâtré, cela tient à une disposition rhumatismale qui entraîne une arthrite sèche et une raideur articulaire. Mais cette complication est aussi commune et même plus commune après l'emploi d'autres appareils.

DIXIÈME LEÇON

LUXATIONS DE L'ÉPAULE ET DU COUDE

SOMMAIRE. — **De la réduction des luxations récentes de l'épaule. — De la traction continue par les aides. — De la réduction des luxations du coude. Procédé de douceur.**

Les luxations récentes de l'épaule, quelle que soit leur variété, c'est-à-dire les luxations qui ont été produites pendant les huit jours qui précèdent le moment où un chirurgien est appelé ou consulté, peuvent être réduites facilement et sans danger par un procédé de traction continue, toujours le même, pour lequel il ne faut que des aides que l'on a toujours sous la main, des ouvriers et des paysans, des gens de toutes les professions. Sous la direction du chirurgien, une personne quelconque est suffisante comme aide.

La chloroformisation, qui est le procédé le plus rationnel et le plus commode, est le procédé le meilleur pour les cas exceptionnels où il y a, par exemple, une fracture du membre supérieur en même temps que la luxation.

Le procédé de traction continue avec des lacs de caoutchouc attachés au bras et étirés pendant que le tronc du malade est fixé ainsi que l'épaule à un point solide de la muraille, procédé imaginé par Legros et M. T. Anger, était un progrès et avait le mérite d'être très-rationnel; mais il a été peu employé parce qu'il suppose un outillage que l'on n'a pas toujours à sa portée, et surtout parce que la traction du caoutchouc, inintelligente, tirant toujours dans le même sens, était quelquefois maintenue une heure ou deux, jusqu'à ce que le chirurgien, par un mouvement de rotation du bras, produisît la réduction. Cette traction continue du caoutchouc était d'ailleurs extrêmement pénible pour le patient, comme le procédé dit de l'échelle et le procédé du talon.

Tous les procédés anciens de traction continue, le *procédé de l'échelle*, avec la traction d'un poids suspendu au bras, l'aisselle étant appuyée et maintenue sur un bâton de l'échelle, le *procédé du talon*, l'ambi, la machine de Platner, sont des procédés très-douloureux et qu'on ne peut ni ne doit employer avec le chloroforme, parce qu'ils sont trop compliqués et parce que la traction la plus simple réduit sans eux une luxation de l'épaule chez un malade chloroformé.

La machine de Mathieu produit, mécaniquement et d'une manière calculée, avec graduation de la force, le même effet que le procédé du talon et l'ancien procédé de l'échelle, mais cet instrument n'est pas pratique hors des grandes villes. Lorsqu'on l'emploie sans en avoir bien le maniement, on s'expose à contusionner fortement le membre.

Le procédé de Mothe a quelquefois réussi, il a souvent échoué, et il exige des aides intelligents, qui sachent très-bien maintenir l'omoplate pendant que le chirurgien fait l'élévation et la rotation du bras ; il est d'ailleurs tout à fait insuffisant chez les malades bien musclés : il est impropre pour les chirurgiens qui ne sont pas des athlètes.

L'opinion générale des chirurgiens et la mienne c'est que l'administration du chloroforme et la résolution musculaire artificielle sont le meilleur mode de réduction des luxations de l'épaule. Mais on a reconnu les dangers de ce mode de réduction, le *plus grand nombre de cas de mort par le chloroforme ont été observés pendant la réduction de luxations de l'épaule.* Le temps matériel pour endormir le malade, réduire sa luxation et le réveiller est encore assez long, et je n'exagère pas en disant que la moyenne de temps nécessaire est de trente minutes, car il faut chloroformer le malade jusqu'à la résolution complète ; notons bien ce fait afin de comparer ce procédé avec celui que j'ai institué.

J'emploie depuis douze ans un procédé de réduction des luxations de l'épaule qui est fondé sur le même principe que le procédé de réduction des luxations à l'aide du chloroforme, avec cette seule différence que je ne cherche la résolution que des seuls muscles qui s'opposent à la réduction, c'est-à-dire des muscles du bras et de l'épaule.

On applique ici un principe qui se trouve formulé dans un livre de chirurgie du siècle dernier, dans les *Mélanges de chirurgie* de Pouteau, et qui a certainement inspiré les auteurs du procédé de réduction des luxations à l'aide du caoutchouc.

Pouteau, en effet, est le premier qui ait bien compris la puissance des tractions continues pour épuiser la contraction musculaire. Voici ce qu'il dit (1) :

(1) Pouteau, *Mélanges de chirurgie*, Lyon, 1760, p. 251.

« J'ai observé plusieurs fois dans ces circonstances qu'il est plus facile de lasser les muscles que de surmonter tout à coup leur résistance. Ainsi,

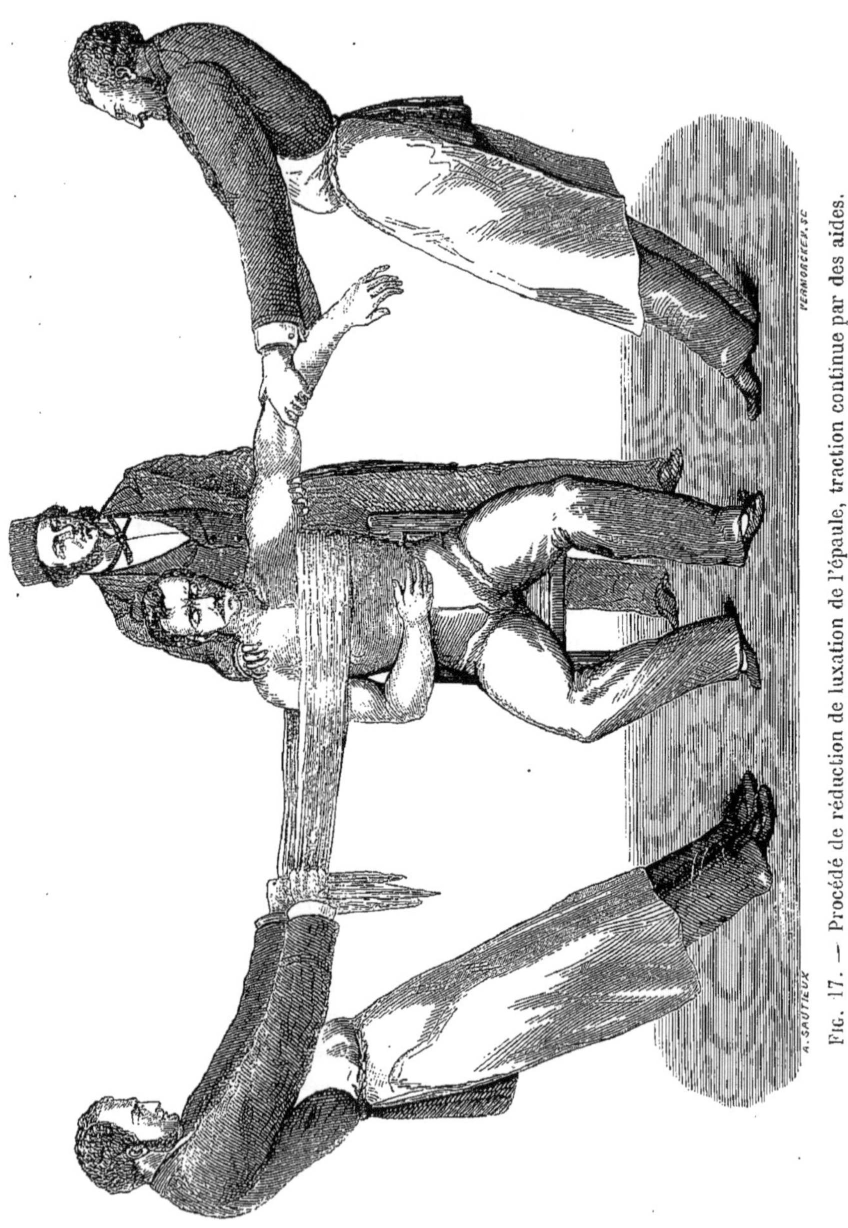

Fig. 17. — Procédé de réduction de luxation de l'épaule, traction continue par des aides.

lorsque les extensions paraissent suffisantes, je les *soutiens au même point pendant quelque temps* et j'attends le relâchement que doit opérer la *lassitude* des muscles. Il ne reste plus qu'à profiter de ce moment d'inaction pour parvenir sans peine à la réduction. »

M. Rigaud, devant l'Académie de médecine en 1875, a insisté sur la valeur de l'opinion du chirurgien de Lyon.

Voici comment l'on procède à la réduction, ainsi que cela est représenté sur la figure 17 :

Le malade est assis sur une chaise, le dos appuyé sur la chaise.

Un premier aide passe sous le bras luxé un drap ou une alèze pliée en cravate, assez large pour que la pièce de linge ne fasse pas corde, et maintient les chefs de l'alèze.

Un deuxième aide enveloppe la partie inférieure du bras luxé avec une compresse de linge ou même un mouchoir mouillé, et saisit à deux mains le bras au-dessus du coude et par-dessus le linge placé là pour que les mains de l'aide ne glissent pas sur la peau.

Cela fait, les deux aides se penchent en arrière et exercent un traction en sens inverse sur tous les muscles du bras et de l'épaule. La traction est rigoureusement mesurée par le poids du corps penché en arrière. Deux aides de moyenne taille tirant, en sens inverse, *par leur propre poids* exercent sur l'articulation de l'épaule une traction équivalente à 13 kilogrammes du dynamomètre, pour des aides pesant en moyenne 69 kilogrammes.

Du côté du malade, voici ce qui se passe : La traction ayant débuté sans secousses et progressivement, le malade y semble indifférent; il ne souffre pas, c'est seulement au moment où le chirurgien a placé le bras à angle droit avec le tronc que le malade a éprouvé une certaine douleur.

Au bout de deux minutes, le deltoïde se relâche, et l'on y constate, à travers la peau, des mouvements fibrillaires qui existent dans les muscles qui viennent d'être fatigués; le grand pectoral et le grand dorsal résistent encore, ainsi que les sous-scapulaires, grand et petit rond.

Les aides, de leur côté, à la troisième minute sont fatigués, et on constate leur fatigue à la congestion de leurs mains, qui sont violacées.

A ce moment, il faut relayer les aides un à un, en ayant soin que la traction ne cesse pas pendant le relai. Ces deux aides nouveaux tirent de la même manière que les premiers; on attend encore, et à ce moment, le chirurgien suit dans l'aisselle la marche de la tête de l'humérus, et lorsqu'il lui semble qu'elle est arrivée au niveau de la cavité glénoïde, il fait exécuter par l'aide qui tire sur le bras de légers mouvements de rotation à l'humérus, tout en faisant continuer la traction; la luxation se réduit quelquefois pendant les mouvements. C'est en général à la huitième minute que la réduction s'opère, tantôt avec bruit si la luxation est très-récente, tantôt sans bruit si elle date de plusieurs jours. Chez les sujets bien musclés, il faut attendre quelquefois un quart d'heure.

Le critérium le plus sûr pour juger que la contractilité musculaire est épuisée, est la fatigue excessive qu'éprouve le malade. Pendant quelques secondes environ le malade se plaint, il dit : Je n'en puis plus. On le voit céder, pour ainsi dire, et à ce moment même, à ce moment précis, la luxation se réduit, ou peut être réduite par le chirurgien, qui, avec deux doigts, ramène la tête dans la cavité glénoïde.

Toute la théorie de ce procédé repose sur la propriété physiologique des muscles. Aucun muscle de la vie de relation ne peut rester contracté d'une manière continue pendant plus de quatre à cinq minutes. Tout le monde connaît cette expérience, objet de paris nombreux et toujours perdus, qui consiste à soutenir un poids de 10 grammes à bras tendus plus de dix minutes : il n'y a pas de bateleur capable de ce tour de force. La contraction d'un système de muscles d'une manière constante est impossible, mais un repos de quatre à six secondes de minute en minute permet, au contraire, une action très-prolongée d'un muscle ou d'un système de muscles.

La traction continue de deux aides en sens inverse sur une articulation lasse le malade et les aides. Si l'on n'avait que deux aides et qu'on les fît reposer pour reprendre des forces, le malade en reprendrait aussi, et la luxation résisterait autant que les aides tireraient. Mais avec deux aides nouveaux qui remplacent les premiers, et au besoin deux autres qui remplacent les derniers, épuiseraient-ils tous les six leurs forces, le malade ne peut résister aux deux suivants, et la luxation se réduira fatalement, pourvu qu'il n'y ait point d'*intermittence* dans les tractions.

En moyenne, après le deuxième relai des aides, la luxation se réduit, et c'est vers la huitième minute que la réduction a lieu, parce que, à ce moment, la contraction musculaire est entièrement épuisée.

Vous avez vu le procédé employé dans toute sa simplicité à notre dernière consultation. Il s'agissait d'un garçon de vingt-six ans, fort bien musclé, exerçant le métier de terrassier; il avait une luxation sous-coracoïdienne complète, datant de vingt-quatre heures. La traction continue a été faite d'emblée, la réduction progressive a eu lieu après le premier changement des deux aides, en cinq minutes et demie. Pendant que les premiers aides exerçaient la traction, vous m'avez vu faire une petite manœuvre qui a son importance, et sur laquelle j'aurai à revenir; puis j'ai fait continuer les tractions, et vous avez pu voir la réduction et entendre le choc caractéristique. Ce choc manque le plus souvent, et le fait que vous avez observé peut être considéré, à ce titre, comme une exception, car on n'entend point le choc de la réduction dans plus de la moitié des cas.

Depuis 1865, je n'ai jamais réduit autrement les luxations de l'épaule. Huit luxations de l'épaule par an ont été réduites, en moyenne, et *jamais le procédé n'a échoué*, jamais je n'ai été obligé de recourir à un autre procédé. Deux fois seulement nous avons mis une demi-heure et trente-cinq minutes pour obtenir la réduction. Dans le premier cas, trois ou quatre fois la traction avait cessé quelques secondes, et le malade avait repris des forces ; dans le second cas, il s'agissait d'une luxation dite intercostale, c'est-à-dire intracoracoïdienne avec déplacement en dedans très-marqué, et où la tête humérale était fortement enclavée sous le grand pectoral. Dans tous les autres cas, la luxation a été réduite en moins de dix minutes. J'ai mis quelquefois la main dans l'aisselle pour repousser la tête humérale en haut, mais je n'y ai jamais employé la force: c'était avec deux doigts que je replaçais la tête dans la cavité cotyloïde.

Divers obstacles doivent être connus, et il n'est pas sans intérêt de dire comment on peut les soulever.

On peut éprouver des retards :

1° A cause de la position de l'alèze, qui sert à la contre-extension ;

2° A cause de l'enclavement de la tête sous l'apophyse coracoïde, dans les luxations en dedans et en avant;

3° A cause de la traction irrégulière des aides.

Pour obvier au premier de ces inconvénients, il faut que l'alèze soit bien placée sous l'aisselle et tire bien sur le tronc, immédiatement au-dessous de l'articulation de l'épaule, et plus l'aide qui fait la contre-extension est grand, mieux on est assuré que l'alèze tirera sur le tronc dans un point plus élevé, c'est-à-dire plus rapproché de l'articulation.

Le second inconvénient peut être levé de deux manières : il faut faire exécuter par les aides qui font l'extension des mouvements de rotation au bras sur son axe, de façon à amener la tête vers la déchirure de la capsule en même temps qu'on dégage du dessous de l'apophyse coracoïde la tête de l'humérus. Ce dégagement est le plus souvent annoncé par une légère secousse que l'on prend même parfois pour la réduction de la luxation.

On arrive encore à dégager la tête en faisant exécuter des tractions sur le bras, porté un peu en arrière, pendant que le chirurgien repousse en avant le moignon de l'épaule.

Les tractions irrégulières des aides tiennent, ou bien à ce qu'ils ne se laissent point pendre ainsi que l'indique la figure, ou bien parce que leurs mains glissent et qu'ils reprennent; on peut encore éviter ces deux inconvénients : 1° en plaçant bien les aides; 2° en ayant soin d'interposer entre le bras sur lequel on tire et la main des aides, un linge mouillé.

Lorsque l'on a des aides sur lesquels on ne peut pas compter beaucoup, le bras peut être mal tiré, parce que les mains de l'aide glissent sur le bras; on remédie à ce contre-temps en plaçant sur le coude, fléchi à angle droit, une serviette en huit de chiffre, et pendant que l'aide tire à pleines mains sur les chefs de la serviette, le chirurgien ou un autre aide maintient le bras à angle droit. C'est surtout quand les sujets sont bien musclés qu'il faut avoir recours à cette précaution.

On arrive à réduire les luxations anciennes par le même procédé; seulement, avant de recourir au procédé, il faut faire exécuter dans tous les sens des mouvements forcés étendus, au bras luxé, afin de détruire les adhérences nouvelles de la tête humérale au dehors de la capsule articulaire. La force du chirurgien doit être employée seule, les aides doivent se borner à maintenir l'épaule, pendant que le chirurgien agit pour détruire ces adhérences.

Deux fois j'ai réduit de la sorte une luxation datant d'un mois et quelques jours : une fois chez une femme de quarante-cinq ans, une fois chez un homme de cinquante-deux ans.

Les tractions ont duré une heure chez la première malade; le caoutchouc étiré a été employé pendant une demi-heure; le reste du temps, ce sont des aides qui ont tiré. Dans le second cas, la traction a été faite exclusivement par des aides relayés.

Les élèves de nos hôpitaux sont mis promptement au courant des nécessités d'une bonne traction; ils savent vite remplir leur rôle, et avec eux on peut toujours obtenir une traction régulière. Aussi, ce que je dirai ici est relatif aux aides que le chirurgien de campagne sera obligé de prendre parmi des ouvriers ou des valets de ferme. Le chirurgien, avec ces aides, éprouvera des retards, parce que, sans en avoir conscience, ils se reprendront, si je puis ainsi dire, pour mieux tirer, et dans chacun des temps d'arrêts de la traction, il y aura un repos pour le malade et un retard dans l'épuisement de la contraction musculaire. Au moment du changement d'aides, il faut que le chirurgien tire lui-même sur le bras avec la force voulue pour éviter un temps d'arrêt dans la traction.

Il faut, d'ailleurs, que le chirurgien explique bien comment la traction doit être faite; les aides ne doivent pas tirer avec les bras; ils doivent tirer seulement avec leur propre poids.

De la réduction des luxations complètes du coude en arrière récentes et anciennes.

La luxation du coude la plus commune est la luxation en arrière, qui suit généralement une chute sur la main, pendant que le coude est à demi-fléchi, ou une extension forcée de l'avant-bras sur le bras. La luxation est d'abord une luxation en arrière, et elle peut se transformer ensuite en une luxation en dehors ou en dedans, lorsque la force qui a causé la luxation continue à agir après que la luxation en arrière a été produite.

Il n'y a pas de difficultés pour reconnaître la luxation du coude en arrière. Il y a, pour arriver au diagnostic, deux signes de la plus haute importance, et qui sont très-faciles à constater :

1° Impossibilité de fléchir l'avant-bras sur le bras; et dans les efforts que l'on fait pour produire la flexion, on constate, malgré le gonflement du coude, la saillie de l'olécrâne et celle du tendon du triceps, qui sont toujours très-appréciables.

2° L'articulation du coude permet des *mouvements de latéralité* étendus, ce qui est tout à fait caractéristique; mais il faut les bien constater. Pour cela, on fait immobiliser le bras par un aide, et le chirurgien fait lui-même exécuter les mouvements de latéralité.

Les livres sont remplis de l'énumération des signes de la luxation du coude, qui existent réellement, mais que l'on ne peut pas toujours constater. Ainsi, l'augmentation de l'épaisseur du coude, d'avant en arrière, que le moindre gonflement masque; cela existe, d'ailleurs, au même degré, dans la fracture de l'extrémité inférieure de l'humérus. Les rapports de la saillie de l'olécrâne avec la saillie de l'épicondyle et celle de l'épitrochlée sont susceptibles d'être mal interprétés. Quand il y a un peu de gonflement, il est très-difficile d'apprécier les rapports. Il est un peu plus facile de sentir au pli du coude une tumeur dure faisant une saillie appréciable qui n'est autre que l'extrémité inférieure de l'humérus et de constater les variations de longueur du bras.

Il est quelquefois difficile de distinguer une luxation du coude en arrière récente d'une fracture de l'extrémité inférieure de l'humérus dans les condyles; en effet, dans les fractures de ce genre, il y a des mouvements de latéralité et une saillie de l'olécrâne, il y a rarement une ecchymose. Il y a des cas où ce diagnostic est difficile pour tout le monde, mais il y a quelques signes qui permettent de poser de suite un diagnostic : d'abord la crépitation fine, lorsqu'elle existe, est le signe pathognomonique de la fracture ; lorsqu'elle manque, il reste l'absence de la tuméfaction dure dans le pli du coude, que l'on constate encore assez facilement lorsque le bras n'est pas très-gonflé. Vous m'avez vu employer un moyen de diagnostic que je vous recommande : faites des tractions sur le coude, comme si vous vouliez réduire la luxation, il arrivera de deux choses l'une, ou que vous sentirez la crépitation osseuse caractéristique, très-différente du craquement, si je puis ainsi dire, que l'on observe quelquefois dans les articulations luxées, ou bien vous ne percevrez aucun bruit et vous réduirez le déplacement apparent, et vous fléchirez l'avant-bras du malade ; mais en laissant ensuite le membre abandonné à lui-même, vous verrez aussitôt la déformation reparaître. Cette reproduction de la déformation est le critérium du diagnostic. Quel que soit le gonflement, quelle que soit l'ecchymose, qu'il y ait ou non un épanchement articulaire, vous arriverez au diagnostic par le moyen que je vous indique.

Il faut ajouter que quand la fracture est tout à fait récente, ou quand la fracture date déjà de huit jours, lorsque le gonflement n'existe pas ou a disparu, il est toujours facile de faire le diagnostic différentiel ; on sent très-bien, dans le premier cas, la crépitation, et dans le second, il y a un gonflement de l'extrémité inférieure de l'humérus, sans que les rapports de l'olécrâne avec l'épitrochlée et l'épicondyle aient notablement changé ; d'ailleurs, dans les fractures de l'extrémité inférieure de l'humérus, à mesure qu'on s'éloigne du moment où a eu lieu la fracture, les signes de luxation, apparents et trompeurs, deviennent de moins en moins sensibles.

Le traitement des luxations récentes du coude en arrière est la réduction et les mouvements communiqués à l'articulation dès que la douleur est un peu diminuée.

De tous les procédés de réduction, extension forcée, combinée avec une flexion finale de l'avant-bras, flexion forcée du coude, le tronc et le bras étant convenablement fixés, les machines de Jerwis et autres appareils produisant la traction sur l'avant-bras fléchi à angle droit (je passe des procédés, non pas des moins vantés), le meilleur est le procédé de douceur, vanté théoriquement par Malgaigne et appliqué par Nélaton.

Voici comment vous appliquerez ce procédé : vous choisirez deux aides auxquels vous n'aurez à demander qu'un développement moyen de forces ;

des paysans, des ouvriers, en cas urgent, vous rendront parfaitement tous les services que vous pourriez attendre d'un aide-médecin.

Le malade est assis sur une chaise, à moins qu'il n'ait d'autres blessures que sa luxation, auquel cas le malade sera couché sur un lit.

Le premier aide embrasse à pleines mains la partie supérieure du bras au-dessous de l'aisselle, et maintient fortement le segment du membre.

Le deuxième aide prend à deux mains le poignet du malade, et pendant trois minutes, les deux aides font ainsi, le second, l'extension, l'autre, le premier, la contre-extension.

Lorsque les trois minutes sont écoulées, le deuxième aide fléchit un peu le bras, et le chirurgien, placé derrière ou sur le côté du malade, embrasse le coude avec ses deux mains, de façon que ses deux pouces portent sur l'olécrâne et les huit doigts de ses deux mains sur le pli du coude, il tire alors sur le coude et le fait forcément fléchir, pendant que l'aide qui tient le poignet exagère davantage la flexion de l'avant-bras, le chirurgien exerce alors une pression sur l'olécrâne, qu'il repousse en avant avec ses pouces, tandis qu'avec les doigts de ses mains, il repousse en arrière l'extrémité inférieure de l'humérus. En moins d'une demi-minute, la luxation se réduit si la manœuvre est bien faite.

On réduit ainsi les luxations datant de moins de huit jours, avec la plus grande facilité sans qu'il soit besoin de recourir au chloroforme. J'ai réduit de la sorte treize luxations du coude en arrière, dont deux avec déplacement en dehors. Dans le plus grand nombre des cas, la réduction a été obtenue pendant que le malade était sur une chaise. Chez des malades ayant plusieurs blessures, la réduction a été faite au lit du malade.

Lorsque la luxation est réduite, on applique sur le coude des cataplasmes émollients, et on maintient l'avant-bras fléchi à angle droit sur le bras à l'aide d'une écharpe. Le douzième jour, on fait exécuter des mouvements à l'articulation. S'il y a un épanchement de sang dans l'article, il y a une douleur qui persiste, et les mouvements exécutés le douzième jour sont douloureux. On calme bien les douleurs par une révulsion légère, obtenue avec des applications de teinture d'iode sur le coude : deux couches appliquées successivement une fois tous les deux jours.

Lorsque la luxation du coude date d'un mois ou six semaines, le même procédé de réduction est applicable avec les légères modifications suivantes :

Les signes de luxation une fois bien appréciés et lorsque l'on a reconnu qu'il s'agissait d'une luxation sans fracture (1), on procède à la réduction sans préparation ; il est inutile de chloroformer le malade ; au contraire, il est nécessaire que le malade lui-même guide le chirurgien en lui annonçant l'intensité des douleurs que font éprouver les tentatives de réduction.

Pour réduire la luxation du coude ancienne, il faut encore deux aides. On se sert d'abord d'un aide qui maintient le bras tenu à pleines mains pendant que le chirurgien mobilise l'articulation. Il faut d'abord commencer par exagérer la flexion du bras aussi loin que possible, sans toutefois employer assez de force pour casser les os. Après avoir fait ces mouvements, il faut exagérer les mouvements de latéralité, surtout dans le sens de l'adduction si la luxation est en arrière et en dehors, et dans le sens de l'abduction si la luxation est en arrière et en dedans. On fait exécuter ensuite à l'avant-bras des mouvements de pronation et de supination. Presque toujours, pendant que l'on fait exécuter ces mouvements, on produit des craquements, qui ne sont autre chose que des déchirures des adhérences nouvelles établies entre les surfaces articulaires, depuis la luxation, et il est bon de dire que ces manœuvres ne sont point trop pénibles pour le malade. Il n'y a que l'exagération des mouvements qui soit très-douloureuse, c'est pour cela que le chloroforme ne doit pas être employé ; il est nécessaire, absolument nécessaire, que le chirurgien soit renseigné pendant le travail préliminaire de la réduction ; l'exagération de la douleur indique quand il faut s'arrêter.

Lorsque les surfaces articulaires sont mobilisées, on procède alors comme s'il s'agissait d'une luxation récente. Seulement le malade doit être couché.

Trois minutes d'extension sont faites, l'aide auquel est confiée la traction ne tirant qu'avec son poids, ainsi qu'on le fait pour les tractions dans la réduction des luxations de l'épaule. La contre-extension est faite par le premier aide, qui maintient le bras tenu à pleines mains à la partie moyenne.

Après trois minutes, six même s'il est nécessaire, et si le sujet est bien musclé, le chirurgien, placé sur le côté du malade, saisit le coude à pleines mains et presse avec la paume des mains sur l'olécrâne et l'extrémité supérieure du radius, en même temps que l'aide qui exerce la traction fléchit

(1) Vous reconnaîtrez toujours facilement s'il y a eu une fracture : 1° à ce que le malade éprouve encore des douleurs vives pendant les mouvements, s'il y a eu fracture, tandis que quand il y a eu seulement luxation, les douleurs sont relativement faibles pendant les mouvements de flexion ; 2° il y a un gonflement de l'os qui correspond aux cals des fractures de l'extrémité inférieure de l'humérus.

l'avant-bras sur le bras. Cette flexion forcée est le temps délicat de la réduction, elle ne doit pas être faite avec brusquerie, mais par un mouvement lent et continu. Il est arrivé, en effet, à plusieurs chirurgiens de fracturer l'olécrâne en faisant brusquement le mouvement de flexion forcée.

La luxation se réduit sans bruit; quelquefois on entend un craquement dû à des déchirures de brides, comme cela est arrivé sur un malade dont voici plus loin l'observation résumée, mais on n'entend jamais les surfaces luxées reprendre leurs rapports avec bruit, comme cela a lieu dans les luxations récentes.

Obs. I. *Luxation du coude datant d'un mois; réduction par le procédé de douceur.* — Un garçon de vingt-trois ans, le nommé B... (Georges), sculpteur de son état, assez bien musclé, qui avait fait une chute d'une échelle pendant laquelle, suivant son expression, il s'était retourné le bras, vint à l'hôpital le 18 octobre, un mois après l'accident; il était allé, au début, consulter un médecin qui n'avait pas reconnu une luxation du coude.

Au moment de son arrivée à l'hôpital, il y avait juste un mois que la luxation avait été produite.

Le bras était dans l'extension et pendait le long du corps, les mouvements de latéralité étaient des plus évidents et la flexion à angle droit de l'avant-bras sur le bras était impossible; il n'y avait plus de gonflement du coude et les rapports nouveaux des surfaces articulaires étaient faciles à constater; on sentait parfaitement, en avant, tous les contours normaux de l'extrémité inférieure de l'humérus, il ne s'agissait donc pas d'une luxation compliquée de fracture. La réduction a été tentée et obtenue séance tenante, à la suite de la consultation, sans chloroforme, le jour de l'arrivée du malade, par le procédé qui vient de vous être exposé. Le malade a été ensuite admis, pour que nous puissions diriger la convalescence de cette luxation, que le chirurgien ne doit jamais manquer de surveiller.

Le bras fut mis en écharpe, et des cataplasmes arrosés d'eau blanche étaient maintenus en permanence sur le coude.

Le douzième jour, des mouvements furent exécutés avec mesure, le matin et le soir; la flexion complète et l'extension complète ne pouvaient être obtenues sans grands efforts, et c'est progressivement que l'on pouvait y arriver. Mais, au moment où le malade est sorti de l'hôpital, il ne pouvait lui-même atteindre les limites extrêmes de l'extension et de la flexion de l'avant-bras. Avec le temps, ce malade arriva à recouvrer l'intégrité des mouvements de son avant-bras. Le malade est resté en traitement, à l'hôpital, pendant quarante-neuf jours.

Vous ne réussirez pas toujours aussi facilement à réduire toutes les luxations datant d'un mois à six semaines. Il y a des luxations compliquées où, par exemple, l'articulation radio-cubitale supérieure est luxée sur le cubitus. Toutes les tentatives de réduction qui ont pour effet de remettre en place le cubitus sont impuissantes à replacer le radius sur le condyle de l'humérus ; on est obligé de se reprendre à deux fois pour obtenir la réduction du radius. Mais si le radius ne peut être réduit par les pressions manuelles, dans le cas où la réduction du cubitus a été réellement obtenue, on peut espérer que la flexion forcée du bras maintenue par un bandage remettra à la longue la cupule radiale dans ses rapports à peu près normaux avec le condyle de l'humérus et que les mouvements se rétabliront.

Obs. II. *Luxation du coude ancienne.* — C'est ce qui est arrivé chez ce jeune garçon, âgé de quatorze ans, venant de Bray-sur-Seine, dont j'ai réduit chez moi la luxation du cubitus.

La luxation datait de trente-quatre jours, elle avait été méconnue à cause d'un gonflement considérable du coude avec ecchymose.

Le 19 avril, jour où le malade est venu à Paris, la réduction a été tentée avec les parents pour aides. Après une mobilisation des surfaces luxées dans tous les sens, la traction et la flexion progressive du bras, pendant que je comprimais à pleine main le coude, en exécutant le mode de coaptation qui vous a été exposé, la réduction a été obtenue, sauf que le radius restait manifestement un peu en arrière du condyle. Le radius restait luxé en arrière. Après de nouvelles tentatives de réduction, et sous l'influence de pressions avec mes mains, portant exclusivement sur la tête du radius, l'avant-bras étant dans la supination forcée, le radius reprit presque sa position normale. Mais comme l'enfant souffrait, je n'insistai pas et je maintins par une écharpe en baudrier l'avant-bras dans la flexion sur le bras.

Je ne voudrais point jurer qu'il n'y avait pas, dans ce fait particulier, une fracture par arrachement de la pointe de l'épicondyle, et que l'os un peu tuméfié en ce point ne fût un obstacle à la réduction de la luxation de l'extrémité supérieure du radius. Cet enfant m'a été amené tous les quatre jours ; le bras était encore douloureux, mais la réduction était maintenue ; les mouvements de flexion et d'extension provoqués étaient possibles dans une certaine étendue, et la pronation et la supination étaient faciles ; les mouvements devaient être forcés un peu par les parents du malade tous les jours, et un cataplasme de farine de lin était maintenu sur le coude. Dans l'espace de quinze jours, des mouvements moins limités de flexion ont pu être produits, et le malade lui-même arrivait à les produire volontairement, mais la tête du radius restait toujours subluxée.

De tous les procédés mécaniques de réduction imaginés pour réduire les luxations du coude, aucune n'est mieux conçue ni mieux exécutée que la machine de Jarvis que Charrière, Colin et Mathieu ont modifiée et rendue plus simple. On emploie cette machine même pour les luxations récentes (fig. 18). Cette machine, en effet, est munie d'un levier à écrou et à détente, et d'un dynamomètre qui permet de graduer la force que l'on emploie ; elle est beaucoup moins dangereuse que les anciennes machines.

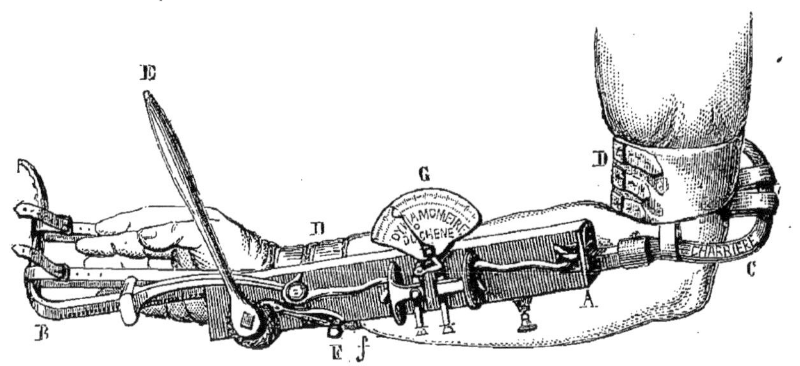

Fig. 18. — Appareil de Jarvis, avec addition du dynamomètre de Duchenne (de Boulogne) par A. Nélaton.

Ce que vous venez d'entendre vous démontre que, pour les luxations récentes, le meilleur procédé est le procédé de douceur ; que pour les luxations datant d'un mois à six semaines, le même procédé est encore bon ; mais pour les luxations plus anciennes, de six semaines à trois mois, époque maximum à laquelle, d'après Malgaigne, on doit, à part des conditions exceptionnelles, tenter la réduction, nul appareil ne vaut mieux que la machine de Jarvis, malgré le danger réel des machines en général.

L'extension avec le caoutchouc, la contre-extension avec le même agent appliqué sur le bras, l'avant-bras étant placé dans la flexion à angle presque droit, ont été aussi employées ; mais il faut ajouter que le travail continu et lent du caoutchouc doit être surveillé pendant une demi-heure ou une heure et que sans le secours de la main du chirurgien, le caoutchouc tirerait des journées sans produire aucun effet. Il faut dire aussi que ce procédé est très-douloureux pour les malades.

Lorsque l'on a réduit des luxations anciennes du coude, il reste quelquefois des raideurs articulaires et une ankylose ; il faut avoir présente à l'esprit cette éventualité fâcheuse, et toutes les fois que la limitation précoce des mouvements fait redouter cette terminaison il faut toujours s'arranger de façon que le membre s'ankylose, l'avant-bras formant angle droit avec le bras.

Dans le cas où il reste une subluxation du radius en arrière, il ne faut pas croire que les malades soient estropiés pour cela : les malades ont les mouvements de flexion presque aussi étendus que du côté sain, les mouvements d'extension et de pronation forcées seuls sont limités. Mais dans ces conditions les malades avec le temps s'habituent au défaut des mouvements qu'ils ont perdus.

Dans les conditions ordinaires, quand les luxations récentes sont réduites, il y a impotence du membre pendant douze jours, les mouvements sont gênés pendant un mois, mais non douloureux; enfin, après quarante jours, les fonctions du membre sont retrouvées : il n'y a que les mouvements maxima de flexion et d'extension qui soient impossibles; mais au bout de quatre mois, à moins de diathèse rhumatismale chez le malade, les fonctions sont entièrement rétablies. Chez les sujets âgés de plus de 25 ans, la récupération des mouvements complets demande plus de cinq mois.

Dans les luxations anciennes, les douleurs après la réduction sont moins fortes que chez les malades qui ont une luxation récente, mais les mouvements sont beaucoup plus difficiles à rétablir et plus régulièrement douloureux, et si dès le huitième jour le chirurgien n'exécute pas des mouvements lui-même, il y a une perte de temps considérable; et même avec ces précautions on n'est pas à l'abri d'une raideur articulaire qu'il faut traiter par le mouvement, les bains, les badigeonnages avec la teinture d'iode et le massage, pendant six mois au moins chez les adultes. Enfin, si le sujet est rhumatisant, arthritique ou goutteux, il ne faut pas compter rendre au malade l'intégrité des mouvements de son articulation: une arthrite sèche survient avec ses accidents et son incurabilité.

ONZIÈME LEÇON

HÉMATOMES.

SOMMAIRE. — **Hématomes récents du tissu cellulaire et du périoste. Cours normal. — Traitement par la compression. — Thrombose ou phlébite de varices. Guérison naturelle. Danger des incisions.**

Des hématomes récents du tissu cellulaire et du périoste. — Traitement des épanchements sanguins.

Les contusions fortes ou légères produisent sur les tissus des désordres variables et en particulier des épanchements sanguins. Dans la très-grande majorité des cas, ces épanchements se résorbent très-rapidement dans le temps nécessaire à la disparition des ecchymoses de la peau, c'est-à-dire quinze jours, car les ecchymoses sont en réalité des épanchements de sang miliaires dans les lacunes du tissu cellulaire et fibreux. Le sang se coagule puis se liquéfie et est résorbé au fur et à mesure qu'il se liquéfie. Dans des cas tout à fait exceptionnels, partout où il y a un tissu cellulaire lâche, le sang épanché se transforme rapidement, il se coagule d'abord, puis les globules se déposent sur la paroi de la poche remplie de sang et le sérum plus ou moins coloré seul reste dans la poche. Quelquefois ce travail s'effectue en vingt-quatre heures, et si l'on ponctionne ces tumeurs, on en retire une sérosité rosée ou limpide, c'est ce qui a fait décrire à Morel-Lavallée les épanchements de sang de cette nature sous le nom d'*hydrocèle traumatique*.

Dans d'autres cas, qui ne sont pas moins rares, il se forme un kyste et, de deux choses l'une, ou bien il reste en communication avec des vaisseaux, ou bien il reste isolé. Dans le premier cas, il se forme une tumeur érectile accidentelle, bien étudiée de nos jours par M. Ch. Monod sous le nom d'angiome caverneux (1) ; la seconde variété est le kyste hématique et il est étudié dans les chapitres les plus divers. C'est l'hématome des bourses séreuses, les hématomes musculaires, le goître vasculaire, les kystes sanguins des glandes, l'hématome des séreuses.

Ce que vous rencontrerez souvent en fait d'hématomes, ce sont les hématomes récents dans le tissu cellulaire sous-cutané et sous le périoste, telles sont les bosses sanguines du cuir chevelu. Dans ces deux parties, les épanchements de sang ont une marche particulière ; leur pronostic est généralement peu grave et ne varie le plus souvent que par suite des traitements qui ont été appliqués.

Les hématomes, c'est-à-dire les épanchements de sang, qui ne sont pas résorbés au bout de quinze jours, sont entretenus par une seule cause, la contusion sous-cutanée des portions de tissu qui entourent le sang épanché. Vous trouverez dans l'observation IV la démonstration rigoureuse, absolue, du fait. Là vous verrez comment, après l'ouverture spontanée de l'hématome, il y a eu une rétraction du foyer qui a plus tard formé un enfoncement du tégument et dont l'ouverture a laissé une cicatrice déprimée, quoiqu'il n'y ait pas eu de suppuration. Les parties contuses ont été résorbées et il y a eu une cicatrice sous-cutanée.

(1) Ch. Monod, *Angiomes du tissu cellulaire*, thèse de Paris, 1873 et *Bull. soc. Anat.*, 1873, p. 531. Voici un bel exemple de ce genre d'angiome, accidentel, suite d'un traumatisme.

Le nommé Schnue, âgé de quinze ans, entre pour la deuxième fois dans le service le 31 janvier 1876, salle Cochin, lit nº 7. Il y a six ans, on s'aperçut que ce petit malade portait à la lèvre inférieure, un peu à droite de la ligne médiane, une petite tumeur. Celle-ci était consécutive à un coup de pierre reçu sur la lèvre inférieure qui fut coupée sur les dents. Le malade entre chez M. Després pour se faire débarrasser de cette tumeur gênante. La tumeur n'était pas réductible, ne se gonflait pas pendant l'effort ; sa coloration était bleuâtre. La tumeur est enlevée pour la première fois : on constata qu'elle était constituée par des sinus vasculaires séparés par des tractus fibreux. (Examen du Collége de France). En outre, il existait autour une foule de petits kystes solitaires. M. Després fait remarquer que ces petits kystes finissent à la longue par se rompre et guérissent spontanément. Après l'enlèvement de la tumeur, il avait été fait une suture de la plaie qui était transversale, il était donc résulté une cicatrice verticale et il restait un petit tubercule saillant dans la bouche et d'une consistance ferme. Cette portion de cicatrice hypertrophiée reprit peu à peu les caractères de l'ancienne tumeur. On en fait l'ablation avec des ciseaux courbes et on applique cinq points de suture (compresses d'eau fraîche). Après l'extirpation, on voit encore à la partie antérieure une coloration bleuâtre dans le point le plus saillant, et il y a évidemment des vaisseaux qui se développent encore d'une façon anormale ; si le mal augmente, il faudra faire l'opération radicale, et enlever le véritable lambeau en V de la lèvre. La face postérieure de la lèvre est encore parsemée de petits grains blancs, gros comme des grains de millet, qui ne sont autre chose que de petits kystes solitaires dans des glandules dont le conduit a été coupé et oblitéré pendant les opérations.

Chez les malades qui ont des hématomes sous-périostiques, il est assez commun de voir, longtemps après, une dépression de l'os au point où a existé l'hématome, en même temps qu'une petite exostose sur les limites primitives de l'hématome.

Les épanchements de sang qui ne se résorbent point immédiatement, c'est-à-dire ceux où il y a autour du sang épanché une attrition des tissus, ont le cours naturel que voici : les premiers jours, la tuméfaction assez considérable et la tension de la poche sanguine ne permettent pas d'approfondir les caractères du mal, mais aussitôt que le gonflement est moindre, c'est-à-dire vers le quatrième jour, on sent manifestement aux limites de la tuméfaction un bourrelet dur. Ce bourrelet dur indique une induration des parties molles autour du sang épanché et, par conséquent, un travail hyperhémique analogue à celui qui existe dans les lèvres d'une plaie récente ; les jours suivants, le bourrelet s'accuse de plus en plus et semble s'épaissir en même temps que le liquide est moins abondant dans la poche. Aussi peut-on dire, dès le sixième jour après la production d'un épanchement sanguin, si cet épanchement se résorbera rapidement ou s'il sera long à disparaître. Toutes les fois que vous rencontrerez un bourrelet dur autour d'une tumeur manifestement fluctuante, vous pouvez être certain que l'épanchement de sang se transformera en un hématome : le quinzième jour après la contusion, lorsque les parties restent dans le même état, il y a hématome.

Quand un hématome existe sous une peau saine, les choses se passent d'une manière différente de celle qu'on observe lorsqu'il y a une eschare sur la partie saillante de l'hématome.

Lorsque la peau est saine, le mal reste stationnaire, et si la chirurgie n'intervient pas, ou bien il se forme un kyste, ou bien la tumeur s'enflamme et suppure. Cette complication survient le plus souvent lorsque les malades marchent ou lorsque l'on fait des ponctions dans la tumeur. Quelquefois cependant la suppuration survient parce que le malade est atteint de fièvre, ou suppure dans un autre point du corps, ainsi que M. Verneuil l'a remarqué (1).

Cette complication des épanchements sanguins n'avait pas échappé à Velpeau, qui professait que la suppuration des foyers hématiques avait souvent pour cause une altération de la santé générale des malades (2). Cette

(1) Verneuil, *De la suppuration des plaies cachées chez les malades qui ont des suppurations ailleurs.* (*Bull. de la Soc. de chir.*, 1872.)

(2) Velpeau, *De la contusion.* Thèse de concours, 1833. — Couvreur, *Des abcès hématiques*, thèse de Paris, 1861.

suppuration, qui offre une gravité relative très-grande, a été désignée sous le nom d'abcès hématiques.

Lorsqu'il y a une eschare sur la peau au-dessus de l'épanchement sanguin, il y a un très-grand danger pour les malades à se prêter à une évacuation du sang épanché, car la suppuration arrive rapidement et il n'y a pas de lésion traumatique compliquée d'inflammation qui soit, aussi souvent que les hématomes suppurés, suivie d'infection purulente, mais ce sont les hématomes sous-périostiques suppurés qui présentent le plus souvent cette redoutable complication.

Les hématomes sous-cutanés avec eschares du tégument sont ceux qui tendent le plus à s'ouvrir, et lorsqu'ils s'ouvrent après la chute de l'eschare, ils se vident comme cela se ferait par la piqûre d'un trocart; seulement il ne sort que le trop-plein, et les jours suivants la tumeur se vide en proportion du retrait de la poche qui contient le sang épanché. Si le chirurgien a la sagesse de ne point presser cette poche, voici comment les choses se passent : tous les jours le liquide se vide, et l'on voit la petite perforation s'enfoncer peu à peu, puis une pellicule épidermique recouvre la perforation et il y a une réunion immédiate secondaire; il n'y a pas traces de suppuration. Il s'est fait dans l'intérieur de l'hématome un travail de cicatrisation dans le bourrelet périphérique de l'hématome, et au moment où ce travail a oblitéré la poche, la réunion s'est faite par le même mécanisme que la soudure des tendons après la ténotomie.

Les hématomes sous-périostiques, même lorsqu'il y a une eschare de a peau, tendent beaucoup moins à s'ouvrir. Les céphalématomes, sont à cet égard des types d'hématomes et ils ont une marche assez connue pour que je n'insiste pas. Ils ont une durée à peu près fixe et ils ne commencent à se résorber que quand le mal est resté un certain temps stationnaire. Il est évident que la contusion a agi sur l'os, et pour que la résorption s'effectue il faut attendre que l'os contusionné ait eu le temps de se réparer, et alors seulement la résorption de l'épanchement a lieu.

Les hématomes du tissu cellulaire traités convenablement demandent six semaines en moyenne pour se résorber.

Les hématomes les plus lents à guérir sont ceux qui siégent entre la peau et une forte aponévrose, ou entre deux aponévroses.

Les hématomes périostiques traités demandent vingt à trente jours pour se résorber lorsqu'ils ont un petit volume. Les céphalématomes demandent un temps beaucoup plus long; mais cela tient à ce que l'on ne peut y appliquer le traitement convenable, et parce que le décollement du périoste par le sang épanché est beauconp plus considérable au crâne que partout ailleurs.

Les hématomes sont généralement indolents, les malades ne souffrent que quand ils font des mouvements de la région où siége l'épanchement sanguin ; la douleur à la pression existe à peine.

Ce que vous venez d'entendre vous indique le pronostic des épanchements sanguins réunis en foyer et désignés aujourd'hui sous le nom d'hématomes.

Lorsqu'il n'y a pas d'eschare au-dessus de l'hématome, il n'y a aucun danger, si ce n'est une transformation possible de l'hématome en un kyste sanguin ou un angiome, mais cette dernière complication n'est guère redoutable que pour les régions très-vasculaires, comme les lèvres.

Lorsqu'il y a un eschare au-dessus de l'hématome, on est exposé à la suppuration de l'hématome, à l'abcès hématique qui est toujours un danger. Toutes choses égales, le danger est toujours plus grand pour les hématomes sous-périostiques.

Les abcès hématiques ne sont à redouter que quand les malades ne se soignent pas, marchent ou sont atteints de quelque maladie inflammatoire. L'abcès hématique, d'ailleurs, est d'autant plus grave que la suppuration arrive dans un moment plus rapproché de la contusion qui a produit l'abcès hématique. Je n'ai vu d'accidents graves, jusqu'ici, que pour des abcès hématiques compliquant des contusions récentes. L'épanchement sanguin avait été ouvert en ville ou s'était ouvert accidentellement. La suppuration du foyer hématique dans l'un de ces cas a été suivie d'infection purulente mortelle en cinq jours. Dans l'autre, il y a eu une suppuration interminable. Dans les deux cas, il s'agissait d'épanchement sous-périostique de la face interne du tibia.

Le traitement des hématomes du tissu cellulaire consiste dans l'application de cataplasmes émollients sur la tumeur pendant six jours. Le malade doit observer le repos absolu au lit. Passé le sixième jour, il faut faire une compression assez énergique autant que possible, sur la tumeur, à l'aide de feuilles d'ouate et d'une bande roulée ou d'un bandage de corps serré, suivant les régions. Il est tout à fait inutile de faire de la compression dès les premiers jours, il faut laisser se produire le travail de vascularisation autour du foyer sanguin, qui est nécessaire à la résorption des parties contusionnées d'abord et du sang épanché ensuite. Au contraire, le sixième jour, la compression facilite la résorption du liquide, comme nous voyons la compression sur les tumeurs faire disparaître tout ce qui est du fait de l'inflammation, comme nous voyons la compression faire disparaître l'œdème; la compression joue un rôle mécanique incontestable. La compression n'est contre-indiquée que quand il y a une contusion profonde du tégument.

Les grands bains sont d'un excellent usage.

Quand le foyer hématique persiste et surtout quand le bourrelet périphérique est très-dur et très-étendu, au lieu d'employer la compression, il faut appliquer des vésicatoires volants. La révulsion qu'ils produisent est palpable et ils agissent avec une sûreté dont rien n'approche. L'observation I a la valeur d'une expérience.

Il y a des cas où il reste à la place de l'hématome une petite tumeur mollasse renfermant des caillots noirs mous qui semblent rester stationnaires; Velpeau conseillait d'écraser par pression ces caillots pour en faciliter la résorption. Ce conseil est justifié par la théorie et la pratique.

En aucun cas je ne conseillerai d'avoir recours aux ponctions capillaires évacuatrices. Dans les premiers jours, le sang est coagulé, à moins qu'il ne s'agisse d'un de ces cas exceptionnels où le sérum du sang se sépare rapidement des globules et forme l'hydrocèle traumatique (ce qui n'a guère été observé qu'aux lombes et à la cuisse; j'ai vu cette hydrocèle traumatique aux lombes deux fois), les ponctions évacuatrices ne retireraient rien ou presque rien.

Passé le huitième jour, la ponction retirerait du liquide, mais je lui adresse deux reproches : en premier lieu, elle vide la tumeur avant que ses parois ne puissent revenir sur elles-mêmes, et alors il se reproduit du liquide qui est du sérum et du sang des vaisseaux ouverts ou à peine fermés, et ceci expose à une inflammation; cela a déjà été observé, mais l'on n'a publié que quelques rares observations où tous les détails ne sont pas donnés. En second lieu, elle ne guérit qu'une partie du mal et ne rend pas immédiatement l'intégrité des fonctions de la partie blessée. Le bourrelet périphérique, qui est une partie du mal puisqu'il correspond à la réparation des tissus contus autour du sang épanché, persiste après l'évacuation du liquide et le mal demande toujours le même temps pour guérir. L'évacuation du contenu d'un hématome ne peut donc avoir une efficacité certaine que tout à fait à la fin de la durée normale d'un hématome; c'est dire qu'elle est inutile, et comme elle peut être l'occasion d'une inflammation, il vaut mieux s'en abstenir. Pour le traitement des céphalématomes, la question est absolument jugée à ce point de vue.

L'application banale de sangsues sur les parties contuses est-elle raisonnable pour les hématomes sous-cutanés? Chez les enfants gardez-vous de les employer, un enfant n'a jamais trop de sang, et le vésicatoire fera tout ce que feront vingt sangsues. Chez les adultes, elles sont moins contre-indiquées, mais il ne faut jamais les appliquer sur les parties fluctuantes de l'hématome; il faut les placer sur le pourtour, au niveau du bourrelet; elles calment les douleurs qui existent parfois le lendemain de la contusion et elles modèrent le travail inflammatoire qui commence. En aucun cas pourtant, il ne faut appliquer de sangsues s'il y a une ecchymose de la peau; c'est s'exposer gratuitement à une inflammation. Sur les contusions récentes avec ecchymose de la peau ne mettez ni sangsues ni vésicatoire, ne faites pas de ponction, appliquez des cataplasmes arrosés d'eau blanche et attendez le moment propice pour comprimer.

Obs. I. *Hématome sous-cutané de la région fessière; vésicatoires; guérison.* — Le nommé A... (Désiré), âgé de cinquante-neuf ans, avait fait, il y avait vingt jours, une chute sur le côté gauche, de telle façon que le grand trochanter avait porté sur le macadam, ainsi que la face interne de la cuisse; une vaste ecchymose avait d'abord existé, et le malade n'en avait pas moins continué à travailler; mais les douleurs ne cessant pas, il est entré à l'hôpital, le 4 mars 1876, baraque nº 3.

On constate sur la région fessière, entre la saillie du grand trochanter et l'ischion, une tumeur du volume d'une tête d'enfant manifestement fluctuante, et sur les limites de cette tumeur on sent de tout côté un bourrelet dur, épais sur lequel la pression est un peu douloureuse; la peau amincie sur le point fluctuant, ne présente plus de trace d'ecchymose; l'état général était assez bon, mais il n'y avait pas de fièvre quoique la tumeur fût chaude et douloureuse.

M. Després diagnostique un hématome menaçant de suppurer; le malade est mis dans un grand bain, on applique ensuite des cataplasmes de farine de graine de lin sur la tumeur et l'on comprime légèrement avec un bandage de corps serré autour du bassin.

Le 18, vésicatoire volant sur la partie fluctuante, cataplasmes.

Le 22, la tumeur a diminué de moitié, le bourrelet est moins dur et les douleurs ont disparu presque entièrement; le malade veut se lever, mais M. Després lui ordonne le repos au lit.

Le 30, nouveau vésicatoire volant.

Les jours suivants, la tumeur diminue sous nos yeux; cataplasmes et compression par-dessus.

Le 20 avril, nouveau vésicatoire; la tumeur, à la suite de cette nouvelle application de révulsif, diminue sensiblement, et c'est surtout sur le bourrelet périphérique que porte la diminution. A ce moment, le malade qui avait pris froid dans les baraques de l'hôpital a eu un abcès de l'amygdale qui a duré cinq jours.

Le 31, la tumeur est à peine fluctuante, elle a à peine le volume d'une moitié de mandarine. Un dernier vésicatoire grand comme une pièce de cinq francs est appliqué.

Le 15 mai, le malade, qui n'a plus qu'une induration à peine marquée à la place de la tumeur, part pour Vincennes; il se levait depuis une semaine et se trouvait très-bien.

Nous avons eu en 1872 deux malades qui étaient à peu près dans les mêmes conditions. Chez l'un il y avait ce que Morel-Lavallée appelait l'hydrocèle traumatique; chez l'autre il y avait un hématome sous-cutané de la fesse pareil à celui que nous avons traité chez le malade A... de l'observation précédente. Voici les faits avec la durée du traitement.

Obs. II. *Hématome séro-sanguin; hydrocèle traumatique.* — Le nommé N... (Alfred), âgé de quarante-deux ans, journalier, chute sur le dos et la fesse, huit jours avant son entrée à l'hôpital, le 17 août 1875; il existait sur la ligne médiane, en arrière, à la région sacrée, une tumeur fluctuante, molle, sans changement de coloration à la peau, et cette tumeur avait une forme quadrilatère à angles arrondis; il n'y avait point de bourrelet très-dur à la base de la tumeur. Il y avait une ecchymose en voie de résolution sur la fesse.

Le malade est mis au bain et conserve le repos. Le 20, un grand vésicatoire recouvre la tumeur.

A partir de ce moment, la tumeur est pansée avec un cataplasme serré autour du corps, et la résolution complète est obtenue le 10 septembre 1876.

Le malade sort guéri le 13 septembre, sans aucune complication. Total : trente-cinq jours de maladie, vingt-cinq jours de traitement.

Obs. III. *Hématome de la fesse; résolution.* — Le nommé L... (Émile), âgé de trente-sept ans, voiturier, entre à l'hôpital le lendemain d'une chute qu'il avait faite sur la fesse, le 6 février 1875. Il existait sur la fesse droite, en dehors de l'ischion, sur la partie saillante de la fesse, une tumeur molle, faussement fluctuante, dépressible et qui donnait la sensation d'une perte de substance. Ce malade est soumis au repos absolu et des cataplasmes sont maintenus en permanence sur la partie malade.

Sous nos yeux, la tumeur est devenue fluctuante et un bourrelet dur se forme autour de la partie fluctuante de la tumeur.

Le malade reste au lit, et, traité dela même manière par les émollients, était entièrement guéri le 6 mars, et sortait de l'hôpital le 7. Total : vingt-neuf jours de maladie, et traitement par le repos et les cataplasmes pendant tout ce temps.

Cette dernière observation est celle qui donne le mieux le cours naturel des épanchements sanguins ou hématomes sous-cutanés.

Obs. IV. *Hématome de l'hypogastre et de l'aine, hématocèle pariétale du scrotum; ouverture spontanée de l'hématome; pas de suppuration.* M... (Jean), charretier, âgé de quarante-deux ans, entre à l'hôpital Cochin le 21 octobre 1875. Ce malade est tombé si malheureusement, que la roue de sa voiture lui a passé sur le pubis : l'accident est arrivé la veille.

A son entrée on constate une vaste ecchymose de l'aine et une tuméfaction considérable de la région hypogastrique et de l'aine. Une hématocèle pariétale existe sur tout le scrotum.

Sur la partie de la peau du pubis qui correspond à l'épine du pubis, il y a une eschare allongée, linéaire, qui s'élargit en bas et a à peu près l'étendue d'un petit haricot; la peau est érodée autour, mais ne présente point de mortification. Il n'y a aucun signe de fracture du bassin et aucun trouble du côté de l'urèthre et de la vessie.

Le malade est tenu au repos, au lit; des cataplasmes émollients sont appliqués sur le bassin.

Tout alla pour le mieux jusqu'au 1er novembre; le onzième jour, en effet, l'eschare de la peau du pubis se détacha un peu et, entre l'eschare et la peau saine, il suinta un liquide rose analogue à de l'eau de groseille. En pressant un peu sur la tumeur, on en fit sortir par jet. Les jours suivants le liquide sortit peu à peu, mais en quantité notable sans que l'on pressât; il était évident qu'il se reproduisait du liquide, mais à aucun moment il ne *sortit de pus* par l'ouverture laissée par l'eschare en partie détachée. Pendant dix-huit jours le liquide sortit de la sorte, et peu à peu on vit d'abord l'induration périphérique, autour de l'hématome, se resserrer, puis au centre, là où existait la perforation, il se produisit un enfoncement analogue à l'enfoncement qu'on observe dans les cicatrices adhérentes aux os. Le 20 novembre la plaie était cicatrisée et l'hématome n'était plus représenté que par un plateau un peu induré, au milieu duquel se trouvait une petite cicatrice enfoncée.

Pendant tout le temps que dura cette évacuation du sang épanché, le malade n'eut pas une heure de fièvre.

Nous avons gardé le malade pendant onze jours encore, afin de suivre la marche ultérieure de cette cicatrisation. Nous avons vu, en effet, qu'il se produisait sous la peau un travail de rétraction tout à fait analogue à la rétraction de l'aponévrose palmaire des menuisiers (1).

Le malade guéri sortit de l'hôpital le 30 novembre. Durée de la maladie, trente jours.

Cette observation est des plus importantes, car elle est une vérification des lois de la réparation des tissus autour des eschares. C'est le onzième jour, au moment où l'eschare se détache, que l'hématome se vide. On voit que ce n'est point une ouverture d'un foyer qui cause la suppuration, et

(1) Je ferai remarquer tout à fait incidemment que l'on peut considérer la rétraction des aponévroses comme des cicatrices sous-cutanées de déchirures, ou de rupture des tissus fibreux ou des prolongements fibreux du derme.

que c'est bien seulement l'entrée de l'air dans le foyer. L'ouverture qu'avait laissée l'eschare de la peau en se détachant n'était pas beaucoup plus grande que la ponction qu'aurait faite un gros trocart. Le liquide sortait facilement, mais l'air ne pouvait entrer. Sans doute les partisans des ponctions évacuatrices dans les hématomes se diront : voilà la justification des ponctions. Ne croyez rien de cela; si nous avions vidé d'un seul coup cet hématome, nous l'aurions fait suppurer à coup sûr, et comme l'aspiration a pour but unique d'enlever tout le liquide et que la poche qui le contient ne peut revenir sur elle-même en vingt-quatre heures, il y aurait eu fatalement, ou une reproduction du liquide, ou une introduction d'air dans le foyer. Dans le premier cas la ponction aurait été inutile, dans le second cas elle aurait été dangereuse.

Les hématomes sous-périostiques, les plus fréquents après les hématomes sous-cutanés, exigent un traitement peu différent des hématomes sous-cutanés. En dehors des hématomes sous-périostiques du crâne, les plus fréquents sans contredit sont ceux qui existent sur la face antérieure du tibia, qui, comme on le sait, a sa face interne et antérieure située immédiatement sous la peau. Le tibia est l'os le plus facile à blesser à cause de sa situation, et à cause des accidents journaliers auxquels les jambes sont exposées. Il ne se passe pas d'année que nous n'ayons à traiter au moins six de ces hématomes. Ce sont ceux qui sont le mieux étudiés, ceux dont les causes sont le mieux appréciées et le traitement plus facile à instituer.

Ces hématomes, il ne faut pas l'oublier, sont le résultat d'un coup avec froissement de l'os. La force qui cause l'hématome frappe directement l'os et glisse sur lui de façon à produire un décollement du périoste. Ainsi un coup sec ne donne pas lieu à ces hématomes. Je les ai observés le plus souvent après une chute pendant laquelle la jambe a porté sur le bord d'un escalier ou l'échelon d'une échelle, sur le bord du tablier d'une voiture ou sur le marchepied d'un omnibus. Il y a eu un décollement du périoste attribuable non pas à l'extension d'une hémorrhagie sous le périoste, mais bien au traumatisme lui-même. Cette considération est des plus importantes et explique bien la nécessité du temps nécessaire pour que la guérison s'effectue.

J'ai observé l'année dernière, en ville, un malade, âgé de soixante ans, qui, ayant manqué le marchepied d'un omnibus, a frappé et frotté sa jambe sur le bord du marchepied. Sur-le-champ, il y a eu une tumeur molle qui était assez douloureuse pendant quatre jours ; des compresses résolutives ont été appliquées pendant ce temps, par le médecin du malade. Le cinquième jour, la tumeur était devenue fluctuante, c'est-à-dire que l'épanchement s'était liquéfié. La compression a été établie pendant vingt jours avec de la ouate et une bande roulée sèche, et c'est seulement le huitième jour de la compression que l'épanchement diminua ; ce qui diminua en premier lieu, c'est le bourrelet périphérique de l'épanchement. Le malade porta ensuite un bas élastique ; à ce moment l'épanchement était réduit au volume d'une noisette ; le malade dut porter un bas élastique encore pendant un mois.

Sur le malade dont l'observation est rapportée plus loin, vous verrez mieux encore la marche du mal, mais il faudra considérer qu'il s'agit ici d'un sujet plus jeune et chez qui la réparation a été beaucoup plus active que chez un homme de soixante ans.

Le traitement des hématomes sous-périostiques doit être d'abord un traitement par le repos et les cataplasmes pendant quatre jours.

Au bout de ce temps, il n'y a qu'un traitement raisonnable à appliquer, la compression. La compression doit être faite avec de l'ouate et une bande roulée serrée ; aux jambes, les bandes de flanelle sont les meilleures pour faire une bonne compression. La compression doit être renouvelée tous les deux jours, car au bout de ce temps le coton est tassé et la bande s'est relâchée.

Quelquefois cette compression est gênante et les malades sont incommodés par la chaleur de la ouate ; on les soulage en interposant de la poudre d'amidon entre la peau et la ouate.

La compression doit être maintenue jusqu'à ce qu'il n'y ait plus de liquide dans l'hématome. Au moment où il ne reste plus qu'une légère induration, on peut cesser la compression, mais il faut faire porter au malade un bas élastique afin de protéger la partie blessée contre de nouveaux chocs et contre les froissements de toute nature.

N'ouvrez jamais les hématomes sous-périostiques, n'y faites jamais de ponction, elles ne guérissent pas plus vite que la compression qui n'est jamais dangereuse.

Tout le temps que les malades sont en traitement, il faut les tenir au repos, surtout lorsqu'il s'agit d'hématomes sous-périostiques de la jambe.

Les deux observations qui suivent vous montrent, l'une, le cours naturel d'un hématome dont on a écarté seulement les causes d'inflammation pour tout traitement ; l'autre, ce qu'un traitement méthodique peut faire pour en hâter la guérison. Je vous prie de remarquer que c'est chez la malade la plus jeune, celle chez laquelle la vie et la nutrition ont le plus d'activité, qui a été traitée par le repos et les cataplasmes.

Obs. V. *Hématome de la jambe; guérison par compression en quinze jours.* (Observation recueillie par M. Monod, interne du service.) — Le nommé Duché (Étienne), âgé de quarante-sept ans, carrier, entre le 17 mai 1876, salle Cochin, lit n° 7.

Hier, 16 mai, cet homme a été lancé hors de sa voiture qui avait heurté un trottoir. La jambe gauche a porté contre une planche de la voiture; le malade s'est fait, de plus, une plaie insignifiante de la région orbitaire.

A l'entrée du malade à l'hôpital, on constate sur la face interne du tibia, à la partie moyenne de la jambe, une tumeur oblongue du volume d'un gros œuf, à grand axe vertical. La peau qui la recouvre est saine, elle est très-distendue.

A la palpation, la tumeur offre une résistance bien marquée qui va en diminuant de la périphérie au centre. En ce point, elle est demi-molle. La douleur spontanée, ou à la pression, est modérée.

M. Després diagnostique un hématome sous-périostique.

On applique des cataplasmes jusqu'au 28 mai. A ce moment, on constate que la tumeur s'est ramollie au centre, où l'on perçoit une fluctuation nette. A la périphérie on sent un rebord dur qui limite bien la tumeur.

A partir du 28, on applique un bandage compressif qui est renouvelé tous les deux jours; une couche épaisse d'ouate entoure le membre et est serrée avec une bande roulée.

Le 30, on note déjà une diminution de volume de la tumeur, celle-ci est devenue fluctuante, dans presque toute son étendue ; on sent toujours le rebord dur.

Le 3 juin, on applique par-dessus la bande roulée une bande élastique bouclée au niveau de la tumeur, pour exercer une compression plus forte. Cette bande est serrée tous les matins.

Le 10, l'appareil est retiré; la tumeur a disparu ; il ne reste à son niveau qu'un empâtement diffus. On refait de la compression.

Le 15, toute tuméfaction a disparu ; il ne reste qu'un peu d'empâtement; il n'y a plus de bourrelet dur. La pression est absolument indolente. On recommande au malade de porter, pendant quelque temps, un bas élastique.

Voici maintenant comme point de comparaison une observation d'hématome traité par le repos et les cataplasmes :

Obs. VI. *Hématome sous-aponévrotique et sous-périostique de la jambe gauche* (recueillie par M. Quenu, interne). — La nommée Delaunay (Joséphine), âgée de trente ans, couturière, entre le 7 juin 1876, salle Saint-Jacques, lit n° 26.

Chute de la hauteur d'un premier étage, il y a quatorze jours (la malade était sur une échelle, l'échelle a glissé et est tombée au-dessous d'elle); la jambe a sans doute porté sur un échelon, il n'y eut qu'une simple érosion de la peau avec un écoulement de sang insignifiant, mais dès le lendemain de l'accident on voyait à la partie supérieure de la jambe une tumeur ayant le volume qu'elle a aujourd'hui ; malgré la violence de la chute et les contusions multiples dont nous voyons les traces sur toute la moitié gauche du corps, Mme D... continua de marcher et de vaquer à ses occupations, mais sans cesser de souffrir. Elle se décida à entrer à l'hôpital le 7 juin.

État actuel. Ecchymoses multiples et étendues sur le membre inférieur gauche. A l'extrémité supérieure de la face interne de la jambe droite, il existe une tumeur du volume d'un œuf d'oie, fluctuante dans tous ses points, autour de laquelle le tissu cellulaire induré donne la sensation d'un bourrelet. La peau est tendue, d'un rouge brun ; cette rougeur est exactement limitée à la tumeur ; à la périphérie teinte ecchymotique ; la peau n'est pas chaude ; la malade souffre quand on exerce une pression même modérée sur la tumeur, elle souffre même spontanément, mais elle n'a jamais ressenti d'élancements ; pas de frissons, pas de fièvre, l'appétit est conservé (le traumatisme a fait avancer les règles de douze jours, elles ont cessé au bout de deux jours ; du reste elles durent peu habituellement).

Diagnostic. Hématome menaçant de suppurer ; on peut affirmer qu'il n'y a pas de pus encore formé, car la rougeur n'est pas une rougeur phlegmoneuse ; en outre, la peau n'est pas chaude ; pas d'élancements ; enfin, absence de symptômes généraux. Quant au siége de la collection sanguine, on doit penser, à cause de la mobilité de la tumeur sur les parties profondes, que le sang est épanché sous l'aponévrose. Mais on sent, à la partie supérieure de la face interne de la tumeur, faisant corps avec l'os du tibia, une collection sanguine qui ne peut siéger que sous le périoste.

On peut espérer encore obtenir la résorption du sang épanché. Cataplasmes, repos absolu.

Le 10. Diminution de la rougeur.

Le 14, la tumeur est tout à fait indolente, il ne reste plus qu'un peu de rougeur violacée.

Le 17, disparition complète de la rougeur ; la malade se lève.

Le 24, il n'existe plus de fluctuation, la tumeur est réduite au volume d'une noix dure.

Le 10 juillet, M. Després écrase avec le doigt quelques caillots qui tardent à se résorber.

Le 15, exeat ; résorption complète du sang épanché ; une petite induration persiste sur le tibia.

Chez cette malade il y avait un hématome sous-périostique avec un hématome sous-aponévrotique ; l'hématome sous-aponévrotique a mis quarante-cinq jours à se résorber ; l'hématome sous-périostique a mis quelques jours de plus et a nécessité une petite manœuvre, l'écrasement des caillots lents à se résorber. Cet hématome qui, au début, pendant quatorze jours, n'a pas été traité, a été aussi près que possible de suppurer.

Ce que vous venez d'entendre à propos du traitement des hématomes du tissu cellulaire et du périoste vous permettra de choisir le meilleur traitement pour les hématomes des différentes régions et des différents organes. Les bosses sanguines du cuir chevelu doivent être traitées suivant leur siége comme les hématomes sous-périostiques et ceux du tissu cellulaire.

Les hématomes des muscles, ceux qui résultent d'une rupture des fibres musculaires, toutes les fois que la compression est applicable, doivent être traités par la compression, mais comme pour les hématomes sous-cutanés, cette compression ne doit pas être immédiatement très-serrée. C'est vers le quatrième jour que la compression doit commencer sérieusement.

Dans les hématomes musculaires sans lésions de la peau, sans ecchymoses, les sangsues appliquées sur les parties dures des muscles autour du foyer sanguin procurent du soulagement au malade. Mais le repos absolu doit être joint au traitement.

Les hématomes des séreuses sont ceux où l'on doit agir avec le plus de prudence : les émollients d'abord, la compression ensuite et les vésicatoires ou la révulsion répétée par les applications de teinture d'iode, sont ce qu'il y a de meilleur à mettre en usage. Ce n'est que quand l'hématome est devenu un kyste, que les ponctions évacuatrices et le drainage doivent être employés ; alors les dangers de l'ouverture de la bourse séreuse sont écartés. Quand un kyste est formé, c'est trois mois après une contusion. Les ponctions et le drainage ont alors perdu la gravité qu'ils auraient eue dans le premier mois de l'existence de l'hématome de la bourse séreuse.

Les thrombus de la vulve n'exigent une intervention chirurgicale qu'au moment de l'accouchement. Les thrombus dus à une chute sur le périnée sont passibles du même traitement que les hématomes sous-cutanés les plus simples. Les cataplasmes émollients suffisent en général, quelquefois une compression avec un spica favorise la résolution de l'épanchement sanguin ; les ponctions sont toujours mauvaises. Quand le thrombus de la vulve est une cause de distocie, c'est toujours, pour les accoucheurs, une extrémité fâcheuse d'être obligés d'ouvrir un épanchement sanguin de la vulve.

Ouverture des abcès hématiques.

Les hématomes qui suppurent et se transforment en abcès sous-périostiques sont révélés par des douleurs vives, de la fièvre, de l'insomnie, et on ne peut dire qu'il y a abcès que quand la peau rougit, non-seulement sur la tumeur, mais encore au voisinage, et quand il y apparaît un œdème franc de la peau tout autour du foyer et au loin.

Tant qu'il n'y a que de la rougeur et de la chaleur, sans fièvre ni douleurs vives, il faut s'abstenir de toute opération, car l'inflammation est encore susceptible de s'arrêter et la suppuration peut être évitée. Les applications de cataplasmes, des lotions avec la teinture d'iode, sont les seuls moyens à employer: la compression doit être suspendue.

Vous pouvez très-bien vous rendre compte de la nature de cet état inflammatoire alors que les malades marchent : au moment où ils viennent à l'hôpital, leur tumeur est chaude, la peau est rouge et il y a de la douleur vive ; on reçoit les malades, ils se couchent, et sous l'influence de cataplasmes en quarante-huit heures tout état inflammatoire a disparu.

L'œdème et la douleur vive autour des parties enflammées sont le guide le plus sûr. Lorsqu'ils existent, lorsque l'impression du doigt reste sur les points œdématiés, il y a du pus. Les douleurs lancinantes et la fièvre enfin sont encore un précieux indice.

Quand convient-il d'ouvrir les abcès hématiques? Lorsqu'ils sont mûrs et bien mûrs. Si vous voulez éviter les accidents d'infection purulente et putride, il ne faut les ouvrir que quand la peau est amincie et quand ils semblent menacer de s'ouvrir; et si vous voulez une date précise qui vous serve de point de repère, rappelez-vous que trois jours au plus tôt après l'apparition de l'œdème sur l'hématome suppuré vous pouvez inciser de confiance.

Il vaut mieux, ne l'oubliez pas, ouvrir trop tard les abcès hématiques que de les ouvrir trop tôt, lorsque l'abcès est dans le tissu cellulaire. Lorsqu'il s'agit d'abcès hématiques sous le périoste, vous pouvez vous presser davantage ; aussitôt que la peau est rouge vif et que la partie fluctuante est franchement douloureuse avec des élancements, vous pouvez inciser.

Traitement des hématomes des veines variqueuses, thromboses veineuses des varices.

Il y a une variété d'hématome qui doit exciter toute votre attention, car aux malades qui en sont atteints vous pourrez faire beaucoup de bien ou beaucoup de mal, suivant la conduite que vous aurez tenue. On décrit parmi les accidents des varices une inflammation que l'on appelait autrefois *phlébite de varice* et qui est aujourd'hui appelée thrombose des varices.

Cette complication des varices est parfois compliquée à son tour d'un accident de la plus grande gravité, les embolies pulmonaires. Il y a déjà aujourd'hui un certain nombre de faits de ce genre publiés avec détails ; il y a entre autres dans les bulletins de la Société anatomique pour l'année 1873 (1) une observation tirée de notre service de l'hôpital Cochin où le pronostic d'une phlébite de varice et l'embolie pulmonaire ont été établis avec une précision rigoureuse.

En raison de la possibilité de cette complication, il est bon que vous sachiez qu'il y a le plus grand intérêt à traiter convenablement ces variétés de tumeurs.

En face d'une phlébite de varice il y a des indications diverses, suivant que la thrombose existe dans une veine ou dans un paquet variqueux bien isolé. Dans les veines profondes, les thromboses sont généralement plus prolongées et ce sont, sans contredit, ces thromboses qui exposent le plus aux embolies pulmonaires. C'est ce qui a eu lieu chez la malade dont M. Sœuvre, mon interne, a donné l'observation à la Société anatomique. Les phlébites traitées par les vésicatoires ne sont pas à l'abri de la complication grave d'embolie pulmonaire. La compression n'assurerait pas davantage contre ce redoutable accident. Les émollients, les cataplasmes et le repos absolu au lit, longtemps même après la disparition de l'œdème, un mois s'il le faut, voilà le seul traitement rationnel.

Dans les veines superficielles c'est généralement un paquet variqueux qui présente des phénomènes inflammatoires, ou bien c'est une dilatation variqueuse ampullaire d'une veine qui est seule atteinte ; mais il est bon de remarquer que dans ce cas la veine au-dessus et au-dessous présente une induration et un aspect inflammatoire franc.

Il se passe ici autour des veines ce qui se passe autour des vaisseaux lymphatiques enflammés : le sang coagulé, enfermé dans la veine, est une cause d'irritation et la veine tout entière, comme le ferait un corps étranger, à un degré moindre, cause une inflammation périphérique qui se traduit à l'extérieur par une rougeur inflammatoire. Dans le paquet variqueux enflammé on constate parfaitement l'état des parties sous-jacentes ; ce ne sont pas les points fluctuants où il y a du sang liquide emprisonné qui sont douloureux, c'est le tissu cellulaire interposé entre les varices qui est chaud, tendu et douloureux.

L'expérience a démontré que l'inflammation périphérique des veines est capable de se résoudre. Ce cours naturel des phlébites de varices doit être

(1) Obs. de M. Sœuvre, *Bull. de la Soc. anat.*, 1873, p. 300.

présent à votre esprit. Il doit guider votre traitement. N'incisez jamais une phlébite de varices. Je n'oublierai jamais un fait malheureux de la pratique de Jobert que j'ai observé pendant que j'étais interne dans son service : il fit une incision sur une phlébite de varices ; il ne sortit que du sang noir coagulé et du sang fluide. Trois jours après la malade était morte d'infection purulente.

Depuis vingt ans ce fait n'est jamais sorti de ma mémoire et depuis que je suis dans les hôpitaux je n'ai jamais touché à une phlébite de varices. Les malades traités par le repos, les applications de cataplasmes émollients et une légère compression ont toujours guéri sans accidents d'infection qui sont toujours dus à l'incision.

Voici le fait le plus récent que vous avez vu et la plupart d'entre vous l'ont observé :

Obs. VII. *Phlébite de varice.* — Le nommé D..., garçon de magasin, âgé de quarante-sept ans, aux premiers froids de l'automne, et après une fatigue prolongée, éprouvant une souffrance assez vive dans un paquet variqueux existant à la partie supérieure de son mollet, entra à l'hôpital Cochin, le 19 octobre 1875.

A son entrée à l'hôpital il existait, à la partie supérieure et interne de la jambe gauche, une tumeur du volume d'une pomme, constituée par des varices dures présentant çà et là des points fluctuants au milieu de parties rouges, tendues et chaudes. La peau était lisse, elle adhérait aux varices ; le pourtour de cette tumeur était un peu rouge, mais il n'y avait pas d'œdème. Quelques varices du membre, au-dessous, présentaient çà et là des points où le sang était coagulé. La tumeur dure adhérait aux parties profondes et la peau lisse glissait mal sur les parties saillantes de la tumeur. Le malade avait un peu de fièvre le soir.

Le malade fut tenu au repos au lit, des cataplasmes furent changés trois fois par jour sur la tumeur et un bandage roulé serré comprimait la tumeur.

La tumeur diminua un peu ; la rougeur fit place à une coloration violacée dès le huitième jour, seulement la dureté ligneuse de la tumeur avait disparu ; elle n'adhérait plus autant aux parties profondes.

Le 1er novembre, les douleurs n'existaient plus.

Le 6, la tumeur avait un volume moitié moindre ; toute trace de rougeur avait disparu, mais la tumeur offrait toujours une consistance ferme, les îlots fluctuants, c'est-à-dire les varices, étaient toujours dans le même état ; les cataplasmes sont continués.

Le 15, suppression des cataplasmes ; le malade porte un bas élastique appliqué par-dessus un linge sec recouvrant la tumeur ; le malade n'avait jamais porté de bas élastique.

Le 21, le malade sort de l'hôpital ; la peau de la tumeur a repris la coloration habituelle de la peau qui recouvre des varices; le sang se vide dans les veines par pression sur quelques veines; sur d'autres il ne se vide pas; on sent des indurations isolées et la masse de la tumeur a le volume d'une demi-noix. Le malade se trouvant bien et marchant sans peine, pendant de longues heures, a voulu sortir.

Il y a des cas où une phlébite de varices existe sur le trajet d'une veine et où, dans une ampoule de la veine, il y a un véritable kyste sanguin, qui est tendu et chaud; la peau n'est point rouge, elle est violacée et elle se tend quelquefois au point de se rompre. Dans les cas de ce genre, il faut encore s'abstenir d'incision et de ponction.

Obs. VIII. *Phlébite de varice; rupture d'une ampoule veineuse; guérison sans suppuration.* — Le nommé Ch... (Didier), âgé de soixante-onze ans, journalier, entre à l'hôpital le 13 octobre 1875; il présentait une phlébite de la veine saphène externe gauche, variqueuse depuis la face antérieure du tibia jusqu'à la partie moyenne de la cuisse, il y avait sur tout ce trajet des sinuosités remplies de caillots et des ampoules pleines de sang liquide dans les intervalles laissés entre les caillots. Au tiers inférieur de la cuisse, un peu au-dessus du genou, il existait une dilatation ampullaire du volume d'un petit œuf, qui présentait une sensation d'empâtement correspondant à une collection de caillots sanguins mous. La peau qui recouvrait les veines était rouge grisâtre; les ampoules avaient une coloration violet terne. Cataplasmes, repos au lit absolu.

Pendant les quinze premiers jours, le malade avait un peu de fièvre le soir; la phlébite n'augmenta pas; les cordons veineux devinrent moins durs et moins larges, sans pourtant que la circulation veineuse se rétablît; au contraire, l'ampoule située à la face interne et supérieure du genou avait augmenté de volume; elle avait pris une coloration violette très-accusée et la tension de la poche était assez considérable pour qu'on pût songer à faire une ponction.

Le vingtième jour, en enlevant le cataplasme, les gens de service trouvèrent le cataplasme taché de sang noir fluide; j'examinai alors la tumeur. Il existait, à la partie saillante de la tumeur, un petit pertuis très-fin par lequel on faisait sortir, en pressant légèrement, du sang noir. Je me gardai bien de vider cette poche, les cataplasmes furent continués.

Pendant six jours, l'écoulement de sang noir eut lieu, il en coulait une petite quantité qu'on pouvait évaluer à une cuillerée à café en vingt-quatre heures; en même temps que la poche se vidait, on voyait disparaître les indurations veineuses situées au-dessous de la tumeur.

Le septième jour après l'ouverture de la tumeur, la petite plaie par laquelle sortait le sang s'oblitéra, une petite pellicule épidermique se forma, quoique la tumeur existât encore. Mais elle avait alors un volume moitié moins grand que celui qu'elle avait au moment où le malade entra à l'hôpital; elle était encore molle, mais sa mollesse n'était point de la fluctuation franche; il y avait dans cette ampoule veineuse des caillots adhérents. La veine, au-dessus, restait toujours oblitérée.

Le malade resta encore en observation à l'hôpital pendant un mois, et il sortit le 13 décembre avec un bas et une genouillère élastique. Selon toute apparence, la veine saphène, qui n'était pas redevenue perméable, restera oblitérée.

Voilà deux observations qui vous montrent le cours naturel des phlébites de varices. Dans un cas une veine s'est rompue et n'a pas suppuré. Cela est la règle, car personne n'ignore que les varices rompues traitées à temps par la compression ne suppurent pas, la plaie se réunit par première intention. Il n'y a point de faits isolés. Les ruptures de veines atteintes de phlébite de varices ne se comportent pas autrement que les ruptures de varices non compliquées. Il n'y a pas lieu d'agir pour les premières autrement que pour les secondes. L'observation du nommé Ch. Didier est extrêmement instructive : l'ampoule ouverte ne se vide pas complétement, elle ne se vide que juste de son trop-plein, la guérison survient ensuite et l'ampoule diminuée, réduite, persiste sans causer de gêne au malade. Si l'on avait fait ici une ponction, on eut voulu vider tout d'un coup et il est positif que l'on n'eut pas réussi, et il en serait peut-être résulté une de ces inflammations violentes, si souvent suivies d'infection purulente.

Ces deux observations portent encore un autre enseignement. Il est clair que si l'on fait des opérations sur les tumeurs de ce genre on peut n'avoir pas d'accidents ; mais si l'on en a, et si l'on n'obtient pas plus vite la guérison que ne le ferait la nature, les accidents sont le fruit des opérations intempestives.

DOUZIÈME LEÇON

DES ABCÈS CHAUDS OU AIGUS

SOMMAIRE. — **Adénites lymphatiques suppurées : Cours naturel de la suppuration dans ces abcès. Adénites iliaques. Adénites rétro-pharyngiennes. — Périlymphite: abcès consécutifs aux érysipèles et angioleucites.— Phlegmon circonscrit.**

Adénites

Les abcès chauds, les abcès phlegmoneux sont des manifestations d'une inflammation locale, ils se développent autour de vaisseaux enflammés, altérés ou détruits, soit parce que leur altération est primitive, soit parce qu'ils ont été irrités par un corps étranger ou du sang et des parties mortifiées qui jouent le rôle de corps étrangers. Les neuf dixièmes des abcès se développent autour d'un vaisseau ou dans une glande lymphatique, l'autre dixième se développe autour d'une veine enflammée, autour d'un épanchement sanguin, ou d'un corps étranger, ou d'une bourse séreuse enflammée, ou de débris organiques, parties molles contuses, ou os nécrosé jouant le rôle de corps étranger.

Les abcès les plus fréquents, sans contredit, sont donc les adénites suppurées et les abcès des membres développés sur le trajet des lymphatiques. Au cou, à l'aisselle et à l'aine, où les abcès sont les plus fréquents, l'abcès a pris naissance, dans presque tous les cas, dans les ganglions, car toujours le mal débute par une augmentation de volume de la glande qui devient douloureuse : toujours le mal commence par être localisé dans la glande. Au bras, à l'avant-bras, à la cuisse, à la jambe, les phlegmons circonscrits, les abcès chauds sont dus à des suppurations autour de vaisseaux lymphatiques qui reproduisent en grand les abcès limités qu'on rencontre aux membres sur le trajet des lymphatiques, pendant la période de résolution des angioleucites.

Les adénites suppurées et les abcès phlegmoneux angioleucitiques ont une origine commune, une plaie ou une ulcération antérieure intéressant les réseaux lymphatiques desquels partent les vaisseaux qui se rendent aux ganglions enflammés. Pour les adénites suppurées cette origine toujours recherchée ne manque pas d'être trouvée. Tantôt l'écorchure existe encore au moment où apparaît l'adénite, tantôt il y a une croûte sur une cicatrice récente qui révèle une plaie peu ancienne.

Pour les phlegmons autour des lymphatiques, l'origine du mal est bien moins souvent recherchée, mais on la trouve cependant quand on la cherche, et l'on peut même dire que toutes les fois que le phlegmon ne succède pas à un traumatisme appliqué au point où existe le phlegmon, ou à une inflammation antérieure toujours dans le même point, si l'on interroge convenablement les antécédents du malade, on trouvera une lésion éloignée sur les réseaux d'origine d'un vaisseau lymphatique sur le trajet duquel se trouve le phlegmon.

Cette origine de certains phlegmons des membres n'avait pas échappé à bon nombre de chirurgiens qui avaient attribué à des blessures des extrémités les phlegmons circonscrits des membres. Les phlébites externes décrites par Sabatier et Velpeau étaient des faits de cette nature. M. Dolbeau de son côté attribue à la périlymphangite non-seulement les phlegmons circonscrits, mais encore les phlegmons diffus et même les panaris (1).

Dans la très-grande majorité des cas, les adénites aiguës et les phlegmons qui existent sur le trajet des lymphatiques sont consécutifs à une plaie des téguments dont les lymphatiques se rendent à la région où existe l'abcès. Mais il arrive aussi que les abcès surviennent à la suite d'une inflammation érysipélateuse : ainsi les adénites cervicales profondes à la suite des érysipèles de la face et du cou, les adénites axillaires à la suite de la vaccine.

Ce n'est point tout encore. Il y a des adénites qui suppurent longtemps après une plaie ou une inflammation qui a donné naissance à l'engorgement du ganglion.

Voici comment les choses se passent soit pour les adénites axillaires, soit pour les adénites inguinales les plus fréquentes : à la suite d'une plaie ou d'une inflammation, le ganglion ou le lymphatique reste engorgé, plus volumineux qu'à l'état normal. (Lorsqu'on fait des opérations d'urgence dans des régions où il y a des ganglions engorgés, on constate bien

(1) Voy. Chevalet, *Phlegmon angioleucitique*. Thèse de Paris, 1875.

que le ganglion est tuméfié et violacé.) Mais le ganglion n'est pas très-douloureux. Tout à coup, à la suite d'un effort, à la suite d'un refroidissement ou pendant le cours d'un embarras gastrique, le ganglion devient douloureux et suppure. Cette marche des adénites a été observée pour les adénites rétro-pharyngiennes, et surtout pour les adénites inguinales consécutives à des ulcérations chancreuses des organes génitaux.

Voici le cours naturel et la durée des adénites : l'inflammation et la suppuration dans les *adénites* ont une marche régulière, précise, qui guide le chirurgien d'une manière rigoureuse, et c'est par l'expérience de faits nombreux que l'on peut aujourd'hui raisonner. Les adénites inflammatoires franches sont des suppurations d'un ganglion. Depuis le moment où le ganglion est devenu douloureux jusqu'au moment où le pus est réuni en foyer sous la peau, il s'écoule onze jours en moyenne, et nous verrons tout à l'heure à quelle cause tient la différence des cas où le temps employé à la formation du foyer varie. C'est en considérant le temps nécessaire à la formation des abcès autour des lymphatiques que l'on précise la durée de la suppuration dans les ganglions. Un abcès sous-cutané développé autour d'un lymphatique met trois jours à se former. Lors donc que nous voyons une adénite dont le pus est réuni en foyer du onzième au douzième jour, nous pouvons dire que le pus a mis huit jours à détruire le ganglion ou à traverser son enveloppe.

Les phénomènes extérieurs qui correspondent à cette marche naturelle de l'adénite sont les suivants : dans les trois premiers jours, le ganglion est augmenté de volume, douloureux à la pression, et le malade y éprouve des élancements ; du troisième au huitième jour, le ganglion devient immobile et est comme perdu dans un plateau que forme l'induration élastique de la peau légèrement rosée. Le malade a de la fièvre et des frissons erratiques ; les mouvements de la région deviennent très-douloureux ; le septième ou huitième jour, la peau devient rouge ; en pressant sur elle, on fait pâlir la rougeur, on produit une légère dépression, ce qui indique le début de l'œdème inflammatoire qui accompagne les suppurations sous-cutanées. Les jours suivants, l'œdème se prononce, et à la partie centrale de la rougeur on sent une résistance élastique où il y a de la fluctuation ; mais, il ne faut pas y compter, la fluctuation peut manquer. A l'aine, dans la fosse iliaque, dans l'aisselle, au cou, la fluctuation n'est pas nette, parce qu'il n'y a pas de plan résistant qui permette de bien sentir la fluctuation ; il y a de la résistance élastique qui, pour des doigts exercés, indique la fluctuation. Mais on ne se trompe jamais en s'en rapportant à la durée normale de l'adénite ; passé le douzième jour, il y a du pus dans les adénites aiguës franches et on peut inciser en toute confiance, même si la fluctuation est douteuse.

Lorsque les ganglions enflammés sont situés sous la peau, au cou, au coude et même à l'aine, chez les jeunes sujets en particulier, c'est rigoureusement au dixième jour que le pus est bien réuni en foyer; à la région sus-épitrochléenne c'est aussi à la même époque; mais à l'aisselle, à l'aine dans la fosse iliaque, à la région sterno-mastoïdienne, là où les ganglions sont situés au-dessous d'une aponévrose, la marche naturelle de l'adénite est ralentie du temps nécessaire à la perforation de l'aponévrose. Alors, comme conséquence, la rougeur et l'œdème de la peau sont retardés quelquefois jusqu'au quinzième et au dix-septième jour, et même, dans les adénites suppurées iliaques chez les nouvelles accouchées, la rougeur de la peau est à peine marquée au dix-huitième jour; mais par contre la fluctuation profonde est évidente. A l'aisselle on observe quelquefois une rougeur en un point très-limité, sur le bord antérieur du muscle grand pectoral, là où l'aponévrose a cédé, et l'on croit avoir affaire à un abcès très-limité, alors que l'abcès est très-étendu et remonte parfois jusque sous la clavicule.

Abandonnées à elles-mêmes, les adénites s'ouvrent seules après avoir causé des décollements étendus qui dissèquent parfois des ganglions voisins, des vaisseaux et des nerfs, et l'ouverture qui se fait spontanément vers le vingtième jour dans les adénites superficielles est suivie de la formation d'une fistule qui dure assez longtemps et qui est due à un écoulement de lymphe qui, lorsqu'il persiste longtemps, est, de son côté, une cause du retard de la cicatrisation de la fistule.

Les adénites suppurées sont quelquefois suivies d'adénites de voisinage soit du même côté, soit du côté opposé. Mais c'est au cou et à l'aine que ces complications exceptionnelles sont observées. Il est rare qu'il y ait des inflammations profondes au voisinage, à moins que l'abcès ait été méconnu. Ainsi les perforations du péritoine, les péritonites de voisinage, n'arrivent guère à la suite des adénites iliaques et inguinales, à moins que l'abcès ait été ouvert trop tard.

Il y a des adénites profondes qui sont presque fatalement méconnues et cela en augmente le danger; les adénites cervicales profondes, les adénites médiastines et les adénites sus-claviculaires peuvent suppurer sans qu'il y ait de rougeur et de gonflement appréciable du côté de la peau, et il arrive que le pus fuse dans les médiastins à des distances assez considérables; les adénites pharyngiennes et parotidiennes situées très-profondément causent également des abcès capables de fuser dans la direction de l'œsophage jusque dans le médiastin. Aussi les abcès rétro-pharyngiens qui ont une telle origine sont-ils des plus graves.

Il y a des adénites qui se terminent par résolution, mais cela est rare. Cependant j'en ai observé des exemples à la région pharyngienne et dans la fosse iliaque ; seulement il est bon de remarquer que cette terminaison exceptionnellement heureuse ne se présente guère que dans les cas où l'inflammation primitive des organes qui a causé l'adénite est une inflammation chronique, ou que quand l'adénite arrive à une période éloignée de l'inflammation aiguë ; ainsi par exemple les adénites iliaques qui arrivent dans le deuxième mois qui suit l'accouchement, peuvent se terminer par la résolution. A un autre point de vue, les adénites qui se terminent par résolution sont celles qui sont traitées de bonne heure par le repos.

Le *diagnostic* des adénites suppurées est des plus faciles. C'est la connaissance précise de l'origine, du début et de la marche du mal qui le distingue de toutes les autres inflammations capables d'être confondues avec elles. Une écorchure antérieure sur les membres, une inflammation d'un organe voisin et une tumeur dure douloureuse subitement apparue dans les points où il existe des ganglions auxquels se rendent les vaisseaux lymphatiques des parties malades ou blessées, enfin une suppuration et les signes d'un abcès dans un laps de temps relativement long, tels sont les signes à l'aide desquels on reconnaît les adénites.

Il y a un *traitement* approprié aux adénites aiguës. Lorsque les adénites des ganglions superficiels débutent, c'est-à-dire au moment où le ganglion devient douloureux, on peut arrêter l'inflammation en appliquant, comme Velpeau et Blandin, six sangsues sur la région du ganglion. Pendant les trois premiers jours ce traitement peut être appliqué avec quelques chances de succès ; le quatrième jour, il est inutile de placer des sangsues, au contraire un vésicatoire volant est d'un excellent usage. Velpeau le recommandait à ce double titre, que la vésication était susceptible d'empêcher la suppuration et que, si elle n'empêchait pas la suppuration, elle limitait au moins l'inflammation.

Cette proposition de Velpeau est juste ; aussi peut-on employer le vésicatoire depuis le troisième jour jusqu'au huitième sans crainte et avec fruit. Il n'est pas indifférent de connaître cet avantage du vésicatoire, car cela permet au chirurgien de faire quelque chose d'utile, quel que soit le moment où le malade est soumis à l'observation. Que l'on ait appliqué des sangsues ou un vésicatoire, le pansement doit être toujours le même, de larges cataplasmes émollients.

Une couche de collodion appliquée dès le début sur un ganglion superficiel a quelquefois réussi, mais ce ne peut être que tout à fait au début que ce traitement peut agir; et, quand le ganglion est très-douloureux au toucher, il vaut toujours mieux avoir recours aux sangsues.

Les badigeonnages avec la teinture d'iode pure répétés tous les jours peuvent remplacer le vésicatoire, mais ils sont beaucoup plus douloureux.

Il y a des adénites qui se terminent par induration, c'est-à-dire que l'inflammation s'arrête, le ganglion et les parties voisines s'indurent et forment un plateau induré où l'on ne sent pas trace de ramollissement ni de fluctuation et où il serait imprudent de faire une incision. Cette modification de l'inflammation est due à l'action des vésicatoires répétés. Cependant il ne faudrait pas croire que la guérison est assurée dans de pareilles conditions. Il arrive souvent qu'au moindre effort, au moindre refroidissement et sous l'influence d'un dérangement quelconque de la santé, la suppuration apparaît; mais dans ce cas elle est toujours limitée et se présente avec les caractères de bénignité de la suppuration chronique des ganglions. Ces abcès doivent être ouverts quand ils sont arrivés à maturité complète, c'est-à-dire tardivement dans le point où la peau est suffisamment ramollie. Il n'y a aucun risque à courir en attendant, car les collections purulentes de ces abcès n'ont aucune tendance à fuser.

A partir du dixième jour on peut inciser les adénites suppurées, mais il vaut mieux, en général, retarder d'un jour l'incision, car, à ce moment, il y a une place marquée pour l'incision. C'est le point le plus aminci de la peau, au milieu d'un plateau induré qui indique le lieu où la collection de pus fait saillie, et de la sorte on est sûr de ne blesser aucune veine, aucune artère et aucun nerf important; l'abcès les a déviées. En un mot, on incise le point où il est évident que le pus menace de sortir.

L'incision doit avoir une étendue de deux centimètres au moins et l'on pénètre d'emblée dans l'abcès dans la plupart des cas. Mais lorsqu'on incise le onzième ou le douzième jour, et lorsque le ganglion est un peu profond, on incise la peau sans pénétrer dans l'abcès, et lorsque l'incision est faite, à l'aide d'une sonde cannelée un peu pointue, on pénètre dans le foyer purulent, et en déchirant on agrandit l'ouverture pratiquée ainsi dans l'abcès afin de lui donner une étendue égale aux dimensions de l'incision de la peau.

Une fois l'ouverture faite, on se comportera différemment si le ganglion est superficiel ou s'il est profond.

S'il est superficiel, on ne mettra pas de mèches; mais si l'on craint que les lèvres se réunissent par première intention on les cautérisera avec le crayon de nitrate d'argent, à l'exemple de M. Nonat qui traitait de la sorte toutes les incisions des abcès, ou bien on cautérisera avec la solution de chlorure de zinc que j'emploie de préférence au nitrate d'argent parce que le chlorure de zinc ne brûle que les parties incisées, tandis que le nitrate d'argent brûle la peau dans le voisinage de la plaie.

Si le ganglion est profond, on y mettra une mèche, comme vous me l'avez vu faire nombre de fois cette année. On prend un bout de drain de Chassaignac que l'on plie en deux, un chef court, l'autre long; un stylet introduit dans le bout le plus long jusqu'à la plicature pousse dans l'abcès l'anse de caoutchouc, jusqu'à ce qu'elle soit arrivée au fond. La partie pliée du bout de caoutchouc forme un arrêt qui empêche le tube de sortir. Le bout du tube en caoutchouc qui sort de l'abcès est coupé au ras de l'incision, et les jours suivants on le coupe de même, au fur et à mesure qu'il ressort, jusqu'à ce qu'il tombe de lui-même, ce qui arrive le huitième ou le dixième jour après l'incision ; s'il tombe avant ce temps on le remplace. On panse, d'ailleurs, avec des cataplasmes émollients.

Ce traitement et les incisions à jour fixe conviennent pour la très-grande majorité des adénites suppurées, sans excepter les adénites inguinales des vénériens, où la cautérisation des incisions est toujours indiquée. Mais il y a quelques variations à signaler pour les adénites profondes.

Les adénites qui siégent sous des aponévroses d'enveloppe des membres, à la région iliaque, par exemple, dans le creux poplité, à la région cervicale latérale, exigent impérieusement l'emploi du vésicatoire quand le mal a débuté depuis moins de dix jours, et à partir du quinzième jour, s'il y a de la tension de la région et de la douleur, bien que la peau ne soit pas œdématiée, ni rouge, abstraction faite de la rougeur du vésicatoire, on ne doit jamais retarder l'incision. C'est pour ces adénites que l'on doit le plus ouvrir l'abcès en deux temps, incision de la peau large de trois à quatre centimètres même, et ouverture de l'abcès avec la pointe de la sonde cannelée. Dans ces adénites suppurées, les mèches sont indispensables et elles tiennent lieu de tous ces anciens lavages et injections détersives dont nos devanciers eurent besoin, parce qu'ils ne connaissaient pas les avantages du drainage, cette précieuse découverte, dont l'origine revient à M. Chassaignac, l'inventeur des tubes de caoutchouc perforés.

La suppuration des adénites après l'incision a une durée moyenne de quinze jours, lorsque l'adénite est superficielle et lorsque le pus n'est point virulent; mais il y a des cas où la cicatrisation est retardée.

1° Dans le cas où une incision prématurée a été faite et où un ganglion sain a été incisé, la suppuration est retardée, mais ici l'inflammation continue et s'étend à un ou deux ganglions, et il y a une série d'abcès. Ceci arrive assez souvent pour les bubons inguinaux et les adénites cervicales;

2° Dans le cas où le vaisseau lymphatique afférent qui se rendait dans le ganglion n'est pas oblitéré, alors il y a des *lymphorrhagies* et des fistules lymphatiques.

Vous avez vu dans le service des adénites cervicales, des adénites axillaires et des adénites sus-épitrochléennes; je joins des cas d'adénites iliaques et d'adénites rétro-pharyngiennes que j'ai observés.

Observations d'adénites iliaques aiguës. — Il y a des abcès de la fosse iliaque qui reconnaissent pour cause une adénite. Je ne voudrais pas généraliser, mais j'ai toujours pensé que les abcès de la fosse iliaque tardifs chez les femmes en couche étaient des adénites suppurées, comme les abcès récents sont des périlymphangites suppurées (1). Je suis persuadé que la démonstration viendra; car il serait impossible que le système lymphatique ne jouât pas dans le tissu cellulaire péri-utérin le même rôle que dans le tissu cellulaire sous-cutané ou neuf phlegmons sur dix ont une origine lymphatique. Je ne m'arrêterai ici qu'aux abcès de la fosse iliaque chez l'homme. J'en ai déjà observé trois cas très-nets; et comme vous savez que les abcès de la fosse iliaque chez l'homme ne sont pas communs, ce chiffre est assez respectable, d'autant que, sur les quatre abcès de la fosse iliaque que j'ai vus depuis cinq ans que je suis à l'hôpital Cochin, trois sont des adénites iliaques; le quatrième est peut-être une adénite iliaque; mais la constipation antérieure chez le malade et des signes prodromiques du côté de l'intestin m'obligent à rester dans le doute sur ce fait, et je dois le rattacher à ces abcès étudiés par Dupuytren et liés à la constipation cæcale ou à ces abcès que l'on désigne aujourd'hui sous le nom de pérityphlite.

Ces adénites siégent dans un des trois ganglions qui siégent en arrière du ligament de poupart et qui reçoivent des lymphatiques profonds du membre inférieur. Aussi, jusqu'ici, ai-je pu rattacher à des plaies profondes des ulcères profonds enflammés ou des inflammations de bourses séreuses les adénites iliaques que j'ai observées.

Il ne m'a pas manqué de retrouver dans deux cas ce qui est si fréquent dans les adénites communes de l'aisselle. L'adénite est survenue un temps assez long après la blessure ou l'inflammation qui avait causé l'engorgement

(1) Consultez Lucas Championnière, *Du rôle des lymphatiques dans les inflammations utérines* (*Archives de tocologie*, 1875.)

du ganglion ; dans la troisième observation on voit, en effet, le ganglion engorgé qui menace de suppurer au moment où déjà il n'existe plus que des traces imperceptibles de l'inflammation qui a causé l'adénite.

Voici les trois observations ; dans la première, vous trouverez un exemple d'adénite franche. Dans la seconde, il s'agit d'une adénite suppurée à répétition, dans la troisième, enfin, c'est une adénite qui se termine par résolution. C'est-à-dire que vous avez là les trois types les plus communs de l'adénite axillaire ou inguinale.

OBS. I. *Adénite iliaque suppurée.* — Le nommé L..., âgé de vingt-six ans, cocher, entre à l'hôpital Cochin le 25 mai 1873 ; il souffrait depuis huit jours dans l'aine droite ; le mal avait débuté brusquement par un frisson et il n'y avait pas eu le moindre symptôme du côté du tube digestif. Plusieurs semaines auparavant, il avait eu un ulcère de la jambe d'origine traumatique du même côté. L'ulcère était en voie de cicatrisation, mais les douleurs dans la fosse iliaque avaient crû de jour en jour. Le malade s'était toujours bien porté antérieurement ; il n'avait eu aucune maladie de la vessie ni du rectum.

Il existait dans la fosse iliaque une tumeur dure, profonde, située immédiatement au-dessous du ligament de Fallope, et en dedans des vaisseaux fémoraux, la tumeur était allongée, immobile profondément, et la peau était un peu œdématiée ; la palpation était douloureuse, il n'y avait pas de fluctuation.

L'apparition rapide des accidents, un léger état fébrile, de petits frissons et surtout l'existence antérieure d'une lésion profonde du côté malade me firent penser à une adénite iliaque.

Un vésicatoire fut appliqué sur la tumeur.

Le 27 mai, c'est-à-dire le dixième jour après le début des accidents, la tumeur avait augmenté de volume ; le malade avait des sueurs le soir, et la fluctuation apparaissait. Je crus devoir hâter le moment de l'ouverture à cause du siége de l'adénite ; et comme le dixième jour après le début des adénites il y a du pus formé dans le ganglion, et que l'œdème du tégument indique toujours cette formation du pus, nous ne risquions rien et nous évitions le danger de la péritonite. Une incision de cinq centimètres fut faite à la peau et les plans aponévrotiques furent incisés couche par couche sans que le péritoine eût été découvert. Il sortit du pus albumineux, environ un demi-verre ; un drain fut placé en guise de mèche.

L'abcès se cicatrisa le 20 juin, quoique dans l'intervalle le malade eût pris, dans les baraques de l'hôpital où il était couché, une pneumonie franche (1).

(1) Cette observation et la première partie de la suivante (Obs. II) ont été publiées dans la *Gaz. des hôp.*, mars 1874, p. 545 et dans la thèse d'un de nos élèves, Paquy. Thèse de Paris, 1876.

Obs II. *Adénite iliaque suppurée à récidive.* — Le nommé C... (Charles), âgé de soixante-un ans, typographe, entre à l'hôpital le 16 mars 1874, présentant pour la quatrième fois un abcès de la région iliaque droite. La collection purulente forme une tumeur grosse comme un œuf, située au-dessous et en dedans de l'épine iliaque antéro-supérieure, et couchée sur la partie externe de l'arcade de Fallope; la peau est rouge et amincie en un point où une incision est pratiquée le 17 mars avec le bistouri ; il s'écoule environ un verre de pus bien lié et visqueux.

Cet abcès est survenu spontanément en huit jours, sans constipation antérieure; il se manifestait seulement par une douleur de la région qu'exaspèrent l'exercice et la station debout. Un peu de malaise et d'anorexie, pas de frissons.

Deux abcès semblables s'étaient montrés, l'un en août 1871, l'autre en juillet 1872; même siége, même volume, même marche et durée; mêmes caractères du pus. Ils avaient été seulement précédés, pendant quelques jours, d'une douleur assez vive au genou ; tous deux ont été incisés et l'on fit pendant huit jours des injections iodées dans le foyer. Guérison parfaite ; il n'est resté ni douleurs ni traces d'inflammation.

Le troisième abcès, en juillet 1873, n'a différé des autres que par sa terminaison; le malade fut, cette fois, traité dans le service de M. Després; des badigeonnages à la teinture d'iode, sur la tumeur, déterminèrent sa résolution.

Voici maintenant la suite de l'observation :

Le 17 mars, après l'incision de l'abcès, un tube à drainage est placé dans le foyer purulent. Cataplasmes; pendant trois jours seulement, il coule du pus par l'incision et par le tube.

Le 24, le tube est supprimé; pansement simple. Le doigt enfoncé dans la cavité de l'abcès pour vérifier ne trouve pas d'os dénudé.

Le 10 avril, la cicatrisation est complète; il ne reste ni induration ni douleurs.

Le 12, le malade part pour Vincennes.

Cet homme, malgré son âge, est d'une bonne constitution; il n'a jamais fait aucune maladie et n'a pas d'antécédents scrofuleux (pas d'engorgements ganglionnaires ni de cicatrice; pas de tubercules pulmonaires; il a deux enfants bien portants). Aucun symptôme ne permet d'admettre une lésion osseuse; il n'y a pas de douleurs lombaires à la pression.

On ne trouve dans les antécédents du malade que le fait suivant : En septembre 1870, le malade eut à la partie inférieure de la jambe droite, sur la crête du tibia, une petite plaie contuse allant jusqu'à l'os, qui mit trois semaines à se fermer; à ce moment il n'y eut ni angioleucite ni adénite apparente.

Ce malade est rentré à l'hôpital le 3 avril 1876, avec un cinquième abcès au même point. Depuis dix jours il était survenu du gonflement et de la douleur dans l'aine, et dans les derniers jours les mouvements d'extension de la cuisse sur le bassin étaient limités. La fluctuation devint très-évidente le 6 avril. Le 7, une incision fut faite sur la cicatrice des incisions pratiquées sur les abcès précédents, il sortit un grand verre de pus filant et visqueux. Le doigt, introduit dans la cavité de l'abcès, conduisit dans un trajet oblique, de dehors en dedans, à l'intérieur d'une cavité plus profonde, située immédiatement en dedans du tendon du psoas.

Un drain en forme de mèche (un tube plié à son extrémité et dont le repli sert à retenir le tube dans le foyer) est placé; des injections iodées sont faites à partir du 17 avril tous les jours.

Le 1er mai, il ne sort plus de l'abcès que du liquide séreux analogue à de la lymphe; il y a une lymphorrhagie qui retarde la cicatrisation de l'abcès. Les injections sont continuées et le drain reste en place; il ne faut pas, cette fois, que l'abcès se referme trop tôt et qu'il reste dans le foyer de la lymphe qui soit une cause d'inflammation.

Le 5, il ne coule presque plus rien par la plaie, les injections iodées sont continuées.

Le 10, le malade, qui était dans les baraques de l'hôpital Cochin, est atteint de dysenterie, douze selles sanguines par jour, qui est traitée par l'ipéca à la dose de un gramme, puis par les lavements laudanisés et le diascordium.

Le 17, la dysenterie est arrêtée; pendant la durée de cet accident, l'écoulement séreux par l'abcès est un peu augmenté, le drain venait de tomber pendant les efforts de vomissements.

Le 18, l'ouverture de l'abcès est cicatrisée.

Le 25, l'ouverture suinte un peu; ce suintement dure quelques jours; ce malade est guéri, mais il est peut être menacé d'un nouvel abcès dans un temps plus ou moins éloigné; il a éprouvé ces jours-ci une douleur dans la cuisse gauche. Le malade sort de l'hôpital guéri le 15 juin.

Obs. III. *Adénite iliaque terminée par résolution.* — Le nommé Clain (Auguste), âgé de dix-sept ans, laveur, entré le 27 avril 1876, salle Cochin, lit n° 10.

Ce jeune homme présente l'aspect d'une bonne constitution. Il est grand et fort: il ne se rappelle pas avoir eu de maladie antérieure, sauf la coqueluche à cinq ans. A la suite de la coqueluche qui s'est prolongée longtemps, il a eu la gourme (croûtes dans les cheveux). Parents vivants et bien portants.

Il y a quinze jours, sans cause appréciable, il ressentit, en se couchant, des coliques très-vives, elles furent accompagnées de deux vomissements. Les douleurs l'obligèrent à garder le lit; elles siégeaient dedans la fosse iliaque droite, avec irradiations dans le bas du ventre; pas de retentissement dans le testicule ni de flexion de la cuisse, pendant les crises douloureuses. Les douleurs ayant diminué au bout de deux jours, le malade se leva et retourna à son travail; il travailla pendant onze jours, souffrant toujours dans la fosse iliaque droite; les douleurs allèrent en augmentant, et le malade ne tarda pas à s'apercevoir qu'il existait, dans la région douloureuse, une petite grosseur du volume d'une noix dure, douloureuse à la pression. Pendant cette période, il y avait de l'inappétence; le malade avait, par intervalles, des mouvements fébriles, et un peu de diarrhée.

Au moment où le malade entre à l'hôpital, on sent dans la fosse iliaque droite une tumeur dure, du volume d'un œuf. Elle est bien limitée; la paroi abdominale, qu'elle repousse légèrement en avant, ne lui est pas adhérente; elle est appliquée contre l'os iliaque, bien qu'au premier abord elle paraisse faire corps avec la paroi. Il n'y a pas de chaleur ni rougeur de la peau. On trouve sur la face dorsale du pied la trace d'une inflammation d'une bourse séreuse, existant au point où frottait son sabot, qui date, au dire du malade, de trois mois. Elle est maintenant guérie. La tumeur est douloureuse à la pression; le malade ne sent pas de battements. — Application de teinture d'iode et de cataplasmes. Repos absolu au lit.

Le 4 mai. La tumeur a diminué; elle a toujours une grande rénitence; pas de phénomène inflammatoire. La douleur est presque nulle.

Le 6, plus de douleur. On ne sent qu'un empâtement diffus dont le maximum siége à la partie inférieure de la fosse iliaque et à sa partie interne.

Le 8, la douleur a complétement disparu. La grosseur diminue; elle est mieux limitée; on sent un corps dur, arrondi et allongé, légèrement mobile sous le doigt, parallèle à l'arcade crurale, siégeant au niveau de l'orifice interne du canal inguinal. Le malade ne s'est pas levé. État général excellent; il mange bien. — On continue les cataplasmes.

Le 10, application de teinture d'iode.

Le 22, on sent toujours un noyau dur, complétement indolent, de la grosseur d'une petite noix.

Le 26, le corps dur qu'on sent toujours au niveau de l'orifice interne du canal inguinal est réduit au volume d'une noisette.

Le 2 juin, on sent toujours un petit corps dur; — vésicatoire de la largeur d'une pièce de cinq francs à son niveau.

Le 5, exeat.

Observations d'adénites rétro-pharyngiennes. — Les abcès rétro-pharyngiens sont encore assez rares dans nos hôpitaux pour que de nouvelles études sur leur origine soient rapidement faites dans les livres classiques. Depuis dix ans, c'est tout au plus si l'on a observé et publié une demi-douzaine d'observations.

M. Marjolin a le premier parlé des adénites stumeuses rétro-pharyngiennes chez les scrofuleux. Il a plusieurs fois répété le fait à la Société de chirurgie, et il a parlé d'autopsie où il avait trouvé des ganglions strumeux sur la partie postérieure du pharynx (1).

(1) Marjolin, *Bull. de la Soc. de chir.*, 1861, p. 217.

M. Verneuil a remarqué chez les syphilitiques des engorgements ganglionnaires et admettait un bubon post-pharyngien (1).

M. Gilette admet la possibilité d'abcès consécutifs aux adénites; mais sur les trente-quatre observations réunies dans sa thèse, il n'y a aucune observation d'adénite diagnostiquée sur le vivant (2).

Voici un fait d'abcès rétro-pharyngien lié à une adénite rétro-pharyngienne observée dans le service :

Obs. IV. *Adénite rétro-pharyngienne suppurée* (recueillie par M. Viollet, interne). — Le nommé B... (E.), âgé de seize ans, entre à l'hôpital Cochin, le 4 février 1874; ce jeune homme a tout l'extérieur d'un scrofuleux; il a eu, dans son enfance, quelques maux d'yeux, quelques éruptions nasales et des maux de gorge; il a eu des convulsions dont il lui est resté une contracture du bras gauche. Actuellement il se plaint d'avoir dans la gorge une grosseur qui l'empêche de respirer. En effet, sa respiration ressemble à du cornage, pendant la nuit ce bruit respiratoire augmente et empêche ses voisins de dormir; la voix est nasonnée, éteinte; la déglutition est difficile. Il existe en outre, à la gorge, une sensation de contriction et de corps étranger très-prononcée.

L'examen du pharynx permet de voir à droite, derrière le pilier postérieur de l'isthme du gosier, une tumeur allongée, ovoïde, de la grosseur d'un petit œuf, et sans changement de coloration à la muqueuse. Au toucher, cette tumeur est à peu près indolente; elle est molle et fluctuante. Elle comprime le larynx et oblitère l'œsophage. A l'extérieur, au niveau de l'angle de la mâchoire et à droite seulement, il existe deux petits ganglions durs et un léger gonflement correspondant à la tumeur pharyngienne; pas de fièvre.

Le mal remonte à un mois. C'est d'abord la voix qui est devenue nasonnée, puis, ensuite, s'est manifestée la sensation de corps étranger dans la gorge, la dyspnée et la dysphagie ont suivi. Il n'y a jamais eu de phénomènes fébriles marqués.

M. Després diagnostique : adénite chronique suppurée, survenue sous l'influence antérieure de la scrofule. Abcès rétro-pharyngien consécutif. L'engorgement des ganglions, sur les parties latérales du cou, la marche de l'affection paraissait bien confirmer le diagnostic.

Le 5, l'abcès est ouvert en deux temps, afin d'éviter l'asphyxie et la déglutition du pus. M. Després, à l'aide d'un long trocart, ouvre la tumeur à sa partie inférieure, il s'écoule, par la canule, une assez grande quantité de pus bien lié, la valeur d'un verre à bordeaux. Lorsque presque tout le pus a été évacué, la piqûre du trocart est agrandie avec un bistouri boutonné. Soulagement immédiat du malade.

(1) Verneuil, *Bull. de la Soc. de chir.*, 1863, p. 200 et 207.

(2) Gilette, *Abcès rétro-pharyngiens*, thèse inaugurale, thèse de Paris, 1867.

Le 6, la respiration n'est plus bruyante, elle s'effectue normalement; le cornage a disparu et ne gêne plus ses voisins; le malade se lève.

Le 8, le pus s'écoule parfaitement, on le voit sourdre de la plaie lorsqu'on abaisse la langue du malade; presque plus de saillie dans le pharynx.

Le 10, la suppuration diminue notablement. La voix, la respiration et la déglutition sont revenues à l'état normal.

Le 13, les ganglions antérieurs paraissent avoir diminué de volume; la plaie est presque entièrement cicatrisée; il reste une légère induration à son niveau.

Le 16, le malade sort guéri. Aucun pansement ne lui avait été fait. L'atmosphère humide de la bouche suffisait au pansement, comme elle suffit pour les plaies des alvéoles après l'arrachement des dents.

J'ai observé encore un fait d'adénite rétro-pharyngienne non suppurée. Nous avons vu et senti le ganglion engorgé, et nous avons assisté à la résolution de l'engorgement du ganglion (1).

Il s'agissait d'une femme de vingt-deux ans, enceinte, et ayant la syphilis depuis le début de sa grossesse. Elle avait une adénite inguinale non suppurée et une tumeur allongée de la forme et du volume d'une amande sur le côté gauche du pharynx; il y avait sur les piliers du voile du palais des plaques muqueuses ulcérées avec des excorations plus profondes que celles que l'on observe sur les plaques muqueuses; il était de toute évidence qu'il s'agissait ici d'une adénite, car l'adénite s'est terminée par résolution, et à un moment donné on sentait la tumeur rouler sous le doigt, et cela dura jusqu'à ce que le mal fût guéri.

Périlymphites.

Il y a deux variétés de périlymphites suppurées; l'une palpable, dont le développement et la marche sont tellement évidents que l'on ne saurait en nier la nature, est l'abcès qui se forme sur le trajet d'un lymphatique que l'on a vu enflammé, et qui se dessinait sous la peau sous forme d'un cordon rouge allant d'une plaie ancienne ou récente enflammée vers un ganglion. Cet abcès se forme aux dépens de la lymphe épanchée dans le tissu cellulaire; le vaisseau lymphatique renferme de la lymphe malade, viciée, qui se coagule ou au moins s'épaissit, et le vaisseau en s'ouvrant verse cette lymphe dans le tissu cellulaire où elle suppure franchement. Il n'y a pas de meilleure démonstration de cette théorie que l'écoulement de la lymphe pure par la plaie de l'incision de l'abcès, pendant la guérison de

(1) *Adénite rétro-pharyngienne* (*France médicale*, 1874, p. 2).

cette plaie, et lorsqu'il y a deux abcès sur le trajet d'un lymphatique, c'est par l'ouverture de celui qui est le plus près des réseaux, et par elle seule, qu'il y a un écoulement de lymphe jaune ambrée. C'est ce que vous verrez quand nous parlerons de la lymphorrhagie. On rencontre parfois de ces abcès au-dessous de la peau qui a été atteinte d'érysipèle, aux paupières, aux jambes, à l'avant-bras ; ce sont de petits abcès qui prennent naissance dans les rameaux un peu volumineux des réseaux à l'origine des troncs lymphatiques. Ils donnent rarement lieu à une issue de la lymphe.

La seconde variété de périlymphite est le phlegmon spontané. Le plegmon circonscrit est, en effet, une périlymphite ; par phlegmon spontané, il faut entendre un phlegmon qui n'est pas le résultat direct d'un traumatisme, et qui arrive, comme cela se voit si souvent, au membre supérieur à la face interne du bras, et à la face antérieure de l'avant-bras, après des écorchures des mains. Le phlegmon se produit le plus souvent par le même mécanisme que l'angioleucite ; seulement, l'angioleucite échappe. Il faut d'ailleurs remarquer que les phlegmons se développent non plus dans l'épaisseur de la peau, mais sous la peau, ce qui indique qu'ils se produisent autour des troncs lymphatiques les plus profonds, et l'inflammation de ceux-ci ne se traduit pas alors par une rougeur superficielle de la peau comme celle des troncs plus superficiels.

Marche, durée et traitement des périlymphites. — Vous trouverez, Messieurs, dans la plupart des livres classiques, cette mention, que les lymphangites se terminent quelquefois par suppuration. Billroth même avait appelé la lymphangite la *périlymphangite*, parce que, disait-il, la rougeur qui existe sur le trajet des vaisseaux lymphatiques enflammés est due à la congestion des vaisseaux sanguins qui environnent le lymphatique. Malgré cette interprétation, il y a toutefois une inconnue à cet égard, car les lymphangites sous-cutanées ont été rarement suivies de mort, ou si les malades ont succombé, c'était à une époque assez éloignée du début de la lymphangite pour que l'anatomie pathologique n'ait pas pu être faite sérieusement.

La lymphangite simple part généralement d'un érysipèle circonscrit autour d'une plaie. C'est la règle générale ; mais on la voit aussi précéder les érysipèles des membres. Ainsi, par exemple, on voit un érysipèle occuper la jambe en même temps qu'il y a une traînée rouge sur la cuisse, c'est-à-dire une lymphangite (1). Quelquefois la lymphangite part d'un furoncle,

(1) Després, *Traité de l'érysipèle*, Paris, 1862, p. 153.

d'un panaris, d'une inflammation, d'une bourse séreuse. L'on voit une traînée plus ou moins rouge qui part du point malade et se dirige vers des ganglions. Il ne faudrait pas croire que dans tous les cas la lymphangite existe sur toute l'étendue du vaisseau, depuis la plaie ou la partie enflammée jusqu'au ganglion ; le plus souvent, la rougeur s'arrête plus ou moins loin du ganglion. Cette traînée rouge existe sur un cordon induré, douloureux à la pression, et sur lequel la peau n'est point mobile.

Là où la rougeur s'arrête, il y a oblitération du vaisseau ; et la meilleure preuve du fait, c'est la production de nouvelles traînées rouges des lymphatiques collatéraux qui partent de la partie blessée ou enflammée, ou l'extension de l'érysipèle qui existe au point de départ de la lymphangite.

L'oblitération des lymphatiques, par la coagulation de la lymphe qui est infiniment moins plastique que le sang, est beaucoup plus difficile que l'oblitération des veines, et c'est ce qui explique pourquoi les lymphangites sont si communes autour des plaies et des inflammations, comparativement aux phlébites qui sont très-rares. On trouve encore une autre preuve de la difficulté de l'oblitération des lymphatiques dans la rapidité de l'extension des lymphangites qui, dans l'espace de quelques heures, deux à six heures, occupent des vaisseaux lymphatiques dans l'étendue de la hauteur d'un membre. Faut-il ajouter que la coagulation même de la lymphe peut faire entièrement défaut, puisque dans beaucoup de cas les produits inflammatoires cheminent dans les vaisseaux et ne sont arrêtés que dans les ganglions où ils causent l'adénite simple ou l'adénite suppurée.

Néanmoins, l'oblitération des vaisseaux n'est pas moins possible et réelle, puisqu'il y a des lymphangites sans adénites, et qu'on voit souvent les rougeurs de la lymphangite s'arrêter brusquement au milieu d'un segment des membres. Là où la rougeur s'arrête, il est évident que le vaisseau est oblitéré.

Ceci posé, Messieurs, vous allez vous rendre compte de la périlymphite suppurée, et vous allez voir l'analogie frappante qu'il y a entre les adénites suppurées et les périlymphites suppurées. Lorsque le vaisseau lymphatique reste rouge et dur plus de quarante-huit heures, on voit tantôt à la partie la plus éloignée de la plaie, tantôt au voisinage de la plaie, tantôt à des hauteurs différentes, un point qui reste rouge et dur ; puis, peu après, la rougeur s'étend et s'amollit, le tégument devient œdémateux, et la fluctuation apparaît. Dans l'espace de trois jours, un abcès s'est formé. La persistance de la rougeur correspond à la suppuration des vaisseaux lymphatiques, et l'extension de la rougeur à l'inflammation qui se propage dans le tissu cellulaire et est le signe de la suppuration autour du vaisseau. Or, une suppuration autour du vaisseau oblitéré là où arrive, peu à peu, un liquide nouveau ne peut être due qu'à la rupture de ce vaisseau. La périlymphite est donc, vous le voyez, une reproduction de ce qui a lieu pour l'adénite suppurée:

1° Période d'inflammation du lymphatique avec ou sans suppuration;

2° Période de suppuration dans le tissu cellulaire après rupture du vaisseau rempli de pus ou de matières purulentes.

La lymphangite simple dans un seul vaisseau dure de vingt-quatre à quarante-huit heures. Lorsque la lymphite dure au delà de ce temps, le vaisseau renferme du pus. A partir du moment où il se rompt, c'est-à-dire environ le quatrième jour, la rougeur et l'empâtement apparaissent, et le troisième jour après l'apparition de cette rougeur, si les parties ne sont pas œdématiées, la fluctuation devient évidente, car le pus est réuni en foyer.

A la suite des érysipèles étendus qui existent au départ de l'angioleucite, on voit survenir un nombre plus ou moins considérable de ces abcès et c'est dans ces conditions que l'œdème est assez considérable, et que les abcès se trouvent masqués. Cela constitue une difficulté pour le diagnostic.

Les périlymphites, ainsi que la grande majorité des adénites suppurées, ne causent point de forte fièvre, mais la température est augmentée. La suppuration, une fois établie, n'entraîne aucune complication. Les abcès s'ouvrent seuls si le chirurgien n'intervient point; toutefois, lorsque la périlymphite survient dans le cours des fièvres graves chez les diabétiques ou les goutteux, les malades peuvent présenter de la fièvre, et une élévation de température considérable. J'ai vu de ces abcès dans le cours de la variole et dans le cours de l'infection purulente; ils ont été une cause d'aggravation de la fièvre.

Dans le cas où les abcès de la périlymphite suivent une lymphangite franche, le diagnostic ne présente aucune difficulté. Un point de la traînée rouge, qui traduit à l'extérieur la lymphangite et resté rouge a augmenté d'étendue, est devenu douloureux et présente de la fluctuation, l'abcès est facilement reconnaissable.

Dans le cas où les abcès de la périlymphite surviennent après une lymphangite et un érysipèle, il y a toujours un œdème plus ou moins marqué au moins dans la partie où existait l'érysipèle. Les abcès qui existent sur le trajet des lymphatiques dans les points où il n'y a pas d'œdème sont des plus faciles à reconnaître, mais il n'en est pas ainsi des autres. L'abcès est révélé par un empâtement plus consistant que celui de l'œdème, et par une coloration un peu rosée ou vineuse de la peau. La fluctuation est douteuse, parce que l'abcès est entouré de parties œdématiées; mais en pressant les parties voisines de l'abcès, et en refoulant ainsi le pus, on fait saillir une poche distendue par le liquide purulent sur laquelle on sent la fluctuation.

Le diagnostic des périlymphites profondes ou phlegmon circonscrit est toujours des plus simples lorsque les malades ou le chirurgien ont remarqué le début de l'angioleucite, si toutefois elle a été appréciable; en effet, on constate qu'un point de la traînée angioleucitique reste rouge ou douloureux, et que tout autour de cette rougeur la peau devient œdémateuse. On a assisté au développement du phlegmon.

Mais, dans beaucoup de cas, on ne voit pas l'angioleucite, et elle a pu échapper au malade; mais en s'informant bien du début précis de la douleur et de la rougeur, on constate toujours que le mal a débuté sur le trajet connu d'un lymphatique. Ainsi, pour le membre supérieur, le phlegmon formé par la périlymphite a débuté sur le bord interne du biceps ou sur la partie moyenne de l'avant-bras ou sur l'éminence thenar ou sur la face dorsale de la main dans le premier espace interdigital, ainsi que l'a fait remarquer M. Dolbeau. Ce sont là, en effet, les lieux d'élection des phlegmons si communs sur le membre supérieur.

Le *traitement* de la périlymphite est celui des abcès; tout ce qu'il y a de particulier à dire, c'est que ces abcès doivent être ouverts le troisième jour après leur début. Toujours il y a du pus à cette époque, et le pus est louable et bien lié.

Il n'est pas nécessaire de mettre des mèches; on panse avec des cataplasmes; la guérison survient dans l'espace de quinze jours. Quoique pendant un jour ou deux il coule par l'abcès un peu de lymphe pure, il est rare qu'il y ait lymphorrhagie consécutive, et une fois le pus évacué par la pression, aussitôt après l'ouverture de l'abcès, la rougeur diminue, et quatre jours après l'ouverture il n'y a plus de rougeur que sur les bords de la plaie, et le septième jour on peut appliquer un pansement simple. On est parfois obligé de réprimer les bourgeons charnus par une cautérisation avec le nitrate d'argent, ainsi que cela est nécessaire pour un bon nombre d'abcès aigus ou chroniques.

TREIZIÈME LEÇON

DES ADÉNITES GLANDULAIRES EN GÉNÉRAL

SOMMAIRE. —**Adénite parotidienne, thyroïdienne, mammaires; adénites sudoripares; adénites prostatiques. Orchite et adénite testiculaire. Adénite de la glande de Cowper.**

Des adénites glandulaires. De leurs causes naturelles et des principes généraux de leur traitement.

L'inflammation des glandes a été désignée par Velpeau sous le nom d'adénites, et l'on a réservé plus communément le nom d'adénite aux adénites lymphatiques, quoique toutes les glandes présentent une inflammation à laquelle convient le nom d'adénite. Ne croyez pas que l'inflammation des glandes ait quelque chose de spécial; l'inflammation porte toujours sur les éléments vasculaires et conjonctifs, et ici les grandes lois de l'inflammation sont rigoureusement exactes. Les tubes et les épithéliums ne s'enflamment point spécialement. Dans les glandes comme dans le tissu cellulaire, l'inflammation est caractérisée par l'oblitération de capillaires, et la cessation de la circulation, puis par du ramollissement et la prolifération des noyaux du tissu conjonctif. Les conduits des glandes, la membrane d'enveloppe de l'acini élémentaire participent aux phénomènes inflammatoires, c'est-à-dire au ramollissement; l'adénite est donc en réalité l'inflammation phlegmoneuse des glandes.

Cependant l'inflammation des glandes offre quelque chose de spécial qui n'existe pas dans le cas de phlegmon du tissu cellulaire. Au lieu que le pus soit réuni en foyer le quatrième jour, il n'est guère formé et réuni en foyer que du onzième au treizième jour. Cette loi est générale et s'applique à toutes les adénites qui suppurent le plus ordinairement, les ganglions lymphatiques, la mamelle, la prostate; seules, la glande vulvo-vaginale et les glandes sudoripares font exception; elles suppurent plus vite dans les quatre ou cinq jours, cela sans aucun doute, tient à leur situation superficielle, et à ce que ces glandes sont dépourvues des cloisons fibreuses et d'enveloppes cellulaires.

Les adénites ont encore un autre point commun avec le phlegmon; de même qu'il y a des phlegmons qui ne suppurent pas, de même il y a des adénites qui, le plus souvent, se terminent par résolution. Ainsi, les parotides ou adénites parotidiennes résolutives, les oreillons ou adénites salivaires, la thyroïdite, l'orchite, sont des inflammations qui suppurent très-rarement.

Les adénites sont caractérisées par deux périodes bien distinctes : l'une pendant laquelle l'inflammation est limitée au tissu propre de la glande, l'autre pendant laquelle le tissu conjonctif participe à l'inflammation. La seconde période est celle qui présente le plus de variations.

L'inflammation du tissu de la glande reconnaît pour cause :

1° La rétention du liquide sécrété par la glande. C'est le cas de l'adénite mammaire qui suit l'engorgement laiteux, le cas de l'épididymite et de l'orchite. Vous pouvez remarquer que l'épididymite n'arrive guère que pendant le troisième septenaire des blennorrhagies lorsque l'abstinence des rapports sexuels a produit ses effets.

2° Une sécrétion irritante acide ou alcaline, c'est le cas de l'adénite parotidienne dans les fièvres graves.

3° Une blessure ou une contusion de la glande. C'est le cas de la prostatite, de certaines orchites dues à des blessures de la prostate et de l'urèthre au niveau des conduits éjaculateurs.

4° Une congestion de la glande, c'est le cas de la thyroïdite.

5° La propagation de l'inflammation de la peau et des muqueuses aux glandes : par l'intermédiaire de leur conduit, c'est le cas de l'abcès de la glande vulvo-vaginale : par l'intermédiaire des vaisseaux, c'est le cas des adénites lymphatiques. Cette dernière cause est celle qui agit le plus immédiatement. Un autre élément intervient le plus souvent : l'action du froid. Cette action qui est si apparente dans les causes ordinaires du développement des inflammations viscérales est la cause occasionnelle de beaucoup d'adénites qui reconnaissent pour origine une des quatre premières conditions mentionnées plus haut.

Les adénites ont un cours naturel; celles qui se terminent par résolution durent quatre jours pendant lesquels il y a de la tuméfaction, de la douleur et de la rougeur avec œdème léger du tégument lorsque la glande est sous-cutanée. La douleur cesse le quatrième jour, et la résolution de l'inflammation commence. Les adénites qui se terminent par suppuration présentent d'abord de la tuméfaction et de la douleur pendant trois jours en moyenne; un frisson se montre, et puis la tuméfaction augmente, la peau rougit et devient œdémateuse, la tension augmente, et du dixième au douzième jour la fluctuation est évidente; il y a un ou plusieurs abcès formés. Les adénites suppurées ouvertes tardivement peuvent passer à l'état chronique, c'est-à-dire que des fistules persistent, et que le tissu de la glande reste dur, et, chose non moins remarquable, lorsque les adénites sont ouvertes prématurément avant qu'il y ait du pus, le mal passe aussi à l'état chronique. Cette remarque prouve donc que la connaissance du cours naturel des adénites est indispensable à consulter pour instituer le traitement.

Les adénites résolutives sont la *thyroïdite*, l'*orchite*, la *parotidite*, le plus souvent, les *adénites* salivaires en général, et *l'adénite lacrymale.*

Les adénites qui suppurent et se résolvent dans des proportions à peu près égales sont les adénites lymphatiques, la *prostatite*, l'inflammation des *glandes en grappes* du col utérin, appelée improprement acné du col.

Les adénites qui suppurent le plus souvent sont l'*adénite vulvo-vaginale* et *l'adénite de la glande de Cooper*, quoique son inflammation soit rare, *l'adénite mammaire*, les *adénites sudoripares* de l'aisselle.

Les indications du traitement des adénites résolutives sont la temporisation et les émollients. Rarement il est nécessaire d'avoir recours à la révulsion. Les cataplasmes et le repos suffisent. La révulsion la meilleure à employer est le badigeonnage avec la teinture d'iode (deux couches); cette révulsion offre cet avantage, qu'on peut la renouveler tous les jours. L'orchite seule ne doit pas être traitée de cette manière: d'abord parce que la révulsion sur le scrotum est excessivement douloureuse, et que l'on s'expose à provoquer une gangrène de la peau fine du scrotum. Nos anciens se rappellent encore les accidents qu'ont causés la boue de rémouleur et le sulfate de fer sur les orchites. Mais si pour ces adénites spéciales on est obligé de n'avoir point recours aux révulsifs, on peut employer les émissions sanguines, mais à la condition de ne point appliquer les sangsues sur le scrotum, mais bien à distance sur le trajet du cordon; encore ce moyen ne doit-il être employé que lorsque les douleurs sont très-vives. Le traitement de ces adénites doit être secondé par un traitement destiné à calmer l'inflammation des muqueuses qui les a causés; ainsi, l'uréthrite pour les orchites, les stomatites pour les parotides.

Les adénites qui suppurent doivent être traitées d'abord par les émollients, puis par les incisions aussitôt que le pus est réuni en foyer, mais pas plus tôt. Nous reviendrons sur ce sujet dans une autre leçon à propos des abcès du sein. En principe les abcès glandulaires ne doivent pas être ouverts avant le douzième jour lorsqu'il s'agit d'une adénite d'une glande en grappe, et avant le quatrième s'il s'agit d'une glande en tube.

Les abcès glandulaires une fois ouverts, il y a toujours à craindre la formation d'une fistule. Pour éviter cet accident, il faut ouvrir les abcès à propos et empêcher l'ouverture des abcès de se refermer en plaçant un tube à drainage dans l'incision, plus tard on a recours à la compression et aux injections iodées.

Certaines glandes qui ont suppuré sont à l'abri de ces accidents; ce sont les glandes tubuleuses, les glandes sudoripares et le testicule par exemple. Une incision suffisamment large met à l'abri des fistules et la nature des tissus que coupe l'incision permet toujours de faire l'incision suffisante.

Toutes les adénites glandulaires peuvent être compliquées d'issue du liquide sécrété par la glande, et à un moment donné on voit couler une assez grande quantité de ce liquide pour que l'on ait des inquiétudes. Cette fistule est passagère, le bourgeonnement cicatriciel oblitère le conduit ouvert, et a guérison la lieu. Maïs dans quelques cas où l'ouverture a été trop tardive, des fistules peuvent persister et exigent des traitements appropriés. Les injections caustiques et la compression sont sans contredit les deux moyens les plus sûrs et ceux dont l'application est le plus généralement facile.

Vous ne sauriez point toutes les généralités applicables aux adénites glandulaires si vous n'étiez prévenus que des adénites terminées par résolution et qui tardent à disparaître entièrement, présentent parfois longtemps après que la rougeur inflammatoire a disparu un point fluctuant, un véritable abcès, mais qui revêt le caractère chronique en ce sens que la peau est violacée et qu'il y a peu de douleur. Ces abcès s'ouvrent quelquefois seuls, mais il est mieux de les inciser et de cautériser l'ouverture avec un crayon de nitrate d'argent ou la solution saturée de chlorure de zinc et de laisser la suppuration suivre son cours. Une adénite salivaire chronique sous-maxillaire qui a été mise sur le compte de la syphilis n'était autre qu'une inflammation tardive de ce genre qui avait eu pour origine une ancienne salivation mercurielle ou un scomatite.

Ces abcès tardifs existent le plus souvent chez les malades qui ont l'étoffe de la tuberculose.

Ces quelques préceptes vous serviront de guide pour les inflammations des glandes. Les deux points les plus importants sur lesquels votre attention doit toujours être fixée, sont l'époque précise à laquelle paraît la suppuration et la réunion du pus en foyer lorsque les adénites glandulaires suppurent, et l'époque où il convient d'ouvrir les abcès. Dans les cinq premiers jours pour les glandes en tube, et au douzième jour pour les glandes en grappe.

QUATORZIÈME LEÇON

DES LYMPHORRHAGIES CONSÉCUTIVES AUX ADÉNITES ET AUX PÉRILYMPHITES SUPPURÉES

SOMMAIRE. — Écoulement de lymphe. — Épanchement de lymphe. — Mécanisme de la lymphorrhagie. — Traitement par la compression.

Lorsque l'on a ouvert une adénite ou un abcès formé autour d'un vaisseau lymphatique enflammé, il est commun de voir la suppuration de la plaie se prolonger pendant plusieurs semaines. Le pus, au lieu d'être bien lié, de présenter les caractères du pus phlegmoneux, devient séreux et a la coloration ambrée du liquide qui soulève l'ampoule des vésicatoires. Le liquide coule par l'ouverture des abcès en quantité variable, puis diminue avec le temps, et la guérison finit par arriver à un terme quelquefois très-éloigné de l'ouverture de l'abcès.

Ces phénomènes ne sont pas toujours aussi accusés dans les abcès superficiels que dans les abcès profonds. A l'aine et à l'aisselle, au creux poplité et au cou on les rencontre assez souvent, puisque j'ai déjà eu l'occasion d'observer nombre de fois ces accidents, et je dois dire qu'ils étaient aussi accusés que l'on peut se le figurer.

Il y a, d'ailleurs, dans les livres de chirurgie des faits qui peuvent être rapportés à la lésion dont je vous entretiens aujourd'hui.

Quelques-uns des abcès de l'aisselle si longs à se cicatriser, que Boyer a signalés et pour lesquels il disait que les fistules qui les suivaient ne pouvaient être guéries que par la nourriture féculente destinée à provoquer l'embonpoint du corps et de l'aisselle, et par la compression, étaient à n'en pas douter des adénites suppurées, à la suite desquelles il restait une fistule entretenue par la même cause que la fistule du malade de notre service, c'est-à-dire par l'écoulement de la lymphe.

Voici les faits caractéristiques que j'ai observés :

Obs. I. *Lymphorrhagie consécutive à une adénite axillaire.* — Le nommé S... (Victor), âgé de vingt-sept ans, mécanicien, eut à la suite d'une blessure à la main, blessure non soignée, une angioleucite du bras gauche. Le malade ne se soigna pas et il survint un phlegmon à la partie moyenne du bras. Aussitôt qu'il ne souffrit plus, et avant la cicatrisation de son bras, le malade sortit de l'hôpital. Il y revint vingt jours après avec une adénite axillaire gauche, qui fut incisée le treizième jour après son début, et qui suivit normalement son cours jusqu'au quinzième jour, époque à laquelle le pus devint séreux et coulait d'une façon continue. Le malade, malgré nos avertissements, voulut encore sortir pour se faire traiter chez lui.

Dix-sept jours après son départ, le malade s'aperçut qu'il avait une grosseur dans l'aisselle; il appliqua des cataplasmes; dans la nuit, la tumeur s'ouvrit et il coula par l'orifice de l'ancienne ouverture de l'abcès un liquide clair et un peu visqueux en très-grande abondance. Le surlendemain, le malade revint à l'hôpital et je pus constater que l'orifice de la fistule était bouché par une sorte de phlyctène. Je déchirai cette phlyctène et il sortit par jet environ un verre de liquide citrin, collant un peu aux doigts, que je jugeai être de la lymphe. La quantité de liquide évacuée pouvait être évaluée à 150 grammes. Le malade fut admis à l'hôpital le 27 novembre 1874. Ce garçon avait une pâleur anémique caractéristique; il avait des envies de vomir et n'avait pas d'appétit; il se plaignait en outre d'une vive douleur dans l'épaule et un gonflement appréciable existait dans cette région, mais sans gêne des mouvements. La peau de l'aisselle ne présentait pas de changements de coloration. L'ouverture de l'abcès était transformée en orifice fistuleux qui s'étendait, en profondeur, à deux centimètres dans l'aisselle; il coulait encore, et d'une manière continue, du liquide semblable à celui qui avait été évacué la veille et il y avait quelques traces de pus mêlé à ce liquide.

Il était évident que le malade était atteint d'une fistule lymphatique, et aussitôt le malade fut soumis à une compression énergique. L'aisselle fut remplie avec de la ouate et une bande roulée en spica de l'épaule maintint la compression.

Le 29, en renouvelant la compression, on constate qu'il s'est formé, sur l'orifice de la fistule, une pellicule qui est dilatée en ampoule; celle-ci ayant été crevée, on put extraire, par pression de l'aisselle, environ 90 grammes de liquide de même nature que celui qui avait été déjà recueilli. L'examen microscopique permit de constater la présence de quelques globules de pus et de cellules lymphatiques, et de noyaux isolés. Le liquide ne se coagulait pas par le repos. Le caractère du liquide n'était pas, on le voit d'une manière absolue, de la lymphe; aussi l'examen fait au laboratoire physiologique de la Faculté, sans être négatif, ne fut point affirmatif. La compression est continuée jusqu'au 2 décembre. Pendant ce temps, pour calmer la douleur de l'épaule, des pointes de feu furent appliquées et soulagèrent beaucoup le malade. Pendant ce temps, la compression avait produit un œdème limité à la partie antérieure du bras.

Le 7, la fistule n'est pas complétement fermée, et on peut recueillir, en pressant l'aisselle, environ 20 grammes de sérosité. Un nouvel examen donna des résultats identiques à celui qui avait été obtenu. Le malade sent ses forces revenir; il reprend ses couleurs et mange bien. La compression est continué encore pendant douze jours et la plaie finit par se cicatriser entièrement. Il s'était écoulé soixante jours entre l'ouverture de l'abcès et la cicatrisation de la fistule qui l'avait suivie, et la plaie avait donné issue à de la lymphe pendant un mois.

Chez ce malade on pourrait dire qu'il y avait un *anévrysme lymphatique faux primitif ou diffus*; il y avait, en effet, dans l'aisselle à un moment donné une tumeur du volume du poing.

Obs. II. *Lymphorrhagie consécutive à une périlymphite du lymphatique de la région thénar.* — M. D..., externe des hôpitaux, ayant quelques écorchures aux mains, particulièrement au pouce de la main droite, fit à l'hôpital Saint-Antoine, le 12 août, une autopsie d'une malade tuberculeuse. Le soir du même jour, à cinq heures, il fut pris d'un frisson violent d'une durée de une heure. Le pouce, le bras et l'aisselle étaient, suivant l'expression du malade, lourds, et tout mouvement était douloureux. Un ganglion, du volume d'une noisette, roulait dans l'aisselle, et était douloureux à la pression.

Le 15 août, je vis le malade; il y avait une écorchure du pouce, qui était enflammée et douloureuse, elle occupait la pulpe de ce doigt. Le reste du pouce était rouge, chaud et douloureux jusqu'au poignet. Il y avait de la douleur sur le trajet des lymphatiques, depuis le pouce jusqu'à l'aisselle, qui offrait un peu d'empâtement; il y avait des sueurs profuses. Je diagnostiquai une angioleucite du pouce, mais je craignais l'infection purulente de la piqûre anatomique. Je fis appliquer trois sangsues dans l'aisselle, sur le ganglion; 60 centigrammes de sulfate de quinine furent administrés à l'intérieur, des compresses d'eau de sureau furent placés sur le pouce et l'avant-bras. Le malade qui était très-inquiet et avait besoin d'être remonté, but comme tisane du thé au rhum.

Le 15, une traînée angioleucitique partait du pouce jusqu'à la partie moyenne du bras, en passant sur la région thénar, le poignet et la ligne médiane de l'avant-bras; toute douleur avait cessé dans l'aisselle.

Le 16, l'état général est bon, la fièvre est tombée; le malade mange. Il y a trois points où il existe de l'empâtement et de la rougeur avec œdème et chaleur : 1° l'éminence thénar; 2° le tiers supérieur de l'avant-bras; 3° la partie moyenne du bras. Ces points sont reliés d'une façon plus ou moins apparente par un cordon dur qui n'est autre chose que le vaisseau lymphatique atteint d'angioleucite, sur le trajet duquel la rougeur a disparu. Il y avait lieu de soupçonner la formation d'abcès, autour du lymphatique, dans ces trois points.

Le 18, la fluctuation est évidente à la région thénar, sur le côté externe de la région, presque rigoureusement sur le trajet du gros lymphatique qui suit la direction du métacarpien du pouce; incision, issue de pus séreux en assez grande abondance; le liquide était un peu filant. — Cataplasmes. Le malade est mis à la tisane de limonade. A partir de ce jour, l'ouverture de l'abcès laisse écouler en grande abondance un liquide jaune ambré sans mélange de pus. Un matin même, en enlevant le pansement, dans un mouvement que fit le malade, il sortit un jet de ce liquide. Le lendemain, en pressant sur la face palmaire de l'avant-bras et descendant depuis la partie tuméfiée jusqu'à la main, je fis sortir en jet un liquide de même nature dont la quantité pouvait être évaluée au contenu d'un verre à bordeaux. A chaque pansement, il était possible de faire sortir un liquide semblable. Ce liquide était de la lymphe, et il y avait lymphorrhagie.

Le 24, le malade, qui avait pris froid, eut un nouveau frisson de une heure; même traitement que pour le premier frisson.—Sulfate de quinine, thé au rhum.

Le 25, mieux; une rougeur angioleucitique nouvelle part du pouce, les jours suivants la tuméfaction de l'avant-bras s'amollit et présente de la fluctuation.

Le 28, une incision est faite à l'union du tiers inférieur de l'avant-bras avec le tiers moyen; issue de pus bien lié. L'incision faite sur la région thénar ne se cicatrisait cependant pas et donnait toujours issue au même liquide, les bords de la plaie étaient blanchâtres et avaient l'aspect de plaie récente, recouverte de cet enduit blanchâtre que l'on appelle la lymphe plastique; il n'y avait d'ailleurs aucun autre changement dans cette plaie; elle semblait devoir se transformer en fistule, le malade qui avait le visage coloré habituellement pâlissait visiblement. Cependant l'incision de l'avant-bras se cicatrisa rapidement.

Le 8 septembre, elle était fermée et il ne restait que la première incision qui ne guérissait pas. Le traitement fut alors institué dans le but de fermer cette plaie et oblitérer le vaisseau lymphatique qui causait la lymphorrhagie. La compression très-applicable ici fut mise en usage; des bandes de diachylum imbriquées recouvrirent tout le pouce et un spica du pouce fait avec des bandes de diachylum comprima la racine du pouce et l'éminence thénar. La compression du pouce empêchait l'arrivée de la lymphe dans le vaisseau qui la laissait échapper et la compression de l'éminence thénar, tout en pressant sur la plaie, pressait sur le vaisseau blessé et favorisait son occlusion.

Le 20, la cicatrisation de la première incision était complète. Vous remarquerez que la première incision, faite dix jours avant la première, n'avait guéri que douze jours après la seconde incision. Ici, le retard de la cicatrisation par la lymphorrhagie a été très-évident.

Chez ce malade, il y a deux abcès; c'est celui qui est le plus près de l'origine du lymphatique qui est compliqué de lymphorrhagie, l'autre est un simple abcès phlegmoneux qui était situé en aval du premier, si je puis ainsi dire, et il ne laissait pas écouler de lymphe, parce qu'il s'écoulait en amont, par la plaie palmaire toute la lymphe que transporte normalement le vaisseau lymphatique.

Vous trouverez dans une thèse récente un autre fait de lymphorrhagie peu abondante où, deux abcès existant à la fois sur le trajet d'un lymphatique, c'est l'abcès situé dans le point le plus rapproché des origines du vaisseau qui donne issue à de la lymphe. C'est un fait qui a été recueilli dans le service par un de nos élèves, qui en a fait l'objet d'une thèse (1).

J'ai recueilli encore d'autres observations qui offrent la même lésion à des degrés divers. Voici l'un des faits les plus intéressants. Il s'agit d'une lymphorrhagie persistante qui entraîne la formation d'une fistule.

Obs. III. *Fistule scrotale. Phlegmon et abcès de la paroi abdominale. Fistule lymphatique. Cautérisations avec le chlorure de zinc. Uréthrite récurrente. Tubercules du testicule probables. Guérison.* — Le nommé Ribeaire (Jules), âgé de dix-neuf ans, étudiant, entré le 22 décembre 1874, salle Cochin, lit n° 17.

En novembre 1873, ce malade fit une chute sur un mur (dit-il), et il se forma un abcès dans le voisinage de l'épididyme, qui suppura pendant un an; malgré les traitements employés il y eut des variations dans l'écoulement et la nature du pus, mais en septembre 1874 il sembla beaucoup augmenter puis se tarit; enfin en septembre 1874, il se forma un abcès de la paroi abdominale, situé assez exactement au niveau de l'orifice interne du canal inguinal; cet abcès occupait l'enveloppe du cordon. M. Després diagnostiqua un abcès autour des lymphatiques, et ouvrit l'abcès le 24 décembre.

Le 1er janvier 1875, le malade est dans l'état suivant :

Au niveau du scrotum, et dans le point correspondant au testicule droit, il existe une cicatrice adhérente, unissant la face profonde du scrotum au testicule. Cette cicatrice déprimée, en entonnoir, n'est que le vestige de l'ancien trajet fistuleux. Le corps du testicule est augmenté de volume, mais c'est surtout le cordon qui est induré. Absence complète d'écoulement par cette fistule. Dans toute l'étendue de la portion inguinale du cordon spermatique, on peut suivre une masse indurée, arrondie, qui ne peut être autre chose que le canal déférent et qui se continue jusqu'au point de la région ilio-inguinale, dans lequel s'est formé l'abcès précédemment indiqué. A ce niveau, existe une ouverture béante, à lèvres indurées, d'un centimètre d'étendue environ, donnant issue à une assez grande quantité d'un pus séreux, mal lié et, le plus souvent, à un *liquide filant, incolore*, que M. Després juge être de la lymphe. Aussi admet-il, en ce point, une fistule lymphatique, consécutive à l'abcès développé autour d'un lymphatique.

En présence de ce symptôme, on pouvait se demander si la lésion primitive était d'origine traumatique, ou ne reconnaissait pas une cause diathésique, locale, des tubercules du testicule; mais l'auscultation de la poitrine ne donne aucune preuve en faveur de l'hypothèse de la tuberculose, bien que l'idée pût

(1) M. Boulanger, *De la lymphorrhagie*, thèse de Paris, 1876.

en venir; d'ailleurs, l'épididyme ne présentait point d'induration caractéristique de tubercule.

Quoi qu'il en fût, il fallait tarir cette fistule lymphatique : successivement, nous employâmes diachylum et compression au moyen du spica de l'aine, puis d'une pelote d'un bandage herniaire ; l'écoulement ne diminua en rien et avait toujours le même caractère. Un liquide ambré coulait en quantité notable, pouvant être évaluée à un demi-verre au moins, dans les vingt-quatre heures, et M. Després se décida à faire la cautérisation des parois de l'abcès, de façon à y déterminer une inflammation adhésive. Il fallait en effet se hâter, car le malade pâlissait et maigrissait visiblement.

Le 13 février, cautérisation profonde avec un pinceau trempé dans la solution saturée de chlorure de zinc ; suppuration plus abondante le soir, et le 14, la fistule scrotale suintait et laissait écouler une gouttelette de pus ; vive sensibilité dans toute la région inguinale droite.

Le 15, nouvelle cautérisation avec le chlorure de zinc ; suppuration abondante de l'abcès, ouverture scrotale réouverte complétement ; enfin, le lendemain, le malade se plaignait de vives douleurs en urinant, et la pression du canal laissait échapper quelques gouttelettes de pus ; il y avait uréthrite, et le méat urinaire, la fistule scrotale, et l'abcès ganglionnaire suppuraient, mais à ce moment et dans ce dernier point, l'abondance de l'écoulement diminuait. Le malade avait donc une uréthrite dont l'étiologie ne pouvait être suspectée, en tenant compte des antécédents du malade et de son internement dans l'hôpital. Comment s'est établie la propagation de l'inflammation de l'abcès inguinal au scrotum, puis à la muqueuse uréthrale ? Y a-t-il eu, dans ce cas-là, une uréthrite récurrente, c'est-à-dire l'inflammation a-t-elle marché en sens contraire des voies qu'elle parcourt dans les blennorrhagies compliquées d'orchite ? M. Després pense que le vaisseau lymphatique qui donnait la lymphorrhagie était un vaisseau lymphatique du cordon, et que l'inflammation était propagée au canal déférent.

La suppuration, après avoir été très-abondante au niveau de l'abcès inguinal, a peu à peu diminué. Il ne s'écoule plus que du pus non mélangé à ce liquide visqueux, considéré comme de la lymphe ; l'uréthrite ne dura que quelques jours (21 février), mais la fistule scrotale réouverte continua à donner du pus en petite quantité cependant.

Le 25, le malade ne présente plus que son abcès inguinal, dont les lèvres se sont rapprochées et tendent à s'unir, mais la suppuration continue toujours malgré des pansements compressifs. Le malade demande à quitter l'hôpital, alors qu'il était encore dans ce dernier état. Nous l'avons revu au mois d'août, ce ne serait que dans le courant de juillet que la fistule inguinale aurait cessé de donner du pus. Le malade, depuis sa sortie de l'hôpital, ne cessait de porter son bandage herniaire pour comprimer la fistule.

Ainsi ce malade, à la suite d'un simple abcès du cordon, a une fistule qui donne issue à de la lymphe pure, c'est-à-dire qu'il existe une lymphorrhagie consécutive à un abcès, développée selon toute apparence autour d'un vaisseau lymphatique. L'épuisement du malade a été très-appréciable, la compression et les cautérisations ont difficilement obtenu l'oblitération de la fistule, parce que dans ce point, le traitement curatif est difficile à appliquer convenablement.

La lymphe recueillie en vingt-quatre heures pouvait être évaluée à 100 ou 110 grammes; plus tard, il y avait des jours où l'écoulement était moindre, mais il y avait des jours où l'écoulement reparaissait aussi abondant. Plusieurs fois avec les cautérisations on obtenait une suppuration franche qui semblait annoncer la guérison, mais au bout de quelques jours l'écoulement séreux reparaissait.

Il y avait chez ce malade une particularité que j'ai retrouvée chez des malades atteints de fistule lymphatique traumatique, les lèvres de la plaie étaient recouvertes d'une couche pseudo-membraneuse blanchâtre tout à fait analogue à la couenne que l'on rencontre sur certains vésicatoires et qui se détachait facilement de la plaie; c'était de la lymphe coagulée.

Ainsi voilà des abcès désignés sous le nom d'*adénites phlegmoneuses* aiguës ou des *abcès périlymphatiques*, *périlymphangite* de Billroth, *péritronculite* de M. Dolbeau, et que j'appelle périlymphites, qui, au lieu de guérir en quinze ou vingt jours ainsi que cela se voit pour les abcès phlegmoneux autour de bourses séreuses, autour de corps étrangers, ou autour d'un point contus, mettent trente à quarante jours à guérir. La cicatrisation est manifestement retardée par un écoulement d'un liquide séreux qui est plus ou moins abondant pendant huit jours environ dans les cas ordinaires, à moins que l'écoulement du liquide ne prenne les caractères d'une hémorrhagie séreuse, si je puis ainsi dire.

Je n'hésite pas à affirmer qu'il s'agit ici de lymphorrhagies. Aucune bourse séreuse, aucune articulation ouverte ne peuvent verser pendant des huit et dix jours un liquide absolument séreux, en aussi grande abondance que cela existait chez mes deux premiers malades. D'ailleurs, les abcès étaient très-éloignés des articulations; chez le troisième malade, ils en étaient encore plus loin.

La pathogénie de la lymphorrhagie est facile à concevoir. Prenons par exemple le type de l'adénite suppurée; le ganglion, tuméfié d'abord, cesse de recevoir la lymphe que lui apportaient les vaisseaux afférents, ceux-ci se dilatent et finissent par se rompre et versent alors dans le tissu cellulaire une quantité de lymphe variable, et l'écoulement de la lymphe n'est arrêtée que quand la tension de la poche fait équilibre à la tension de la lymphe dans le lymphatique incisé. Aussitôt l'abcès incisé, la lymphe s'écoule au dehors mélangée avec le pus. Puis, si rien n'intervient, la lymphe pure coule seule ensuite, jusqu'à ce que la formation et la rétraction du tissu cicatriciel oblitèrent le vaisseau lymphatique ouvert. Si le vaisseau ne s'oblitère pas qu'arrivera-t-il? La lymphe apportée d'une manière continue par le vaisseau lymphatique va s'épancher dans le foyer de l'abcès, et la permanence de l'écoulement entretiendra une fistule jusqu'au moment où l'on aura pu obtenir l'oblitération du lymphatique.

Cela avait été déjà constaté par Sœmmering qui, l'un des premiers, a parlé des plaies des lymphatiques et des lymphorrhagies qui persistent après la blessure des vaisseaux et retardent la cicatrisation des plaies. Cet auteur même avait cherché une explication à ces faits exceptionnels dans des arrêts de la coagulation de la lymphe sous l'influence de l'inflammation. Je pense que la dilatation des lymphatiques, l'état variqueux des lymphatiques sont la cause la plus probable de ce défaut d'oblitération des lymphatiques; je ne nie point pourtant que la faiblesse du sujet, que la violence de la fièvre qui accompagne une inflammation, ne puissent être une cause qui empêche la coagulation de la lymphe et l'oblitération du capillaire lymphatique. A la suite des adénites et des périlymphites en particulier, c'est à la dilatation des vaisseaux qu'il faut attribuer le défaut de cicatrisation. Car il est facile de comprendre que les ganglions ou les vaisseaux oblitérés par une inflammation retiennent la lymphe au-dessous d'eux et que leurs afférents se dilatent fatalement.

Il y a encore une autre preuve facile à constater, qui démontre qu'il s'agit bien d'une lymphorrhagie. Si l'on établit sur les membres une compression circulaire qui arrive jusqu'au niveau de la fistule, l'écoulement de lymphe est modéré et quelquefois entièrement tari. C'est ce que nous avons bien constaté sur le malade qui fait le sujet de l'observation Ire.

Chez notre premier malade, la compression a été facile et a produit un bon effet; chez le troisième, la compression, beaucoup plus difficile, a dû être secondée par des cautérisations, mais elles avaient un médiocre effet. L'efficacité de la compression est certainement une preuve de la nature de la lésion. Enfin à l'objection tirée des propriétés du liquide qui ne seraient pas celui de la lymphe, il faut répondre que la lymphe des vaisseaux lymphatiques périphériques, avant le passage dans un ganglion, est beaucoup moins coagulable que celle du canal thoracique, que le séjour de la lymphe dans le foyer d'un abcès où peut avoir lieu la coagulation, lui enlève son albumine, la rend à peu près semblable à la sérosité des vésicatoires qui est formée de lymphe pure, et ne se coagule que dans des cas tout à fait exceptionnels.

La lymphe perdue est jaune ambrée, et lorsqu'elle est amassée dans un vase elle est verdâtre, mais conserve néanmoins sa transparence. Au microscope, on y constate des noyaux libres et des corpuscules lymphatiques en très-petite quantité. Il est probable que ces corpuscules se déposent dans le foyer de l'abcès où la lymphe séjourne avant de sortir au dehors.

L'écoulement de la lymphe dans la lymphorrhagie consécutive aux adénites et périlymphites suppurées épuise les malades et les rend anémiques, comme le font les hémorrhagies et l'albuminurie. Mais l'anémie, ici, est plus ou moins grave, suivant la quantité de lymphe perdue en une seule fois. Le premier malade, qui perdait 120 grammes et plus de lymphe à la fois, était très-abattu et avait déjà les nausées et l'anorexie des anémiques. Chez le second malade, la lymphe perdue tous les jours était en moindre quantité, 15 à 60 grammes en moyenne, aussi l'anémie ne se traduisait que par de la faiblesse et la pâleur du teint. On retrouve là ce qui est constaté pour les malades qui ont des hémorrhagies.

Nous avons observé au mois de décembre 1875 un remarquable exemple de lymphorrhagie consécutive à une plaie, où les mêmes caractères que ceux de la lymphorrhagie consécutive aux abcès ont été constatés. Ce fait servira de confirmation pour les faits précédents.

OBS. IV. *Plaie d'un lymphatique au coude lymphorrhagié.* — Il s'agit d'un malade âgé de cinquante ans, le nommé V... (François), journalier, qui s'était présenté à la consultation avec une plaie du coude, produite par un fragment de verre. La plaie était située au-dessous de l'olécrâne qu'elle débordait en dedans et en dehors. La peau et le tissu cellulaire seuls étaient intéressés, le tendon du triceps était intact. La bourse séreuse olécrânienne était également intacte. Dès le deuxième jour après la blessure, le malade avait remarqué qu'il coulait de la plaie une quantité considérable d'un liquide clair. A la consultation, en étendant le bras du malade, nous avons fait couler en abondance un liquide jaune ambré qui ruisselait sur le membre.

Une compression du coude fut faite à l'aide d'ouate et d'un spica très-serré que le malade venait faire changer tous les deux jours. L'écoulement de lymphe ne s'arrêtant pas, le malade entra à l'hôpital. Nous avons alors suivi l'évolution de la plaie. D'abord le bourgeonnement était nul, les bords de la plaie étaient décollés et recouverts d'une pellicule blanchâtre, que l'on arrachait facilement; au-dessous de cette pellicule les tissus étaient blafards et on voyait distinctement un petit orifice circulaire capable de loger la pointe d'une épingle et dont les bords étaient recouverts d'un liséré blanc; de cet orifice il coulait, d'une manière continue, un liquide clair légèrement ambré qui empesait légèrement les pièces du pansement. Une petite quantité de ce liquide recueilli dans une éprouvette ne se coagulait pas. Une très-mince couche blanchâtre apparaissait à la surface du liquide. Le lymphatique blessé était situé sur la lèvre inférieure de la plaie, près de son angle interne, et était un de ces lymphatiques qui remontent vers l'aisselle, en suivant la face interne du bras. La compression du coude fut appliquée et très-serrée, le bras étant maintenu par une attelle dans l'extension. La compression faite ensuite avec un spica serré n'arrêta la lymphorrhagie qu'au bout de treize jours, puis la plaie se cicatrisa promptement.

Le 24 janvier, le malade sortit de l'hôpital, la plaie étant en bonne voie de cicatrisation. Il avait repris ses forces qui avaient été notablement affaiblies pendant qu'il perdait de la lymphe en grande quantité.

Ce fait démontre que la lymphe des membres chez les sujets sains est peu coagulable et que le caillot que la lymphe est susceptible de produire se dépose d'abord sur les parties blessées. Enfin il prouve que la compression est seule capable d'arrêter l'écoulement de la lymphe. La ligature qui a été proposée n'est pas nécessaire.

Il y a des cas où la lymphorrhagie n'est pas arrêtée par la compression ; c'est dans les cas où il y a un gonflement notable des parties en aval, si je puis ainsi dire, du vaisseau blessé. Dans ces conditions, la lymphe s'infiltre dans la peau et y détermine des décollements et des abcès à répétitions. L'on ne peut alors espérer voir cesser le mal qu'après une succession d'abcès. J'en ai ouvert jusqu'à dix-sept chez un malade. C'est ce qui arrive à certains malades atteints de bubons inguinaux ; cela s'observe plus rarement dans les adénites axillaires.

Le pronostic de la lymphorrhagie abondante est grave en ce qu'elle épuise les malades, mais le mal est plus guérissable que certaines lymphorrhagies dues à l'altération des ganglions chez les lymphadéniques et surtout moins grave que les lymphorrhagies qui accompagnent les plaies et les fistules des vaisseaux lymphatiques variqueux dont ont parlé Sœmmering et Binet (1).

J'ai vu à l'hôpital un malade qui avait des fistules lymphatiques multiples de l'aine, à la suite d'adénites inguinales chroniques et chez lequel l'écoulement de la lymphe était en tout semblable à celui que nous avons observé chez des malades à la suite d'abcès, et cette comparaison n'est pas un de mes moindres arguments pour établir la réalité de la lymphorrhagie consécutive aux abcès d'origine lymphatique.

Il y a une lymphorrhagie peu grave qui dure de deux à trois jours à la

(1) Binet, thèse de Paris, 1858.

suite des ouvertures d'abcès, consécutifs à l'adénite ou la périlymphite. Cette lymphorrhagie n'offre pas de gravité et elle disparaît assez souvent seule pour qu'elle passe inaperçue. Mais la lymphorrhagie abondante persistante, plus commune après les adénites qu'après les périlymphites, est plus sérieuse, surtout à l'aisselle et à l'aine.

Les lymphorrhagies durent plus ou moins longtemps, et c'est à la durée de la lymphorrhagie qu'il faut attribuer la persistance des fistules qui suivent les ouvertures des adénites suppurées, principalement à l'aine.

Le traitement consiste dans la compression à l'aide de bandes roulées et de cardes d'ouate. Tantôt on appliquera une de ces variétés de bandage spica qui prennent des points d'appui assez loin de la partie que l'on doit comprimer et qui permettent d'exercer une compression rigoureuse, tantôt on appliquera un bandage herniaire. La compression pour être efficace doit être portée très-loin et l'on pourrait presque dire que l'œdème au-dessous des parties comprimées indique la mesure de la force de compression nécessaire : moins il y a d'œdème au-dessous du point comprimé, moins on est sûr de comprimer le vaisseau. Les cautérisations sont beaucoup moins bonnes. Il en est de ces lymphorrhagies comme des hémorrhagies, la compression y est beaucoup plus sérieusement utile que la cautérisation et les caustiques.

En présence de la quantité considérable de lymphe que perdait mon premier malade on pouvait se demander s'il n'y avait pas lieu, comme cela a été proposé théoriquement, de débrider la plaie, de chercher le vaisseau qui donnait de la lymphe et de poser en ce point une ligature en masse. J'y avais songé pour le premier malade, mais j'ai employé auparavant la compression, et comme elle a réussi et que le cas était grave, il y a quelque raison de penser que la compression sera toujours efficace, au moins au début.

Après un temps plus ou moins long cependant, lorsque malgré la compression l'écoulement persiste, les injections irritantes avec la teinture d'iode doivent être employées.

En principe, pour que la compression soit efficace, il faut qu'il y ait possibilité de comprimer la plaie sur un plan solide.

Pendant que vous ferez de la compression pour guérir une lymphorrhagie vous verrez des abcès se former. Il y a dans le service un malade atteint d'adénite axillaire, qui a présenté des alternatives de lymphorrhagie et d'abcès récidivés; trois abcès ont été ouverts successivement. Il faut que vous en soyez prévenus. Dans les cas de ce genre la compression retenant la lymphe dans le foyer de l'abcès en même temps qu'elle comprime la plaie, la lymphe, mêlée aux quelques globules de pus que renferme l'abcès, s'altère et la suppuration reparaît. Il faut alors faire de nouvelles incisions sur les abcès récidivés et répéter les injections iodées. Dans les cas tout à fait rebelles, on serait autorisé à ouvrir la plaie et à la panser avec de la charpie imbibée d'alcool camphré pure. Une ligature dans de semblables conditions serait tout à fait impraticable.

On verra par l'étude des observations que les injections iodées, en provoquant une inflammation, changent le caractère du liquide qui devient franchement purulent, et pendant cette suppuration la cavité de l'abcès est enflammée, l'orifice du vaisseau lymphatique se trouve oblitéré. Mais l'oblitération n'est que passagère et c'est seulement après des alternatives de suppuration et de lymphorrhagies que l'on voit la guérison survenir. Une fois un débridement de la plaie puis le passage d'un drain uni à la compression ont obtenu momentanément la guérison sur le malade dont je viens de vous parler, qui est convalescent dans le service.

Je ferai remarquer que l'étude de ces faits permet de comprendre la nature des fistules ganglionnaires chez les scrofuleux.

Il y a des lymphorrhagies dans les adénites suppurées chroniques, scrofuleuses et autres. La permanence des fistules tient à la chronicité même de l'inflammation et à ce que les vaisseaux afférents des ganglions se dilatent pendant la période inflammatoire du ganglion, période longue, plus longue que celle de l'inflammation des adénites aiguës. Le défaut d'oblitération du vaisseau afférent est pour ainsi dire fatal à cause de la dilatation de ces vaisseaux et de la lymphorrahgie qui en résulte.

Les adénites suppurées chroniques sont parfois suivies après l'ouverture spontanée, ou après l'ouverture faite par le chirurgien, de fistules qui laissent écouler dans la semaine qui suit l'ouverture un liquide clair, jaunâtre ou couleur d'ambre, qui sort en abondance et diminue ensuite ; cet écoulement se concrète sur les bords des fistules et donne ces croûtes ambrées si communes sur les adénites ulcérées des scrofuleux. Les adénites chroniques des scrofuleux qui se terminent par des fistules permanentes n'ont pas d'autre cause.

Le traitement de ces lymphorrhagies est le même que celui des lymphorrhagies consécutives aux adénites aiguës. Les injections iodées, c'est-à-dire caustiques, et la compression sont les meilleurs moyens à employer, mais la compression, au cou, où siégent d'ordinaire les adénites scrofuleuses, est très-difficile à mettre en usage, et c'est ce qui fait que les fistules ganglionnaires de cette région sont si rebelles, car le meilleur traitement à employer se trouve ici le moins applicable.

Je ne terminerai pas cette leçon sans vous faire remarquer que les *bubons inguinaux* consécutifs à des chancres présentent, lorsqu'ils ont été ouverts, une véritable lymphorrhagie, du dixième au trentième jour; elle est peu abondante, il est vrai, mais elle est évidente. Son peu d'abondance est dû à ce que la lymphe arrive à l'aine en plus petite quantité qu'il n'en arrive à la racine des membres, c'est la lymphe des parties génitales seulement qui est versée au dehors. J'ai vu des cas dans lesquels des fistules persistaient pendant deux et trois mois, et le liquide qui s'écoulait de ces fistules était de la lymphe pure. D'autres exemples de ce genre ont été d'ailleurs observés.

Les ouvertures des abcès ne se ferment guère avant la sixième semaine; cela tient précisément à la régularité de la lymphorrhagie. C'est l'écoulement de la lymphe qui empêche la cicatrisation de la plaie, et j'ai même remarqué, pendant que j'étais chirurgien de Lourcine, que les bords des incisions des bubons étaient généralement recouverts d'un enduit pultacé blanc tout à fait analogue à celui que j'ai observé depuis chez mes malades atteints de lymphorrhagie consécutive à des adénites simples. Cet enduit ou pellicule se détachait facilement, absolument comme dans les cas de fistule lymphatique traumatique dont nous avons un exemple dans l'observation de lymphorrhagie traumatique citée plus haut.

Ces lymphorrhagies sont la conséquence de la lenteur du développement des adénites, et c'est à cette lenteur que l'on doit attribuer la disposition à la lymphorrhagie; en effet, l'oblitération du ganglion qui doit suppurer, et sa suppuration durant quinze ou vingt jours, les vaisseaux afférents se dilatent et nous avons vu que la dilatation des vaisseaux afférents était la condition qui favorisait la lymphorrhagie en rendant plus difficile que dans les conditions normales, l'oblitération du vaisseau lymphatique ouvert, après l'incision des adénites suppurées.

QUINZIÈME LEÇON

PANARIS COMMUNS ET ABCÈS DE LA PAUME DE LA MAIN

SOMMAIRE. — Panaris sous-cutané : Formation du pus ; absence de fluctuation. — Indication des incisions d'après le début précis du mal. — Rareté du panaris primitif des gaînes. — Inutilité des incisions dans le panaris primitif des gaînes. — Durillon forcé de la paume de la main.

Des panaris communs et de leur traitement.

L'inflammation des doigts, connue sous le nom de panaris, est une inflammation qui reconnaît diverses causes et occupe des siéges différents.

Il y a une périostite de phalanges, un anthrax de la peau de la face latérale ou dorsale des doigts, il y a une inflammation des gaînes des tendons, et enfin un phlegmon simple du doigt, généralement au-dessous d'un durillon. M. Dolbeau pense que l'inflammation siége autour des lymphatiques; cela est vrai dans nombre de cas, mais je pense que dans d'autres cas il s'agit de l'inflammation pure et simple d'une bourse séreuse, et quand le panaris succède à une petite plaie sale, je pense qu'il y a suppuration de parties mortifiées plutôt qu'angioleucite; la rareté des adénites et des angioleucites du membre supérieur, à la suite de panaris, est une preuve qu'à défaut d'autres on peut invoquer pour établir que le panaris n'a pas le plus souvent son origine dans les lymphatiques.

La *tourniole* est en revanche une lymphangite superficielle du doigt.

Le plus rare entre tous les panaris est l'inflammation primitive de la gaîne des tendons des doigts. Le plus commun est le phlegmon du doigt et l'anthrax, seulement ce dernier est une maladie saisonnière qui existe aux changements de saison, tandis que l'autre est une inflammation qui reconnaît toujours pour cause une plaie irritée, compliquée de corps étranger, ou mal pansée, ou bien une contusion et un défaut de soin.

Phlegmon sous-cutané des doigts. — Le panaris commun des doigts est lié à une blessure non soignée, une piqûre par un fragment de bois, ou une de ces fentes de la peau de la face palmaire des doigts produites par le travail chez les sujets qui ont les mains dans des liquides sales ou irritants ou dans la poussière. La fente existe sur un point où l'épiderme est dur et calleux. Dans d'autres cas plus rares, c'est dans l'épaisseur de la peau que se forme le pus, en un point où il y a un durillon. J'ai vu chez un professeur de l'Université, qui avait l'habitude de mordiller la peau de la face palmaire de son pouce et qui avait un durillon au niveau de l'articulation de la première avec la seconde phalange, un panaris sous-cutané.

Ce panaris existe à la face palmaire des doigts. Voici sa marche :

Le premier jour, il y a de la douleur et de la rougeur ; le second jour, il y a de la fièvre et de l'insomnie, la douleur devient lancinante, intolérable ; le troisième jour, le gonflement augmente très-peu, ainsi que la rougeur, les malades n'ont pas dormi et ils éprouvent des battements dans le doigt ; le quatrième jour, les malades souffrent un peu moins, et les jours suivants la rougeur gagne la face dorsale du doigt ; le huitième jour, lorsque le panaris existe à la première ou à la seconde phalange, la gaîne des tendons participe à l'inflammation. Presque tous les panaris s'ouvrent spontanément le huitième jour ; il est très-rare qu'ils s'ouvrent avant ou après. Le panaris ouvert, il y a une détente marquée, mais les parties molles du doigt sont sphacélées dans une certaine étendue et le reste est violacé.

La suppuration dans le panaris sous-cutané existe dès le premier jour, mais il n'y a véritablement collection de pus que le troisième jour. A partir du quatrième jour le pus ne pouvant se faire jour à travers sa peau trop épaisse a déjà fusé dans des directions variables et le danger pour les parties profondes devient de plus en plus imminent.

On ne constate jamais la fluctuation dans les panaris au moment où il convient le plus de les ouvrir ; la fluctuation existe dans les panaris les sixième, septième et huitième jours seulement : la douleur vive à la pression sur le point où a débuté le panaris est un meilleur signe de la présence du pus et a cent fois plus de valeur que la fluctuation.

La réparation demande un temps variable, suivant les désordres des parties profondes : si les os ont été dénudés, ils s'éliminent dans un espace de temps variable entre six semaines et deux mois ; si les tendons ont été dénudés, il faut un mois après l'ouverture de l'abcès ; dans les panaris avec gangrène étendue de la pulpe du pouce, les parties molles tombent quelquefois en quinze jours. Lorsque les parties mortifiées ont été éliminées, la réparation a lieu en quinze jours. Mais lorsque la peau seule a été détruite, lorsqu'il n'y a eu aucune lésion des tendons et des os, la réparation dure neuf jours.

Le pronostic du panaris phlegmoneux n'a de gravité que si le panaris n'est pas soigné à temps. Les complications des panaris phlegmoneux n'existent que chez les malades dont le panaris n'est pas ouvert au moment opportun.

Lorsqu'un panaris simple sous-cutané débute, il faut appliquer de suite des cataplasmes émollients à la farine de graine de lin, et pour que les malades supportent avec patience l'attente du moment où le panaris sera incisé, on appliquera sur le cataplasme du laudanum. Au besoin on pourra badigeonner le doigt avec du laudanum. Aucune pommade, aucun onguent, ni les cautérisations de la peau avec le nitrate d'argent, ni une sangsue, ni même le collodion, ne font avorter un panaris. Si quelque chose est capable de faire avorter un panaris, ce sont les cataplasmes.

Il faut ouvrir les panaris sous-cutanés le troisième jour et le quatrième au plus tard. On se sert d'un bistouri tenu près de la pointe de telle façon que si le malade vient à retirer son doigt il ne se fasse point blesser.

Pour ouvrir un panaris sur le lieu qui convient et surtout pour juger si le moment opportun d'ouvrir est arrivé, ne cherchez pas la fluctuation, vous ne la trouverez pas.

Rappelez-vous ces deux axiomes :

Le troisième jour après le début d'un panaris, c'est-à-dire le début de la douleur et de la fièvre, ouvrez de confiance un panaris sous-cutané, il y a du pus.

Ouvrez le panaris sur le point du doigt où la douleur s'est montrée et sur le point où la pression modérée provoque le maximum de douleurs.

Lorsque le panaris s'est développé sous une plaie, sous un durillon pourvu d'une bourse séreuse, l'indication du lieu où doit porter l'incision est toute tracée ; il faut inciser en travers de la plaie ou sur le durillon. Lorsque l'on incise tardivement un panaris sous une plaie on peut, comme le faisait M. Chassaignac, inciser avec les ciseaux. L'incision d'un panaris faite au moment opportun doit avoir 15 millimètres ; plus le temps passé après le quatrième jour, a été long plus l'incision doit être longue.

En effet, ce qui importe après l'incision d'un panaris, c'est d'évacuer tout le pus, et si l'on fait de trop petites incisions on est obligé de presser sur le doigt pour faire sortir le pus, et cette manœuvre est extrêmement pénible pour les malades. Au contraire, lorsque l'incision est assez grande, il suffit d'écarter doucement les lèvres de la plaie pour faire sortir tout le pus. Des cataplasmes sont placés sur le doigt, et la main est maintenue dans une écharpe.

Un panaris ouvert dans ces conditions guérit en neuf jours : sous les cataplasmes, pendant les quatre premiers jours, il coule du pus mêlé à de la sérosité, l'épiderme du doigt s'exfolie; le sixième jour la plaie est réduite de moitié, le neuvième elle est refermée et il n'y a plus qu'à protéger la jeune cicatrice par un pansement simple. De tous les abcès, le panaris sous-cutané ouvert à temps est le foyer qui se cicatrise le plus vite ; il n'y a que l'abcès sous un durillon de la main qui se cicatrise aussi vite après l'incision.

Lorsque le panaris aura été ouvert les cinquième, sixième et septième jours, si vous avez fait une incision suffisante la guérison ne sera pas beaucoup plus longue : huit jours de plus seront nécessaires pour la guérison de la plaie.

Quand le panaris s'ouvre seul, il y a toujours un peu de gangrène de la peau, la réparation sera d'autant plus retardée. Mais, dans ces cas, ne croyez pas qu'il soit inutile de débrider, cela serait une grave erreur, et pour débrider il y a une manière de faire commode, que j'ai vu employer par M. Chassaignac et que je vous recommande : on introduit une lame de ciseau dans l'ouverture de l'abcès et on sectionne d'un seul coup tous les tissus, on recommence une section semblable dans la même direction en sens opposé, de façon à produire une large incision du doigt, parallèle à l'axe du doigt, comme on la ferait avec le bistouri. La supériorité des ciseaux sur le bistouri est évidente, car lorsqu'on incise directement sur un panaris ouvert spontanément on s'expose à dépasser les limites de l'abcès et à ouvrir sans le vouloir une gaîne de tendon. Les seules fois que j'ai vu des panaris aggravés par une incision, l'incision, faite au dehors de l'hôpital, sur des panaris ouverts spontanément, avait été pratiquée avec le bistouri.

Les panaris ouverts seuls et qu'on laisse guérir sans débrider, comme le font les charlatans de toute espèce, sont suivis parfois de périostite et d'arthrite du doigt et la guérison demande toujours deux mois au moins, mais on avance cette guérison de vingt jours en débridant.

Lorsqu'il y a des inflammations consécutives et des exfoliations de tendons et des nécroses des phalanges, les panaris demandent deux mois pour guérir et aucun traitement ne hâte la guérison ; mais il faut avoir bien présent à l'esprit que l'on ne doit pas extraire les os mortifiés avant le temps. En chirurgie il y a un temps pour tout, ne violez pas les lois de la nature, les lois de la réparation des tissus. Une phalange nécrosée dans un doigt gangrené en partie, à la suite d'un panaris, n'est pas mobilisée avant le premier mois. Ne cherchez pas à l'extraire, vous tireriez sur les insertions des tendons, et de deux choses l'une : ou vous n'enlèverez qu'une portion de la phalange et votre plaie ne se refermera pas avant que le reste de l'os soit éliminé, ou bien vous déchirerez la gaîne du tendon et vous causerez une extension de l'inflammation à la gaîne du tendon.

L'anthrax des doigts ou panaris anthracoïde, étudié par M. Richet il y a déjà des années, est une maladie saisonnière, et elle offre ce caractère qu'on observe quelquefois des panaris de ce genre sur deux doigts à la fois. Les panaris de la face dorsale du doigt sont bien réellement, comme l'a dit M. Richet, une inflammation qui a son origine dans les follicules pileux. Mais il y a des anthrax sous-cutanés dans les points où il n'y a pas de poils. J'en ai vu sur les faces latérales des doigts, et l'année dernière, vous avez vu, à la consultation, un anthrax de la région hypothénar de la main gauche. Ces anthrax sont ce que j'appelle des gommes aiguës; ils occupent la face profonde du derme et paraissent être au début des infarctus comme les gommes de la peau et du tissu cellulaire.

Le furoncle et l'anthrax des doigts qui n'existent qu'à la première et à la seconde phalange, et assez rarement sur le pouce, ont un début particulier; le mal débute par une rougeur et une démangeaison qui dure vingt-quatre à quarante-huit heures; puis la chaleur et la tuméfaction augmentent. Il y a des angioleucites et des engorgements ganglionnaires. Puis la peau s'amincit; un petit pertuis apparaît sur le point le plus élevé de la tumeur le troisième jour; le quatrième jour, la tuméfaction augmente, et la suppuration se fait jour à travers le pertuis signalé; du quatrième au septième jour l'ouverture s'agrandit, le bourbillon s'élimine, et du septième au quinzième jour la guérison survient. Quand il y a plusieurs bourbillons, c'est-à-dire quand il y a anthrax, la guérison est plus longue et est liée à l'étendue de l'anthrax. Dans quelques cas très-rares, le troisième jour, il ne se forme pas de pertuis sur le sommet de la tumeur, et il se produit un véritable abcès avec fluctuation; ici, la fluctuation existe et est appréciable à cause de la minceur de la peau. Il y a ce que nous appelons un furoncle manqué; le bourbillon se dissout dans le pus, et le furoncle n'est plus qu'un abcès franc.

Le pronostic de ce furoncle n'offre aucune gravité, la seule complication à redouter est une angioleucite ou une adénite axillaire ou sus-épitrochléenne.

Il ne faut pas ouvrir les furoncles de la face dorsale des doigts toutes les fois que le furoncle suit sa marche normale, et quand le sommet acuminé de la tumeur est ouvert, de simples cataplasmes arrosés de laudanum sont suffisants. En douze ou quinze jours, le mal guérit.

Lorsque le furoncle est manqué, quand le troisième jour après le début du mal il existe un véritable petit abcès, il faut faire une incision et vider le pus contenu dans le petit abcès.

Les complications d'adénite et d'angioleucite seront traitées par les moyens appropriés.

Le panaris anthracoïde de la face latérale des doigts a une marche un peu différente du furoncle de la face dorsale des doigts. Ici, l'épiderme est très-épais, le derme ne l'est pas moins, et voici ce qui arrive. Le furoncle se développe dans l'épaisseur de la peau, et sous la peau ; le troisième jour, le derme est perforé, mais l'épiderme est conservé intact, et on voit au-dessous de lui un petit point blanc. Pendant ce temps, le doigt est rouge, et la face palmaire du doigt est relativement moins douloureuse que sa face latérale; le quatrième et le cinquième jour, l'épiderme se décolle davantage, et une petite nappe de pus existe sous l'épiderme. Ce n'est que le huitième jour que l'épiderme cède, et si aucune intervention chirurgicale n'a eu lieu lorsque l'épiderme se déchire, on voit une eschare blanche occupant tout le derme dans l'étendue d'un segment du doigt, et qui est déjà presque entièrement éliminée ; puis, la réparation commence. Dans ces cas, il est à remarquer que les gaînes des tendons restent intactes, et on peut faire exécuter au doigt tous ses mouvements normaux, même lorsque la peau d'une portion du doigt, avec le tissu cellulaire sous-cutané, ont été sphacélés.

Quand la chirurgie intervient au moment opportun, c'est-à-dire du troisième au quatrième jour, voici ce que l'on voit : au-dessous de l'épiderme décollé, le derme violacé présente une perforation remplie par une matière blanc jaunâtre qui emplit une cavité située au-dessous du derme. C'est l'abcès en bouton de chemise de Velpeau, décrit par son élève Bauchet parmi les variétés de panaris. Le bourbillon qui remplit l'abcès s'élimine en trois jours, et la réparation a lieu en cinq ou sept jours.

Le panaris anthracoïde de la face latérale du doigt n'est pas grave ; mais il entraîne une cicatrice difforme du doigt qui, cependant, ne gêne point ses mouvements.

Le traitement du panaris anthracoïde de la face latérale du doigt consiste à appliquer des cataplasmes laudanisés sur le doigt jusqu'au troisième jour, au moment où l'on constate sur l'épiderme une petite tache blanche, l'incision doit être longue de 15 millimètres au moins ; il n'y a pas à craindre de blesser les vaisseaux. Si l'on incise sur la partie où existe le point blanc, on est en plein sur le furoncle, et il n'y a aucun danger. On presse sur la tumeur pour faire sortir le pus. Mais on ne cherche pas à extraire le bourbillon; il se détache seul le septième jour. Tout le temps de la réparation, on doit appliquer des cataplasmes émollients.

Les inflammations des bourses séreuses situées sous des durillons des doigts ne diffèrent pas de celles qu'on observe à la paume de la main et à la base des doigts ; il en sera question plus loin.

De la périostite des phalanges ou panaris osseux. — Il y a une périostite aiguë et une périostite chronique; la périostite chronique, qui paraît souvent spontanée quoiqu'elle puisse être rattachée souvent à un traumatisme, est ce que l'on a appelé le panaris scrofuleux, le panaris syphilitique, le *spina ventosa* des jeunes sujets; il est en relation avec la diathèse scrofuleuse héréditaire ou acquise.

La périostite aiguë est neuf fois sur dix le résultat d'un traumatisme. Lorsqu'il y a une plaie du doigt, la périostite entraîne la nécrose et l'élimination de la phalange. Lorsqu'il n'y a pas de plaie, il y a un panaris à marche lente très-douloureuse, et ce sont généralement les troisièmes phalanges des doigts qui offrent ce genre de panaris.

Un coup de marteau sur le bout des doigts, sur l'ongle en particulier (car la phalangette est beaucoup plus près de l'ongle que de la peau de la pulpe du doigt), une piqûre sous l'ongle, une écharde introduite sous l'ongle ayant été jusqu'aux os, sont les causes les plus ordinaires des panaris périostiques. Aux première et deuxième phalanges, une piqûre allant jusqu'à l'os et un défaut de soin de la piqûre engendrent le panaris périostique.

Le cours naturel du panaris périostique est assez lent. Il y a d'abord des douleurs sourdes qui indiquent le début de l'inflammation, puis une sensation de battements et de lourdeur dans le doigt. Le doigt est rosé, et non rouge, quelquefois dans toute son étendue, et la douleur à la pression n'est pas aussi forte que dans le panaris sous-cutané. Trois et quatre jours se passent ainsi; les malades supportent assez bien la douleur, et comme il n'y a pas de gonflement appréciable, ils ne viennent pas consulter le chirurgien. Enfin, le septième ou huitième jour, il survient un ramollissement d'un point de la peau de la pulpe du doigt sous l'ongle, et la pulpe du doigt tuméfiée et mollasse donne lieu à une fluctuation franche.

Le pronostic des panaris périostiques est assez grave; car, à la suite d'un panaris de ce genre, une phalange ou une portion de la phalange est perdue. Tout dépend du moment où est pratiquée l'incision.

Quand doit-on ouvrir un panaris périostique? A partir du quatrième jour après le début du mal; lorsqu'il n'y a eu aucune rémission dans les douleurs, vous pouvez inciser, mais ne comptez pas faire sortir une quantité de pus : il n'en sort que fort peu. Seulement les malades sont soulagés et l'inflammation est arrêtée. Plus l'incision est faite près du troisième jour, moins il y a de pus. L'incision doit aller jusqu'à l'os, et la meilleure incision, lorsque le mal est pris tout à fait au début, est l'incision allant depuis le bord de l'ongle sur le bout du doigt jusqu'au milieu de la pulpe.

L'incision, lorsque le mal est plus ancien, quand l'opération est pratiquée les sixième, septième et huitième jours, doit occuper toute la pulpe du doigt.

Sur la première et la deuxième phalange, où le panaris périostique est beaucoup plus rare, l'incision doit être pratiquée sur le côté du doigt dans les points où il y a plus de tension. Il ne faut pas inciser sur la ligne médiane, car pour arriver jusqu'à l'os il faudrait diviser la gaîne des tendons; cette précaution est une nécessité absolue lorsqu'on incise le quatrième jour. Plus tard, la gaîne du tendon a participé à l'inflammation et l'incision doit être faite sur la partie médiane. Cette incision n'est pas toujours suffisante et le gonflement de la face dorsale du doigt exige une contre-ouverture, qui doit toujours être faite sur cette face dorsale un peu en dehors de la ligne médiane.

J'ai vu des panaris de ce genre qui, incisés sans que le chirurgien eût pris en considération l'époque à laquelle il incisait, ont été aggravés par l'incision; cela tenait à ce que les gaînes des tendons encore saines avaient été intéressées par l'incision.

Une fois l'incision pratiquée, la suppuration s'établit, faible d'abord et assez abondante ensuite. Les tissus boursouflés font hernie à travers l'incision et le pus sort au milieu; cet état dure de deux à trois jours. Puis, si le panaris a été ouvert de bonne heure, l'exfoliation de l'os commence, les bords de la plaie bourgeonnent en laissant toujours un orifice libre par lequel s'écoule du pus séreux. Cela dure jusqu'à ce que l'os se soit éliminé d'une manière insensible, ou qu'un sequestre ait été libéré et expulsé. Ce travail, quelque chose que l'on fasse, dure deux mois pour les panaris de la pulpe et trois mois au moins pour les panaris des première et deuxième phalanges. Une arthrite retarde la guérison d'un mois.

Lorsque l'on a constaté la présence d'un os dénudé au fond de la fistule qui persiste, il ne faut pas toujours désespérer de voir l'os revivre et surtout il ne faut point exercer sur lui de tractions. Si l'os doit tomber, il sortira seul, de sept à huit semaines après l'ouverture du panaris; s'il ne doit pas tomber et s'exfolier seulement, il est inutile de tirer sur cet os. Il est dangereux de tirer sur l'os et de l'entraîner de force, car on s'expose soit à déchirer la gaîne du tendon, soit à ouvrir l'articulation qui reste généralement saine et à produire une aggravation du panaris.

Le pansement doit être constitué par des cataplasmes émollients et des cautérisations, au nitrate d'argent ou au chlorure de zinc, de l'orifice de la fistule qui conduit sur l'os. Cette fistule a une grande tendance à bourgeonner et cela constitue un obstacle à la réparation rapide du bout du doigt après que l'os a cessé de suppurer. Comme la guérison se fait attendre et comme il y a des malades qui veulent travailler et se livrer à leurs occupations, on leur en donne les moyens en pansant le doigt avec un pansement par occlusion au diacylum que l'on renouvelle tous les huit jours; et, le jour où on renouvelle l'appareil, on touche les bourgeons charnus avec le nitrate d'argent.

Le panaris de la gaîne des tendons est le plus rare de tous les panaris primitifs. Il n'existe guère que chez les rhumatisants et vous en avez vu, en cet hiver de 1876, deux à nos consultations. Chez un malade il y avait eu, quelque temps auparavant, un rhumatisme des deux genoux; chez ce malade, c'était un travail prolongé et une fatigue du doigt qui avaient été la cause déterminante du panaris. Chez l'autre, il y avait eu des signes de goutte et le malade avait froissé son doigt en travaillant. Les panaris spontanés des gaînes ne suppurent que très-exceptionnellement.

Le panaris des gaînes du tendon, consécutif à un traumatisme, est un peu plus fréquent que le panaris spontané des gaînes. Ce sont, en premier lieu, les panaris sous-cutanés où des gaînes ont été ouvertes intempestivement, et cela se voit encore quelquefois. Le panaris le moins rare est celui qui succède à une plaie par coupure ou piqûre de la gaîne des tendons.

Obs. I. *Panaris de la gaîne ou tendon du médius suite de plaie du tendon.* —Vous avez vu, dans le service, un vieillard de soixante-quinze ans, qui est entré pour une plaie située au niveau de l'articulation de la première et de la deuxième phalange du médius. La plaie avait été produite par une écharde de bois restée dans la plaie et que nous avons retirée au moment où le malade est entré à l'hôpital; il y avait sept jours que ce corps étranger était dans la plaie, le bras était tuméfié et douloureux : il est probable qu'il y avait eu, en même temps qu'une inflammation de la gaîne, une angioleucite de la face dorsale de l'avant-bras. Le corps étranger était visible au fond de la plaie, et il coulait autour de lui une sérosité louche ; il était implanté perpendiculairement dans le doigt et avait près d'un centimètre de long. Un débridement a été fait au-dessus et au-dessous, non pour faire sortir du pus, mais pour lever l'étranglement des tissus. Le malade a été reçu immédiatement à l'hôpital, le 17 mai 1876.

Le lendemain, le doigt examiné présentait les signes caractéristiques du panaris des gaînes, c'est-à-dire un gonflement uniforme de tout le doigt médius; la rougeur, sous les cataplasmes, s'était étendue et il y avait un peu d'œdème de la face dorsale de l'avant-bras.

Le cinquième jour après l'entrée du malade, il y eut de la fluctuation sur la face dorsale du médius, et un abcès a été ouvert les jours suivants. Le mal est entré dans la voie de la réparation, mais avec une certaine lenteur, à cause de l'état général du malade qui était mauvais; car celui-ci avait une bronchite chronique avec emphysème, qui a nécessité des applications de vésicatoires et des vomitifs. Néanmoins, le 29 mai, les cataplasmes ont été supprimés et remplacés par le pansement simple. Le mal était entré dans la voie de la guérison, mais les mouvements de flexion du médius sont déjà limités, et tout fait présager une raideur du doigt consécutive à la suppuration de la gaîne du tendon. L'autopsie a vérifié le diagnostic, car le malade a succombé au progrès d'une bronchite généralisée, qui existait avant la production du panaris; la gaîne qui avait suppuré était recouverte de fongosités infiltrées, toutes les autres parties du doigt étaient saines.

Cette variété de panaris est encore relativement assez rare, car il faut qu'une blessure porte juste sur le tendon pour que les choses se passent de la sorte.

Au contraire, on observe très-souvent des panaris étendus à la gaîne des tendons après un panaris sous-cutané, ou après une incision pratiquée un peu trop profondément sur un panaris sous-cutané. Mais les panaris des gaînes qui succèdent à l'ouverture tardive du panaris ne sont pas très-communs. Il faut, pour qu'ils se produisent, que le panaris succède à une écorchure du doigt située juste sur la gaîne du tendon et jusqu'à elle. Les panaris sous-cutanés consécutifs à une écorchure de la face latérale des doigts ouverts tardivement ne donnent que très-exceptionnellement lieu à un panaris des gaînes. Vous avez vu au mois de mai un malade dont le panaris ouvert le neuvième jour avait détruit la peau dans toute l'étendue de la face interne de la deuxième phalange de l'annulaire et qui avait conservé l'intégrité de ses tendons fléchisseurs.

Je ne vous signale que pour mémoire l'inflammation des gaînes consécutive à une luxation des phalanges avec plaie. Cette lésion, peu différente du panaris des gaînes consécutif à un panaris sous-cutané, est considérée comme une fusée purulente dans les gaînes et n'est point appelée un panaris.

Il y a deux doigts où l'inflammation de la gaîne des tendons offre une complication grave : le pouce et l'auriculaire. Cela tient à la disposition des gaînes. L'inflammation d'un panaris des gaînes du pouce et de l'auriculaire a une grande tendance à envahir les gaînes des tendons à la paume de la main et à l'avant-bras ; on a même vu l'inflammation passer du petit doigt au pouce après avoir traversé la paume de la main. Robert a signalé des faits de ce genre et vous les trouverez consignés dans le mémoire de Bauchet sur le panaris (1). L'inflammation des gaînes des tendons de l'index, du médius et de l'auriculaire reste généralement limitée au doigt.

Les caractères et la marche du panaris des gaînes varient suivant que le mal est primitif ou qu'il est consécutif à une autre variété de panaris.

Le panaris primitif des gaînes est caractérisé par une tuméfaction légère du doigt et par une difficulté des mouvements qui sont douloureux. Le doigt est chaud et légèrement rouge. Ordinairement ce panaris guérit seul en quatre jours, sous l'influence de cataplasmes et de la position élevée du bras. D'autres fois, le mal passe par des alternatives de mieux et de pire et quelquefois la terminaison du mal, avec le temps, est un kyste synovial.

Les panaris des gaînes consécutifs à des traumatismes et à des inflammations sous-cutanés, au moment où le panaris n'est pas encore ouvert, sont révélés par une raideur caractéristique et un gonflement du doigt entier et une rougeur de la face dorsale du doigt ; lorsque dans les premiers jours d'un panaris on constate cet état du doigt, on doit toujours craindre que la gaîne du tendon ait participé à l'inflammation. Lorsque le panaris est ouvert, on voit quelquefois sortir d'une seconde cavité au fond de l'abcès une petite quantité de pus séreux et filant qui provient de la gaîne. Enfin, lorsqu'un panaris a été ouvert et lorsque la détente ne survient pas immédiatement, et quand le gonflement et l'inflammation semblent augmenter, il y a une inflammation de la gaîne, et je ne suis pas éloigné de penser, d'après quelques faits de panaris ouverts en ville que j'ai vus, que le chirurgien avait intéressé la gaîne dans son incision.

Lorsque le panaris sous-cutané a été ouvert tard ou a été ouvert d'une manière insuffisante, l'inflammation s'étend naturellement à la gaîne, et on ne peut attribuer qu'au cours naturel du panaris la complication du côté des gaînes.

L'état général du malade exerce une influence très-grande sur l'inflammation d'un panaris. Un diabétique, un albuminurique, un alcoolique syphilitique atteints de panaris sont exposés à une inflammation violente et

(1) Bauchet, *Du panaris et des inflammations de la main.* Paris, 1859.

à la gangrène du doigt, si le panaris n'est pas soigné convenablement. L'inflammation et l'étranglement de la gaîne causent un sphacèle du doigt.

En dehors de ces conditions, les panaris des gaînes des tendons ne sont pas autrement graves que les autres inflammations des gaînes ; le tendon ne s'exfolie point fatalement. Après l'inflammation de la gaîne, il se forme des adhérences entre le tendon et sa gaîne dans une étendue plus ou moins considérable ; mais, en général, il n'y a d'immobilisées que les phalanges qui sont au-dessous du point où la gaîne du tendon a été malade : ainsi, par exemple, la troisième phalange du médius si le panaris occupait la seconde phalange.

L'exfoliation et la chute d'un tendon, après un panaris de la gaîne avec destruction de cette gaîne, demandent un temps assez long, vingt jours environ ; et, pour le tendon comme pour les os nécrosés, il faut bien vous rappeler qu'il ne convient nullement d'en tenter l'extraction avant le temps ; car ces tractions, déchirant quelques parties encore saines, sont capables de provoquer une nouvelle inflammation et de compromettre les restes d'un doigt déjà fort compromis.

Lorsque le panaris a été ouvert tardivement, lorsque les tendons sont dénudés, il n'est pas rare que les articulations et les os soient atteints, et il y a un panaris osseux consécutif. Les gaînes des tendons très-voisines des os et des articulations y communiquent facilement l'inflammation. C'est ainsi que l'on voit un doigt entier couvert d'abcès au milieu d'une peau ulcérée, épaissie et dont toute la face profonde est fongueuse autour de tendons exfoliés et d'os nécrosés.

Le traitement du panaris spontané des gaînes est le repos, les cataplasmes laudanisés et l'élévation du bras. J'ai obtenu, deux fois déjà, la résolution de l'inflammation rapidement à l'aide de plusieurs couches de badigeonnage à la teinture d'iode sur tout le doigt.

Lorsque le panaris des gaînes est consécutif à un panaris sous-cutané ou à un panaris osseux, ce qui est plus rare, de deux choses l'une : ou la suppuration existe dans la gaîne, ou elle n'y est pas encore. Lorsqu'on ouvre un panaris le quatrième jour, il est tout à fait exceptionnel qu'il y ait du pus dans la gaîne ; passé le huitième jour, il est commun qu'il y en ait, surtout si le malade n'a pris aucun soin de lui. Cela n'est pourtant pas aussi commun que l'on peut le croire.

Lorsqu'il y a du pus dans la gaîne, on le voit sortir du fond de l'incision qui a été pratiquée pour le panaris sous-cutané, et il n'y a pas à faire d'incision profonde pourvu que l'incision de la peau soit assez grande ; mais si le panaris est ouvert tard ou s'il y a une ouverture insuffisante, il faut agrandir l'incision de la peau et agrandir l'ouverture de la gaîne; la plaie en tous cas est pansée avec les cataplasmes. La guérison a lieu en quinze jours si le tendon ne s'exfolie pas, en un mois s'il tombe, en deux mois si la troisième phalange est nécrosée; si la deuxième ou la première sont nécrosées, il y a un retard d'un mois au moins ; il est dû à l'évolution de l'arthrite nécessaire d'une ou de deux articulations de la phalange, pour que celle-ci s'élimine.

Lorsqu'un doigt est entièrement tuméfié, quand des abcès successifs se forment et quand les os et les tendons mortifiés s'éliminent lentement, il faut inciser, mais il faut avoir soin de ménager les incisions; il vaut mieux en faire peu et qu'elles soient larges et toujours situées sur la face dorsale des doigts un peu sur le côté (ce sont les meilleures incisions). Au premier abcès, une bonne et longue incision prévient souvent de nouveaux abcès. Ces ouvertures doivent être faites peu après la première incision. Plus tard, lorsque le doigt est mollasse, quand il y a des fistules dont les orifices sont bordés de bourgeons charnus, les incisions sont inutiles.

Quand la phalangette des doigts est perdue, faut-il amputer? Non, Messieurs, cela est inutile.

Lorsqu'il est évident qu'un doigt doit rester droit, quand les tendons sont tombés et les os dénudés, faut-il amputer le doigt? La question est diversement jugée par les chirurgiens; mais il faudrait encore distinguer ici: toutes les fois que l'articulation de la phalange avec le métacarpien est saine, les malades ne se prêteront pas volontiers à l'amputation; leur doigt ne les empêche pas de travailler, ils y tiennent : le chirurgien ne doit pas amputer. Mais toutes les fois que le doigt ne peut être fléchi, quand il reste droit et s'il s'agit de l'annulaire ou du médius, les malades sont gênés, ils heurtent à chaque instant ce doigt, et j'ai vu des malades qui avaient voulu conserver leur doigt et qui, un an plus tard, sont venus réclamer une opération. Lors donc qu'il sera démontré que le médius et l'annulaire doivent rester ankylosés dans l'extension, vous amputerez le doigt. Cette amputatation sera faite par le procédé ordinaire le plus simple, celui de Lisfranc, et la plaie pansée par occlusion avec les bandelettes de diachylum.

Quand la deuxième ou la troisième phalange d'un doigt a été éliminée entièrement, quand il n'y a plus de tendons, n'amputez pas les doigts. Même si un segment du doigt est gangrené : laissez tomber ce qui est gangrené, extrayez les os, le doigt sera difforme, très-difforme, mais les malades s'en contenteront si l'articulation métacarpophalangienne est libre. *Tout ce qui reste de la main est bon.* Vous avez vu déjà passer à nos consultations et dans nos salles, un certain nombre de malades dont les doigts, privés d'os, déformés par un panaris, avaient la pulpe du doigt au niveau de l'articulation métacarpophalangienne et qui n'étaient nullement gênés et ne pensaient pas le moins du monde à se faire débarrasser de leurs doigts. Quand la pulpe d'un doigt a perdu sa phalange et quelle que soit la déformation du doigt et de l'ongle, n'amputez jamais.

Des durillons forcés des doigts.

Il existe sous les durillons des doigts, comme à la paume de la main, des durillons qui s'enflamment et donnent lieu à un panaris sous-cutané; la marche et le traitement sont les mêmes que ceux des durillons de la main.

Des durillons forcés de la paume de la main.

Les abcès de la paume de la main les plus fréquents sont ceux qui existent à la paume de la main au-dessous de durillons ou de parties de la peau épaissies par des frottements répétés. Les abcès de ce genre les plus fréquents sont ceux qui existent à la base des doigts juste au point qui correspond à la tête des métacarpiens. J'en ai vu cependant un certain nombre à la paume de la main, au niveau de l'os crochu et au niveau de l'extrémité supérieure du métacarpien du pouce.

Ces abcès ont pour origine une inflammation du derme au niveau d'une petite cavité sous-épidermique qui, sans être une bourse séreuse, en a quelques caractères. Au-dessous du derme existe une véritable bourse séreuse; l'inflammation du derme se propage à cette bourse séreuse, si le durillon enflammé n'est pas abrasé dès le premier jour. M. Dolbeau, qui a étudié cette question, pense que l'inflammation est propagée par les lymphatiques; c'est là une manière d'interpréter les faits qui est très-acceptable, mais il y a des cas où il est évident que le mal est d'abord localisé dans la bourse séreuse sous-cutanée, et il y a lieu de penser qu'une contusion de la bourse séreuse est l'occasion de sa suppuration. Dans un cas où il n'y avait pas de durillon, chez un de nos élèves qui se livrait à l'escrime avec autant d'ardeur que de talent, j'ai vu une inflammation sous-cutanée d'emblée à la région hypothénar là où portait la poignée du fleuret, et le derme au-dessous de l'épiderme ne présentait aucune des lésions qui existent d'ordinaire au niveau du durillon forcé; il n'y avait en outre aucun signe de lymphangite profonde, qui n'eût pas manqué d'exister si le mal avait été dans le système lymphatique.

Une inflammation phlegmoneuse sous un durillon siége autour ou au dedans de la bourse séreuse. Lorsqu'il y a un durillon ancien à la base d'un doigt et quand l'inflammation apparaît, voici comment les choses se passent : le durillon devient douloureux et le malade a de la fièvre ; le deuxième jour, la douleur augmente, elle est lancinante et l'insomnie apparaît. Retenez ceci : à quelques exceptions près, le deuxième et le troisième jour de la durée d'une inflammation d'une bourse séreuse, les malades ne dorment pas de la nuit ; le lendemain il y a du pus, vous pouvez en être certains. Il y a encore quelque chose de plus particulier dans les inflammations des bourses séreuses : le gonflement et la rougeur inflammatoire n'existent point sur le lieu où le chirurgien doit inciser ; le gonflement et la rougeur existent sur le dos de la main autour de l'articulation métacarpophalangienne. A cette rougeur sur la face dorsale de la main, Velpeau ne manquait jamais de diagnostiquer le pus dans les bourses séreuses sous-cutanées de la main et il incisait de confiance. Mais cette rougeur de la face dorsale de la main n'existe guère que le quatrième jour ; sans doute elle correspond à la rupture de la bourse séreuse et à l'extravasation du pus dans le tissu cellulaire sous-cutané.

Avant ce moment, il y a pourtant du pus dans la bourse séreuse sous-cutanée et voici comment vous le diagnostiquerez : ne comptez pas trouver de fluctuation ; ceux qui disent qu'ils sentent la fluctuation sous un durillon exagèrent, ils sentent une résistance élastique, mais c'est à peine s'ils peuvent la sentir, car les malades, qui souffrent beaucoup, se prêtent mal à cette exploration. Cependant cette douleur même est un indice et, avec ce seul élément et la connaissance du début précis du mal, vous pourrez diagnostiquer l'abcès et faire une incision. Sur un durillon douloureux à la pression depuis trois jours, après une ou deux nuits d'insomnie et de douleurs spontanées, lancinantes, vous pouvez inciser de confiance sur le point où la douleur à la pression est à son maximum : *il y a du pus.*

Passé le quatrième jour, il n'y a pas de doute possible, vous incisez sur le durillon correspondant à la rougeur qui existe sur le dos de la main.

La réparation après l'incision est très-rapide : quatre jours de cataplasmes et les malades sont guéris, lorsque l'incision a été faite le troisième jour.

Ce que vous venez d'entendre ne doit pas vous faire exclure les incisions prématurées sur les durillons forcés. Le premier jour, vous pouvez abraser le durillon ; vous trouvez au-dessous une petite cavité pleine d'un liquide blanchâtre qui est du pus, mais du pus de l'épiderme. Au-dessous on trouve le derme sain ; mais il arrive souvent que la suppuration a lieu néanmoins sous le derme et on est obligé de faire plus tard une seconde incision. Aussi, pour tant faire que d'inciser le premier ou le deuxième jour un durillon forcé, il vaut mieux inciser du premier coup le durillon et le derme situé au-dessous.

Il est très-rare que les durillons forcés abandonnés à eux-mêmes causent des inflammations profondes de la main. Les abcès s'étendent de préférence en surface et vont parfois causer une inflammation de la bourse séreuse sous le durillon voisin ; l'aponévrose palmaire empêche le pus de fuser vers la profondeur de la main. Les abcès s'ouvrent seuls vers le septième jour et les ouvertures spontanées se font sur les côtés de la base du doigt, dans le pli interdigital ; l'épaisseur de l'épiderme s'oppose à ce que le pus se fasse jour du côté de la paume de la main, seulement l'épiderme est décollé avec le durillon et une nappe blanche formée par du pus le soulève sans le rompre.

Les incisions sur les durillons forcés doivent avoir au moins un centimètre et demi d'étendue. Lorsque le durillon est ouvert tardivement, quand il y a une tuméfaction de la base du doigt voisin, on peut faire deux incisions parallèles à un centimètre de distance.

On panse avec des cataplasmes pendant quatre jours ; au bout de ce temps, on place encore pendant quelques jours un pansement simple, on incise l'épiderme décollé pour hâter la réparation définitive.

Les abcès sous les durillons récents de la paume de la main ou sous une peau peu épaisse, à la base d'un doigt et qui siégent dans le tissu cellulaire, présentent plus que les durillons forcés ou enflammés les caractères d'un abcès : il y a du gonflement et, le troisième jour, on y perçoit de la fluctuation en même temps que l'on provoque une douleur très-vive à la pression, qui n'est pas un signe moins précieux que la fluctuation. Mais, ici encore, ce qui sert le plus c'est la connaissance du début précis de la douleur. Trois jours après le début du mal et après la première nuit d'insomnie, incisez sans crainte : le pus est réuni en foyer.

Ouverts de bonne heure, ces abcès guérissent en six jours ; le pus, évacué presque en totalité immédiatement après l'incision, ne se reproduit pas et les bords de l'incision se réunissent par première intention aussitôt que les restes du pus sont évacués.

SEIZIÈME LEÇON

DES ABCÈS CHAUDS COMMUNS DE LA MAMELLE ET DE LEUR TRAITEMENT

SOMMAIRE. — **Deux variétés d'abcès du sein : Abcès angioleucitique ; Adénite mammaire partielle. — Complications communes à ces deux variétés. — Traitement par les incisions et le drainage.**

Il y a deux causes qui provoquent la formation d'abcès de la mamelle chez les nourrices et chez les femmes non enceintes :

Une gerçure ou une excoriation du mamelon ;

Un engorgement du sein et une adénite mammaire, ou une contusion de la mamelle pendant la formation de la sécrétion lactée et pendant la lactation.

La première cause agit sur les lymphatiques et cause des périlymphites sous-cutanées ou des périlymphites intra-mammaires.

Les causes de la première variété agissent comme la rétention de la lymphe et de produits plus ou moins viciée dans les glandes lymphatiques ou autres.

Les abcès les plus fréquents sont ceux qui suivent l'adénite mammaire.

Il y a donc deux variétés d'abcès du sein : les abcès consécutifs à l'angioleucite de la mamelle, les abcès consécutifs à l'adénite mammaire. Cette manière de diviser les abcès du sein est plus conforme à la nature des parties où siége l'inflammation. On sait, en effet, depuis les recherches de Giraldès, qu'il existe dans la mamelle de nombreux vaisseaux lymphatiques qui traversent de part en part la mamelle et forment un réseau intra-mammaire et sous-mammaire. On sait aussi que la mamelle n'est point cloisonnée, que les grains glandulaires sont libres dans le tissu cellulaire lâche qui sépare les grappes de la glande. Ce que nous connaissons de l'inflammation nous a appris que les parties où l'inflammation apparaît le plus souvent sont les vaisseaux lymphatiques et les éléments celluleux dans lesquels existent des glandes. La mamelle ne saurait faire exception et comme les abcès de la mamelle ne se rencontrent presque jamais en dehors de la fonction de la lactation, il est nécessaire de reconnaître que la glande mammaire et les lésions du mamelon entrent pour une très-grande part dans la production des abcès et cette part ne peut être que la cause ordinaire des abcès, en général, une irritation d'un lymphatique ou un engorgement de la glande.

Les deux variétés d'abcès du sein sont donc très-nettes et elles correspondent à un début rigoureusement précis.

Les angioleucites mammaires profondes sont consécutives à une gerçure du mamelon.

Les adénites glandulaires de la mamelle sont consécutives à un engorgement laiteux du sein.

Quelquefois cependant les deux causes se trouvent réunies. Il y a des malades qui ont en même temps des gerçures du mamelon et un engorgement du sein. Ces cas sont assez rares, mais on les observe chez les malades qui ne prennent aucun soin d'elles.

Les abcès angioleucitiques et les adénites mammaires peuvent présenter à un moment donné des caractères absolument semblables, au point que l'on ne pourrait dire à quelle variété d'abcès on a affaire si l'on ne remontait au début de l'abcès.

Ainsi un abcès du mamelon et de l'aréole peut être un abcès ayant son origine dans une adénite mammaire suppurée partielle, aussi bien que dans une angioleucite suppurée intra-mammaire. Un abcès sous-mammaire peut être primitivement un abcès angioleucitique, comme il peut être la conséquence d'un abcès formé dans une adénite mammaire partielle.

L'*angioleucite* intra-mammaire existe chez les femmes dont le mamelon est excorié et gercé et qui continuent à allaiter irrégulièrement leur enfant, ont froid et ne se soignent pas. Le mal débute généralement par un frisson et un point très-douloureux dans la mamelle ; en même temps le mamelon est rouge vif et il y a une douleur dans l'aisselle avec quelques ganglions un peu douloureux. L'allaitement ne soulage pas les malades ainsi que cela se voit lorsqu'il y a une adénite mammaire franche, suite d'un engorgement laiteux. Cet état dure de trois à quatre jours et au bout de ce temps il n'est pas rare de voir un point fluctuant autour du mamelon. Si les malades sont observées, le huitième jour il y a un véritable abcès, bien fluctuant, avec une peau amincie rouge vif ; le dixième jour, la tumeur prend une coloration violacée, la peau amincie semble sur le point de se rompre et se rompt même quelquefois ; une eschare se détache et laisse écouler du pus bien lié, sans mélange de lait; l'ouverture chirurgicale ou spontanée de ces abcès guérit en quinze jours.

Lorsque l'angioleucite suppurée existe sur le trajet des lymphatiques intra-mammaires, le même début existe, mais la suppuration arrive un peu moins vite sous la peau. Cependant le début rapide, la douleur en un point limité existent toujours et cette marche coïncidant avec une ou plusieurs gerçures du sein permettent de préciser qu'il s'agit d'une angioleucite. Une incision ou une ouverture spontanée de l'abcès jugent encore bien la nature de l'abcès. Lorsqu'on laisse l'abcès s'ouvrir seul, il y a des décollements et il se forme quelquefois des abcès secondaires.

Lorsque les malades sont débilités et présentent une altération de la santé générale causée par le diabète, l'albuminurie, la tuberculose et même l'alcoolisme, l'angioleucite mammaire prend un caractère de gravité très-grand, c'est ainsi que l'on voit sous la peau de la mamelle se développer ce que Velpeau appelait le phlegmon diffus de la mamelle, et où, après quelques jours d'une inflammation du tégument et du tissu cellulaire sous-cutané donnant à la mamelle la consistance d'une éponge mouillée, on voit survenir des plaques gangréneuses de la peau et les malades succombent quelquefois très-rapidement.

Dans d'autres cas, rares il est vrai, le pus, formé dans l'épaisseur de la glande sur le trajet d'un lymphatique, qui a de la peine à venir se faire jour sous la peau en suivant le trajet d'un conduit galactophore, s'étale sous la mamelle et donne lieu à l'abcès *sous-mammaire*, mais cela est beaucoup plus rare qu'à la suite des adénites mammaires.

Le pus des abcès angioleucitiques de la mamelle est toujours du pus bien lié. Les abcès de ce genre ne restent jamais fistuleux et il faut, ou que les malades se soignent mal, ou que les soins soient mal donnés, pour que l'abcès mette plus de vingt jours à se cicatriser.

Les abcès angioleucitiques existent quelquefois en même temps que l'engorgement mammaire, c'est-à-dire l'adénite. On reconnaît facilement cette double inflammation à la marche inégale d'un abcès franc et d'un engorgement à distance de l'abcès. Les malades qui, ayant des gerçures du mamelon, ne donnent pas le sein malade ou qui cessent brusquement de donner le sein à leur enfant sont celles qui sont le plus exposées à la double inflammation des vaisseaux lymphatiques et de la glande.

L'*adénite mammaire* la plus commune est celle qui existe après l'accouchement, pendant la première période de la lactation, chez les femmes qui cessent de nourrir. Elle est consécutive à un engorgement laiteux, c'est-à-dire à une rétention du lait dans les acini de la glande. Dans la très-grande majorité des cas, c'est à la suite d'un refroidissement que cette adénite mammaire survient; le refroidissement résulte, par exemple, de ce que les nourrices ont allaité l'enfant au grand air, sans couvrir le sein; mais on ne saurait méconnaître qu'il y a une prédisposition chez les malades qui en sont atteintes : les malades de constitution faible sont celles qui y sont le plus exposées. Il est, en effet, digne de remarque que, comparées aux autres abcès du sein, les adénites mammaires sont moins rares chez les femmes enceintes que les mêmes adénites comparées aux autres abcès du sein chez les nourrices. Cela tient, en effet, à ce qu'il y a une prédisposition qui rend difficile la formation de la sécrétion lactée chez des femmes enceintes et nourrices de mauvaise constitution.

Une condition favorable au développement de l'adénite mammaire, c'est la suppression de la lactation après la montée tardive du lait. J'ai observé, en ville, une dame alcoolique! chose assez rare; elle voulut nourrir son enfant, le lait avait monté péniblement et l'absence de mamelon ayant empêché la lactation, la suppression brusque des tentatives d'allaitement a causé dans le sein le plus plein une adénite mammaire. La saison était, d'ailleurs, froide et la malade ne s'était pas mise en garde contre les refroidissements.

Il est positif que l'adénite mammaire, comme toutes les adénites glandulaires, est primitivement causée par une rétention du liquide de la glande dans une grappe de cette glande. La meilleure de toutes les démonstrations est la présence de lait mêlé au pus lorsque l'on incise un abcès du sein consécutif à une adénite mammaire partielle; le lait retenu s'est échappé de la portion de la glande où il était enfermé. On constate, en outre, dans le cours naturel du mal, des phénomènes qui sont tout à fait en relation avec une rétention supposée du lait dans une portion de la glande. Les malades éprouvent d'abord une douleur dans la mamelle qui devient chaude et douloureuse. Quelques malades ont eu un engorgement laiteux un jour ou deux avant de souffrir. Il y a une partie de la mamelle qui est dure et très-douloureuse à la pression sans la moindre rougeur. Les malades ne dorment pas, ont une fièvre très-forte avec des exacerbations le soir. Il est plus rare que le mal débute par un grand frisson.

Toutes les fois que les deux seins présentent une inflammation et des abcès, on peut affirmer presque à coup sûr qu'il s'agit d'une adénite mammaire. Lorsqu'il y a un double abcès du sein, c'est donc un élément de diagnostic des plus précieux, et il est encore digne de remarque que ces abcès se présentent chez des malades dont les bouts du sein ne sont pas formés.

Il n'est pas absolument nécessaire d'expliquer pourquoi les adénites mammaires se développent. La théorie de l'engorgement laiteux primitif a été depuis longtemps acceptée. Mais on peut aller plus loin, et comme il est constant que dans la majorité des cas les abcès du sein dus à l'adénite mammaire sont limités à une portion de la glande, il n'est pas sans intérêt de rechercher quelle est la cause de cette limitation du mal. Il est très-probable que l'un des canaux galactophores enflammés devient moins perméable au lait et que celui-ci ne laissant pas écouler le lait d'une grappe de la glande, le lait s'accumule dans les acini et les ramuscules de la glande, s'y altère et le distend jusqu'à ce qu'un conduit laiteux secondaire se rompe. Le lait altéré, épanché dans le tissu cellulaire, y cause une inflammation et un abcès. Dans le cas où l'abcès est dans un point voisin du mamelon, il est légitime d'admettre, surtout lorsque le mamelon a été primitivement enflammé, une inflammation d'un conduit galactophore qui s'étend depuis l'orifice du conduit laiteux du mamelon jusque dans les culs de sac glandulaires, car il sort parfois du pus par un orifice d'un conduit sur le mammelon.

L'adénite mammaire franche est facile à distinguer des abcès parenchymateux du sein et des abcès sous-cutanés consécutifs aux angioleucites.

1° L'inflammation a une marche moins aiguë que dans l'angioleucite et qu'elle a été précédée d'un engorgement laiteux franc;

2° Les douleurs sont moins vives;

3° Les abcès sont lents à se former;

4° Une vaste induration d'une grande portion de la mamelle précède l'apparition d'un abcès, ce qui n'a point lieu pour les abcès angioleucitiques de la mamelle.

Les abcès de l'adénite mammaire se font jour de trois manières. Ou bien le pus chemine sur place et vient former un abcès dans le point où a existé l'induration primitive, ou bien le pus chemine en suivant les canaux galactophores et vient s'ouvrir autour du mamelon, assez loin d'une induration facile à sentir dans la mamelle, ou bien lorsque les portions de la glande enflammée sont tout à fait profondes, le pus se collecte sous la mamelle et donne lieu à un abcès *sous-mammaire*. Cette dernière terminaison est assez rare.

On ne sait jamais, lorsqu'on ouvre un abcès consécutif à une adénite mammaire, si l'abcès ouvert conduit dans le foyer principal de l'inflammation. C'est ce qui explique pourquoi tantôt une seule incision guérit les malades, tantôt il y a des abcès à répétition. C'est une affaire de hasard, ainsi que vous le verrez plus loin, lorsqu'il sera question du traitement. Seulement comme il y a un moment où les abcès secondaires cessent de se former, il y a lieu de penser que le dernier abcès formé est celui qui amenait le plus directement le pus depuis le foyer primitif de l'abcès jusqu'au dehors.

Abandonnés à eux-mêmes, les abcès consécutifs aux adénites mammaires durent de deux à trois mois, dans les cas les plus favorables. Dans d'autres cas, la mamelle tout entière s'indure, des abcès restent fistuleux et donnent issue à du lait. Lorsque les malades sont de constitution faible, lorsque les soins ne sont pas suffisants, on voit toute la mamelle devenir dure et violacée, et les fistules donnent alternativement du pus, du lait et même du sang. C'est ce qui avait fait dire à Nélaton que quand un abcès du sein laissait écouler du sang, c'était le prélude d'un nouvel abcès.

Les abcès du sein, suite d'engorgement de la glande, chez les femmes enceintes, reconnaissent pour cause une hyperémie d'une portion de la glande pendant la formation du lait et un refroidissement. C'est généralement dans les derniers mois de la grossesse que ces abcès surviennent, et ils présentent ce caractère que la marche de l'inflammation y est relativement très-lente, le mal semble être chronique d'emblée. Il y a toutefois des exceptions, pour les cas où l'abcès du sein est consécutif à une contusion du sein; dans ces conditions l'abcès marche plus vite. L'accouchement modifie toujours les adénites mammaires. Au moment de l'accouchement et de la perte de sang qui en est la conséquence, il y a une détente dans l'inflammation et pendant la période post-puerpérale on voit l'abcès se tarir et quelquefois se fermer. La perte de sang joue ici le rôle d'une révulsion. Mais on a vu aussi des malades chez lesquelles la montée du lait a été une cause de recrudescence de l'inflammation.

Le pronostic des abcès angioleucitiques de la mamelle n'est pas grave, car ces abcès, même lorsqu'ils s'ouvrent seuls, n'entraînent pas après eux la formation de fistules. Ces abcès sont plus ou moins graves, suivant leur siége, c'est-à-dire que plus ils sont profonds, plus il y a à craindre de décollements, et plus la réparation est longue. Il est rare qu'il reste des fistules après l'ouverture des abcès angioleucitiques profonds. Ces fistules, lorsqu'elles existent, sont des fistules lymphatiques faciles à guérir par la compression.

Le pronostic des abcès, consécutifs aux adénites mammaires, est beaucoup plus sérieux. D'abord il est rare qu'un seul abcès existe; le plus souvent il y a des abcès successifs, ou bien parce que le pus a fusé dans des directions variables avant de venir faire saillie sous la peau; ou bien parce que la cicatrisation rapide de l'ouverture de l'abcès a emprisonné du pus, et que celui-ci enfermé dans une anfractuosité s'y accumule et forme un nouvel abcès. Lorsque la rupture de quelques radicules des conduits galactrophores entraîne un écoulement de lait, il y a formation d'une fistule, mais cette fistule n'est pas incurable, elle cesse aussitôt que la sécrétion lactée est tarie. Ce qui est plus grave, c'est une fistule causée par un défaut d'accolement des parois de la cavité de l'abcès. Ces fistules sont d'une durée beaucoup plus longue. Il y a une gravité des adénites mammaires qui est due au seul fait de la période à laquelle arrive l'abcès. L'abcès mammaire qui existe peu après l'accouchement reflète la disposition générale de la malade, l'abcès dure parce que la malade est sous l'influence de ce qu'on appelle le puerpuérisme. En effet, les abcès sont toujours heureusement modifiés par le retour de couche. D'autre part, il y a des abcès, suite d'adénite mammaire, qui ne durent que parce que la sécrétion lactée n'est pas encore tarie; c'est de la sorte qu'on voit des abcès mammaires, simples en apparence, durer deux mois entiers.

Les abcès sous-mammaires qui sont la conséquence d'un abcès angioleucitique ou d'un abcès consécutif à une adénite mammaire, sont relativement peu graves en eux-mêmes, ils guérissent rapidement, et ce qui dure est l'abcès intra-mammaire.

Le traitement des abcès *angioleucitiques* doit consister en application de cataplasmes émollients laudanisés sur le sein, il faut faire cesser l'allaitement de ce côté si les malades sont nourrices; il n'y a pas à craindre un engorgement laiteux, car le lait coule sous les cataplasmes et le trop-plein du sein se vide; il faut faire, d'une autre part, cesser l'allaitement de l'autre sein si l'enfant dépérit, et alors il faut purger énergiquement la malade pour faire passer le lait.

Les abcès doivent être ouverts quand ils sont mûrs, c'est-à-dire quand il y a de la fluctuation franche; il ne faut pas ouvrir les abcès sous-cutanés avant le quatrième jour après le début du mal. Il ne faut pas ouvrir les abcès qui se font jour autour du mamelon, après s'être développés dans la glande, avant le huitième jour. C'est à la même époque que l'on doit ouvrir les abcès sous-mammaires consécutifs aux angioleucites mammaires profondes.

Aussitôt que l'abcès est ouvert, comme les lèvres de l'incision ont une grande tendance à se réunir par première intention, il faut ou bien placer un drain en forme de mèche avec un bout replié, capable de retenir le drain dans l'abcès, ou bien cautériser les lèvres de la plaie avec le crayon de nitrate d'argent, ainsi que le fait M. Nonat, depuis bien des années (1). Ce procédé est excellent, en ce qu'il permet de s'abstenir de mèches. Les bords de la plaie cautérisée ne se referment pas, et les eschares causés par la cautérisation demandent autant de temps à tomber qu'il en faut pour cicatriser le fond de l'abcès. Mais si ce procédé convient pour les abcès sous-cutanés, il ne vaut rien pour les abcès développés primitivement dans le milieu de la glande. Lorsque ces abcès sont ouverts, il faut y placer un drain et l'y laisser jusqu'à ce que la suppuration soit tarie. Voici comment ce drain sera appliqué : aussitôt l'abcès ouvert, on passera un drain en caoutchouc auquel on fera un pli et dans lequel un stylet sera glissé jusqu'au pli formé. Le drain sera poussé à fond dans le foyer de l'abcès et après avoir retiré le stylet, on coupera au ras de la peau le bout de drain qui dépasse.

Lorsque l'abcès est sous-mammaire, il suffit de faire deux incisions dans les points les plus déclives où l'on sent la fluctuation ; il est rare que l'on soit obligé de placer un drain.

Dans les conditions ordinaires, les abcès guérissent en vingt jours ou un mois, même s'il y a un écoulement de lymphe pendant quelques jours, mais pour obtenir une guérison rapide, dans les cas où il y a abcès intra-mammaire ou sous-mammaire, il est toujours prudent de tarir le lait, pour cela on purgera une ou plusieurs fois avec l'huile de ricin.

Les abcès du sein consécutifs aux *adénites mammaires* exigent au début le même traitement que les abcès lymphatiques. Dans quelques cas seulement, et lorsque l'induration partielle de la mamelle existe plus de dix jours avant l'apparition de toute rougeur, il est possible de faire avorter l'inflammation à l'aide d'un vésicatoire grand comme une pièce de cinq francs, appliqué sur le point de la mamelle induré et douloureux. Les malades ne se prêtent pas volontiers à cette révulsion ; dans le cas où elles refuseraient le vésicatoire, on peut le remplacer par des applications de plusieurs couches de teinture d'iode. Les abcès du sein ne doivent jamais être ouverts trop tôt, il faut les ouvrir au moment où ils sont bien remplis de pus. C'est du douzième au quinzième jour après le début du mal que l'on peut les ouvrir. On est quelquefois obligé d'attendre plus longtemps, parce que l'abcès met un peu plus de temps à se faire jour au-dessous de la peau, mais il vaut mieux attendre que de chercher à pénétrer dans le foyer de l'abcès à travers des portions saines de la mamelle. C'est pour avoir oublié ce précepte, que des chirurgiens ont si souvent vu des érysipèles survenir à la suite de l'ouverture des abcès du sein, les plus simples

(1) Consultez Pineau, *Des abcès*. Thèse de Paris, 1859.

en apparence. Au contraire, certains abcès du sein, dus à des adénites mammaires, doivent être ouverts avant le douzième jour, ce sont les abcès sous-mammaires consécutifs aux adénites de la partie profonde de la glande ; le pus décolle la mamelle et vient avec rapidité former un abcès franchement fluctuant, en bas ou en haut et en dehors de la mamelle. Mais il est facile de comprendre cette anomalie apparente, quand trois ou quatre jours après une incision d'un abcès sous-mammaire on voit survenir, le treizième ou quinzième jour après le début du mal, des abcès dans une portion de la glande qui restait indurée, après l'ouverture de l'abcès sous-mammaire. L'abcès sous-mammaire est un abcès dans le tissu cellulaire, sa marche est rapide, et l'abcès intra-mammaire suit son cours pendant ce temps et le pus s'y collecte à son heure, sans que l'abcès sous-mammaire qui évolue rapidement ait troublé sa marche.

Les abcès consécutifs à l'adénite mammaire sont très-rarement isolés. On ouvre généralement deux ou trois abcès dans le sein, après une adénite mammaire, et cela est très-naturel, si on songe à la conformation de la glande et à l'isolement des différentes portions de cet organe. Une portion de la grappe malade est elle-même divisée en plusieurs portions, et il y a plusieurs abcès à la fois. Mais il est facile de constater que ces abcès se présentent à des intervalles très-rapprochés ; il est rare que quand les abcès sont bien ouverts, il survienne, quinze à vingt jours après, un abcès tardif. Cela n'arrive que quand la glande est entièrement malade ou quand des abcès se sont ouverts seuls.

Les abcès de la glande mammaire doivent-ils être toujours ouverts ? Il y a deux écoles qui ont une pratique diamétralement opposée. Les uns, avec M. Gosselin, pour ne citer que les opinions contemporaines, pensent qu'il faut laisser les abcès du sein s'ouvrir seuls. Les autres les ouvrent. Il y a des arguments pour et contre la première doctrine. Mais il faut voir les faits sous leur véritable jour ; j'ai déjà dit que l'érysipèle n'était pas à craindre si l'on n'ouvrait pas les abcès avant qu'ils fussent mûrs. Cette raison de ne point ouvrir les abcès, peut donc n'être pas acceptée. D'un autre côté, il est bon de remarquer que les partisans de l'abstention en face des abcès du sein, citent les abcès sous-cutanés consécutifs à l'angioleucite, pour montrer que les abcès ouverts seuls guérissent aussi vite que si on les avait incisés, et citent les abcès consécutifs à l'adénite mammaire où des incisions n'empêchent pas la formation de nouveaux abcès. Ce raisonnement est facile à combattre ; en effet on voit journellement des abcès ouverts seuls, suivis de la formation d'autres abcès. Et, dans certains cas, il est facile de prouver qu'un drain placé à propos, au moment où l'abcès du sein consécutif à une adénite mammaire vient d'être ouvert, empêche la formation de plusieurs abcès secondaires. Je sais bien que la répugnance des malades à se laisser ouvrir un abcès du sein, peut quelquefois déterminer le chirurgien. Mais on ne peut oublier le précepte de chirurgie générale, que partout où il y a du pus, le chirurgien doit chercher à l'évacuer aussitôt qu'il peut le faire sans danger immédiat pour la vie du malade. Voici, comme complément de démonstration, un fait très-probant qui montre la valeur des incisions pour les abcès du sein.

Une malade, âgée de dix-neuf ans, accouchée depuis le 3 août, eut, à la suite de la mort de son nouveau-né, un engorgement laiteux des deux seins sans gerçures des mamelons.

Le sein gauche présenta, dès le troisième jour après l'accouchement, un engorgement laiteux et, de suite, un abcès devint menaçant. Douze jours après, le sein droit s'engorgea et la malade vint consulter le chirurgien le 4 septembre 1876.

Voici ce que nous avons constaté :

Du côté gauche, le sein dur, rouge et douloureux, présentait en dehors du mamelon une ulcération à bords décollés, de l'étendue d'une pièce de cinq francs, laissant voir à nu, au fond, les lobes de la mamelle, et au milieu d'eux on constatait la présence d'un trajet par lequel il s'écoulait du pus. Cet abcès s'était ouvert seul depuis quatre jours, c'est-à-dire vingt-six jours après le début de l'engorgement laiteux. Du côté droit, le sein était rouge, tendu, chaud et douloureux, il existait au-dessus du mamelon, et un peu en dehors, une tuméfaction fluctuante, au-dessous de la peau manifestement amincie. Cet abcès existait depuis quinze jours, c'est-à-dire que depuis quinze jours, la mamelle engorgée était devenue très-douloureuse; le mal aux deux seins avait été traité par les cataplasmes.

Nous nous trouvions donc en face d'un abcès du sein à ouvrir et d'un abcès semblable qui s'était ouvert seul. L'abcès du sein droit est incisé et un drain en forme de mèche est placé sous le foyer. 40 grammes d'huile de ricin, pour faire passer le lait, ont été prescrits, les cataplasmes sont continués. Vingt jours après, la malade revient à la consultation; le sein droit est guéri, quoique cinq jours après l'incision il y a eu au-dessous du mamelon un petit abcès qui s'est ouvert seul. Le sein gauche n'est pas guéri; il y a dans la profondeur de la mamelle qui est indurée un abcès du volume d'un œuf au-dessus du mamelon, et qui est indépendant du premier abcès. Une incision et un drain sont placés dans cet abcès. On ne peut avoir de meilleur exemple pour prouver que la répétition des abcès du sein, attribués par quelques auteurs aux incisions, est le fait de la maladie, et que laisser les abcès s'ouvrir seuls ne met nullement en garde les malades contre les récidives des abcès.

Cette observation montre encore que les incisions, ici comme dans tous les abcès chauds, ont pour effet de hâter la guérision de l'abcès. On gagne en effet tout le temps qui est employé pour que l'abcès s'ouvre seul, c'est-à-dire environ dix jours.

Vous inciserez donc les abcès du sein, mais, ne l'oubliez pas, toutes les fois que l'abcès est ouvert près du mamelon, cette ouverture est loin du foyer primitif de l'abcès et il est de la plus urgente nécessité de placer un drain qui aille jusqu'au fond de l'abcès, et il faut laisser ce drain un mois entier en place, et plus s'il est nécessaire. Vous vous guiderez, pour le supprimer, sur le bourgeonnement de l'orifice par lequel passe le drain; ce bourgeonnement est l'image de ce qui se passe au fond de l'abcès, et si le drain n'était pas placé, il y aurait un bourgeonnement du trajet qu'il occupe, et il y aurait une oblitération de ce trajet, ce qui entraînerait une récidive de l'abcès.

Dans le cas où un premier abcès aurait été ouvert, sans que vous ayez pu placer un drain, s'il se forme un second abcès, c'est dans celui-ci qu'il ne faut pas manquer de placer un drain; si cette précaution n'est pas prise, vous pouvez avoir de nouveaux abcès, et ceux-ci s'ouvrent et se referment à plusieurs reprises. En effet, leur trajet sinueux tend à s'oblitérer aussitôt que le bourgeonnement commence. C'est la déchirure des bourgeons charnus qui donne par instant ce petit écoulement de sang si bien remarqué par Nélaton, et qui lui paraissait le prélude de nouveaux abcès. Quand deux abcès tendent à rester fistuleux, s'ouvrent et se referment, il n'y a qu'une chose à faire : passer un drain de l'un à l'autre abcès. Cela est parfois difficile, mais on y arrive pourtant en dilatant avec de l'éponge préparée deux orifices fistuleux des abcès et à l'aide du long trocart courbe de Chassaignac disposé en canule exploratrice (c'est-à-dire le bout mousse du trocard étant introduit dans une des fistules), on arrive en tâtonnant à trouver un point faible qui conduit d'un foyer à l'autre. Ceci fait, on passe une anse de drain que l'on noue à l'extérieur, puis on attend. Le sein est pansé tous les jours avec des cataplasmes de farine de graine de lin. Le pus s'écoule régulièrement pendant huit jours, puis la suppuration se tarit, et après deux mois de séjour maximum du drain il n'y a plus de suppuration et les malades sont guéries. Pour retirer le drain on trouve une indication précise, le jour où les ouvertures par lesquelles passent les drains bourgeonnent et commencent à se cicatriser. Il est très-rare que l'on soit obligé de faire des injections iodées. La compression même, toujours difficile à bien faire, n'est pas nécessaire. Lorsqu'il y a eu plusieurs incisions dans un sein, il y a une induration de la mamelle qui pourrait inquiéter, mais dès que le vingtième jour arrive après les incisions, la mamelle devient un peu œdémateuse et moins dure, les parties voisines des incisions passent du rouge au violet clair, puis au brun, et les abcès, à ce moment, cessent généralement de donner du pus. Il coule de la sérosité purulente et quelquefois du lait séreux, puis tout rentre dans l'ordre, dans le temps indiqué plus haut.

Ce que vous venez d'entendre vous indique ce qu'il est nécessaire de faire lorsque des abcès chroniques à répétition existent dans une mamelle atteinte d'adénite suppurative ancienne. Le drainage entre les deux abcès les plus profonds est ce qu'il y a de mieux; s'il ne suffit pas, on draîne d'autres abcès. Mais ici il est de la plus grande importance que l'on place des anses de drain et non des mèches. Autrefois on pratiquait dans les mamelles violacées couvertes d'abcès et de fistules, dans les mamelles atteintes d'adénite mammaire chronique, une incision cruciale; j'ai même pratiqué une fois, au début de ma carrière, cette opération, mais je me suis convaincu que cela était insuffisant, et j'ai traité depuis deux cas semblables, où, trois et quatre drains, placés dans les abcès les plus profonds, ont produit une guérison relativement rapide, en quatre mois; j'avais joint à ce traitement des badigeonnages sur le sein avec la teinture d'iode. J'ai moins de confiance que Velpeau dans la compression du sein, qui est toujours difficile à bien faire, et qui est péniblement supportée.

Toutes les fois que l'on traite une adénite mammaire suppurée, il est indispensable de tarir la sécrétion lactée; il faut purger les malades avec de l'huile de ricin, 30 à 40 grammes, suivant la force des sujets. Il ne faut donner des toniques que quand les malades ont perdu leur lait. Les cataplasmes ont, de leur côté, une action sur la glande; ils aident à faire passer le lait.

Lorsque les malades ont des abcès du sein, pendant la grossesse, et quand elles n'ont pas essayé de nourrir, c'est-à-dire lorsque l'abcès du sein ayant débuté à la fin de la grossesse traîne en longueur, récidive parfois après la période des couches, ou bien lorsque l'abcès débute pendant les couches, les suppurations fatiguent énormément les malades qui deviennent rapidement anémiques. Cet état alarmant, en apparence, n'est pas grave; aussitôt que les abcès sont ouverts, dès que le pus coule bien, les forces reprennent peu à peu, avec rapidité. Il n'y a pas à s'en inquiéter autrement. Il faut seulement nourrir les malades, et leur donner du quinquina en poudre 0gr,50 par jour.

DIX-SEPTIÈME LEÇON

DES ANTHRAX (1)

SOMMAIRE. — **Cours naturel de l'anthrax ; relation avec le diabète. — Élimination des eschares ; réparation. Inutilité des incisions. — Anthrax de la face. — Phlébite faciale.**

L'anthrax, vous le savez, est une maladie chirurgicale qui souvent offre une excessive gravité. Mais cette gravité est variable suivant le siége et les complications de l'anthrax et, permettez-moi de l'ajouter, suivant le traitement employé. Dans une période d'un mois, au commencement du printemps, vous avez pu voir quatre anthrax, dont deux siégeaient à la nuque, un troisième sur la lèvre supérieure, enfin le dernier sur le moignon de l'épaule. Ce sont ces faits et une statistique portant sur les malades atteints d'anthrax, et reçus depuis quatre ans dans mon service de l'hôpital Cochin, sur lesquels je veux appeler votre attention, afin d'en déduire des conclusions thérapeutiques.

Le premier de nos malades, qui est âgé de quarante-trois ans, a commencé à ressentir une raideur du cou et bientôt se sont déclarés à la nuque des symptômes inflammatoires. Une tumeur du volume d'un œuf, mais mal limitée, saillante sur la ligne médiane en arrière, n'a pas tardé à se montrer. Cette masse inflammatoire, très-douloureuse, d'une couleur rouge foncé, sans retentissement ganglionnaire, qu'accompagnait un état général caractérisé surtout par de l'anorexie, du malaise et de la faiblesse, a présenté, du cinquième au treizième jour, quelques petits pertuis par lesquels s'écoulait du pus. Tout autour de ces ouvertures vous avez pu voir apparaître de nouveaux orifices, en retard, pour ainsi dire, sur les premiers. Suivant une comparaison classique, la tumeur ressemblait alors à une pomme d'arrosoir. Puis les pertuis se sont réunis, les ponts de peau

(1) Leçon recueillie par G. Marchant, interne du service.

qui les unissaient se sont sphacélés et, au-dessous de la peau mortifiée, est restée une eschare blanche, de laquelle s'écoulait du pus. Aujourd'hui, vingt-huitième jour depuis le début, l'eschare blanche, lavée par le pus, s'est entièrement détachée. Les bords de la plaie, de rouge brun sont devenus violacés. Ils sont taillés en biseau et glissent sur le fond de la plaie qui commence à bourgeonner.

Vous tracer l'histoire du deuxième et du troisième malade, l'un porteur d'un anthrax de la nuque du volume d'une très-grosse orange, et l'autre d'un anthrax de la région de l'épaule gros comme une pomme, serait m'exposer à des répétitions ; qu'il me suffise de vous dire que l'un était convalescent d'une broncho-pneumonie et avait repris trop tôt son travail, et que le mal ne différait de celui du premier, que par la durée et l'étendue de la lésion qui était trois fois plus volumineuse que la tumeur du premier malade.

Je remets à un autre moment l'observation du petit malade, âgé de dix-sept ans, atteint d'anthrax de la lèvre supérieure.

Les anthrax, qui ont été arbitrairement divisés en anthrax bénins et anthrax malins, sont une affection du printemps, dont le maximum de fréquence est dans les mois d'avril et de mai et quelquefois en septembre, après les grandes chaleurs. Elle survient à un âge déjà avancé de la vie, et la plupart de nos malades ont de quarante-quatre à soixante ans ; les enfants sont, avec les vieillards, les plus exposés à ce mal.

Il y a des causes prédisposantes qu'on retrouve dans presque tous les cas : un type principal, c'est la fatigue. La plupart des malades ont été soumis à une sorte d'épuisement, à l'influence de cette variété nosologique, non décrite mais pourtant réelle, le *surmenage*, passez-moi l'expression, dont on trouve la démonstration dans les deux premières observations. Le premier sujet, âgé de quarante-trois ans, s'est marié depuis peu de temps et a été soumis sans nul doute à une cause puissante d'affaiblissement ; le sujet 2 était convalescent d'une broncho-pneumonie ; le troisième malade est un malade affaibli qui a été traité dernièrement dans le service pour une fracture du crâne et qui a travaillé à un labeur pénible dans ces derniers temps.

Les relations entre le diabète et l'anthrax sont réelles, mais il faudrait se garder de croire que ce lien fût constant. Ainsi, chez aucun de nos quatre malades, le diabète n'a été constaté, et dans les vingt-cinq autres observations qui constituent la statistique dont je vous parlais, l'existence du diabète, qui a été toujours recherchée, n'est mentionnée que deux fois. La glycosurie passagère, liée au développement des anthrax et signalée par Prout et Wagner, n'est pas non plus un fait fréquent, puisque sa coïncidence n'a été notée dans aucun des autres cas.

Si j'avais à me prononcer sur la nature des anthrax, je serais assez disposé à les regarder comme des *gommes aiguës;* ils seraient le résultat d'infarctus qui se déposeraient dans certains points du corps et à la suite d'une intoxication générale, d'une auto-infection, si je puis ainsi dire, laquelle résulterait du surmenage. Cette auto-infection entraînerait alors des accidents semblables aux accidents tardifs de la variole, de la rougeole, de la scarlatine et de la syphilis, mais avec un caractère d'acuité plus marqué que les gommes chroniques des infections d'origine contagieuse et de la scrofure; et les anthrax rappelleraient les bouquets de gommes de la peau des syphilitiques et des scrofuleux, à part la rapidité des phénomènes inflammatoires.

Cette allure spéciale de l'anthrax n'avait pas échappé aux anciens auteurs, qui ont dénommé l'anthrax un charbon spontané, idée voisine de celle que j'émets devant vous, puisque l'anthrax était assimilé de loin à la peste.

J'ai publié déjà que les anthrax ne devaient pas être touchés; il me reste à appuyer devant vous mes assertions. Si l'anthrax et le furoncle étaient constitués par une collection limitée, la conduite du chirurgien serait celle qu'il doit tenir en présence d'un abcès chaud, c'est-à-dire ne pas hésiter à l'ouvrir lorsqu'il est mûr, c'est-à-dire lorsqu'il y a du pus réuni en foyer.

Mais rappelez-vous la marche de l'anthrax, sur laquelle, il y a quelques minutes, j'appelais votre attention. Ici vous avez affaire à des gangrènes isolées et indépendantes d'une portion du tissu cellulaire. Si le sphacèle porte sur un seul îlot, c'est un furoncle; si plusieurs sont atteints, c'est un anthrax. Les cloisons qui les séparent se détruisent; les eschares se trouvent alors réunies et ces débris constituent cette eschare blanche dont je vous parlais tout à l'heure. S'il était possible de faire porter l'incision sur chacun de ces îlots mortifiés, celle-ci pourrait être et serait même une bonne chose. Mais c'est là une vue de l'esprit, dont l'application est impossible.

Il suffit, d'ailleurs, de ne pas méconnaître l'évolution du furoncle pour n'avoir plus de doute à ce sujet. Sa durée moyenne est de six à sept jours, qu'on l'incise ou qu'on ne l'incise pas. C'est du troisième au cinquième jour que sort le bourbillon, et les deux ou trois autres sont employés à la réparation de la petite plaie qui suit la chute du bourbillon. Que ferait une incision dans cette tumeur inflammatoire? Rien, si ce n'est d'exposer le malade à une nouvelle inflammation. L'élimination du bourbillon n'en serait pas activée, puisque un temps à peu près mathématique est nécessaire pour son élimination.

On ne dira pas non plus qu'une incision faciliterait l'écoulement du pus, puisque celui-ci existe en très-petite quantité et qu'il sort dès le troisième jour seul. D'ailleurs, la nécessité première de la guérison est le rejet de l'îlot de tissu cellulaire qui est sphacelé. Le pus, ici, n'est que le produit du travail éliminateur.

Tous les chirurgiens modernes, pénétrés de cette idée, ont renoncé aujourd'hui à ouvrir les furoncles. Il y a cependant des cas où une incision est nécessaire. Chez certains malades, la peau résiste, elle ne s'ouvre pas au sommet de la tumeur, il y a sphacèle sous-cutané, l'eschare se dissout dans le pus et, vers le septième jour après le début du mal, il y a un véritable abcès, que j'appelle vulgairement un *furoncle manqué ;* il y a de la fluctuation et l'incision ici est nécessaire; mais remarquez bien, messieurs, que c'est le huitième jour seulement qu'il faut la faire.

Les considérations précédentes sont applicables à l'anthrax, car celui-ci est constitué par une réunion de petits furoncles. L'incision ne saurait favoriser ni l'écoulement du pus, ni la chute de l'eschare, qui demande pour se former, s'éliminer, un temps de rigueur variable avec le nombre des furoncles dont la réunion constitue l'anthrax.

Comment inciser tous ces petits furoncles? Soixante-dix ou quatre-vingts incisions représenteraient à peine la moitié des furoncles qui constituent certains gros anthrax. Cela est impossible.

Il résulte encore de nos recherches que les incisions n'activent en rien la marche d'un anthrax. Cette conculsion est la conséquence naturelle de ce fait, que, dans l'anthrax, les îlots de tissu cellulaire ne sont pas atteints tous à la fois, mais successivement.

Au contraire, l'incision a été souvent fatale. Je me souviendrai toujours de la mort de Toirac, l'ami intime de Velpeau : il fut atteint d'un furoncle anthracoïde de la nuque ; le premier coup de bistouri fut donné par Bauchet, qui incisa le premier jour sans profit ; quatre autres incisions furent faites le troisième jour par Velpeau ; le sixième jour, le malade était mort d'un érysipèle grave et phlébite du cuir chevelu. D'autres malades, atteints d'anthrax du nez ou des lèvres, sont morts deux jours après l'incision.

Il ne faut donc pas espérer que des incisions rendront favorable la marche de l'anthrax, car ses trois phases d'inflammation, de formation et d'issue des bourbillons, enfin de réparation, sont réglées à l'avance.

J'ai cherché à déterminer quelle était la durée moyenne des phases de l'anthrax et je me suis appuyé sur les vingt-neuf cas observés à Cochin pendant ces quatre dernières années.

Bien qu'il faille tenir compte ici de plusieurs éléments, parmi lesquels le plus important est le volume de la tumeur, on peut établir que la durée d'un anthrax de moyen volume, varie de quarante-cinq à cinquante jours. Cette règle cependant n'a rien d'absolu, et je pourrais vous citer des cas qui ont exigé soixante-cinq et même soixante-seize jours de traitement. Mais c'est toujours la période de cicatrisation qui est la plus longue. Suivant que le mal est traité plus ou moins près de son début, les phases du mal sont aussi plus ou moins rapides. Lorsque tous les bourbillons de l'anthrax ont été produits et ont suppuré, il faut de dix à quinze jours pour que l'eschare tombe et la réparation de la plaie qui en résulte demande de trente-cinq à quarante jours pour se fermer, parce qu'il y a une perte de substance de la peau et que celle-ci demande ce temps pour se réparer. A la face toutefois la réparation est plus rapide.

Pourquoi ces variations ? Je vous signalais le volume de l'anthrax ; il faut tenir compte encore de sa profondeur. Les anthrax peuvent être superficiels ou profonds, et dans les cas d'anthrax profond, l'eschare s'étend souvent jusqu'à une aponévrose et sa chute est longtemps retardée ; les aponévroses mortifiées sont plus longues à s'éliminer que le tissu cellulaire. C'est dans cette dernière variété d'anthrax que j'ai vu Velpeau pratiquer des incisions multiples ayant pour but de débrider l'eschare. Cette intervention de la dernière heure est moins périlleuse que les incisions au début de la maladie ; mais je ne saurais encore l'approuver, car elle ne hâte en rien la réparation.

A ces preuves tirées du raisonnement, je vais joindre les démonstrations de la statistique. Dans une période de quatre ans (1872, 1873 ,1874, 1875), j'ai observé dans mon service vingt-neuf anthrax, de différentes régions, tous traités sans incision, et je n'ai eu à déplorer la mort des malades que quatre fois, et encore, deux fois, l'anthrax existait-il chez des diabétiques. L'un d'eux succomba à une pneumonie gagnée dans les baraques de l'hôpital Cochin (obs. VI) et l'autre subitement, après avoir présenté les signes de l'infection putride aiguë (obs. X). Dans un troisième cas, le malade était miné par une fièvre hectique (obs. IX) et était entré dans mon service avec des gangrènes étendues au voisinage de l'anthrax. Reste donc, en dernier lieu, ce volumineux anthrax de la lèvre supérieure (obs. XXVI), que la plupart d'entre vous ont observé et qui s'était malheureusement compliqué d'une double phlébite des veines faciales.

Ceci m'amène à vous parler des anthrax et des furoncles de la face et de leurs complications.

Doit-on se départir pour cette variété d'anthrax des préceptes que je vous ai exposés? Je ne soulèverais même pas la question, si un interne distingué des hôpitaux, aujourd'hui professeur à Genève, M. Reverdin, n'avait formulé des conclusions contraires, dans un mémoire fait avec beaucoup de talent (1).

Il est, d'ailleurs, un point intéressant de leur histoire sur lequel je désire appeler votre attention.

Vous avez tous souvenir de ce jeune garçon de quinze ans, entré le 21 mai, couché au lit n° 7 de la salle Cochin, et porteur d'un assez volumineux anthrax de la lèvre supérieure avec furoncles disséminés sur la face; il a succombé le douzième jour de sa maladie, après avoir présenté un gonflement énorme des deux côtés de la face.

La nécropsie nous a révélé l'existence de caillots organisés dans les veines ophthalmiques, dans le sinus longitudinal supérieur et la portion horizontale des sinus latéraux. On aurait constaté leur existence dans les veines faciales, si les règlements eussent permis de pousser plus loin cette autopsie. Le poumon offrait à la coupe des infarctus à différents degrés, les uns entourés d'une zone inflammatoire, les autres convertis déjà en un petit foyer purulent.

Que s'est-il donc passé chez notre petit malade? Il a succombé, non à son anthrax, mais à une complication, la phlébite faciale, tout comme les diabétiques meurent de leur état général, le diabète. Vous avez vu là un exemple frappant de cette phlébite faciale, si complétement étudiée par Reverdin et que j'avais déjà mentionnée (2). Voici le fait qui m'avait inspiré : je vis en 1865, en ville, un huissier qui, ayant un petit furoncle sur la lèvre inférieure, se prêta à une incision que lui fit un de ses clients, médecin. Le lendemain, lorsque je vis le malade, la lèvre présentait un œdème dur et il y avait une fièvre intense; un cordon dur suivait la veine faciale et les veines parotidiennes. Pendant six semaines, la phlébite persista et les cordons durs se montrèrent jusque sur la veine frontale. Le malade resta entre la vie et la mort pendant ce temps ; des abcès se montrèrent sur la face, la lèvre, la face interne des joues et la région parotidienne; j'ouvris ces abcès ; le malade guérit après avoir présenté un jour

(1) J. L. Reverdin, *Recherches sur les causes de la gravité particulière des anthrax et des furoncles de la face* (*Archives générales de médecine*, juin 1870 et suiv.).

(2) *Dictionnaire de médecine et de thérapeutique médicale et chirurgicale*, par Bouchut et Després. Art. FACE (Anthrax de la).

une suffocation intense que j'attribuai au passage d'un caillot dans le cœur. L'ouverture malheureuse de ce furoncle, auquel je n'eusse jamais touché de propos délibéré, me fit jurer que je n'inciserai jamais un anthrax de la face.

Tous les anthrax se compliquent de phlébites plus ou moins limitées; mais les furoncles et les anthrax de la face, surtout ceux des lèvres, y sont singulièrement prédisposés, à cause de l'extrême richesse du réseau veineux et de la texture particulière des lèvres; la gravité est donc une question de siége.

Il y a pourtant une différence de gravité que présentent ces anthrax; il faut distinguer deux degrés dans la phlébite : il y a la phlébite qui suit le tronc d'une veine, l'occupe dans une [étendue souvent considérable, et peut s'accompagner d'abcès multiples, comme j'en ai eu un exemple chez le malade que je viens de vous citer, et où la phlébite s'arrête et se limite.

En regard de cette variété qui comporte un pronostic favorable, il y a la phlébite capillaire disséminée de Cruveilhier, l'érysipèle veineux de Samson, qui pardonne rarement; c'est ce qui existait chez notre petit malade. La première peut être assimilée au phlegmon circonscrit; la seconde a les allures et la gravité du phlegmon diffus; c'est à cette dernière qu'a succombé notre malade; elle n'a pas offert pendant la vie de traînée rouge limitée, il y avait absence complète de cordon noueux, mais il existait un empâtement énorme, général, dur et diffus, de la lèvre et de la face; les seules grosses veines prises étaient les veines profondes que l'on ne voyait pas.

Le sphacèle des îlots de tissu cellulaire et leur élimination est le mécanisme obligé et fatal de l'anthrax. L'anthrax ne guérit que par le sphacèle de la tumeur et son élimination. Mais à la face, la richesse de la circulation est telle, que ce sphacèle ne peut pas toujours se produire et il y a une cause de phlébite persistante que des incisions augmenteraient encore en ouvrant de nouvelles veines et je vais même jusqu'à dire que les pressions sur l'anthrax sont dangereuses au même point de vue. Cela même explique comment, ainsi propagée et disséminée, la phlébite peut occuper tous les points de la face.

Tous les furoncles et anthrax de la face ne sont pas accompagnés de phlébite. Je viens d'en observer ces jours-ci un exemple sur un des miens (furoncle anthracoïde de la lèvre supérieure) qui a guéri sans le moindre accident pendant sept jours; les furoncles de la peau de la face ne sont pas plus graves que les furoncles des autres régions du corps. L'inflammation superficielle intéresse nécessairement beaucoup moins de réseaux veineux que celle qui occupe toute l'étendue de la lèvre et elle est alors moins grave. Lorsque l'anthrax est sur le bord libre des lèvres, la phlébite est presque inévitable ; c'est pourquoi M. Verneuil attribuait une gravité excessive aux anthrax des lèvres ; il pensait que les muqueuses étaient plus gravement enflammées que le tégument de l'anthrax et que de là venait la gravité. Mon explication est conforme à la sienne, seulement elle donne mieux la raison du développement et de la gravité de la complication, c'est-à-dire de la phlébite.

Toutes ces conditions mauvaises se trouvaient réunies chez notre petit malade, mais il existait en même temps que ce gros anthrax, au bord libre de la lèvre et une double phlébite, une véritable éruption furonculeuse sur la face. Le mal offrait bien cette variété d'anthrax que, à une autre époque, on eût désigné sous le nom d'anthrax malin, pour le distinguer de la forme bénigne.

Ces explications étaient nécessaires pour ne laisser aucun doute dans votre esprit et vous persuader que des incisions n'auraient pu empêcher l'extension de la phlébite et l'auraient même favorisée. Elles n'auraient en rien facilité l'écoulement du pus, car celui-ci perlait aussi bien que possible à travers les pertuis qu'offrait déjà l'anthrax au dixième jour. Certainement ces incisions eussent intéressé des artères, des veines, des veinules, et nécessité peut-être une hémostase qui aurait encore ajouté à l'inflammation.

Si quelques-uns d'entre vous, Messieurs, ne partagent pas encore ma conviction, je les engage à lire le mémoire de M. Reverdin. Cette étude, dont une des conclusions importantes est que, « *l'incision faite aussi rapidement et aussi largement que possible paraît être le meilleur moyen de prévenir et quelquefois d'arrêter la phlébite,* » repose sur cinq observations personnelles d'anthrax et furoncles de la face.

Or, deux fois, ces tumeurs, abandonnées à elles-mêmes, ont été suivies de mort (obs. I, III). Dans deux autres cas, des mouchetures et des incisions répétées n'ont point empêché la marche fatale de la maladie en très-peu de jours (obs. II, IV). Enfin, dans le cinquième cas (obs. V), traité aussi par l'incision, mais cette fois guéri, il s'agissait d'une *petite tumeur grosse comme une noisette faisant saillie du côté de la peau, tout près de la commissure labiale gauche.* C'était un cas favorable, l'anthrax n'intéressait que la peau. Ainsi deux fois sur trois, mort malgré des incisions ! et le furoncle guéri était superficiel.

A ces faits, dont il nous semble prématuré d'avoir tiré des conclusions, opposez notre statistique des anthrax de la face, traités *sans incisions.*

Vous trouvez quatre cas d'anthrax de la lèvre supérieure, du volume moyen d'une noix (obs. VIII, XII, XXV, XXVI), non incisés et terminés par la guérison *trois fois* sur quatre. Ajoutez-y aussi un furoncle de la face dorsale du nez (obs. XVI), ayant eu également une issue favorable et n'ayant pas été incisé.

D'ailleurs, Messieurs, la pratique que je défends ne m'est pas exclusivement personnelle, et M. Gosselin entre autres, frappé lui aussi des inconvénients de la méthode contraire, professe depuis longtemps qu'on doit laisser les anthrax s'ouvrir d'eux-mêmes.

Je ne touche plus aux anthrax. Mais, en présence d'un anthrax, le chirurgien doit-il rester complétement inactif? Non; il doit favoriser le détachement de l'eschare, et pour obtenir ce résultat, de légères pressions exercées tous les jours en pressant la tumeur par sa base sont parfois utiles; dans l'intervalle, des cataplasmes arrosés de laudanum pour calmer la douleur, soit encore des compresses d'eau de sureau, resteront constamment appliqués sur l'anthrax, et ce pansement sera continué jusqu'à ce que toutes les parties mortes aient été éliminées. A l'intérieur, vous donnerez en même temps des boissons délayantes et de l'extrait de quinquina un gramme par jour.

Enfin l'eschare s'est détachée ; il reste une plaie atonique à cause de la longue durée de l'inflammation entretenue par l'eschare devenue corps étranger. On favorisera son bourgeonnement avec un pansement au vin aromatique ou à l'onguent de la mère, et en moins de trente-cinq jours, surtout si on soutient les forces du malade par les toniques, la plaie sera cicatrisée.

Voilà pour le traitement de l'anthrax en général, quel que soit son siége, c'est-à-dire que vous l'appliquerez aussi dans le cas d'anthrax de la face. Il est un point cependant du traitement de ces derniers anthrax sur lequel j'appelle encore votre attention. En observant le malade que nous venons de perdre, j'ai été frappé de ce fait, que la phlébite était moindre du côté sur lequel le malade appuyait sa tête, que du côté opposé ; les pièces à pansement, plus ou moins serrées sur la face, semblaient aussi modifier l'extension de la phlébite et de l'œdème sur le front. Aucune autre cause ne pouvant rendre compte de cette singularité, je me demande s'il n'y aurait pas dans cette remarque l'indication d'un traitement nouveau que je compte mettre à l'essai. Un chirurgien anglais, Collis, a eu l'ingénieuse idée d'aider à la limitation, c'est-à-dire au sphacèle de l'anthrax, en interrompant la circulation périphérique. Pour cela, deux plaques de diachylum taillées en équerre sont appliquées de chaque côté de la tumeur, de façon qu'une des branches de l'équerre puisse être croisée avec celle du côté opposé : on serre et l'anthrax est comprimé dans un espace rectangulaire. Pourquoi n'emploierait-on pas cette compression, non plus pour aider au sphacèle de l'anthrax, mais pour limiter la phlébite et l'empêcher de se propager? En présence d'un cas semblable à celui que nous venons d'observer, je n'hésiterai pas à placer dans les fosses canines, sur les joues et le menton, des tempons d'ouate assez volumineux, sur lesquels presserait fortement une bande qui entourerait circulairement la tête. Ne pourrait-on pas s'opposer ainsi à la propagation de la phlébite, du côté des sinus du crâne et des veines du cou?

Je ne veux pas terminer cette leçon sans jeter un regard en arrière et signaler rapidement quelques-unes des méthodes de traitement qui, après les incisions cruciales, ont eu le plus de vogue.

M. Alp. Guérin a cherché à remplacer les incisions cruciales par des incisions sous-cutanées qui seraient moins douloureuses. Ce traitement n'est sérieusement applicable qu'aux anthrax de la nuque et du dos et n'a aucune autre utilité.

Nélaton, A. Richard (1), Follin, frappés du danger de ces incisions, proposèrent de les remplacer par des cautérisations avec la pâte de Canquoin. Les flèches amenaient en quelques heures une escharification qui aurait demandé dix jours. C'est à coup sûr une idée ingénieuse, et si une intervention était nécessaire, je comprendrais assez cette méthode, mais est-elle applicable lorsqu'il s'agit d'un anthrax de la face, situé au voisinage de vaisseaux importants? Qui peut délimiter à l'avance l'action destructive des flèches au chlorure de zinc?

Vous comprenez aussi qu'à la face on ne peut songer à l'extirpation proposée par M. Broca.

D'ailleurs, pour juger ces méthodes, il faudrait une statistique intégrale des cas traités par une de ces méthodes comme celle que je vous expose, et bien noter à quels anthrax on a eu affaire, si le malade était diabétique ou non, et enfin dire la durée rigoureuse de la réparation des parties où siégeait l'anthrax. Il ne faudrait pas s'y tromper, comme il y a des anthrax de tout volume, de toutes formes qui guérissent sans incision, il est possible que les anthrax de cette nature guérissent malgré les incisions, et avec un traitement violent quelconque.

Jusqu'à preuve contraire, on peut dire que les anthrax, quel que soit leur siége et leur volume, lorsqu'il n'y a ni diabète ancien ni phlébite

(1) A. Richard, *L'opération de l'anthrax* (*Gaz. des hôp.*, 1866, p. 106).

auxquels les incisions ne remédient en rien, guérissent bien sans ouvertures avec des émollients appliqués sur la tumeur dont le cours naturel, exempt de danger, ne réclame guère pour les gros anthrax plus de cinquante jours en moyenne et qui, après la cicatrisation, ne laisse aucune difformité fâcheuse. Parmi les trente-quatre faits qui suivent et qui trente-deux fois n'ont été traités par aucune incision, vous remarquerez que dans aucun cas il n'y a eu d'érysipèle et vous avez lu des observations où des anthrax incisés ont entraîné la mort par suite d'un érysipèle.

Relevé des anthrax traités à l'hôpital Cochin dans le service de M. Desprès, en 1872, 1873, 1874, 1875 et 1876.

1872. — I. *Anthrax de la paroi thoracique antérieure* du volume d'une mandarine. — Le nommé B... (Joseph), âgé de soixante-six ans, boulanger, entre le 3 septembre, sort guéri, sans incision, le 28 octobre.

Durée de la maladie, cinquante-trois jours.

II. *Anthrax du dos,* du volume d'un petit œuf. — Le nommé B... (Hilaire), âgé de quarante-quatre ans, tailleur, entré le 25 octobre, malade depuis le 5 octobre, sort guéri, sans incision, le 4 novembre.

Durée de la maladie, vingt-neuf jours.

III. *Anthrax de la paroi antérieure de l'abdomen,* du volume d'un petit œuf. — Le nommé A... (Jean), âgé de quarante-quatre ans, cordonnier (rhumatisant), entre le 15 janvier, sort guéri, sans incision, le 10 avril.

Durée du traitement, quatre-vingt-cinq jours ; rhumatisme pendant la convalescence.

IV. *Furoncles et anthrax de la jambe gauche.* — Le nommé B... (Edmond), âgé de quarante-neuf ans, journalier, entre le 29 avril, sort guéri, sans incision, le 14 mai.

Durée du traitement, quinze jours.

V. *Anthrax de la région hépatique* (abcès phlegmoneux autour de l'anthrax le 9 mai 1872, incisé le 10 mai). — Le nommé Peynard (Marion), âgé de dix-neuf ans, maçon, entre le 18 avril, sort le 10 juin.

Durée de la maladie, cinquante-deux jours.

VI. *Gros anthrax multiples du cou et de l'abdomen. Diabète* (pneumonie à droite, ictère, abcès métastatiques, *pneumonie accidentelle*). — Le nommé Doudoux (Charles), âgé de quarante-sept ans, géographe, entré le 21 mai (trois semaines après début), gangrène, pas d'incisions, *mort* le 11 juin.

VII. *Anthrax du dos du pied*, du volume d'une noix. — Le nommé Prével (L.-F.), âgé de quarante ans, domestique, entre le 5 juin (malade depuis cinq jours), sort guéri, sans incision, le 25 juin.

Durée de la maladie, vingt-cinq jours.

VIII. *Furoncle de la lèvre supérieure.*—Le nommé Brochard (Pierre), âgé de soixante-cinq ans, serrurier, entre le 26 juillet (malade depuis quatre jours), sort guéri, sans incision, et après terminaison sans écharification, le 29 juillet.

Durée du traitement, neuf jours.

IX. *Anthrax de la nuque* (gangrène, fièvre hectique, mort). — Le nommé Thévie (Claude), âgé de soixante-six ans, tailleur, entré le 14 octobre (malade depuis le 22 septembre), pas d'incision, *mort* le 14 novembre.

Durée de la maladie, cinquante-deux jours.

1873. — X. *Anthrax de la nuque. Diabète* (suppuration sous-cutanée étendue, fièvre hectique). — Le nommé Desavie (Alexandre), âgé de soixante-quatre ans, cocher, entré le 11 janvier, *mort* le 25 janvier.

Durée du séjour, quatorze jours.

XI. *Anthrax du sommet de la tête*, gros comme une noix verte.—Le nommé Lamoureux (François), âgé de cinquante-un ans, typographe, entre le 31 janvier (malade depuis quinze jours), sort volontairement le 6 février.

XII. *Anthrax de la lèvre supérieure*, du volume d'une noix. — Le nommé Montbourget (Pierre), âgé de trente-deux ans, domestique, entre le 31 janvier (malade depuis huit jours), pas d'incision, sort guéri le 11 février.

Durée de la maladie, dix-neuf jours.

XIII. *Anthrax du genou droit*, du volume d'une noix verte. — Le nommé Peiffer, âgé de quarante-deux ans, maçon, entre le 13 février (malade depuis huit jours), sort le 19 février.

Durée de la maladie, vingt jours.

XIV. *Anthrax de la face latérale du cou et du poignet*, du volume d'une noix et d'un marron. — Le nommé Rozat (Pierre), âgé de vingt-huit ans, peintre, entre le 11 février (malade depuis cinq jours), pas d'incision, sort guéri le 22 février.

Durée de la maladie, dix-sept jours.

XV. *Furoncle et anthrax de l'épaule, gros comme une mandarine.* — Le nommé Couvert (Jules), âgé de dix-huit ans, jardinier, entre le 4 mars (malade depuis cinq jours), pas d'incisions, sort le 31 mars.

Durée de la maladie, trente-deux jours.

XVI. *Furoncle de la face dorsale du nez.* — Le nommé Brunet (Charles), âgé de quarante-huit ans, passementier, entre le 7 juillet (malade depuis huit jours), pas d'incision, sort le 28 juillet.

Durée de la maladie, vingt-neuf jours.

XVII. *Anthrax de la cuisse*, gros comme une mandarine. — Le nommé Chaler (Désiré), âgé de soixante-un ans, domestique, entre le 18 octobre (malade depuis quatorze jours), sort le 5 novembre. Pas d'incision.

Durée de la maladie, trente jours.

XVIII. *Anthrax du dos*, gros comme un œuf. — Le nommé Meuviet (Pierre), âgé de quarante-neuf ans, chiffonnier, entre le 15 octobre (malade depuis dix jours), pas d'incision, sort le 20 novembre.

Durée de la maladie, quarante-cinq jours.

XIX. *Anthrax du dos de la main*, gros comme une noix. — Le nommé Letourneur (Auguste), âgé de vingt-deux ans, couvreur, entre le 11 novembre (malade depuis huit jours), sort le 24 novembre.

Durée de la maladie, dix-neuf jours.

1874. — XX. *Gros furoncles multiples du dos et du bras droit.* — Le nommé Guillier (Joseph), âgé de cinquante-six ans, carrier, entre le 5 janvier, sort le 14 janvier, pas d'incisions.

Durée du séjour, neuf jours.

XXI. *Petit anthrax du dos de la main.* — Le nommé Losson (Claude), âgé de trente-quatre ans, journalier (tuberculisation), entre le 22 janvier (début 15 janvier), pas d'incisions, sort guéri le 31 janvier.

Durée de la maladie, seize jours.

XXII. *Anthrax du dos*, gros comme un œuf. — Carteau (François), âgé de soixante ans, cambreur, entre le 26 mars (malade depuis le 1er mars), pas d'incisions, sort guéri le 18 mai.

Durée de la maladie, soixante-seize jours.

XXIII. *Anthrax du dos*, gros comme un œuf. — Le nommé Barrier (Pierre), âgé de soixante-dix-sept ans, maçon, entre le 15 juillet (malade depuis un mois), sort guéri, sans incisions, le 10 août.

Durée de la maladie, cinquante-cinq jours.

XXIV. *Anthrax du doigt auriculaire*, gros comme une noix. — Le nommé Pottelin (Charles), âgé de soixante-un ans, cordonnier, entre le 10 août 1874 (malade depuis huit jours), sort guéri, sans incisions, le 31 août 1874

Durée totale de la maladie, vingt-neuf jours.

1875. — XXV. *Petit anthrax de la lèvre supérieure*, du volume d'un marron, cinq pertuis, en voie de guérison, eschare détachée. — Le nommé Belot (René), âgé de quarante-cinq ans, maçon (malade depuis seize jours), entre le 16 février, sort guéri, sans incisions, le 27 février.

Durée du mal, vingt-six jours.

XXVI. *Anthrax disséminé de la lèvre supérieure* (volume d'une petite noix) (phlébite faciale, furoncles multiples de la face isolés). — Le nommé Troubat, journalier, âgé de quinze ans, entré le 21 mai (malade depuis seize mois), *mort* le 28 mai, pas d'incisions.

Durée de la maladie, douze jours.

XXVII. *Anthrax de la nuque.* — Le nommé Maleyssou (J.-Baptiste), âgé de quarante-trois ans, journalier, entre à l'hôpital Cochin le 2 mai (malade depuis dix jours), anthrax de la nuque gros comme un gros œuf, pas d'incisions. Chute des eschares le 22 mai. Guérison complète le 29 juin.

Durée de la maladie, soixante-huit jours, durée à partir du traitement régulier, cinquante-huit jours.

XXVIII. *Anthrax de la nuque de l'étendue de la paume de la main.* — Le nommé Ardouin (Alexandre), âgé de soixante ans, tailleur, entre à l'hôpital Cochin le 7 mai (malade depuis trois semaines), pas d'incisions. Chute des eschares le 24 mai. Guérison complète le 15 juillet.

Durée du mal, soixante-huit jours.

XXIX. *Anthrax du moignon de l'épaule*, du volume d'un gros œuf. — Le nommé Leydor (Pierre), âgé de cinquante-huit ans, terrassier, entre à l'hôpital Cochin le 26 mai (malade depuis huit jours), angioleucite du voisinage, pas d'incisions. Chute des eschares le 3 juin, guérison complète le 15 juillet.

Durée du mal, cinquante-sept jours.

Voici pour comparer la durée du traitement avec les incisions faites au dehors de l'hôpital ; puis des faits nouveaux depuis la publication de cette leçon.

XXX. *Anthrax du dos*, du volume d'un petit œuf. — La nommée Leroy (Anaïs), âgée de cinquante-deux ans (début du mal, 12 octobre), seize incisions en tulipe le 20 octobre, élimination des eschares le 8 novembre, cicatrice le 27 décembre.

Durée du traitement, soixante-six jours.

1876. — XXXI. *Anthrax du dos*, gros comme un petit œuf, débutant le 14 février, incisions en tulipe (douze incisions), le 20 février. — Le nommé L... (Désiré), entre à l'hôpital le 24 février, chute des eschares le 16 mars, éruptions furonculeuses de tout le dos, vient se faire traiter à la consultation à partir du 16 mars, jour de sa sortie de l'hôpital. Guérison complète le 15 avril.

Durée du traitement, soixante jours.

XXXII. *Anthrax de la racine du nez.* — Le nommé Quertin, vingt-sept ans, entré le 9 mai, sorti le 15. Guéri en neuf jours, pas de suppuration, le mal a avorté; œdème de la paupière.

XXXIII. *Anthrax de l'avant-bras.* — Un surveillant de l'hôpital a été atteint d'un anthrax de l'avant-bras droit, du volume d'une grosse noix verte, le 10 août. Cataplasmes, pas d'incisions. Élimination des eschares du 25 août au 5 septembre, pas d'incisions; cataplasmes; cicatrisation complète le 19 septembre; le malade ne s'était pas arrêté de travailler un seul instant.

Durée du traitement, quarante jours.

XXXIV. *Petit anthrax de la lèvre supérieure et de la fosse canine,* du volume d'une amande verte, depuis quatre jours. — Le nommé M... (Léon), âgé de vingt-deux ans; première ouverture spontanée sur la lèvre, le sixième jour, et induration dans la fosse canine. Le malade sort guéri le 29 mars.

Durée de la maladie, onze jours.

DIX-HUITIÈME LEÇON

DE QUELQUES NÉCROSES

SOMMAIRE. — **Du drainage des os dans le traitement des nécroses de la totalité de l'épaisseur des os, et des nécroses centrales des os courts. — Durée du traitement.**

Théoriquement, la nécrose de la totalité de l'épaisseur d'un os devrait toujours causer la fracture des os, mais comme la nécrose de la totalité de l'épaisseur des os, à part les cas excessivement rares d'ostéomyélite et de périostite phlegmoneuse qui entraînent la chute d'un os, est progressive, il en résulte que le travail périostique se développant parallèlement au travail de la nécrose, l'os reste solide. Mais en échange de cet avantage, il en résulte un inconvénient des plus sérieux au point de vue de la marche et du traitement de la nécrose : le manchon périostique qui enveloppe l'os malade retient le pus enfermé, et le séjour du pus dans le foyer cause et entretient la nécrose de l'os. C'est ainsi que nous voyons à la suite des plaies des os par armes à feu des nécroses centrales des os se perpétuer même après l'extraction des séquestres, parce que la cavité où était enfermé l'os ne se refermait point. C'est ainsi que l'on voit chez des blessés de guerre, chez des malades atteints de fractures comminutives avec plaie, des abcès se reproduire d'années en années au voisinage de l'os autrefois nécrosé et de nouveaux séquestres être éliminés. Ces malades, on le sait, ne peuvent jamais être considérés comme définitivement guéris.

Lorsque l'on a sectionné un os en amputant un membre et lorsqu'il y a nécrose du bout de l'os, le séquestre du bout de l'os coupé est toujours rapidement éliminé dans un espace de temps de deux à trois mois, et la nécrose s'arrête seule ou ne récidive qu'exceptionnellement. La facilité de la réparation de l'os est ici tout à fait caractéristique, et il est évident qu'il y a une raison qui explique cette marche rapide de la nécrose. On ne saurait invoquer d'autre raison que la facilité de l'écoulement du pus qui n'est emprisonné que par les parties molles. En effet, les abcès qui se forment, ouverts de bonne heure, donnent de suite issue à tout le pus qui se produit autour de l'os.

Les abcès sous-périostiques, qui décollent le périoste dans une grande étendue, lorsqu'ils sont ouverts de bonne heure, ne sont pas suivis de nécrose superficielle de l'os et lorsque celle-ci existe, elle est toujours limitée. Ici encore l'écoulement, facile du pus qui ne baigne pas sans cesse les parties d'os qui se réparent, empêche la nécrose de s'étendre et on saisit le motif pour lequel la guérison du mal est si rapide, comparée à la guérison si lente, et aux récidives nombreuses des nécroses centrales des os ou des nécroses avec séquestres enkystés dans un manchon périostique. Les anciens chirurgiens avaient en vue les mêmes faits lorsqu'ils attribuaient la longue durée de la nécrose au défaut de retrait de la cavité osseuse où était logé le séquestre.

Il y a une nécrose chez les jeunes sujets que l'on observe sur l'extrémité supérieure de l'humérus ou sur son extrémité inférieure, car ce sont là des lieux d'élection. Nous avons eu à la consultation deux malades, un jeune garçon et une jeune fille de seize à dix-huit ans, et chez lesquels vous avez vu débuter la nécrose, les abcès se former, et une fois un séquestre a été éliminé, le dix-neuvième mois après le début de la nécrose. Le jeune garçon est encore à la période de suppuration. Ces nécroses, qui ont lieu dans la portion juxta-épiphysaire de la diaphyse de l'os, sont des nécroses spéciales en relation le plus souvent avec une habitation dans un lieu humide et avec un métier fatigant. Ce sont des ostéites juxta-épiphysaires chroniques du même genre que les ostéites aiguës étudiées par M. Gosselin. La nécrose domine, l'inflammation aiguë du périoste manque. Ces nécroses sont toujours limitées et, chez les sujets âgés de moins de vingt ans, elles guérissent rapidement après l'élimination d'un séquestre peu volumineux.

Ces nécroses ne sont pas des nécroses centrales et elles ressemblent aux nécroses superficielles des os dénudés et des portions d'alvéoles atteintes de nécroses qui s'éliminent sans accident plus ou moins rapidement et sont suivies d'une guérison définitive, quinze mois après le début de la nécrose s'il s'agit d'une portion de mâchoire, dix-huit mois, s'il s'agit d'une nécrose de l'extrémité de la diaphyse chez les jeunes sujets.

La nécrose centrale des os a une gravité exceptionnelle. La cavité où est enfermé un séquestre, fût-il du plus petit volume, est toujours plus grande que le séquestre. Aussitôt le séquestre éliminé, il n'y a point de bourgeonnement des os suffisant pour remplir tout le foyer, le pus séjourne dans ce foyer et pour peu qu'il y soit retenu, il exerce une compression sur les bourgeons charnus de l'os, et les détruit. Une portion nouvelle d'os est dénudée et voilà une nouvelle nécrose qui va se produire dans une étendue variable. Ce travail alternatif peut durer des années et dans un fémur il ne se termine point ; c'est au point que des chirurgiens partageant en cela l'avis de Velpeau, pour des cas de ce genre, n'hésitent pas à proposer aux malades une amputation, comme étant la seule chance possible de guérison.

Pénétrés des difficultés que l'on a pour guérir les nécroses de ce genre, les chirurgiens ont institué les opérations suivantes :

La résection de la diaphyse des os ou même de l'os entier.

M. Sedillot a proposé et mis à exécution l'évidement des os, c'est-à-dire une large ouverture du foyer de la nécrose, la rugination des parois de ce foyer, le pansement suppuratif, afin de faire cicatriser un os profondément situé comme on obtiendrait la cicatrisation du foyer d'une nécrose superficielle d'un os.

D'autres chirurgiens pour le calcanéum, en particulier, ont proposé l'extraction du calcanéum ; cette opération a été pratiquée par MM. Rigaud, de Strasbourg, et Ollier, de Lyon, avec des résultats brillants en apparence, au moins en tant que résultat opératoire. Mais la marche a été ultérieurement très-gênée ; en aucun cas, je ne conseillerais de pratiquer d'emblée la résection du calcanéum pour une ostéo-périostite de cet os.

M. Chassaignac a proposé le drainage des foyers purulents symptomatiques des nécroses. Pour les nécroses de la totalité de la mâchoire et les nécroses superficielles le drainage des abcès sous-périostiques a donné d'excellents résultats, sans pourtant empêcher la récidive de la nécrose.

Le problème à résoudre était évidemment plus complexe et les nécroses profondes et centrales des os devaient être traitées d'une manière plus rationnelle encore que ne l'avait fait M. Chassaignac. Ce n'était plus les abcès voisins de la nécrose qu'il fallait drainer, c'était l'os lui-même. J'ai appliqué ce traitement dans plusieurs cas et c'est la durée du traitement et ses résultats qui font l'objet de cette leçon.

Voici trois observations :

Obs. I. *Plaie du tibia par arme à feu. Nécrose. Drainage de l'os.* — Le nommé M... (Eugène), célibataire, blessé le 2 avril 1871 (coup de feu à la partie inférieure de la jambe).

Le 10 décembre 1871, il entre à l'hôpital Cochin avec un gonflement de l'extrémité inférieure du tibia droit et une fistule osseuse ; la balle était restée dans l'os.

Le 2 février 1872, dilatation de la fistule, trépanation de l'os, extraction de la balle qui était en dehors de l'os entre le tibia et les tendons fléchisseurs du pied, l'os est dénudé et nécrosé dans toute l'étendue du trajet de la balle. Passage d'un drain dans ce trajet. Extraction successive de plusieurs petits séquestres. Le drain est laissé en place onze mois, le malade sort guéri le 5 avril 1873. La plaie était entièrement guérie et M... marchait sans béquilles.

Ce malade, un mois après l'opération, pouvait appuyer le pied sur le sol, il marchait facilement le quatrième mois, tout en conservant son drain qui traversait l'os de part en part.

Obs. II. *Abcès et nécrose centrale du calcanéum. Trépanation. Drainage de l'os. Guérison.* — Le nommé Grandjean (Émile), âgé de seize ans, adressé à l'hôpital Cochin par le docteur Blachez, était atteint depuis deux ans d'un gonflement considérable du calcanéum, avec fistule, à la partie interne, conduisant au centre du calcanéum où l'os était à nu.

Le 10 novembre 1873, le malade entra à l'hôpital Cochin; la fistule fut d'abord dilatée et l'os exploré; la lésion du calcanéum était centrale. C'était une nécrose, car pendant l'exploration on amena au dehors un petit séquestre.

Le 17 décembre, trépanation du calcanéum dans toute son épaisseur; l'instrument traverse une cavité pleine de petits séquestres; contre-ouverture à la face externe du talon, passage d'un drain. A partir de ce moment, le petit malade vit son talon diminuer et il se levait et marchait avec son drain dans le talon.

En avril 1874, le drain ne laissait plus écouler de pus, je le supprimai, mais il y avait encore un suintement, et en mai, je replaçai le drain, ce qui fut on ne peut plus facile. Un stylet passé dans le trajet entraîna un fil auquel fut attaché le drain et le tout passa facilement.

En novembre, j'enlevai de nouveau le drain, mais l'os restait un peu gros et il y avait un léger suintement. Par prudence, je replaçai le drain pendant un mois encore, et je l'enlevai définitivement le 1er mars 1875. Je gardai encore l'enfant quatre mois dans mon service et il sortit définitivement guéri le 14 mai 1875, le drain était resté en place pendant onze mois. Le talon est resté un peu gros, et il existe à la place des fistules, c'est-à-dire des orifices par lesquels passait le drain, deux cicatrices enfoncées profondément et adhérentes à l'os. Le calcanéum est resté plus gros du côté malade que du côté sain, mais ce petit malade, qui a été revu depuis, va bien, ne souffre plus, et il marche facilement.

Ce qui, chez cet enfant, m'a déterminé à avoir recours à la temporisation et surtout à y persister, c'est que nous avons eu dans le service, en même temps que je traitais ce jeune homme, un garçon de vingt-un ans, strumeux, atteint d'adénites cervicales, chez lequel une ancienne carie du calcanéum avait laissé des traces durables; il existait sur la face externe du calcanéum une cicatrice enfoncée au milieu d'un creux correspondant à une perte de substance du calcanéum. La suppuration avait duré plus de trois ans et c'était à l'âge de neuf ans que cette suppuration du calcanéum s'était montrée, après une période de gonflement de l'os qui avait duré plus d'une année. Le cours naturel de cette nécrose du calcanéum avait donc eu une durée de plus de quatre ans, et le mal avait fini par guérir après expulsion des parties malades de l'os. Ce fait, comparé au précédent, montre de combien le drainage des os peut abréger la durée du mal. Abandonné à lui-même, la nécrose centrale du calcanéum a demandé quatre ans pour guérir ; chez notre petit malade, trois ans ont suffi pour obtenir la guérison, mais le traitement n'a duré que seize mois, tandis que chez l'autre malade, le traitement commencé plutôt, et qui consistait en cataplasmes et ouvertures d'abcès successifs, a duré trois ans.

OBS. III. *Plaie par arme à feu du fémur. Nécrose dans le cal. Drainage de l'os. Bon état du malade.* — Le nommé Lesage, menuisier, âgé de quarante-un ans, blessé le 18 avril 1872, fracture du fémur au tiers supérieur, traité irrégulièrement, eut un cal difforme et entra à l'hôpital pour des abcès successifs et des fistules au niveau de la fracture.

Le 14 novembre, le malade est mis en traitement. Un séquestre du volume d'une petite noix est extrait par une fistule située sur le trajet du muscle couturier, dilatée. La cicatrisation a lieu, mais à peine fermée, la plaie se rouvre et l'exploration à l'aide d'une sonde conduit sur l'os à nu le 30 décembre 1873. Le malade avait définitivement une de ces nécroses chroniques du cal d'une fracture.

Le 18 janvier 1873, un drain est placé, il passe de la fistule à la face postérieure de la cuisse au point ou l'on fait ressortir la pointe d'un long stylet, et traverse le foyer de la nécrose, c'est-à-dire qu'il passe au travers du cal. La suppuration s'effectue bien et il sort peu après un séquestre d'un petit volume (environ celui d'un haricot). Un mois après, le malade se lève et se promène dans les jardins avec son drain, dont le frottement sur la peau seul le gêne. En mai 1873, il demande sa sortie pour reprendre son métier de menuisier.

Le malade est venu nous revoir à l'hôpital Cochin plusieurs fois, depuis le mois de mai 1873; il a toujours conservé son drain. Il travaille la journée ordinaire du menuisier et reste debout presque toute la journée. Il peut faire plusieurs lieues à pied. Il conserve encore son drain, quoique les orifices par lesquels passe le drain se soient enfoncés très-profondément et qu'il ne coule presque rien par sa fistule; l'os est encore assez volumineux.

Voilà vingt-cinq mois que ce malade a ainsi un drain qui traverse un foyer de fracture nécrosé. Vous avez pu constater sur le malade la bénignité de ce traitement. Car enfin ce malade n'a eu ni abcès ni érysipèle, ainsi que cela est observé chez les malades qui ont des nécroses avec fistules et qui veulent continuer à travailler. La suppuration était à peine marquée et les deux cicatrices étaient très-enfoncées.

En décembre 1875, le drain est enlevé; le malade le portait depuis vingt-neuf mois. Il n'y a plus de suppuration ; les deux orifices par lesquels passaient les drains se sont rejoints sur l'os même et se sont recouverts d'épithélium. L'os, dans la profondeur de la cuisse, est absolument comme s'il était sous-cutané, et s'il se forme un petit séquestre retardataire, il s'exfoliera sans causer d'abcès et sans provoquer une nouvelle nécrose.

Le malade est rentré à l'hôpital le 19 janvier 1876 pour un eczéma. J'ai reçu ce malade pour voir comment il marchait et comment sa guérison se maintiendrait. Les deux orifices par lesquels passaient les drains donnent un léger suintement; il n'y a plus trace de gonflement de l'os. Le malade sort pour reprendre ses travaux le 14 février 1876.

Le 1er septembre 1876, le malade dont nous avons eu des nouvelles, continuait sans gêne son métier de menuisier.

Pour pratiquer le drainage des os superficiels, il n'y a aucune difficulté; le tibia, le calcanéum sont les os où l'opération est le plus facile. On fait une incision cruciale sur une fistule, ou bien on incise sur la partie saillante de l'os tuméfié, et qui correspond à une cavité de l'os emprisonnant une nécrose centrale. Le périoste est incisé et décollé et on applique une couronne de trépan avec arrêt (la plus large couronne, afin que le chirurgien puisse trouver place pour son doigt lorsqu'il voudra explorer le foyer de la nécrose). La sensation de résistance vaincue, la facilité que l'on a d'extraire une rondelle d'os indiquent que l'on est dans le foyer. Cela fait, on retire le trépan avec l'os détaché; on explore alors l'os avec le doigt indicateur, on extrait ensuite, avec une pince, ce que l'on trouve dans la cavité de l'os, une balle, un éclat d'obus, de l'étoffe, ou simplement des séquestres. Puis on continue de perforer l'os avec le trépan, en enlevant le perforatif du trépan et en allant doucement; on scie encore une rondelle d'os dans le fond de la cavité; sans doute on déchire un peu les parties molles au moment où l'on dépasse les limites de l'os, mais cela n'a pas grande importance, car ce que l'on déchire c'est un périoste épaissi et moins susceptible de s'enflammer que des parties absolument saines. Une fois cette seconde rondelle d'os enlevée, on prend un trocart et on perfore les parties molles, en évitant autant que possible le trajet des artères et les grosses gaînes des tendons; hormis ces parties, il n'y a rien à ménager; le trocart, d'ailleurs, écarte les tissus plus qu'il ne les coupe. Puis un tube à drainage est passé au milieu des tissus sains. Le drain est généralement inoffensif; ceux d'entre vous qui suivent le service depuis plusieurs années se rappellent un malade atteint de pseudarthrose du fémur consécutive à une fracture du tiers supérieur de cet os avec plaie. Après avoir employé tous les moyens, nous avons passé un séton, c'est-à-dire un tube à drainage, dans le foyer de la fracture et nous n'avons pas eu de suppuration. Ce malade avait, d'ailleurs, une ancienne pyélo-néphrite, probablement calculeuse, qui sans doute empêcha la formation du cal et la guérison (1).

Les observations rapportées dans les journaux et les livres prouvent l'innocuité des drains passés au milieu de tissu sain.

Lorsque l'os est très-profond, on ne saurait agir de même ; il est très-peu prudent de faire, au milieu des muscles de la cuisse, à la partie supérieure, de grandes incisions qui puissent permettre de porter des couronnes de trépan sur le fémur. Voici ce que vous pouvez faire. Au lieu d'inciser sur les fistules, dilatez-les avec de l'éponge préparée ; un petit cône d'éponge gros comme le petit doigt vous donnera une dilatation telle, que vous pouvez porter sur l'os deux doigts. Cette pratique me paraît tellement bonne que je n'emploie plus d'autre méthode pour enlever les séquestres qui ne sont pas invaginés. Jamais je n'ai vu d'inflammation à la suite de cette dilatation et j'ai toujours pu extraire de la sorte des séquestres même volumineux. Quand le séquestre est invaginé, il vaut mieux se faire une large place et bien voir ce que l'on coupe; mais si le séquestre est très-petit, si l'on veut simplement drainer la cavité de l'os, la dilatation suffit. On trépane l'os dénudé au fond de la fistule dilatée, et on perfore la paroi opposée de la cavité avec le perforatif du trépan (le perforatif à quatre arêtes). Le trou fait par cet instrument est assez large pour passer un drain et ce trou s'élargit avec le temps. Une fois le drain placé, il n'y a qu'à le mouvoir tous les deux ou trois jours, en le faisant glisser dans le conduit où il est placé, afin que des bourgeons charnus n'entrent pas dans ses trous et n'oblitèrent point sa cavité. Au bout de quinze jours, la suppuration est réduite à presque rien, le pus s'écoule au fur et à mesure qu'il est produit. Le rôle du tube perforé est alors un rôle tout mécanique, il empêche la plaie de se refermer avant le moment où le fond de la cavité osseuse est rempli.

Pour savoir combien de temps il faut laisser le drain en place, il faut

(1) Ce malade a succombé dans le service de mon collègue et ami M. Trélat; la néphrite l'a emporté ; une consolidation paraissait avoir été obtenue à l'aide de l'extension continue. Mais l'autopsie ayant été refusée par les parents, nous n'avons pas pu examiner des pièces qu'il eût été si intéressant de posséder

raisonner. Si la cavité de la nécrose est très-vaste, il faut de longs mois, et d'après le petit nombre de faits que j'ai observés, j'estime que pour le fémur il faut de dix-huit mois à deux ans; pour le tibia, six mois à un an, et pour le calcanéum, où le foyer de la nécrose est petit, au moins huit mois. Mais la durée du traitement est très-variable, et pour une autre cause. La durée du temps doit être proportionnée à l'époque de la maladie à laquelle le traitement est commencé. Il en est de la nécrose comme des arthrites et des kératites, et c'est peut-être pour la nécrose, qu'un traitement régulier bien appliqué de bonne heure a le plus d'influence sur l'issue heureuse et rapide de la maladie.

Vous trouverez dans les livres de chirurgie didactiques, que le traitement de la nécrose, est l'extraction banale du séquestre. On fait une incision et on ouvre l'os avec une rugine et une gouge. Ce traitement est très-bon, très-sage, mais il est insuffisant. Les récidives de la nécrose après ces opérations sont presque fatales, parce que l'on laisse refermer la plaie du tégument avant que l'os se soit cicatrisé; il y a toujours du pus qui reste enfermé dans l'os, des portions d'os qui meurent et la nécrose récidive. C'est surtout pour la nécrose centrale des os longs que cette remarque s'applique et c'est pour celle-là que le drainage du foyer de la nécrose paraît de la plus heureuse application.

Il ne faut pas faire le drainage des os trop tôt : s'il était possible de poser une règle absolue, ce qui est bien difficile, on pourrait dire que le drainage des os est toujours indiqué un an après le début de la nécrose. Mais il y a des cas fort différents entre eux; les nécroses sont plus ou moins aiguës, c'est-à-dire que la mortification de l'os et son élimination ou la formation du séquestre sont plus ou moins rapides. Depuis l'ostéomyélite aiguë, qui, lorsqu'elle ne cause pas la mort, cause une nécrose en deux mois, c'est ce qui a lieu pour la surface de section des os amputés, jusqu'à la nécrose indolente consécutive à une fracture sans plaie, la nécrose la plus lente de toutes, il y a de nombreux intermédiaires. Le terme d'une année est fondé sur les phénomènes normaux de la réparation des os : un os fracturé n'est définitivement réparé qu'au bout d'un an; on est donc en droit de supposer que dans les conditions ordinaires, à la fin d'une année, le gonflement de l'os a atteint son maximum, que le travail de production d'os nouveau est terminé, et cela veut dire qu'il est séparé de l'os mort.

Lorsqu'il y a des fistules et quand l'on sent un os à nu et mobile, fût-ce même avant la première année, l'extraction du séquestre et le drainage sont indiqués. Si la nécrose est une récidive d'une ancienne nécrose, même si l'on ne sent pas de séquestre mobile (il suffit que l'on sente un os dénudé), le drainage doit être fait d'emblée.

S'il n'y a pas de fistule, s'il y a des abcès à répétition ayant le caractère des abcès chauds, le drainage des abcès suivant la méthode de M. Chassaignac est suffisant, car ici il ne s'agit pas de nécrose profonde des os, il s'agit de nécrose superficielle. Les abcès sous-périostiques en sont du reste la révélation. Ou bien la nécrose est superficielle ou bien elle est totale : si la nécrose est totale, ce n'est plus un simple abcès sous-périostique à répétition que l'on observe, c'est un vrai abcès avec décollements étendus, qui, neuf fois sur dix, entraîne la mort des malades. Si la nécrose est partielle et superficielle, il n'y a qu'un abcès sous-périostique.

DIX-NEUVIÈME LEÇON

ABCÈS FROIDS SYMPTOMATIQUES DES LÉSIONS OSSEUSES

SOMMAIRE. — **Opportunité de l'ouverture. — Critique des anciens modes de traitement. — Drainage.**

La chirurgie courante des hôpitaux a souvent à s'occuper de lésions généralement graves des os et surtout de leur complication finale, les abcès par congestion développés sur place et les abcès migrateurs. Vous avez vu passer cette année sous vos yeux une série d'abcès de ce genre, qui vous ont présenté une fois une terminaison exceptionnelle, la résorption, et trois fois une guérison relative, aussi bonne que possible, puisque la suppuration était presque tarie. Vous avez vu des abcès ouverts seuls et vous avez pu remarquer les phénomènes qui ont été observés dans ces conditions, c'est-à-dire quand les abcès ont suivi, sans entrave, leur cours naturel.

Les abcès par congestion ont été depuis longtemps étudiés et au commencement de ce siècle surtout, ils ont été l'objet de propositions thérapeutiques variées. Autrefois l'usage du fer rouge pour ouvrir les abcès froids était à peu près général : on se servait du fer rouge pour ouvrir les abcès comme l'on se servait du fer rouge pour passer les sétons. C'était ainsi que Lanfranc avait décrit le passage du séton. D'autres chirurgiens ouvraient avec le couteau. Marc-Antoine Petit, le chirurgien de Lyon, en 1789, remit en honneur l'ouverture des abcès froids avec le cautère actuel et aspirait le pus avec une ventouse. Larrey employait le cautère actuel ou la potasse caustique. Dupuytren, Boyer, chacun de leur côté, étaient d'avis qu'il ne fallait pas ouvrir les abcès par congestion, mais Boyer à la fin de sa vie changea d'opinion et proposa l'ouverture sous-cutanée des abcès froids. On déplaçait la peau, on faisait une ponction dans l'abcès et après avoir vidé sa cavité on laissait la peau revenir en place. Boyer renouvelait ces ponctions sous-cutanées à mesure que l'abcès se remplissait. Abernethy, en Angleterre, vers 1798, faisait un pli à la peau avant de ponctionner. Plus tard, M. Jules Guérin, en 1841, imagina une méthode sous-cutanée ayant pour but l'aspiration du pus. C'est le premier appareil aspirateur complet qui ait été fait. M. J. Guérin ponctionnait l'abcès avec un trocart plat ; il retirait le poinçon et vissait à la canule une seringue aspiratrice. Pour cette seringue, Charrière avait fabriqué un robinet à double effet qui permettait d'aspirer le pus de l'abcès et de le vider au dehors sans toucher à la canule en place. Cet appareil permettait de faire des injections iodées dans le foyer de l'abcès, injections que M. Boinet a proposé en 1850. Des injections avaient été faites autrefois avec du vin au temps de Fab. d'Aquapendente, et en 1859 enfin, M. Chassaignac a préconisé l'usage du nouveau procédé auquel il a attaché son nom, le *drainage chirurgical*.

Tous les procédés qui viennent d'être indiqués et dont vous voyez les perfectionnements progressifs avaient pour but d'obtenir une ouverture de l'abcès sans qu'il s'y introduisît d'air. M. J. Guérin a formulé la méthode qu'Abernethy et Boyer avaient mise empiriquement en usage, mais dont ils connaissaient toutefois la valeur clinique.

Parallèlement à ces recherches, il s'en faisait d'autres dans un autre sens. Au siècle dernier, Callisen (1) excisait la peau qui recouvrait la partie saillante de l'abcès. Il ouvrait largement le foyer purulent; cette opération a été réinventée trois fois depuis, par Flaubert père, de Rouen, qui, non-seulement faisait l'excision, mais encore bourrait la cavité de l'abcès avec de la charpie ; cette opération est signalée dans une bonne thèse de Paris (2). Bégin (3) en 1830, Seutin, en 1841 (4) réinventèrent encore ce procédé, mais depuis personne n'y est revenu.

Gerdy a jugé également favorablement tous ces procédés et l'on peut dire que sur ce point il avait raison. Il n'y a qu'une variété d'abcès par congestion où tous les traitements sont susceptibles d'être suivis d'accidents mortels : c'est l'abcès par congestion de la fosse iliaque suite du mal de Pott. Mais pour d'autres abcès moins graves, tous les procédés opératoires y ont donné au moins un succès.

Il est un premier point à élucider avant d'établir quels sont les procédés

(1) Callisen, *Syst. chir. hodiernæ*, t. I, p. 331, 1777.
(2) Bailleul, *Essai sur les abcès froids*. Thèse de Paris, 1820.
(3) Bégin, *Journ. hebd. de méd.* Paris, 1830.
(4) Seutin, *Gaz. méd.* 1841, p. 237.

de choix que l'on peut mettre en usage pour les diverses variétés d'abcès par congestion.

Faut-il ouvrir les abcès froids par congestion quand on les constate? Je vous renverrai à une page de Nélaton, écrite de main de maître et où il montre que les observations de Boyer, celles que ce chirurgien citait à l'appui de l'efficacité de ses ponctions sous-cutanées immédiates, prouvaient le contraire de sa proposition. En effet, celui des malades auxquels les ponctions ont été faites le plus tard, est celui qui a survécu le plus de temps après la ponction.

Nélaton concluait comme Dupuytren, son maître, et il ajoutait : « Les praticiens de notre temps ont posé en principe qu'il faut s'abstenir d'ouvrir ces foyers purulents tant qu'ils ne menacent pas de s'ouvrir spontanément. » Est-il besoin de rappeler que l'ouverture des abcès ossifluents autour des tumeurs blanches est généralement rejetée et que l'on préfère les laisser s'ouvrir seuls sous un appareil compressif.

Une des raisons principales qui obligent le chirurgien à retarder autant que possible l'ouverture des abcès symptomatiques, c'est qu'il y a des cas de guérison des abcès par congestion, même des abcès par congestion suite du mal de Pott, par résorption ou absorption du pus. Sans compter les faits antérieurs de David, (de Rouen), d'Abernethy, Larrey, etc., Nélaton cite un cas très probant (1). M. Bouvier a fourni d'autres exemples de guérison des abcès froids symptomatiques par résorption de la partie liquide du pus (2). Vous avez vu cette année un malade atteint d'ostéo-périostite de l'os iliaque, chez lequel est survenue une coxalgie avec ankylose de l'articulation. Il avait un abcès par congestion dans le pli de l'aine, qui s'est résorbé peu à peu et le malade a repris toutes les apparences de la santé. Voici les dates de début et la durée de la maladie :

Obs. I. — *Ostéo-periostite iliaque. Abcès par congestion. Résorption.* — Le nommé S... (Ambroise-Charles), ébéniste, âgé de vingt-six ans, entre à l'hôpital Cochin le 28 septembre 1874, avec une ostéo-périostite iliaque, ayant débuté il y a quatre mois. Il existe dans la fosse iliaque gauche un empâtement et une douleur vive; le malade a maigri et mange peu à cause de la privation de sommeil. Des pointes de feu ont été placées sur les points les plus douloureux. Il se forma, sous nos yeux, un abcès par congestion, sur le trajet du psoas, qui fit saillie à la racine de la cuisse.

Le 1er novembre, le malade est pris d'un rhumatisme articulaire aigu généra-

(1) Nélaton, *Pathologie chirurgicale*, t. II.

(2) Bouvier, *Leç. sur les mal. chroniques de l'appareil locomoteur*. Paris, 1858 Voy. aussi *Bull. Soc. anat.*, 1865, p. 124 et suiv

lisé qui dura sept semaines. Une articulation reste douloureuse : la hanche, du côté de l'os iliaque est malade. Le malade resta alors au lit continuellement, et comme il ne pouvait avoir de gouttière Bonnet à sa taille (celles de l'hôpital étant trop grandes), il était soutenu par un coussin à air, et des coussins maintenaient sa cuisse. Cependant, malgré les soins, la hanche s'ankylosa en rotation en dehors. Le séjour au lit et l'amaigrissement nous firent craindre un moment une tuberculisation pulmonaire. L'abcès, cependant, restait stationnaire pendant tout ce temps. Cependant, au mois de juillet 1875, le malade reprit des forces, commença à marcher avec des béquilles, et nous vîmes son abcès diminuer insensiblement. Au mois d'octobre 1875, il était moitié de ce qu'il avait été.

Le 6 juin 1876, le malade ne marchait plus qu'avec une canne, l'abcès quoiqu'encore perceptible, ne faisait plus aucune saillie. Le malade sortit de l'hôpital, il avait repris son teint et ses forces, et aujourd'hui, six mois après sa sortie de l'hôpital, un léger empâtement seul marque la place d'un abcès qui avait eu le volume d'une tête d'enfant nouveau-né.

Obs. II. — *Ostéo-periostite du sacrum de l'os iliaque et de la dernière lombaire. Abcès par congestion dans la gaîne du psoas à la racine de la cuisse.* — Nous avons également une malade au n° 7 de la salle des femmes, âgée de trente-trois ans, qui depuis un an souffrait dans les région lombaire et sacrée et qui depuis plusieurs mois avait vu apparaître une tumeur à la racine de la cuisse.

Cette tumeur, au moment où la malade est entrée à l'hôpital le 20 janvier 1876, était globuleuse, du volume d'une tête d'enfant et bien fluctuante, mais elle était recouverte par un panicule cutané épais. La malade avait un embonpoint modéré et la poche purulente était recouverte par une épaisseur de tissus sains, la distension n'était pas énorme. Le liquide ne refluait pas dans l'abdomen par la pression et il n'y avait pas de tumeur dans la fosse iliaque.

Suivant le précepte posé dans cette leçon, l'abcès ne fut pas touché. La tumeur ne présentait aucun symptôme révélant une augmentation du liquide et une tendance à l'ouverture spontanée. La malade fut tenue au repos à l'hôpital.

Le 31 décembre 1876, l'abcès avait *diminué de moitié;* des mesures circulaires prises démontrent la diminution de la tumeur. Et cette diminution de la tumeur avec conservation de la santé générale est un encouragement à persévérer. Depuis le mois de septembre 1876, les douleurs dans la région sacrée et la région lombaire ne paraissaient plus qu'à de rares intervalles quoiqu'elles fussent encore assez fortes.

La malade avait sa tumeur depuis huit mois lorsqu'elle est entrée à l'hôpital et en vingt mois elle a diminué de moitié.

Il y a un criterium infaillible pour indiquer l'abstention. Tout abcès par congestion qui reste stationnaire et n'augmente pas au delà de certaines limités et que recouvre une peau saine, ne doit pas être ouvert. A plus forte raison si l'abcès diminue, il faut absolument se garder d'y toucher, l'abcès se transforme en un kyste susceptible de s'atrophier. Ce sont des abcès de ce genre, en voie de régression, ponctionnés une seule fois et qui ont été guéris, qui ont fait penser à M. Boinet et à Robert qu'on guérissait des abcès par congestion avec une ponction et une injection iodée.

Il y a des malades chez lesquels l'abcès s'ouvre spontanément et qui conservent une fistule compatible avec un état de santé relativement satisfaisant. Robert a fourni des exemples de ce genre : il cite une observation d'une malade qui a été guérie pendant deux ans d'un abcès ponctionné sept fois, et qui, ayant reparu et s'étant ouvert seul ensuite, a laissé vivre la malade pendant quatre ans avec une fistule (1).

L'ouverture d'un abcès par congestion *est la première étape vers la mort.* Cette proposition ne souffre pas d'exception pour les abcès par congestion suite de maux de Pott, avec carie des vertèbres. Pour les abcès par congestion suite de carie de l'os iliaque, la proposition est souvent vraie. Mais pour les abcès par congestion suite de carie des côtes, ou du sternum, ou de carie des lames des vertèbres, il ne serait pas juste de méconnaître qu'il y a des guérisons possibles, au moins momentanées. On est obligé de reconnaître cependant que les malades atteints de lésions osseuses capables de produire des abcès par congestion ont l'étoffe de la tuberculose, et que des tubercules viscéraux ne tardent pas à emporter les malades, si l'abcès par congestion ne récidive point, ou si la fistule qui les a suivi s'est fermée.

On a bien souvent constaté que des malades avaient toutes les apparences de belle santé, quoiqu'ils eussent dans les deux fosses iliaques des abcès par congestion. Vous avez vu à la consultation une malade ayant un abcès froid symptomatique de lésion osseuse du sternum et qui était dans un état de santé relativement très-bon. Il en était de même de ce gardien de la paix dont il sera question plus loin. A part la gêne que cause la tumeur et à part des douleurs en un point éloigné de l'abcès qui indiquent les progrès de la lésion osseuse, les malades ne semblent pas menacés d'une mort prochaine; ils ont même les apparences de la santé. Que prouvent ces considérations? C'est que, toutes les fois que la tuberculose pulmonaire ne coïncide pas avec la lésion osseuse qui cause l'abcès par congestion, les malades peuvent vivre longtemps avec un abcès par congestion non ouvert.

(1) Robert, *Conférences de clinique chirurgicale*. Paris, 1860.

Au contraire, une fois que les abcès par congestion sont ouverts et deviennent fistuleux, l'abondance de la suppuration épuise rapidement les malades et ils succombent au progrès de la dégénérescence albuminoïde des viscères ou à la tuberculose. L'épuisement causé par la suppuration est tel que, même lorsque les malades éliminent par leurs fistules des parcelles osseuses, on ne peut pas espérer obtenir la guérison, à moins qu'il ne s'agisse d'une lésion d'un os superficiel, car les lésions osseuses qui entraînent la formation d'abcès par congestion, que Nélaton appelait la tuberculose des os (1), s'étendent toujours bien au delà des limites présumées du mal. Ranvier a donné à cette lésion des os une autre dénomination et l'appelait la dégénérescence leucocythémique ou lymphoïde des os (2). Il y a, en effet, dans toute l'étendue de l'os malade une infiltration de cellules se rapprochant des cellules lymphatiques. Comme l'élimination entière d'un os tel que, une côte, une vertèbre, une portion d'os iliaque ne peut s'effectuer avant que tous les viscères aient subi l'influence débilitante des suppurations prolongées, les malades ne peuvent guérir à moins que l'os altéré ne revive, ce qui est prodigieusement rare. En tous cas, les exemples de guérison par ce mécanisme n'ont jamais été observés. Pendant la période de suppuration consécutive aux ouvertures des abcès par congestion, il peut y avoir des fermetures momentanées de la fistule, mais la guérison définitive ne peut être observée que quand des séquestres ont été éliminés et quand la totalité des parties malades de l'os a été expulsée au dehors sous forme de séquestre ou même de poussières osseuses, qui donnent au pus ces qualités de pus terreux ou calcaire décrit par Darcet.

Il y a une très-grande différence à faire entre les abcès par congestion développés sur place et les abcès migrateurs, les abcès suite de carie du sternum, de carie costale, de lames vertébrales, c'est-à-dire les abcès développés sur place dans un point de la région de la colonne vertébrale, et les abcès par congestion formés à la suite de la carie du corps des vertèbres de l'os iliaque, de l'omoplate et même du fémur. Dans le premier cas, l'os presqu'entier peut devenir un séquestre et s'user et s'éliminer en partie sans grande suppuration ; c'est par une sorte de travail ulcératif que la côte ou le sternum se détruisent et les décollements du périoste ne forment jamais de grandes poches suppurantes; les fistules donnent une suppuration peu abondante. Au contraire, les abcès froids migrateurs suite de lésions

(1) Nélaton, *Affection tuberculeuse des os*. Thèse de Paris, 1836.
(2) Ranvier, *Bull. Soc. anat.*, 2e série, t. II, 1866, p. 400 et suiv.

de l'os iliaque ou des vertèbres sont toujours très-vastes et le périoste est décollé dans une étendue considérable, ou bien il y a des modifications des tissus telles, que l'abcès forme, au milieu de tissus sains, une poche pouvant contenir jusqu'à deux et quatre litres de pus.

Ceci bien établi, il reste encore à constater que moins les abcès sont étendus, moins l'os malade est profond, moins l'ouverture spontanée et l'ouverture chirurgicale causent d'accidents. C'est là une des explications qui permettent de comprendre pourquoi certains abcès par congestion ont été traités avec succès par des méthodes qui sont condamnables pour d'autres régions et de plus vastes abcès.

La thérapeutique possède, contre les abcès par congestion et les lésions osseuses qui les causent, des traitements locaux et des traitements généraux. Le traitement général est le traitement général de la scrofule : les bains sulfureux, les iodures de fer et de potassium et le séjour au bord de la mer.

Le traitement local consiste à pratiquer sur la région présumée où l'os est malade (et que des douleurs fixes, existant longtemps avant la production de l'abcès révèlent toujours avec une précision presque mathématique) une révulsion puissante par des cautères, mais des cautères répétés, et non un cautère que l'on fait suppurer. La cautérisation inhérente avec le fer rouge ou des cautères à la pâte de Vienne que l'on renouvelle quand le précédent est cicatrisé, voilà la meilleure cautérisation révulsive. Aussitôt que l'on voit paraître l'abcès par congestion, il y a quelques douleurs que l'on peut calmer par quelques applications d'une seule couche de teinture d'iode ; il ne faut pas chercher à produire une sorte de vésication avec la teinture d'iode, comme lorsque l'on veut obtenir une forte révulsion. Ces applications d'iode sont faites seulement pour soulager un peu les malades, mais il ne faut jamais en abuser. Les révulsifs sur les abcès par congestion n'ont aucun effet réel.

Lorsque l'on ouvre un abcès par congestion avant qu'il ne soit sur le point de s'ouvrir, soit par le fer rouge, soit par les incisions sous-cutanées de Boyer, soit par l'aspiration par la méthode de M. J. Guérin, soit par les ponctions et les injections iodées, il faut s'attendre à des complications plus ou moins graves, suivant l'étendue de l'abcès par congestion et la gravité de la lésion osseuse.

Tous les chirurgiens du siècle dernier et du commencement de ce siècle ont attribué les accidents, à l'entrée de l'air dans le foyer de l'abcès et à la putridité du pus. Cette théorie est fondée sur la constatation d'un fait : l'ouverture de l'abcès et la supposition que l'air peut y entrer quoique l'on fasse. Est-elle l'expression de la vérité? Les mots, les idées ne sont peut-être pas justes, la formule n'est peut-être pas exacte? On ne sait. En effet, des ponctions faites avec le soin le plus scrupuleux, et sans qu'il soit possible de constater la moindre introduction d'air, ont été suivies des mêmes accidents que quand quelques bulles d'air avaient été introduites. Sans doute on pourra dire avec M. Pasteur que les germes de l'air, capables de causer la putréfaction sont introduites avec les instruments de la ponction. Cela est très-possible, mais c'est là une pure hypothèse. En effet, il doit entrer du germe quand on passe dans les abcès un drain en caoutchouc, et dans tous les cas cités plus loin on voit que le drain n'a causé aucune putréfaction dans les foyers ouverts.

Les accidents qui ont été observés après l'ouverture des abcès sous-cutanés, même après l'ouverture sous-cutanée, sont une cause de fièvre intense avec élévation énorme de la température. Les accès de fièvre se répètent avec des exacerbations tous les soirs, et dans les intervalles de répit qu'éprouvent les malades, on les voit pâlir et présenter tous les caractères du dépérissement. Il y a des cas où les malades meurent en trois ou quatre jours en offrant les signes caractéristiques de l'infection putride aiguë décorée aujourd'hui du nom de septicémie.

Lorsque les malades échappent à ces accidents primitifs ou accidents aigus, ils dépérissent peu à peu, épuisés par la suppuration et ils finissent par présenter une fièvre rémittente avec accès le soir, sueurs froides, diarrhées colliquatives et ils meurent malgré les traitements les plus reconstituants et une hygiène aussi bonne que possible.

Certains malades atteints d'abcès par congestion échappent à tous ces accidents, quels que soient les traitements employés. Les abcès froids symptomatiques des lésions costales, claviculaires ou sternales présentent, en général, moins souvent ces accidents; mais on les a observés cependant un nombre de fois suffisant pour que l'on ait recommandé à leur égard les mêmes précautions que pour les autres abcès par congestion.

Avant de vous exposer la meilleure manière d'ouvrir les abcès froids, laissez-moi vous rappeler que la bonne chirurgie consiste à n'ouvrir ces abcès que quand ils sont sur le point de s'ouvrir, quand la peau distendue et amincie annonce une ouverture spontanée prochaine. Résistez à vos malades, faites-les patienter; si l'ouverture des abcès est la première étape vers la mort, n'ouvrez que quand vous n'abrégez pas les jours de vos malades. En agissant de la sorte, en effet, vous vous mettez en garde contre les accidents qui suivent si souvent les ouvertures hâtives des abcès par congestion, et qui sont causés exclusivement par l'opération chirurgicale.

On ne possède pas encore d'explication rigoureusement vraie du phénomène, mais il n'en existe pas moins. Vous trouverez bon nombre d'observations où, après des ponctions, l'abcès a acquis un plus grand développement et où le pus ensuite s'est fait jour, seul, par une ouverture spontanée, et, chose remarquable, les accidents graves d'infection putride ou septicémie ne se sont pas montrés après l'ouverture spontanée alors qu'ils avaient suivi les ponctions même sous-cutanées.

Voici, à cet égard, un fait concluant :

Obs. III. — *Ostéo-périostite des vertèbres cervicales. Abcès par congestions. Ouvertures spontanées.* — Le nommé B..., âgé de dix-huit ans, entré pour la seconde fois à l'hôpital Cochin, le 24 janvier 1876, avait été déjà traité dans nos salles pour une fistule ossifluente du cou, du côté droit, consécutive à un abcès par congestion du creux sous-claviculaire. Ce jeune homme est bossu, il a eu, à la suite d'une chute à l'âge de dix ans, un mal de Pott dorsal, sans abcès par congestion apparents, à la suite duquel il est resté bossu. Il avait été traité pendant six mois.

Au mois de janvier 1875, il s'aperçut qu'il avait au cou une tumeur molle, sans changement de couleur à la peau, mais celle-ci ne tarda pas à devenir lisse et un médecin consulté fit des ponctions avec la lancette sur cette tumeur à huit jours de distance, sans chercher à vider l'abcès. A la quatrième ponction à la fin d'avril le malade fut pris des accidents les plus graves ; il eut, dit-il, de la fièvre et du délire, et fut très-long à se remettre. Il vint au mois de juillet à l'hôpital Cochin, avec une fistule conduisant le stylet très-haut vers la colonne vertébrale. Cette fistule provenait d'une ouverture spontanée qui venait de se faire spontanément ; et sous nos yeux la fistule s'établit, son orifice s'enfonça et la suppuration devint peu à peu moins abondante.

Au mois d'octobre 1875, il sortit de petits fragments d'os et la fistule donnant à peine, le malade sortit de l'hôpital.

Au mois de janvier 1876, lorsque le malade rentra dans nos salles, il avait des sueurs nocturnes, une diarrhée rebelle et un de ses sommets, le droit, présentait une matité relative et une obscurité du murmure respiratoire.

Au mois de mars, le malade eut des vomissements alimentaires répétés et de la difficulté de la déglutition.

Au mois de mai, il cracha un peu de sang, et ce malade, qui était considéré comme un tuberculeux incurable n'était pas regardé de très-près. Cependant le 31 mai, le malade cracha du pus et dans ces crachats il trouva de petits fragments d'os au nombre de huit, du volume d'un bouton de chemise ou d'une tête d'épingle. En même temps les vomissements avaient cessé et le malade se nourrissait mieux. Aucune communication n'existait entre la fistule du cou et le foyer ouvert dans la bouche.

Le 20 juin, il se levait et se trouvait dans un état de santé relativement meilleur et subissait les effets de la belle saison. Les poumons examinés présentaient toujours les signes assez vagues de tuberculisation des sommets, qui doivent tôt ou tard entraîner la mort.

Le 25 décembre 1876, le malade est en assez bon état, ces fistules cervicale et buccale ne donnent plus de suppuration, mais l'état de sa poitrine inspire toujours des craintes.

Cette observation est un exemple d'une inflammation des plus graves qui suit les ponctions de l'abcès. Aussitôt que ces ponctions sont guéries, refermées, l'abcès se remplit et s'ouvre seul sans causer d'accidents pareils à ceux qui avaient suivi les ponctions. Un second abcès s'ouvre seul du côté de la bouche sans causer de phénomènes fébriles et de signes d'intoxication. Aucune observation n'est plus probante. Le malade mourra sans doute tuberculeux, mais on peut espérer que l'élimination des lames de ses vertèbres (seules malades assurément, puisqu'il n'y a pas de déformation sensible de la colonne cervicale) guérira son mal de Pott cervical. Il y a d'ailleurs un précédent : ce malade a eu un mal de Pott dorsal, il y a huit ans, et le mal peut être considéré comme guéri. Si ce jeune homme ne se tuberculise pas rapidement, il a quelques chances de guérir de la seconde carie vertébrale pour quelques années.

Les abcès par congestion ouverts seuls ne causent pas la dixième partie des accidents qu'on observe sur les malades auxquels on fait des ponctions et des injections iodées. Il y a assurément une raison du fait et je crois l'avoir trouvée en appliquant ici des remarques de Velpeau relatives aux abcès chauds de la fosse iliaque et aux collections sanguines en général. Les collections de pus qui sont vidées d'un seul coup favorisent l'entrée de l'air dans le foyer, ou favorisent la production dans le foyer de l'abcès d'une hémorrhagie *ex vacuo*, d'une de ces hémorrhagies si connues des médecins qui ponctionnent des ascites et des pleurésies. Or cette hémorrhagie est fournie par des vaisseaux et ces vaisseaux béants baignent dans un mélange de pus et de sang et pour peu que l'air modifie ce mélange, il y a dans le foyer, d'une part un pus putride et des gaz, et de l'autre des vaisseaux béants pour les absorber. Lors donc qu'un abcès s'ouvre seul et ne se vide qu'en proportion du retrait de la poche, les conditions de l'inflammation du foyer et de la résorption putride manquent. C'est là un précieux enseignement qu'il ne faut pas négliger pour l'utiliser dans la thérapeutique.

J'ai assisté à l'une des opérations relatées dans les *conférences cliniques* de Alph. Robert (1) : il avait traité un abcès par congestion, suite de

(1) Robert, *Soc. cit.*, p. 236.

mal de Pott, d'abord par une ponction, puis par la canule à demeure. A la première ponction, la canule bouchée par du pus en grumeaux, ne permit pas de vider l'abcès; ce fut le salut de la malade. La piqûre, refermée et oblitérée avec du collodion, se cicatrisa ; quoique l'occlusion n'eût pas été complète, il n'y eut aucun accident. Alph. Robert fit une autre ponction avec un trocart dont il laissa la canule à demeure; les premiers jours tout alla bien, la canule était ouverte tous les jours et on évacuait du pus sans presser.

Mais (et ceci n'est pas dans l'observation publiée par Alph. Robert, dont j'étais alors l'interne) au bout de quelques jours, Alph. Robert voulut vider tout le foyer et il *pressa* sur le ventre et répéta la manœuvre plusieurs jours de suite. La fièvre commença à paraître tous les soirs et la malade dépérit. Elle mourut trois mois et vingt jours après la seconde ponction. Il est bon d'ajouter que l'abcès avait été ouvert avant qu'il menaçât de s'ouvrir et la malade est bien réellement morte de fièvre hectique; il n'y avait pas trace de tubercules dans les poumons ! Vous le voyez, chez cette malade, l'ouverture en elle-même n'a pas causé d'inflammation du foyer ; ce qui a causé la mort, c'est le fait d'avoir vidé entièrement l'abcès par congestion.

Dans une autre observation de Alph. Robert, où la canule à demeure a été mise en usage encore une fois et où Robert cherchait à ne plus évacuer en totalité le pus de l'abcès, il n'y eut pendant près de vingt-huit jours aucun accident, mais à un moment donné, lorsque l'abcès fut vidé entièrement, les accidents inflammatoires les plus graves survinrent : fétidité du pus, frissons et fièvre hectique. Ces observations démontrent de la manière la plus nette que la cause principale des accidents à la suite des ponctions des abcès par congestion est l'évacuation de tout le pus. C'est au moment où la poche est vidée que les accidents apparaissent.

Tous les procédés opératoires vantés, la ponction avec le fer rouge, les ponctions sous-cutanées, la ponction avec aspiration, la ponction et l'injection iodée, ne mettent jamais dans les conditions qui se rapprochent des conditions de l'ouverture spontanée de l'abcès, puisque l'on est obligé de répéter les ponctions plusieurs fois. Les petites ouvertures des abcès par congestion se referment facilement et dans tous les procédés ci-dessus indiqués, on a bien soin de veiller à ce qu'elles se referment; le diachylum, la baudruche et le collodion, sont recommandés pour atteindre ce but, et quand des accidents fébriles apparaissent malgré l'emploi de ces méthodes sous-cutanées on est encore loin des conditions normales de l'ouverture spontanée des abcès par congestion. On n'a d'autres ressources que d'ouvrir l'abcès et d'y pratiquer des injections iodées ou phéniquées. Les applications de sangsues sur le foyer, préconisées par Lisfranc, ne peuvent que calmer l'inflammation du foyer, sans atteindre l'intoxication causée par la putridité du pus dans le foyer.

Ajoutons enfin que les aspirations et les évacuations du pus par de petites ouvertures sont passibles d'un grave reproche : c'est qu'il est impossible d'évacuer des paquets de fausses membranes et des détritus organiques qui doivent être éliminés, sans compter les petites séquestres qui doivent sortir avec le pus.

L'ouverture large des abcès par congestion, soit avec le bistouri, soit avec les caustiques, n'a pas de graves inconvénients lorsque l'abcès va s'ouvrir et quand la peau est rouge; ils hâtent seulement la mort des malades parce que la fièvre les prend aussitôt, et en deux mois au plus les malades meurent. J'ai déjà dit et je répète que c'est par suite d'erreurs dans le diagnostic, qu'on a dit avoir guéri des abcès froids par congestion à l'aide d'une large incision. On sait qu'il y a des cas où la maladie de l'os s'arrête et où l'abcès s'enkyste. Une opération quelconque sur un abcès froid enkysté qui va guérir seul, a pu faire juger des opérations excellentes, alors qu'elles n'étaient pas nécessaires, et que pour les abcès avec lésions osseuses graves, elles eussent été déplorables.

J'ai fait une fois, en 1874, par suite d'une erreur de diagnostic, une incision dans un abcès par congestion enkysté du muscle grand pectoral et j'ai pu juger de la valeur du procédé.

Obs. IV. — *Abcès par congestion enkysté dans le muscle grand pectoral.* — Il s'agissait d'un pauvre idiot âgé de vingt-neuf ans, que sa mère gardait avec une tendresse plus aveugle que prudente. Ce garçon ne savait et ne pouvait dire quelle était l'origine de son mal, ce qu'il éprouvait. Il était de forte santé malgré son état mental. Il portait, dans le muscle grand pectoral du côté droit, une tumeur du volume d'une orange, sans bosselures, allongée, faussement fluctuante, franchement mobile pendant le relâchement du muscle, et fixe pendant sa contraction. Je ne fis pas de ponction exploratrice, je pensai qu'il s'agissait d'un kyste hydatique ou d'un fibro-plastique des muscles, et j'entrepris l'ablation de la tumeur; en disséquant le muscle, je trouvai une tumeur en forme de bouteille à court goulot, allant vers les côtes au niveau de l'apophyse coracoïde, et en disséquant encore, j'ouvris une poche à paroi épaisse contenant du pus séreux mélangé à des grumeaux blanchâtres. C'était un abcès par congestion. Car en explorant le goulot de cette poche avec un stylet, j'arrivai sur la deuxième côte après avoir introduit mon stylet à une profondeur de deux centimètres. Je reséquai toute la partie disséquée de la tumeur, je badigeonnai avec l'eau-de-vie camphrée toute la paroi restante, dans la cavité je plaçai un gâteau de charpie.

Ce malade eut, le troisième jour, sans frisson initial, un phlegmon diffus de l'aisselle de la face latérale du tronc et du bras; il guérit néanmoins après avoir suppuré deux mois, mais il conserva une fistule qui donnait une très-petite quantité de pus. Quinze mois après l'opération, j'ai revu le malade, il était en bonne santé et il avait recouvré la solide constitution qui est si commune chez les idiots qui sont arrivés à l'âge adulte.

Cet abcès par congestion était pourtant de ceux qui correspondent à des lésions osseuses, relativement peu graves. L'abcès était bien enkysté et cependant il y a eu à la suite de l'ouverture du foyer avec le bistouri des accidents très-graves, et si Callisen, Flaubert, Bégin et Seutin ont guéri des malades par l'ouverture pure et simple, ils ont eu affaire à des cas exceptionnels où ils ont tenu pour peu de chose des phlegmons et des suppurations graves; il leur suffisait sans doute, pour vanter leur procédé, que le malade ne mourût pas immédiatement des suites de l'opération.

Il y a une pratique sage que l'on doit préférer à toutes les autres : le drainage chirurgical est une véritable conquête de la chirurgie moderne. Le titre le plus sérieux de M. Chassaignac sera, avec l'écraseur linaire, le tube à drainage ou séton perforé. L'ancien procédé, vingt fois centenaire, du séton, mauvais avec les mèches, revit avec le tube à drainage, qui rend tous les avantages à la première invention, sans en avoir aucun des inconvénients. Son principal mérite, dans le traitement des abcès par congestion, est de produire les mêmes effets que l'ouverture spontanée de ces collections purulentes. Ici vous voyez une application des principes généraux que je vous ai exposés dans notre première leçon. Le traitement des abcès par congestion est institué d'après l'étude du cours naturel de cette lésion.

Voici comment il faut opérer : aussitôt que l'on voit la peau se tendre et une rougeur, tirant sur le brun à son pourtour, apparaître, c'est-à-dire quand l'abcès semble sur le point de s'ouvrir, il faut appliquer pendant quelques jours des cataplasmes de farine de graine de lin sur la tumeur. Lorsque l'on se dispose à opérer, on prend un trocart droit ou courbe de M. Chassaignac, dont le poinçon présente une encoche dirigée en sens opposé de la pointe, capable de recevoir une anse de fil. On ponctionne l'abcès et on promène le tube en sens divers, mais de façon à faire une contre-ponction dans un point plus déclive que la ponction. L'abcès une fois embroché, on engage dans l'encoche du poinçon un long fil et on retire le poinçon. Au bout du long fil on attache un drain que l'on fait passer par la canule du trocart en tirant sur le fil. On retire la canule, le drain suit, l'opération est terminée. On noue les deux chefs du drain, sans serrer l'anse qui pend librement sur les côtés de l'abcès.

On panse avec des cataplasmes. En aucun cas il ne faut presser pour vider l'abcès, il faut laisser les liquides *s'écouler en proportion du retrait de la poche*. Si des grumeaux sont engagés dans les trous du drain et empêchent le pus de couler, on les extrait et l'on fait passer dans l'abcès une partie du drain qui est à l'extérieur, en tirant sur un des bouts de l'anse, le bout opposé à celui que l'on veut faire pénétrer dans l'abcès. Cela est quelquefois nécessaire, car le pus se trouve retenu par suite de l'oblitération du drain.

Quelquefois dans les premiers temps il sort un peu de sang avec le pus; il n'y a pas à s'en préoccuper, il s'est produit dans le foyer une hémorrhagie qui s'arrêtera seule.

Quand doit-on enlever le drain? Il y a un moment précis où cela est possible. Les plaies de la ponction et de la contre-ponction, qui deviennent un peu rouges après l'opération, bourgeonnent ensuite; il arrive un moment où les bourgeons qui existent sur les orifices commencent à devenir luisants. Ce travail réflète ce qui se passe dans la cavité de l'abcès. Il se fait un travail d'organisation qui n'est pas tout à fait une cicatrice, il se produit cet état des conduits accidentels qui constituent les fistules. Dans les conditions ordinaires et quand il n'y a pas d'inflammation du foyer, il faut trois mois au plus pour que ce travail soit effectué. On peut donc enlever les drains au plus tôt entre le deuxième et le troisième mois. D'ailleurs on a toujours la ressource de replacer le drain si cela est nécessaire c'est-à-dire si l'écoulement du pus augmente. Pour placer ce drain, il faut passer un stylet d'un orifice à l'autre et le faire suivre d'un drain engagé dans le trou d'aiguille du stylet; cette petite opération est des plus faciles.

Il est extrêmement rare qu'on soit obligé de recourir aux injections iodées pendant la première période du drainage. En effet, le drainage a d'abord pour but d'évacuer le pus et d'obtenir le retrait progressif et lent de la poche, et hors le cas d'inflammation du foyer, due toujours à ce que l'on a voulu vider trop tôt l'abcès, il ne faut pas faire d'injections iodées; elles ne sont pas utiles, elles ne sont nécessaires que pour désinfecter le foyer en cas d'inflammation. Au contraire, lorsque la fistule est établie, lorsque l'on veut chercher à guérir la lésion osseuse qui a causé l'abcès par congestion, on peut faire des injections iodées, des injections de liqueur de Vilatte, que Nélaton recommandait à la fin de sa vie, ou des injections de tout autre agent capable de hâter l'expulsion des portions d'os malades. Ces injections sont très-faciles : on cherche quelle est l'ouverture qui mène le plus directement sur le point de l'os qui est malade et on pousse une injection par. cet orifice, en ayant soin de boucher l'autre. On laisse généralement aux personnes inexpérimentées le soin de ces injections; dans nos hôpitaux, il arrive quelquefois que les injections sont faites par des infirmiers, et c'est à cause de cela quelles réussissent souvent moins qu'on ne l'espère. Il faut que les injections pénètrent aussi loin que possible et les précautions que je viens de vous indiquer doivent être notre préoccupation. J'ajoute un petit détail : prenez des seringues dont la canule n'est pas trop mince, il faut que la canule oblitère l'orifice. Au début, cela importe peu, car il faut que le liquide chasse d'abord l'air de la cavité où vous injectez de l'iode, mais aussitôt que vous aurez vu le liquide ressortir, entrez votre canule de façon qu'elle bouche l'orifice; vous injecterez alors avec force. Vous enverrez ainsi de l'iode dans les profondeurs de votre fistule; sans doute il vous arrivera de recevoir un jet de liquide au moment où vous enlèverez la seringue, mais il suffira que vous y songiez pour éviter que ces liquides ne jaillissent sur votre visage, le seul point de sa personne que le chirurgien doit toujours ménager.

Voici les observations des derniers malades du service auxquels ces préceptes de thérapeutique ont été appliquées.

Obs. V. *Abcès froid par congestion du sternum.* — Le nommé G.., gardien de la paix, entre à l'hôpital Cochin le 10 janvier 1876. Un peu à droite de la ligne médiane, il porte sur le devant de la poitrine une tumeur du volume du poing, siégeant exactement au niveau du milieu de la deuxième pièce du sternum; en juillet 1875, il avait ressenti des douleurs dans cette région et en août la tumeur avait commencé à paraître; elle s'était accrue ensuite régulièrement et depuis deux mois les douleurs avaient disparu; la peau qui recouvrait la tumeur était un peu rouge, il y avait une fluctuation franche. Le malade se portait bien d'ailleurs, il était d'un bon appétit, dormait bien et présentait l'aspect extérieur de la santé.

Le 21 janvier, l'abcès est drainé, un trocart courbe traverse la tumeur de part en part, un drain n° 16, de la filière Charrière, est passé à la suite de la canule du trocart, et les deux chefs sont noués; il sort du pus mêlé à des grumaux blanchâtres; pas de pression exercée sur la tumeur, cataplasmes de farine de lin renouvelés; le malade n'a pas une heure de fièvre et se lève comme les convalescents, le pus s'écoule en grande abondance pendant huit jours, puis il diminue peu à peu. — Injection iodée pendant quinze jours.

Le 26 février, le malade qui insistait pour sortir depuis plus de vingt jours, reçoit son exeat, il reprend son service de sergent de ville. Le malade vint tous les mois à la consultation et le drain fut retiré le 21 avril. Le malade conservait deux fistules qui donnaient issue à une très-faible quantité de sérosité. Le malade revu à la consultation, le 6 août, puis le 30 novembre, allait très-bien, une seule des deux ouvertures était restée fistuleuse et suppurait peu.

Obs. VI. *Abcès froid du sternum. Drainage.* — Au mois de février, une femme âgée de trente-sept ans qui avait à la région sternale un abcès froid datant de sept mois et qui menaçait de s'ouvrir, a été opérée à la consultation par le drainage : un drain n° 16 a été passé. L'abcès n'a pas été pressé. Il coule du pus jaune ambré avec grumeaux blancs, cataplasmes. La malade ne s'est pas arrêtée un seul instant et n'a pas eu de fièvre ; elle venait tous les huit jours à la consultation. Le drain est retiré le 1er mai 1876, après trois mois de séjour : il reste deux fistules qui donnent un peu de pus.

Enfin voici l'exemple le plus remarquable, car il s'agit d'un abcès froid de l'aine symptomatique d'une lésion des vertèbres lombaires, du sacrum et de l'os des îles. Le malade a des antécédents tuberculeux, il est probable qu'il se tuberculisera. Mais on verra par l'observation l'avantage qu'il y a à n'ouvrir les abcès par congestion de l'aine que quand ils sont sur le point de s'ouvrir et l'excellence de l'ouverture à l'aide du drainage.

Obs. VII. *Abcès par congestion de la fosse iliaque.* — Le nommé Jeautet (Ernest), âgé de vingt-quatre ans, lapidaire, est entré le 15 mars 1876 à l'hôpital Cochin, baraque n° 3, lit n° 4. Ce malade a eu des coliques de plomb dans les années 1871, 1872, 1873; il a eu à Lyon, en 1874, une pleurésie gauche, simple, qui a été ponctionnée. On a retiré quatre litres d'un liquide transparent. Sa mère est morte de la poitrine en 1868. Le père est bien portant. Il a un frère se portant bien.

Le malade a commencé à souffrir en février 1875 : douleurs dans la région lombaire gauche, s'irradiant du même côté en avant. La toux, les efforts augmentaient la douleur; il était forcé de marcher courbé. Il avait aussi une douleur vive dans le genou et dans la cuisse; elle empêchait le sommeil. De temps en temps elle diminuait un peu. Dans les premiers jours de mars, il vit survenir, au niveau de la région inguino-crurale, une tumeur qui faisait disparaître le pli de l'aine gauche. A ce moment il boitait un peu.

Le 15 mars il entre à l'hôpital ; la tumeur occupait la région iliaque et faisait saillie dans le pli de l'aine en dehors des vaisseaux fémoraux; elle avait le volume d'un gros œuf et était manifestement fluctuante, sans changement de coloration de la peau à ce niveau. Elle augmenta peu à peu jusqu'au 19 juin. A ce moment elle était grosse comme une tête de fœtus, la peau était rouge brun, chaude et menaçait de se perforer. Le diagnostic porté fut abcès par congestion symptomatique d'une carie des vertèbres lombaires. M. Després passa un drain à travers la tumeur avec le trocart de Chassaignac. Beaucoup de pus en est sorti (un litre environ), peu à peu et sans qu'aucune pression ait été exercée sur la tumeur, la tumeur mit trois jours à se vider ; le pus était mal lié, couleur chocolat, il y avait de petits caillots de sang dans le pus.

Depuis l'opération jusqu'à ce jour, il n'y a pas eu trace de fièvre ni d'augmentation de la température. Un jour seulement, le onzième, le malade a eu un peu mal à la tête. L'état général était languissant. Pas d'appétit, le malade se plaignait d'une douleur au creux épigastrique, il disait, dans son style, que cela lui tirait l'estomac. Il n'y a jamais eu depuis de diarrhée, jamais de fièvre.

Le 25 août, l'appétit est bon. Les douleurs lombaires n'existent plus. Le malade marche sans boiter. Le drain reste toujours en place, mais la suppuration est encore appréciable : un verre à bordeaux de pus environ chaque jour. Les orifices par lesquels passent le drain bourgeonnent et se cicatriseraient si l'on retirait le drain.

Aujourd'hui, 2 janvier 1876, les orifices par lesquels passent le drain ne laissent plus écouler de pus ; la santé générale est excellente, le malade se lève et circule.

Voilà donc un malade qui peut être considéré comme guéri. Il a gardé son drain près de six mois, sans avoir jamais présenté des phénomènes inflammatoires.

VINGTIÈME LEÇON

PRONOSTIC ET TRAITEMENT DES TUMEURS BLANCHES OU ARTHRITES CHRONIQUES

SOMMAIRE. — **Mode de guérison naturelle des tumeurs blanches par ankylose. — Effet de l'immobilisation sur les articulations suivant l'articulation malade. — Appareils et immobilisation. — Cas de résection et d'amputation. — Y a-t-il indication de rétablir les mouvements d'une articulation après immobilisation prolongée. — Abcès tardifs ?**

Les arthrites chroniques sont la plupart du temps des maladies simples causées par un accident commun, vulgaire, un traumatisme, un refroidissement, ou une fatigue extraordinaire, et qui prennent une gravité exceptionnelle à cause du tempérament scrofuleux ou rhumatisant des malades ou d'un défaut de soins. Ce qui chez un sujet sain est une arthrite ou une hydarthrose, devient chez ces malades une arthrite chronique.

Les arthrites chroniques offrent un pronostic différent et sous ce rapport elles peuvent être rapportées à quatre types, dont voici le cours naturel :

Un malade a une arthrite rhumatismale de genre varié, il est scrofuleux et suit une mauvaise hygiène. Au bout de six semaines, au lieu de se résoudre, l'arthrite reprend de la gravité, les phénomènes sont portés de suite à leur maximum d'intensité, des abcès se forment et s'ouvrent seuls ou sont ouverts par le chirurgien, et finissent par se transformer en fistules ; des douleurs vives au moindre mouvement altèrent la santé des malades, dont elles troublent le repos, et en face de maux de ce genre, les chirurgiens songent de suite à une résection ou à une amputation. Cependant le mal, traité par les cataplasmes et le repos ou l'immobilisation dans une gouttière, passe par des alternatives de mieux et de pire, jusqu'à ce que la dénudation des surfaces articulaires et la suppuration prolongée ayant épuisé les malades, la nécessité d'une résection ou d'une amputation soit devenue absolue, à moins que les malades ne présentent des signes de tuberculose ou de dégénérescence amyloïde des viscères, c'est-à-dire de l'albuminurie et de la leucocytose.

Jusqu'au moment où les malades commencent à pâlir et à se dénourrir, ce qui indique une tuberculose imminente, le pronostic de ces arthrites n'est point d'une excessive gravité ; elles peuvent guérir par une amputation ou par une immobilisation bien faites. Qu'il y ait ou non des abcès, tant que les surfaces articulaires ne sont pas entièrement dénudées, et frottant à nu l'une contre l'autre, on peut espérer obtenir une ankylose et le pronostic se trouve ainsi singulièrement moins grave.

La deuxième variété d'arthrite chronique débute par l'ostéite simple ou la carie d'une extrémité osseuse. C'est la forme assez commune des arthrites consécutives à des maladies infectieuses, fièvre typhoïde, fièvre éruptive, suppurations, scrofules héréditaires ou acquises, syphilis. Les lésions des os à la suite de traumatismes sont encore l'origine de cette variété d'arthrite. Les os sont tuméfiés et les mouvements de l'articulation sont relativement moins gênés que dans les arthrites *a frigore*, ou hydarthroses rhumatismales qui deviennent des tumeurs blanches.

Cette variété de tumeur blanche, avant d'arriver aux abcès et aux fistules, a une marche de beaucoup plus lente que la première variété, et pendant tout ce temps elle est accessible à un traitement qui assure une guérison finale, mais le traitement exige une longue patience de la part du malade et du chirurgien. C'est par mois et par année qu'il faut compter. Cette arthrite chronique est celle que M. Richet (1) appelait l'ostéite périarticulaire, et il reconnaissait avec ses devanciers que c'était elle qui nécessitait le plus souvent les amputations. Velpeau avait même dit que ces lésions devaient indiquer l'amputation de bonne heure, parce que les lésions osseuses causaient rapidement un engorgement du poumon susceptible de cesser aussitôt que le mal osseux avait disparu (2). Toutes ces considérations vous démontrent que le pronostic de cette forme de tumeur blanche a toujours été considéré comme très-grave. Cette opinion est un peu exagérée, nous vous dirons tout à l'heure pourquoi. Le pronostic n'est très-grave que quand le mal est arrivé à une période où les os sont dénudés et où les lésions sont identiques à celles des lésions finales de la première variété des arthrites.

La troisième variété d'arthrite chronique, la plus simple de toutes, est la synovite simple ou fongueuse ; elle survient le plus souvent à la suite d'un rhumatisme fixé à une articulation, elle est accompagnée d'un gon-

(1) Richet, *Anatomie pathologique des tumeurs blanches. Ann. de la chir. franç. et étrang.*, mai-juin 1844, et *Mémoires de l'Académie de médecine*. Paris, 1853, t. XVII.

(2) Nélaton, *Path. chir.*, t. II, p. 227.

flement qui n'est pas toujours proportionné à la douleur, qui est faible pendant le repos et ne s'exagère que par la fatigue et la marche. Pendant des années ce mal présente des alternatives de mieux et de pire. L'articulation offre quelquefois une tuméfaction avec rougeur qui simule des abcès et il faut se garder d'ouvrir ces points fluctuants, quoique les surfaces articulaires soient déplacées. Même quand le mal date de plusieurs années, le pronostic est encore favorable, on peut guérir ces arthrites chroniques. La fin naturelle de ces arthrites est une transformation en une arthrite de la seconde variété, ou une ankylose. Plus rarement elle devient une arthrite sèche.

La quatrième variété est l'hydarthrose chronique avec épaississement de la synoviale et peu de liquide. Ce n'est pas à proprement parler une tumeur blanche, mais il y a quelquefois des transformations de ces hydarthroses qui constituent réellement la tumeur blanche, telle que la synovite fongueuse. Ces hydarthroses chroniques sont les moins graves entre toutes les arthrites chroniques; mais au point de vue de la curabilité du mal, ce sont les plus difficiles à guérir complétement, et pour peu que les sujets soient rhumatisants ou arthritiques, il arrive, surtout chez les sujets un peu avancés en âge, une arthrite sèche. Chez les jeunes sujets, au contraire, les lésions portent spécialement sur les ligaments et occasionnent des relâchements des articulations et des déformations des membres, et des alternatives de gonflement, de douleur, et de gêne de mouvements pendant des années. Ces lésions n'ont pas de fin chez les adultes, mais il y a des intervalles durables de guérison.

Ces quatre variétés d'arthrites chroniques, qui ne se présentent pas avec un égal degré de fréquence dans les grandes et dans les petites articulations, offrent une gravité d'autant plus accusée que l'articulation est plus grande. Ainsi, à lésions anatomiques égales:

Une synovite de l'articulation de la hanche ou coxalgie des parties molles est plus grave que la même maladie au genou; l'arthrite fongueuse du genou est plus grave que celle du coude, et celle du coude plus grave que celle des articulations métatarso-phalangiennes du pouce et du gros orteil.

La même progression décroissante de gravité pour les mêmes articulations existe, lorsqu'il s'agit d'arthrites chroniques consécutives à des arthrites aiguës suppurées. Ainsi, on voit une arthrite suppurée avec fistule de l'articulation métatarso-phalangienne du gros orteil, consécutive à l'extension d'une inflammation d'une bourse séreuse sous un durillon, et parfaitement guérie par ankylose, en un temps relativement très-court et sous un simple pansement avec un cataplasme et ensuite un pansement par occlusion. Voici un fait à l'appui :

Obs. I. *Arthrite suppurée de l'articulation métatarso-phalangienne du gros orteil. Immobilisation. Guérison.* — Un homme âgé de quarante-cinq ans, le nommé A..., bimbelotier, est entré à l'hôpital Cochin, le 3 novembre 1875, pour un abcès d'une bourse séreuse situé sous une callosité du gros orteil, vulgairement appelée un oignon. L'abcès s'était ouvert seul depuis un mois. Cette bourse séreuse, qui communiquait avec l'articulation métatarso-phalangienne du gros orteil, avait causé une arthrite suppurée. Il y avait un gonflement énorme avec rougeur et douleur, les mouvements communiqués au gros orteil produisaient dans l'articulation métatarso-phalangienne une crépitation due au frottement des surfaces articulaires dénudées l'une contre l'autre. Le mal existait tel que nous le voyons depuis six semaines. L'état général du malade était bon et, sauf un peu d'œdème du pied, l'arthrite métatarso-phalangienne avait causé peu de désordres dans le voisinage.

Un bandage inamovible, un pansement par occlusion avec des bandelettes de diachylum très-épais avec des bandelettes superposées en grand nombre, fut placé pendant un mois, aussitôt que la rougeur de l'articulation eut un peu diminué, et aussitôt que l'écoulement de sérosité purulente eut cessé par l'ouverture de l'abcès qui était rempli par un bourgeon charnu exubérant.

Le malade sortit guéri le 3 janvier 1876, avec une ankylose de l'articulation métatarso-phalangienne du gros orteil, mais marchant bien, il avait été deux mois en traitement.

Supposez les mêmes lésions dans l'articulation du genou et faites vous-même la comparaison : articulation ouverte suppurée avec chute des cartilages, guérie par ankylose en deux mois ; cela ne se voit jamais dans une articulation telle que le genou et le coude.

Le pronostic des arthrites varie suivant une cause tout à fait indépendante de la lésion. L'époque à laquelle le chirurgien intervient avec les moyens appropriés influe sur le résultat prochain du traitement. Plus la lésion est traitée à un moment voisin du début du mal, plus la guérison peut être obtenue rapidement. A cet égard, vous trouvez la confirmation d'un principe de bonne chirurgie et d'honnête chirurgie, qui rattache à sa véritable origine les succès que trop de chirurgiens veulent rapporter exclusivement au traitement qu'ils ont employé. Une arthrite chronique traitée avant la formation des abcès est d'un pronostic très-différent de celui de l'arthrite chronique avec abcès, c'est-à-dire de celui d'une tumeur blanche ulcérée.

Le siége d'une arthrite est l'élément qui fait varier le plus le pronostic. Plus une articulation a de mouvements étendus, plus les arthrites chroniques sont graves, et la gravité est en raison inverse de la facilité que l'on peut avoir pour immobiliser l'articulation.

Le pronostic des tumeurs blanches est encore subordonné à l'état de la santé générale : un tuberculeux d'origine qui a une tumeur blanche ne guérit pas ; un scrofuleux, un pyohémique, c'est-à-dire un malade devenu tuberculeux à la suite de maladies ou de traumatismes graves antérieurs (1) et qui fait des tubercules dans ses poumons en même temps que dans ses os, n'est pas capable de guérir. L'amputation ou la résection même dans ces cas ne sont qu'un expédient.

Mais il y a une cause d'erreur : les suppurations prolongées peuvent produire la tuberculose en retour et il y a des cas où les malades ne deviennent tuberculeux que parce qu'ils ont longtemps suppuré, et c'est pour cela que certaines tumeurs blanches réclament une amputation ou une résection d'emblée. Dans ces cas, le pronostic, quoique très-grave, l'est moins pourtant que dans les cas où la tumeur blanche n'est pas ulcérée c'est-à-dire accompagnée de fistules et où on constate tous les signes physiques de la tuberculose pulmonaire.

Avant d'aborder l'étude du traitement des arthrites chroniques, il faut savoir ce qu'on entend par guérison d'une arthrite chronique.

Ce qui constitue la guérison naturelle des arthrites chroniques les plus sérieuses, lorsqu'elles guérissent seules en l'absence de traitement régulier, c'est l'ankylose fibreuse et osseuse, ou la luxation graduelle avec ankylose ou semi-ankylose de l'articulation. A part les arthrites aiguës d'origine rhumatismale et les arthrites d origine osseuse qui existent chez les sujets jeunes après des fièvres typhoïdes, et qui sont dues à un trouble de nutrition de l'épiphyse, peut-être un décollement spontané, c'est-à-dire à une ostéite épiphysaire chronique, aucune arthrite chronique ne guérit radicalement avec conservation et intégrité des mouvements. La saine chirurgie doit donc avoir pour but de hâter la guérison naturelle par *ankylose* et d'empêcher les complications qui pourraient survenir dans le cours du traitement.

Les arthrites chroniques, synovite fongueuse, d'origine rhumatismale simple, guérissent par ankylose incomplète et quelquefois exceptionnellement avec rétablissement presque complet des mouvements de l'articulation.

(1) A. Després, *De la pyohémie chronique*. (*Arch. gén. de méd.*, 1874.)

Les arthrites rhumatismales chez les diathésiques, scrofuleux ou autres, guérissent après suppuration par ankylose osseuse complète, lorsque la tuberculose pulmonaire ne survient pas.

Les arthrites qui ont débuté par une ostéite périarticulaire guérissent par ankylose avec soudure osseuse, lorsque la cachexie n'emporte pas les malades.

Enfin, les hydarthroses chroniques sont toujours améliorées, soit que le mal devienne une arthrite sèche, ce qui n'est qu'une transformation du mal, soit que l'articulation reprenne ses mouvements avec une subluxation des surfaces articulaires, le genu valgum, par exemple, s'il s'agit de l'articulation du genou. Dans cette dernière hypothèse, les mouvements des membres sont retrouvés avec leur étendue normale, mais la force fait défaut et les fonctions restent toujours considérablement entravées. L'arthrite sèche peut être très-améliorée par l'immobilisation; on n'obtient pas, il est vrai, d'ankylose, mais on gagne une certaine raideur dans les parties molles extérieures à l'articulation voisine de l'ankylose, qui au genou, par exemple, permet la marche.

Il y a deux moyens pour obtenir la guérison des arthrites chroniques: 1° les révulsifs sur l'articulation; 2° l'immobilisation avec compression.

Les *révulsifs* que vous voyez employer dans le service et qui sont appliqués sur les articulations, sont : une révulsion faible, les lotions avec la teinture d'iode, deux couches, la seconde appliquée après dessiccation de la première; une révulsion plus forte, le vésicatoire volant, et enfin une révulsion très-forte, les pointes de feu. Cette dernière révulsion est pratiquée de deux manières et dans deux buts différents : contre une poussée inflammatoire et des douleurs vives dans l'article, on applique la cautérisation ponctuée (un fer pointu au rouge sombre, sur le point de se refroidir, est appliqué à petits coups sur la peau où il produit une brûlure au second degré et une ampoule grosse comme une tête d'épingle. On place jusqu'à quarante de ces pointes au feu et on en renouvelle les applications. Ces cautérisations ne sont effrayantes que de loin, beaucoup de malades les demandent eux-mêmes après en avoir éprouvé le soulagement qu'elles procurent). Dans les cas où l'on veut agir sur la nutrition de la région, on place de véritables cautères avec le fer rouge; mais les cautères ne doivent pas être au nombre de plus de dix, et ne doivent intéresser que la partie superficielle du derme.

Ne cherchez pas d'autres révulsifs : ni les pommades au nitrate d'argent de Jobert, ni les emplâtres ne valent cette révulsion.

Cette révulsion doit être appliquée quand il y a des douleurs, et c'est quand on renouvelle les appareils inamovibles qu'il convient de les appliquer.

L'immobilisation est obtenue à l'aide de l'excellent appareil de Burgrave; des bandes d'ouate recouvertes d'une bande silicatée ou dextrinée par-dessus une bande sèche appliquée sur la ouate, entourent toute l'articulation et les segments du membre, au-dessus et au-dessous de cette articulation, jusqu'aux articulations les plus voisines au-dessus de l'articulation malade. Lorsque la bande silicatée est sèche, le membre est enfermé et *comprimé* dans un moule solide qui immobilise entièrement l'articulation. Dans toutes les articulations où cet appareil est applicable rigoureusement, toutes les arthrites qui ne sont point accompagnées et surtout précédées de signes de tuberculose guériront par l'immobilisation, lorsque le mal aura été pris à temps et quand les surfaces articulaires ne sont pas entièrement dénudées et par conséquent cariées. Encore faut-il dire que pour certaines articulations seulement, il faut faire cette dernière restriction, car ce sont précisément les articulations qu'il est le plus difficile d'immobiliser qu'on a le plus de peine à guérir, ainsi la hanche et l'épaule. Au contraire, les arthrites suppurées les plus graves des articulations du poignet et des doigts guérissent par une immobilisation bien faite, quelles que soient les lésions locales. Avez-vous besoin d'une meilleure démonstration de l'efficacité de la compression?

Parmi les chirurgiens qui se sont occupés avec le plus d'autorité des maladies articulaires, Bonnet, de Lyon, est le seul qui n'ait pas ajouté une grande créance à l'efficacité de la compression sur les tumeurs blanches accompagnées d'abcès et de fistules. Mais cette opinion chez lui était le résultat de la manière dont il appliquait la compression; il voulait empêcher la suppuration, et comme il n'y réussissait pas, parce que certaines arthrites doivent suppurer avant de guérir, il ne pouvait croire à l'efficacité de la compression.

Pour les articulations des doigts et des orteils, vous m'avez vu employer un bandage compressif avec des bandes de diachylum, un véritable pansement par occlusion, où nous multiplions les tours de bande de façon à faire un pansement dur comme du bois; ce pansement est de beaucoup supérieur au pansement ouaté, parce qu'il tient mieux et qu'il est plus facilement applicable, mais il faut éviter de le serrer trop énergiquement.

L'immobilisation a été cherchée par d'autres moyens pour des articulations en particulier. Bonnet, de Lyon, a imaginé pour une grande articulation, la hanche, un appareil excellent, qui, mieux que l'appareil le mieux fait, immobilise la hanche atteinte d'arthrites chroniques ou coxalgie.

M. Bouvier a imaginé un appareil en cuir bouilli et lacé, pressant la cuisse et le bassin, et qui permet de faire lever les malades au lieu de les tenir couchés, comme cela est nécessaire lorsque l'on place les malades dans la gouttière Bonnet.

Sayre a imaginé un appareil à tuteurs soutenant le tronc, et emboîtant la hanche et la cuisse.

Cet appareil est une simplification d'un appareil imaginé par Raspail et exécuté par Charrière, et qui était construit sur le modèle des appareils de F. Martin. Mais l'appareil de Raspail, très-bien exécuté depuis, par Mathieu, en fer et muni de tiges que l'on peut allonger, était certainement d'un usage commode et resterait très-employé, si l'appareil de Sayre et de M. Bouvier n'était en réalité plus simple, plus commode et moins lourd. Mais tous ces appareils coûteux en rendent l'usage rare et on leur substitue les appareils inamovibles entourant le bassin et la cuisse, avec des attelles en fil de fer, en carton ou en feutre, pardessus de la ouate et recouvert d'une bande dextrinée. Tous ces appareils à moins d'être renouvelés souvent, ne contiennent jamais suffisamment la hanche.

La diversité des appareils proposés pour l'articulation de la hanche montre combien son immobilisation est difficile, et cela vous explique la gravité relativement très-grande des coxalgies, même celles où les lésions anatomiques sont relativement peu graves. En effet, les mêmes arthrites rhumatismales, qui durent trois mois au genou, durent des dix années à la hanche, par cette seule et unique raison que le traitement y est beaucoup plus difficile.

La compression est aujourd'hui le traitement universellement adopté pour le traitement des tumeurs blanches. Dès 1828, John Scott l'avait recommandée (1) et se servait de bandes enduites d'emplâtre de plomb. Velpeau, plus tard, employa la bande dextrinée ; mais c'est Frédéric Aug (2) qui, le premier, proposa le moyen que nous employons journellement aujourd'hui. Burggraeve, de Gand, a attaché son nom à ce pansement, et celui que nous mettons en usage est le pansement tel que l'a appliqué ce médecin (3), à part cela que, sauf le cas de coxalgie où nous mettons des attelles en carton ou en fil de fer, nous ne nous servons plus d'attelles, lorsque nous comprimons les articulations autres que la hanche. C'est

(1) J. Scott, *Surgical obs. on treatement of diseases of joint*. 1828.

(2) Fred. Aug, *Ann. de la Soc. d'Émulation de la Flandre occidentale*, 1847.

(3) Burggraeve, *Mém. sur l'emploi des appareils ouatés* (*Ann. de la Soc. méd. de Gand*), 1857.

Nélaton qui a modifié de la sorte le pansement ouaté et on peut dire que la pratique a pleinement justifié la manière de faire de ce maître.

Lorsqu'il existe une suppuration abondante sous un appareil compressif, la compression n'en reste pas moins indiquée, surtout pour les articulations telles que le genou et le coude ; il faut renouveler souvent l'appareil ou bien ouvrir une fenêtre pour laisser couler le pus, ou bien placer un ou plusieurs tubes à drainage en caoutchouc, au niveau de l'articulation qui suppure. Le premier moyen est assurément plus long et il est parfois nécessaire.

Le second est déjà ancien ; il est bon, mais il a un inconvénient : la partie de l'articulation laissée à découvert se tuméfie, devient fongueuse et présente des ulcérations douloureuses.

Le troisième moyen, que Nélaton avait jugé préférable et plus pratique, permet, au contraire, de laisser pendant très-longtemps un appareil compressif, sans que la suppuration qui s'écoule par les drains tache tout le pansement et cause des exulcérations du derme très-fréquentes sur la peau sans cesse baignée par le pus.

Longtemps les injections iodées ont été en vogue contre les fistules articulaires, au voisinage des tumeurs blanches suppurées. D'autres liquides ont été employés, mais rien ne vaut la compression, et lorsqu'elle ne réussit pas, il n'y a qu'une ressource : l'amputation ou la résection.

Voici des observations concluantes relatives aux arthrites les plus variées qui ont été traitées dans le service par l'immobilisation :

OBS. II. *Ostéite périarticulaire du tibia avec arthrite du genou gauche, immobilisation. Trente-quatre mois de traitement. Guérison par ankylose.* — Le nommé Gros (Auguste) est entré à l'hôpital Cochin le 27 mai 1872. Ce garçon, était âgé de vingt-sept ans (dans un mémoire sur la pyohémie chronique publié il y a deux ans, cette observation est signalée au point de vue de la cause du mal, et il était dit que le mal était une tumeur blanche à forme osseuse et je craignais que le tibia ne suppurât) (1).

L'origine du mal remontait à une chute, et à la suite d'une variole confluente il y avait eu une arthrite du genou gauche franche. Le genou gauche était augmenté de volume. La tubérosité interne du tibia était saillante et douloureuse, la synoviale était épaissie et la rotule peu mobile. Les mouvements étaient très-douloureux et l'extension complète de la jambe était impossible. Le malade a été soumis à une immobilisation constante dans un appareil ouaté, et toutes les fois que l'appareil a été changé on appliquait une trentaine de pointes de feu

(1) A. Desprès. *Sur la pyohémie chronique* (*Arch. de méd.*, sept. 1874).

(cautérisation ponctuée superficielle) sur la partie tuméfiée et douloureuse du tibia. Le malade a été traité immédiatement, et pendant trente et un mois son genou a été soumis à l'immobilisation et à la compression. On renouvela son appareil tous les deux mois, il eut donc quinze appareils. Le malade appuya sur sa jambe au bout de seize mois, et il se levait toute la journée.

Au mois de janvier 1875 le genou était ankylosé et il n'y avait plus de douleurs. Le malade marchait sans canne ni béquille et ne se fatiguait point. Il a pris, en mars 1874, du service à l'hôpital comme garçon de cuisine, de sorte que nous pouvons le surveiller convenablement et constater sa guérison parfaite.

En décembre 1875, il fit une chute en glissant involontairement, il eut une secousse dans le cul-de-sac interne de l'articulation du genou ankylosé, une douleur peu vive en résulta et quelques pointes de feu amenèrent une prompte guérison.

Aujourd'hui, 1er juin 1876, le malade est aussi bien que possible; il fait des courses, porte des fardeaux très-lourds et, sauf la claudication, il est entièrement guéri et à l'abri des accidents. S'il survenait chez lui un abcès dans le genou, il ne serait pas plus grave qu'un abcès ordinaire de la diaphyse d'un os long.

Obs. III. *Tumeur blanche du poignet. Guérison par ankylose. Dix-neuf mois de traitement.* — Le nommé Cottet (Pierre), journalier, âgé de trente-quatre ans, est entré à l'hôpital Cochin pour une arthrite chronique du poignet existant depuis six mois.

Le malade est entré à l'hôpital le 17 septembre 1874. C'est un enfant trouvé qui n'a jamais eu de maladies dans sa jeunesse, ses antécédents ne pouvaient donc pas éclairer sur la nature de son mal. Il habitait un appartement humide et se livrait à des travaux pénibles.

Ses deux enfants étaient sains, c'est là tout ce que l'on sait de la santé de sa famille.

Un jour en travaillant à la forge et en maniant le lourd marteau de frappeur, il sentit un ressaut dans le poignet droit; il n'y fit pas grande attention d'abord, mais peu à peu le poignet devint douloureux et la douleur alla toujours en augmentant. Traité en ville par les vésicatoires, les cataplasmes et le repos, il entra à l'hôpital Cochin au sixième mois après le début de son mal. Les forces étaient perdues et il était pâle, mais il n'y avait aucun signe de tuberculose. Le poignet était tuméfié, rouge, luisant, et les moindres mouvements étaient douloureux. Le volume du poignet était le double de celui du côté opposé. Le carpe tout entier était pris ainsi que le métacarpien du pouce. Il y avait des mouvements anormaux des deux rangées du carpe et on sentait des tumeurs molles faussement fluctuantes sur la face dorsale du carpe et sur la région interne du métacarpe. Les os et les articulations étaient malades. Le malade fut soumis immédiatement au traitement par l'immobilisation.

Un bandage ouaté silicaté fut appliqué et allait depuis la tête des métacarpiens en remontant jusqu'au tiers supérieur de l'avant-bras, le pouce rapproché des doigts était enfermé dans le cylindre formé par le bandage ouaté. Depuis le 18 septembre 1874 jusqu'au 10 avril 1876, le malade eut dix-huit appareils successivement; le poignet était découvert tous les mois.

Le 19 décembre, le premier abcès se forma au niveau de l'articulation du métacarpien du pouce avec le trapèze. Pendant quatorze mois, des abcès nouveaux se sont ouverts. Quatre de ces abcès étaient sur le dos de la main, au niveau des os de la première rangée du carpe. Cinq autres étaient des fusées purulentes qui avaient suivi le trajet des tendons, deux de ces fusées étaient remontées sur l'avant-bras jusqu'à son tiers inférieur. Une fusée s'était ouverte à la base du pouce. Aucun abcès n'a été ouvert avec le bistouri, suivant un précepte de Nélaton.

Malgré la suppuration, les appareils ouatés étaient maintenus en place. Une seule fois la suppuration a été assez abondante pour que l'appareil dût être enlevé le quinzième jour, mais le suivant est resté un peu plus longtemps.

La suppuration avait causé un érythème de la main et de l'avant-bras, le pus qui coulait à la partie inférieure de l'appareil séjournait sur la peau et y causait des excoriations. A cette époque les appareils portaient une mauvaise odeur, mais le malade n'en était pas incommodé. Le malade prenait de temps en temps, une fois par semaine, un bain sulfureux, et de deux mois en deux mois il prenait un mois de suite, tous les matins, une cuillerée à bouche de sirop d'iodure de fer. Plusieurs séquestres de petit volume sont éliminés à plusieurs reprises.

Au mois de février 1876, tous les abcès qui étaient restés fistuleux pendant cinq mois en moyenne ont cessé de couler, le malade commençait à se servir de sa main. A ce moment nous avons constaté que toutes les articulations du carpe étaient ankylosées et que la peau adhérait aux parties profondes, les tendons adhéraient aux os au niveau des cicatrices; le malade était guéri par ankylose.

Il est sorti pour prendre un service de veilleur à l'hôpital le 16 avril. A ce moment le malade se servait de sa main de la manière suivante : le pouce manœuvrait de façon à prendre avec l'index quelque objet, les autres doigts jouissaient de quelques mouvements, mais la main ne pouvait être fermée. La main pouvait écrire, et elle soutenait très-bien et retenait le manche d'une pelle; enfin le malade pouvait, avec sa main, rendre les services qu'on attend d'un veilleur dans nos hôpitaux.

Aujourd'hui, 10 mai, il y avait un point gonflé et mou sur le dos de la main. Dans la crainte qu'il ne survînt en ce point un abcès tardif, j'ai fait appliquer un nouvel appareil ouaté. A supposer qu'il se forme un abcès en ce point, il n'aura pas de gravité, parce que les articulations du carpe et celles du métacarpe sont ankylosées, l'abcès ne sera pas plus grave qu'un petit abcès froid autour d'une carie limitée de la diaphyse d'un os. Quelques applications de teinture d'iode sur le poignet ont tout remis en état. Le 1er septembre 1876, le malade était entièrement guéri. Le 1er janvier 1877, il est infirmier à l'hôpital Cochin.

OBS. IV. *Synovite du genou gauche. Immobilisation du genou pendant treize mois. Guérison avec conservation d'une partie des mouvements du genou.*— Le nommé R... (Jean), journalier, âgé de dix-huit ans, entra à l'hôpital Cochin le 14 janvier 1875.

Ce garçon, de constitution lymphatique, était malade depuis dix mois; le genou gauche avait été d'abord tuméfié, puis douloureux et, comme toujours, le malade rapportait à une chute l'origine de son mal.

A son entrée à l'hôpital, nous constatons une augmentation assez considérable du genou gauche. Tous les culs-de-sac de la synoviale du genou sont saillants et il n'y a pas de fluctuation franche. Les culs-de-sac supérieurs de cette synoviale forment un relief apparent. Les os ne semblent pas augmentés de volume. La marche est à peine possible et il existe des douleurs continues dans l'articulation. Le genou, légèrement fléchi, ne peut être redressé; il y a un léger mouvement de latéralité.

Je diagnostiquai une synovite consécutive à une hydarthrose et je commençai immédiatement le traitement. Des pointes de feu, cautérisation ponctuée, furent appliquées tous les huit jours, pendant un mois, et pendant l'intervalle des cautérisations le genou était comprimé avec une bande de toile sèche par dessus une couche d'ouate. Le gonflement et la douleur furent atténués. C'est alors que la compression et l'immobilisation par les appareils inamovibles furent mis en usage; du 15 janvier au 9 novembre le malade eut successivement cinq appareils ouatés. L'appareil commençait à la cheville et finissait en haut, au tiers supérieur de la cuisse. Chaque fois que l'appareil était changé on appliquait des pointes de feu; les appareils restèrent en place deux mois en moyenne; au bout de sept mois le malade marchait facilement, ne souffrait plus que par de rares intervalles, aux changements de temps.

Le 9 novembre, le malade fut envoyé à la maison de convalescence de Vincennes avec un appareil inamovible.

Le 20 décembre, le malade est rentré à l'hôpital; son appareil, qui était encore en place, a été changé. Le malade, vous l'avez vu, continua à bien aller. Néanmoins, je lui laissai un appareil nouveau jusqu'au 15 mars.

A ce moment j'examinai de nouveau la jointure et je vis que la synoviale du genou n'était plus tuméfiée et qu'il y avait des mouvements de flexion assez étendus et non douloureux. Les os ne présentaient aucun accroissement de volume et il n'y avait aucun point douloureux. Il y avait cinq mois que ce garçon ne souffrait plus. Les mouvements qu'exécutaient le malade lui-même étaient assez étendus et la marche était assez facile; il y avait à peine de claudication. Il reste un léger diastasis du genou et des mouvements légers de latéralité. Néanmoins, comme il fallait s'assurer si la guérison était définitive, le malade fut gardé à l'hôpital jusqu'au 21 mai, Tous les jours le malade se levait et aidait les hommes de service.

Deux mois se passèrent ainsi et ce garçon prenait des bains sulfureux et du sirop d'iodure de fer. Sa constitution s'est très-améliorée, son développement s'achevait du reste, et depuis six mois il avait grandi et pris du corps.

Le 21 mai, ce malade sortit de l'hôpital, guéri, boitant à peine et ayant conservé des mouvements de flexion du genou qui, de jour en jour, gagneront en étendue. Le diastasis léger que nous avions constaté le 1er avril avait diminué; il était très-difficile de retrouver les légers mouvements de latéralité.

Ce malade menacé de devenir cagneux portera une genouillère en coutil lacée.

Obs. V. *Arthrite chronique suppurée du coude.*—Le nommé Cochelin (Auguste), âgé de dix-huit ans, serrurier, entré le 16 février 1876, baraque 2, lit nº 21.

Ce malade, qui a eu en 1871 une fièvre typhoïde assez grave et, à part cela, est d'une bonne santé, fit en juillet 1875 une chute sur le coude, dont il ne souffrit pas immédiatement, mais quinze jours après les douleurs et la raideur du bras apparurent. La douleur alla toujours en augmentant, et malgré pommades, sangsues et vésicatoires, l'articulation se tuméfia, devint rouge, et le malade qui passait ses nuits sans sommeil, avec son bras en écharpe, était devenu pâle et anémique; depuis trois mois il quittait à peine le lit lorsqu'il vint à l'hôpital. Le lendemain de son entrée, les douleurs étaient si vives, que toute exploration arrachait des cris au malade. Il fallut ouvrir un vaste abcès ossifluent à la partie interne du bras, au niveau de l'épitrochlée; l'ouverture de cet abcès soulagea un peu le malade. L'opportunité d'une résection était alors discutable. M. Després attendit et se proposait de recourir à cette extrémité si les lésions articulaires augmentaient. En effet l'on ne sentait point de frottements articulaires secs, les cartilages n'étaient pas entièrement détruits. Après deux semaines, le chirurgien songea à traiter cette arthrite par l'immobilisation. L'état du malade était alors le suivant :

Au point de vue *local*, il existait deux fistules : l'*une*, située au côté externe de l'articulation, laissait pénétrer un stylet à deux centimètres environ; l'instrument portait sur une surface dénudée et rugueuse à contact rude, appartenant probablement à l'épicondyle, vu la direction du stylet et le siége de la fistule; l'*autre*, interne et postérieure, avait succédé à l'incision de l'abcès périarticulaire, le 17 février, un mois auparavant. Elle est plus profonde, le stylet s'y enfonce à quatre centimètres au moins, mais il ne trouve sur son passage que des fongosités donnant des sensations obscures au toucher.

Le 17 mars, application d'un appareil silicaté, le coude dépassant un peu la flexion à angle droit.

Le 20, le malade se trouve très-bien dans son appareil et déclare n'avoir jamais aussi peu souffert. L'état général, à cette époque, n'était guère brillant non plus; le malade, pâle et affecté, mangeait peu; pas de sommeil également. Un peu de toux, bien qu'il n'y ait pas de signes de tuberculose. L'appareil reste appliqué jusqu'au 1er mai.

A cette époque, les fistules sont taries et l'état général s'est notablement amélioré; l'appétit est revenu, le sommeil est meilleur, il n'y a plus de toux et le malade engraisse et reprend des couleurs. Localement, l'ankylose n'est pas absolument complète, mais les mouvements communiqués sont ressentis douloureusement dans le coude. Quelques mouvements un peu forcés déterminent une nouvelle rougeur au niveau d'une fistule. Nonobstant des mouvements artificiels sont produits de temps en temps, et M. Després espère mobiliser légèrement l'articulation malade.

Le 25 juin, il y a de la rougeur et un point douloureux au niveau du condile.

Le 1er juin, application d'un nouvel appareil silicaté à flexion dépassant l'angle droit, car le bras du malade s'était peu à peu rapproché de l'extension. M. Després, ne jugeant pas prudent de chercher à conserver des mouvements à l'articulation du coude, fit conserver l'appareil pendant un mois. L'appareil est enlevé le 1er juillet, l'ankylose du coude est complète et toute trace d'inflammation a disparu. Le malade sort de l'hôpital guéri le 3 juillet.

Obs. VI. *Arthrite chronique. Suite d'hydarthrose traumatique et lésions probables des cartilages semi-lunaires. Immobilisation. Guérison avec quelques mouvements.* — Observation rédigée par le malade lui-même. — Le nommé Martin (Antoine), âgé de trente-quatre ans, monteur en bronze, rue de la Cerisaie, n° 22. Père décédé à soixante-douze ans, de maladie inconnue. Mère à cinquante-deux ans, décédée par gangrène, à la suite de contusion étant paralytique. Frère sans aucune maladie.

Atteint de syphilis à l'âge de dix-neuf ans, roséole, puis roséole récidivée. Traitement protoïoduré ; trois ans après, pustules d'ecthyma au creux poplité du côté droit (actuellement malade). Ulcération au méat. Le malade souffrant depuis son traitement mercuriel d'une laryngite spécifique, demande à M. le docteur Simonet de le traiter à l'iodure de potassium. M. le docteur le veut bien et ordonne 8 grammes d'iodure et bains sulfureux pendant sept semaines. Le malade sort guéri de l'ecthyma et sa laryngite améliorée, guérit quelques mois après.

A l'âge de dix-sept ans, luxation du genou droit (dit le malade), mais luxation probable de la rotule en dehors, qui occasionna une hydarthrose traumatique ; il suffit de treize jours dans le service de M. le docteur Desormaux pour permettre de reprendre le travail.

Pendant les cinq années qui suivirent, s'il arrivait de forcer sur la jambe placée à faux, une nouvelle luxation se produisait ; il suffisait alors d'allonger la jambe, les choses reprenaient leur place et après être resté un instant assis, la marche était de nouveau possible. Ce fait s'est produit une dizaine de fois.

Le 18 octobre 1874, en sautant d'un bateau à terre, le pied porta sur une pierre ronde qui, en tournant sous lui, occasionna le déboîtement du genou droit; le poids du corps lancé porta entièrement sur cette jambe déboîtée. Dès l'abord et le lendemain matin la déformation était telle, que M. le docteur Ledentu se refusait à croire l'accident aussi récent; M. le docteur fait inscrire: Entorse avec déchirures de ligaments. Traitement, huit ventouses scarifiées, cataplasmes, gouttière. Cinq jours après, vésicatoire d'un effet presque nul, trois jours plus tard, huit ventouses, puis compression pendant huit jours.

M. le professeur Richet reprend son service et fait appliquer de la teinture d'iode pendant douze jours environ, puis huit ventouses, puis cinq fois six ventouses de trois jours en trois jours, puis dix, total soixante-quatre, qui terminent enfin l'épanchement; puis trois frictions par jour avec l'onguent napolitain. Ce traitement est subi, espérant éviter la tumeur blanche; quinze jours après le genou ne va pas mieux, mais ce nouveau traitement mercuriel produit une gingivite et une laryngite; gargarisme au chlorate de potasse.

Pendant un mois le malade est traité par des frictions camphrées et des bains sulfureux. Amélioration, le sujet commence à pouvoir s'appuyer sur sa jambe sans béquille, mais pendant quelques instants seulement.

Le 27 janvier 1875, le sujet est reçu au service de M. Després, qui porte le diagnostic arthrite chronique consécutive à une hydarthrose. Le genou droit est près d'un tiers plus gros que le genou gauche. Tous les culs-de-sac de la synoviale épaissis et non fluctuants se dessinent autour de la rotule; il y a dans le genou des mouvements de latéralité. La marche est impossible sans béquille, et il y a des douleurs continues même pendant le repos. Après une application de pointes de feu qui procurent une amélioration sensible, M. le docteur déclare qu'il faut chercher à ankyloser la jambe, que l'on parviendrait bien à faire marcher le malade sans cela, mais qu'il serait exposé à des rechutes fréquentes qui conduiraient peut-être à l'amputation.

Le premier appareil est gardé du 15 février au 1er mai; à cette époque, aucune trace d'ankylose, la jambe plie complétement. M. le docteur dit à ce sujet que les os ne sont pas malades, que ce sont seulement les parties molles; application trois fois de pointes de feu, de quinze jours en quinze jours.

Deuxième appareil, 1er juillet, le genou supporte mieux la compression que pour le précédent. Cet appareil donne plus d'immobilité, en un mois on obtient une grande amélioration.

Le 10 septembre, le malade peut faire cinq heures de travail debout, il sort de l'hôpital avec son appareil qu'il vient faire renouveler après l'avoir gardé cinq mois.

Troisième appareil, le 1er février 1876, séjour à l'hôpital, dix-sept jours. Le malade revient à l'hôpital après avoir gardé cet appareil trois mois et vingt-six jours, le 29 mai; le malade n'éprouve plus aucune souffrance. M. le docteur déclare que l'on terminera la guérison en laissant assez de mouvement pour que le malade marche sans boiter. Le malade sort guéri le 26 juin 1876, après un traitement de dix-sept mois, dont neuf mois et quatre jours à l'hôpital. Le genou doit être maintenu par une genouillère serrée, car il reste encore quelques mouvements de flexion dans le genou.

Cette observation montre les avantages immenses de l'immobilisation. Ici nous avons obtenu une ankylose incomplète, qui était ce qu'il y avait de mieux à obtenir, car si les mouvements se rétablissaient, le malade aurait une jambe de polichinelle, c'est-à-dire des mouvements de latéralité, et avec le temps il deviendrait cagneux, à moins que son arthrite ne se réveille et qu'une tumeur blanche franche ne se produise.

De toutes ces observations vous ne pouvez pas tirer de règle absolue quant à la disparition des douleurs et au soulagement éprouvé par les malades. Cependant on peut dire que le soulagement arrive, en général, dans les trois premiers mois.

Voici d'autres faits plus récents et que vous pouvez actuellement contrôler, et où vous verrez combien l'immobilisation donne rapidement une amélioration. Nous avons, sans compter l'arthrite suppurée du coude dont il a été question tout à l'heure, quatre malades atteints de tumeur blanche du genou, traités par l'appareil inamovible.

Obs. VII.— Le nommé A... (Baptiste), âgé de cinquante-cinq ans, atteint depuis cinq ans d'une tumeur blanche du genou droit, avec dénudation des surfaces articulaires, mais sans abcès, qui avait été traité irrégulièrement par les appareils inamovibles; le dernier appareil avait été placé pendant trois mois et il avait été enlevé parce que le malade se trouvait mieux. Les douleurs et l'impossibilité de la marche avaient reparu deux mois après la suppression de la compression. Il y avait des mouvements limités dans l'articulation, et ils étaient très-douloureux. Le malade affaibli, ne dormant plus et souffrant beaucoup, vient à l'hôpital le 3 mai 1876 et demande l'amputation de la cuisse. Nous avons refusé de céder à ce désir; le malade est placé dans un appareil inamovible le 5 mai; le 20, les douleurs avaient disparu et le malade avait repris la santé; le 10 juin il appuyait sa jambe en marchant avec des béquilles; le 1er juillet il marchait avec une canne.

Le 15 septembre, il marche sans béquille avec son appareil et ne souffre nullement.

Obs. VIII. — Le nommé C... (Pierre), âgé de dix-huit ans, est entré à l'hôpital le 14 septembre 1875, il y a près d'un an; trois ans auparavant il avait fait une chute sur le genou et depuis ce temps, malgré vésicatoires et compression intermittente, le mal avait toujours augmenté. Le malade s'affaiblissait à cause des douleurs vives qu'il éprouvait dans les derniers temps et qui l'empêchaient de dormir, car il ne pouvait pas même se remuer dans son lit sans éprouver es douleurs les plus vives.

A son entrée, plusieurs d'entre vous l'ont vu, le genou était tuméfié et les culs-de-sac de la synoviale étaient saillants; ils présentaient une fausse fluctuation, l'extrémité inférieure du fémur était notablement augmentée de volume; le tibia était en subluxation, en arrière, avec rotation en dehors: la subluxation classique des tumeurs blanches du genou. La jambe a été redressée avec une attelle sous le creux poplité et un bandage roulé; le redressement ne pouvant être entièrement obtenu, l'immobilisation a été commencée le 1er octobre.

Du 1er octobre au 15 décembre, le malade n'eut pour tout bénéfice que de ne point souffrir en se retournant dans son lit, mais il souffrait encore de temps én temps.

Du 15 décembre au 1er février, un second appareil est placé. Au moment de son application on constate que le genou était redressé. Ce second appareil étant plus serré que le premier procura un soulagement plus complet; au bout de quinze jours le malade put se lever.

Du 1er février au 30 avril, troisième appareil; le malade va mieux, il se lève et appuie un peu son pied à terre; il a repris ses couleurs, mange bien et dort bien; le quatrième appareil est placé le 29 mai, et à la suite de cette quatrième application le malade peut marcher en s'appuyant seulement sur une canne.

Aujourd'hui, janvier 1877, il marche sans canne. Il est encore dans un appareil ouaté.

Obs. IX. — Le nommé G... (Hippolyte), âgé de vingt-quatre ans, entre à l'hôpital le 9 mai, ne pouvant appuyer le pied à terre et ayant un commencement de luxation du genou, en arrière et en dehors, à la suite d'une synovite et d'une ostéite de l'extrémité supérieure du tibia, consécutive à une chute datant de quatre mois; le genou est placé dans un appareil inamovible ouaté.

Le 1er juin, le genou ayant été redressé le plus possible, le malade peut poser le pied à terre, et le 20 juin il marche sans béquilles. Chez ce jeune homme, il faut le remarquer, le mal est pris au début, et l'amélioration rapide doit être attribuée à la jeunesse du sujet et à l'époque à laquelle le traitement a été appliqué.

Chez un malade dont les antécédents tuberculeux évidents semblaient devoir contre-indiquer le traitement, l'amélioration, plus lente à venir, a été néanmoins obtenue.

Obs. X. — Le nommé G... (Jules), âgé de dix-neuf ans, entre le 2 février 1876, avec une tumeur blanche du genou droit, existant depuis quatre ans; le malade avait des troubles digestifs et avait beaucoup maigri. Le premier appareil a été placé le 4 février; le malade s'est trouvé mieux; il a eu moins de souffrances dans son lit, mais il lui a été impossible de porter sur son pied, même avec des béquilles. Ce n'est qu'un mois après l'application du second appareil placé le 10 mai que le malade a pu appuyer par terre, sans toutefois pouvoir se porter sur sa jambe. Pendant ce temps, des tubercules du testicule se sont développés du côté droit et le malade a commencé à tousser; en somme il se tuberculise, mais avec l'immobilisation son genou ira toujours vers la guérison, avec lenteur, comme vous le voyez, et lorsque la tuberculose sera arrivée à son dernier terme le genou sera près de la guérison ou du moins restera dans un état stationnaire.

1er janvier 1877, le malade marche et appuie sur son pied quoiqu'un abcès se soit formé à la partie interne du tibia. Les tubercules du testicule restent stationnaires.

Combien doit-on traiter de temps les malades atteints de tumeur blanche lorsque l'on poursuit l'ankylose du membre?

Les indications sont subordonnées au résultat du traitement.

Dans certains cas, lorsque le mal est pris à son début, l'appareil produit un soulagement immédiat. Au bout de quinze jours les malades souffrent moins, c'est là un premier résultat de l'immobilisation. Au bout de deux mois on constate en général un mieux sensible et les malades peuvent se servir du membre malade; ils le déplacent facilement, s'il s'agit du coude; ils appuient légèrement leur pied à terre, s'il s'agit du membre inférieur, et quelques malades même marchent en s'aidant seulement d'une canne.

Dans les cas plus graves, où il y a une inflammation des abcès ou des fistules, l'amélioration est quelquefois aussi rapide, mais dans d'autres conditions l'amélioration est beaucoup plus lente à se produire. Au bout de deux mois on met un nouvel appareil, et c'est souvent au deuxième appareil que l'on constate l'amélioration, hormis le cas où il y a des fistules et des abcès à répétition. Dans ces cas graves, la guérison est lentement obtenue; au moment où l'on change les appareils, les malades souffrent, et tant que cette souffrance existe, la guérison n'est pas prochaine. Quelquefois les douleurs ont cessé et il reste quelques mouvements dans l'articulation; on croit alors que le mal est guéri, mais la guérison le plus souvent n'est pas durable : au bout de trois à six mois, aussitôt que les malades ont repris leur travail, ils voient reparaître les douleurs, et la maladie articulaire reprend sa marche et dure jusqu'au moment où le membre s'ankylose, à moins que le chirurgien n'ampute le membre ou ne résèque l'articulation malade. Il faut donc sur toutes les articulations malades, atteintes de synovite avec lésion des cartilages et craquements dans l'articulation, continuer la compression jusqu'au moment où l'article est définitivement ankylosé. Dans les cas de tumeur blanche à forme osseuse, l'indication est beaucoup plus impérieuse encore. L'ankylose de l'articulation est donc le but et la limite du traitement.

Dans les tumeurs blanches suppurées avec fistules il faut continuer le traitement jusqu'à ce que l'on obtienne l'ankylose.

Dans les tumeurs blanches avec abcès successifs, où l'ankylose arrive au fur et à mesure que les abcès s'ouvrent et que de petits séquestres sont éliminés, la compression doit être poursuivie jusqu'à la cessation complète de la suppuration, et il est même toujours prudent de continuer la compression deux mois après le dernier abcès.

Le point le plus délicat du traitement de cette variété de tumeur blanche est l'indication de poursuivre ou de suspendre la compression. Il y a des cas où, après un seul appareil appliqué pendant deux mois, on voit les fistules taries et fermées; des mouvements légers sont conservés, mais le malade éprouve de la douleur pendant ces mouvements. Il me paraît alors de beaucoup préférable de poursuivre la consolidation de l'ankylose. Si après deux mois d'un nouvel appareil il y a encore des mouvements et s'ils ne sont point douloureux, il est indiqué de cesser la compression. Mais ces derniers faits sont rares; bien que vous en ayez vu un exemple, ne croyez pas qu'ils sont communs.

Il y a des hydarthroses avec épaississement de la synoviale, ou plutôt des hémo-hydarthroses, avec dépôt fibrineux sur la séreuse des articulations, consécutives à des traumatismes qui sont accompagnés de gonflement des culs-de-sac de la synoviale et contiennent à peine de liquide. Ces maladies articulaires simulent des tumeurs blanches, c'est le cas du malade de l'observation VI. Je ne suis pas éloigné de penser que dans les cas de ce genre il existe des déchirures des ligaments croisés ou des cartilages semi-lunaires longues à cicatriser qui échappent au diagnostic.

La pièce d'arrachement de la crête du tibia, envoyée par le docteur Poncet, de Lyon, sur laquelle j'ai fait un rapport à la Société de chirurgie et qui est déposée au musée Dupuytren, permet de comprendre comment des lésions cachées de ce genre peuvent exister et entraver pendant longtemps les fonctions d'une articulation, sans qu'il soit possible de préciser la cause du mal. Ces lésions doivent entretenir et perpétuer des hydarthroses chroniques pendant longtemps. Dans ces hydarthroses chroniques, le pronostic est beaucoup moins grave que dans les hydarthroses chroniques d'origine rhumatismale. Il est évident que la longueur de la maladie est due à la réparation lente des désordres intra-articulaires. C'est l'issue du traitement qui semble indiquer la nature du mal ; en effet, l'immobilisation prolongée du membre conduit à une guérison sans ankylose, et si, dès le principe, l'immobilisation était faite pendant deux mois sur des articulations contusionnées, on obtiendrait une guérison plus rapide, mais le plus souvent on traite le traumatisme par les simples révulsifs, et cela ne suffit pas.

La compression de l'articulation atteinte de cette variété d'hydarthrose, avec épaississement de la synoviale, doit durer de six à dix mois, suivant l'époque plus ou moins rapprochée du début du mal.

Le moment où il convient de cesser la compression est celui où les douleurs ont entièrement cessé et où les quelques mouvements conservés dans l'articulation peuvent être exécutés sans douleur. Il faut bien se garder à ce moment de chercher à rétablir tous les mouvements : on provoquerait infailliblement une recrudescence des douleurs ; d'ailleurs, dans ces cas, ce n'est point une partie de l'articulation elle-même qui est soudée et gêne les mouvements, ce sont les parties extérieures, les tendons et leurs gaînes qui sont tendues et rétractées, et avec le temps l'usage de l'articulation et les mouvements limités par ces obstacles finissent par reparaître presque entièrement. Tous les mouvements qui peuvent se rétablir se rétablissent par l'usage du membre.

Les hydarthroses avec épaississement de la synoviale, qui suivent un rhumatisme ou qui existent chez les sujets lymphatiques, doivent être immobilisées par des appareils successifs jusqu'à cessation de la douleur. Quand la douleur a cessé et quand les mouvements conservés ne sont pas douloureux, si l'articulation ne gonfle pas aussitôt qu'elle est laissée libre, on peut cesser tout traitement, sauf des révulsions avec la teinture d'iode, appliquée sur la peau à l'aide d'un pinceau, lorsqu'il reparaît une petite douleur. La durée du traitement varie avec la durée du mal antérieur au commencement du traitement ; dix à quinze mois sont généralement nécessaires pour obtenir la guérison. Après le traitement, il faut faire encore porter pendant plusieurs mois une bande de flanelle serrée autour de l'articulation. Malgré ce soin, il arrive quelquefois que le mal récidive à la suite d'un léger traumatisme.

Vous aurez souvent à soigner des malades dont les tumeurs blanches ou synovites sont traitées depuis longtemps par d'autres moyens que la compression, chez lesquels une déformation de l'articulation existe : la flexion permanente pour le membre inférieur et la demi-extension pour le membre supérieur. Il faut autant que possible, au moment où l'on applique la compression, placer le membre dans la position la plus favorable, dans la supposition que l'articulation doive être ankylosée. Il faut donc redresser le membre inférieur et fléchir le coude. Aux membres inférieurs, pour les coxalgies et pour les tumeurs blanches du genou, lorsque la flexion est peu prononcée, il n'est pas nécessaire de redresser le membre du premier coup. On y arrive successivement après l'application de un ou deux appareils; le poids de l'appareil est un des meilleurs agents du redressement. Pour le coude, au contraire, il faut du premier coup le placer de force dans la flexion à angle droit et appliquer ensuite l'appareil ouaté.

Des cas d'amputation et de résection.

Les observations qui vous ont été rappelées ressemblent à celles des malades qui ont subi, sous d'autres mains que les nôtres, des amputations et des résections.

Le raisonnement des chirurgiens qui la proposaient et qui l'exécutaient était celui-ci : Vaut-il mieux rester trois ans dans un hôpital et avoir un membre ankylosé, ou est-il préférable d'exposer ses jours dans la proportion de trois chances favorables contre deux, et de guérir en deux mois, soit avec une jambe de bois, soit avec un membre jouissant de quelques mouvements, après une résection de l'articulation malade? Si la deuxième alternative est la meilleure, mieux vaut l'amputation et surtout la résection. Les Français ont recours à la première opération, les Américains et les Anglais à la seconde, et le choix de ces derniers est justifié par leurs statistiques. Ils guérissent plus de réséqués que nous ne guérissons en France d'amputés.

Il y aurait beaucoup à dire sur ce sujet. En premier lieu, il faut reconnaître que nous amputons relativement très-peu de membres atteints de tumeur blanche. Nous n'amputons que quand nous ne pouvons pas faire autrement : nous tardons quelquefois trop, et au moment où nous amputons les malades ont déjà des lésions viscérales, ces lésions sur lesquelles M. Verneuil a si justement insisté, en leur attribuant la part principale dans l'insuccès des opérations. Les Anglais et les Américains, au contraire, font des résections à des malades que nous guérissons en France par la temporisation et l'immobilisation. Vous n'aurez qu'à consulter les registres statistiques des hôpitaux de Paris pour les années 1862 et 1863, vous trouverez le nombre des amputations de cuisse pratiquées dans les hôpitaux de Paris entier, pour des tumeurs blanches, et vous verrez que le chiffre de ces amputations ne s'élève pas à vingt pour les cent trente-sept tumeurs blanches ulcérées du genou environ qui passent annuellement dans nos hôpitaux d'adultes.

Quant à la question de convenance, les opinions peuvent être partagées, mais il faut se consulter soi-même. Celui qui aime mieux garder un membre au prix de trois ans d'un traitement qui, en réalité, n'est point très-pénible, sera pour le traitement de la tumeur blanche par l'immobilisation et l'ankylose. Celui qui aime mieux ou qui est obligé de vivre vite et de ne point perdre de temps, jouera sa vie pour être guéri, même avec une infirmité, dans un espace de deux à trois mois. Le chirurgien ici devra se prêter aux volontés des malades. Je dois dire toutefois que le malade n'aura pas grand'peine, en général, à se laisser appliquer, avant toute opération, le traitement par l'appareil inamovible. On ne se sépare pas si volontiers qu'on le croit d'un membre ; le bras surtout est le membre que les malades se laissent enlever le moins facilement.

Il y a des cas cependant où le chirurgien doit poser la question au malade. Pour un homme atteint de tumeur blanche, qui dépérit, mange mal et devient pâle, chez lequel après une immobilisation prolongée on ne voit pas survenir d'ankylose, quand il y a des abcès ouverts et lorsque les surfaces articulaires dénudées frottent à sec l'une contre l'autre, n'hésitez pas, amputez ou réséquez : amputez au genou, réséquez au coude, à moins que le malade ne présente des signes évidents de tuberculose pulmonaire ou de l'albumine dans son urine, auxquels cas l'opération ne ferait que hâter sa mort.

Il y a un cas d'amputation indiscutable ; c'est le cas où une tumeur blanche avec abcès ouverts et fistules, sans apparence d'ankylose, existe chez un malade adulte ou âgé, qui est en traitement depuis plus d'une année et chez lequel on peut raisonnablement supposer que l'économie ne pourra résister à la longueur et à l'abondance de la suppuration. Chez les enfants, au contraire, on peut toujours espérer la guérison par ankylose, hors le cas où il y a eu des antécédents positifs de scrofule et de tuberculose.

Il serait bon de remarquer enfin que les cas d'amputation, en dehors de la scrofule, sont souvent des cas de guérison possible par ankylose, qui ont été traités d'une manière incomplète, parce que l'on croyait à une guérison lorsque les douleurs diminuaient, et ce sont des rechutes successives qui entraînent seules des lésions irrémédiables, pour lesquelles il faut recourir à l'amputation.

Pratiquement, les amputations sont indiquées quand il y a autour des articulations, telles que l'épaule, le coude et le genou (je ne parle pas de la hanche, parce que cette articulation ne peut être enlevée en entier et qu'on ne sait jamais si l'os susceptible d'être enlevé est seul malade), des fistules qui conduisent sur un os nécrosé ou carié. Dans ces cas, il n'y a pas possibilité d'attendre l'élimination d'un séquestre qui est constitué souvent par une extrémité articulaire d'un os : il faut amputer ou réséquer. Pour le poignet, le tarse et le carpe, au contraire, tant que la santé générale reste bonne on doit toujours attendre : les os s'élimineront seuls et on obtiendra toujours l'ankylose chez les sujets jeunes.

Le traitement des tumeurs blanches par immobilisation nous a permis d'être très-sobre d'amputations de cuisse pour des tumeurs blanches. Depuis 1872, nous avons amputé à l'hôpital Cochin seulement quatre cuisses au tiers moyen, pour des tumeurs blanches ulcérées du genou, avec dénudation des surfaces articulaires.

Une fois le malade a succombé ; il avait été opéré pendant la période de fièvre ; son fémur luxé était sorti à travers un ulcère résultant de l'ouverture d'un vaste abcès en avant du genou. Nous avions dû opérer *in extremis*.

Trois fois les malades (une femme et deux hommes adultes) avaient été opérés à un moment opportun, c'est-à-dire que nous avons pris notre temps, et les malades ont guéri, quoique deux d'entre eux aient eu une ostéomyélite du fémur au point sectionné et qu'il y ait eu élimination d'un petit séquestre. Un de ces deux malades était pourtant tuberculeux, et il a succombé la seconde année suivante aux progrès de la tuberculisation pulmonaire.

Opportunité du rétablissement des mouvements dans les articulations.

Lorsqu'une tumeur blanche a été guérie par ankylose, convient-il de chercher à rétablir les mouvements ?

Ce que vous venez de voir vous permet d'avoir une opinion ; il y a des arthrites qui ne guérissent que par ankylose. Ces arthrites, si difficiles et si longues à guérir, ne doivent pas être touchées une fois que l'ankylose a été obtenue, d'abord parce que l'on ne sait jamais à quel moment les parties enflammées sont assez guéries pour qu'on puisse impunément rompre les adhérences qui unissent les surfaces articulaires. Cette raison pourrait dispenser de toutes les autres, mais il est absolument inutile de chercher à mobiliser une articulation qui a suppuré, car la soudure des surfaces articulaires est osseuse, et pour rompre l'ankylose il faudrait avoir recours à des machines, comme l'ancienne machine Louvrier qui a causé tant de désastres.

Les adhérences fibreuses des articulations doivent-elles être rompues par la force pour rétablir des mouvements? S'il est démontré qu'il n'y a que des adhérences fibreuses et qu'il existe encore dans l'articulation des mouvements légers, c'est-à-dire si le mal n'a jamais été qu'une hydarthrose chronique, oui. Mais dans tous les autres cas on ne doit rechercher à rétablir les mouvements que s'il en reste quelques-uns, et pour faire cette tentative il faut que les malades meuvent facilement l'articulation malade et n'éprouvent aucune souffrance. J'ai vu nombre de fois des chirurgiens réveiller des arthrites très-graves en cherchant à rétablir les mouvements des articulations avec les machines à redressement de Bonnet, de Lyon.

Lorsque les arthrites chroniques ont été guéries par ankylose, quand celui qui les a traitées n'a pas eu le soin de faire ankyloser le membre dans une position favorable, le chirurgien est autorisé à redresser le membre. Ce sont les coxalgies qui réclament le plus souvent ce redressement, et même quand il est impossible de redresser le membre on a été jusqu'à casser le col du fémur. Desprès mon père, Nélaton et plus récemment M. Tillaux ont fait cette opération avec succès. Pour le genou, dans un cas d'ankylose à angle droit, M. Maisonneuve a fait une résection en forme de coin du tibia et du fémur et a redressé le membre ; mais je ne conseillerais à aucun malade de faire renouveler sur lui-même cette opération en particulier.

Il faut se demander à quelle époque il convient de redresser les membres. Il n'y a pas de limites bien indiquées ; cependant on peut dire que quand il s'est écoulé six mois après la cessation de toute douleur, on peut redresser les membres ankylosés ; plus tard, le redressement est plus difficile, mais on peut néanmoins le tenter avec des chances diverses de succès, sans employer toutefois les machines.

Ces opérations ne sont nécessaires que quand les malades ont été mal traités. Aussi ne saurait-on trop graver dans la mémoire des jeunes chirurgiens que lorsqu'ils traitent une tumeur blanche et qu'ils songent à provoquer l'ankylose, ils doivent placer de suite le membre dans une position favorable. C'est pour la hanche, le genou et le coude que cette indication est le plus impérieuse. Le membre inférieur doit être tenu dans l'*extension*, le membre supérieur dans la *flexion à angle droit.* Le genou droit et le coude fléchi, voilà quel doit être l'objectif du chirurgien. S'il néglige ces précautions, il laissera ses malades infirmes ou impotents : car l'homme marche avec le genou ankylosé dans l'extension, il travaille avec le bras ankylosé dans la flexion.

Des abcès tardifs

Des abcès tardifs apparaissent autour des anciennes tumeurs blanches, et ces abcès ont fait souvent juger que des anciennes arthrites suppurées avaient dans certains cas une gravité qu'elles n'avaient pas. Les abcès tardifs autour des tumeurs blanches sont des abcès par congestion le plus souvent et ils servent à éliminer un petit séquestre, ou à éliminer des fragments fins d'os qui sortent avec le pus.

Ces abcès, qui apparaissent généralement sans douleurs vives et ont tous les caractères des abcès froids, n'offrent pas plus de gravité que les abcès froids qui existent autour de la diaphyse des os atteints de carie. Toutes les fois que l'articulation est ankylosée, ces abcès, malgré leur étendue, guérissent très-bien en un temps plus ou moins long, mais sans qu'il soit besoin d'avoir recours à un autre traitement que celui de l'abcès. C'est pour les coxalgies avec ankylose, où l'on observe ces abcès tardifs, que je vous fais cette remarque, et c'est dans les arthrites de la hanche que vous les observerez le plus souvent. C'est dix et douze ans après la guérison de la coxalgie qu'on les voit paraître. Au genou, à l'épaule, on les a moins souvent constatés ; au contraire, au poignet et au cou-de-pied ces abcès tardifs suivent généralement les arthrites chroniques à deux, trois et quatre ans d'intervalle. Ce sont des abcès qui révèlent une nécrose et qui sont une voie d'élimination naturelle des séquestres tardifs.

Ces abcès doivent être traités comme les abcès froids symptomatiques de lésions osseuses, sur lesquels votre attention a déjà été appelée.

VINGT ET UNIÈME LEÇON

ULCÈRES DE CICATRICE

SOMMAIRE.— **De la cause de la récidive des ulcères des jambes ; — Théorie de l'ulcère de cicatrice. — Des propriétés des cicatrices des ulcères des jambes. — Des ulcères du coude et du genou. — Traitement des ulcères développés sur les cicatrices.**

Les cicatrices des brûlures qui ont été longues à se fermer présentent souvent plus tard des ulcères à répétition.

Les ulcères des jambes, certains ulcères du coude, du cou-de-pied ont une ténacité remarquable et récidivent souvent pendant de longues années, quels que soient les topiques employés, quel que soit le pansement mis en usage. Plusieurs ulcères qui présentent cette marche rebelle ont été mis sur le compte d'une diathèse, quoique les ulcères diathésiques offrent des caractères absolument tranchés, et on a appelé ces ulcères des ulcères constitutionnels. Au temps de Boyer, le continuateur des chirurgiens de l'ancienne Académie de chirurgie, on allait même jusqu'à dire qu'on ne devait point chercher à guérir ces ulcères de peur de provoquer, comme le pensaient les chirurgiens de l'antiquité, une répercussion sur les viscères. Je ne nie point que la perpétuation des ulcères visés par les chirurgiens du siècle dernier ne soit à la longue entrée dans le tempérament de l'individu et que la guérison trop rapide ne soit une cause d'accidents. J'en ai observé des exemples assez manifestes, mais je me hâte d'ajouter qu'avant d'arriver à être, pour ainsi dire, une fonction des individus, l'ulcère est très-souvent guérissable, si l'on prévient les effets de causes mécaniques qui ont présidé aux nombreuses récidives qui ont fait durer le mal.

En dehors des ulcères diathésiques scrofuleux, scorbutiques ou syphilitiques, les ulcères les plus communs sont les ulcères variqueux, les ulcères consécutifs à un traumatisme et enfin les ulcères consécutifs à des traumatismes appliqués sur des parties atteintes d'eczéma ou de cette variété de cutite chronique que l'on désigne sous le nom d'*érythème*.

Il est reconnu que ces ulcères, même les ulcères causés par une simple plaie, récidivent avec une ténacité désespérante, surtout lorsqu'ils existent sur les jambes ou sur des parties où la peau est sans cesse tiraillée pendant les mouvements d'une articulation voisine.

Avant d'aborder la partie importante de mon sujet, permettez-moi de vous rappeler comment s'effectue la réparation des plaies exposées, c'est-à-dire non réunies par première intention.

Vous savez que Hunter (1) a bien décrit ces phénomènes et que les travaux microscopiques modernes, résumés par Billroth (2), ont fait, en confirmant les vues de Hunter, un jour presque complet sur le mode de réparation des plaies.

Il y a d'abord une période de bourgeonnement de la plaie, c'est-à-dire une formation de vaisseaux nouveaux au milieu de granulations qui résultent de la prolifération des éléments de tissu conjonctif. Ces phénomènes commencent dès le premier jour et sont accomplis le neuvième jour environ, dans les plaies récentes, et dans les ulcères à une époque beaucoup plus éloignée, qui varie suivant une foule de conditions, par exemple, le repos des malades et les pansements divers employés. Ce que l'on peut dire seulement, c'est que, à partir du moment où le fond d'un ulcère est détergé, en neuf jours il y a formation régulière de bourgeons charnus. Ceux-ci commencent, en effet, à se former au moment où toutes les parties mortifiées existant au fond de l'ulcère ont été éliminées. Du neuvième au vingt-cinquième jour, la plaie se remplit de bourgeons qui comblent cette plaie ; mais en même temps que ce travail a lieu, les bords de la plaie se rapprochent et diminuent l'étendue de la perte de substance, d'une part, parce que les bourgeons charnus voisins des bords de la plaie se sont recouverts d'épithélium, de l'autre, parce que dans la profondeur de la plaie l'organisation des bourgeons charnus étant plus complète qu'à la superficie, une rétraction propre au tissu de la cicatrice a rapproché les bords de la plaie. Mais aussitôt que l'épiderme a couvert les bourgeons charnus, il ne faut pas croire que tout est fini : les bourgeons charnus qui s'organisent en tissu conjonctif fibreux ne sont qu'à moitié de leur évolution. Tant que la plaie reste rouge au-dessous de la mince lamelle épidermique qui recouvre la jeune cicatrice, la consolidation du tissu nouveau est incomplète : c'est seulement quand la cicatrice devient brune, puis

(1) Hunter, *Œuvres complètes*, édit. Richelot. Paris, 1839-1842.
(2) Billroth, *Traité de pathologie chirurgicale générale*. Paris, 1870, in-8.

blanche, que la cicatrisation est parfaite. En général, c'est au bout de deux mois que la cicatrice est solide, et ce n'est qu'au bout de six mois que la cicatrice devient blanche. Il y a quelques exceptions pour les cas où la cicatrice s'hypertrophie, pour les cas où il y a kéloïde cicatricielle ; dans ces conditions, les éléments embryoplastiques restent à l'état embryonnaire et ne se métamorphosent point en tissu fibreux.

Ce qui vient d'être dit est relatif aux plaies simples dans des tissus sains. Dans des tissus malades, sur des parties rouges chroniquement enflammées, les phénomènes sont sensiblement les mêmes, mais ils ont une durée plus longue. Les phénomènes suivent leur cours régulier dans le temps normal, aussitôt que la rougeur inflammatoire sur laquelle s'est développé l'ulcère a été guérie.

Enfin sur des parties tiraillées tuméfiées, ou congestionnées, la lenteur de la réparation est encore plus considérable ; il se produit dans les bourgeons charnus des hémorrhagies interstitielles qui demandent plusieurs jours pour se résorber ou qui suppurent, et dans ce cas la réparation de l'ulcère est retardée de quelques jours, le temps nécessaire à la formation de nouveaux bourgeons charnus à la place de ceux qui sont infiltrés de sang et qui sont détruits par la suppuration.

Les ulcères de cicatrice d'origine traumatique existent d'ordinaire au niveau d'une saillie osseuse, les malléoles, l'olécrâne, l'extrémité postérieure du cinquième métatarsien. Ce sont des plaies dont la réparation définitive est entravée. Ces ulcères sont des types d'ulcères de cicatrice. En effet, la même plaie située en d'autres points guérirait et ne serait jamais en aucune occasion suivie de la production d'un ulcère.

Voici comment les choses se passent pour le coude, par exemple :

Obs. I. *Ulcère de cicatrice du coude droit.* — Vous en avez vu un très-remarquable spécimen chez un garçon de dix-sept ans qui était tombé sur le coude et avait une plaie contuse située exactement sur la partie de la peau qui recouvre la partie saillante de l'olécrâne. L'eschare détachée en quinze jours, suivant les lois physiologiques de l'élimination des eschares, le bourgeonnement commença. Mais pendant vingt et un mois la plaie demeura ouverte, c'est-à-dire que les bourgeons charnus se détruisaient et se reproduisaient alternativement. Pendant un an le malade vit se reproduire la même série de mieux et de pire qui fit durer son ulcère jusqu'au moment où il entra dans mon service.

Lorsque je pus examiner à loisir les phénomènes de la réparation de cet ulcère et les causes de sa persistance, voici ce que j'ai fait remarquer aux élèves qui suivent le service :

Les cataplasmes et le repos du bras, dans l'espace de quinze jours, favorisaient le développement de bourgeons charnus et la cicatrice se formait de la périphérie au centre, mais dès que le malade voulait se servir de son bras nous remarquions aussitôt que les bourgeons charnus devenaient ecchymosés, une mince lamelle de ces bourgeons s'éliminait, et au-dessous d'eux on apercevait un petit foyer hémorrhagique. Le repos amenait en neuf jours une nouvelle chute des parties ecchymosées; au-dessous, des bourgeons charnus de bonne nature apparaissaient, et la cicatrisation recommençait à s'effectuer suivant la règle physiologique normale. Enfin, grâce à un repos prolongé et surtout à un appareil inamovible qui maintenait l'avant-bras dans l'extension, l'ulcère se cicatrisa; le malade voulut sortir de l'hôpital, malgré ma recommandation, huit jours à peine après la fermeture de l'ulcère. Il était resté à l'hôpital du 8 mai 1874 au 11 juillet.

Deux mois après, le malade revint à l'hôpital avec son ulcère qui avait la même étendue que pendant le premier séjour à l'hôpital, et s'était reproduit de la manière suivante :

Une petite fente s'était produite pendant un effort et elle siégeait juste sur le milieu de la cicatrice; cette fissure s'était refermée, mais une ampoule n'avait pas tardé à se produire, et elle avait occupé toute la cicatrice. L'ampoule s'était crevée, il en était sorti du sang, et au-dessous il y avait une surface sanguinolente qui, peu à peu, s'était détergée, comme l'on disait autrefois, et des bourgeons de bonne nature s'étaient montrés.

Cette fois le malade a été soumis à une immobilisation de l'articulation du coude pendant six semaines, et ensuite, lorsque l'ulcère a été cicatrisé, j'ai fait placer un appareil inamovible sur le coude pendant un mois. L'ulcère a été définitivement guéri; le malade était resté en traitement du 25 septembre au 30 décembre 1874.

Voici une observation encore plus démonstrative, s'il se peut :

Obs. II. *Ulcère de cicatrice de la malléole externe droite.*

Le nommé Larrieu (Guillaume), âgé de trente deux ans, boulanger, entre le 6 mars 1875 aux baraques de Cochin, lit n° 9, baraque n° 1.

Ses antécédents n'offrent rien de particulier à relever ni chez les ascendants, ni chez le malade; l'enfance en particulier s'est bien passée, sans maladies et sans scrofule.

En 1870, double sciatique qui avait duré cinq à six semaines. Jamais de varices, pas de syphilis.

En 1874, il travaillait chez un boulanger, et chaque jour, pendant trois mois, un de ses camarades, en remontant du four à la boutique, lui frappait la jambe droite au niveau de la malléole externe avec le bord du panier qui renfermait les pains. Après trois semaines environ, sous l'influence de ce traumatisme léger mais constamment répété, la peau se déchira dans une étendue d'un centimètre au niveau même de la malléole. Mais il avait reçu auparavant, dans ce point, un coup de pied qui y avait produit une petite plaie, cicatrisée après quinze jours.

Après trois mois passés chez le même patron, il entre à Saint-Louis pour une pleurésie sèche à gauche ; il y reste un mois, mais comme il continuait à marcher, son ulcère de jambe, quoique traité par des cataplasmes de fécule, ne se cicatrise pas, mais ne continue pas non plus à s'étendre ; il mesurait à peu près la surface d'un ongle. Larrieu sort de l'hôpital en avril 1874 et persiste pendant trois mois à se soigner tout seul avant de se décider à rentrer. Il passe cependant trois semaines à Saint-Antoine (pansements au styrax), puis un mois à Vincennes. En quittant cet asile, il portait un ulcère égalant en surface un écu de cinq francs.

Enfin, le 3 août, il rentre aux baraques de Cochin ; et part volontairement à Vincennes en novembre ; il ne restait plus alors qu'un tout petit point ulcéré qui acheva de se cicatriser à Vincennes, sous l'influence du vin aromatique ; l'ulcère avait été traité par les cataplasmes, les compressions avec les bandelettes de diachylon. Le malade reste encore un mois sans travailler et ne reprend ses occupations que le 9 ou le 10 janvier.

Au bout de cinq à six semaines, la cicatrice persistant mais lui donnant de temps à autre des élancements, il va consulter M. Raspail qui lui conseille une pommade au goudron. Au premier pansement l'ulcère reparaît.

Il rentre à Cochin le 6 mars 1875, depuis lors différents pansements se succèdent, toujours secondés par un repos absolu (cataplasmes, diachylon, badigeonnage à la teinture d'iode) ; trois fois la cicatrice reformée se brise après un jour de marche, de la manière suivante : très-mince éraillure, léger suintement sanguin, petites croûtes, puis à leur chute spontanée ou provoquée, ulcération qui s'étend ensuite de proche en proche.

Actuellement (mars 1876), la quatrième cicatrice est reformée depuis deux mois déjà et persiste grâce à une compression ouatée constamment maintenue. Au repos, le malade place le pied horizontalement sur une chaise, et ne marche qu'avec l'aide de béquilles.

Le 25 mars, la cicatrice est encore un peu violette et nous attendons pour laisser partir le malade que la cicatrice violette soit devenue blanche.

Le 6 avril, la compression est enlevée, la cicatrice est brunâtre, tirant un peu sur le jaune ; elle est recouverte d'écailles épidermiques et elle est bien mobile sur les parties profondes.

Le 15 mai, le malade a un érythème et un suintement qui le gêne, l'appareil est enlevé. Il reste un petit ulcère superficiel sur la partie saillante de la cheville, nouvel appareil compressif. Tout le reste de l'ancienne cicatrice était solide.

Le 26 juin, l'ulcère est en voie de réparation et bourgeonne bien. Le malade se lève, la cicatrice éclate. Nouvel appareil compressif.

Le 15 août, le malade était guéri, on lui prescrit un bas élastique avec de la ouate sur la cicatrice; le malade l'applique mal et marche, au point que les mailles du bas élastique portent sur la cicatrice et l'éraillent. Nouvel appareil compressif le 16 août.

Les nouveaux appareils sont maintenus jusqu'au moment où la cicatrice est blanche et solide, mais le malade qui reprend son travail doit porter une couche d'ouate sur la cicatrice et un bas élastique.

Le malade sort guéri le 9 novembre.

Le 24 janvier 1877, le malade est revu à la consultation, la guérison est bien maintenue, la cicatrice n'est pas encore tout à fait blanche.

Un autre fait mérite encore de vous arrêter.

Il s'agit d'un malade qui eut une plaie de la main avec perte de substance et chez lequel ce n'est pas le traumatisme seul qui causa la production d'un ulcère, mais bien un autre phénomène propre au tissu de cicatrice, la rétraction du tissu fibreux de cicatrice. Il y avait eu une perte de substance de la peau de la main, et pendant la formation de la cicatrice nous avons assisté à la production d'une déchirure qui commença par une fente de l'épiderme jeune et un suintement séreux. Le pansement humide fut de nouveau appliqué et la cicatrisation définitive eut lieu. La plaie avait demandé trois mois et douze jours pour se cicatriser: l'ulcère de cicatrice avait à lui seul demandé un mois de traitement.

J'ai observé, il y a deux ans, un cas plus probant encore; il s'agissait d'une plaie par arme à feu, datant de trois ans et qui ne s'était jamais cicatrisée.

Un homme adulte, âgé de quarante ans, avait reçu, en 1870, un coup de feu au tiers inférieur de la jambe; le tibia avait été écorné par la balle et le péroné avait été fracturé. Le plaie ne s'était point fermée. Le pourtour de l'ulcère était adhérent aux os.

Ce malade avait été soumis à des traitements divers et toujours sans succès.

Lorsque je reçus ce malade à l'hôpital, je trouvai une plaie blafarde avec des bourgeons charnus seulement à la périphérie; le fond de l'ulcère était constitué par du tissu fibreux très-serré, offrant par places un aspect blanc nacré.

Le premier traitement employé, le repos et les cataplasmes, eut pour effet de provoquer la formation de bourgeons charnus serrés très-fins. A ce moment, j'eus recours à la compression avec les bandelettes de diachylon, mais le traitement prolongé ne favorisa en rien la guérison. Des scarifications sur l'ulcère, la compression avec une plaque de plomb, rien ne fit. Un instant j'avais eu la pensée de circonscrire l'ulcère entre deux incisions elliptiques, ainsi que l'avait proposé Fabre en 1855 (1), ainsi que Nusbaum l'a proposé depuis, mais cette méthode, préconisée comme méthode de choix pour les ulcères calleux par M. Dolbeau, ne me paraissait pas applicable, parce qu'il s'agissait d'une cicatrice adhérente aux os et qui était le résultat d'une large perte de substance.

Le repos et la compression ont amélioré l'ulcère, qui se ferma presque entièrement, mais aussitôt que le malade mettait le pied à terre, la tuméfaction de la jambe et la rétraction du tissu de cicatrice combinant leur puissance, il se produisait de petites déchirures dans la lamelle épidermique formée sur l'ulcère, et l'ulcère se reproduisait. J'aurais certes guéri ce malade, eussé-je dû le tenir six mois au lit, mais j'en fus empêché, le malade ayant dû être mis à la porte de l'hôpital à cause du trouble qu'il y avait jeté par sa conduite.

Vous avez vu, il y a quelques semaines, à la consultation, un ulcère du même genre chez un garçon de vingt-huit ans, venant du département de l'Allier, et qui depuis une brûlure au quatrième degré de la jambe avait conservé son ulcère durant treize ans. Un traitement faisait presque entièrement cesser l'ulcère, mais aussitôt que le malade était assez bien il marchait, et son ulcère revenait aussi grand qu'auparavant. Vous avez vu que l'ulcère occupait toute la partie adhérente d'une cicatrice sur le bas de la jambe, où la peau avait été détruite par la brûlure dans près de la moitié de l'étendue du membre.

Voilà cinq observations où vous prenez sur le fait la cause de l'entretien des ulcères et de leur tendance invincible à la rechute et à la récidive.

Dans les deux premiers cas, c'est à la déchirure du tissu de cicatrice par la marche et les mouvements prématurés que vous devez attribuer la durée, les rechutes et les récidives de l'ulcère.

Dans les deux autres cas, c'est la rétraction du tissu de cicatrice qui est la cause principale de la reproduction de l'ulcère.

De ce qui se passe pour les ulcères consécutifs à une plaie, vous devez conclure ce qui a lieu dans les ulcères variqueux des jambes et surtout dans les ulcères qui se développent sur un eczéma ou une cutite chronique entretenue par des eczémas répétés.

Le premier ulcère variqueux a toujours pour origine un traumatisme. La plaie, qui est une déchirure d'une portion de peau amincie ou enflammée, se répare moins vite qu'une plaie sur une peau saine ; les bords de la déchirure, jouissant d'une vitalité moindre, se sphacèlent ; le défaut de

(1) *Gaz. des hôp.*, 1855.

soin habituel, joint à cette mauvaise condition première, est la cause d'un retard dans la production des bourgeons charnus et la formation du tissu fibreux de cicatrice. C'est là le véritable mécanisme de l'ulcère dans tous les cas, excepté lorsqu'il s'agit d'un ulcère diathésique, comme un ulcère gommeux, syphilitique, scorbutique ou scrofuleux, sur lesquels je reviendrai tout à l'heure.

Le premier ulcère étant formé, les émollients d'abord, la compression ensuite, par la méthode de Baynton, et surtout le *repos*, guérissent l'ulcère. Dans les trois mois qui suivent la guérison, si le chirurgien a manqué au précepte que je vais vous indiquer plus loin, l'ulcère récidive et il récidive, Messieurs, par le même mécanisme que je vous ai signalé plus haut.

Si le premier ulcère était superficiel et s'il n'avait intéressé que la peau, l'ulcération de la cicatrice a lieu de la manière suivante :

Ou bien un froissement quelconque a existé, et quoiqu'il eût été incapable de blesser une portion de peau saine, il déchire l'épiderme de la cicatrice. Aussitôt la jeune cicatrice se détruit et la réparation ne commence que quand toute la portion de cicatrice dénudée de son épiderme a été éliminée.

Ou bien le malade a fait une marche forcée, les jambes se sont enflées et la cicatrice s'est fendue sous l'influence de la congestion et du gonflement général du membre. Les choses se passent alors comme s'il y avait eu un traumatisme. Lorsque l'ulcère a été plus profond, lorsque la cicatrice du premier ulcère adhère aux muscles et aux os, ce sont les mouvements du malade qui causent la récidive de l'ulcère. Tout mouvement des muscles tire sur la cicatrice et la déchire.

Mais il y a une condition qui entraîne la récidive indéfinie des ulcères des jambes, les ulcères les plus fréquents qui forment les 98/100es des ulcères traités, même si ces malades marchent très-peu. Ce n'est point l'adhérence de la cicatrice aux parties profondes, muscles ou os, qui cause la récidive des ulcères; c'est l'étendue seule du premier ulcère qui est la cause inéluctable de la récidive. Lorsqu'un ulcère a occupé plus de la moitié du contour de la jambe, la récidive de l'ulcère est fatale. Voici ce qui se passe : si le malade marche, la cicatrice étant inextensible, à la première fatigue la cicatrice jeune cède et l'ulcère se reproduit comme je vous l'ai dit plus haut. Si le malade ne marche pas, c'est plus tard que la récidive de l'ulcère apparaît. Le tissu de cicatrice se forme bien, mais il se rétracte et la peau saine de la jambe se tend, s'amincit, et si le tissu de cicatrice n'a pas épuisé sa rétraction en une année, si au bout de ce temps les malades marchent ou se tiennent dans la station debout, le mal récidive immédiatement et c'est à l'union de la peau saine avec la cicatrice qu'il se produit une rupture et un nouvel ulcère. Ces ulcères, qui ont détruit circulairement un cylindre de la peau d la jambe, ne guérissent jamais définitivement, parce que la rétraction du tissu de cicatrice, à moins de précautions longtemps prolongées détruit la cicatrice à mesure qu'elle se forme.

Je vous ai choisi ces exemples parce que c'est à la jambe, et en particulier au tiers inférieur de la jambe, qu'existent les 98/100es des ulcères. Cette remarque est des plus frappantes, et c'est de toute évidence la position déclive des jambes qui est la cause la plus physiologique, si je puis ainsi dire, de la durée des ulcères, et de ce qui se passe aux jambes vous pouvez inférer ce qui se passe dans les autres parties du corps.

Seulement, lorsque l'ulcère existe dans une partie du cou, des bras ou de la face, où il n'y a pas de mouvements, c'est à la rétraction seule du tissu de la cicatrice qu'il faut attribuer la récidive de l'ulcère. C'est de cette manière que se produisent les ulcères des cicatrices de brûlures au troisième et au quatrième degré. Au contraire, lorsque l'ulcère existe dans une partie qui est le siége de mouvements et lorsqu'il résulte d'une perte de substance un peu étendue, ce sont les mouvements qui causent la récidive de l'ulcère après avoir déchiré la cicatrice. Ceux d'entre vous qui ont eu une coupure ou une écorchure sur la face dorsale des doigts au niveau d'une articulation se rappellent combien cette plaie est longue à guérir, comparativement aux plaies semblables situées loin d'une articulation. La cause qui fait durer la plaie est la même que celle qui entretient les ulcères et entraîne la rupture de la cicatrice de cet ulcère et sa récidive.

Il y a des ulcères situés sur les lèvres et surtout à l'anus qui sont presque incurables, parce que la plaie d'origine de l'ulcère est sans cesse tiraillée, déchirée à mesure qu'elle se répare; les chancres de l'anus, qui deviennent phagédéniques et durent des années jusqu'à ce qu'ils se terminent par un rétrécissement du rectum, sont des ulcères qu'on pourrait appeler des ulcères de cicatrice. On guérit bien le chancre, mais sa cicatrice se déchire et l'ulcère s'agrandit à chaque rechute et finit par détruire une très-grande étendue de la muqueuse. Les ulcères du larynx sont dans le même cas, et les mouvements des cordes vocales pendant la production des sons deviennent un obstacle presque insurmontable, lorsqu'il s'agit de guérir des ulcérations du larynx.

Je vous ai dit que je reviendrais sur les ulcères diathésiques scrofuleux, syphilitiques et scorbutiques. Ces ulcères récidivent et leurs récidives ne peuvent être considérées comme des ulcères de cicatrice, en premier lieu parce que les ulcères ne reviennent pas sur la cicatrice du premier ulcère, mais bien à côté. Il y a une raison qui explique bien cette absence d'ulcération de cicatrice dans un bon nombre de cas : c'est que l'ulcère n'a pas détruit toute l'épaisseur du derme et que la cicatrice conserve une extensibilité qui la met en mesure d'échapper aux déchirures. En second lieu, parce que ces ulcères, lorsqu'ils sont profonds, n'occupent pas une grande surface, lorsqu'il s'agit d'une gomme ulcérée, par exemple.

Mais lorsque par suite de défaut de soins un de ces ulcères diathésiques a été compliqué d'inflammation ou de gangrène, la perte de substance de la peau transforme l'ulcère diathésique en un ulcère simple, et la cicatrice de cet ulcère est exposée à être le siége d'un ulcère de cicatrice par le même mécanisme que les cicatrices des ulcères d'origine traumatique variqueux ou autres, soit la déchirure de la cicatrice par les mouvements, soit la déchirure par suite de la rétraction du tissu de cicatrice pendant un mouvement ou une fatigue de la partie où siége l'ulcère.

Le pronostic des ulcères de cicatrice est variable.

L'ulcère de cicatrice sur une ancienne cicatrice d'ulcère d'origine traumatique est guérissable définitivement lorsque le premier ulcère avait peu d'étendue.

L'ulcère de cicatrice due à la rétraction du tissu d'une cicatrice récente d'une plaie avec perte de substance, ou d'une brûlure au quatrième degré, est guérissable définitivement si la cicatrice a peu d'étendue; l'ulcère peut récidiver indéfiniment si la cicatrice était étendue.

L'ulcère de cicatrice consécutif à un ulcère qui a détruit une grande surface de la peau est toujours guérissable temporairement, mais les récidives sont inévitables.

L'ulcération d'une cicatrice adhérente aux muscles et aux os est des plus difficiles à guérir même temporairement; la guérison définitive peut être quelquefois obtenue, mais aux jambes on peut dire que cette guérison est presque impossible, lorsque l'ulcère est consécutif à une perte de substance et a un peu d'étendue. Je compte pour ces cas rebelles employer l'autoplastie.

J'ai dit, et en cela je ne suis que l'écho des vieux chirurgiens de l'antiquité, que les anciens ulcères récidivés nombre de fois ne doivent pas être guéris radicalement chez les vieillards. Vous ne prendrez pas cela au pied de la lettre; les vieux ulcères calleux et accompagnés d'œdème des membres sont ceux qui doivent surtout vous préoccuper, et ceux-là ne doivent pas être guéris radicalement. C'est pour ces ulcères surtout que vous devrez employer la compression avec les bandes de diachylon imbriquées et le bas élastique; les malades pouvant continuer à vaquer aux soins de leur vieillesse auront une vie supportable, et échapperont aux dangers d'une guérison trop rapide.

Mais chez les sujets âgés de moins de cinquante ans, guérissez les ulcères. Vous n'avez rien à craindre, quels que soient le nombre des récidives de l'ulcère et la durée totale de l'ulcère. Vous devez et vous pouvez le guérir dans les neuf dixièmes des cas.

Le *traitement* des ulcères de cicatrice repose sur trois indications principales :

1° Le repos absolu de la partie où siége l'ulcère pendant deux mois au moins ;

2° Le pansement humide jusqu'à formation complète de la cicatrice ;

3° La compression de la cicatrice au moins pendant trois mois après la cicatrisation. Cette dernière indication du traitement est presque entièrement négligée par la plupart des chirurgiens.

Aucun chirurgien n'a manqué de remarquer avec quelle promptitude, avec quelle facilité un ulcère récent, c'est-à-dire datant de six mois, guérit par le repos et les cataplasmes ou les compresses mouillées. Ce seul fait vous montre l'influence du repos et du pansement humide pour la guérison des ulcères. Sur les vieux ulcères à bords calleux, l'influence du repos et du pansement humide n'est pas moins appréciable.

Vous avez vu ce qu'ont fait un mois de repos absolu et des cataplasmes de farine de lin sur le vaste ulcère de la jambe de notre garçon d'amphithéâtre qui vient de passer deux mois dans nos salles. Les bords de l'ulcère s'étaient affaissés et la cicatrisation avait commencé dans une étendue d'un centimètre au moins sur tout le pourtour de cet ulcère, qui existait depuis douze ans et avait été traité par les bandelettes de diachylon pendant des années.

Je ne puis vous donner de meilleure démonstration de l'efficacité des cataplasmes et du repos sur les ulcères récidivés.

L'usage a consacré un pansement des ulcères d'origine anglaise : les bandelettes de diachylon imbriquées autour des jambes affectées d'ulcère, et préconisé par Baynton, est appliqué partout, je n'ose pas dire banalement. On continue ce pansement parce qu'il est à la fois commode pour le malade et pour le chirurgien.

En fait, le pansement aux bandelettes est un pansement humide, et c'est le pus et la transpiration cutanée qui font l'office d'agent humectant.

Aussi est-il à remarquer que les parties saines de la peau se recouvrent d'éruptions et de boutons qui causent parfois des démangeaisons vives et obligent les malades à enlever leur bandage. Je me hâte de vous dire que ce pansement a été considéré comme supérieur aux autres, parce qu'il permettait aux malades d'achever leur guérison en continuant à se livrer à leurs travaux. C'est là une erreur : n'en croyez rien ; si les malades ne gardent pas le repos, s'ils ont une profession qui exige la marche ou la station debout, le mal s'aggrave au lieu de guérir, il survient autour de l'ulcère de la gangrène, une cutite consécutive et des hémorrhagies interstitielles, des bourgeons charnus, et il faut alors condamner le malade au repos, appliquer des compresses d'eau de sureau, des cataplasmes et recommencer aussi un nouveau traitement par le repos et les émollients.

Cherchez autour de vous et vous verrez l'éternelle et constante aventure des malades de nos hôpitaux atteints d'ulcères. On les a guéris une première fois, le chirurgien a oublié une prescription capitale, à mon sens, la prolongation de la compression après la guérison de l'ulcère, ou bien les malades ont négligé de se soigner. L'ulcère a récidivé ; au bout de quelques mois les malades sortent de l'hôpital l'ulcère amélioré et les chirurgiens prescrivent l'emploi des bandelettes de diachylon que le malade change tous les quatre jours. L'ulcère ainsi traité dure trois mois encore environ, et à la moindre fatigue, au moindre défaut de pansement, l'ulcère gagne en étendue. Le malade rentre à l'hôpital, où il a souvent peine à être admis. Le même traitement est encore fait, et si l'on garde le malade trois mois à l'hôpital, il guérit. Mais on le revoit encore l'année suivante avec un ulcère de sa cicatrice, et les malades, finissant par connaître les services que peut leur rendre leur mal, s'en font une rente ; ils le laissent aller jusqu'à ce qu'il soit arrivé à un état tel que l'on est obligé de les recevoir à l'hôpital où ils ont encore trois mois de bon temps. Il est juste d'ajouter que l'idée que l'on a de l'efficacité du pansement aux bandelettes empêche les chirurgiens de recevoir à l'hôpital un ulcère qui commence à récidiver. Ils le traitent aux consultations, au lieu de recevoir le malade à l'hôpital où le repos et les cataplasmes le guériraient en six semaines. L'ulcère grandit alors, après des alternatives de mieux et de pire, jusqu'à ce que le malade cesse de marcher.

Ce procès qui vient d'être fait aux bandelettes de diachylon n'en est point la condamnation, seulement je crois que le pansement aux bandelettes imbriquées et entourant circulairement le membre ne guérit un ulcère que si le malade garde le repos complet. Au contraire, les bandelettes de diachylon imbriquées n'entourant pas tout le membre et renouvelées tous les deux jours achèvent de faire cicatriser un ulcère, pourvu que l'on exerce une compression avec de la ouate et une bande par-dessus l'ulcère et la partie atteinte d'ulcère. Mais le traitement ne convient que pour les ulcères étendus ; à la fin du traitement, pour les petits ulcères, le repos et le pansement avec un linge troué enduit de cérat agissent plus vite que le pansement aux bandelettes.

Avant de faire le traitement définitif de l'ulcère, il est quelquefois nécessaire d'avoir recours à un agent qui modifie la surface ulcérée. Vous savez que les ulcères des jambes sont souvent le siége d'hémorrhagies interstitielles des bourgeons charnus des ulcères, et que ces bourgeons infiltrés de sang se sphacèlent et doivent être éliminés. Il arrive parfois que cette élimination est retardée, soit par suite d'un mauvais état de santé du malade, soit par suite d'un mauvais pansement. Un purgatif administré à propos modifie quelquefois la surface de l'ulcère, mais ce qui est plus rationnel c'est la cautérisation du fond de l'ulcère avec un caustique mitigé. En effet, la cicatrisation est retardée parce que toute la surface de bourgeons charnus infiltrés est lente à s'éliminer. Or si par une cautérisation avec la teinture d'iode (c'est le caustique que vous me voyez employer) vous faites tomber en un jour cette couche destinée à être éliminée, vous faites gagner au malade douze jours sur le temps nécessaire à la réparation de son ulcère. Ceci vous explique pourquoi on a vanté pour les ulcères la cautérisation objective (fer rouge approché de l'ulcère sans y toucher), la poudre d'iodoforme. Ce sont des succès obtenus par l'effet de la cautérisation sur une surface ulcérée qui ont fait vanter ce modificateur. Mais ne croyez pas que l'ulcère guérisse par ces moyens, ainsi qu'on l'a annoncé. Les ulcères modifiés par des caustiques mitigés ne guérissent pas autrement que par le repos et le pansement humide. Personne ne guérit un ulcère par les cautérisations sans y ajouter un pansement.

Lorsqu'un ulcère est fermé, c'est-à-dire lorsqu'une pellicule épidermique l'a recouvert dans son entier, on dit que l'ulcère est guéri et les malades reprennent leurs travaux. On recommande aux malades qui ont des varices, dont l'ulcère a eu pour origine une varice, de porter un bas élastique. Pour les autres ulcères, on le prescrit quelquefois, mais sans règle absolue.

Messieurs, c'est cette manière de traiter les ulcères qui favorise les récidives des ulcères, c'est-à-dire l'ulcère des cicatrices.

Quand vous voudrez guérir définitivement un ulcère de cicatrice aux jambes, par exemple, voici ce qu'il faudra faire :

Lorsque l'ulcère sera fermé, c'est-à-dire lorsqu'une lame épidermique mince, blanchâtre, aura recouvert l'ulcère dont le fond reste encore d'un rouge vif, vous exercerez sur la cicatrice *une compression avec de la ouate et une bande roulée,* vous renouvellerez cette compression suivant qu'elle se relâchera plus ou moins. Pendant trois mois après la guérison de l'ulcère, vous continuerez ce traitement et vous empêcherez les malades de marcher, ils pourront se lever et vaquer à quelques soins, mais s'ils doivent marcher beaucoup, vous les ferez marcher avec des béquilles. Pour les malades qui ne font pas d'exercice et ne se livrent qu'à des travaux de bureau, le dernier mois de compression pourra être fait avec de la ouate et un bas élastique.

Le traitement des ulcères un peu étendus durant trois mois, la compression devant être continuée trois mois, vous voyez qu'il faut six mois pour guérir définitivement un ulcère. C'est quelque chose de demander à un malade de quitter ses affaires pendant six mois, mais il faut considérer que si à ce prix on évite de se faire traiter dix, douze et quinze ans de suite, une fois par an pendant trois mois, le sacrifice de six mois en une seule fois ne doit pas arrêter les malades.

Pour se guider dans le traitement pendant la période de temps où la compression est mise en usage, il faut savoir que sous l'influence de la compression la cicatrice de l'ulcère passe par les phases suivantes :

La rougeur de la cicatrice dure environ quinze jours.

La cicatrice devient ensuite violette, cela dure à peu près quinze à trente jours; à ce moment, la peau commence à desquamer et la cicatrice devient élastique et glisse sur les parties profondes.

Au bout de six semaines, la cicatrice devient brune et ressemble comme couleur aux marques de petite vérole après la chute des croûtes. Cet état dure six semaines et la desquamation persiste.

La cicatrice commence alors à blanchir, quoique pendant la station debout elle devienne encore violacée, et c'est à ce moment que l'ulcère peut être considéré comme définitivement guéri.

Quelquefois, Messieurs, vous devrez appliquer le bandage ouaté avant la fermeture complète de l'ulcère, dans les cas d'ulcères adhérents aux os et aux muscles, par exemple. Cette pratique a été adoptée depuis que M. A. Guérin a généralisé pour plaies le bandage ouaté compressif de M. Burgreave. Mes collègues employent ce bandage pour les ulcères rebelles des jambes. Je l'ai employé moi-même pour des ulcères adhérents. Le bandage ouaté est serré avec une bande dextrinée ou silicatée et changé tous les quinze jours, à cause de la suppuration et de la sueur des parties qui mouille la peau et y cause un érythème pareil à celui que causent les cuirasses de diachylon.

J'ajouterai enfin, en terminant, que dans certains cas vous serez obligés de poursuivre la compression sur les ulcères plus de quatre mois après la guérison définitive de l'ulcère. C'est lorsqu'il y a un éléphantiasis du pied et de la jambe, et dans d'autres cas, lorsque, par exemple, la cicatrice restera longtemps à la période où elle est violette. En somme, votre criterium pour juger que l'ulcère est à l'abri d'une récidive, que votre cicatrice résistera à l'ulcération, est celui-ci : vous ne devez laisser marcher librement les malades ou mouvoir les parties où siégeait l'ulcère que quand la cicatrice est solide, et une cicatrice n'est solide que quand elle commence à devenir *blanche*.

Certes ici j'attends une objection : on dira que sur des ulcères à répétition consécutifs à des ulcères diathésiques, pour lesquels la compression n'est pas utile, on voit un ulcère à côté d'une cicatrice blanche. A cette objection, vous répondrez que vos contradicteurs y regardent, l'ulcère n'est jamais sur la partie blanche, il est à l'union de la cicatrice avec les parties saines, tandis que les ulcères récidivés communs, ceux que j'appelle des *ulcères de cicatrice*, ont toujours lieu en plein dans la cicatrice, sur la partie cicatrisée la dernière, le plus souvent sur le centre de la cicatrice.

VINGT-DEUXIÈME LEÇON

DES HERNIES ÉTRANGLÉES COMMUNES

SOMMAIRE. — **Diagnostic de la variété d'étranglement. — Diagnostic du contenu de la hernie : épiplocèle ; entérocèle ; entéro-épiplocèle. — Résumé des signes utiles pour le diagnostic du contenu de la hernie. — Diagnostic des pseudo-étranglements.**

Diagnostic de la variété d'étranglement.

Il n'y a peut-être pas de sujet sur lequel on ait autant écrit que la hernie étranglée, et plus on a écrit, plus il y a eu d'obscurité. Cela tient à ce que l'opération de la hernie étranglée est une opération redoutée devant laquelle peu de chirurgiens conservent leur sang-froid, et à ce que beaucoup de médecins ayant une expérience personnelle peu étendue ont parlé de faits exceptionnels observés avec émotion. On peut douter d'un certain nombre d'observations publiées parce que des opérations qui ont été faites sans une absolue nécessité ont été l'objet de justifications de la part de chirurgiens qui ont grossi des traits de l'étranglement herniaire, ou parce que l'opération n'étant pas faite à temps, les opérateurs ont cherché à prouver que l'insuccès était dû à une toute autre cause que le retard de l'opération.

Les théoriciens se sont emparés de la question et l'ont retournée sous toutes les faces, et les enseignements de la clinique ont été un peu perdus au milieu de controverses qui n'étaient point appuyées sur l'expérience.

L'étranglement herniaire est en réalité un rétrécissement aigu de l'intestin, qui peut être bien représenté à l'esprit par une expérimentation, qui du reste a été pratiquée, la ligature de l'intestin. Il a pour effet physique d'arrêter la circulation des matières, ce qui entraîne le vomissement, le ballonnement du ventre et l'absence de selles et d'émission de gaz.

Dans le cas où l'épiploon, ou un viscère autre que l'intestin, est étranglé, les mêmes phénomènes peuvent exister à un degré beaucoup moindre, parce que tout étranglement d'un viscère recouvert de péritoine cause une inflammation du péritoine et une paralysie réflexe de l'intestin. Je me hâte de vous dire que cette inflammation ou hyperhémie du péritoine n'est pas la péritonite vraie, elle est à la péritonite vraie ce que l'hyperhémie de la séreuse dans l'hydarthrose est à l'arthrite purulente.

Je l'ai déjà observé assez souvent en pratiquant des opérations de hernies étranglées, et elle est caractérisée par une hypersécrétion péritonéale d'un liquide citrin qui sort de l'abdomen après qu'on a fait rentrer l'intestin.

Ces premiers principes établis, il est positif que l'on songera toujours à un étranglement herniaire lorsqu'on verra survenir chez un malade qui porte une hernie irréductible depuis peu de temps des symptômes qui indiquent un obstacle au cours des matières.

Dans toute hernie étranglée, il y a quatre points principaux à élucider avant tous les autres :

Quelle est la cause de l'étranglement ?

Quelle est la nature des viscères étranglés ?

L'étranglement est-il complet ?

Depuis combien de temps dure l'étranglement ?

Au point de vue thérapeutique, il y a des indications fort différentes qui ressortent de la solution des problèmes précédents, et ces indications, qui s'excluent l'une l'autre, se réduisent à trois :

Temporiser,

Réduire par le taxis,

Ou opérer le débridement de l'agent de l'étranglement.

Le diagnostic de la hernie étranglée et le traitement, vous le voyez, sont le but de ces leçons, et j'espère vous montrer que vous pouvez arriver à un diagnostic certain et pratiquer un traitement rationnel dans presque tous les cas que vous rencontrerez. Je dis presque tous les cas, parce qu'il y a environ un fait sur mille qui échappe aux règles que je veux établir devant vous.

Diagnostic de la variété de l'étranglement.

Les chirurgiens ont nié, admis, rejeté et accepté de nouveau deux causes d'étranglement :

1° Un agent constricteur, le collet du sac, les anneaux fibreux, une bride épiploïque, des brides extérieures au sac pressant circulairement des intestins sortis brusquement de l'abdomen.

2° Une inflammation de la hernie, c'est-à-dire un gonflement de l'intestin, qui devient alors trop volumineux pour un collet du sac qui les laissait passer librement en temps ordinaire. L'ancien engouement, l'engouement gazeux, sont des étranglements par irritation de l'intestin avec paralysie consécutive.

En réalité, l'étranglement dans la seconde variété est produit par les mêmes agents que l'étranglement dans la première variété, et l'on s'explique ainsi pourquoi un certain nombre de chirurgiens n'admettent qu'une seule variété d'étranglement. Mais on ne comprend pas moins ceux qui admettent les deux variétés, puisqu'il y a des cas où les hernies ne contiennent que de l'épiploon, et où les caractères extérieurs de l'étranglement sont évidents, quoique différant en quelques points de l'étranglement des hernies contenant de l'intestin seul.

Cliniquement, les deux variétés peuvent être distinguées.

Un malade ayant une hernie habituellement contenue et ayant oublié de mettre son bandage, fait un effort brusque ; sa hernie sort; immédiatement une douleur apparaît dans la hernie et les vomissements ne tardent pas à paraître. Cet état est l'étranglement par effort, comme le disait Malgaigne, étranglement vrai, dans lequel les viscères sont étranglés parce qu'ils sont sortis en trop grande quantité par un orifice trop étroit.

Un autre malade a une hernie petite ou volumineuse, habituellement contenue ou mal contenue, il voit survenir une irréductibilité de sa hernie qui ne rentre plus à sa volonté ; cet état peut être passager, mais s'il persiste pendant plus d'une journée, les vomissements arrivent, vomissements bilieux d'abord et quelquefois verdâtres. C'est dans le cours d'une bronchite, au moment des époques des règles chez les femmes, à la suite de constipation opiniâtre, quelquefois de diarrhée ou d'embarras gastrique que survient cette variété d'étranglement par inflammation. Ce sont les grosses hernies qui présentent le plus souvent cette variété d'étranglement, et les hernies ombilicales semblent toutes s'étrangler par ce mécanisme. L'engouement herniaire, si étudié par l'ancienne Académie de chirurgie, l'engouement gazeux décrit par O. Beirne, sont des étranglements par inflammation. Toutes les fois qu'il n'est pas manifeste que ce n'est pas à la suite d'un effort que la hernie est étranglée, il y a inflammation.

Il n'y a pas de hernies étranglées où il ne soit facile de préciser la cause immédiate de l'étranglement. Les malades, il est vrai, ont presque tous de la tendance à admettre que c'est à la suite d'un effort que la hernie est devenue douloureuse, mais c'est à la sagacité du chirurgien qu'il appartient de distinguer s'il y a eu réellement effort. En effet, lorsque les malades ne précisent pas l'effort qu'ils ont fait, lorsqu'ils disent que c'est en montant dans leur lit ou en se retournant dans leur lit qu'ils se sont aperçus de leur mal, il faut faire une grande différence avec les narrations des malades qui disent positivement que dans un état de santé qui ne laissait rien à désirer ils ont senti brusquement leur hernie sortir ou augmenter de volume et devenir douloureuse pendant qu'ils soulevaient un fardeau pesant.

Voici d'ailleurs une observation qui me paraît tout à fait propre à démontrer l'inflammation simple dans les hernies :

Obs. I. *Hernie crurale étranglée par inflammation.* — La nommée Eichamm, âgée de soixante-cinq ans, journalière, entre le 10 août 1874, salle Saint-Jacques, lit n° 4, à l'hôpital Cochin.

Il y a un mois, apparaît dans l'aine gauche une petite tumeur, pas plus grosse le soir que le matin, et rattachée banalement par la malade à un travail forcé. Le 5 août, la tumeur grossit et devient douloureuse. La malade se couche, cependant elle va à la selle, puis elle n'y va plus pendant deux ou trois jours. Elle vomit le 9 au matin.

Entrée le 10 après-midi ; faciès bon. On trouve dans l'aine, à la région crurale, une tumeur allongée dans le sens du pli et au-dessous, grosse comme un petit œuf, rénitente, sonore à la percussion, indolente, excepté à la pression, avec légère teinte rosée de la peau mobile sur la tumeur. Ventre non ballonné, indolent. Il y a eu un peu de matières rendues le matin par l'anus. Bain immédiat de une heure. La malade rend des gaz le soir. Cataplasmes sur la tumeur.

Le 11, la malade n'a pas été à la selle, mais a rendu des gaz la nuit, n'a pas vomi, n'a pas de fièvre et demande à manger une portion, deux selles spontanées abondantes dans la journée.

Le 12, encore une selle naturelle ; l'appétit, un peu perdu le matin, revient le soir.

Le 13, la nuit, la tumeur a été le siége d'élancements à sa partie inférieure. On continue les cataplasmes.

Le 23 septembre, après une longue application de cataplasmes, la tumeur est tout à fait indolente, présente encore le même aspect, mais ne cause plus aucun accident, et la malade sort guérie. Elle portera un bandage à pelote creuse.

Voilà une malade qui présente un état de sa hernie que l'on appelle l'irréductibilité, sans doute, mais où la douleur de la hernie et la paralysie réflexe de l'intestin sont des plus évidentes. L'étranglement n'existait pas puisqu'il n'y avait eu que quelques vomissements et que la malade rendait des gaz. Qu'est-ce donc qu'il y a eu chez cette malade? la péritonite glutineuse de Cruveilhier? la péritonite herniaire de Malgaigne? Mais dans l'un et l'autre cas n'est-ce pas là de l'inflammation?

Ai-je besoin d'ajouter que les épiplocèles étranglées ne produisent pas d'autres désordres que ceux d'une inflammation et que l'étranglement de l'épiploon est la preuve la plus certaine de l'étranglement par inflammation.

Voici maintenant un autre exemple d'étranglement d'une hernie par inflammation où l'apparition des règles cause une inflammation péritonéale et une inflammation de la hernie. L'observation est des plus instructives, puisque nul effort ne peut être invoqué ici comme cause d'étranglement et puisque la malade avait eu déjà, au moment de ses règles, des accidents du côté de sa hernie du même genre que ceux qu'elle a éprouvés au moment de l'étranglement de sa hernie. Je ne connais pas de faits plus probants.

L'observation est d'ailleurs remarquable à plus d'un titre (1).

Obs. II. *Hernie crurale étranglée par inflammation. Opération. Guérison* (obs. recueillie par M. Monod, interne). — La nommée Louise D..., âgée de cinquante ans, est entrée le 12 avril 1876, salle Saint-Jacques, lit n° 6.

Cette femme portait une hernie crurale gauche depuis huit ans. Elle n'a jamais porté de bandage; la hernie était incomplétement réductible, non douloureuse. Elle rentrait sans faire aucun bruit. Il lui arrivait quelquefois de souffrir davantage dans sa hernie à l'époque des règles; la tumeur devenait alors plus dure, et elle était obligée de garder le lit pendant deux ou trois jours. La malade a eu des règles pour la dernière fois il y a deux mois.

Le 9 avril, les règles reparaissent. La hernie devient beaucoup plus dure et complétement irréductible. En même temps la malade ressent des douleurs abdominales. Elle a une selle.

Le 10, quelques vomissements glaireux, nouvelle selle dans la matinée. Quelques gaz sont évacués dans la journée.

Dans la nuit du 11 au 12, la malade est prise de vomissements jaunes, très-amers. Ces vomissements se reproduisent pendant toute la nuit. Il n'a été fait aucune tentative de taxis avant l'entrée de la malade à l'hôpital.

Le 12, à son arrivée, la malade est pâle, le faciès n'est pas grippé, mais il exprime la souffrance; la langue est blanche, la peau est moite, le pouls un peu fréquent, mais non faible. Le ventre est souple, il est peu douloureux à la pression; il n'y a pas de météorisme. Parallèlement à l'arcade de Fallope et située tout entière sous l'arcade, existe une tumeur allongée transversalement, ayant le volume d'un gros œuf. Elle est dure, régulière, offrant une rénitence

(1) Elle a été publiée par M. Bosquette, thèse de Paris, 1876 : *De la ligature de l'épiploon.*

caractéristique, indice de la présence de liquide. Elle n'est pas douloureuse à la pression, sauf lorsqu'on enfonce les doigts entre la tumeur et l'arcade crurale, c'est-à-dire lorsqu'on presse sur le pédicule de la hernie. Celui-ci est très-large; le toucher vaginal ne donne aucun renseignement particulier.

A *une heure*, on met la malade dans un bain tiède; elle y reste une heure; aucune modification n'est survenue dans la tumeur.

De *une heure à six*, hoquets, rejet de quelques crachats glaireux; la malade est abattue, aucune évacuation par le rectum.

A *huit heures*, M. Desprès voit la malade. Il constate que les anses intestinales commencent à se dessiner, notamment le côlon transverse. On provoque un peu de douleur en pressant au niveau de l'ombilic, et une douleur vive en appuyant sur le pédicule. M. Desprès diagnostique une entéro-épiplocèle étranglée au collet du sac, par l'inflammation, et pratique sur-le-champ l'opération. Le sac très-épais renferme, avec une petite quantité de liquide, de l'épiploon et une anse intestinale volumineuse; celle-ci est très-congestionnée. Après un lavage à l'eau chaude, de rouge noir qu'elle était elle devient rosée. M. Desprès attire les bouts de l'intestin pour examiner son état; il les trouve congestionnés, mais sans sillon d'étranglement. Il débride alors sur le collet du sac, à la partie interne, lave de nouveau l'anse herniée et cherche à réduire. Un obstacle se faisant sentir à la partie externe, il débride de nouveau en haut, toujours sur le collet du sac, et termine la réduction; puis il lie le pédicule de l'épiploon, dont il réséque la partie exubérante. Un linge cératé recouvert de charpie trempée dans de l'alcool camphré et maintenu par le triangle inguinal termine le pansement. On applique sur l'abdomen un large vésicatoire et l'on administre une pilule d'opium. Une particularité a suivi la réduction de l'intestin: il est sorti par la plaie du liquide péritonéal jaune ambré en assez grande abondance, et M. Desprès considère cette évacuation de liquide comme un pronostic favorable.

Le 13, la malade n'a pas dormi, mais elle n'a pas de douleurs abdominales. Le faciès est bon; pouls plein, à 96. Il n'y a pas eu de vomissements ni de nausées. Un peu de météorisme. La malade a rendu quelques gaz par l'anus; elle a uriné seule.

Soir, elle a pris, dans la journée, du bouillon et de l'eau rougie. Elle continue à rendre des gaz, le ventre n'est plus douloureux, mais toujours un peu météorisé, pas de nausées.

Le 14, la malade a dormi; elle n'a pas eu de selle, mais elle rend des gaz d'une manière continue. Elle n'a pas de douleur de ventre ni spontanée, ni provoquée, pas de nausées; elle prend du bouillon.

Le 15, même état.

Le 16, pas de selle encore, l'émission des gaz continue. Excellent état général et local.

Le 17, pas de selle, la malade a rendu moins de gaz hier et cette nuit.

On administre un purgatif avec huile de ricin, huile d'amandes douces, 10 grammes de chaque. Le soir beaucoup de gaz sont rendus.

Le 18, la purgation n'a produit aucun effet; il faut tenir compte, pour expliquer cette parésie de l'intestin, de l'action paralysante exercée par le vésicatoire sur les contractions intestinales. Notons aussi que la malade n'a pas encore pris d'aliments solides. Elle mange une côtelette aujourd'hui.

Le 19, la malade s'est plaint de quelques coliques sourdes. Le ventre est souple. Il n'y a pas eu de selle depuis l'opération, on administre un lavement qui provoque une abondante selle.

Du 20 au 24, rien à noter. État général et local excellent. Chute spontanée du pédicule de l'épiploon.

Le douzième jour de l'opération, on cesse le pansement humide.

Le 25, un lavement provoque une deuxième selle très-abondante.

Le 29, nouveau lavement, la plaie bourgeonnant bien, on constate que les lèvres de la plaie se sont agglutinées, il y a réunion par seconde intention.

Le 30, le ventre étant un peu météorisé, on prescrit une purgation avec huile de ricin, 30 grammes.

Le 2 mai, la plaie est entièrement cicatrisée. En trois jours la réunion immédiate secondaire a lieu, la malade se lève, elle est entièrement guérie vingt jours après l'opération.

Diagnostic des viscères étranglés.

Le diagnostic du contenu d'une hernie irréductible et douloureuse depuis quelques heures, diagnostic des plus importants, peut être fait à l'aide de signes tirés des souvenirs des malades. Si le malade dit qu'en réduisant sa hernie il sentait un gargouillement, un bruit gazeux comparable aux borborygmes, c'est une forte présomption qui vous permettra d'établir que la hernie étranglée est une entérocèle ou une entéro-épiplocèle. Mais les souvenirs des malades sont souvent infidèles ou même leur intelligence bornée ne leur permet pas de se rendre compte de leur état habituel, et le signe tiré de la réponse du malade ne doit être pris qu'à titre de renseignement.

L'examen de la tumeur est plus capable de fournir des éléments de diagnostic. Voici des règles dont vous pourrez tirer profit :

Une très-grosse hernie du volume du poing, tendue, non fluctuante, à moins qu'il ne s'agisse d'une hernie irréductible depuis longtemps, contient toujours de l'épiploon; dans quelques cas la tumeur est sonore, mais cette sonorité ne signifie point qu'il n'y a pas d'épiploon.

Une hernie petite, du volume d'une noix ou d'un marron, attachée à la paroi abdominale par *un pédicule assez large*, avec une *induration pro-*

fonde en arrière et au niveau de l'anneau, très-douloureuse à la pression, est une hernie qui ne renferme que de l'intestin seul, c'est-à-dire une entérocèle. Et 99 fois sur 100, c'est de l'intestin grêle

Une grosse hernie du volume d'un œuf, qui a un pédicule étroit, au niveau des anneaux ou des orifices aponévrotiques par lesquels ont lieu les hernies, peu douloureuse, sans empâtement en arrière de la paroi abdominale, est une épiplocèle, et généralement il y a du liquide dans ces hernies, principalement quand il s'agit d'un étranglement dans une hernie congénitale et surtout quand des tentatives de taxis ont été faites. Vous trouverez plus loin, lorsqu'il sera question du traitement des hernies, des observations qui montrent comment le diagnostic des épiplocèles a pu être rigoureusement établi d'après ces signes.

Une grosse hernie, à pédicule large et résistant sur lequel la pression est douloureuse, qui présente à son point de sortie à travers les anneaux de l'abdomen un plateau dur qui semble situé en arrière de la paroi abdominale, est une entéro-épiplocèle, ce qui revient à dire que la hernie contient une assez grande quantité d'épiploon et qu'une anse intestinale est engagée dans la hernie.

Grâce à ces signes tirés de l'examen du pédicule de la hernie, vous ne vous tromperez jamais.

L'explication de ces deux signes est tout à fait facile et elle est tellement simple, qu'on s'étonne qu'elle n'ait pas été donnée plus tôt. L'étroitesse du pédicule de la tumeur herniaire est le signe que la partie herniée est l'épiploon, parce que l'expérience a démontré que l'épiploon se prête à une constriction excessive dans les ligatures de cet organe et que les tractions exercées sur l'épiploon hernié par le gros intestin effilent l'épiploon à son entrée dans la hernie, ce qui diminue d'autant l'épaisseur de ce viscère au point où il est serré. Au contraire, l'épaisseur du pédicule est un signe que la tumeur renferme de l'intestin, parce que l'intestin hernié est gonflé par le fait de la constriction et offre une dureté que l'on peut apprécier lorsque l'on pratique la kélotomie. Quant à l'induration en arrière de la paroi abdominale ou dans son épaisseur, elle est due au mésentère, qui est moins compressible que l'épiploon, et à la distension du bout supérieur de l'intestin par des matières et à la tumeur que celui-ci forme en arrière des anneaux constricteurs ; peut-être y a-t-il même déjà quelque adhésion de l'intestin à la paroi abdominale, ce qui donne une sensation de dureté plus grande aux doigts de l'observateur (1).

(1) Il y a eu des essais de diagnostic de l'épiploon dans les hernies; Garengeot, Pott, Lawrence, Malgaigne, ont dit que les épiplocèles étaient caractérisées par une absence

Les deux figures 19 et 20 représentent la différence entre les épiplocèles pures et les entérocèles pures.

Les observations qui sont citées plus loin à propos du traitement des épiplocèles ont trait à des hernies inguinales, et l'observation d'entéro-épiplocèle qui a été transformée en une épiplocèle après le débridement sans ouverture du sac (ce qui a servi de contrôle au diagnostic, puisque successivement sur le même malade nous avons pu préciser les caractères de l'entéro-épiplocèle et ceux de l'épiplocèle) (1) ont trait à des hernies

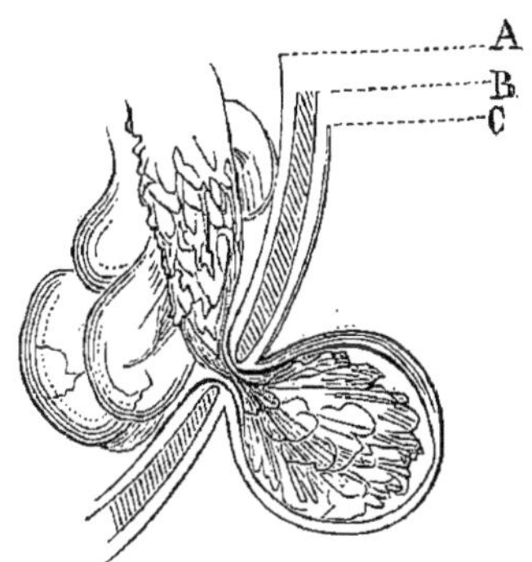

FIG. 19. — Hernie épiploïque et son pédicule (*).

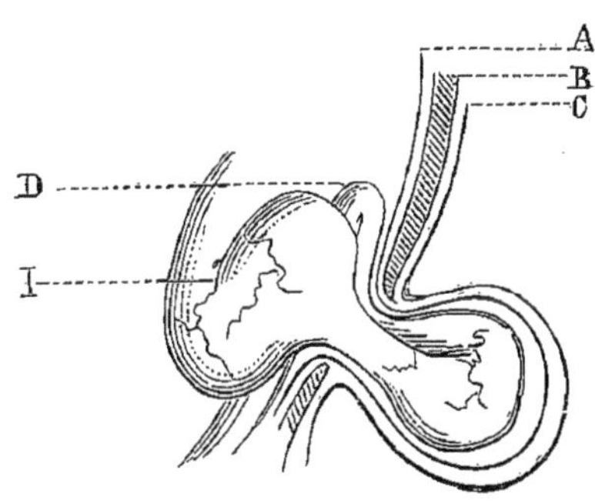

FIG. 20. — Hernie intestinale et son pédicule (**).

inguinales. On peut se demander si le diagnostic de l'épiplocèle crurale est aussi facile.

Le diagnostic des épiplocèles étranglées dans une hernie crurale est plus difficile que celui des entéro-épiplocèles inguinales, parce qu'il est beaucoup moins aisé d'embrasser le pédicule de la hernie qui est enfoncé sous le ligament de Poupart que de pincer le pédicule d'une hernie inguinale. Mais le diagnostic peut être fait néanmoins à l'aide des mêmes signes ; seulement il faut acquérir une grande précision du toucher. Le pédicule plus ou moins large varie avec l'ancienneté de la hernie et n'a qu'une valeur relative ; mais en revanche si l'on déprime la paroi abdo-

de ballonnement du ventre, une conception théorique qui est absolument fausse, l'intermittence des vomissements et la sensation d'une corde épiploïque allant de la hernie dans les profondeurs du ventre, mais il est arrivé à ces chirurgiens de commettre de lourdes méprises avec ces signes.

(1) Voyez plus loin Kélotomie sans ouvrir le sac.

(*) A, péritoine ; B. paroi abdominale ; C, peau (demi-schématique).

(**) A, péritoine ; B, paroi abdominale ; C. peau ; I, bout supérieur de l'intestin dilaté : D, bout inférieur de l'intestin (demi-schématique).

minale au-dessus du ligament de Poupart, on sent d'arrière en avant, si l'on peut ainsi dire, le pédicule de la hernie et on peut distinguer à la grosseur de la bride que l'on sent sous le doigt s'il s'agit de l'épiploon ou d'un intestin. Le ballonnement du ventre empêche-t-il de palper la fosse iliaque, soyez sûrs qu'il n'y a pas que de l'épiploon dans la hernie, et il n'est pas nécessaire alors de rechercher le pédicule de la hernie, ce qui, d'ailleurs, ne serait pas facile. Chez la femme, le toucher vaginal vous permet de sentir le collet de la hernie, et c'est alors que l'on peut bien se rendre compte de l'épaisseur du pédicule. Une fois déjà j'ai contrôlé de la sorte mon diagnostic.

Voici un exemple récent de diagnostic précis d'épiplocèle crurale ; le traitement a été le même que pour les épiplocèles inguinales et il a été suivi du même succès :

Obs. III. *Épiplocèle crurale étranglée.* — Mme X..., rue de Beaune, n° 14, à Paris, portait une hernie crurale à droite, qni ne se réduisait pas complétement. A la suite d'une marche forcée, la hernie était ressortie et le lundi 14 juin 1875, à une heure de l'après-midi, la malade vomit pour la première fois ; elle rendit son déjeuner, en même temps elle sentait sa hernie douloureuse. A huit heures du soir je fus appelé auprès de la malade par le docteur Claisse : la malade venait de prendre un bain d'une heure dans lequel elle s'était trouvée bien d'abord, et dont elle avait dû sortir parce qu'elle vomissait.

La hernie crurale était grosse comme une grosse pomme d'api, elle était tendue et manifestement fluctuante, elle s'enfonçait dans le pli de l'aine, mais son pédicule paraissait étroit. En déprimant fortement la paroi abdominale dans la fosse iliaque, on sentait facilement (la malade était maigre) le contour de l'os iliaque, et on ne sentait pas de corde un peu dure ni de plateau résistant sur le point correspondant au pédicule de la hernie. Ces signes locaux, joints aux signes généraux, deux vomissements bilieux seulement et des nausées à sept heures d'intervalle, je diagnostiquai une épiplocèle crurale.

Des cataplasmes très-chauds ont été appliqués sur la hernie, et il n'y eut aucune tentative de réduction.

Le 15, à huit heures du matin, la malade est dans le même état, elle a vomi de la bile verte deux fois dans la nuit et n'a pas rendu de gaz par l'anus. Le faciès est fatigué, les pommettes sont rouges, mais il n'y a pas de ballonnement du ventre ; la hernie est un peu moins tendue ; deux pilules d'opium de 5 centigrammes.

A huit heures du soir, la malade a dormi depuis onze heures jusqu'à trois heures, il y a eu des gaz rendus par l'anus ; à cinq heures la malade a pris un potage et du vin, elle se trouve très-bien ; la hernie est molle, elle a diminué de moitié.

Le 16, à huit heures du soir, la malade est allée à la selle et a rendu quantité de gaz par l'anus; elle a gardé la nourriture qu'elle a prise, la hernie est molle, indolente et est moitié moins volumineuse qu'au début de l'étranglement.

Le 17, trois selles, la malade a mangé comme à l'ordinaire, la hernie a le même volume, l'épiploon restera probablement adhérent. Je cesse de voir la malade à laquelle je conseille l'usage d'un bandage creux.

Le 20 juillet, j'ai revu la malade, la hernie était irréductible, elle avait le même volume qu'à ma dernière visite, mais les caractères de l'épiplocèle étaient très-tranchés, il n'y avait plus de liquide, mais on sentait parfaitement les nodosités caractéristiques de l'épiploon. La malade portera désormais un bandage creux.

La vessie, l'ovaire, dans une hernie étranglée, sont excessivement rares et sont toujours d'un diagnostic difficile. Je n'ai encore observé aucun de ces cas; les observations connues jusqu'à ce jour ne disent rien du pédicule de la hernie. Je présume que les caractères de la tumeur herniaire doivent se rapprocher beaucoup de ceux de l'épiplocèle.

Quelle que soit la durée de l'étranglement on retrouve aux tumeurs herniaires les caractères tirés de l'examen local, qui viennent d'être indiqués, sauf le cas où il y a perforation de l'intestin et contusion étendue de la tumeur herniaire par les manœuvres de taxis. Mais les phénomènes généraux qui existent depuis le début de l'étranglement sont encore un précieux indice pour reconnaître ce que contient une hernie. Toutefois ils ne peuvent être considérés comme des signes certains, en premier lieu, parce que les souvenirs des malades doivent être invoqués et qu'ils ne sont pas toujours précis; en second lieu, parce qu'ils varient quelquefois. Néanmoins on peut toujours affirmer quelques principes qui constituent des règles générales souffrant très-peu d'exceptions.

Voici à quels signes généraux vous pourrez dire que la hernie renferme de l'intestin :

Un étranglement récent serré de l'intestin cause, dans les six premières heures, des vomissements répétés, et les vomissements fécaloïdes ou ayant l'odeur fécaloïde apparaissent plus ou moins vite pendant les vingt premières heures, suivant la hauteur du tube intestinal sur laquelle porte la constriction.

Un étranglement récent peu serré cause des vomissements plus rares; ce sont d'abord les aliments qui sont rejetés, puis de la bile et enfin des vomissements fécaloïdes.

Un étranglement récent serré cause de la douleur dans la hernie, douleur vive. Au contraire, un étranglement récent peu serré cause surtout des coliques.

Dans les étranglements récents serrés, il y a de bonne heure une sorte d'algidité qui est surtout marquée au moment où les malades vont vomir. Il y a de la fièvre et une rougeur vive de la face en dehors des moments de défaillance qui accompagnent les vomissements, surtout quand l'intestin seul est étranglé dans la hernie. Cette fièvre est très-manifeste.

Lorsque l'étranglement dure depuis plus de vingt-quatre heures les phénomènes finissent par être les mêmes ; il n'y a de différence que pour les petites et les grosses hernies. Les petites hernies sont celles qui sont accompagnées des phénomènes les plus graves, et où les vomissements se répètent avec le plus de persistance. Les grosses hernies présentent des alternatives de mieux et de pire et quelquefois des journées se passent sans qu'il y ait de vomissements, et cela tient à ce que, dans les grosses hernies, l'étranglement est moins serré.

L'algidité persistante dans un étranglement est souvent un phénomène accessoire. Quoi qu'il en soit, il est remarquable qu'elle existe principalement chez les malades dont la hernie est très-serrée dans un orifice étroit, l'anneau crural ou le ligament de Gimbernat, par exemple.

L'intermittence des vomissements bilieux ou muqueux, et exclusivement bilieux ou muqueux, chez un malade ayant une hernie bien pédiculée, indique une épiplocèle en dehors de l'examen de la tumeur.

L'issue de gaz par l'anus est un signe excessivement précieux ; lorsqu'il n'y a pas de gaz rendus par l'anus, cela ne signifie pas toujours qu'il y a un intestin dans la hernie ; mais quand quelques gaz ont été rendus par l'anus, il est positif, il est certain que tout le calibre de l'intestin n'est pas dans la hernie étranglée. Pour le diagnostic des petites épiplocèles, ce signe est excessivement précieux ; il est encore plus précieux pour le diagnostic des étranglements d'une portion du gros intestin.

L'évacuation de quelques matières après le début de l'étranglement n'a pas de signification, à moins que ce ne soit des matières diarrhéiques. Il arrive souvent, en effet, que le gros intestin se vide pendant qu'il y a un étranglement de l'intestin grêle.

Il ne faut pas oublier encore que l'âge des sujets influe sur la marche des accidents généraux de l'étranglement. Pour une hernie d'un même volume, les accidents marchent avec une intensité plus grande chez les jeunes sujets que chez les vieillards. Ici nous retrouvons la vérification d'une sorte de loi établie pour d'autres maladies. Ainsi il est constant que les accouchements et les ovariotomies chez les jeunes femmes sont plus graves, et que chez les femmes en couche, le péritoine est plus susceptible pendant la jeunesse que pendant la vieillesse.

L'expérience a démontré aussi que les hernies étranglées, chez les femmes enceintes, étaient plus graves que chez les femmes hors l'état de grossesse.

Les signes que je viens d'exposer vous permettront encore de dire à l'avance, autant que cela est possible, quel est l'agent de l'étranglement. En principe, les étranglements serrés sont causés par les anneaux, les étranglements peu serrés sont causés par le collet du sac, un diverticule de l'intestin, ou une bride épiploïque, ou même l'appendice cæcal. Diagnostiquer le contenu de la hernie et le degré de constriction de l'étranglement, c'est donc, en réalité, diagnostiquer l'agent probable de l'étranglement. Pour certaines hernies, l'origine de la hernie devient à cet égard l'élément du diagnostic. Ainsi les hernies congénitales étranglées le sont généralement par un collet qui se forme au niveau des anneaux dans le trajet du canal inguinal; les hernies directes, c'est-à-dire celles qui ont eu lieu à travers une éraillure ou une déchirure des aponévroses de l'abdomen, sont étranglées par l'anneau accidentel.

Un point accessoire du diagnostic du contenu d'une hernie est celui de savoir s'il y a du liquide dans la hernie. Le diagnostic de ce point de détail n'est point nécessaire. Cependant il est possible de reconnaître la présence du liquide. On peut dire que plus une hernie est tendue, plus il est probable qu'il y a du liquide dans la hernie.

La tumeur, d'ailleurs, ne présente pas plus de fluctuation que les hydrocèles tendues.

La transparence de la tumeur est quelquefois un indice, mais la transparence fait défaut dans les cas où il y a du liquide évident, et, comme l'a fait remarquer Nélaton à Huguier, qui insistait sur la valeur de la transparence, il y a de la transparence dans des hernies où il n'y a point de liquide (1).

Les épiplocèles et les entérocèles peuvent contenir des liquides, mais, sauf le cas de hernie congénitale, généralement, le liquide n'existe que quand l'étranglement date depuis plusieurs jours ou quand des tentatives violentes de taxis ont été faites. Lorsque la hernie n'a point été touchée, le liquide est clair et transparent; lorsqu'il y a eu des tentatives de réduction, le liquide est sanguinolent.

Voici un tableau qui résume les caractères indiqués plus haut.

(1) *Bull. de la Soc. de chir.*, 1re série, t. I, p. 98, 100 et 103.

Tableau indiquant les caractères des hernies, c'est-à-dire leur contenu.

ENTÉROCÈLE.	ENTÉRO-ÉPIPLOCÈLE.	ÉPIPLOCÈLE.
	I. — Hernies inguinales.	
Tumeur petite. Pédicule large, très-douloureux. Plateau sensible en arrière de la hernie, dans l'abdomen. Marche rapide des accidents. Vomissements fécaloïdes à la vingt-quatrième heure. Les entérocèles étranglées par les anneaux sont celles où les phénomènes sont le plus accusés.	Tumeur grosse. Pédicule large, peu douloureux. Plateau dur au collet de la hernie. Marche lente des accidents. Vomissements fécaloïdes retardés, n'apparaissant quelquefois que le troisième jour. La hernie est sonore à la percussion quand elle est très-volumineuse, mais la sonorité est moins évidente que dans les hernies crurales, car la sonorité de l'abdomen, au-dessous de la hernie, trompe. Vomissements bilieux de la troisième à la sixième heure.	Petite ou grosse hernie, avec pédicule filiforme peu douloureux. Pas d'induration en arrière du collet. Vomissements toujours bilieux, à longs intervalles; quelquefois, gaz rendus par l'anus.
	II. — Hernies crurales.	
Tumeur petite. Empâtement appréciable dans la fosse iliaque; tumeur très-douloureuse; marche rapide des accidents, sauf le cas de pincement de l'intestin. Vomissements fécaloïdes à la vingt-quatrième heure au moins. Premier vomissement précoce. Ballonnement du ventre proportionné à la durée de l'étranglement.	Tumeur grosse, fluctuante s'il y a du liquide, avec bosselures molles; s'il n'y en a pas, pédicule dur. Plateau dur, senti par le palper abdominal, au-dessus du ligament de Poupart, en dehors des vaisseaux qu'on sent battre. Vomissements fécaloïdes vers la trente-sixième heure. Premier vomissement entre la deuxième et la cinquième heure après le début de l'étranglement. La hernie est sonore dans les vingt-quatre premières heures de l'étranglement.	Tumeur du volume moyen d'un petit œuf, non douloureuse. Pédicule absent. Pas de plateau dur sous le ligament de Poupart; peu de douleur au pédicule. Vomissements bilieux intermittents; gaz rendus par l'anus quelquefois; vomissements tardifs.
	III. — Hernies ombilicales.	
Tumeur petite, dure, tendue, douloureuse, à base étroite. Vomissements fréquents.	Tumeur dure, du volume d'une pomme. Rougeur de l'enveloppe de la hernie, à base large. Vomissements intermittents. (Les grosses entéro-épiplocèles sont faciles à reconnaître par la simple palpation de la tumeur. On sent l'intestin et l'épiploon à travers les enveloppes amincies de la hernie.) Rien à déduire de la sonorité manifeste de la tumeur.	Tumeur volumineuse, à base très-étroite. Vomissements rares et simplement bilieux; pas ou peu de rougeur des enveloppes de la hernie. Gaz rendus par l'anus.

L'étranglement est-il complet? — Dans toute hernie il est nécessaire de reconnaître s'il y a étranglement complet, mais le diagnostic n'a d'importance que pour le cas où il s'agit de l'intestin, car dans les épiplocèles étranglées l'étranglement est toujours complet.

Ce sont la lenteur de la marche de l'étranglement, l'intermittence des vomissements, qui peuvent être séparés par douze ou dix-huit heures d'intervalle, et d'un autre côté, les signes d'une tumeur herniaire possédant les caractères d'une entérocèle ou d'une entéro-épiplocèle, qui permettront d'établir le diagnostic du resserrement plus ou moins complet de l'étranglement, et l'on sait que ces tumeurs présentent un pédicule épais et un plateau résistant à leur union avec l'abdomen. Cela vous permettra de distinguer, vous le voyez, un pincement de l'intestin d'une hernie épiploïque simple, le seul diagnostic important, car dans le cas de pincement de l'intestin il faut opérer sans retard, comme dans le cas d'étranglement intestinal complet.

Deux cas peuvent se présenter lorsqu'il y a pincement de l'intestin, ou bien il y a des gaz rendus par l'anus de temps à autre, ou bien il n'y en a pas. Dans le second cas il ne faut pas s'y tromper, il y a étranglement par inflammation, péritonite plus ou moins franche et parésie intestinale qui arrêtent tout passage des gaz et des liquides dans la portion de l'intestin pincé resté perméable. Dans le premier cas ce n'est que dans les premiers jours qu'il passe des gaz.

Le pincement de l'intestin dans une hernie epiploïque est difficile à distinguer d'une hernie complète.

En tout cas, en face d'une hernie douloureuse s'il y a le moindre doute, il faut toujours partir de ce principe que le doute même est une raison pour soupçonner qu'il y a de l'intestin dans la hernie, et opérer.

Depuis combien de temps dure l'étranglement? — Il n'est pas de cas où le début de l'étranglement soit difficile à préciser; à deux heures près on peut toujours savoir depuis combien de temps la hernie est étranglée.

Dans les étranglements par effort, le début de l'étranglement correspond au moment où la hernie est sortie et est devenue douloureuse; dans ces cas on sait exactement depuis quand existe l'étranglement.

Dans les étranglements par inflammation, c'est-à-dire ceux où les malades sont au lit lorsque leur hernie s'étrangle et où la hernie est sortie depuis longtemps au moment où les douleurs se montrent, l'étranglement débute au moment où la hernie devient douloureuse et au moment où apparaissent les premières nausées.

VINGT-TROISIÈME LEÇON

DES HERNIES ÉTRANGLÉES COMMUNES (SUITE)

SOMMAIRE. — **Diagnostic entre les hernies étranglées et les hernies irréductibles. — Diagnostic du pseudo-étranglement et de l'étranglement herniaire. — Pronostic de la hernie étranglée. — Un cas de guérison spontané. — Influence de la grossesse.**

Diagnostic entre les hernies étranglées et les hernies irréductibles

Il est un point de diagnostic extrêmement délicat: c'est celui de dire en face d'une grosse hernie qui ne rentre point ou qui vient de sortir de force pendant un effort et qui est accompagnée de coliques plus ou moins vives, s'il y a étranglement franc ou simplement irréductibilité. D'abord il faut convenir qu'au point de vue de l'anatomie pathologique la différence est extrêmement difficile à saisir. Tout ce que l'on peut dire, c'est que si l'anneau a été largement déchiré, ou s'il était préalablement large il n'étrangle pas les viscères quoique la hernie soit irréductible (1).

S'il s'agit d'une hernie qui ne peut être contenue et est perpétuellement sortie, on peut dire presque à coup sûr qu'il ne s'agit point d'un étranglement vrai; le collet de la hernie est trop large; il y a irréductibilité et l'irréductibilité doit être attribuée soit à une paresse de l'intestin hernié à la suite d'un embarras intestinal, si l'on peut ainsi dire, soit à un engouement gazeux, soit à une inflammation du sac appelée péritonite herniaire. Lorsqu'il y a des gaz rendus par l'anus, lorsque le mal est borné à des coliques et si la hernie reste molle, il y a irréductibilité simple, et le repos et les bains pendant vingt-quatre heures jugent la maladie.

S'il s'agit d'une grosse hernie qui rentre habituellement quand le

(1) Un de nos élèves a fait une thèse sur l'*irréductibilité essentielle des hernies* avec deux observations du service où le diagnostic d'irréductibilité essentielle avait été posé et de la guérison obtenue par la temporisation. Bouchard, *Irréductibilité essentielle dans les hernies*. Thèse de Paris, 1876.

malade est au lit, la hernie doit être considérée comme étant simplement irréductible. Lorsqu'il y a beaucoup d'épiploon dans la hernie et lorsque les malades ne vomissent pas, la hernie dans ce cas est irréductible, parce que les viscères herniés sont légèrement enflammés et que les surfaces séreuses qui les recouvrent ne peuvent glisser facilement l'une sur l'autre.

Vous le voyez, absence de douleur dans la hernie et absence de vomissements presque immédiats sont, pour ainsi dire, le critérium du diagnostic, mais la nature même de la hernie et son volume ne sont pas moins importants pour établir qu'il y a irréductibilité simple.

Je ne méconnais pas pourtant qu'il y a des cas où une hernie est irréductible d'abord et présente, douze à vingt-quatre heures après, les caractères de l'étranglement herniaire. Ce sont principalement les hernies crurales un peu grosses qui présentent cette variété de hernies étranglées après avoir présenté d'abord les caractères de l'irréductibilité de bonne heure. Les grosses hernies ombilicales sont aussi dans le même cas. Les hernies scrotales, au contraire, peuvent être irréductibles passagèrement, sans accident d'étranglement, à la suite d'un effort.

Diagnostic des pseudo-étranglements internes chez les malades atteints de hernie

Vous trouverez dans les livres des observations extraordinaires et souvent mal prises sur ce sujet. Les critiques qui ont été adressées à ces observations sont bien exposées par le docteur Henrot (1). Tout ce qui a été écrit sur la persistance de l'étranglement herniaire après la réduction des hernies est rapporté dans l'excellente monographie de M. Broca sur l'étranglement herniaire (2). Les faits publiés, ceux où l'opération a été le seul élément du diagnostic, ceux où la mort a permis de constater la cause de la persistance de l'étranglement, sont bien connus, mais le diagnostic sur le vivant n'est pas beaucoup éclairé.

Voici deux observations qui, mieux que toute théorie dogmatique, vous montreront quel sont les éléments du diagnostic :

OBS. IV. *Phénomènes d'occlusion intestinale. Hernie crurale irréductible* (observation recueillie par M. Hervouet, interne du service). — La nommée Bocellier (Thérèse), âgée de cinquante et un ans, célibataire, blanchisseuse, entrée le 3 octobre 1874, sortie le 8 novembre.

(1) Henrot, *Pseudo-étranglement.* Thèse de Paris, 1865. Voy. plus loin.

(2) Broca, *De l'étranglement dans les hernies abdominales.* Paris, 1853.

Cette femme, d'une santé habituellement bonne, est amenée à l'hôpital Cochin le 3 octobre, à trois heures de l'après-midi. Elle est malade depuis le 27 septembre au soir, c'est-à-dire depuis six jours. Le premier jour, elle éprouva des coliques vives. Le lendemain, 28 septembre, elle commença à vomir. Les jours suivants, 29 et 30 septembre et le 1er et le 2 octobre, il lui fut impossible de rien manger, elle vomissait tout. Les vomissements se répétaient plusieurs fois par jour; ils étaient jaunes, puis verdâtres, noirâtres, d'un goût horrible. Elle a été traitée en ville par les purgatifs qui paraissaient faire redoubler les vomissements, et par les lavements qui étaient rendus probablement sans matières; mais la malade est incapable de donner des renseignements bien précis sur ce point.

Le 3 (sixième jour), la malade arrive à l'hôpital. La face n'est pas sensiblement altérée, quoiqu'elle dénote un certain abattement. Les vomissements fécaloïdes qui se sont répétés fréquemment dans la journée, sont arrêtés depuis une heure. Il n'y a pas d'émissions de gaz par l'anus depuis un temps indéterminé, borborygmes. On trouve une hernie crurale gauche, dont l'existence remonte à une dizaine d'années, et qui n'a jamais été réduite; la malade n'ayant qu'un mauvais bandage très-mal appliqué. La tumeur a le volume d'une grosse noix; elle est arrondie, d'une consistance assez ferme. A la percussion, on constate une matité presque complète, la hernie n'est nullement douloureuse; elle a, paraît-il, son volume ordinaire, elle n'est le siége d'aucune gêne; bref, elle n'a point changé de caractère ; la hernie est complétement irréductible. Le ventre n'est pas très ballonné, ni douloureux à la pression. Au palper, on ne trouve point de tumeur dans l'abdomen; en aucun des autres points de l'abdomen où ont lieu les hernies, il n'y avait ni tumeur ni douleurs; le toucher vaginal ne révèle rien du côté des anneaux cruraux et des anneaux obturateurs. M. Després diagnostique un étranglement interne, peut-être un pseudo-étranglement par paralysie intestinale; il y a de la rétention d'urine, pas de fièvre.

Le 4, il n'y a pas eu de vomissement depuis l'arrivée à l'hôpital ; il n'y a pas eu non plus de garde-robe; la nuit a été calme. Dans la journée, la malade prend du bouillon, on lui administre un lavement salé. On la sonde.

Le 5, pas de vomissements depuis hier. Dans la nuit, il y a une selle abondante à la suite d'un lavement salé; à midi, après avoir pris des potages et un œuf, la malade vomit une fois abondamment.

Le 6, abattement, pâleur ; à dix heures, lavement salé suivi d'une selle jaune et liquide, pareille aux vomissements; à midi, vomissement fécaloïde abondant. Le soir, il y a une faiblesse très-grande, rétention d'urine ; pouls, 88 ; température axillaire, 37°,5. La hernie ne présente rien de nouveau : le ventre reste également indolore.

Le 7, la malade va sous elle un grand nombre de fois; c'est une véritable débâcle. Elle urine seule .Pas de vomissements; température axillaire, 37°,4. Le pouls est bon, mais la faiblesse générale est très-prononcée.

Le 8, pas de garde-robe, pas d'envie de vomir ; bouillon.

Les 9, 10 et 11, absence de garde-robes et de vomissements ; lavement salé, selle copieuse ; le soir état nauséeux ; défaut complet d'appétit. Le ventre est légèrement ballonné ; pouls, 90 ; température axillaire, 36°,9.

Le 12 et 13, la malade va à la selle.

Le 16, il n'y a pas eu de garde-robes depuis trois jours ; coliques.

Le 17, vomissements jaunâtres fécaloïdes répétés.

Le 18, les vomissements sont arrêtés.

Le 21, beaucoup de vomissements cette nuit ; on donne un lavement qui détermine l'évacuation de matières abondantes ; dans la journée, les vomissements reparaissent.

Les 22 et 23, les vomissements continuent et il n'y a pas de garde-robes.

Le 24, après un lavement on obtient une selle.

Le 25, selle spontanée.

Les 26, 27, 28 et 29, il n'y a plus de vomissements ; les selles sont régulières et sans diarrhée. L'appétit revient ; amélioration progressive de l'état général. Pendant toute cette période, la hernie est restée dans le même état qu'au premier jour.

Le 31, la malade sort dans le jardin.

Le 8 novembre, la guérison se confirme ; exeat.

En avril 1875, nous avons eu des nouvelles de la malade, elle était parfaitement guérie.

Chez cette malade était-il possible de se tromper? Eh bien, Messieurs, je dis non. Il y avait un fait positif, indéniable, évident : la hernie, irréductible depuis des années, n'avait pas augmenté de volume, elle ne présentait aucune douleur ; la hernie n'était pas étranglée.

Il y avait des vomissements de matières franchement fécaloïdes, le ventre était ballonné et non douloureux, cela est un signe de l'occlusion intestinale incomplète, car dans la hernie étranglée la douleur que cause la hernie retentit toujours sur l'abdomen qui est douloureux.

Si toutes les observations où les chirurgiens ont hésité avaient été étudiées à ces points de vue, je suis persuadé que le diagnostic eût été fait.

Il y avait étranglement interne en même temps qu'une hernie, mais la hernie n'était pas étranglée.

La seconde observation, dont le diagnostic. plus difficile, nous a embarrassé, présentait néanmoins des caractères qui, bien étudiés, nous ont conduit sur la voie, et le diagnostic et le traitement ont été aussi heureux qu'on pouvait le désirer.

Obs. VII. *Hernie crurale, entéro-épiplocèle. Persistance des phénomènes d'étranglement* (observation recueillie par M. Berdinel, interne du service). — La nommée Vanneau (Marie-Louise), âgée de cinquante-huit ans, marchande de vins, entrée à l'hôpital Cochin, salle Saint-Jacques, lit n° 22, le 27 mars 1875.

La mère de cette malade était affectée d'une hernie volumineuse, ce qui ne l'a pas empêchée d'atteindre l'âge de quatre-vingt-trois ans. Pour elle, elle ne présente la trace d'aucune diathèse ; sa santé est généralement bonne et elle n'a jamais fait de maladie grave ; elle a eu deux enfants.

Il y a trente ans environ, elle a été opérée en province pour une hernie crurale gauche, étranglée depuis trois jours. Cette hernie, de grosseur moyenne, existait depuis six ans et n'était pas contenue. A la suite de l'opération, le rétablissement fut rapide.

Mais, depuis deux ans déjà, à cette époque, la malade portait du côté droit une autre hernie crurale, peu volumineuse, se réduisant facilement A la suite de son opération, elle se mit à porter un bandage crural double, avec une pelote convexe à gauche, et une légèrement concave à droite. Le bandage était porté très-exactement et n'était quitté que la nuit. La hernie était bien contenue. Son volume était celui d'une petite noix et elle serait passée presque inaperçue, n'eussent été des fourmillements, des douleurs vagues que la malade y éprouvait assez souvent.

Le 23 mars dernier, à onze heures du matin, la malade, munie de son bandage, travaillait et venait de faire un effort pour porter deux seaux d'eau, lorsqu'elle éprouva tout à coup une douleur violente dans sa hernie droite, dont le volume s'accrut brusquement, et prit le volume d'une pomme, et il lui fut impossible de la faire rentrer. Un médecin fut immédiatement appelé, mais ses efforts de taxis, plusieurs fois répétés, furent infructueux et la malade souffrit beaucoup toute la journée.

Vers trois heures du soir, une selle diarrhéique ; du reste, soif vive et anorexie absolue. Il est probable que l'intestin avait été réduit. Dans la nuit du mardi au mercredi, les vomissements apparaissent et persistent tout le mercredi matin.

Le 24 au soir, le taxis fut pratiqué par deux praticiens de la ville ; après un quart-d'heure d'efforts, quelque chose se réduisit, c'était probablement l'épiploon ; la tumeur crurale revint à peu près à son volume habituel et la malade se sentit un peu soulagée. Le ventre n'était ni ballonné, ni douloureux, mais la hernie était très-sensible à la pression.

Le 25 au matin, nouveaux vomissements, cette fois d'aspect fécaloïde ; ils se répètent plusieurs fois dans la journée, bien qu'un lavement ait déterminé, sur les deux heures, une selle assez abondante et l'issue de quelques gaz.

Le 26, pas de changement : le ventre se ballonne un peu, les vomissements fécaloïdes continuent, malgré l'émission de quelques gaz dans la journée. Anorexie absolue, la malade n'a rien pris depuis le début des accidents. Les vomissements fécaloïdes et la douleur persistant, la malade entre dans nos salles, le 23 mars au matin.

État actuel. Dix heures du matin, le facies est amaigri et grippé, les yeux excavés, la bouche et la langue sèche. Le ventre est modérément ballonné, mais cependant les anses intestinales se dessinent sous la paroi. La malade est dans un état de fatigue extrême; les vomissements sont incessants et abondants, d'odeur et d'aspect fécaloïdes. A la région crurale gauche, on voit la cicatrice, trace de l'opération subie il y a trente ans ; en ce point, on ne sent pas d'impulsion, quand la malade tousse.

A droite, au-dessous du ligament de Fallope, on voit une petite tumeur arrondie, marronnée, sans changement de couleur de la peau, qui est mobile au-devant de la tumeur. Celle-ci est dure, absolument irréductible et mate dans tous ses points à la percussion. Elle n'a pas de pédicule sensible et paraît s'enfoncer en remontant sous l'arcade crurale; elle est nettement circonscrite. Elle est peu douloureuse à la palpation et donne cette sensation de fine lobulation, caractéristique de la présence de l'épiploon ; en la pressant, même modérément, on entend un gargouillement fin, produit par le passage de fines bulles de gaz à travers un liquide ou un orifice étroit ; il n'y a pas de troubles de la miction. est évident qu'une petite portion d'intestin non-étranglè entre et sort dans le sac herniaire.

En présence de ces symptômes, accompagnés de vomissements fécaloïdes et d'arrêt incomplet dans l'émission des gaz et des selles, M. Després soupçonnant une persistance de phénomènes d'étranglement par paralysie de l'intestin suspend son diagnostic et ordonne l'application de larges cataplasmes sur le ventre, un lavement salé et un grand bain d'une heure.

Deux heures du soir, la malade a rendu avec son lavement quelques matières moulées en très-petite quantité, mais pas de gaz; les vomissements fécaloïdes continuent.

Quatre heures, la malade a pris un bain d'une heure; elle se sent soulagée, les vomissements ont cessé, pouls, 92, température axillaire, 36°,2, soif vive.

Huit heures, les vomissements n'ont pas reparu depuis le bain, mais il y a des nausées. Pas de gaz rendus, le ballonnement du ventre a un peu diminué. La hernie se reproduit subitement, grosse comme une petite pomme. La majeure partie se réduit à la simple pression et la tumeur revient alors à l'état dans lequel elle était le matin ; même grosseur, indolence, matité, passage des gaz en y produisant un bruit de gargouillement, cataplasmes.

Le 28, le facies est meilleur; les vomissements n'ont pas reparu, mais la malade n'a rendu ni gaz ni matières. L'état local est toujours le même. L'administration de 10 grammes d'huile de ricin avec 10 grammes d'huile d'amandes douces, reste sans résultat.

Le 29, les vomissements fécaloïdes ont reparu dans la nuit; le matin, le ventre est un peu sensible à la pression; les extrémités sont froides, le facies grippé; pas de changement dans l'état local.

Deux heures du soir, la malade rend deux gaz et une grande quantité de matières par suite d'un lavement salé, mais les vomissements continuent.

Quatre heures, bain d'une heure; la malade est soulagée. Dans la nuit, elle rend des gaz en quantité notable.

Le 30, depuis le bain, les vomissements n'ont pas reparu; ce matin, la malade a eu, sans lavement, plusieurs selles diarrhéiques abondantes, avec émission de gaz. L'état général est meilleur, il y a un peu d'appétit, mais l'aspect de la tumeur est toujours le même.

Le 31, pas de vomissements ; il y a eu une selle peu abondante, mais la malade n'a pas rendu de gaz et elle accuse quelques coliques; le ventre est toujours ballonné. La tumeur est toujours dans le même état, non douloureuse, mais aujourd'hui on n'a plus la sensation du passage des gaz dans son intérieur. A cinq heures du soir, un vomissement alimentaire.

Le 1er avril, aucune modification; les vomissements n'ont pas reparu; la malade a rendu des matières et des gaz avec un lavement simple; elle a mangé un peu.

A quatre heures, grand bain d'une heure, cataplasmes émollients.

Le 2, dans la nuit, la malade a eu, sans lavement, une selle diarrhéique. Le matin, l'état général est bon, il y a de l'appétit.

Dans la soirée, le ventre se ballonne un peu ; un vomissement fécaloïde, plus de gaz rendus. On donne un grand bain : dans la nuit surviennent trois selles abondantes avec émission de gaz.

Les 3, 4 et 5, pendant ces trois jours, les vomissements n'ont pas reparu; les selles sont régulières, l'appétit revient; mais le ventre est toujours un peu ballonné et le siége de quelques coliques.

Le 6, la malade n'a pas vomi, elle a rendu des gaz, mais il n'y a pas eu de selles. L'état général est excellent. Le ballonnement du ventre a augmenté d'une manière assez sensible; la tumeur herniaire n'a pas changé de caractère; elle est cependant un peu plus volumineuse et la pression n'y fait plus circuler de gaz; c'est maintenant une épiplocèle pure, adhérente et sans pédicule.

Le 10, aucun trouble ne persiste plus; les selles sont normales, il y a de l'appétit, le ventre est un peu ballonné et la malade se plaint de quelques coliques. Du côté de la hernie, pas de changement.

Le 11, dans la nuit, la malade a vomi une fois : matières alimentaires et mucosités d'apparence fécaloïde. A midi, vomissement très-abondant, nettement fécaloïde; à deux heures, un lavement salé provoque une selle peu abondante et l'émission de quelques gaz. Aucun changement dans l'état de la hernie ni du ventre; pas de douleur à la pression, pas de ballonnement.

Le 16, les vomissements n'ont pas reparu, à peine quelques coliques et le ventre toujours un peu ballonné; la hernie est toujours dans le même état. L'appétit est bon, la malade ne va à la garderobe qu'avec un lavement.

Le 1er mai, la malade est dans un état satisfaisant; l'épiplocèle crurale, du volume d'une petite pomme, est toujours indolore et irréductible; le ventre, très-légèrement ballonné, n'est pas douloureux; l'appétit est bon, les forces sont revenues et la malade, qui ne vomit plus, va tous les jours à la selle, mais grâce à un lavement.

Le 3, la malade est sortie aujourd'hui de l'hôpital, sans avoir présenté de nouveaux accidents.

Elle a été revue bien guérie 7 mois après.

Dans cette seconde observation, il y avait des vomissements fécaloïdes, une hernie avait été étranglée, elle avait été réduite. On était en face d'un de ces cas où l'on a diagnostiqué une persistance des phénomènes d'étranglement après la réduction et où l'on attribuait les accidents à la réduction en masse de la hernie. Je n'ai pas diagnostiqué une hernie réduite en masse, parce qu'il n'y avait aucune trace de tumeur dans l'abdomen. La hernie qui persistait était constituée par de l'épiploon. Il s'y engageait une petite anse d'intestin sain, qui se réduisait en partie en produisant un gargouillement fin. Cela pouvait être une cause d'erreur, mais cela n'indiquait point une opération. J'ai songé, et l'événement a donné raison à ma supposition, à une paralysie et un rétrécissement de l'intestin qui avait été engagé dans la hernie, et cet état de l'intestin est susceptible de disparaître seul. Les faits de pseudo-étranglements signalés par M. Henrot (1) offrent de nombreuses analogies avec cette observation. Vous remarquerez encore que chez notre malade, d'après son dire et celui des médecins que nous avons consultés pour reconstituer l'observation, il y a eu des selles diarrhéiques et des gaz rendus par l'anus après la réduction de la hernie. Il est clair qu'à un moment donné l'obstacle au cours des matières avait été forcé et que l'intestin avait passivement fonctionné, si je puis ainsi dire ; puis après, les matières s'étaient de nouveau accumulées et avaient causé la persistance des vomissements. Ce qui autorise encore davantage cette supposition, c'est le cours de la maladie chez nos deux malades. Vous voyez, en effet, une amélioration survenir : les selles se rétablissent ; après un état alarmant, il y a une débâcle ; puis, les accidents reparaissent, moins forts que la première fois, mais avec le même caractère ; puis, après une constipation de deux jours, il y a une nouvelle débâcle, à la suite de laquelle le cours des matières se rétablit définitivement.

Le *pronostic* de la hernie étranglée est très-variable :

Suivant le viscère hernié ;

Suivant le volume de la hernie ;

Suivant le siége de la hernie.

(1) Henrot, *Sur les pseudo-étranglements herniaires*. Thèse de Paris, 1865.

Une épiplocèle étranglée n'est jamais grave, puisqu'après la kélotomie, la ligature de l'épiploon est préférable à sa réduction, et ceci revient à dire que l'étranglement de l'épiploon n'est nullement grave. Ma statistique personnelle à l'hôpital Cochin le démontre, car sur dix kélotomies pour des entéro-épiplocèles, dans lesquelles je me suis trouvé avoir à lier l'épiploon, sept fois les malades ont guéri ; la mort, dans les autres cas, était due à la péritonite qui complique les entérocèles étranglées. La remarque, d'ailleurs, avait été faite par Malgaigne, qui avait avancé que l'épiploon, dans une hernie, n'était jamais étranglé et que, dans ces cas, il y avait seulement inflammation herniaire.

L'épiploon hernié se réduit seul ; et dans les cas les moins favorables il reste adhérent au collet du sac. Quelquefois il suppure, et il se forme alors un abcès dans le sac dont la guérison est facile à obtenir. Nous reviendrons sur ce sujet à l'occasion d'une observation de hernie crurale étranglée.

Une entéro-épiplocèle est plus grave ; elle ne se réduit point seule et l'on est toujours obligé d'intervenir. Cependant, il y a des cas de réduction spontanée. J'en ai observé un remarquable exemple.

Une entérocèle pure est la plus grave de toutes les hernies étranglées, parce que la constriction exercée par l'agent de l'étranglement cause sur l'intestin des désordres contre lesquels le protége l'épiploon, lorsque celui-ci s'engage dans le sac herniaire pour former l'entéro-épiplocèle.

Une grosse hernie étranglée est moins grave qu'une moyenne et une moyenne est moins grave qu'une petite. En effet, il serait puéril de rappeler que plus sera grande l'ouverture par laquelle sortent des viscères, moins les viscères seront serrés. Ajoutons que les grosses hernies contiennent toutes de l'épiploon et que les entéro-épiplocèles et les épiplocèles sont moins graves que les entérocèles, nous venons de le voir.

Il y a déjà des observations de hernies étranglées réduites spontanément. Les bulletins de la Société de chirurgie renferment une très-intéressante observation d'un malade qui avait refusé de se laisser opérer d'une hernie crurale étranglée et qui a guéri après avoir présenté les phénomènes les plus graves pendant dix jours (1).

Voici le fait que j'ai observé :

Obs. VIII. *Hernie inguinale étranglée. Réduction spontanée* (observation signalée déjà, *Gazette des hôpitaux*, 1876). — Le nommé Tholozé (Pierre), âgé de

(1) Chassaignac, *Bull. soc. de chir.*, t. I, p. 967.

soixante-cinq ans, corroyeur, entré, salle Cochin, lit n° 8, le 9 juillet 1874, sorti le 17 juillet.

Hernie inguinale du côté droit, descendue dans les bourses, existant depuis trois ans. Pendant les six premiers mois, le malade ne portant pas de bandage, la hernie sortait pendant le travail et se réduisait par la position horizontale. Depuis deux ans et demi, elle était maintenue par un bandage.

Quinze jours avant l'entrée à l'hôpital, le bandage étant mal placé, la hernie s'est reproduite à la suite d'un effort. Il s'en est suivi une douleur très-vive, des coliques et des vomissements qui n'avaient pas le caractère fécaloïde. Dix heures après le début de ces accidents, le taxis fut pratiqué par un chirurgien de la ville et la réduction fut obtenue.

Enfin le 8 juillet, vers neuf heures du matin, le malade ayant fait une chute, la hernie s'est étranglée de nouveau; pendant vingt-quatre heures, les symptômes de l'étranglement se sont manifestés avec une intensité croissante : douleurs violentes, vomissements, absence de garderobes. Au bout de ce temps le malade se présente à la consultation (9 juillet) de l'hôpital en proie aux plus grandes souffrances; cependant il peut encore marcher et il se fait examiner dans la position assise; on diagnostique une entéro-épiplocèle droite qui offre une certaine tension et est douloureuse au toucher.

A peine a-t-on couché le malade sur un lit pour examiner plus complétement sa hernie que celle-ci se réduit d'elle-même par la seule application de la main sur la tumeur. La douleur diminue notablement et le malade peut dormir pendant un quart d'heure. Puis les accidents reparaissent; coliques vives, vomissements fécaloïdes répétés.

A la visite du soir, l'état du malade est le même. On constate le long du cordon une tuméfaction molle, faisant peu de saillie et donnant la sensation de l'épiploon; on la réduit sans effort par le taxis, et il est facile d'introduire la pulpe du doigt dans l'anneau inguinal externe dilaté; mais lorsqu'on retire le doigt, l'issue d'une petite portion d'épiploon se reproduit.

Dans la soirée jusqu'à dix heures, il y a encore plusieurs vomissements fécaloïdes bien caractérisés, mais la douleur est moins vive. Puis tous les accidents cessent et il y a du sommeil pendant le reste de la nuit.

Le 10, à cinq heures du matin, il y a une selle. L'état général est bon. Le malade prend un peu de bouillon dans la journée.

Le 11 et 12 juillet, peu d'appétit; bouillon.

Le 13, le malade mange et se lève.

Le 17, la guérison est complète : exeat.

Une grosse hernie, c'est-à-dire une hernie du volume d'une tête d'enfant, est rarement grave, la hernie devient adhérente et c'est tout. Cependant on a vu la gangrène de ces grosses hernies et un volvulus de l'intestin au-dessus de la hernie, qui ont entraîné la mort. Quelquefois la péritonite qui existe dans le sac herniaire se généralise et emporte le malade.

Une hernie moyenne est plus grave qu'une grosse hernie, parce que ces hernies contiennent généralement de l'intestin avec ou sans épiploon.

Une petite hernie est plus grave qu'une moyenne, parce que ces hernies ne renferment que de l'intestin avec ou sans sac (car les hernies du cæcum n'ont pas toujours de sac), ou qu'un diverticule de l'intestin.

Les hernies inguinales étranglées sont moins graves que les hernies crurales, les hernies crurales sont moins graves que les hernies ombilicales, enfin les hernies ombilicales sont moins graves que les hernies obturatrices. Toutes les statistiques établies jusqu'à ce jour à cet égard ont depuis longtemps vérifié cette proposition.

A toutes les causes qui font varier le pronostic de la hernie, il faut en ajouter une autre spécialement pour les cas où la hernie renferme de l'intestin; la *durée* de l'étranglement aggrave le pronostic de la hernie.

Enfin les hernies intestinales étranglées par inflammation sont plus graves que les hernies étranglées par effort, soit parce que l'inflammation de la hernie coïncide avec une inflammation du péritoine, soit parce que l'inflammation ôte à l'intestin une partie de sa résistance et favorise la production rapide d'ulcérations au collet de la hernie et même sur l'intestin, loin du lieu où porte la constriction.

La terminaison des hernies étranglées est la mort, lorsque le chirurgien n'intervient pas.

Il est prodigieusement exceptionnel qu'une hernie étranglée se réduise seule ; je considère le cas cité plus haut comme une exception extraordinaire.

Les hernies étranglées par inflammation, celles où les adhérences se forment très-rapidement, se terminent par la généralisation de la péritonite ou quelquefois heureusement par un anus contre nature ; mais ce sont seulement les hernies un peu grosses qui jouissent de ce privilége. On le conçoit facilement, ce sont les hernies dont l'orifice est assez large qui peuvent le mieux permettre la sortie des matières par l'anus contre nature, sans que les efforts de l'intestin le décollent de la paroi abdominale.

Les entérocèles étranglées se terminent toujours par la perforation de l'intestin et la mort.

Les grosses entérocèles et les grosses entéro-épiplocèles se terminent quelquefois par un anus contre nature; mais le plus souvent une péritonite généralisée emporte les malades.

Les épiplocèles n'entraînent jamais la mort et l'opération de la kélotomie appliquée à ce genre de hernie est beaucoup plus dangereuse que la temporisation. Les épiplocèles ne sont dangereuses que par le traitement mal conçu ou mal appliqué qui a été mis en usage. Néanmoins, en tout état de cause, l'épiplocèle est la seule hernie étranglée qui, abandonnée à elle-même, ne soit pas presque infailliblement mortelle.

Certaines conditions aggravent non-seulement la hernie, mais encore aggravent le pronostic de la kélotomie; ainsi la grossesse. Voici une observation de ce genre où, malgré des conditions favorables en apparence, la kélotomie a été suivie d'insuccès.

Obs. IX. *Hernie crurale étranglée par inflammation, chez une femme enceinte. Kélotomie. Érysipèle. Péritonite généralisée. Mort.* (Obs. recueillie par M. Hervouët, interne.) — La nommée Spideler (Louise), âgée de quarante-cinq ans, mariée, journalière, entrée le 17 février 1875.

Le 15 février, deux jours avant son entrée, la malade, qui portait une hernie crurale droite, habituellement réductible, n'a pu réussir à réduire sa hernie le matin, en se levant, comme c'était son habitude, elle n'avait fait cependant aucun effort. A partir de ce moment, il y a eu des vomissements et arrêt des matières.

Le 17, la malade vient à pied à l'hôpital, à onze heures du matin. On est frappé du teint cyanosé de son visage et de la froideur de ses membres. Cette malade n'avait jamais eu d'enfants. Les règles étaient supprimées depuis plus de deux mois. M. Després ne voulait pas croire à une grossesse à cause de l'âge de la malade, mais il en admettait la possibilité. Dans l'aine droite, tumeur lisse, arrondie, de petit volume (gros œuf de pigeon), sans changement de couleur à la peau, sonore, irréductible. Le ventre n'était pas ballonné. M. Després fait la kélotomie avec ouverture du sac et débride sur le ligament de Gimbernat (entérocèle simple). Soulagement immédiat. Il y a encore des vomissements jaunes jusqu'à quatre heures de l'après-midi. A ce moment, ils sont remplacés par des selles abondantes qui continuent toute la nuit.

Le 18, le soir, un vomissement. La peau est chaude. Pouls, 134. La nuit, il y a une garderobe.

Le 19, vomissements le matin, douleur assez vive à la pression de la fosse iliaque gauche, pas de garderobe, pouls, 138. La pression du ventre fait sortir un peu de liquide séro-sanguinolent par la plaie.

Soir, pouls, 144. Il y a eu plusieurs vomissements dans la journée.

Le 20, pouls, 116, érysipèle autour de la plaie dans un rayon de trois à quatre centimètres. (Dans le cours de l'opération, les ganglions lymphatiques de l'aine ont été lésés par le bistouri.) Purgation (huile de ricin et huile d'amandes douces.)

Soir, il y a eu plusieurs vomissements verts dans le courant de la journée.

La moitié de la potion a été prise; il y a eu une selle insignifiante, pouls, 136.

Le 21, pouls, 124. L'érysipèle a pris de l'extension. Les vomissements continuent. Il n'y a presque pas de ballonnement du ventre. La malade ne rend par l'anus ni gaz, ni matières; trois pilules d'opium.

Le 22, vomissements pendant la nuit. Ce matin il y a de l'abattement, pouls, 120.

Soir, pouls 132, pas de vomissements dans la journée. Elle a pris un peu de bouillon froid et de la glace, deux pilules d'opium.

Le 23, apparition des règles, amélioration de l'état général, diminution des douleurs et de la gêne abdominale. L'érysipèle gagne la racine de la cuisse, pouls, 124. Bouillon froid, glace, deux pilules d'opium.

Soir, vomissements, diarrhée, pouls, 128.

Le 24, douleurs abdominales vives. Les vomissements recommencent. La diarrhée persiste. Les règles sont arrêtées. P.r: sp. diacode, 30 grammes. Sinapismes sur les jambes. L'érysipèle fait des progrès.

Soir, dans la journée, il y a eu plusieurs vomissements de sang; affaiblissement considérable. Le sang vomi est liquide et noirâtre, très-abondant.

A quatre heures et demie, le pouls filiforme est à peine perceptible (150 pulsations environ). La malade a de la peine à parler. La langue est sèche et présente du sang à sa surface. Les yeux s'excavent, glace. Nouvelles hématémèses dans la soirée. Mort à onze heures du soir. Au moment de la mort, la malade rejette encore du sang par la bouche.

Autopsie, 26 février, à huit heures et demie du matin. Adhérence d'un grand nombre d'anses intestinales entre elles. De plus, la masse intestinale adhère à la paroi abdominale intérieure sur une assez grande surface, non-seulement à droite du côté correspondant à la plaie et à l'érysipèle, mais aussi du côté gauche. Les adhérences sont moins marquées dans le petit bassin, où l'on trouve seulement un peu de liquide séro-sanguinolent. La masse intestinale n'adhère pas du tout à l'utérus.

L'intestin, dans une certaine longueur au-dessus du siége de l'étranglement, est violet ou noirâtre, mais il n'est perforé en aucun point.

Il n'y a aucun épanchement de sang dans les culs-de-sacs péritonéaux.

L'utérus est volumineux, gros comme le poing environ; il est mou. Après l'avoir ouvert, on y trouve un œuf du volume d'une petite noix et dans lequel le placenta et les enveloppes sont seuls bien développés et faciles à reconnaître; on ne trouve pas l'embryon qui est probablement sorti avec le sang qu'a perdu la malade le 23 février. L'ovaire droit présente un petit kyste à parois molles et dépressibles.

L'orifice herniaire interne est à peu près cicatrisé, il présente une dépression en cul-de-sac dans laquelle on peut suivre les restes du sac passant dans l'anneau crural. Celui-ci permet d'autant plus facilement l'introduction du doigt que le débridement opératoire a porté sur le ligament de Gimbernat, dont il est facile encore de reconnaître la section.

L'estomac est plein de sang. La muqueuse de cet organe est couverte de sang; celui-ci s'enlève par le lavage. On voit sur la muqueuse une érosion peu profonde de la largeur d'une pièce de cinquante centimes, et située sur le trajet d'une veine.

Ainsi voilà une hernie étranglée sur laquelle aucune tentative de réduction n'avait été faite, qui est opérée, il est vrai à la quarantième heure. L'opération réussit très-bien, mais les suites sont une péritonite généralisée, lente, et la mort arrive sans qu'il y ait eu de perforation de l'intestin; l'érysipèle n'est pour rien dans la mort, puisque une malade, citée plus loin, eut un érysipèle erratique et n'a pas succombé (voir l'observation de D... Elmire citée plus loin). La grossesse tardive chez une femme de quarante-cinq ans, grossesse qui était une première grossesse, explique bien la susceptibilité du péritoine; peut-être même la hernie, qui était étranglée par inflammation, ne s'est-elle étranglée qu'à cause de la grossesse.

VINGT-QUATRIÈME LEÇON

DES HERNIES ÉTRANGLÉES COMMUNES (SUITE)

SOMMAIRE. — Traitement de la hernie étranglée. — Temporisation dans les épiplocèles étranglées. — Taxis : inconvénients du taxis forcé ; inconvénients du taxis combiné avec les aspirations des liquides et des gaz des hernies.

Traitement de la hernie étranglée

Je commence par vous dire, Messieurs, qu'aucun traitement général, qu'aucune médication interne ne facilitent la réduction des viscères étranglés. Tous les faits qui semblent démontrer l'efficacité de l'opium, de la belladone, du café, etc., sont des erreurs de diagnostic des chirurgiens ; ce sont des illusions qui ont bercé des médecins peu familiers avec le diagnostic des hernies et qui ont cru réduire par ces moyens des hernies qui se seraient réduites seules ou qu'on aurait réduites par d'autres procédés. J'en dirai autant des ponctions et aspirations des liquides de la hernie avec les appareils de Dieulafoy ou autres. D'abord il y a beaucoup de hernies sèches et les anses intestinales herniées ne renferment guère que des gaz ; et si l'on ne tombe pas exactement dans la cavité de l'intestin, on ne fait rien sortir de la hernie, et cela s'est rencontré souvent. Ajoutons encore que, même après une ponction aspiratrice qui a donné issue à des liquides, dans la plupart des cas on n'a pas pu réduire la hernie, ce qui est suffisamment explicable par de légères adhérences récentes de l'intestin au sac qui empêchent tout glissement de l'intestin sur le sac.

Le traitement de la hernie étranglée, le seul traitement rigoureusement efficace se borne à trois indications. Je ne parle pas de l'établissement d'un anus contre nature, qui est une extrémité redoutable à laquelle on a recours en désespoir de cause sur des hernies qui ont été, dès le début, mal traitées.

Les trois indications sont : la temporisation, la réduction par le taxis et la kélotomie.

Des cas de temporisation

De la temporisation dans les épiplocèles. — En principe, les épiplocèles réclament la *temporisation.* Le taxis est impuissant à réduire une épiplocèle étranglée, à moins qu'il ne s'agisse d'une toute petite hernie étranglée depuis peu, c'est-à-dire depuis moins de six heures. Ici on retrouve, exagérée, cette propriété si connue des épiplocèles non étranglées qui se réduisent lentement, par opposition aux hernies intestinales qui se réduisent brusquement. On ne réduit pas par le taxis les épiplocèles étranglées depuis plus de dix heures, excepté celles qui tendent à se réduire seules.

Il est un fait qui est resté gravé dans ma mémoire. En 1865 je remplaçais M. Chassaignac à l'hôpital Lariboisière. On m'amena un matin un garçon de dix-neuf ans dont la hernie inguinale droite, du volume d'un très-petit œuf, était étranglée depuis vingt heures environ; il y avait des vomissements bilieux, le taxis avait été fait en ville. Je renouvelai le taxis simple, puis le taxis avec le chloroforme pendant demi-heure, rien ne se réduisit. Je prescrivis des cataplasmes sur la hernie et je revins le soir: à ma grande surprise, je trouvai que la hernie s'était réduite seule. Je ne me suis expliqué le fait que plus tard et j'ai compris qu'il s'agissait d'une épiplocèle.

Mais pour traiter les épiplocèles par la temporisation, il faut être sûr de son diagnostic. Permettez-moi de vous exposer ici, avec des observations à l'appui, les indications de la thérapeutique en face des épiplocèles, et d'appuyer sur des observations les propositions que j'établis devant vous.

Ce que je vais vous exposer avait été pressenti par Malgaigne. Il écrivait, en effet (1) : «L'épiploon, dans une hernie étranglée, n'est pas étranglé, il est enflammé. » Il rappelait que la ligature de l'épiploon dans les hernies, après le débridement des anneaux constricteurs et la réduction de l'intestin, n'était suivie d'aucun accident d'étranglement et que cependant l'épiploon était alors serré comme il ne l'est jamais dans aucune hernie. Malgaigne avait conseillé théoriquement pour les épiplocèles les applications de glace et les sangsues. Mais la chronique a cité des faits où il avait appliqué ce traitement désastreux à des entérocèles, et il restait toujours à établir le diagnostic différentiel entre les entérocèles et les épiplocèles, condition *sine quâ non* de l'application des

(1) Malgaigne, *Traité d'anatomie chirurgicale*, 2e édition, Paris, 1859.

émollients ou des antiphlogistiques, c'est-à-dire de l'abstention de toute opération. Mais aujourd'hui que le diagnostic est possible, qu'on peut avec certitude reconnaître une épiplocèle, le traitement proposé par Malgaigne eût pu être souvent suivi de succès, quoique, à mon sens, les cataplasmes émollients et les bains soient bien préférables à la glace et aux sangsues.

Voici d'abord trois observations d'épiplocèles inguinales étranglées :

Obs. X. *Épiplocèle étranglée pour la seconde fois.* — Le premier de nos malades, le nommé L... (F...), âgé de vingt-huit ans, ouvrier plombier, est entré dans le service le 14 janvier ; il était atteint, depuis l'âge de quinze ans, d'une hernie inguinale droite, qu'il avait sans cesse maintenue avec un bandage. Le 13 février 1873, cette hernie devint irréductible et s'accompagna de phénomènes d'étranglement qui nécessitèrent son entrée à l'Hôtel-Dieu ; il fut opéré par un chirurgien du bureau central, dont il ne se rappelle pas le nom, et guérit ; le seul souvenir du malade, c'est qu'il resta, en dehors de la plaie, de l'épiploon qui se flétrit sous l'influence de cautérisations successives, et qu'après un séjour de trois mois et demi, il quitta l'hôpital, ne conservant qu'une petite tumeur du volume d'une noisette (restes probables de l'épiploon).

F... porta de nouveau un bandage, et il n'avait jamais éprouvé d'accidents, lorsque le jeudi 14 janvier, à la suite de repas copieux, mais sans se livrer à aucun effort, il ressentit une douleur très-vive et subite dans la région inguinale droite, et la petite tumeur acquit le volume du poing. Il lui fut impossible d'aller à son travail, et six heures après le début des accidents, premier vomissement en partie alimentaire. Il entre à Cochin le jour même. Vous vous rappelez tous cette tumeur peu douloureuse, ayant un très-petit pédicule et donnant une sensation pâteuse... Je diagnostiquai une épiplocèle étranglée, malgré l'absence de garderobes, l'inappétence et les vomissements.

Un bain d'une heure, des opiacés, des applications locales de cataplasmes, de la glace sur le ventre, furent prescrits d'abord ; le taxis pratiqué par l'interne de garde étant resté sans aucun résultat, je fus appelé et je prescrivis exclusivement les cataplasmes.

Les vomissements bilieux se reproduisirent, à plusieurs reprises, mais à assez long intervalle les uns des autres ; pendant le jour qui suivit, les douleurs devinrent très-vives à un moment donné, il y eut même du ballonnement du ventre, lorsque vers deux heures du matin, dans la nuit du 17 janvier, c'est-à-dire soixante-quatorze heures après le début des accidents, la tumeur, qui s'était notablement affaissée, se *réduisit spontanément*. Le malade éprouva un soulagement immédiat, et une débâcle eut lieu quelques minutes après.

Les jours suivants, il ne présenta rien de notable, et le 23 janvier le malade, complétement rétabli, quittait Cochin, ne portant plus de traces de sa hernie épiploïque.

Obs. XI. — La seconde observation concerne le malade entré le 3 mai, et qui était couché au n° 21 de la salle Cochin.

Le nommé F..., âgé de vingt-huit ans, cambrurier, portait depuis deux ans à l'aine gauche une grosseur du volume d'une noisette, et dont il rapportait l'existence à un effort qu'il avait fait pour soulever un fardeau. Le 2 mai, vers neuf heures du soir, étant en état d'ivresse, ce malade a éprouvé des douleurs de ventre, et il s'est aperçu d'une grosseur dans l'aine. Un premier vomissement se produisait vers deux ou trois heures; à huit heures le malade rejetait du lait qu'on lui avait donné à boire.

Amené à l'hôpital au moment de la visite, vous avez pu constater dans la région inguinale gauche la présence d'une tumeur du volume d'un œuf de poule, pas très-douloureuse, à pédicule peu large, faussement fluctuante : je diagnostiquai une épiplocèle étranglée avec un peu de liquide dans le sac, je proscrivis le taxis. J'ordonnai un bain, des cataplasmes sur la hernie et de l'opium. Un vomissement bilieux eut lieu encore dans la journée du 3 mai, mais la petite tumeur devenait moins tendue.

Le 4 mai, nouveau vomissement bilieux; quelques gaz sont rendus par l'anus. Vers quatre heures, exacerbations dans les douleurs, nouveaux vomissements : l'interne de garde est mandé, et il pratique une piqûre de morphine, à six heures du soir, le même jour, c'est-à-dire quarante-quatre heures après le début des accidents, cette petite masse se réduisait spontanément. Selles copieuses une demi-heure après cette réduction.

Obs. XII.— La nommée V... D..., âgée de cinquante-deux ans, blanchisseuse, portait depuis de longues années une hernie inguinale habituellement mal contenue par un bandage qui était placé de temps en temps.

Le 22 avril, à trois heures de l'après-midi, après avoir lavé, la malade a remarqué que sa hernie ne rentrait point et la faisait souffrir ; à onze heures les vomissements parurent, alimentaires d'abord, puis bilieux.

Le 23, la malade avait rendu quelques gaz par l'anus, il y eut de nouveaux vomissements bilieux. Un médecin appelé fit des tentatives de réduction qui restèrent sans résultat, la tumeur ne diminua pas, et la malade continua à vomir.

Le 24, la malade entre à l'hôpital Cochin à onze heures du matin; elle vomissait encore et se plaignait de coliques. La hernie avait le volume d'une pomme, elle était fluctuante, et son pédicule était étroit, il n'y avait point de sensibilité vive au niveau du pédicule.

Je diagnostiquai sans hésiter une épiplocèle étranglée depuis deux jours et sur le point de se réduire.

Un grand bain d'une heure est administré à la malade, et à deux heures l'interne de garde, que j'avais chargé de ce soin, rentra la hernie sans difficulté et *presque sans le vouloir*.

La malade vomit encore une fois. Dans la nuit, elle alla copieusement à la selle le matin, et est sortie guérie de l'hôpital le 27 avril.

Obs. XIII. *Épiplocèle inguinale, étranglement récent.* (Observation recueillie par M. Quénu.) — Le nommé Bigot (Xavier), âgé de trente-huit ans, entrepreneur, entré le 21 février 1876, salle Cochin, lit n° 15.

Hernie inguinale gauche depuis quinze ans ; d'abord simple petite, grosseur au pli de l'aine, puis la hernie est descendue dans les bourses depuis au moins dix ans. La hernie est toujours rentrée assez facilement jusqu'à hier. Après réduction, il ne restait rien dans les bourses.

Il y a trois ou quatre mois, le malade eut des coliques, la hernie sortit, devint irréductible pendant deux heures et rentra d'elle-même après l'application de cataplasmes. Il n'y eut pas de vomissements ; aucun médecin ne fut appelé.

Hier, à minuit, le malade fit un effort en se couchant, et ressentit une douleur dans le ventre ; il sentit que sa hernie était sortie et essaya en vain de la faire rentrer. Le médecin essaya sans plus de succès, et du reste sans insister. Application de cataplasmes depuis hier soir.

Du 20 au 21, dans la nuit, le malade a eu deux vomissements alimentaires (pas d'indigestion); il n'a pas rendu de gaz, ni été à la selle depuis hier matin. Actuellement, tumeur volumineuse, grosse comme un poing d'adulte, mate, d'une consistance égale, mollasse, fluctuante, se prolongeant par un pédicule étroit jusqu'à l'anneau inguinal externe; on sent par la palpation ce pédicule étroit se prolonger au-dessus de l'arcade. Impulsion par la toux ; pas de gargouillements, pas de transparence, irréductibilité quand on fait des efforts modérés de taxis. Testicule bien isolé, la peau est saine, pas d'œdème ; le ventre est un peu douloureux, non tendu. Bain de une heure à midi, cataplasmes. Diagnostic : épiplocèle enflammé avec du liquide dans le sac.

M. Després pose ce diagnostic à cause du peu de douleur de la tumeur, de plus le pédicule est mince, peu douloureux, roule sous le doigt ; on ne sent pas un cordon épais, tendu et douloureux, comme cela aurait lieu s'il y avait de l'intestin. De plus, peu de vomissements, et ces vomissements étaient muqueux; on sentait en outre, en pressant la tumeur, une crépitation amidonnée indiquant bien l'inflammation du sac.

Le 22, pas de vomissements depuis hier. M. Després réduit la hernie par simple pression, comme il réduirait une hernie réductible. Traitement : porter un bandage. Exeat le 24.

A ces quatre faits j'en joindrai un autre que rapporte Velpeau. Il est dit, à propos du taxis, que le chirurgien a vu une hernie résister pendant deux jours à toutes les tentatives variées de taxis, puis se réduire facilement sous les doigts le troisième jour (1).

(1) Velpeau, *Méd. opératoire*, t. IV, p. 66.

Voici le traitement physiologique, si je puis ainsi dire, qui a été appliqué à nos épiplocèles :

Le repos au lit, l'usage de l'opium donné en pilules jusqu'à quinze centigrammes dans les vingt-quatre heures, enfin l'application constante de cataplasmes, suffirent pour amener un affaissement notable de l'épiplocèle dans les vingt-quatre premières heures, et cet affaissement était d'un bon pronostic, et puis *spontanément, sans effort aucun,* cette masse, sur laquelle les tentatives de taxis avaient été vaines se réduisit. Soixante-quatorze heures (obs. VIII), quarante-quatre heures (obs. IX), cinquante et une heures (obs. X) ont été nécessaires pour arriver à ce résultat.

Cette réduction spontanée semble toujours avoir été précédée d'une recrudescence dans les douleurs et les vomissements; dans un cas même (obs. IX), ces douleurs, ces crampes acquirent un tel degré d'intensité, que l'interne de garde, appelé, jugea nécessaire une piqûre de morphine. Ne pourrait-on pas expliquer ces symptômes en admettant qu'à mesure qu'on s'éloigne du début des accidents la corde épiploïque se tend de plus en plus, et que c'est dans un de ces efforts suprêmes que l'épiploon rentre spontanément dans la cavité abdominale.

Vous le voyez, l'épiploon, dans une hernie étranglée, se réduit seul dans les trois jours. Quel enseignement, quel jour cela ne jette-t-il pas sur ces observations merveilleuses où un taxis exceptionnel finit par triompher d'une hernie sur laquelle tous les autres procédés de taxis avaient été mis en usage pendant un ou deux jours? Ne voyez-vous pas que les guérisons obtenues par le café, la strychnine, les lavements de tabac, la glace sur la hernie, etc., etc., sont des faits mal vus, mal interprétés et dont le souvenir a mal inspiré plus d'un chirurgien? Dans tous ces cas heureux il s'agissait d'épiplocèles pures, de ces hernies que vous avez vues guérir *sûrement* et *régulièrement* par les bains, les cataplasmes.

Un chirurgien venait le deuxième ou le troisième jour essayer son moyen et ne réussissait que parce que l'épiplocèle était arrivée au moment critique où elle se réduit seule. Un médecin donnait du café, un lavement de tabac pendant trente-six ou quarante-huit heures, le temps de prendre patience et d'attendre la réduction spontanée de l'épiplocèle qui a lieu si facilement sous l'influence des lotions chaudes quand le moment est venu.

Épiplocèle inguinale ou épiplocèle crurale, le traitement est aussi facile à appliquer, et des exemples bien nets que j'ai produits devant vous il vous restera cette conviction :

1° Que l'on peut et l'on doit diagnostiquer les épiplocèles étranglées;

2° Que le meilleur et le plus sûr de tous les traitements est la temporisation, parce que passé la sixième heure on ne réduit pas un épiploon dont le péritoine irrité perd son poli et ne se prête à aucun glissement, parce que l'épiploon *se réduit seul* en moins de trois jours ;

3° Que dans les hernies anciennes et adhérentes en partie, si l'inflammation de l'épiploon est très-vive, il n'y a à craindre qu'un abcès du sac et que celui-ci ouvert à temps est exempt de dangers.

Les épiplocèles étranglées offrent exceptionnellement deux terminaisons : l'une rare, la suppuration de l'épiploon demeuré dans la hernie ; l'autre, relativement plus commune, l'adhérence de l'épiploon au sac herniaire et l'irréductibilité définitive de la hernie.

Un exemple de chacune de ces terminaisons a été observé déjà ici, à cet hôpital, dans l'espace de trois ans, et vous venez de voir que, en ville, un cas d'irréductibilité de l'épiploon a été la conséquence d'un étranglement herniaire. Cet exemple est un des plus caractéristiques (voyez l'observation, page 311).

La suppuration de l'épiploon est rare et elle a été observée par moi seulement dans un cas de hernie crurale. On pourrait expliquer cet accident, par ce fait, que la hernie crurale sortant par un orifice plus étroit et occupant un trajet moins direct que la hernie inguinale, l'épiploon y est plus fortement retenu, et est dans des conditions plus favorables à l'adhérence et à la suppuration, et à l'adhérence simple.

Obs. XII. *Épiplocèle étranglée. Suppuration. Abcès du sac* (observation recueillie par M. Sœuvre, interne du service). — La nommée V... (Isabelle), âgée de soixante ans, journalière, est entrée à l'hôpital Cochin le 13 mai 1873.

Elle portait depuis trente-trois ans une hernie crurale qui sortait et rentrait, mais ne se réduisait pas complétement. Depuis trois jours la hernie ne rentrait point et était douloureuse. Les vomissements alimentaires, puis bilieux, s'étaient montrés d'une façon très-intermittente, puisqu'il y avait eu une fois un intervalle de treize heures entre deux vomissements. Quelques gaz avaient été rendus dans la nuit du 12 au 13. La hernie un peu allongée avait le volume d'une grosse noix, elle était tendue, mais on y sentait confusément quelques lobules; il n'y avait point de pédicule d'une épaisseur appréciable, en palpant la fosse iliaque, et on ne sentait pas de corde épiploïque; la hernie était un peu douloureuse. Cataplasmes sur la hernie.

Le 14, un vomissement bilieux. Des gaz ont encore été rendus par l'anus.

Le 15, pas de vomissements, un verre d'eau de Sedlitz; selle un peu abondante; les jours suivants, une selle régulière chaque jour.

Le 19, la hernie est toujours douloureuse; un peu d'œdème de la peau qui recouvre la hernie.

Le 20, rougeur appréciable de la tumeur; même état général bon, selles régulières.

Le 21, incision de l'abcès, pus mal lié, peu abondant.

Le 24, issue d'une portion d'épiploon macéré, par l'incision. Les jours suivants la plaie bourgeonne et la cicatrisation est effectuée le 12 juin. La hernie persiste toujours, mais elle a un volume moitié moindre qu'auparavant; une portion de l'épiploon a suppuré et a été éliminée. La malade sort et porte un bandage creux.

De la temporisation et du taxis dans les grosses hernies. — Les grosses hernies, les oschéocèles, les hernies ombilicales (je ne parle pas des hernies crurales, elles n'arrivent jamais à un aussi grand volume), c'est-à-dire les hernies qui ont le volume approché d'une tête d'enfant nouveau-né, ne doivent jamais être opérées :

1° Parce que les anneaux sont toujours assez larges pour laisser circuler les matières dans les intestins ;

2° Parce que si le cours des matières est totalement suspendu, cela tient à ce qu'il y a des adhérences entre les anses intestinales causées par une péritonite herniaire. Dans ces cas, l'opération de la kélotomie ne donne que de mauvais résultats, et il vaut mieux attendre l'établissement spontané d'un anus contre nature. S'il se produit seul, ses conséquences seront moins graves que si le chirurgien intervenait. Cette opinion a été soutenue par Huguier, surtout pour la hernie ombilicale.

Dans les grosses hernies que faut-il faire? Le taxis doit être employé avec mesure ; il faut chercher à faire rentrer un peu d'intestin, car i arrive assez souvent que l'irréductibilité de la hernie et les phénomène d'étranglement sont dus à une introduction d'une nouvelle portion d'intestin dans la hernie habituellement irréductible et que c'est l'anse sortie en dernier lieu qui est seule étranglée.

J'ai vu à Bicêtre un infirmier qui, toutes les fois qu'il buvait outre mesure et qu'il avait un embarras gastrique avec vomissements, présentait (deux ou trois fois par an) des phénomènes d'étranglement dans une grosse hernie inguinale, du volume d'une tête d'enfant et qui était habituellement irréductible. Un taxis pratiqué peu après le début de l'étranglement par Desprès, mon père, chirurgien de l'hospice, et un purgatif avec 30 grammes d'huile de ricin, guérissaient toujours le malade en réduisant une petite portion de la hernie. Ce malade était une expérience vivante : en sept ans, vingt fois environ le même accident lui est arrivé et il a été traité et guéri de la même façon. Ce malade, d'ailleurs, ne portait pas de bandage ; aucun ne pouvait contenir sa hernie ; il se bornait à porter un suspensoir. Il a été opéré après la mort de mon père pour un accident du même genre et il a succombé aux suites de l'opération.

Pour les hernies ombilicales volumineuses, il en est de même ; le taxis doit être employé, il réduit ce qui peut se réduire, et on obtient la guérison en purgeant le lendemain les malades avec le purgatif par excellence pour les hernies, l'huile de ricin, qui est le purgatif de l'intestin.

Quoique plusieurs auteurs soient d'avis de temporiser, de mettre seulement des cataplasmes ou de la glace sur les hernies, il est positif qu'un taxis modéré fait quelque chose et qu'une réduction même partielle de la hernie a soulagé les malades. M. Tillaux et moi, nous avons signalé, en 1875 à la Société de chirurgie, chacun de notre côté, un cas de hernie ombilicale volumineuse où le taxis a été suivi de succès.

Mais lorsque le taxis ne donne aucun résultat, lorsque la hernie reste dure, que doit-on faire ?

Un grand bain d'une heure deux fois par jour, si les malades peuvent les supporter, des cataplasmes sur la hernie et un purgatif avec 30 à 40 grammes d'huile de ricin, ou deux gouttes d'huile de croton.

Les gargouillements dans la hernie sont un excellent indice de l'heureuse terminaison de l'étranglement. Enfin, il arrive quelquefois que les accidents ne s'amendent pas complétement, quoique les malades aient une selle liquide. On peut déjà à ce moment porter un pronostic sur l'issue de la maladie ; si l'on a employé l'huile de ricin, on trouve dans les matières rendues, qui sont jaunes, des gouttelettes d'huile qui n'ont pas été émulsionnées et qui surnagent sur les matières ; à ce moment, avec des cataplasmes sur la hernie et des bouillons rafraîchissants on peut attendre et l'on voit en quelques jours tous les accidents s'amender.

Je n'ai, pour ma part, aucune confiance dans les applications de glace sur les grosses hernies. Le temps qu'il faut laisser la glace sur les hernies est quelquefois assez long pour causer des congélations du tégument et même des parties profondes. Si la glace a réussi sur de grosses hernies, c'est parce qu'il s'agissait d'épiplocèle ou de hernies dont l'anneau étranglant était peu serré, et cela tient surtout à ce que la glace a été appliquée peu après le début de l'étranglement. Les applications de glace sur les hernies causent une véritable froidure caractérisée par une tuméfaction avec rougeur des parties ; c'est surtout sur le scrotum que cette complication a été observée. Quelquefois la froidure va jusqu'à la gangrène.

Enfin, dans les grosses hernies contenant de l'épiploon et de l'intestin, si les accidents paraissent graves et s'il y a des vomissements fécaloïdes, il y a lieu de faire le débridement, mais seulement le débridement, sans ouverture du sac, si les bains, le premier purgatif et le taxis n'ont donné aucune amélioration.

Ici encore il y a des causes d'erreurs dans l'appréciation des phénomènes de l'étranglement des grosses hernies. Il y a des péritonites herniaires ou même des péritonites généralisées qui simulent des étranglements. Je vous ai déjà dit que le ballonnement prématuré du ventre avec une douleur vive à l'ombilic indiquaient une péritonite. Vous savez que les hernies étranglées sont toujours tendues et dures. Quand vous observerez, du côté du ventre, des signes de péritonite en même temps que la grosse hernie ne sera ni tendue, ni douloureuse, il n'y a pas lieu d'opérer, même en employant le procédé de J.-P. Petit, le débridement sans ouvrir le sac.

Du Taxis

La théorie du taxis dans les hernies étranglées est tout entière dans cette proposition : « qu'il faut faire rentrer les premières, les parties qui sont sorties les dernières. » Or, pour atteindre ce but, la main, dirigée avec intelligence, est sans contredit ce qu'il y a de plus sûr.

Le vieux procédé indien, qui consiste à attirer les viscères en haut de l'abdomen, à l'aide d'une serviette roulée qui est serrée sur le ventre et remontée ensuite vers la poitrine, de façon à exercer une traction sur les viscères herniés de dehors en dedans, a bien pour effet de ramener dans l'abdomen les premières celles qui sont sorties les dernières. Placer les malades la tête en bas ; mettre sur les fosses iliaques des vessies pleines de mercure, un objet très-lourd, ne sont autre chose que le procédé indien métamorphosé ; le massage du ventre, procédé préconisé par Sédillot, est du même genre.

Le taxis manuel, le meilleur, est celui qui est pratiqué de la sorte : avec le pouce et les doigts de la main gauche on embrasse le pédicule de la hernie, et on l'attire comme si l'on voulait passer à la filière la tumeur herniaire, puis avec les doigts de la main droite on presse sur la partie saillante de la hernie, sur le fond du sac.

Quelquefois, pendant le premier temps de ce taxis, la hernie se réduit comme nous voyons une hernie simple se réduire par des tractions de ce genre. Ce procédé ancien a été régularisé de cette manière par D. Després, mon père et mon premier maître, auquel je l'ai vu employer avec succès.

Le taxis peut être aidé, suivant quelques auteurs, par deux pratiques : l'emploi du chloroforme, préconisé par Guyton et M. Gosselin, la ponction de la hernie, anciennement vantée par Long (1) et que Dieulafoy a remis en honneur. Ni l'une ni l'autre de ces pratiques ne sont utiles réellement; le chloroforme ne sert qu'à empêcher la résistance des malades, il ne relâche rien de ce qui constitue l'agent de l'étranglement (il n'est pas besoin de vous dire combien il est impuissant sur un collet de sac péritonéal); il autorise l'emploi de la force dans le taxis et cela est toujours une pratique regrettable contre laquelle je ne saurais trop m'élever. Quant aux ponctions capillaires évacuatrices, elles ne peuvent qu'enlever le liquide contenu dans le sac ou les gaz enfermés dans l'intestin, qui ne sont ni les uns ni les autres l'obstacle qui s'oppose à la rentrée de l'intestin.

Les ponctions aspiratrices ont eu des ardents défenseurs, elles ont eu des détracteurs, et cela s'explique parce que des cas rares sont susceptibles d'être guéris par ces ponctions, par exemple, dans ce que l'on a appelé l'engouement gazeux, c'est-à-dire dans les hernies enflammées dans un sac à collet large, la ponction, en diminuant la tension du viscère hernié, fait cesser les phénomènes d'étranglement et l'intestin se réduit seul immédiatement ou bien la circulation des matières devient possible et l'intestin rentre plus tard. Chez les très-jeunes enfants, où les hernies ne s'étranglent jamais que par inflammation dans le canal de communication entre le péritoine et la tunique vaginale, la ponction aspiratrice est acceptable. Le docteur Debord d'Orsay (2) a rapporté une observation très-instructive. Mais les cas de ce genre sont excessivement rares et si les phénomènes d'étranglement sont observés à temps, c'est-à-dire au début, on obtient très-facilement la réduction de la hernie par les bains, les cataplasmes et un léger taxis.

Vous trouverez encore une observation de Demarquay où l'aspiration des liquides contenus dans la hernie a permis d'obtenir la réduction de la hernie (3).

Il s'agissait d'une très-grosse hernie crurale du côté gauche; l'étranglement durait depuis trente-quatre heures; une ponction retira 60 grammes de sérosité jaune citrine très-claire. Après cette opération, la hernie, qui avait résisté à deux taxis antérieurs, se réduisit.

Les observations de ce genre sont très-rares, et comme il s'agit d'une très-grosse hernie, il y a lieu de penser que la hernie était une de ces

(1) Long, *Revue thérapeutique du Midi*, 30 janvier 1855

(2) Debord d'Orsay, *France médicale*, avril 1876.

(3) Demarquay, *Gaz. des hôp.*, 1873, p. 235.

grosses hernies qui se réduisent à l'aide des purgatifs et du taxis; peut-être même était-ce une simple épiplocèle.

Par contre, il y a un grand nombre d'observations déjà publiées, où l'aspiration n'a rien produit et où la kélotomie a dû être pratiquée, et il s'agissait de petites hernies intestinales.

Pour les épiplocèles étranglées, les ponctions sont absolument inutiles, d'ailleurs, et elles ne peuvent pas plus pour les entéro-épiplocèles.

Le taxis forcé, soit à l'aide de la main, soit à l'aide d'un spica fait avec une bande sèche, appliqué sur la tumeur herniaire, appareil que l'on laisse en place pendant vingt-quatre heures, a donné, entre les mains de Baudens, quelques résultats heureux, mais il est probable qu'il s'agissait de hernies récentes ou que, s'il s'agissait de grosses hernies étranglées depuis plus de deux jours, la hernie ne contenait que de l'épiploon.

Maisonneuve a préconisé le taxis forcé avec une bande de caoutchouc appliquée comme le spica de Baudens. Certes, la compression ainsi obtenue a une énergie plus grande que la compression faite avec une bande de toile, et il y a eu des réductions obtenues de la sorte, mais il y a eu aussi des désastres, car lorsque ce taxis ne peut réussir, il aggrave singulièrement la situation; en effet, il contusionne l'intestin, le déchire ou augmente les désordres dans les couches de l'intestin qui sont le fait de l'étranglement. Ajoutons que ce temps passé à faire la compression est un temps perdu si l'on doit faire la kélotomie. Cette opération, comme vous le verrez, gagne, en effet, à être pratiquée à un moment voisin du début de l'étranglement.

Le taxis prolongé, préconisé par M. Gosselin (1), en 1859, était une variété de taxis forcé. Combiné avec l'emploi du chloroforme, vanté par Guyton et bien expliqué par M. Gosselin (2), qui en a le mieux réglé l'usage uni au taxis forcé ou prolongé, ce procédé a joui, pendant un certain temps, d'une faveur que des observations ont justifiée. Mais il est certain que dans les cas où il a réussi il s'agissait de grosses hernies ou d'épiplocèles pures, car dans les cas où on a été obligé plus tard d'en venir à l'opération il y avait toujours de l'intestin dans la hernie.

On ne saurait généraliser sur la position qu'il convient de donner aux malades pour favoriser le taxis; il vaut mieux généralement opérer le taxis

(1) Gosselin, *Mém. sur les résultats de la temporisation dans les hernies.* (*Bull. de l'Académie de médecine*, 1859, et *Gaz. des hôp.*, 1863, p. 165.)

(2) Guyton, *De l'emploi du chloroforme dans la réduction des hernies*, (*Arch. gén. de méd.*, 1843).

les malades étant couchés. La position varie avec le siége de la hernie et avec la forme et la grosseur de la hernie. Ainsi, dans les petites hernies le pédicule est moins facilement accessible que dans les grosses, et l'on a plus de peine à saisir le pédicule avec les doigts; cependant on peut encore y parvenir, même pour les petites hernies crurales, et dans ce cas il faut faire le taxis en plaçant le membre dans la demi-flexion. Au contraire, lorsque la hernie est assez volumineuse, on a quelquefois plus de facilité à réduire le membre étant placé dans l'extension.

Avant de pratiquer le taxis, il est *toujours* indiqué d'administrer un bain chaud de 28 degrés de la durée d'une heure. Cette précaution, que Desault (1) recommande comme capitale, et que je vous recommande particulièrement, est un des adjuvants les plus puissants de la réduction des hernies étranglées par le taxis, peu après le début de l'étranglement. C'est toujours une faute de ne point administrer un bain avant le taxis.

J'ai réduit par le taxis, tel que je vous l'expose, des hernies étranglées, entérocèles et entéro-épiplocèles étranglées depuis six ou huit heures; il s'agissait de hernies peu volumineuses. J'ai réduit et vu réduire par le taxis une portion de très-grosses hernies étranglées depuis plus de vingt-quatre heures, hernies inguinales descendues dans le scrotum ou grosses hernies ombilicales. Mais passé douze heures, on ne réduit jamais des hernies peu volumineuses par le taxis, lorsqu'elles renferment de l'intestin ou de l'intestin et de l'épiploon. Les petites hernies étranglées par inflammation sont celles qui résistent le plus au taxis; c'est pour cette raison qu'il se forme souvent très-vite de fausses membranes qui unissent l'intestin au sac herniaire et empêchent tout glissement du viscère, glissement nécessaire pour la réussite du taxis.

Voici un exemple d'entérocèle réduite par le taxis :

Obs. XIII. *Entérocèle étranglée. Taxis. Guérison* — Le nommé Guimezane (Louis), âgé de dix-huit ans, célibataire, charretier, salle Cochin, lit n° 3, entré le 6 juillet 1874, sorti le 14.

Il portait, depuis l'âge de quatre ans, une hernie inguinale droite, survenue à la suite d'un coup reçu dans l'aine. Le malade affirme qu'il n'y avait pas de hernie auparavant, et que ses parents n'en ont point remarquée à sa naissance. Il n'a commencé à porter un bandage que deux ans après, c'est-à-dire à l'âge de six ans; la hernie avait déjà sensiblement augmenté de volume. Elle a été maintenue réduite jusqu'au mois de février dernier. A ce moment, le malade a

(1) Desault, *Œuv. chir.*, t. II, p. 341.

cessé de porter son bandage; depuis lors il est survenu plusieurs accidents : 1° il y a trois mois (avril), la hernie est sortie, et des accidents d'étranglement se sont produits (douleurs, vomissements); mais la hernie s'est réduite au bout de quelques heures, par le fait de la position horizontale; 2° il y a deux mois, mêmes accidents, à la suite d'un effort, et disparaissant de la même manière, après vingt-six heures; 3° il y a environ quinze jours, nouvelle issue de la hernie; coliques vives; les symptômes cessent encore sous l'influence de la position horizontale, qui permet au malade de réduire sa hernie.

Enfin le 6 juillet, à six heures du matin, le malade, en descendant de voiture, sent la hernie se reproduire; immédiatement, apparition des signes de l'étranglement; douleurs excessivement intenses, vomissements. Il est amené à l'hôpital à midi. On constate une hernie inguinale droite, du volume d'un petit œuf; elle présente une tension excessive, son pédicule est large; elle est très-douloureuse à la pression, matité à la pression; les vomissements deviennent jaune verdâtre. Bain d'une heure.

A deux heures un quart, c'est-à-dire huit heures après le début, M. Després commence le taxis, sans employer le chloroforme; il perçoit de la fluctuation dans le sac, et déclare qu'il y a à la fois de l'intestin, de l'épiploon et du liquide. Au bout de douze minutes environ de taxis, la hernie est réduite. La douleur et les autres accidents cessent complétement. Le soir, selles, l'appétit est revenu.

Le lendemain, la digestion se fait normalement. Le malade sort le 14 juillet avec un bandage.

Ici il y avait surtout de l'intestin et peu ou pas d'épiploon, car la hernie s'est réduite entièrement.

Appendice. — Quatre mois après, ce malade est admis de nouveau à l'hôpital, dans le service de M. Bucquoy, pour une fièvre typhoïde. Il succombe à cette maladie. A l'autopsie, l'examen de l'intestin ne démontre point de traces précises de l'ancien étranglement herniaire. Un point de l'iléon a paru toutefois légèrement coarcté.

Obs. XIV. *Hernie inguinale gauche étranglée. Entérocèle. Réduction par le taxis* (observation recueillie par M. Boncourt, interne). — Le nommé Latrin (Léonard), âgé de quarante-huit ans, maçon, est entré à l'hôpital Cochin, dans le service de M. Després, le 28 novembre 1876, à six heures du matin.

Depuis deux ans, cet homme avait une pointe de hernie inguinale gauche, se montrant seulement dans les efforts.

Le 27 novembre, à cinq heures et demie, en déchargeant des sacs de plâtre, il éprouva, dans la région inguinale gauche, une douleur assez vive, et qu'il compare à un coup d'épingle. Aussitôt il porta la main dans cette région, et n'y constata rien; il dit avec précision qu'il n'y aperçut aucune tumeur; il continua son travail.

A sept heures il soupa et mangea comme à son ordinaire, sans éprouver la moindre colique. Ce n'est qu'après son repas, vers neuf heures, qu'il ressentit tout à coup la sortie d'une tumeur dans la région inguinale gauche.

Interrogé pour savoir s'il fit quelque effort à ce moment, il répond négativement. Peut-être, cependant, est-ce un effort de toux inaperçu, auquel on peut attribuer la cause de la sortie de l'intestin. Immédiatement des coliques, des vomissements alimentaires et des crampes dans les membres inférieurs survinrent.

Jusqu'à son entrée à l'hôpital, il eut une vingtaine de vomissements alimentaires et bilieux, mais non fécaloïdes, n'urina que deux fois, et peu.

A son entrée, ce malade présente, à la région inguinale gauche, une tumeur du volume d'un gros œuf de poule; elle est sonore à la percussion; la pression au niveau du collet est très-douloureuse; le ventre n'est ni ballonné ni douloureux à la pression. Il y a des crampes vives dans les membres inférieurs. Des sueurs froides couvrent la figure; la soif est vive, mais l'ingestion d'une petite quantité de liquide provoque immédiatement les vomissements. Le pouls est petit, intermittent, filiforme. Le malade est froid et un peu cyanosé. L'interne de garde le fait mettre au bain immédiatement; il y reste une heure un quart. Après cela, il fait des tentatives de réduction, et parvient à faire rentrer une petite partie de la tumeur.

A huit heures et demie, M. Després confirme le diagnostic d'entérocèle inguinale, et après un taxis de quelques minutes, fait rentrer l'intestin qui produit, à ce moment, le bruit caractéristique de gargouillement. Une demi-heure après, a lieu la première selle. Dans la journée, il y en eut un grand nombre d'autres (dix environ). Les vomissements ne se sont pas reproduits; dans la soirée, le malade a encore quelques crampes.

Le 29, le malade va bien; il sort de l'hôpital trois jours après, avec un bandage.

Voici, vous le voyez, encore un excellent exemple des indications du taxis :

Rappelez-vous, Messieurs, cet axiome :

Le taxis ne doit être appliqué que sur les grosses hernies ; et sur les petites hernies, il ne convient que pendant les premières heures de l'étranglement.

Les manœuvres seront faites avec une extrême prudence et peu prolongées. Je vais même si loin à cet égard que quand des tentatives de taxis ont été pratiquées en ville, je ne les renouvelle pas et j'exécute l'opération d'emblée.

Un des côtés fâcheux du taxis appliqué sur des hernies qu'il ne peut pas réduire, c'est de contusionner les hernies ; vous m'avez vu, après la réduction de l'intestin dans une entéro-épiplocèle transformée en épiplocèle, faire une ponction dans le sac herniaire d'un malade, dans lequel nous avions diagnostiqué la présence d'un liquide et chez lequel des tentatives prolongées de taxis avaient été faites en ville (voyez l'obs. XX). Le trocart, d'un moyen calibre, a donné issue à de la sérosité sanglante ; cette ponction n'était pas nécessaire, mais elle avait pour but de vous montrer que les tentatives imprudentes d'un taxis fait *larga manu*, transformaient le liquide séreux des sacs herniaires en un liquide sanguin, ce qui revient à dire que le taxis contusionne la hernie. Combien de fois encore n'est-il pas arrivé que des tentatives de taxis ont si fort contusionné les hernies, que le chirurgien, en faisant la kélotomie, a eu toutes les peines du monde à distinguer les enveloppes de la hernie.

N'a-t-on pas vu des réductions de hernies obtenues par le taxis forcé être suivies de péritonite sur aiguë, due à la rupture de l'intestin par une réduction forcée? C'est à cause d'accidents de ce genre que Richter et Pott, au siècle dernier, s'étaient prononcés contre le taxis.

Pour moi, le taxis forcé est un mot qui devrait être rayé du langage médical, une opération qu'il faut abandonner comme dangereuse.

Le taxis aggrave toujours le pronostic des hernies étranglées qu'il ne réduit pas.

Retenez bien enfin cette proposition :

Lorsque vous aurez reconnu une entérocèle, ou une entéro-épiplocèle, après vous être entouré de tous les moyens de diagnostic sur lesquels j'ai insisté ; un taxis modéré, après un grand bain, reste-t-il insuffisant, vous n'avez pas de temps à perdre, il faut opérer.

Ces leçons ne sont pas un traité complet des hernies, cependant on produit si journellement et si légèrement de nouveaux procédés de taxis qui ne sont autre chose que des procédés déjà connus et célèbres pour avoir échoué, que vous devez connaître ce qui a été fait.

Vous avez entendu récemment parler de ces procédés exotiques qui ont pour objet d'aller chercher dans le ventre, à l'aide de la main introduite dans le rectum, l'intestin étranglé dans une hernie pour le réintroduire dans l'abdomen. Plouquet, au siècle dernier, avait proposé d'aller chercher, par le vagin, chez la femme, et par le rectum chez l'homme, le pédicule des hernies inguinales et crurales. Il avait même réduit de cette façon une petite hernie inguinale (1). Ces procédés bizarres ont tué des malades.

(1) In Richter, *Traité des hernies*, trad., Cologne, an VII, de la rép., 1799, éd. Rougemont, t. II, p. 81 et Richter, *Chirurgische Bibliothek* B. V, page 147.

Il a été fait encore, en ces temps derniers, un certain bruit autour d'un procédé de taxis appelé méthode américaine de Leasure. Cette méthode est le procédé vanté par Fabrice d'Aquapendente (1), qui conseille de pendre le malade la tête en bas. Louis avait réduit des hernies en faisant suspendre les malades par les jarrets placés sur les épaules d'un aide. Le malade était secoué à plusieurs reprises et on espérait que le poids de la masse des intestins attirerait l'anse herniée et la réintégrerait dans l'abdomen.

Les poids appliqués sur le ventre au-dessus des hernies et destinés à tirer l'intestin hors du sac, dérivent tous du fer à repasser, du morceau de plomb, de la vessie pleine de mercure, appliqués dans le même but qu'ont beaucoup employé les Anglais avec Évrard et Wilmer.

On peut dire que tous les procédés de taxis ont été inventés et réinventés nombre de fois sans qu'on ait pu trouver le procédé modèle, et l'on peut ajouter que s'il est possible qu'on en invente de nouveaux, on peut dire que ce ne sera pas le procédé modèle, car la nature des hernies ne saurait se prêter à un procédé de réduction autre que celui de la main, le plus intelligent de tous les instruments que possède la chirurgie, pourvu que derrière la main il y ait un esprit suffisamment éclairé.

(1) Fabrice d'Aquapendente, *Œuvres chir.*, Lyon, 1649.

VINGT-CINQUIÈME LEÇON

HERNIES ÉTRANGLÉES COMMUNES (SUITE)

SOMMAIRE. — **Kélotomie avec ouverture du sac. — Nécessité de l'opération de bonne heure. — Conduite à tenir dans les cas d'entéro-épiplocèle. — Kélotomie sans ouverture du sac.**

Kélotomie avec ouverture du sac.

En face d'une hernie petite, douloureuse principalement à la région crurale, et sur laquelle, d'ailleurs, vous aurez pu trouver les signes qui caractérisent l'entérocèle ou l'entéro-épiplocèle, à l'exclusion de l'épiplocèle, il n'y a pas à hésiter, il faut faire *immédiatement* la kélotomie, et la kélotomie la plus avantageuse est la kélotomie avec ouverture du sac. La raison de ce choix est tout entière dans la nature du lien ou de la bride qui étrangle, car, les petites hernies surtout, les hernies crurales sont étranglées par les anneaux, c'est-à-dire, à la région crurale, par le bord tranchant du ligament de Gimbernat, pas ce que M. Chassaignac appelle la *vive arête* et j'affirme que l'on ne saurait couper ce ligament sans ouvrir le sac; il suffit pour s'en convaincre d'essayer de le couper par une incision faite dans l'aine sur un cadavre.

Voici deux observations de kélotomie sur des petites hernies crurales, lesquelles sont considérées comme les plus dangereuses.

OBS. XV. *Hernie crurale étranglée. Kélotomie d'emblée.* — Un ancien jockey, âgé de soixante-sept ans, atteint d'une hernie crurale, datant de sept ou huit ans, pour laquelle aucun bandage n'avait été porté, vint à être douloureuse subitement. Au mois de juillet 1871, appelé auprès de ce malade par le docteur Cottin, je trouvai une hernie crurale du côté droit, de la grosseur d'une petite noix dure, tendue et douloureuse; le malade n'avait pas eu de garde-robes depuis seize heures, et il vomissait depuis douze heures. Les derniers vomissements avaient une odeur fécaloïde, bien qu'ils ne fussent pas encore jaunes. Les extrémités étaient relativement froides et le pouls était filiforme; il n'y avait pas de ballonnement du ventre et il n'y avait pas de sensibilité vive à la pression, autour de l'ombilic. Je diagnostiquai une entérocèle crurale étranglée, et je ne fis aucune tentative de réduction. Je procédai d'emblée à la kélotomie, avec ouverture du sac. Le débridement fut fait sur le ligament de Gimbernat et l'intestin fut réduit. Les selles se rétablirent le troisième jour après l'opération, et le malade guérit en trente jours; la plaie de la kélotomie n'avait pas été réunie par première intention.

Cette observation est l'exemple le plus frappant des indications et de l'application de la kélotomie d'emblée. La science renferme des observations de ce genre qui n'ont pas été contestées, et c'est là un fait bien acquis que les entérocèles opérées de bonne heure, peu après le début de l'étranglement, guérissent bien par la kélotomie. Je vous cite ce fait parce que l'on en observe rarement de pareils à l'hôpital, où les malades arrivent le plus souvent après avoir été soumis à des tentatives répétées de taxis. Cependant j'ai pu opérer à temps une hernie crurale du même genre que celle du jockey, à l'hôpital. Voici le fait :

Obs. XVI. *Entérocèle crurale étranglée depuis vingt-deux heures. Kélotomie d'emblée.* — La nommée D... (Elmire), âgée de quarante-huit ans, entre à l'hôpital Cochin le 8 janvier 1873.

Cette malade portait, depuis très-longtemps, une petite hernie crurale, habituellement réductible, qui n'avait jamais été contenue; la veille de son entrée, en faisant son ménage, elle avait été brusquement prise de douleurs vives, et avait vomi quelques instants après. Les vomissements étaient répétés, et la malade vomissait presque immédiatement ce qu'elle prenait. La veille au soir, le mari de la malade avait pressé sur la hernie comme pour la réduire, mais n'avait produit aucun résultat.

La malade amenée à pied à l'hôpital, vomit devant le chef de service, et ses vomissements étaient verdâtres. Après avoir constaté l'existence d'une hernie crurale droite du volume d'une petite noix, tendue, douloureuse, et dont le pédicule était enfoncé dans l'aine, après avoir précisé que les vomissements avaient paru presqu'au même moment où la hernie était devenue douloureuse, M. Després diagnostique une entérocèle crurale et fait d'emblée la kélotomie. Le sac est ouvert, mais il faut le disséquer au milieu de ganglions lymphatiques dont l'un est coupé. Pas de liquide dans le sac, l'intestin est brun violet. Débridement sur le ligament de Gimbernat, réduction; un peu d'épiploon adhérent au sac n'est point touché, issue de sérosité jaune, après la réduction de l'intestin. Cataplasmes sur la plaie, deux pilules d'opium de cinq centigrammes, bouillon, petite selle dans la nuit. Selle régulière le sixième jour.

Un érysipèle erratique, né autour de la plaie et dû très-probablement à la plaie faite aux ganglions inguinaux, survint et dura le mois de février, mais le 5 mars la malade sortit guérie.

L'opération de la kélotomie avec ouverture du sac, en elle-même, est une des opérations les mieux réglées de la chirurgie, surtout si des tentatives de taxis n'ont pas été poussées jusqu'au point de contusionner la hernie, ce qui seul empêche de bien reconnaître les différentes couches des enveloppes de la hernie.

Il y a des préceptes opératoires que nous observons tous, mais chacun de nous a quelque pratique qu'il préfère.

Voici comment je procède à l'opération : les poils sont rasés au niveau de la hernie, le malade n'est point chloroformé, car l'incision de la peau seule est douloureuse pendant l'opération. Une incision est faite suivant le plus grand axe de la tumeur. La peau est incisée d'un seul coup, les artérioles sous-cutanées divisées sont liées, ou tordues, ou pincées dans une pince à arrêt, et aussitôt qu'on les a divisées on peut être sûr qu'on est sur les enveloppes du sac. On procède alors avec précaution, on incise les couches qui se présentent une à une jusqu'à ce que l'on soit arrivé sur une membrane un peu plus épaisse que celles qui viennent d'être divisées, on est sur le sac. Je préfère, pour ma part, prendre alors des ciseaux courbes et à l'aide d'une pince je fais un pli à cette membrane et j'incise avec les ciseaux. Lorsqu'une ouverture est ainsi faite, s'il sort du liquide ou si je vois sortir un peloton graisseux, j'incise largement avec les ciseaux courbes, à gauche et à droite de l'ouverture du sac et je mets les viscères à nu. On a beaucoup disserté sur les moyens de reconnaître l'intestin du sac. Dans les quatre-vingt-dix-neuf centièmes des cas, il n'y a aucune difficulté. Dans les cas exceptionnels, on s'en tire en tâtonnant, en suivant ce précepte de M. Maisonneuve, qu'il faut inciser tant que l'on n'est pas sûr d'être sur l'intestin. En effet, les vaisseaux radiés de l'intestin, la couche musculaire de l'intestin, mise un peu à nu dans les cas où une incision de trop a été faite, ne peuvent être méconnus par le chirurgien, même le moins expérimenté ; quant à l'épiploon, il crève pour ainsi dire les yeux et on ne peut le méconnaître.

S'il n'y a que de l'intestin, je vais d'emblée à la recherche de l'anneau constricteur. S'il y a de l'épiploon, je déplie l'épiploon et je vais chercher au milieu, l'anse intestinale étranglée qui y est cachée. Ici, pendant l'opération, il y a un diagnostic à poser ou plutôt à confirmer (nous vous avons exposé les moyens de reconnaître, avant l'opération, l'agent de l'étranglement) : pour cela, il faut faire attirer au dehors le sac herniaire par des aides munis de pinces, le doigt étant placé au collet de la hernie, si le doigt est attiré au dehors pendant la traction, l'étranglement a lieu par le collet du sac ou un collet d'un sac épiploïque; si le collet de la hernie est immobile, il y a étranglement par les anneaux.

Le débridement doit être fait par un bistouri guidé, sur le doigt, dans un lieu où l'on est sûr de ne point trouver de vaisseaux, en haut et en dehors pour les hernies inguinales, en dedans transversalement dans les hernies crurales, et sur plusieurs points à la fois dans les hernies étranglées par le collet d'un sac péritonéal ou d'un sac épiploïque inclus dans le sac péritonéal.

Le débridement est fait avec le doigt indicateur de la main droite ou de la main gauche, placé autant que possible dans le collet de la hernie, la pulpe dirigée du côté où le débridement doit être porté. Dans le cas où l'étranglement est très-serré, l'ongle seul peut pénétrer dans le collet; on glisse alors le bistouri sur l'ongle, dont la sensibilité est assez développée pour que l'on puisse glisser sur lui le bistouri et guider le débridement. Un bistouri boutonné droit simple (les bistouris à tranchant limité de Pott et Cooper ne sont pas nécessaires) est glissé à plat sur la pulpe du doigt ou sur l'ongle et lorsqu'il a pénétré dans l'orifice, du côté opposé à l'intestin, où repose la pulpe du doigt indicateur, le bistouri est tourné le tranchant sur l'anneau constricteur. Il ne faut pas couper largement, il faut presser, avec la pulpe ou la face dorsale du doigt engagé dans l'orifice de la hernie, sur le dos de la lame du bistouri et la faire couper par pression, si je puis ainsi dire. On incise de la sorte juste ce qu'il faut pour que le doigt pénètre dans l'anneau constricteur. Cela fait, on replace la lame à plat sur la pulpe de l'indicateur ou sur l'ongle et on retire à la fois le doigt et le bistouri.

On cherche alors à réduire l'intestin, sans se préoccuper de l'épiploon s'il y en a. Si l'orifice de la hernie n'est pas assez élargi pour permettre la réduction, on fait un second débridement et on tente de nouveau la réduction. Mais avant de faire aucune tentative de réduction, il faut avoir soin de *laver* l'intestin avec de l'eau chaude, de faire ce que j'appelle la toilette de l'intestin. Sous l'influence de l'eau *chaude*, la circulation de l'intestin se rétablit, et l'on voit rapidement l'intestin passer du noir au violet, ou du violet au rose, suivant le degré de constriction qu'avait subi l'intestin. On tire sur l'intestin pour s'assurer qu'il n'est point coupé, et s'il n'y a aucun sillon profond et point d'ulcération, on réduit. Quelquefois, après la réduction, il sort de l'abdomen un liquide jaunâtre, séreux; c'est de la sérosité du péritoine enflammé. Cette issue de liquide est favorable, parce qu'elle chasse au dehors des liquides de la plaie qui pourraient entrer dans l'abdomen. Voici un exemple :

Obs. XVII. *Hernie crurale droite étranglée. Kélotomie. Issue de liquide péritonéal. Guérison.* — La nommée Schatte (Madeleine), âgée de quarante-cinq ans, femme de ménage, entrée le 30 novembre 1875, salle Saint-Jacques, lit nº 22.

Cette femme porte, depuis dix-huit mois ou un an, une petite hernie crurale à laquelle elle attache si peu d'attention qu'elle ne peut nous donner aucun renseignement sur son état habituel.

Le 28 novembre, la malade dîne le soir plus copieusement que d'habitude; à huit heures, sans cause appréciable, elle se sent prise d'un malaise, bientôt suivi d'un vomissement alimentaire abondant. Elle songe à une indigestion; mais quelques minutes après, sa hernie devient douloureuse et augmente de volume; elle veut la rentrer, impossible. Une heure après, les vomissements reparaissent; d'abord alimentaires, ils ne tardent pas à devenir franchement fécaloïdes. Le ventre se ballonne et toute la nuit se passe ainsi; tout ce que prend la malade provoque de nouveaux vomissements.

Le 29, au matin, un médecin de la ville fait des tentatives infructueuses de taxis, et n'insiste pas longtemps. Depuis la veille au soir, les gaz ni les matières ne circulent plus, l'urine est supprimée. Les vomissements continuent, et l'état général empire. Dans l'après-midi, il y a une rémission de quelques heures, mais dans la soirée tous les accidents reparaissent avec une nouvelle intensité. La malade est amenée à l'hôpital le 30 à midi.

État actuel. — La malade est très-abattue; le faciès est grippé, le pouls petit, les extrémités ne sont pas sensiblement refroidies. Le ventre est très-ballonné, douloureux à la pression. Au-dessous de l'arcade crurale du côté droit, on voit une tumeur du volume d'une orange mandarine, marronnée, irréductible, sans changement de coloration à la peau. Elle est rénitente et douloureuse au toucher. Elle a un pédicule très-large, et par la palpation on sent dans la fosse iliaque, immédiatement en arrière de la paroi abdominale, un empâtement dur. Les vomissements fécaloïdes continuent.

La malade est mise dans un grand bain. M. Després arrive à deux heures et demie et procède immédiatement à la kélotomie (quarante-deux heures après le début de l'étranglement). L'opération n'est signalée par aucun incident; le ligament de Gimbernat est coupé sur plusieurs points et l'intestin, préalablement vérifié et lavé à l'eau chaude, est rentré dans l'abdomen; à ce moment, issue de cent grammes environ de liquide péritonéal jaune citrin. Pas de réunion immédiate; pansement avec un linge troué imbibé de cérat, charpie mouillée trempée dans l'eau et l'alcool camphrée, triangle inguinal. La malade est placée dans le décubitus dorsal; un coussin est mis sous les jarrets, de manière à obtenir une demi-flexion de la cuisse sur le bassin suivant l'habitude. Le pansement est arrosé avec de l'eau froide; un quart d'heure après l'opération, la malade a une selle, deux autres selles copieuses ont lieu dans la journée.

Le 1er décembre, la plaie bien affrontée laisse écouler, par la partie moyenne, un peu de sérosité sanguinolente.

Le 2, réunion par première intention presque complète de la plaie, sauf au milieu, où il reste un pertuis de la largeur d'un pois, par lequel suinte une très-petite quantité de liquide séro-sanguinolent. Même pansement humide.

Le 10 décembre, le pertuis rétréci est presque cicatrisé, cependant le pansement simple est appliqué jusqu'au 19 décembre.

Le 19, tout suintement a cessé; pansement simple; la malade attend un bandage pour sortir de l'hôpital, et le bandage ne devant être appliqué que sur une cicatrice solide, la malade reste encore à l'hôpital; elle sort avec son bandage le 31 décembre.

Ici la réunion par première intention a été obtenue dans la presque totalité de la plaie sans que je l'aie cherchée, mais il est resté un pertuis très-fin par lequel ce qui devait s'écouler de débris de tissus mortifiés s'est écoulé, et c'est là une preuve, la meilleure entre toutes, de l'inutilité de la réunion immédiate après la kélotomie.

L'issue du liquide péritonéal est quelquefois beaucoup plus abondante, surtout dans les hernies inguinales congénitales étranglées. C'est ce qui a été constaté dans une observation citée plus loin. Je vais même jusqu'à dire que cette issue du liquide péritonéal est d'un pronostic favorable. Toutes les fois que je l'ai vu sortir de la sorte dans les hernies inguinales ou crurales, les malades ont guéri.

Avant de terminer ce qui a trait à l'opération, je vous signalerai une pratique commode de débridement pour des cas particuliers.

Lorsque l'étranglement a lieu par le collet du sac, il est un procédé commode de faire un bon débridement. Je le tiens de M. Manec, à qui je l'ai vu faire. Il consiste à faire tirer sur le sac par des aides qui saisissent fortement la paroi du sac avec des pinces. On suit, en effet, le collet de la hernie qui est amené presqu'à la surface de la plaie et on peut faire même quelquefois le débridement sans guider le bistouri sur le doigt, tant l'anneau étranglant est éloigné, relativement, des anneaux où il y a des vaisseaux à ménager.

Vous avez vu comment les choses se passent dans les cas où le chirurgien est appelé à faire la kélotomie, quand l'intestin n'est pas très-altéré.

Lorsque l'on trouve une anse intestinale violette, recouverte quelquefois de fines fausses membranes, avec des points noirs plus ou moins confluents, et qui ne sont autre chose que des hémorrhagies interstitielles, l'intestin n'est pas condamné pour cela. Un liséré foncé séparant l'anse intestinale étranglée de la portion saine de l'intestin amené au dehors ne doit point encore être une cause d'inquiétude. Nous avons réduit des intestins dans cet état et les malades ont guéri.

Il y a une condition très-défavorable sur laquelle il faut insister. Quand les tuniques de l'intestin sont décollées par des épanchements sanguins, les tuniques internes sont coupées, et bien que la séreuse soit conservée intacte, l'intestin doit fatalement se gangrener, et si dans ce cas on réduit l'intestin, il y a perforation, issue des matières dans le péritoine et la mort survient avec une grande rapidité. Mais là n'est pas le seul écueil; il faut savoir qu'un intestin, dans un pareil état, ne se réduit pas facilement, et il arrive qu'en cherchant à réduire, même par les pressions les plus douces, on rompt l'intestin. Cela contraint à établir un anus contre nature. Cet état plein de périls des intestins est dû, ne l'oubliez pas, à des manœuvres infructueuses de taxis répétés sur des hernies qui devraient être rapidement traitées par la kélotomie.

Des opérateurs ont trouvé souvent dans des hernies des intestins flasques, ayant une coloration grisâtre, un peu jaune, qui a été comparée à la coloration d'une feuille morte. L'intestin alors est escharifié et, suivant la loi des eschares sous-cutanées, l'organe mort a une coloration qui se rapproche du blanc. En examinant le pédicule de la hernie, on trouve généralement une perforation au niveau du point où le bout supérieur de l'intestin a été serré par l'agent de l'étranglement, le ligament de Gimbernat par exemple. Quelquefois la perforation est sur la partie libre de l'anse intestinale.

Si les choses étaient toujours aussi tranchées que dans les trois exemples choisis, il n'y aurait pas d'embarras : dans les premières conditions, on devrait toujours réduire; dans le second cas, on devrait essayer de réduire et s'arrêter si l'on sentait l'intestin près de se rompre, et établir un anus artificiel ; dans le troisième cas, on devrait toujours établir d'emblée un anus contre nature.

L'étude du mémoire de Louis vous permettra de bien connaître que, sur ces points, la science est établie depuis longtemps (1).

Mais il y a des cas intermédiaires, il y a des petites perforations des intestins, il y a des eschares interstitielles, plus ou moins limitées, sur l'anse intestinale herniée, susceptibles d'être suivies de perforations intestinales ou de guérir. En présence de semblables lésions chez des malades

(1) Louis, *Sur la cure des hernies avec gangrène.* (*Mém. acad. de chir.*), 1775 Ed. Didot, t. VIII. Ed. Lapeyronie, t. III.

opérés tardivement au troisième, cinquième et septième jour, le chirurgien qui n'observe nettement aucune des conditions précédemment exposées est très-embarrassé. Certes, il faut toujours réserver son pronostic en présence de lésions de l'intestin que l'on va réintégrer dans l'abdomen. Il ne faudrait pas montrer l'optimisme de Velpeau qui admettait qu'une ulcération ou une déchirure de l'intestin de deux millimètres ne devait jamais contre-indiquer la réduction: on ne saurait avoir de sécurité même en invaginant l'intestin. En effet, la réduction d'un intestin invaginé n'est pas chose facile, à moins que l'on ne fasse un très-large débridement des anneaux. Il est sage, assurément, de compter après la réduction sur les ressources que nous possédons pour paralyser les intestins. L'opium à l'intérieur et le vésicatoire sur l'abdomen permettent d'assurer l'immobilité relative du tube digestif et autorisent à réduire des intestins d'une vitalité douteuse, et il y a des cas de succès dans des conditions qui semblaient désespérées.

Vous aurez, Messieurs, des moyens presque sûrs de savoir si vous devez réduire des intestins présentant des eschares interstitielles ou de petites ulcérations. Vous les avez constatés sur la malade dont l'observation est rappelée plus loin. Ce sont l'*épaisseur de l'intestin* au niveau de l'eschare interstitielle et les modifications que provoque le *lavage à l'eau chaude* sur la totalité de l'anse herniée.

Les recherches de M. Nicaise (1) ont démontré que la constriction portée sur le collet d'une hernie coupait l'intestin de manière que les tuniques musculaires étaient divisées les premières, que la muqueuse l'était ensuite et que la tunique péritonéale résistait la dernière. Il ressort clairement de ce fait que la section des tuniques musculaires, tant que la muqueuse et la séreuse sont conservées, n'entraîne pas la mort de l'intestin et que celui-ci est susceptible de revivre dans l'abdomen une fois qu'il y aura été réduit. On dira, sans doute: mais comment s'assurer que les tuniques musculaires seules sont sphacélées au point où a eu lieu la constriction? Il y a un moyen simple de le savoir: c'est de saisir entre les doigts l'intestin, au niveau des points où il y a des places blanches ou jaunes, et si l'on trouve au point où existe une eschare interstitielle une épaisseur à peu près égale à celle des parties de l'intestin qui semblent saines, il est certain que toutes les tuniques sous le péritoine ne sont pas coupées et que l'intestin hernié peut revivre. C'est ce que nous avons constaté de la manière la plus nette chez notre malade.

(1) Nicaise, *Lésions des intestins dans les hernies*. Thèse de Paris, 1866.

A cette notion tirée de l'examen de l'intestin au point où la constriction a produit des eschares interstitielles, il faut en joindre une autre. Il faut savoir si la circulation se fait bien dans toute l'anse herniée. Le lavage à l'eau chaude vous instruit à cet égard. Si l'eau chaude *décongestionne* l'intestin et le fait pâlir, c'est-à-dire passer du violet foncé au violet clair, soyez sûrs que la circulation se fait assez bien dans l'intestin.

Voici un exemple qui montre jusqu'à quelles limites on peut aller pour tenter la réduction d'intestins, en apparence très-malades. Vous y verrez l'application des deux préceptes que je viens de discuter.

Obs. XVIII. *Hernie crurale étranglée par inflammation. Début, six jours. Kélotomie. Guérison* (observation recueillie par M. E. Monod, interne). — La nommée Brodin (Marie), âgée de cinquante-six ans, journalière, entrée le 11 novembre, salle Saint-Jacques, lit n° 8.

Cette femme portait, depuis plusieurs années, une hernie crurale droite, de la grosseur d'une petite noix, qui la gênait peu. Au mois d'avril dernier, la tumeur ayant subitement doublé de volume, il est survenu des coliques et des vomissements; ces accidents disparurent spontanément au bout de trois jours de repos au lit, avec application de cataplasmes sur la tumeur; celle-ci conserva le volume qu'elle avait après l'accident; les mêmes symptômes reparaissent au mois de mai, suivis encore d'une guérison spontanée au bout de trois jours. Les accidents se reproduisent pour la troisième fois, et disparaissent de même dans le courant du mois de juin. A partir de ce moment, la malade porta un bandage. Elle faisait facilement rentrer sa tumeur tous les soirs, en se couchant.

Le 5 novembre dernier, à cinq heures du soir, elle est prise de vives coliques, de nausées et de diarrhée; la tumeur devient en même temps très-douloureuse et irréductible. Ces accidents survinrent sans cause appréciable; la malade se plaignait seulement, depuis deux ou trois jours, de quelques douleurs disséminées dans tout le ventre. Elle s'alita le soir même, et les vomissements commencèrent aussitôt; ils ont continué toute la nuit.

Le 6, la diarrhée cesse, mais les vomissements persistent; un médecin est appelé; après des tentatives inutiles de taxis qui durèrent dix minutes environ, il fit appliquer de la glace sur la tumeur. La malade continue à vomir dans la nuit du 6 au 7.

Le 7 novembre, on administre une purgation qui provoque deux ou trois selles. Depuis le 7 au soir, la malade n'a rendu par l'anus ni matières ni gaz. Par contre, les vomissements ont augmenté de fréquence; dès le 7, ils avaient une saveur très-amère et, au dire de la malade, sentaient les matières fécales.

Le 11, à l'arrivée de la malade, ils sont nettement fécaloïdes.

État actuel. — L'état général ne paraît pas en rapport avec la longue durée des accidents. Le facies est un peu grippé, pâle et exprime la souffrance, mais il y a peu d'abattement; le pouls est relativement fort, peu rapide. Le ventre est distendu, sonore à la pression, et douloureux à la pression, surtout au niveau de l'ombilic. La tumeur a le volume d'une grosse noix, elle est très-dure, offrant une résistance égale dans tous les points, et a un large pédicule qui est douloureux.

M. Després diagnostique une entérocèle étranglée et pratique sur-le-champ l'opération. Le sac étant largement ouvert par une incision parallèle à l'arcade crurale, on trouve à sa face interne quelques dépôts pseudo-membraneux, trace évidente d'inflammation. L'intestin lui-même présente une coloration brun foncé, presque noire. Une anse herniée forme à elle seule la totalité de la tumeur; le sac ne renferme ni liquide ni épiploon, à l'exception cependant d'une simple bride épiploïque. Le bout inférieur de l'anse herniée, attiré au dehors, n'offre pas d'altération; sur le bout supérieur, on remarque une légère ligne blanchâtre circulaire, résultat de la constriction exercée par le collet à ce niveau, mais le péritoine est intact au-dessus de cette eschare intestinale. L'épaisseur de la paroi intestinale est manifestement diminuée en ce point, mais l'amincissement n'est pas extrême et il y a lieu d'admettre la section de la tunique musculaire. Au moment où on examine le pédicule, une petite artériole, sous l'influence des tiraillements exercés, donne un peu de sang; l'écoulement s'arrête de lui-même au bout d'un instant. Après avoir débridé le collet du sac du côté interne et lavé l'intestin à grande eau chaude, M. Després se décide à le réduire, malgré l'état suspect de la paroi. Il éprouve quelques difficultés dans cette manœuvre, dues à la présence de brides intestinales adhérentes au pourtour du collet. L'anse une fois réduite, on applique le pansement humide, puis on recouvre le ventre d'un large vésicatoire.

Soir, la malade a été prise de diarrhée dans l'après-midi; elle est abattue, un seul vomissement s'est produit depuis l'opération. On administre une pilule d'opium de cinq centigrammes. Température axillaire, 38°,2.

Le 12, la malade a rendu quelques gaz pendant la nuit. Elle a de la rétention d'urine; on pratique le cathétérisme. Le vésicatoire a donné issue à une grande quantité de sérosité; le ventre est moins douloureux à la pression. On badigeonne avec de la teinture d'iode les parties de la paroi abdominale laissées libres par le vésicatoire. Température axillaire, 38 degrés.

Soir, pas de vomissements. Quelques gaz ont été rendus par l'anus. Cathétérisme, une pilule d'opium. Température, 38°,2.

Le 13, la malade a dormi la nuit dernière. Elle continue à rendre des gaz. Pas de vomissements ni de nausées. Cathétérisme. Température, 38°,4.

Soir, le ventre est un peu plus douloureux à la pression. Nouveau badigeonnage à la teinture d'iode, une pilule d'opium. Température, 39 degrés.

Le 14, le ventre est toujours distendu, mais modérément douloureux. L'abattement est moindre. La rétention d'urine persiste. La malade prend du bouillon pour toute nourriture. Température, 38°,6.

Soir, même état. Température, 39°,6.

Le 15, on remarque une légère rougeur érysipélateuse autour de la plaie; les parties rouges sont douloureuses à la pression. On remplace la charpie mouillée par un cataplasme. Le météorisme persiste, mais la douleur de ventre a disparu. Cathétérisme. Température, 38°,2.

Soir, la malade recommence à uriner seule. Température, 38°,4.

Le 16, des gaz sont rendus par l'anus d'une manière continue, mais il n'y a pas eu de selle depuis l'opération. L'état général est bon. Température, 38°,2.

Soir, température, 38°,2.

Le 17, la rougeur est restée localisée au pourtour de la plaie. Température, 38 degrés.

Soir, la malade a eu un petit frisson dans la journée; la rougeur s'est un peu étendue dans la région inguinale. Température, 39°,4.

Le 18, la traînée angioleucitique n'a pas fait de progrès; elle reste limitée aux parties qui étaient envahies hier soir. On prescrit dix grammes d'huile de ricin. Température, 37°,2.

Soir, le purgatif est resté sans effet; cependant, à la suite d'un lavement, la malade a rendu quelques matières dures. Température, 37°,7.

Le 19, une débâcle spontanée s'est produite, à la suite de laquelle la malade a éprouvé un grand soulagement. On lui permet des aliments solides. Température, 36°,7.

Soir, température, 37°,8.

Le 20, la rougeur autour de la plaie a complétement disparu; pas de selle depuis hier matin; le ventre est souple, non douloureux. Température, 37°,2.

Soir, température, 37°,6.

Le 22, la plaie a très-bon aspect; un petit appendice blanchâtre, vestige de la bride épiploïque, tombe spontanément, lorsqu'on enlève le pansement. Température, 37°,2.

Le 26, l'état général est excellent; la malade mange et va spontanément à la garderobe. Le ventre est souple; la plaie est recouverte de bourgeons charnus. M. Després pense que l'application de glace qui a été faite sur le sac retarde la cicatrisation.

Du 27 novembre au 8 décembre, la plaie continue à bourgeonner; on la cautérise tous les matins avec un crayon de nitrate d'argent.

Le 9, la cicatrisation est complète. La malade est guérie. Lorsqu'elle fait un effort, l'ancienne tumeur herniaire proémine au niveau de la cicatrice. On lui recommande de porter le bandage qu'on lui délivre.

Quand un intestin est condamné, il faut établir un anus contre nature. C'est, Messieurs, une extrémité redoutable, car, à moins de circonstances exceptionnelles, telles que l'adhérence de l'intestin au sac herniaire prématurément survenue, l'établissement d'un anus contre nature est presque infailliblement mortel.

On a beaucoup discuté sur cette opération depuis le mémoire de Louis, et peu de chirurgiens ont une grande expérience de cette opération que les plus vieux d'entre nous ont à peine pratiquée quatre ou cinq fois dans leur vie.

Quand on établit un anus contre nature, il y a quelques préceptes qu'il ne faut pas négliger. Si l'anneau étranglant est étroit, il faut débrider ; s'il est large, le débridement est inutile. Ce précepte représente la moyenne des opinions des chirurgiens de tous les pays.

La suture des deux bouts de l'intestin attiré au dehors doit être faite avec trois ou quatre points de suture pour chaque bout d'intestin.

Enfin, il ne faut pas manquer de placer une sonde dans le bout inférieur de l'intestin, surtout si la portion d'intestin sphacélé appartient à la partie supérieure de l'intestin grêle. Cela est de première nécessité pour nourrir ultérieurement les malades par le bout inférieur de l'intestin à l'aide d'injections de bouillon et de lait.

Lorsque la kélotomie est faite après que l'intestin gangrené est tombé et alors que le sac herniaire s'est transformé en un abcès stercoral, les précautions que je viens de vous indiquer sont moins urgentes. En effet, la nature a pourvu aux premières nécessités; il y a des adhérences formées, et ce qui le prouve, c'est que les malades échappent à la péritonite et cela parce qu'il y avait des adhérences. J'ai vu bien plus d'anus contre nature établis spontanément que d'anus établis par le chirurgien.

Dans un anus contre nature, suite de gangrène de la hernie, si l'intestin ne paraît pas très-fixé à l'anneau, un point de suture de précaution peut être placé sur le bout supérieur, et il est rare que l'on soit obligé de débrider.

Je n'insisterai pas davantage sur l'anus contre nature; ce sujet a été discuté souvent, et les faits ont manqué plus d'une fois à ceux qui ont parlé de cette opération. J'ai établi trois fois un anus contre nature (deux hernies inguinales et une hernie crurale gangrenées), dans des cas deux fois désespérés, et dans le seul cas où la péritonite n'existait pas au moment de l'opération elle est survenue vingt-quatre heures après. Les adhérences ne s'étaient pas formées dans ce dernier cas. Les intestins, dans tous les cas, étaient rompus ou gangrenés. Si vous fouillez les journaux et les recueils, vous ne trouverez guère d'observations qui ne vous offrent les mêmes accidents; il faut excepter les anus contre nature formés à l'ombilic. Il y a lieu d'espérer, d'ailleurs, que les observations seront de moins en moins nombreuses, à mesure que l'on se pénétrera de la nécessité de ne pas retarder la kélotomie dans les hernies intestinales étranglées depuis plus de vingt-quatre heures.

Une fois la réduction opérée, s'il n'y avait pas d'épiploon, on rapproche les lèvres de la plaie. Mais il ne faut pas faire de suture; toutefois, lorsqu'il a été fait une longue incision, on peut réunir l'angle supérieur de la plaie par un point de suture entortillée, et s'il y avait de l'épiploon, on a avantage à comprendre dans la suture l'épiploon lié et laissé au dehors. Je n'admets d'exception à cette règle que pour la hernie ombilicale.

Dans les hernies crurales opérées, l'incision étant parallèle au pli de l'aine se réunit souvent en grande partie par première intention, mais il ne se réunit que ce qui doit se réunir.

On panse avec un linge troué enduit de cérat, on place par-dessus un gâteau de charpie et un linge mouillés et on applique par-dessus le bandage spécial appelé le triangle inguinal, c'est-à-dire une pièce de toile triangulaire aux angles duquel sont attachés trois lacs : deux qui se nouent autour de la taille, un qui fait le tour de la cuisse et dont le chef libre vient s'attacher à l'aide d'une épingle sur le triangle lui-même.

Lorsqu'il y a de l'épiploon avec l'intestin dans la hernie, que faire?

Malgaigne disait, en 1856 « s'il y a de l'épiploon dans la hernie, *ne le rentrez jamais, au grand jamais* (1). » L'épiploon se sphacèlera dans le ventre si vous l'y réduisez, et il ne faudrait pas compter sur l'élimination de la portion sphacélée par la plaie, comme cela est arrivé si exceptionnellement et si heureusement chez un malade d'A. Cooper (2).

De deux choses l'une, ou l'épiploon est adhérent au sac, ou il ne l'est pas.

S'il est adhérent au sac, laissez-le dans la plaie, le sac demeurant largement ouvert. Mais s'il n'est pas adhérent, il y a danger à le laisser dans la plaie; il peut remonter dans l'abdomen au moindre ballonnement du ventre. Une ligature qui étrangle l'épiploon le fait immédiatement gonfler et ce gonflement l'empêche de remonter dans l'abdomen, et c'est là le principal mérite de la ligature de l'épiploon.

Si l'épiploon n'est pas adhérent, il n'y a qu'une saine pratique, c'est la ligature de l'épiploon. Quand il y a peu d'épiploon, la ligature seule suffit, et pour la bien faire il ne faut pas oublier d'attirer un peu d'épiploon au dehors pour placer le lien constricteur juste sur la partie de l'épiploon qui était étranglée; et, comme je vous l'ai dit tout à l'heure, quand la plaie de l'opération est large et quand on réunit un angle, on place l'épiploon

(1) Malgaigne, *Leçons sur les hernies*, *Monit. des hôp.*, 1856, p. 107.
(2) A. Cooper, *Œuvres chir.*, trad. Chassaignac et Richelot, obs. 220, p. 253.

dans l'angle supérieur de la plaie et on peut le prendre dans un point de suture qui ferme l'angle supérieur de la plaie. S'il y a de l'épiploon en grande quantité, on incise la portion excédante en avant de la ligature, on cautérise la partie sectionnée avec le chlorure de zinc (la solution dans l'eau, solution saturée).

Vous voyez ici que j'emploie à la fois la ligature de l'épiploon, vantée dans l'ancienne Académie de chirurgie, et la cautérisation préconisée par les chirurgiens de Lyon, MM. Valette et Desgranges.

Je me guide suivant la circonstance. S'il y a très-peu d'épiploon, je le laisse dans la plaie. S'il y a une grosse masse d'épiploon, je la lie et je l'excise, et je cautérise le pédicule. L'excision appelle la cautérisation pour momifier rapidement tout ce qui reste en avant de la partie liée.

L'épiploon, lié et cautérisé, tombe le douzième jour. A partir de ce moment, la plaie entre rapidement dans la voie de la cicatrisation, et dans la plaie des hernies crurales opérées, où la plaie est située dans le pli de l'aine, la simple position de la cuisse sur le bassin favorise une réunion immédiate secondaire, consécutive à l'accolement des lèvres bourgeonnantes de la plaie. L'observation II en est un très-bel exemple, le vingtième jour la plaie était guérie.

Quant aux accidents qui peuvent résulter de la ligature de l'épiploon, ils sont nuls et, si j'invoque ma propre statistique, je puis vous montrer que sur dix cas de ligature de l'épiploon à la suite de la kélotomie, il n'y a eu que trois morts et aucune ne peut être attribuée à la ligature de l'épiploon. Deux fois cependant, sur des malades qui ont guéri, dans des hernies inguinales, j'ai constaté une suppuration de l'épiploon avec un abcès qui s'est vidé par la plaie non réunie, et je vous ferai remarquer à ce propos l'un des avantages signalés plus haut de la non-réunion de la plaie de la kélotomie.

Si on laisse une portion notable d'épiploon sans y toucher, on a un retard dans la guérison de la plaie; une partie seulement d'épiploon se sphacèle, et pour guérir la plaie on est obligé de recourir à des cautérisations avec le chlorure de zinc qui peuvent n'être pas sans danger.

Deux observations du service (l'une d'elles est l'observation II), que vous avez pu suivre cette année, vous démontrent les avantages de la ligature de l'épiploon et de son excision sur son abandon dans la plaie. Ces observations ont été rapprochées et commentées dans la thèse de doctorat d'un de nos élèves, M. Bosquette (1). Chez une malade à laquelle l'épi-

(1) Bosquette, *De la ligature de l'épiploon dans la kélotomie*. Thèse de Paris, 1876.

ploon avait été lié, la guérison a eu lieu en vingt jours. Chez une autre malade du même âge, ayant une hernie crurale étranglée depuis le même temps et d'un même volume, l'épiploon laissé dans la plaie a suppuré et finalement a dû être détruit par les caustiques après un traitement de plus de huit semaines. Les avantages de la ligature de l'épiploon sont ici des plus évidents.

Voici l'observation de suppuration de l'épiploon à laquelle j'ai fait allusion tout à l'heure :

Obs. XIX. *Hernie inguinale étranglée depuis deux jours passés. Ligature de l'épiploon. Abcès de l'épiploon. Guérison.* — Le nommé B... (Louis) (1), âgé de seize ans, potier de terre, entre à l'hôpital Cochin le 27 juillet, dans le service des baraques, n° 20 ; à la suite d'un effort pour lever un poids, une hernie inguinale droite ancienne prit tout à coup un développement extraordinaire, celui d'une pomme.

Le 24 juillet, le malade fut pris de vomissements et les selles furent supprimées. Je diagnostiquai une hernie étranglée dans une ancienne hydrocèle congénitale et, après une courte tentative de taxis, je fis la kélotomie. Le sac contenait une masse épiploïque volumineuse entourant complétement une anse intestinale, le tout présentant une coloration d'un rouge vineux très-prononcé. Il n'y avait aucune autre altération ; le débridement fut fait en dedans sur le collet du sac, l'anse intestinale fut repoussée dans la cavité abdominale, l'épiploon fut lié et laissé au dehors seulement, il fut fixé à l'angle supérieur de la plaie, puis cautérisé ; la hernie était située dans la tunique vaginale ; le doigt introduit dans le sac sentait le testicule. Aussitôt après la réduction de l'intestin, il sortit par la plaie un liquide sirupeux jaunâtre qui provenait sans doute d'une cavité formée par l'épiploon, en dedans de l'abdomen. Quinze grammes d'huile d'amandes douces furent donnés au malade et le soir même les selles se rétablirent, les vomissements cessèrent aussitôt après l'opération. Les suites de l'opération furent heureuses, sauf les particularités qui suivent :

Le 31, il y eut un léger mouvement fébrile causé par l'apparition d'une inflammation de la tunique vaginale du côté opéré ; les bourses rouges tuméfiées, renfermaient à droite une véritable hydrocèle aiguë ou plutôt une vaginalite avec épanchement séreux ; le lendemain la fièvre avait disparu et la vaginalite entra en résolution. Les jours suivants le malade gagna une bronchite (il était couché dans les baraques de l'hôpital Cochin, où sur soixante malades cinq malades par mois environ gagnent une bronchite).

Le 4 août, la ligature de l'épiploon tomba, mais depuis quelques jours on sentait sous la paroi abdominale une corde dure, large de plusieurs travers de

(1) Cette observation a déjà été publiée dans la *Gazette des hôpitaux*, octobre 1872, p. 954.

doigt; la pression y provoquait une certaine douleur; le pouls était à 100, mais la bronchite, à la rigueur, pouvait expliquer cette élévation du pouls.

Le 5 août, pendant la nuit, le malade eut un frisson violent, le pouls monta à 130, et le malade se plaignit d'une douleur dans la fosse iliaque. Le matin du 5 août, les phénomènes généraux étaient améliorés; les pièces du pansement furent trouvées baignées de pus; en pressant sur la corde dure que l'on sentait dans l'abdomen, je fis sortir plusieurs cuillerées à bouche de pus; le pus était un peu filant et sortait par une ouverture située au centre des bourgeons charnus, développée sur le point où l'épiploon avait été lié. Les jours suivants le pus était évacué par des pressions douces que l'on renouvelait deux fois par jour, ce qui dura jusqu'au 16; le malade fut guéri le 25, jour où la cicatrisation fut complète.

J'ai observé deux autres fois une suppuration semblable de l'épiploon, les malades ont guéri néanmoins.

Voilà des suites de l'opération de la hernie étranglée avec ligature et cautérisation de l'épiploon. Ce sont là des épiploïtes suppurées, et à voir la facilité avec laquelle le pus est expulsé, on est porté à affirmer que la suppuration de l'épiploon après la kélotomie n'est point grave. Mais il est bon de considérer que si les choses se sont aussi bien passées, c'est que la plaie n'avait pas été réunie par première intention.

Moment opportun pour la kélotomie.

A quel moment l'opération de la kélotomie doit-elle être pratiquée?

Dans les entéro-épiplocèles, on a toujours du temps devant soi, mais quand on le peut, il faut opérer dans les trente premières heures.

Dans les entérocèles inguinales, il ne faut pas attendre après la vingtième heure, mais lorsque la hernie est un peu volumineuse, lorsque l'étranglement est peu serré, jusqu'au troisième et même le quatrième jour l'opération offre des chances de succès. Ce sont les étranglements par le collet du sac qui, respectant plus longtemps l'intestin, ont permis d'obtenir des guérisons par la kélotomie, même sept jours après le début de l'étranglement.

Dans les entérocèles crurales, on ne doit pas attendre après la seizième heure pour les grosses hernies et après la dixième heure pour les petites.

La kélotomie avec ouverture du sac, celle qui était pratiquée au siècle dernier sur une très-large échelle, n'est pas grave lorsqu'elle est faite au moment opportun, c'est-à-dire avant qu'il y ait une péritonite généralisée ou avant que les tuniques de l'intestin aient été coupées : elle doit être faite de bonne heure, en principe avant la seizième heure.

D'après P. Pott le débridement n'était pas grave. « J'oserai dire, ajoutait-il, que sur cinquante personnes qui le subissent, il n'en meurt pas une lorsqu'il est exécuté habilement et à propos. »

Cette proposition, acceptée par Boyer, très-attaquée depuis que l'on fait usage du taxis prolongé, est cependant toujours vraie.

Pour ce qui est de notre observation personnelle, nous sommes de l'avis de Pott. Toutes les hernies qui ont été opérées à l'hôpital Cochin, où l'étranglement ne datait pas de plus de vingt-quatre heures ou trente-six heures et sur lesquelles aucune tentative de taxis n'avait été faite, ont guéri par l'opération, sauf dans un cas d'étranglement par inflammation chez une femme enceinte de deux mois, primipare et âgée de quarante-cinq ans (la femme S..., Voyez plus haut, page 328).

Kélotomie sans ouverture du sac

Il y a un très-ancien procédé de kélotomie qui a été préconisé par J.-Louis Petit et que les Anglais ont accepté pour méthode de choix; c'est le débridement sans ouverture du sac herniaire. Voici comment ce procédé est appliqué :

On fait sur le pédicule de la hernie, le plus près possible de son collet, une incision de sept centimètres environ; on incise couche par couche, en liant au fur et à mesure les vaisseaux divisés, et l'on arrive ainsi sur le collet de la hernie qui est serré, ou bien par un anneau fibreux appréciable, ou bien par un tissu fibreux qui double le collet du sac. On incise en dédolant jusqu'à ce que l'on sente une résistance vaincue, puis on fait alors le taxis et l'intestin rentre. Malgaigne, en France, dans sa *Médecine opératoire*, avait proposé de déchirer avec une spatule les anneaux fibreux au lieu de les sectionner avec le bistouri. En Angleterre, on a songé un instant à faire le débridement par la méthode sous-cutanée. On panse ensuite en faisant une réunion immédiate.

Cette opération, dont l'efficacité a été démontrée par des statistiques anglaises irrécusables, donne des résultats qui doivent cependant être examinés. Il faut tenir compte de ce fait, que les Anglais ne pratiquent point le taxis, qu'ils opèrent d'emblée et de bonne heure, conditions favorables pour la kélotomie même avec l'ouverture du sac. Et pour les épiplocèles pures, que les Anglais ne cherchent point à distinguer des entérocèles, l'application heureuse de la kélotomie sans ouverture du sac sur des épiplocèles ne peut servir de témoignage en faveur de la méthode pour les entérocèles auxquels je réserve la kélotomie en ouvrant le sac.

Il y a pourtant des cas où je vous recommande cette méthode. Les hernies ombilicales, les hernies inguinales de gros volume et les grosses hernies crurales seront très-heureusement traitées par ce genre de débridement, pourvu que l'opération soit faite de bonne heure. Les étranglements des entéro-épiplocèles, principalement ceux qui ont lieu dans les entéro-épiplocèles congénitales, se trouvent très-bien d'un débridement sans ouverture du sac.

Voici, à cet égard, une observation qui a la valeur d'une expérience; le diagnostic d'entéro-épiplocèle a été posé et le traitement a vérifié de point en point le pronostic porté sur l'opération et ses suites.

Obs. XX. *Entéro-épiplocèle inguinale étranglée. Kélotomie sans ouverture du sac.* — Le nommé G..., âgé de vingt-quatre ans, employé de chemin de fer, portait depuis son enfance une hernie inguinale droite, il maintenait cette hernie d'une manière très-irrégulière, lorsque le 21 mai 1875, en faisant un effort violent pour pousser un wagon, il ressentit une douleur violente au niveau de sa hernie et s'aperçut qu'elle avait notablement augmenté de volume. Des vomissements alimentaires, puis bilieux, se montrèrent vers dix heures et demie du soir, c'est-à-dire sept heures environ après le début des accidents. Des tentatives de taxis violentes et répétées par un médecin de la ville étaient restées sans succès,

Lorsque le malade fut apporté à l'hôpital, nous constatâmes l'existence, dans le scrotum, du côté droit, d'une tumeur du volume d'un très-gros œuf de dinde. Le testicule, sain, était à la partie inférieure du scrotum; en haut, la tumeur remontait un peu dans le canal inguinal. Il y avait des bosselures dont deux au moins présentaient de la fluctuation; en d'autres points, il y avait une consistance pâteuse; le pédicule de la tumeur était volumineux, mais peu douloureux, il se continuait en arrière de la paroi abdominale avec une induration profonde.

Le diagnostic n'était pas douteux. C'était une entéro-épiplocèle étranglée, dans une hernie congénitale, par le collet du sac. Je me décidai à débrider autour du collet, sans ouvrir le sac, sans recourir au taxis. Une incision de six centimètres fut faite sur le pédicule de la hernie, suivant la direction du cordon; le doigt, introduit dans la plaie, guidait la recherche du collet de la hernie; il fut facile de sentir un lien constricteur bridant la tumeur herniaire, et une incision faite en dédolant le sectionna. Aussitôt que la résistance fut vaincue, une tentative modérée de taxis produisit une diminution de la tumeur qui devint plus molle, et en explorant alors le pédicule j'acquis la certitude que le *pédicule était diminué* des trois quarts de son épaisseur primitive; le pédicule était devenu aussi étroit que celui des épiplocèles, de plus l'induration profonde en arrière de la paroi abdominale avait disparu. Il ne restait donc plus qu'une épiplocèle simple, susceptible de se réduire seule et à laquelle j'appliquai le traitement qui convient aux épiplocèles, c'est-à-dire la temporisation, et à la quarante-cinquième heure l'épiploon se réduisit seul.

J'ai fait sur le scrotum de ce malade une ponction qui a donné issue à de la sérosité sanguinolente, et j'ai refermé la plaie de la ponction avec du diachylum. Cette ponction a été faite avant la réduction de l'épiploon; elle n'était pas nécessaire, mais j'ai cru utile d'évacuer un liquide qui pouvait être dangereux pour le péritoine. Le malade est sorti de l'hôpital, guéri, le 22 juin.

J'avais le dessein de faire rentrer l'intestin, sans me préoccuper de l'épiploon, en un mot de transformer l'entéro-épiplocèle en une épiplocèle. Le taxis avait été reconnu inutile, on en avait trop usé en ville; il fallait débrider et débrider juste assez pour que l'intestin pût rentrer. L'opération du débridement sans ouverture du sac me paraissait indiquée.

Partant de ce principe que tout obstacle à la rentrée de la hernie siége au niveau du collet du sac dans les hernies congénitales, c'est là que le chirurgien doit porter son action; c'est au niveau des anneaux qu'il trouvera ces brides, dépendances d'un fascia développées sous l'influence d'un bandage, d'une inflammation lente, dont la formation s'oppose à la rentrée de l'intestin. Cette opération n'est pas difficile. Le toucher guide dans la recherche du collet de la hernie : ainsi dans le cas qui nous occupe, on sentait au collet de la hernie une bride tendue, circulaire, au-dessus et au-dessous de laquelle on n'éprouvait plus qu'un défaut de résistance. Pour vous dépeindre cette sensation, je ne saurais mieux la comparer qu'à celle que ferait éprouver un lien constricteur, un ruban de fil, par exemple, serré assez fortement autour d'un bras et que l'on peut sentir par le toucher sans regarder. C'est sur ce point que j'ai sectionné en dédolant. A un moment donné, il s'est produit une détente subite, qui indiquait la perte de résistance de l'anneau constricteur, et la masse intestinale s'est alors réduite facilement sous l'influence d'une pression modérée sur la hernie. Nous n'avions plus affaire qu'à une épiplocèle, et ce qui le prouvait, c'est que le pédicule de la hernie avait diminué des trois quarts; quoique la hernie eût dans son entier à peu près le même volume, c'est encore que, en arrière de la paroi abdominale, il n'y avait pas trace d'induration. Vous avez vu que je n'ai fait aucune tentative pour faire rentrer cet épiploon. Instruit par l'expérience, nous avons pu prédire à l'avance sa réduction spontanée, laquelle, en effet, est arrivée après quarante-cinq heures.

Pour que le débridement des hernies sans ouverture du sac soit appliqué avec fruit, il ne faut pas que l'intestin et l'épiploon soient trop malades, c'est-à-dire qu'il faut que l'opération puisse être appliquée : pour la hernie ombilicale et la hernie crurale, dans les vingt-quatre premières heures; et dans la hernie inguinale, dans les trente-six premières heures. Mais, passé ce temps, la kélotomie avec ouverture du sac est bien supérieure.

Dans les hernies dépourvues de sac, la kélotomie par le procédé de J.-P. Petit revient à la kélotomie pure et simple, puisque l'on tombe de suite sur l'intestin.

On a beaucoup parlé dans ces derniers temps de la ponction des hernies, pour faciliter le taxis. Des mécomptes nombreux ont été enregistrés et on y a renoncé avec raison, à mon avis ; mais dans les cas où l'on fait le débridement de la hernie sans ouvrir le sac, lorsque l'intestin est rentré et quand il reste du liquide dans la hernie, une ponction capillaire peut être faite ; mais, ne l'oubliez pas, c'est seulement dans le cas où il est évident qu'il y a du liquide dans le sac herniaire.

Lorsque l'on a fait la kélotomie sans ouvrir le sac, il arrive assez souvent que le taxis ne peut réduire la hernie ; on est alors obligé d'ouvrir le sac et l'on se trouve dans les conditions de la kélotomie avec ouverture du sac.

Les cas où l'on a été obligé d'ouvrir le sac sont les suivants :

Étranglement dans le sac par une bride épiploïque ;

Adhérences pseudo-membraneuses de l'anse intestinale herniée avec le sac, ou adhérence de l'anse intestinale avec elle-même. Ainsi vous avez des exemples de la première variété dans nos observations. Vous avez vu souvent les difficultés qu'on a à réduire l'intestin mis à nu dans la kélotomie avec ouverture du sac. Comment voulez-vous réduire sans voir et à distance un intestin qui, mis à nu, doit être rentré avec tant de précautions ? Jamais dans ces conditions la kélotomie sans ouverture du sac ne peut réussir. Mais la section des brides extérieures du sac, qui, dans la hernie ombilicale, par exemple, sont des causes d'étranglement, favorise singulièrement la réduction de la hernie après l'ouverture du sac ; car on n'est point obligé de débrider l'anneau ombilical de dedans en dehors sans savoir ce que l'on coupe, comme cela arrive lorsque l'on fait d'emblée la kélotomie avec ouverture du sac.

A ces deux opérations rationnelles je joindrai pour mémoire la mention du procédé de Seutin : la *dilatation de l'anneau étranglant* à travers la peau sans incision. Ce procédé opératoire ne peut être considérée que comme une vue de l'esprit et une tentative dangereuse.

VINGT-SIXIÈME LEÇON

HERNIES ÉTRANGLÉES COMMUNES (SUITE)

SOMMAIRE. – Contre-indication de la kélotomie; choléra herniaire. — Signes de la péritonite confirmée. — Les suites de la kélotomie. Persistance des vomissements. Entérite. Diarrhée incoercible. — Traitement général des opérés. Moment propice à l'alimentation. — Indication du traitement de la hernie ombilicale. — Statistique des opérations des hernies étranglées à l'hôpital Cochin.

Contre-indication de la kélotomie

La kélotomie est toujours contre-indiquée lorsqu'il y a des signes évidents de péritonite, et les signes les plus certains qui annoncent cette complication sont : le ballonnement uniforme du ventre, surtout au niveau de l'estomac, et la sensation d'étouffement qui en est la suite. La douleur de l'abdomen à la pression, principalement au niveau de l'ombilic, est encore un bon signe. Le frottement péritonéal est fugace ; il n'est pas toujours donné de l'observer. Les vomissements verts, surtout s'ils succèdent à des vomissements fécaloïdes, ont plus de valeur.

Le ballonnement du ventre peut cependant exister sans péritonite. Lorsque l'étranglement date de plusieurs jours, la distension du bout supérieur de l'intestin par des gaz et des liquides occasionne parfois un ballonnement énorme. Mais il y a cette différence entre ce ballonnement et celui de la péritonite, que, dans le premier, on voit les anses intestinales se dessiner sous la paroi abdominale et cheminer dans des sens divers. Au contraire, dans la péritonite, les anses intestinales distendues sont immobiles dès le début de la péritonite, et jamais on ne voit le mouvement vermiculaire des intestins. Ce signe est excellent pour éclairer le chirurgien dans les cas douteux.

La durée de l'étranglement herniaire est encore un guide précieux ; lorsque l'étranglement a lieu dans une petite hernie depuis quarante-huit heures et quand il y a du ballonnement du ventre, la péritonite est certaine. Dans une entéro-épiplocèle étranglée depuis plus de trois jours, le ballonnement du ventre doit toujours faire craindre une péritonite.

La durée de l'étranglement est-elle toujours une contre-indication à l'opération? Ici, il faut distinguer; s'il y a un ballonnement évident du ventre avec douleur à l'ombilic, et si des vomissements verts ont remplacé les vomissements fécaloïdes, il ne faut pas opérer. J'ai opéré une fois dans ces conditions un malade qui réclamait l'opération. J'ai cédé au désir du malade qui avait toute sa raison, et était envoyé à l'hôpital par son médecin pour être opéré. C'était une opération de complaisance chez un malade voué à la mort; l'étranglement datait de sept jours. Mais il ne faut pas opérer les malades atteints de péritonite, car c'est là une opération inutile.

Lorsqu'il n'y a pas de signes de péritonite le quatrième, cinquième, sixième et même septième jour depuis le début de l'étranglement, ce qui est très-rare, l'opération doit être faite. J'ai opéré et guéri un malade atteint d'étranglement d'une hernie inguinale datant de sept jours; l'étranglement était produit par le collet du sac.

Les hernies étranglées par inflammation où le ballonnement du ventre apparaît en même temps que les vomissements sont des cas où il est prudent de s'abstenir d'opérer, car il arrive parfois que la hernie ne s'est étranglée dans le sac que parce qu'il y avait une péritonite abdominale. Vous avez vu un exemple de ce genre, où des conditions spéciales favorisaient le développement de la péritonite.

Il y a une autre contre-indication à la kélotomie: c'est ce que l'on a désigné sous le nom de choléra herniaire. C'est un état dans lequel les malades ont la face et les mains cyanosées et le corps plus pâle; les extrémités sont froides et humides, ainsi que la langue, et l'on croirait avoir devant soi un véritable choléra asiatique. Il ne manque pas même l'extinction de la voix et l'aspect terne de la cornée. Mais il ne faudrait pas s'y tromper et prendre pour le choléra herniaire ce qui n'en est pas. Cet état n'apparaît guère que quand l'étranglement existe depuis un jour au moins, et dans ces cas où il apparaît d'une manière aussi précoce, c'est qu'il s'agit d'une entérocèle étranglée par un collet de sac très-serré ou par un anneau serré.

Le choléra herniaire, qui, dans ces derniers temps a été attribué par M. Verneuil à une congestion pulmonaire causée par la distension de l'abdomen et la compression mécanique du poumon, était autrefois attribué à une intoxication causée par la transsudation des liquides et des gaz dans le péritoine, à travers l'intestin paralysé. Cette opinion a été formulée par Bretonneau de Tours et était adoptée par Nélaton ; c'est à mon avis la meilleure manière d'interpréter les faits. Et à défaut d'expériences démonstratives, il suffira de vous rappeler ce qui se passe lorsque l'intestin se perfore au-dessus de l'étranglement avant la production d'une péritonite. Il y a un changement subit dans l'état du malade, les vomissements sont remplacés par du hoquet, le visage se couvre d'une sueur froide et les extrémités deviennent froides et violacées ; les sueurs cessent ensuite et le visage prend cette coloration violacée qui rappelle le faciès des cholériques. Si le passage des matières en petite quantité dans le péritoine cause manifestement le choléra herniaire, il est clair que le choléra herniaire qui existe sans perforation doit être rapporté à une cause semblable. C'est dans les deux cas le fait de l'intoxication du péritoine d'abord et du sang ensuite.

Le choléra herniaire, il faut bien le savoir, est simulé dans deux conditions. En premier lieu, au moment où les malades vomissent. Le vomissement dans la hernie étranglée est intermittent ; il se reproduit après les ingestions de boissons, et au moment où il se produit il y a une défaillance plus ou moins forte, mais plus accusée cependant lorsque l'intestin est seul dans la hernie ; les malades pâlissent et les extrémités deviennent froides. Si le chirurgien voit le malade en ce moment il peut se tromper de très-bonne foi et croire au choléra herniaire.

La seconde condition où l'on voit se produire un état qui ressemble au choléra herniaire est la suivante : lorsque, dans le but de provoquer des contractions intestinales, on administre un fort purgatif drastique, les malades deviennent cyanosés et se refroidissent au moment où, le purgatif ayant produit des contractions impuissantes, le vomissement apparaît. Les lavements de tabac produisent le même effet.

Des suites de la kélotomie.

Il y a des malades qui, immédiatement après l'opération de la kélotomie, éprouvent un bien-être très-appréciable. Le pouls s'élève cependant et il y a un peu de congestion de la face, mais les malades sommeillent, gardent ce qu'ils boivent, et dans les vingt-quatre heures qui suivent l'opération ils ont une selle abondante, liquide, ou rendent simplement des gaz. Dans d'autres cas, les phénomènes d'étranglement persistent ; cela est dû à ce que les matières ne circulent point dans l'anse intestinale étranglée, ou à ce que les intestins sont paralysés, ou à ce qu'il y avait déjà au moment de l'opération une péritonite qui suit son cours après l'opération. Mais il est curieux de remarquer que chez ces malades il n'y a point de refroidissement, d'algidité, à moins que l'on ait administré des purgatifs énergiques ou le détestable lavement de tabac. Les malades dont le cours des matières ne se rétablit point finissent par mourir d'une péritonite sur-aiguë qui dure de quatre à six heures et qui est le résultat de la rupture de l'intestin au point où il avait été le plus serré et où il y avait une ulcération.

Entre ces états extrêmes il y a une série d'intermédiaires.

Voici l'un de ces cas :

Obs. XXI. *Entéro-épiplocèle crurale étranglée. Persistance des vomissements après la kélotomie. Kélotomie. Guérison.* — La nommée Weimann (Marie), âgée de quarante-trois ans, célibataire, blanchisseuse, entrée le 24 janvier 1874, sortie le 22 février.

Les accidents ont commencé le 19 janvier au soir, c'est-à-dire presque cinq jours avant l'arrivée de la malade dans le service.

Le 19 au soir, la malade fut prise de vomissements ; elle alla à la selle et s'aperçut qu'une hernie habituellement très-petite, qu'elle portait depuis plusieurs années dans l'aine avait beaucoup augmenté de volume. Ordinairement la tumeur se réduisait d'elle-même par la position horizontale ; cette fois il n'en fut rien.

Les jours suivants, 20, 21 et 22, les vomissements continuèrent. En même temps, à partir du 20 (deuxième jour), les garderobes se supprimèrent complétement. Il n'y a pas eu de douleurs de ventre très-prononcées ; la tumeur elle-même n'était pas très-sensible, sauf pendant les efforts de taxis. Le taxis a été, en effet, pratiqué en ville, le 20, 21, 22 et 23, mais sans succès.

Le 23, les vomissements sont devenus fécaloïdes.

Enfin le 24 (cinquième jour), la malade se décide à entrer à l'hôpital Cochin. Elle y arrive vers deux heures et demie du soir. La face est pâle, légèrement grippée. État nauséeux continuel ; il y a eu des vomissements toute la matinée, On trouve dans l'aine une hernie crurale à peu près de la grosseur d'un œuf de poule, arrondie, cependant un peu allongée dans le sens du pli de l'aine. Le pédicule est au-dessous du ligament de Fallope ; les battements de la fémorale sont perçus un peu en dehors de la tumeur. La palpation donne une sensation d'empâtement. La tumeur est molle, peu tendue. Matité presque complète à la percussion. Les signes de l'épiplocèle l'emportent sur ceux de l'entérocèle, mais l'intensité des symptômes fonctionnels et l'absence du passage des gaz par l'anus doivent faire admettre l'existence d'une entéro-épiplocèle. Lorsqu'on palpe la tumeur, on ne cause pas une douleur bien vive. Le ventre n'est pas très-tendu, mais il y a du ballonnement et le palper y est douloureux au-dessous de la hernie. Bain de trois quarts d'heure. Après le bain, très-légère tentative de taxis.

A sept heures et demie du soir, M. Després est appelé et juge la kélotomie nécessaire.

Opération. — On trouve un paquet épiploïque volumineux. Une anse intestinale, profondément située sous ce paquet, est étranglée par le ligament de Gimbernat. Il n'y a pas d'épanchement sanguin. Coloration un peu violacée de l'anse intestinale. L'intestin n'a pas perdu son élasticité. Sa surface semble légèrement dépolie. Il présente quelques adhérences qu'on sépare avec le doigt. Débridement. Ligature et section de l'épiploon dont le pédicule est laissé avec le fil à l'orifice de la plaie.

Cataplasmes sur la plaie, glace à l'intérieur.

Le 25, pendant la nuit, il y a eu plusieurs vomissements verts et une garde-robe peu abondante en diarrhée. Tension marquée du ventre, rétention d'urine. Cathétérisme, pulsations, 64 (quelques intermittences dans le pouls), état d'abattement très-prononcé. Glace, bouillon froid, teinture d'iode sur le ventre.

Soir. Les douleurs abdominales ont été très-violentes toute la journée. Pas de selles.

Le 26, l'abattement est très-grand; les vomissements ont continué; absence de garderobes; ventre ballonné; rétention d'urine. La plaie n'offre aucune particularité. Glace, lavement purgatif.

Soir. A la suite du lavement, il y a eu deux selles, dont une assez abondante, formée de matières en partie liquides avec parties moulées. Le ballonnement du ventre a encore augmenté; pulsations, 72; la chaleur de la peau n'est pas sensiblement augmentée; langue sèche et pâteuse. L'urine obtenue par le cathétérisme laisse un dépôt de phosphates.

Le 27, il n'y a plus de vomissements; cataplasmes trois fois par jour; urine abondante et phosphatique.

Le 28, plusieurs selles en diarrhée pendant la nuit. Le ventre n'est pas douloureux à la pression; le météorisme diminue; la malade demande à manger. On lui donne du bouillon. L'urine laisse encore un dépôt, mais moins épais.

Le 29, selles diarrhéiques fréquentes et parfois involontaires. Le cathétérisme est encore nécessaire. Bouillon.

Le 31, chute du pédicule épiploïque; urination spontanée; l'appétit fait des progrès.

Du 1er au 22 février, amélioration progressive de l'état général; cicatrisation complète de la plaie le 22 février. La malade demande à sortir, exeat.

J'ai opéré l'année dernière un malade chez lequel les vomissements et la diarrhée ont duré onze jours. Mais ici il y avait une entérite et elle était due à ce que la hernie de ce malade s'était étranglée pendant qu'il était en état d'ivresse et d'indigestion. Le malade a néanmoins guéri.

Voici, du reste, le fait :

Obs. XXII. *Hernie inguinale étranglée entéro-épiplocèle. Kélotomie. Diarrhée rebelle. Guérison.* — Le nommé A... (Nicolas), âgé de vingt-huit ans, mégissier, entre à l'hôpital Cochin, le 15 octobre 1875, à sept heures du matin.

A la visite, je diagnostique une entéro-épiplocèle inguinale et étranglée par le collet du sac; la tumeur avait le volume d'un gros œuf. L'étranglement datait de soixante heures; deux jours auparavant le malade avait été rapporté chez lui ivre mort, et personne ne s'était occupé de lui; il n'y avait eu aucune tentative de réduction en ville.

L'opération de la kélotomie fut faite d'emblée, suivant les principes que je vous ai exposés. Le débridement fut fait au haut et en dehors; l'intestin fut réduit après avoir été lavé à l'eau chaude; la portion de l'épiploon hernié, assez considérable, fut liée et sectionnée en avant de la ligature; le pédicule fut ensuite cautérisé; pas de réunion immédiate de la plaie; pansement à l'eau froide.

Le 15, 16 et 17, vomissements verts abondants; quelques bouillons sont conservés néanmoins pendant quelque temps.

Le 18, un seul vomissement; treize selles diarrhéïques verdâtres et jaunâtres, diète absolue.

Le 19, ventre ballonné, facies altéré, pouls 80; neuf selles comme les précédentes.

Le 20, ventre plus souple; huit selles dans la nuit; facies moins altéré, pouls à 78; mieux relatif. Bouillon froid.

Le 21, 22 et 23, tous les jours il y a douze à quinze selles verdâtres dans les vingt-quatre heures, sans coliques; trois pilules d'opium de 0 gr. 05 sont administrées chaque jour.

Le 24, dix selles; même traitement.

Le 25, quatre selles: même traitement.

Le 26, une selle normale.

Le 28, la plaie bourgeonnait bien; la ligature de l'épiploon était tombée, mais il s'était formé, à la partie supérieure du sac, un abcès qui fut ouvert, et le malade sortit guéri de l'hôpital le 23 novembre 1874.

Je n'ai pas hésité, chez ce malade, à mettre sur le compte de la débâcle d'abord, puis d'une entérite consécutive à l'excès qu'il avait commis, les vomissements et la diarrhée qui se sont prolongés d'une façon si durable.

Comment, Messieurs, faut-il se comporter pendant le traitement des suites de la hernie étranglée?

Faut-il suivre l'exemple de M. Manec et de Desprès père, qui, tous deux, dans les hôpitaux de vieillards, ont obtenu une statistique de guérisons après la kélotomie qu'aucun autre chirurgien n'a obtenue de notre temps, même Ph. Boyer qui avait des succès remarquables dans le traitement de la kélotomie? Faut-il purger le malade après la kélotomie? A cette question je répondrai oui, si la hernie a été opérée dans les vingt-quatre premières heures de l'étranglement et si l'intestin trouvé dans la hernie ne présente pas de lésions un peu profondes; si l'intestin n'était pas violacé, vous pouvez purger. Les malades de Desprès père et de M. Manec, opérés par des chirurgiens qui habitaient l'hôpital et étaient appelés à la première heure de l'étranglement, étaient dans ce cas.

Mais si l'étranglement date de plusieurs jours, comme cela arrive chez presque tous les malades qu'on amène dans nos hôpitaux, si l'intestin trouvé dans la hernie était violacé et si le sujet est jeune, ne purgez pas; donnez plutôt, suivant la méthode anglaise, de l'opium. Ce n'est point qu'il soit nécessaire d'en donner beaucoup, une à trois pilules d'opium de 0 gr. 05 suffisent, et on continue trois jours de suite une pilule tous les soirs. Ces pilules n'empêchent pas les selles de se produire; tous les liquides amassés au-dessus de la hernie distendent peu à peu l'intestin et forcent l'obstacle qui existe au niveau de la hernie, obstacle qui n'est autre que la paralysie de l'intestin au niveau et au-dessus de l'étranglement. Il n'y a pas à craindre que l'opium durcisse les matières et constipe les malades. Je n'ai point toujours donné de l'opium à mes malades, même quand l'opération avait été faite plusieurs jours après le début de l'étranglement. J'ai laissé les malades tranquilles, je leur donnais des bouillons légers et je faisais appliquer de larges cataplasmes sur le ventre; les malades sont allés à la selle naturellement les deuxième, troisième et quatrième jours. Dans les hernies étranglées par inflammation et qui sont toujours accompagnées d'une péritonite congestive plus ou moins intense, vous attendrez quelquefois plusieurs jours avant que le cours des matières ne se rétablisse, surtout lorsque vous aurez cru devoir appliquer un vésicatoire sur l'abdomen ou des lotions avec la teinture d'iode. La révulsion sur l'abdomen, en même temps quelle arrête l'inflammation péritonéale, ralentit les contractions intestinales, et retarde les évacuations; vous savez bien, en effet, que les diarrhées rebelles sont arrêtées par le vésicatoire.

Au contraire, lorsque les malades ont été opérés tard et ont été soumis à l'usage de l'opium, si au bout de quatre jours les malades ont un peu de ballonnement du ventre, il faut alors administrer un léger purgatif; le meilleur est un mélange d'huile de ricin et d'amandes douces que j'ai vu employer par M. Manec; seulement je donne de plus faibles doses que ce chirurgien. Il donnait 15 grammes d'huile de ricin et 15 grammes d'huile d'amandes douces; il suffit d'administrer 8 grammes d'huile de ricin et 10 grammes d'huile d'amandes douces. On se fait généralement des purgatifs une fausse idée ; un purgatif agit très-bien en provoquant une seule selle; il n'est pas nécessaire que les malades aient un grand nombre de selles, à moins que l'on ne veuille produire une dérivation puissante sur le tube digestif, comme cela est nécessaire dans les maladies du cœur et celles du cerveau. Mais pour le traitement des suites des hernies, ce n'est point la dérivation que l'on recherche, c'est le réveil des contractions de l'intestin, et il n'est pas nécessaire d'une dose énorme de purgatif pour les provoquer.

Parmi les suites de la kélotomie, il en est une fort rare que je me borne à mentionner, c'est l'adhérence de l'intestin hernié au niveau de la plaie abdominale et la formation d'un anus contre nature. Je n'en ai encore observé aucun cas, quoiqu'il y en ait un certain nombre dans la science.

Il est rare que la péritonite survienne après le deuxième jour qui suit la kélotomie, après que les malades ont rendu des gaz par l'anus. Cependant on l'a vue survenir à la suite de rupture de l'intestin, lorsque le cours des matières ne s'est pas rétabli, mais ce sont là encore des cas très-rares ; il est plus fréquent de voir le cours des matières se rétablir à la longue que de voir l'intestin se rompre au bout de trois jours ; il se rompt de suite ou il ne se rompt pas.

Nous avons vu, en traitant la question de la kélotomie, la suppuration de l'épiploon comme suite de l'opération des entéro-épiplocèles étranglées. Un dernier point très-important doit attirer votre attention. Il y a un moment précis où il est permis de donner des aliments aux malades, des aliments plus fortifiants que le bouillon. Lorsque le malade est allé à la selle et quand il a évacué copieusement, quand il a eu ce que l'on appelle la *débâcle*, ce qui arrive le plus souvent à la seconde selle qui suit de près la première, vous pourrez donner des aliments solides.

Dans les hernies étranglées par inflammation et opérées, lorsque du ballonnement du ventre existe, il fait soupçonner une péritonite sub-aiguë, ordinaire dans les étranglements par inflammation. Aussitôt l'opération terminée, il faut appliquer, suivant la méthode de Velpeau, sur le ventre, un vésicatoire couvrant tout le ventre, depuis l'ombilic jusqu'au pubis. A ce prix, vous pourrez guérir des malades chez lesquels sans cela la péritonite se confirmerait, péritonite que le vésicatoire appliqué plus tard serait impuissant à arrêter. Mais il faut savoir aussi que le vésicatoire arrête le rétablissement rapide des selles.

Il y a dans les traités classiques une mention des complications de la kélotomie dont les dangers ont été très-exagérés. Ce sont :

Les hémorrhagies ;

La reproduction des liquides dans le sac herniaire;

La persistance des symptômes d'étranglement.

Il y a peu d'observations publiées relatives à ces complications. Je n'en ai observé, pour ma part, aucun exemple chez les malades que j'ai opérés comme je vous l'ai indiqué.

Les hémorrhagies résultent d'une faute dans le débridement : on a fait des incisions trop larges. Et l'on se met toujours en garde contre les hémorrhagies en faisant des débridements multiples si l'on a affaire à un anneau serré et si l'on coupe près des vaisseaux.

La reproduction du liquide dans le sac herniaire est le fruit d'une réunion intempestive de la plaie de la kélotomie, ou d'une oblitération de la plaie par l'épiploon abondant, laissé dans la plaie en entier sans ligature ni excision.

Quant à la persistance des phénomènes de l'étranglement, c'est une erreur d'interprétation. Une péritonite adhésive et, en dehors de la péritonite, la paralysie de l'intestin, qui a été si bien étudiée par Henrot, sont la cause ordinaire des phénomènes désignés sous le nom de persistance de l'étranglement.

Toutes les fois que les malades seront opérés de bonne heure et quand vous aurez appliqué les règles qui viennent de vous être présentées, vous n'aurez jamais à craindre ces accidents.

Des indications du traitement de la hernie ombilicale

L'on s'est beaucoup préoccupé de savoir quelle était la meilleure conduite à tenir en présence d'une hernie ombilicale étranglée. Dans ces vingt dernières années, les chirurgiens ont semblé partager l'opinion de Huguier, qui pensait que, dans les grosses hernies ombilicales étranglées, la formation spontanée d'un anus contre nature était moins dangereuse que la kélotomie. En réalité, les faits avaient donné raison à Huguier, car sur les quatre opérations de hernies ombilicales annuellement faites dans les hôpitaux pendant vingt ans, c'est-à-dire quatre-vingts environ, il y a eu deux guérisons obtenues.

Je n'ai encore eu que deux hernies ombilicales à traiter et une seule me paraissait exiger la kélotomie. J'ai opéré, le 3 janvier 1875, une malade qui a guéri et qui vit encore aujourd'hui. L'observation a été publiée dans les Bulletins de la Société de chirurgie pour l'année 1875, où vous la trouverez.

Voici, Messieurs, ce que l'étude des observations connues et des observations qui me sont propres m'a appris.

La hernie ombilicale étranglée est le privilége des femmes vieilles. L'étranglement s'y produit par inflammation, toujours dans le cours ou à la fin d'une maladie inflammatoire, principalement d'une bronchite ou d'une fièvre muqueuse avec embarras gastrique. Il n'y a que les très-grosses hernies habituellement irréductibles où l'on observe des phénomènes d'étranglement par effort. La hernie devient subitement douloureuse et les vomissements ne paraissent rapidement que si la hernie est petite et s'il s'agit d'une entérocèle pure ; dans les très-grosses hernies, en effet, il n'y a pas de vomissements, les matières fécales et les gaz ne sortent plus et il y a des coliques d'abord, des nausées et de la fièvre.

Il faut faire une distinction entre les grosses hernies ombilicales, c'est-à-dire celles qui ont quelquefois le volume d'une tête d'enfant, et celles qui sont grosses comme un œuf.

A. Les grosses hernies ombilicales sortent par un orifice très-élargi; elles deviennent à la longue irréductibles ; l'épiploon et plus tard l'intestin contenu dans la hernie adhèrent au sac. Ces hernies peuvent présenter alors des phénomènes d'étranglement par la brusque sortie d'une portion de viscères qui rentrent habituellement dans l'abdomen. C'est là un étranglement assez commun auquel on a donné très-improprement le nom d'engouement. Il est facile de reconnaître cette complication. Mais il y a une variété de péritonite herniaire des grosses hernies ombilicales qui simule l'étranglement. Il y a un moyen de distinguer ces deux états l'un de l'autre. On le croira à peine, mais les phénomènes fébriles, la congestion du visage et les symptômes généraux sont plus graves dans l'étranglement que dans la péritonite herniaire. Du côté de la tumeur, on constate, dans le cas de péritonite herniaire, une mollesse relative de la tumeur qui est moins tendue que dans le cas d'étranglement et surtout qui présente moins de dureté du collet de la hernie, phénomène qui existe toujours au niveau de l'intestin étranglé dans une hernie quelconque.

Ces grosses hernies, abandonnées à elles-mêmes, finissent par guérir par adhérence au sac des nouvelles portions d'intestin hernié. Le cas est encore assez fréquent. Ou bien la hernie se gangrène et il s'établit un anus contre nature avec moins de chances de mort que l'établissement artificiel de l'anus contre nature dans la hernie crurale ou inguinale. Ou bien le malade meurt de péritonite.

Le traitement des grosses hernies ombilicales étranglées depuis moins de deux jours est le taxis; on fait rentrer ce qui peut rentrer. Un grand bain d'une heure prépare la réduction par le taxis, et un purgatif avec 15 grammes d'huile de ricin rétablit les selles. Même après quarante-huit heures d'étranglement, on peut obtenir une réduction.

Lorsque l'étranglement persiste, on se trouve en présence de deux alternatives : ou bien faire la kélotomie, ou bien laisser un anus contre nature s'établir. La meilleure pratique, à mon avis, est la première, et le débridement sans ouverture du sac est la meilleure opération, cela ressort des faits récents publiés sur ce point, car ce sont des brides extérieures du sac qui sont les causes probables de l'étranglement.

Mais comme il n'y a rien d'absolu et comme l'heure à laquelle on opère une hernie modifie le mode opératoire, passé le troisième jour, il vaut mieux faire la kélotomie avec ouverture du sac, et si l'intestin est malade établir un anus contre nature, mais sans débrider sur l'anneau ombilical qui est toujours assez large. Si l'intestin est sain, il suffit pour le réduire de décoller les adhérences qui accolent l'anse intestinale sortie la dernière aux autres anses ou à l'épiploon.

B. Les petites hernies ombilicales sont toujours étranglées par inflammation et l'étranglement provient du sac, c'est-à-dire de brides extérieures au sac ; cela était manifeste chez la malade dont j'ai rapporté l'histoire à la Société de chirurgie. Des adhérences se forment de bonne heure entre le sac et l'intestin et s'opposent à la réduction par le taxis ; ne vous livrez donc jamais au taxis sur les petites hernies ombilicales.

Les hernies ombilicales de cette nature étranglées présentent ceci de particulier, que la cicatrice ombilicale distendue est rouge tendue et fluctuante quelquefois comme un phlegmon. Lorsque la coloration est violacée seulement, cela est d'un bon indice, cela indique que l'inflammation est modérée, et dans un cas de ce genre j'ai vu la hernie devenir moins douloureuse et se réduire sous l'influence de simples cataplasmes émollients appliqués sur la tumeur. J'estime que dans ce cas il s'agissait peut-être d'une simple épiplocèle ou d'un pincement du gros intestin. Velpeau, qui soignait la malade, ne s'était pas prononcé.

Les hernies ombilicales de cette nature, lorsqu'elles contiennent de l'intestin, se terminent généralement par une péritonite et la mort. Rarement un anus contre nature s'établit.

Le traitement de ces hernies ombilicales est la kélotomie avec ou sans ouverture du sac, et l'on doit commencer par chercher à débrider sans ouvrir le sac, parce que l'on détruit toujours ainsi des brides extérieures au sac qui contribuent à étrangler la tumeur. Si l'intestin ne se réduit pas, on ouvre le sac, on détruit les adhérences et on rentre l'intestin après l'avoir lavé à l'eau chaude. Mais on ne doit pas débrider sur l'anneau ombilical, pour cette première et unique raison que ce n'est pas nécessaire. L'anneau ombilical est toujours assez grand pour permettre la réduction d'une petite hernie ombilicale.

Que vous dirai-je encore de spécial pour la kélotomie dans la hernie ombilicale de petit volume ? Deux précautions doivent être prises :

1° Pour débrider sans ouvrir le sac, l'incision verticale suivant la ligne blanche, partant du milieu de la hernie et remontant à 3 centimètres au-dessus d'elle, est, à mon avis, la meilleure incision.

2° Il faut réunir par première intention, à l'aide de suture, les incisions du sac et de la peau, complétement si la hernie était une entérocèle, incomplétement si c'était une entéro-épiplocèle. En effet, dans ce dernier cas, il faut lier, cautériser et sectionner l'épiploon, et la ligature doit être laissée au dehors. Néanmoins, il est toujours prudent de comprendre l'épiploon dans une des sutures. L'épiploon tuméfié forme bouchon au collet de la hernie. La suture ici est commandée par le siége de la hernie, car le moindre ballonnement du ventre ouvrirait la plaie. Aussi, après l'opération et après la suture, ne manquez jamais de mettre autour de l'abdomen un bandage très-serré.

Statistique. —Voici la statistique des hernies opérées à l'hôpital Cochin de décembre 1871 à décembre 1876.

Dans cette statistique je compte des malades chez lesquels l'opération n'a pas pu être faite au moment opportun et qu'on avait apportés trop tard à l'hôpital ; une opération faite par un de mes collègues pendant une absence, après des tentatives de taxis avec et sans chloroforme et une ponction évacuatrice et qui a succombé ; une opération faite à la demande du malade, quoique je le jugeasse perdu. Tous les malades opérés sont comptés dans cette statistique intégrale.

Statistique des opérations de kélotomie.

6 Entérocèles crurales	3 morts,	3 guéris.
8 Entéro-épiplocèles crurales	2 —	6 —
2 Entérocèles inguinales	1 —	1 —
7 Entéro-épiplocèles inguinales	3 —	4 —

En bloc, 60,9 de guérison ; 39,1 de morts.

Statistique des épiplocèles étranglées traitées par la temporisation.

4 Epiplocèles inguinales, guéris 4.
2 Epiplocèles crurales, guéris 2.

VINGT-SEPTIÈME LEÇON

DES RÉTRÉCISSEMENTS DU RECTUM

Sommaire. — La cause unique du rétrécissement est une cicatrice. — Origine de la cicatrice. — Traitement par la dilatation progressive. — Diagnostic du rétrécissement dans les cas difficiles.

Les rétrécissements les plus communs du rectum sont, sans contredit, ceux qui suivent les chancres de l'anus, ou les plaques muqueuses ulcérées de l'anus devenus phagédéniques. Les neuf dixièmes au moins des rétrécissements ne reconnaissent pas d'autre cause.

Je me suis appuyé déjà, dans une discussion qui eut lieu à la Société de chirurgie en 1873, sur la grande fréquence des rétrécissements du rectum chez la femme et leur rareté relative chez l'homme, pour attribuer aux lésions virulentes des organes génitaux et à la contamination de l'anus par le pus qui en provient, la véritable cause de la majeure partie des ulcérations rectales.

Déjà en 1854, M. Gosselin (1) avait nié que les rétrécissements du rectum fussent dus à la syphilis. Il attribuait le rétrécissement à une inflammation causée par la présence d'un chancre à l'anus, chancre caché dans les replis de l'anus et qu'il appelait *chancre à deux feuillets*. C'était déjà un gros progrès sur l'ancienne et banale théorie des rétrécissements inflammatoires syphilitiques et cancéreux du scrotum. En 1866, j'ai saisi sur le vif la propagation du chancre de l'anus au rectum, par le fait d'un phagédénisme analogue au phagédénisme ordinaire. J'ai vu également des plaques muqueuses anales ulcérées devenir phagédéniques et remonter dans le rectum. C'est alors que j'ai définitivement adopté l'opinion que

(1) Gosselin, *Recherches sur les rétrécissements syphilitiques du rectum* (*Archives de médecine*, 1854).

je vais développer devant vous et que j'ai déjà soutenue à la Société de chirurgie en 1873 (1).

Mais voici d'abord une observation que je considère comme le type le plus commun de la maladie.

Vous avez pu voir dans le service un malade atteint de rétrécissement du rectum chez lequel la syphilis antérieure n'est nullement évidente et où l'existence de chancres est palpable.

Voici, du reste, l'observation :

Obs. I. *Rétrécissement du rectum. Tuberculose. Mort.* — Le nommé B..., âgé de cinquante-huit ans, ouvrier en caoutchouc, est entré à l'hôpital Cochin le 26 juillet 1875.

Six mois avant son entrée, ce malade est allé à l'hôpital Saint-Louis, dans le service de M. E. Cruveilhier ; il se plaignait de douleurs au fondement et de difficulté pour aller à la selle. Pendant trois mois il fut soumis à l'usage des mercuriaux qui n'amenèrent aucun soulagement.

Interrogé sur ses antécédents, le malade nous apprend que quelques années après son mariage, après avoir eu trois enfants dont un seul, l'aîné, vit (les deux autres étant morts à huit ou dix mois, de langueur), il a eu deux chancres à la verge pour lesquels il s'est soigné en secret et a pris environ trois boîtes de pilules de protoiodure, environ 150 pilules.

Les chancres ont duré de quinze à vingt jours; traités localement avec la poudre d'alun ils avaient guéri rapidement. Ceci se passait il y a environ quinze ans. Peu de temps après il eut, dit-il, des *échauffements* à l'anus, ces échauffements se reproduisaient assez souvent. Il les traitait par les bains et souvent il ne faisait rien. Cela dura plusieurs années. Depuis au moins cinq ans le malade dit qu'il avait des alternatives de constipation et de diarrhée, qu'il était gêné par moments pour aller à la selle. Mais c'est seulement il y a six ou sept mois qu'il constata une ulcération à la marge de l'anus.

Son père et sa mère étaient d'une bonne santé. Son père est mort de vieillesse l'année dernière, sa mère vit encore. Il n'y a aucun précédent de tuberculose, les enfants morts au début du mariage seraient seuls un indice d'une mauvaise disposition chez le père. Mais le malade est un homme fatigué qui semble avoir souffert de la misère ou d'un travail forcé, peut-être son métier d'ouvrier en caoutchouc n'est pas étranger à l'état défectueux de sa santé générale.

Voici dans quel état sont les parties malades : il y a à l'anus, en arrière du côté du coccyx, un peu à gauche, une ulcération de la grandeur d'une pièce de deux francs, entourée par de la peau décollée et rose vif. En un point voisin de l'ouverture anale et sur le fond de l'ulcère il y a de fines végétations ramifiées en

(1) Desprès, *du chancre phagédénique du rectum* (*Arch. génér. de méd.*, mars 1866) (voy. aussi *Bull. de la Soc. d chirurgie*, 1873, p. 49).

tout semblables aux végétations que l'on rencontre chez les malades atteints de chancres mous ou de plaques muqueuses ; il y a en outre au fond de l'ulcère une plaque de tissu cicatriciel de récente formation. En introduisant le doigt indicateur dans le rectum, on sent à quatre centimètres de l'anus un rétrécissement caractérisé par un orifice étroit où se loge à peine la pulpe de l'indicateur. Au-dessous de ce rétrécissement on sent manifestement une ulcération bordée par des mamelons du volume d'un gros pois qui ont la consistance de bourgeons charnus, mais qui cependant ne se déchirent point ; du côté de la prostate, la muqueuse rectale paraît encore saine, et ses plis et sa consistance molle contrastent avec celle de l'ulcération rectale. Au-dessus du rétrécissement on sent une surface finement grenue qui révèle une ulcération de nature un peu différente de celle qui existe au-dessous du rétrécissement.

Il s'écoule par l'anus une sérosité louche mêlée à des matières diarrhéiques, le malade étant au moment de son entrée dans une période de diarrhée.

Le traitement institué fut :

1° Cautérisation journalière des bords décollés et du fond de l'ulcère avec la solution saturée de chlorure de zinc ; — 2° trois lavements par jour, dont un avec 8 grammes d'extrait de ratanhia ; — 3° une canule dilatatrice percée du bout, placée dans le rétrécissement pendant la nuit ; — 4° dans la journée, on place dans le rectum une mèche enduite de pommade à l'onguent de la mère.

Axonge..............	60	grammes.
Glycérine............	10	—
Onguent de la mère...	10	—

Sous l'influence de ce traitement vous avez vu les selles se régulariser, l'ulcère de l'anus a commencé à se cicatriser du fond vers la circonférence où il y a encore un peu de décollement. La plaque de tissu de cicatrice s'est agrandie, et si une bronchite gagnée dans les barraques de l'hôpital Cochin n'était survenue, nul doute que le malade n'eût obtenu, malgré son âge et sa fatigue très-apparente, une cicatrisation de l'ulcère extérieur. Quant au rétrécissement, il est dilaté, laisse écouler des matières d'un volume raisonnable et l'on peut dire que le traitement a donné une amélioration aussi suffisante que possible pour un mal dont on ne peut espérer la guérison radicale. Le 18 octobre le malade se trouvant mieux sortit.

Le malade est rentré à l'hôpital le 5 novembre ; le 9 novembre le malade a été pris d'un frisson violent, et j'ai redouté une complication que j'ai déjà observée chez des malades atteints de rétrécissement du rectum, un abcès de la fosse iliaque, ou une tuberculose aiguë du poumon ou du péritoine. Mais la tuberculose pulmonaire, les crachats purulents, la diarrhée colliquatoire, les sueurs profuses rapidement apparues se sont développés suivant leurs cours habituels.

Le malade a succombé aux progrès de la phthisie pulmonaire le 10 décembre 1875.

A l'autopsie, nous avons trouvé des tubercules miliaires et quelques cavernes dans les deux poumons, principalement dans le gauche, des tubercules dans les ganglions mésentériques et dans les ganglions iliaques. L'état des poumons rappelait l'état des poumons des malades qui meurent de tuberculose aiguë.

Le rectum présentait les altérations suivantes : l'anus était à moitié remplacé par une ulcération en voie de réparation présentant par places les plaques de cicatrice qui ont été obtenues sur le vivant, grâce à des cautérisations successives. L'ulcération remontait dans le rectum dont la muqueuse était entièrement détruite jusqu'au rétrécissement. A deux centimètres au-dessus de l'anus il y a un rétrécissement composé exclusivement de tissu fibreux, le rectum présente en ce point rétréci une épaisseur de plus d'un centimètre. La muqueuse manquait sur cette partie fibreuse, mais, en quelques points, il existait des mamelons, c'était ceux que l'on sentait par le toucher rectal.

Au-dessus, le rectum était dilaté et il y avait sur la muqueuse deux ulcérations à bords déchiquetés, grandes comme une pièce de vingt centimes. La muqueuse, au pourtour et dans quelques points de la partie dilatée du rectum, était dépourvue d'épithélium et était un peu granuleuse; il y avait ce que M. Gosselin a appelé l'ulcération au-dessus du rétrécissement. Je n'hésite pas à attribuer les deux ulcérations rectales supérieures à l'action de la canule introduite pendant plusieurs mois pour dilater ce rétrécissement.

La pièce provenant de ce malade reproduit trait pour trait celle qui est reproduite dans une observation que j'ai publiée dans la *Revue photographique des hôpitaux* (1). Elle a été présentée à la Société anatomique dans la séance du 10 septembre 1875.

L'histoire de ce malade est le type de la maladie. Il n'y a pas de faits plus clairs. Vous verrez tout à l'heure un autre fait qui n'est pas moins significatif. Mais vous trouverez néanmoins, dans le mémoire que j'ai publié à ce sujet, des observations qui ne sont pas moins démonstratives.

Avant tout, je tiens à vous dire qu'il y a un rétrécissement traumatique du rectum dû à l'ablation de tumeurs hémorrhoïdaires, mais le cas est néanmoins fort rare.

Les ulcères de la dysenterie qui se développent dans le rectum peuvent exceptionnellement causer le rétrécissement du rectum, mais c'est chez

(1) Després, *Revue phot. des hôp.*, 1869, n° d'avril.

des malades qui ont l'étoffe de la tuberculose. Les cas de ce genre sont extrêmement rares; il y en a, au plus, deux observations authentiques dans la science, et, comme dans les ulcères d'origine chancreuse, c'est encore au tempérament tuberculeux que l'on peut rattacher la production de l'ulcère phagédénique.

Les ulcères phagédéniques consécutifs aux hémorrhoïdes ulcérées sont prodigieusement rares. Les ulcères des hémorrhoïdes n'occupent jamais une grande étendue et ne dépassent pas les limites de la muqueuse. Ils ont une grande tendance à guérir par l'usage des lavements émollients et astringents, et s'ils reposent sur une tumeur hémorrhoïdale, on enlève celle-ci aussitôt qu'elle est un peu volumineuse. A ce moment, les ulcérations ne sont jamais bien profondes; elles sont incapables de causer un rétrécissement même valvulaire. Au reste, le très-grand nombre d'hémorrhoïdes ulcérées observées, n'est pas suivi assez souvent de rétrécissements pour que l'on puisse attribuer des rétrécissements à des hémorrhoïdes ulcérées.

Jusqu'à ce jour il est possible de dire que la très-grande majorité des rétrécissements du rectum ont débuté par une ulcération phagédénique née sur un chancre ou sur une plaque muqueuse ulcérée.

Des faits de chancres phagédéniques du rectum ont été étudiés chez la femme par Huguier sous le nom d'*esthiomène de la vulve et de l'anus* (1), parce que chez les femmes qui ont une ulcération phagédénique de l'anus, avec hypertrophie éléphantiasique de l'anus, la lésion s'étend, en général, aux grandes lèvres. D'autres faits ont été attribués à la diathèse cancéreuse, et il y a un littérateur célèbre qui souffrait depuis dix ans d'une affection rectale qui l'a fait succomber et qui a été longtemps prise pour un cancer. J'ai vu des erreurs de diagnostic de ce genre et je pense que les chirurgiens avaient le droit d'être embarrassés en présence de faits mal définis et pour lesquels aucune explication n'avait été cherchée; en effet, chez ces malades, il n'y avait qu'un rétrécissement relatif du rectum; ce qui dominait, c'était les condylomes à l'anus et les condylomes rectaux.

Les faits de rétrécissement les plus appréciables, ont été depuis longtemps étudiés, mais la nature de ces rétrécissements n'est point interprétée comme il convient dans les traités didactiques; on y décrit des rétrécissements simples, des rétrécissements syphilitiques et des rétrécissements

(1) Huguier, *Sur l'esthiomène ou dartre rongeante de la région vulvo-anale* (*Mém. de l'Acad. de méd.*, 1849, t. XIV, p. 501).

cancéreux. On ne vous dit point ce qu'est le rétrécissement simple; le rétrécissement syphilitique n'est pas expliqué davantage; quant au rétrécissement cancéreux, ce n'est à proprement parler qu'une diminution du calibre de l'intestin, pareille à celle que produit une tumeur hémorrhoïdale.

Il n'y a qu'une variété de rétrécissement du rectum, c'est une cicatrice d'une ulcération ayant intéressé tout ou partie du pourtour du rectum. Tous les examens microscopiques des rétrécissements du rectum ont montré qu'il s'agissait d'une formation de tissu fibreux emprisonnant les fibres musculaires de l'intestin, ce qui revient à dire que les fibres musculaires adhèrent à la cicatrice qui remplace la muqueuse entièrement détruite (obs. de M. Panas) (1). Que l'on fasse des variétés de rétrécissement d'après l'ulcère, je n'y vois pas grand inconvénient, quoique ce soit là une distinction à peu près inutile pour une classification.

Il n'y a pas de rétrécissements syphilitiques, il y a des rétrécissements chez des syphilitiques, comme il y a des maladies chirurgicales quelconques chez des syphilitiques. Mais il n'existe aucune lésion spéciale capable de produire le rétrécissement d'une autre nature que l'ulcération. Un spécialiste a dit que l'origine du rétrécissement était le syphilome ano-rectal. Je vous demande ce que cela veut dire : et j'avoue que l'on pourrait propose un prix formidable à celui qui montrerait ce syphilome à la période d'état et que l'on cherchera longtemps en vain à qui le distribuer. Ce sont là des mots mis à la place des faits.

Le rétrécissement du rectum est la suite fatale, obligée d'une ulcération anale devenue phagédénique, spécialement d'un chancre ou d'une plaque muqueuse ulcérée, que l'on appelait autrefois rhagades.

Deux causes entretiennent le phagédénisme sur les ulcérations :

1° La prédisposition à la tuberculose;

2° Le passage continuel des matières sur l'anus et la déchirure de l'ulcère.

La disposition à la tuberculose est quelquefois très-évidente; il y a des antécédents de famille dans un bon nombre des observations connues. Le père, la mère, les grands-parents, ou les frères et sœurs étaient morts de la poitrine. Mais en dehors de la disposition originelle à la tuberculose, il y a la disposition acquise et celle-ci est, en général, le résultat de la scrofule ou du scorbut, c'est-à-dire de l'état général qui est la conséquence des privations et de la misère ou d'un métier insalubre (2).

(1) *Bulletin de la Soc. de chirurgie*, 1872.

(2) En consultant mes notes au moment de la publication de ces leçons, j'ai retrouvé l'observation de deux sœurs atteintes toutes deux d'ulcère phagédénique d'origine chan-

Voici un fait où l'ulcération phagédénique existe chez un malade de constitution scrofuleuse et présentant au suprême degré les accidents de la scrofule confirmée.

Obs. *Rétrécissement du rectum observé depuis la période chancreuse. État stationnaire scrofuleux.* — La nommée Gruzon (Adélaïde) a été traitée à l'hôpital de Lourcine par moi-même en 1868, au mois de septembre. Voici quels avaient été ses antécédents.

En 1864 elle était entrée à l'hôpital de Lourcine pour être traitée, dit-elle, d'un catarrhe utérin et d'une vaginite, elle avait alors quarante ans. Deux ans après, en 1866, cette femme était entrée à l'hôpital Saint-Louis, dans le service de M. Trélat, où elle avait subi une opération; il existait une fistule à l'anus et des ulcérations anales. M. Trélat avait fait l'opération de la fistule à l'anus. Depuis cette époque, la plaie ne s'était pas refermée et la peau au voisinage de la vulve s'était hypertrophiée.

Au moment de l'entrée de la malade, nous avons constaté que l'anus était environné de condylomes durs infiltrés entre lesquels il y avait des ulcérations allongées à fond jaunâtre, une longue ulcération représentait l'incision de la fistule anale, l'anus était relativement rétréci, mais l'ulcération ne remontait pas très-haut dans le rectum.

La malade avait donc un chancre phagédénique ano-rectal et ce chancre s'était étendu sur les deux lèvres de l'incision faite pour guérir la fistule anale.

Indépendamment de cette lésion; la malade portait sur le visage une scrofulide tuberculeuse non ulcérée qui occupait la moitié du front.

La malade avait une constitution scrofuleuse des plus accusées, elle avait eu des gourmes dans sa jeunesse et des abcès ganglionnaires multiples du cou qui étaient révélés par des cicatrices en chapelet très-apparentes; elle avait eu plus tard une variole confluente qui avait laissé des marques profondes.

La malade affirmait n'avoir jamais eu de syphilis, pas de plaques muqueuses aux organes génitaux ou dans la gorge. Ses père et mère sont en bonne santé; pas de frères ou sœurs morts de la poitrine.

L'ulcère fut cautérisé avec la solution de chlorure de zinc et des mèches enduites de pommade à l'onguent de la mère furent placées dans le rectum; deux lavements par jour avec de l'eau de feuilles de noyer.

La malade sortit améliorée le 9 janvier 1869.

Le 3 juin de la même année la malade rentra à l'hôpital.

Le rectum s'était rétréci et à la limite supérieure de l'ulcération anale il y

creuse constatée par les malades et leur médecin. L'une avait un rétrécissement du rectum avec un ulcère phagédénique persistant de l'anus. L'autre avait une ulcération phagédénique de la vulve. Leur mère était morte de la poitrine. Ni l'une ni l'autre de ces malades pourtant ne sont mortes franchement tuberculeuses. La deuxième est morte de pyohémie, l'autre a succombé à la fièvre hectique après une eschare énorme à la région sacrée.

avait un point très-serré; autour de l'ulcère il y avait des mamelons durs et mous que j'ai appelés condylomes de la muqueuse. La scrofulide tuberculeuse avait pris le caractère d'un lupus excedens et il y avait une périostose du temporal droit (il est bon de dire que dans l'intervalle de ses deux séjours dans mon service la malade avait été se faire soigner ailleurs par le mercure). Sous nos yeux, dans le service, l'hypertrophie éléphantiasique de la vulve et de l'anus s'étendit encore et gagna les fesses; la périostose guérit en quelques jours sous l'influence des révulsifs. Le lupus excedens traité exclusivement par les topiques fut cautérisé avec la teinture d'iode, et comme nous cherchions à provoquer un érysipèle, aucun pansement n'était appliqué.

Le 15 janvier 1870, un érysipèle de la face survint autour du lupus et celui-ci guérit avec l'érysipèle.

Un traitement général fut du reste appliqué; la malade, en dehors des bains, prit pendant six mois 1 à 3 grammes d'iodure de potassium par jour.

Le 9 avril la malade sortit, guérie de son lupus et de sa périostose, mais son chancre phagédénique rectal et son rétrécissement restaient dans le même état.

La santé générale était bonne et la malade ne présentait aucun signe prodromique appréciable de tuberculose.

Depuis son départ de l'hôpital la malade ne faisait plus rien que de prendre force lavements. Elle revint à l'hôpital Cochin en 1872 à la consultation, où je cautérisai quelques ulcérations à la marge de l'anus.

La malade rentre à l'hôpital Cochin le 6 décembre 1875.

Voici dans quel état est son rectum: la peau de la région anale et de la partie postérieure des grandes lèvres est hypertrophiée et présente l'aspect éléphantiasique; il y a une éruption tuberculeuse au pourtour de l'orifice anal; celui-ci est constitué par des condylomes éléphantiasiques entremêlés d'ulcérations jaunâtres, l'anus est rétréci et admet juste le doigt et ne se laisse pas dilater. Au-dessus de cet orifice le doigt sent une ulcération occupant tout le pourtour de l'intestin dans une hauteur de deux centimètres; l'intestin est inextensible, on se rend parfaitement compte qu'il est relativement rétréci. A la limite supérieure, l'ulcération est bordée par des mamelons élastiques, et au point où ils existent le doigt est serré. Au-dessus l'on sent parfaitement la muqueuse rectale saine. Ces mamelons élastiques ne sont autre chose que des condylômes rectaux.

La malade est soumise au traitement suivant: deux lavements par jour d'eau de feuilles de noyer, et un bain toutes les semaines. Le rétrécissement est dilaté par une canule laissée à demeure pendant six heures tous les soirs.

A partir du 20 décembre, au lieu de canule la malade place pendant la nuit une mèche à l'onguent de la mère pour favoriser la cicatrisation de l'ulcération.

Le 7 janvier 1875, la malade se trouve mieux et va facilement à la selle, mais le rétrécissement anal se resserre.

Le 15 février, incision des condylômes exubérants qui s'étaient développés utour de l'anus et empêchaient la dilatation.

Après cette opération palliative la dilatation est reprise et appliquée pendant la nuit. La malade garde la canule pendant deux heures chaque soir, et place des mèches pendant la nuit.

La malade peut être considérée comme incurable, et tout le traitement qui lui est désormais applicable ne peut être qu'un traitement palliatif.

J'ai déjà observé une malade semblable chez laquelle les condylomes enlevés et récidivés ont fini par prendre le caractère des tumeurs fibro-plastiques. La malade, qui a succombé à la longue à des phénomènes voisins de l'infection purulente, est l'une des deux sœurs signalées dans la nôte p. 385 Je ne sais ce qui arrivera à la malade G..., mais jusqu'à présent elle semble devoir échapper à la tuberculose, qui a emporté la plupart des malades que j'ai eu lieu d'observer.

L'occasion du développement des ulcères phagédéniques de l'anus et du rectum et du rétrécissement consécutif est, le plus ordinairement, un chancre. J'en ai cité de nombreux exemples dans la discussion à la Société de chirurgie en 1873. Dans d'autres cas, c'est une plaque muqueuse ulcérée qui est le point de départ du phagédénisme. Dans tous les faits de rétrécissements dits syphilitiques, en effet, où l'on a pu préciser le début du rétrécissement ou au moins des troubles du côté du rectum, on a constaté que c'était pendant la période des accidents primitifs ou des plaques muqueuses que les malades avaient remarqué quelque chose du côté de l'anus. Il y a des cas où rien n'a été noté, mais c'est peut-être de la faute de l'observateur.

Il y a deux phases dans le développement du rétrécissement du rectum :

Une période ulcéreuse, pendant laquelle il est difficile de reconnaître le mal qui passe pour une rectite ou pour des hémorrhoïdes.

Une période cicatricielle pendant laquelle le tissu fibreux de la cicatrice de l'ulcère se produit et où le calibre de l'intestin se rétrécit.

Chacune de ces périodes est très-variable comme durée et tout dépend des soins que les malades prennent de leur personne. La période qui est incontestablement la plus longue est la période ulcéreuse. En effet, le séjour des matières dans l'ulcère en empêche le bourgeonnement ; il irrite les parties ; et s'il y a des constipations passagères répétées, les matières dures déchirent la cicatrice et causent des ulcérations nouvelles. Ou bien, s'il s'agit d'une ulcération phagédénique d'origine chancreuse, la déchirure de l'ulcère entraîne une réinoculation des parties déchirées et une nouvelle extension du phagédénisme.

La période de formation de tissu fibreux est beaucoup plus courte ; elle apparaît assez rapidement. Après une maladie qui tient le malade au lit et pendant laquelle les ulcères guérissent rapidement en vertu de la révulsion générale que produit la fièvre sur l'ulcération, on est surpris pour ainsi dire de voir tout à coup le malade très-gêné pour aller à la selle et, si l'on pratique le toucher rectal, on constate le rétrécissement.

Le rétrécissement du rectum se montre sous trois formes :

1° Une valvule ; ici ce n'est point du tissu fibreux qui constitue la valvule, c'est la muqueuse même du rectum, allongée, étirée par une cicatrice d'une ulcération qui a occupé le tiers ou la moitié du rectum (fig. 21 et 22).

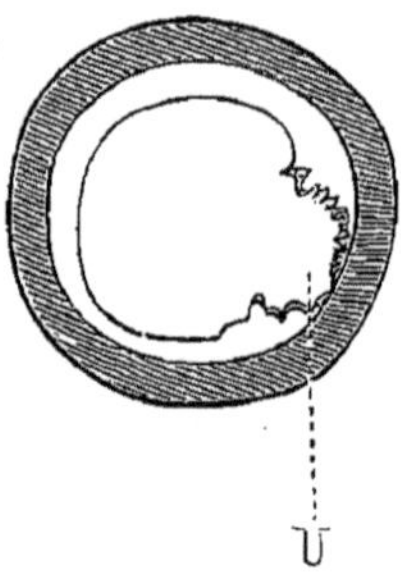

FIG. 21 (*).

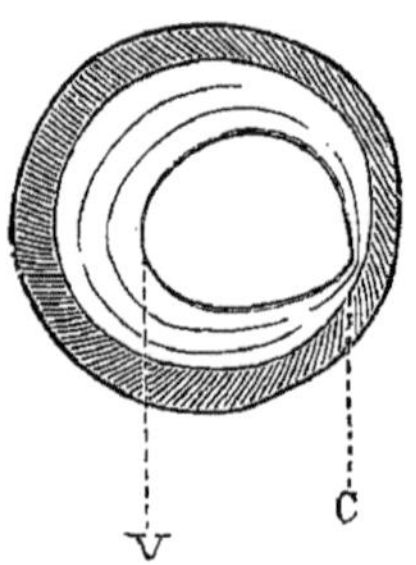

FIG. 22 (**).

2° Une virole dont la partie supérieure, en général, offre une circonférence à bord plus ou moins tranchant qui simule une valvule. Ici, le rétrécissement est formé par du tissu fibreux pur emprisonnant des fibres musculaires. Au-dessus et au-dessous, il y a, le plus souvent, des ulcérations qui présentent çà et là, sur leur pourtour, des mamelons de la grosseur de grains de groseille ; c'est ce que j'ai appelé les condylomes rectaux pour les rapprocher des condylomes qui existent assez communément à la marge de l'anus, au-dessous du rétrécissement.

3° Il y a une troisième forme de rétrécissement qui est, en réalité, une forme compliquée des deux premiers cas et qui est la plus commune.

L'ulcère phagédénique est cicatrisé ; il a été remplacé par un tissu fibreux rétractile qui constitue le rétrécissement. Il y a des cas où l'ulcération phagédénique persiste et où il existe à la fois le rétrécissement et une vaste ulcération dont une partie est visible à l'anus. Ce sont les cas de ce genre qui sont compliqués de *fistule à l'anus* d'une nature tout à fait spéciale, et

(*) Rétrécissement valvulaire du rectum : U, ulcère.

(**) Rétrécissement du rectum : C, cicatrice de l'ulcère ; V, valvule formée par la muqueuse.

qui doit être signalée au chirurgien. Cette fistule débute comme les autres par un abcès; seulement, au moment où cet abcès s'ouvre, il s'écoule une sanie roussâtre; les bords de l'ouverture de cet abcès ne bourgeonnent pas, ils deviennent durs et grisâtres; l'inspection d'une fistule de ce genre doit faire songer immédiatement à une ulcération phagédénique d'origine chancreuse. Quelques chirurgiens ont opéré ces fistules sans y regarder de près, témoin l'observation de la fille Gruzon; il en est résulté une inoculation de la plaie et une réinfection des plus difficiles à guérir. Je me hâte de vous dire que ces fistules sont faciles à reconnaître : 1° à cause de l'aspect de l'orifice cutané dont les bords ne sont point décollés comme ceux des fis-

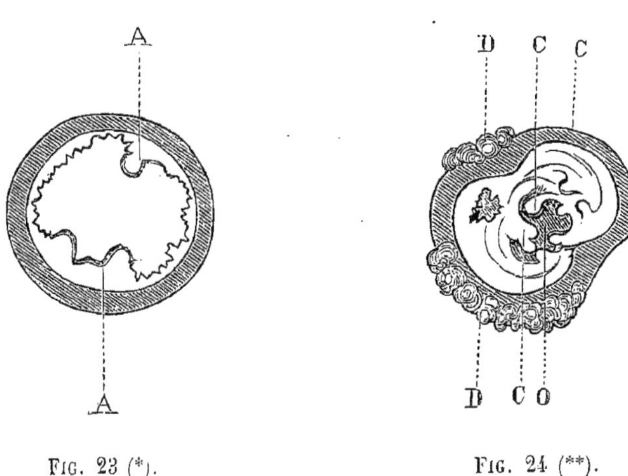

FIG. 23 (*). FIG. 24 (**).

tules observées chez les phthisiques, ou ne présentent point cette élévation en *cul de poule* caractéristique qui existe dans les cas de fistules simples; 2° à cause de la présence dans le rectum d'ulcères entourés de mamelons ou condylomes rectaux et souvent d'un rétrécissement au début. L'examen avec le spéculum ani vous donnerait au besoin ces renseignements, mais le toucher rectal seul est suffisant (fig. 23 et 24).

Tous les rétrécissements du rectum, à moins que cet intestin ne soit tenu avec une propreté excessive, sont susceptibles d'être compliqués d'une ulcération de la muqueuse rectale au-dessus du rétrécissement. Cette ulcération est due au séjour des matières au-dessus du passage rétréci. M. Gosselin a parfaitement exposé le mécanisme de la formation de cette ulcération. Les rétrécissements dans lesquels l'ulcération phagédénique

(*) Ulcère phagédénique du rectum : AA, portions de muqueuse restée saine. (Demi-schématique.)

(**) Cicatrice d'un ulcère phagédénique du rectum : O, orifice rétréci du rectum ; CCC, tissu cicatriciel formant des condylomes; DD, graisse entourant le rectum et indiquant l'ancienneté de l'inflammation. (Demi-schématique.)

persiste peuvent être compliqués localement chez la femme de fistule anale, de fistule recto-vaginale et d'abcès de la fosse iliaque, mais ces abcès ont lieu du côté gauche, sur le trajet de l'S iliaque; j'en ai observé ici, à l'hôpital Cochin, un remarquable exemple. Chez l'homme, les complications inflammatoires locales ont lieu du côté de la prostate et de la vessie. J'ai observé chez un malade âgé de quarante-deux ans, atteint d'ulcère rectal, un abcès périprostatique que j'ai ouvert au périnée et qui a été accompagné d'une cystite du col avec paralysie de la vessie. Chez ce même malade, il y a eu trois orchites à répétition dues, sans aucun doute, à l'inflammation propagée au voisinage des vésicules séminales et des canaux déférents.

Les malades peuvent aussi succomber à une péritonite aiguë, mais cet accident arrive le plus souvent à la suite des traitements appliqués contre le rétrécissement.

La complication qui entraîne la mort des malades est, d'ordinaire, la tuberculose, soit la tuberculose originelle constitutionnelle, qui, si je puis ainsi dire, avait été la cause du phagédénisme, lequel, à son tour, a agi sur la marche de la tuberculose et a hâté son évolution, soit la tuberculose acquise par la misère ou une profession insalubre.

Certains malades succombent à la pyohémie ou à la fièvre hectique due à une suppuration prolongée après des abcès pelviens.

Les rétrécissements du rectum ne produisent pas l'occlusion intestinale, parce que les gaz passent toujours par le rétrécissement qui n'est jamais assez serré pour leur barrer entièrement le passage.

Le diagnostic des rétrécissements du rectum est souvent difficile au début, parce que les malades ne se plaignent que de constipation, et que bien des médecins ne songent pas à pratiquer le toucher rectal au moment où le diagnostic serait possible. Mais ce sont surtout les rétrécissements valvulaires qui échappent au diagnostic.

Les rétrécissements plus étendus, plus larges, font davantage souffrir les malades, et comme les malades saignent un peu dans les moments où ils sont très-constipés, on est porté à pratiquer un examen et le diagnostic est fait aussitôt que l'on a pratiqué le toucher rectal. Cependant il y a des malades qui ont un rétrécissement très-serré, et qui prennent force lavements, dont le rétrécissement échappe à l'examen du chirurgien et, par conséquent, au diagnostic.

Lorsqu'il y a à l'anus une fistule chancreuse, lorsqu'il existe à l'anus un ulcère entouré de condylomes avec ou sans hypertrophie éléphantiasique de la peau du voisinage, on ne méconnaît le rétrécissement que si l'on ne pratique point le toucher rectal. Lorsque l'on pratique le toucher rectal on trouve un rétrécissement franc, plus ou moins serré, ou un rétrécissement relatif. Le point rétréci est, en général, à 3 ou 4 centimètres au-dessus de l'anus, mais entre le point rétréci et l'anus il y a une ulcération entourée de petits mamelons assez résistants, irréguliers, ce que j'appelle les condylomes rectaux. Le fond de l'ulcère est granuleux et offre au doigt une consistance particulière très-différente de la consistance de la muqueuse rectale saine. La comparaison est facile, on n'a qu'à examiner par le toucher un rectum sain, ou, si le rétrécissement laisse passer le doigt, on compare l'ulcère à la muqueuse saine au-dessus. Il est bon d'ajouter que l'anus laisse écouler un liquide sanieux qui ne porte aucune odeur, excepté au moment où les malades ont de la diarrhée. A ce moment, en effet, les liquides coulent involontairement, les malades ne peuvent retenir les matières liquides, et ce qui coule de l'anus a l'odeur des matières fécales.

Il n'y a aucun diagnostic différentiel à établir entre les rétrécissements du rectum sans ulcère anal et les autres maladies du rectum, sauf les hémorrhoïdes avec tumeur rectale et sans hémorrhagies. En effet, les hémorrhagies doivent éloigner toute idée d'un rétrécissement. Dans le cas où il y a une tumeur hémorrhoïdale qui ne saigne pas, on observe des écoulements muqueux et glaireux, des alternatives de diarrhée et de constipation, comme dans les rétrécissements rectaux; mais lorsqu'il y a une tumeur hémorrhoïdale, cette tumeur sort au moment de chaque défécation, et cela n'échappe ni au malade ni au chirurgien, et alors le diagnostic est fait, car rien de semblable n'existe dans les rétrécissements du rectum; le toucher, qui est d'ailleurs pratiqué, permet de constater l'absence totale de rétrécissement lorsqu'il n'y a que des hémorrhoïdes.

Un diagnostic différentiel doit être fait entre les rétrécissements accompagnés d'ulcère à l'anus et le cancer du rectum, l'épithélioma de l'anus en particulier, ou la tumeur cancéreuse épithéliale du rectum.

Permettez-moi de vous exposer les traits caractéristiques de deux cancers du rectum observés dans le service, vous y verrez pris sur le vif les caractères distinctifs des cancers et des ulcères phagédéniques du rectum.

Chez un premier malade, L... Isidore, âgé de cinquante et un ans, maçon, voici ce qui existait : Il y avait à l'anus un condylome *dur* sur lequel il y avait une ulcération superficielle formant une fente qui se prolongeait dans le rectum; par le toucher rectal, on sentait une induration manifeste qui se continuait avec la tumeur extérieure; l'exploration même la plus légère faisait *saigner le malade*. Le rectum n'était pas manifestement rétréci; il était inextensible. Un petit ganglion dur existait dans l'aine droite.

Le mal avait été constaté par le malade trois mois avant son entrée à l'hôpital; le malade était un peu gêné depuis quelque temps pour aller à la selle, et il avait maigri notablement depuis le moment où il avait constaté la tumeur de l'anus.

Sous nos yeux la tumeur cancéreuse a marché, et jamais nous n'avons constaté la moindre modification de la tumeur sous l'influence des cautérisations.

Rappelez-vous donc que les ulcérations anales développées depuis peu, saignant facilement, dures au toucher et ne présentant jamais de tendance à la cicatrisation, sont des cancers et non des ulcères phagédéniques accompagnant des rétrécissements. D'ailleurs, il faut bien savoir que, au moment où le cancer cause un rétrécissement, les signes de la cachexie cancéreuse sont tellement évidents qu'il est impossible de se tromper.

Lorsqu'il n'y a point d'ulcérations à l'anus, le diagnostic n'est pas plus difficile, et voici un fait de cancer du rectum formant une tumeur du volume d'une petite pomme et qui causait un météorisme pénible environ toutes les semaines, où vous trouverez encore le cachet du cancer, par opposition aux caractères des rétrécissements rectaux. Bien que le mal ne soit pas très-avancé, on retrouve néanmoins des signes spéciaux qui n'appartiennent qu'au cancer.

L..., âgé de cinquante-neuf ans, journalier, n'ayant jamais été malade, à part quelques fièvres intermittentes qu'il avait eues à l'âge de vingt-trois ans, a remarqué depuis trois mois qu'il avait des alternatives de constipation et de diarrhée, et qu'il avait des douleurs au fondement. Il saignait en allant à la selle et éprouvait des ballonnements du ventre incommodes. Le toucher rectal conduisait sur une tumeur du volume d'une petite pomme. La tumeur était dure comme un bouquet de chou-fleur à moitié cuit et saignait facilement au moindre contact. L'anus était absolument sain.

Remarquez encore ici l'écoulement de sang facile, la dureté relative de la tumeur et la rapidité de la production du mal; cela contraste singulièrement avec les faits de rétrécissement du rectum dont je vous ai entretenus plus haut (1).

(1) Ce malade a succombé trois mois après son entrée à l'hôpital aux progrès de la cachexie cancéreuse.

Dans les rétrécissements du rectum, en effet, on voit le mal rester stationnaire pendant des années, et c'est toujours la constipation qui attire l'attention des malades. Jamais, à moins de manœuvres violentes, les rétrécissements du rectum ou les ulcérations phagédéniques du rectum ne saignent. Enfin, lorsqu'il y a une ulcération anale, il est constant que les pansements et les cautérisations la modifient, et que l'on obtient une cicatrisation plus ou moins étendue de cette ulcération, ce qui n'a *jamais lieu dans les cas de cancer: cancer encéphaloïde* ou *cancroïde*. Enfin, autour des ulcères phagédéniques de l'anus, il n'y a jamais d'engorgements ganglionnaires.

Les fistules anales consécutives aux cancers et celles qui suivent les ulcérations rectales phagédéniques ont quelque chose de commun. L'orifice cutané de la fistule ne se cicatrise pas; mais, en dehors de tout examen du rectum par le toucher, il y a un signe évident qui permet d'établir un diagnostic précis : c'est l'odeur. Les liquides qui coulent d'une fistule à l'anus cancéreuse ont une odeur cadavérique, c'est-à-dire l'odeur de la putréfaction. Les fistules à l'anus chancreuses ou phagédéniques n'ont aucune autre odeur que celle des matières fécales.

Lorsqu'il existe une hypertrophie éléphantiasique de la peau autour de l'anus, on pourrait, chez la femme, songer à un éléphantiasis de la vulve; mais dans le cas où il existe une ulcération anale phagédénique, on voit au milieu des replis éléphantiasiques, des ulcérations soit à la période d'état, soit en voie de cicatrisation, et l'idée d'un éléphantiasis ano-vulvaire doit être rejetée.

Le traitement des rétrécissements du rectum doit varier suivant qu'il y a un simple rétrécissement valvulaire, un rétrécissement en virole et un rétrécissement accompagné d'ulcérations chancreuses.

Lorsqu'il y a une simple valvule, si le doigt passe assez librement, les soins de propreté suffisent, et ils consistent à administrer un lavement avant la défécation et un lavement après. Si le doigt ne passe pas librement, si son passage dans le rétrécissement est difficile, on en fera la section sur trois points différents à l'aide du bistouri boutonné. C'est le seul cas de rétrécissement du rectum pour lequel la rectotomie est bonne. On passera quinze jours de suite, pendant trois à quatre heures, une canule en gomme percée du bout, en ayant soin de ne pas l'entrer à une profondeur de plus de 9 centimètres.

J'ouvre ici une parenthèse pour vous dire que vous ne devez jamais vous servir de canules qui ne soient pas percées du bout. Une canule pleine est excessivement pénible pour les malades, parce qu'elle empêche la sortie des gaz et entraîne un météorisme très-désagréable. Les gaz sortent par l'anus en quantité variable, même chez les sujets sains, sans qu'ils en aient la notion ; les gaz sont rendus plusieurs fois par heure, et s'ils n'étaient pas rendus, chacun en ressentirait une réelle incommodité. J'ajoute aussi que les canules du commerce sont trop longues, et qu'une canule de 12 à 15 centimètres est plus que suffisante.

Lorsqu'il y a un rétrécissement en virole, il faut proscrire la dilatation forcée avec des dilatateurs mécaniques, que pratiquaient les chirurgiens du commencement de ce siècle. Les rectotomies diverses proposées par Costallat, M. Verneuil et M. Panas ne valent pas mieux (1).

On connaît des cas de mort à la suite de l'introduction du doigt dans un rétrécissement un peu serré, le doigt y avait fait sans aucun doute l'office d'un dilatateur (2). A la suite des diverses rectotomies, des cas de mort ont été aussi observés, les malades succombent à une péritonite. Le reproche que je fais à ces opérations, c'est que, après qu'elles ont été accomplies avec succès, il faut se comporter absolument comme si l'on faisait simplement la dilatation mesurée et progressive, qui est le seul traitement raisonnable des rétrécissements du rectum. Après la rectotomie, il faut dilater et maintenir dilaté le rétrécissement que l'on a sectionné, sous peine d'avoir une récidive immédiate.

On ne guérit pas un rétrécissement du rectum, on l'améliore et l'on rend aux malades la vie supportable. J'ai soigné en 1862 une malade atteinte d'un rétrécissement annulaire en virole du rectum, c'était une jeune femme de vingt-six ans. Depuis 1862 jusqu'en 1876, elle a eu quatre enfants et elle a vécu en bonne santé. Pendant les trois premières années, elle a fait la dilatation avec des mèches et la canule rectale ; depuis, elle s'est bornée à prendre des lavements fréquents, avant et après chaque défécation, et à boire des tisanes rafraîchissantes et laxatives. Voici quinze ans qu'elle a un rétrécissement et qu'elle le supporte sans incommodités gênantes (3).

Le traitement que vous devez employer est donc la dilatation. On commence par introduire une canule de gomme peu serrée dans le rétrécissement ; on la laisse six heures, puis on augmente progressivement les jours suivants le volume des canules, et, lorsqu'on est arrivé à passer une

(1) M. Verneuil divise le rétrécissement de dedans en dehors, M. Panas divise le rétrécissement de dehors en dedans ; ces deux opérations constituent, on le voit, la *rectotomie interne* et la *rectotomie externe*. (Voy. *Bull. de la Soc. de chir.*, 1872).

(2) Lannelongue, *Bull. de la Soc. de chir.*, 1872.

(3) Obs. citée, *Bull. de la Soc. de chir.*, 1873.

canule de 16 à 18 millimètres, on se tient à cette canule, et on la passe tous les soirs pendant deux heures, durant six mois, un an ou dix-huit mois, suivant la tolérance des malades. Pendant le cours de cette dilatation, *jamais* les malades ne doivent aller à la selle, sans prendre avant et après un lavement émollient. On ne doit pas rester un jour sans aller à la garde-robe, et pour cela les malades doivent prendre un paquet de rhubarbe de 30 centigrammes les jours où ils sont constipés. Des bains fréquents sont aussi d'un bon usage.

Je le répète encore ici, les canules ne doivent pas être enfoncées trop profondément, car le bout peut ulcérer l'intestin au-dessus du rétrécissement pendant le séjour de l'instrument dans le conduit rétréci. Le traitement du rétrécissement est un traitement palliatif, il exige de la part du malade une patience et une attention extrêmes; mais, à ce prix, une amélioration relativement satisfaisante peut être obtenue, ou du moins on peut conjurer les accidents locaux du rétrécissement du rectum. La tuberculose entraîne le plus souvent la mort des malades avec le temps, et dans ce dernier moment, c'est à la maladie générale que doit s'adresser le traitement.

Les rétrécissements compliqués de la persistance de l'ulcère phagédénique doivent être traités de la sorte :

Il faut en premier lieu guérir l'ulcération, car dans les rétrécissements de ce genre jamais le resserrement n'est complet. On est à la période de la formation de la cicatrice, et souvent les malades se ressentent de la tuberculose qui doit fatalement les emmener. Ces deux conditions expliquent pourquoi le rétrécissement n'est jamais bien serré : l'ulcération détruit le tissu fibreux à mesure qu'il se forme, et la fièvre qui accompagne la tuberculose paralyse la puissance rétractile du tissu fibreux.

L'ulcération ne peut guérir que par la cautérisation et par l'emploi d'un topique qui favorise la cicatrisation. Le caustique au chlorure de zinc :

Eau........	100 gr.
Chlorure de zinc................................	100 —

est le caustique qui donne les meilleurs résultats. Une, deux cautérisations et plus sont parfois nécessaires ; on cautérise l'ulcère avec un pinceau imbibé de la solution caustique.

Dans l'intervalle de ces cautérisations :

1° Il faut administrer force lavements, quatre à six dans la journée, et s'il y a de la diarrhée, il faut en donner encore en plus grand nombre. L'eau de feuilles de noyer est excellente pour ces lavements;

2° Quand le rétrécissement paraît, il doit être dilaté pendant la nuit, les malades doivent garder dans le rectum une mèche grosse comme le petit doigt et introduite jusqu'à 9 centimètres au moins. Cette mèche est enduite d'une pommade excitante :

Axonge..	60 gr.
Onguent de la mère..............................	10 —
Glycérine..	10 —

Les canules dilatatrices ne doivent être employées de nouveau, que si le rétrécissement se resserre par l'effet de la cicatrisation obtenue par la cautérisation.

La mesure de l'efficacité du traitement est donnée par les modifications appréciables à la vue des ulcérations anales qui se continuent avec celle du rectum, et par la régularisation des selles demi-molles qui remplacent la diarrhée sanieuse qui tourmente les malades.

Lorsqu'il y a une fistule à l'anus chancreuse, avant de l'opérer, il faut pendant quinze jours au moins cautériser son trajet avec la solution de chlorure de zinc portée dans le conduit à l'aide d'un pinceau de charpie. Si par inadvertance on avait opéré cette fistule, il faudrait cautériser énergiquement l'incision pratiquée pour réunir les deux orifices de la fistule ou la section produite par un écraseur; à cette condition seule on évite l'infection de la plaie et l'extension subite du phagédénisme. Je n'ai pu cautériser à temps la fistule de la fille Gruzon, et vous voyez où elle en est arrivée.

Lorsqu'il y a à l'anus des condylomes éléphantiasiques, on est obligé de les détruire, et pour cela rien ne vaut mieux que le bistouri; mais après l'incision de ces condylomes et de la peau hypertrophiée, il faut cautériser la plaie, et pour cela j'emploie de l'amadou caustique, c'est-à-dire de l'amadou imbibé de la solution de chlorure de zinc dont je vous ai parlé plus haut. On taille des rondelles d'amadou caustique et on les applique sur les surfaces sectionnées. Les malades scrofuleux doivent être soumis en même temps au traitement par l'huile de foie de morue et le sirop d'iodure de fer.

Chez les malades qui ne prennent pas de soins de propreté et qui ont des alternatives de constipation et de diarrhée, il y a une ulcération au-dessus du rétrécissement, due au séjour des matières. On la prévient et on la guérit par la multiplicité des lavages ou lavements, en ayant soin de mettre tous les jours dans un de ces lavements 6 à 8 grammes d'extrait de ratanhia.

Les abcès de la fosse iliaque, les cystites, prostatites et orchites, réclament les soins accoutumés. Quant à la tuberculose pulmonaire ou péritonéale, cette échéance presque constante qui mène les malades à la mort, vous la traiterez par les moyens usuels; mais ne perdez jamais de vue, pendant que vous traiterez la diathèse, le rétrécissement rectal, que des soins de propreté minutieux, des lavements astringents et une dilatation modérée rendent toujours supportable.

Je ne vous parle pas de l'usage de l'iodure de potassium contre les rétrécissements du rectum; il est un reconstituant passager pour beaucoup de malades, mais il n'agit que peu sur les ulcères phagédéniques, que les cautérisations modifient bien davantage; et c'est ici que l'on pourrait trouver un puissant argument contre la théorie des rétrécissements syphilitiques, car personne, jusqu'ici, n'a guéri un rétrécissement rectal par l'iodure de potassium, et encore moins par le mercure.

VINGT-HUITIÈME LEÇON

DE LA FISTULE A L'ANUS

SOMMAIRE. — **Origine phlébitique. — Fistules d'origine traumatique. Fistules chancreuses et cancéreuses. — Distinction entre les grandes et les petites fistules, opération appropriée à chacune d'elles. — Fistules de la glande de Cowper. — Diagnostic différentiel avec les fistules à l'anus.**

Aucun chapitre relatif à la fistule à l'anus n'est supérieur au chapitre du livre de Boyer (1). Tout ce que le bon sens chirurgical et l'esprit clinique solide peuvent donner de valeur à un article, Boyer l'a mis dans cette partie de son livre. Depuis cinquante ans, les modernes ont peu ajouté à la description de Boyer, et on peut dire qu'il n'y a presque rien à changer à ses enseignements. D'ailleurs, à part les nouveaux moyens mécaniques découverts par l'industrie, tout ce qui a été proposé pour la fistule à l'anus depuis Boyer n'était que la réinvention de procédés anciens. A part l'écraseur linéaire et le galvano-cautère appliqués aux fistules à l'anus, on n'a rien inventé de neuf pour cette maladie.

La fistule à l'anus est une communication anormale entre le rectum et la peau du périnée. Il y a autour de l'anus d'autres fistules qui ne doivent point être considérées comme des fistules à l'anus : celles qui sont situées très en avant sont des fistules de la glande de Cowper ou des fistules liées à une altération du pubis ou de l'ischion. Il y a des fistules borgnes externes consécutives à des ouvertures d'abcès ayant eu pour origine l'inflammation d'une glande sébacée; mais ces fistules n'en sont pas, ce sont des ouvertures d'abcès cutanés lentes à se cicatriser.

Les origines constantes des fistules à l'anus sont :

1° La suppuration d'une hémorrhoïde;

2° Une phlébite périrectale;

3° Un corps étranger du rectum qui a blessé ce conduit.

(1) Boyer, *Traité des maladies chirurgicales*, t. X, p 90.

L'origine accidentelle est un abcès du bassin dans les espaces pelvirectal supérieur et pelvirectal inférieur ouvert dans le rectum.

Il y a des fistules cancéreuses.

Enfin, il y a des fistules anales consécutives aux chancres phagédéniques du rectum pendant la période de cicatrisation, c'est-à-dire pendant la période de rétrécissement du rectum.

Lorsqu'une fistule succède à une hémorrhoïde, aussitôt après la période phlébitique, si je puis ainsi dire, c'est-à-dire après une induration douloureuse de l'hémorrhoïde, on constate, ou bien une évacuation de sang noir par le rectum (ceci échappe quelquefois), ou bien un abcès à la marge de l'anus, dans un pli de l'anus, là où l'on est dans l'habitude de voir les hémorrhoïdes enflammées. Lorsque cet accident extérieur n'a pas été remarqué, ou quand un premier abcès s'est refermé rapidement, les malades se plaignent de souffrir en allant à la selle, de rendre des glaires et du pus, et on croit qu'il s'agit d'une fissure à l'anus. Quelques chirurgiens diagnostiquent alors une fistule borgne interne; puis, avec le temps et sous la surveillance du chirurgien, on voit un petit abcès à la marge de l'anus se produire et former ce que Boyer appelait un abcès tuberculeux. Aussitôt après l'incision de l'abcès, on constate la fistule. Souvent les choses se passent de la sorte : l'hémorrhoïde s'est ouverte dans le rectum, il y a un petit ulcère de ce conduit, et les malades, pendant plusieurs mois, ne songent pas à consulter un médecin, et ils ne viennent à l'hôpital que quand il se forme un abcès chaud à la marge de l'anus, que l'on ouvre sans songer à pratiquer le toucher rectal. Il sort du pus mêlé à des gaz, et si l'on sonde la cavité de l'abcès, on tombe dans le rectum. La fistule anale est complète par le fait de l'incision de l'abcès.

Chez les malades dyssentériques et tuberculeux qui ont les diarrhée fréquentes prodromiques de la tuberculose, la fistule à l'anus arrive par un mécanisme analogue. Il y a une phlébite périrectale, c'est-à-dire une thrombose des veines rectales qui est suivie de la formation d'un abcès autour de la veine, et il se produit un petit abcès à la marge de l'anus. Ce qui permet de juger la question de cette manière, c'est, en premier lieu, que l'on sent dans le rectum du tuberculeux des veines noueuses que plusieurs chirurgiens appellent des tubercules de la muqueuse; et lorsqu'on touche le rectum de malades ayant une fistule anale, on sent autour de la fistule des indurations de ce genre. En second lieu, lorsqu'on est appelé à ouvrir l'abcès à l'anus qui suit ces phlébites, on voit sortir avec le pus un caillot sanguin ayant la forme d'une veine. Les fistules à l'anus des tuberculeux sont quelquefois pendant plusieurs mois des fistules borgnes externes, l'ouverture du foyer purulent dans le rectum est quelquefois retardée et ne survient qu'après une poussée inflammatoire nouvelle dans l'abcès.

Les corps étrangers arrêtés dans le rectum, soit qu'ils y aient été introduits directement, soit qu'ils viennent des aliments, tels qu'une arête, un os de petit rongeur ou de porc, ou un fragment de verre, causent une plaie de la muqueuse rectale et une inflammation périphérique. Il se produit d'abord un abcès qui se vide dans le rectum, et il y a une fistule borgne interne, puis des matières et des gaz s'engagent dans l'abcès, et il se forme un abcès à la marge de l'anus que l'on incise, et qui donne issue à du pus et à des gaz. A ce moment, la fistule est complète. Le temps qui s'écoule entre la plaie du rectum et l'abcès à la marge de l'anus est assez court, une semaine au plus; mais il y a des cas où il s'écoule un temps plus long, et cela tient à ce que la plaie rectale est fort petite; la diarrhée est d'ailleurs une cause d'inflammation périrectale qui hâte la marche des accidents et il faut quelle existe pour que la fistule se forme rapidement.

Quand les malades se présentent avec un abcès à la marge de l'anus d'origine récente, mais ayant été précédé de douleurs et d'élancements dans le rectum, il arrive quelquefois que l'on trouve dans l'abcès, après l'incision, le corps étranger qui a été la cause de la fistule, un os, une arête ou un fragment de fèces durci. Dans ces cas, immédiatement après l'ouverture de l'abcès, on constate l'existence de la fistule, ou bien parce que l'on voit sortir des gaz de l'abcès, ou bien parce que, en sondant la fistule, on pénètre très-facilement dans le rectum.

Les grandes fistules à l'anus avec décollement du rectum et orifices multiples, ne surviennent pas à la suite de lésions aussi simples. Les fistules précédentes, qui sont les plus communes, sont aussi les plus simples; leur ouverture anale est toujours près de l'anus. Cette remarque de Velpeau est on ne peut plus juste (1). Mais les grandes fistules, celles dont l'orifice interne remonte très-haut, sont la suite d'abcès périrectaux ouverts dans le rectum (2). Vous avez observé cette année dans le service un cas de ce genre qui est tout à fait probant. Était-ce une phlébite, une angioleucite périrectale? il est difficile de le dire, mais la marche de la maladie serait de nature à faire supposer qu'il s'agissait d'une angioleucite. Peu après l'ouverture de l'abcès dans le rectum, il y a des décollements périrectaux et un phlegmon apparaît dans les deux fosses ischio-rectales. En moins

(1) Velpeau, *Dict. en 30 volumes*, art. ANUS, t. III, p. 310. — Ribes, *Rech. sur l'orifice interne de la fistule à l'anus* (*Mém. de la Soc. méd. d'émulation*, 1826, t. IX).

(2) Ces abcès ont été discutés à la Société de chirurgie à la suite d'une observation de M. Verneuil et d'une observation de M. Richet, (*Bull. Soc. de chir.*, 1861).

de huit jours, ce phlegmon a décollé la peau de l'anus, et si le chirurgien n'intervient pas, il faut s'attendre à voir des abcès multiples s'ouvrir seuls autour de l'anus, et même sur les fesses. Une fois les abcès ouverts, on a ces fistules en arrosoirs, situées sur une peau violacée et amincie, si ennuyeuses et si graves, que Boyer conseillait de ne pas les opérer, à cause de la hauteur à laquelle s'élève l'orifice interne.

Les fistules à l'anus d'origine chancreuse sont produites, ou bien par une inflammation et un abcès de voisinage peut-être autour de lymphatiques ou de veines, ou bien parce que des matières fécales s'engagent dans un ulcère et y causent une inflammation qui s'étend au tissu cellulaire périrectal (1). Les fistules cancéreuses se produisent de la même façon.

Pendant l'établissement d'une fistule à l'anus, il y a des phénomènes variables, suivant le genre de cause qui a présidé à la formation de la fistule.

Lorsque le mal débute par une ouverture rectale, il y a des écoulements par l'anus, un sentiment de cuisson, des douleurs, des élancements en allant à la selle, et quelquefois de la rétention d'urine, si on observe les malades au moment de la production de l'abcès périrectal et de son ouverture dans ce conduit. Pendant plusieurs semaines, dans les cas les plus simples et chez les malades qui prennent de grands soins de propreté, la fistule borgne interne, c'est-à-dire un abcès ouvert dans le rectum et n'ayant aucune tendance à se cicatriser à cause des gaz qui y pénètrent, on est exposé à méconnaître la nature du mal. Cependant, si le chirurgien est avisé, s'il pratique le toucher rectal, il parviendra à diagnostiquer la fistule borgne interne. On sent, en effet, sur la muqueuse lisse et saine, un point creux, dans une sorte de fente à bords un peu durs. Quelquefois la pulpe du doigt sent un orifice arrondi, un peu saillant et dur, qui est douloureux ; dans d'autres cas, l'orifice de l'abcès périrectal est très-large et l'on peut y introduire la pulpe du doigt. L'examen avec le speculum ani donne des résultats excellents, mais il est quelquefois douloureux et l'ouverture interne de l'abcès peut être méconnue lorsqu'elle est cachée dans un repli de la muqueuse. Quand l'ouverture de la fistule borgne interne est située très-haut, le speculum ani est moins pratique que le doigt et est beaucoup plus douloureux. Pour mon compte, je préfère l'exploration avec le doigt à l'exploration avec le spéculum.

Lorsque le mal débute par un abcès à la marge de l'anus, il est à

(1) Voy. la *Leçon sur les rétrécissements communs du rectum*, p. 389.

remarquer que le diagnostic est des plus faciles. En effet, les souvenirs des malades qui sont très-précis aident singulièrement au diagnostic. Ils n'avaient aucune espèce de mal avant l'apparition de l'abcès, sauf des diarrhées, mais sans douleurs locales autres que des épreintes. Ils ont été pris de fièvre avec ou sans frisson, et le lendemain ils ont eu un petit abcès à la marge de l'anus. Cet abcès ouvert ne donne pas issue à des gaz; il suppure peu, et lorsqu'on le sonde avec un stylet, on le fait saigner, mais on ne parvient pas à faire passer le stylet dans le rectum, quelques recherches que l'on fasse. Seulement, avec le temps, la fistule se complète et s'élargit et on reconnaît cette terminaison à ce que les malades rendent des gaz par leur fistule.

Les injections de teinture d'iode, de lait préférablement, sont des moyens qui permettent de préciser que la fistule est complète; le liquide injecté par la fistule ressort par l'anus.

Lorsque l'on veut s'assurer de l'existence d'une fistule, il faut sonder cette fistule avec un stylet. Pour bien faire cette exploration, on place le malade couché sur le bord de son lit, reposant sur le côté et le corps étant plié en deux; une des cuisses, celle qui repose sur le lit, est étendue, l'autre est fléchie à angle droit sur le bassin. Un aide élève la fesse de façon à découvrir l'anus, et le malade, pendant l'exploration, doit pousser comme s'il allait à la selle. On a préalablement fait donner un lavement au malade et on explore lorsque le lavement est rendu. Il faut avoir soin de recourber un peu la pointe du stylet; l'instrument ainsi disposé permet mieux de le conduire dans toutes les directions. En même temps, le doigt indicateur graissé doit être placé dans le rectum; ce doigt recherche un point dur sur la paroi de l'intestin et y reste; pendant ce temps, le stylet, conduit par l'autre main, est poussé vers ce point après des tâtonnements successifs. Presque toujours on peut suivre le bout mousse du stylet s'engageant dans l'orifice interne de la fistule. Lorsque la fistule est située très-haut, l'exploration doit être faite avec une sonde cannelée un peu recourbée à la pointe.

Les fistules consécutives à des inflammations d'hémorrhoïdes, à des plaies du rectum par des corps étrangers, à des phlébites de tuberculeux, ont leur orifice interne très-près de l'anus : c'est là qu'il faut les chercher. Bien qu'il y ait des décollements où s'engage le stylet au-dessus de l'orifice interne, il n'y a pas à s'y tromper; l'orifice est plus bas : c'est ce qui ressort des recherches de Ribes, Velpeau et Larrey.

Une fistule consécutive à un cancer débute toujours par une ulcération rectale, et même, en explorant le rectum, la présence du cancer empêche de reconnaître le début de la fistule; on ne diagnostique celle-ci que quand il se forme un abcès à la marge de l'anus et quand on sonde sa cavité.

Lorsque la fistule est établie, ou bien le trajet est court, et il y a, comme l'a fait remarquer M. Verneuil, soudure de la muqueuse rectale à la peau; ou bien le trajet est sinueux, mais sans organisation du trajet, et la fistule ne dure que parce qu'il y passe continuellement des matières et des gaz. Si le trajet est très-long, s'il y a des clapiers, la fistule est compliquée, ne présente aucune trace d'organisation de ces conduits, et ceux-ci sont toujours remplis de pus et de gaz.

Une fistule complète est reconnaissable au simple examen; on voit à l'anus une ou plusieurs ouvertures dont les bords, légèrement élevés et rouges, circonscrivent un orifice par lequel il sort du pus, et, dans quelques cas très-rares, des débris de matière fécale; mais la sortie de gaz par la fistule constatée par les malades eux-mêmes est encore le signe le plus précieux qui pousse à prolonger les explorations afin de découvrir l'orifice interne de la fistule.

Au contraire, les fistules consécutives à des abcès du bassin ont un orifice très-élevé, situé au-dessus du sphincter ou à son niveau. Quelquefois, lorsque le mal est très-ancien, il y a plusieurs orifices; lorsque l'on a le doigt un peu long, il est facile d'arriver sur un orifice interne d'une fistule, fût-elle située à 11 centimètres au-dessus de l'anus. D'ailleurs, il y a un moyen de sentir des points très-élevés du rectum; il suffit d'engager les malades à pousser fortement comme s'ils allaient à la selle, pendant l'exploration, le rectum descend alors et on peut sentir des lésions situées très-haut dans ce conduit.

Il y a des fistules à l'anus simples et des fistules compliquées. Les fistules simples sont celles dont le trajet est organisé. Les fistules compliquées sont celles qui sont accompagnées de grands décollements, non-seulement sous la peau du périnée et des fesses, mais encore autour du rectum. Ces fistules sont des plus capables d'induire le chirurgien en erreur et le font céder à la tentation de perforer une partie amincie du ectum décollée, pour compléter la fistule dont ils ne trouvent pas l'orifice interne.

Je n'insisterai pas sur le diagnostic différentiel entre la fistule borgne nterne et la fistule complète, parce que la fistule borgne interne est la première et très-courte étape de la fistule à l'anus complète.

Les fistules borgnes externes sont plus longtemps susceptibles d'avoir une existence indépendante; elles peuvent exister des mois et même des années avant de communiquer avec le rectum. On les reconnaît à ce que le stylet et les injections ne pénètrent point dans le rectum, enfin à ce que ces fistules s'ouvrent et se referment fréquemment et à ce qu'il ne sort jamais de gaz par l'orifice fistuleux. Ces fistules, à la longue, à un moment donné, laissent écouler des gaz : il y a fistule à l'anus.

Il y a des fistules à l'anus qui sont très-proches de l'ischion et qui suppurent avec abondance ; ce sont des fistules osseuses et on les reconnaît à la direction de l'instrument introduit dans le conduit et surtout à une *corde dure* que l'on suit sous la peau jusque sur l'os malade qui a causé la fistule. Les antécédents des malades, d'ailleurs, indiquent qu'il a souffert du côté des os du bassin et non de l'anus et qu'il a eu longtemps un abcès, tandis que les abcès destinés à compléter une fistule à l'anus ou qui suivent la suppuration d'une hémorrhoïde sont des abcès chauds qui se terminent rapidement par une ouverture spontanée, ou qui sont ouverts rapidement par le chirurgien.

Enfin, il y a sur la ligne biischiatique, ou en avant de cette ligne, des fistules borgnes externes que l'on appelle improprement des fistules à l'anus. Vous trouverez à la fin de cette leçon un exemple de ce genre de fistules, avec les remarques qu'il comporte.

Le pronostic des fistules à l'anus abandonnées à elles-mêmes est grave ; les fistules ne guérissent jamais seules. Elles résistent à tout excepté à une opération. Il y a parfois des cicatrisations de l'orifice cutané de la fistule, mais elle n'est que momentanée. Il se forme bientôt un nouvel abcès et un nouvel orifice externe. Toute fistule qui a un orifice interne ne guérit que par une opération.

Les fistules compliquées ont été considérées comme les plus graves entre toutes, et elles étaient, au siècle dernier, reconnues incurables, ou bien parce que les opérations qu'elles réclamaient étaient mortelles, ou bien parce que, à la longue, elles entraînaient des accidents graves suivis de mort. Les opérations mises en usage aujourd'hui ont diminué la gravité du pronostic. On guérit facilement les fistules compliquées.

Une fistule consécutive à un abcès hémorrhoïdaire, à une phlébite périrectale, à un abcès formé autour d'un corps étranger, est toujours peu grave, parce que ces fistules sont simples et que l'orifice de la fistule est près de l'anus.

Une fistule dont l'orifice traverse le sphincter, ou est situé au-dessus, est toujours accompagnée de grands décollements, et pour cela elle est beaucoup plus grave que les précédentes.

Une fistule d'origine chancreuse ou cancéreuse ne guérit jamais, même après une opération.

Les fistules à l'anus ne récidivent pas lorsqu'elles ont été opérées à propos et sans faute. Il peut se former d'autres abcès chez les hémorrhoïdaires et chez les diarrhéiques, mais la fistule qui en résulte est une nouvelle fistule. Au contraire, une fistule opérée sans que le véritable orifice interne ait été incisé, récidive rapidement. La faute que l'on commet le plus souvent dans l'opération de la fistule à l'anus, et cette faute a été inspirée par la manière de faire de Desault, est de traverser la paroi du rectum que l'on sent soulevée par la sonde cannelée. On veut aller vite et l'on ne cherche pas la véritable ouverture interne de la fistule à l'anus; du moment où il reste une ouverture isolée dans le rectum, une fistule consécutive est inévitable. Dans les grandes fistules avec orifices multiples, il arrive quelquefois qu'il y a deux orifices dans le rectum et alors que l'opération est très-bien faite, on voit survenir une récidive qui est fatale. Ici, il n'y a point de faute commise, et comme on observe de nouveaux abcès à la marge de l'anus pendant la période de cicatrisation de la plaie, on traite immédiatement cette nouvelle fistule, dont le deuxième orifice interne avait échappé.

Opération de la fistule à l'anus.

L'opération de la fistule à l'anus est une opération rationnelle, dont la valeur et le mode d'action sont reconnus depuis la plus haute antiquité : elle a pour but de faire communiquer le trajet de la fistule avec l'intestin, afin que la paroi de la fistule se confonde avec la paroi de l'intestin. En fait, elle réunit, par une section de la paroi intestinale, les deux orifices de la fistule, et celle-ci, devenant une plaie simple, guérit en se recouvrant d'épithélium. L'expérience vingt fois séculaire a prouvé que ce moyen était le seul qui permît d'obtenir toujours la guérison des fistules à l'anus, toutes les fois qu'il n'y avait ni ulcère phagédénique ni cancer.

On a employé contre la fistule à l'anus reconnue et traitée, depuis la plus haute antiquité, un grand nombre de procédés opératoires.

La ligature avec un fil de lin, enduit ou non d'un escharotique et serré, était le procécé de choix de Celse. Mais il en recommandait encore un autre pour les cas où il y avait des callosités : l'incision des parties comprises entre les deux fistules; on passait une sonde dans la fistule (on en faisait ressortir la pointe par l'anus très-probablement, quoique cela ne soit pas dit dans le texte), et on enlevait, à l'aide de deux incisions avec le bistouri, tout ce qui était soulevé par la sonde cannelée. Les anciens employaient donc la ligature et l'extirpation.

De ces deux procédés sont sortis les procédés de Foubert, la ligature avec un fil de plomb, le procédé de Desault, qui est le même que celui de Foubert, à cela près que Desault se servait d'un trocart pour passer son fil de plomb et qu'il avait une manière de serrer ses fils au lieu de les nouer.

Fabrice d'Aquapendente incisait la fistule avec un bistouri boutonné. Fagon avait imaginé pour Louis XIV un bistouri en faucille surmonté d'un stylet, le *syringotome*. Boyer proposa l'incision simple sur la sonde cannelée ; c'est l'opération que nous pratiquons aujourd'hui.

Sabatier était revenu aux caustiques et aux injections médicamenteuses, et ces caustiques ont eu, au siècle dernier, leurs partisans.

Depuis on a songé à faire la compression intra-rectale pour faire recoller les trajets des fistules à l'anus. M. Bermond, de Bordeaux, puis Piédagnel, ont eu chacun l'idée de tamponner le rectum, mais le premier avait eu la précaution de placer une canule pour permettre l'évacuation des gaz pendant que le tampon était placé dans le rectum. Ce procédé est absolument inefficace ; il a, d'ailleurs, un grave inconvénient, celui de ne pas pouvoir être toléré par les malades.

L'écrasement linéaire, imaginé par M. Chassaignac, a été appliqué immédiatement par lui-même aux fistules à l'anus. En même temps, M. Broca commençait à opérer les fistules à l'anus avec le galvano-cautère. Enfin de nos jours, M. Stokes, de Dublin, est revenu à la ligature en employant un fil élastique en caoutchouc. Tous ces moyens, on le voit, étaient un retour à la ligature et aux caustiques de l'antiquité, mais avec des perfectionnements, fruits de l'industrie et des progrès de l'instrumentation moderne.

Les injections iodées ont trouvé dans Nélaton un défenseur ; mais ce chirurgien, avec son esprit juste, s'était hâté de dire que cette opération ne convenait qu'aux très-petites fistules.

M. Richet a modifié l'excision en la combinant à l'incision : il opérait comme s'il s'agissait de l'incision simple et il saisissait avec une pince à griffe et excisait l'orifice interne de la fistule ; il incisait préalablement sur la sonde cannelée l'orifice externe de la fistule ; on faisait le dernier temps de l'opération, c'est-à-dire la section du pont de peau et de muqueuse, après avoir excisé l'orifice interne de la fistule.

Gerdy a proposé de couper les parties lentement, comme avec une ligature, et employait l'entérotome de Dupuytren pour couper le pont de muqueuse et de peau qui sépare l'orifice interne de la fistule de son orifice externe. Cette opération depuis a été répétée un certain nombre de fois (1).

Les opérations qui sont, sans contredit, les meilleures dans la très-grande majorité des cas, sont l'incision et l'écrasement linéaire : l'incision pour les fistules simples; l'écrasement linéaire pour les fistules qui remontent très-haut.

Avant l'une ou l'autre de ces opérations, il faut préparer le malade pendant huit jours ; il doit prendre des lavements matin et soir, et la veille de l'opération, il doit être purgé solidement avec 30 à 40 grammes d'huile de ricin.

Toutes les fois que l'on a affaire à une fistule simple, avec un seul orifice externe et un seul orifice interne, faites l'incision telle que la pratiquait Boyer. On introduit dans l'orifice externe de la fistule une sonde cannelée en fer, recourbée un peu ; on porte le doigt de la main libre dans le rectum et l'on engage avec précaution la sonde cannelée jusque dans le rectum, à travers l'orifice interne de la fistule. Lorsque l'on sent bien le bec de la sonde à nu dans le rectum, on ramène avec le doigt recourbé en crochet le bec de la sonde à l'extérieur, hors de l'anus. La sonde cannelée soulève alors un pont de peau et de muqueuse ; c'est tout ce qu'il faut couper et rien que ce qu'il faut couper. On passe alors rapidement un bistouri dans la cannelure de la sonde, de la pointe vers le pavillon si l'on opère sur le côté gauche de l'anus, du pavillon vers le bec si l'on opère sur le côté droit du malade. Cette incision étant faite rapidement, on ne doit pas endormir le malade, à moins qu'il ne le demande.

Lorsque l'orifice interne de la fistule est situé un peu haut, on a de la peine à faire ressortir le bec de la sonde cannelée par l'anus. On peut alors se servir du gorgeret classique, mais cet instrument devant être confié à un aide, est toujours d'un usage peu sûr ; et si le malade remue, on s'expose à manquer son opération, car, il faut bien le dire, le chirurgien coupe sans voir ce qu'il coupe. D'ailleurs, toutes les fois que l'orifice interne de la fistule remonte un peu haut, on coupe plus ou moins une portion du sphincter et l'on s'expose à des hémorrhagies. Dans ces cas, il vaut infiniment mieux avoir recours à l'écrasement linéaire. De deux choses l'une, ou bien la fistule est assez bas pour qu'avec un peu d'effort on puisse faire ressortir par l'anus une sonde cannelée solide, alors rien ne vaut mieux

(1) Une opération de ce genre a été faite par M. Richet en 1861, et ce cas étant compliqué, M. Richet fit deux applications de l'entérotome (*Bull. de la Soc. de chir*, 1861, p. 650).

que l'incision; ou bien l'orifice interne de la fistule est très-haut, et alors l'écrasement linéaire doit être préféré au bistouri. Le gorgeret doit donc passer dans les souvenirs de la chirurgie.

Une fois l'opération faite, on examine les deux lèvres de la plaie : s'il y a des artères qui donnent, on les lie ou on les tord; s'il y a un simple suintement et surtout s'il y a des fongosités, on cautérisera les bords de la plaie avec une solution caustique de chlorure de zinc, ou on placera une plaque d'amadou caustique (amadou trempé dans une solution caustique de chlorure de zinc : eau, 100 grammes; chlorure de zinc, 100 grammes). Ce dernier caustique laissé une heure en place est ce qu'il y a de meilleur, car il cautérise assez pour que l'on n'ait pas à craindre de réunion par première intention, et il a cet immense avantage qu'il ne cautérise que les lèvres de la plaie.

En aucun cas, il ne faut mettre de mèches. Pouteau en avait déjà reconnu les inconvénients; c'est à peine s'il admettait qu'on dût placer des mèches pour empêcher les lèvres de la plaie de se réunir (1), et surtout pour empêcher l'hémorrhagie. C'est tout au plus si l'on doit placer quelques brins de charpie dans le fond de la plaie. Mais ce qui vaut mieux, c'est d'administrer aux malades quatre à six lavements par jour; ces lavements sont des lavages, plus que des lavements, et on doit les faire avec de l'eau chaude. C'est surtout après que les malades ont rendu des matières que ces lavages doivent être faits. Des cataplasmes de farine de lin sont maintenus sur l'anus à l'aide d'un bandage en T.

Voici comment les choses se passent : la plaie donne très-peu de sang pendant vingt-quatre heures, à moins qu'on ait laissé échapper un vaisseau capable de donner une petite hémorrhagie, auquel cas on remédie à l'accident en liant ou en tordant le vaisseau. A partir du huitième jour, la suppuration est tarie, et si les malades prennent des soins de propreté suffisants, leur plaie est toujours propre, le suintement perpétuel fourni par la muqueuse rectale tient lieu de pansement.

La cicatrisation d'une plaie de fistule à l'anus est inégale; la plaie de la peau guérit en six semaines, mais la plaie de la muqueuse anale est beaucoup plus longue à guérir, et avant que tout suintement ait disparu, il faut, en général, trois mois. Le retard de la cicatrisation est dû à la déchirure quotidienne de la cicatrice pendant la défécation. Il faut toujours en prévenir les malades qui s'inquiètent longtemps du suintement qui suit l'opération même la mieux réussie.

(1) Pouteau, *Mél. de chirurgie*, Lyon, 1876, p. 110.

Il est très-rare qu'il survienne des accidents à la suite de l'opération de la fistule à l'anus simple. Je n'ai pas encore observé, ni comme élève ni comme chef de service, un cas de mort à la suite d'une fistule à l'anus de cette nature. Il y a eu cependant quelques cas de mort, mais ils sont très-rares. On peut dire que la fistule à l'anus non compliquée et la ponction et l'injection iodée dans une hydrocèle, sont les opérations les plus bénignes de la chirurgie. J'ai observé une fois un accident réellement alarmant à la suite d'une opération très-simple. Il s'agissait d'une fistule à l'anus chez un malade qui avait eu des symptômes prodromiques de la tuberculose. Six jours après l'opération, le malade eut un frisson d'une heure, un de ces frissons qui annoncent l'érysipèle ou l'infection purulente. Le malade a néanmoins guéri et il vit encore aujourd'hui, quatre ans après l'opération. Je pense que quelque embolie veineuse, quelque infarctus était parti de la plaie pour aller dans le foie, et qu'il y a eu une légère, une très-légère infection purulente qui s'est bornée au seul frisson constaté.

Pendant toute la durée de la cicatrisation de la plaie de l'opération de la fistule à l'anus, le traitement doit consister en lavements répétés, bains et cataplasmes, dès qu'il survient quelques douleurs; car les malades qui ne souffrent plus de leur plaie, au bout d'un mois ou de six semaines, veulent reprendre leurs travaux, et la marche cause une inflammation des lèvres de la plaie et une douleur qui ne sont calmées que par le repos et les cataplasmes.

Autrefois, l'on traitait les fistules compliquées, c'est-à-dire celles qui avaient plusieurs orifices cutanés et un ou plusieurs orifices internes situés très-haut, à l'aide du bistouri. On incisait le conduit principal et on ouvrait avec des ciseaux tous les clapiers. Cette opération donnait des hémorrhagies abondantes qu'on ne pouvait arrêter que par le tamponnement du rectum. Ces opérations étaient redoutées des chirurgiens à cause de cet accident immédiat et surtout à cause des accidents inflammatoires qu'elles causaient, phlegmons, érysipèles, phlébites et surtout l'infection purulente. Ce procédé était, d'ailleurs, assez difficile à exécuter, car il fallait inciser sur les clapiers et chercher les trajets fistuleux au milieu du sang qui coule en abondance. J'ai vu faire cette opération par Velpeau, et elle n'a pas duré moins d'une demi-heure. J'en ai fait une à l'hôpital Cochin, mais j'avais trouvé l'orifice interne de la fistule en sondant un des orifices externes. J'ai incisé, il y a eu une légère hémorrhagie, et le malade a succombé plus tard à l'infection purulente.

Depuis l'invention de l'écrasement linéaire, rendu si commode par l'usage du chloroforme et qui a tous les avantages de la ligature sans en avoir les inconvénients, l'opération des grandes fistules à l'anus, des fistules compliquées, est devenue des plus simples.

Il y a une difficulté sérieuse pour appliquer l'écrasement linéaire dans les cas de grandes fistules : c'est le passage de l'écraseur. Ceci n'a échappé à aucun des chirurgiens qui l'ont appliqué. Il faut chercher l'ouverture supérieure de la fistule, y passer un fil, à la suite duquel on entraîne l'écraseur. Ce premier temps de l'opération est excessivement laborieux, et c'est pour cela que M. Richet, dans le cas cité, avait préféré l'entérotome, suivant la méthode de Gerdy, et que d'autres chirurgiens ont préconisé le galvano-cautère. En effet, le passage d'un stylet de l'orifice cutané à l'orifice muqueux est toujours long et difficile.

Pour remédier à cet inconvénient, j'ai fait, ainsi qu'on le verra plus loin, l'opération en deux temps. Dans une première séance, j'ai passé, à l'aide d'un stylet-aiguillé, une corde de fouet dans la fistule, et trois jours après j'ai endormi le malade et j'ai fait l'écrasement. La première partie de l'opération, faite sans que le malade fût endormi, n'a pas été douloureuse au delà de ce que peut supporter un malade, et le passage du fil a demandé à peu près cinq minutes. C'est parce que le malade nous aidait que nous avons gagné du temps ; en effet, en faisant pousser les malades qui ont un orifice interne situé très-haut, on arrive facilement à le sentir et à y passer le stylet. Celui-ci doit être flexible, un stylet d'argent de trousse est satisfaisant à cet égard.

Il est toujours facile d'arriver à un résultat semblable lorsque, par des examens antérieurs répétés, on s'est bien assuré de la direction du trajet fistuleux et du siége précis de l'orifice interne de la fistule.

Il n'y a aucun reproche à adresser à l'écrasement linéaire, si ce n'est qu'avec ce procédé on se borne à inciser le trajet fistuleux principal. Est-ce un dommage ? Boyer dit que les décollements doivent être incisés dans toute leur étendue, il y attache une grande importance. Cela est un judicieux précepte qui souffre cependant des exceptions. Dans l'observation de notre malade, le côté gauche ne vérifie pas le dire de Boyer, mais le côté droit lui donne raison. Le reproche adressé à l'écraseur peut être levé, si l'on ajoute à l'opération de l'écrasement linéaire l'incision ultérieure des clapiers, suivant les nécessités.

Après l'opération par l'écraseur, on panse comme après l'opération par incision simple.

Obs. I. *Fistule à l'anus borgne interne, puis fistule complète suite d'abcès pelvien.* — Le nommé Malaurand (Pierre), est entré le 24 février 1876, parce qu'il ne peut pas uriner depuis deux ou trois jours. On le sonde à la consultation et l'après-midi, avec une sonde molle et un mandrin (n° 17 de la filière Charrière). L'urine ne renferme ni sucre, ni albumine; le malade s'étant plaint de quelques douleurs au fondement, surtout quand il était pour aller à la selle, on pratique le toucher rectal, mais on ne trouve rien d'anormal. Quand on sondait le malade, l'urine sortait en bavant, sans jet; il n'y avait aucun rétrécissement, la prostate avait un volume ordinaire. L'absence de jet fit diagnostiquer une paralysie de la vessie, et comme le malade disait habiter dans un endroit humide, on porta le diagnostic : paralysie de la vessie. Le malade doit se sonder toutes les trois heures. Trois jours après son entrée dans la salle, le malade se plaignit de nouveau du fondement, et attira l'attention sur une plaque de rougeur œdémateuse qui siégeait autour de l'anus et s'étendait à la fesse, du côté gauche. La peau en ce point était chaude et douloureuse; en touchant le rectum, on trouva sur le côté du coccyx, à la face postérieure du rectum, assez haut au-dessus de l'anus, un sillon au haut duquel il y avait une petite fente pouvant loger un très-petit pois. Dans la journée le malade rendit par le rectum une grande quantité de pus. Cataplasmes, quatre lavements. Le lendemain la rougeur diminue, le malade urine une fois seul : on arrive par le toucher rectal à une petite cavité située au-dessus de la précédente, et pouvant loger la pulpe du doigt.

Diagnostic : fistule borgne interne, consécutive à un abcès périrectal. La paralysie de la vessie était probablement une paralysie réflexe, car l'ouverture de l'abcès est située à la partie postérieure un peu sur le côté droit du rectum, et le pus ne semblait pas pouvoir comprimer le col vésical.

Maintenant quelle est la cause de cet abcès? il n'y a jamais eu d'hémorrhoïdes, ni de constipation habituelle. Le malade ne se rappelle pas avoir avalé de corps étrangers. Le malade est un homme très-gras, presque obèse, rouge. On ne peut songer aux tubercules.

La seule cause est peut-être un refroidissement ayant amené une phlébite ou une angioleucite périrectale.

L'ouverture de l'abcès est trop large pour qu'elle puisse se refermer; il s'engage là-dedans les matières et gaz entretenant l'inflammation. Au premier écart de régime ou à la moindre fatigue, il se formera un nouvel abcès et alors, la fistule se complétera. Telle était alors l'opinion de M. Després.

13 mars. L'abcès présente une large ouverture, la pulpe du doigt y pénètre; les parois de la poche ne se sont donc pas recollées. De temps en temps le malade remarque du pus dans ses selles, et les jours qui précèdent l'expulsion de ce pus, il souffre pour aller à la garde-robe. Les gaz et les matières ont amené un décollement. On constate un gonflement étendu avec rougeur vineuse du côté droit de l'anus; la tumeur est molle, élastique, non fluctuante, rappelant la consistance d'une balle élastique contenant de l'air, car en percutant sur cette tuméfaction on obtient de la sonorité. La pression y fait naître un bruit de gargouillement et la tumeur se vide dans l'intestin.

La tuméfaction s'étend, les jours suivants au côté opposé; la peau cependant ne menace point de s'ouvrir. Le malade souffrant et ne dormant pas la nuit, l'opération est décidée; mais l'opération devait se borner à pratiquer des ouvertures destinées à faciliter l'écoulement des gaz et des liquides au dehors et empêcher de plus grands décollements.

Le 16 mars, deux incisions sont faites sur la partie fluctuante du côté droit et une du côté gauche; cataplasmes, lavements.

Le 17, le malade va beaucoup mieux, le pus est assez bien lié, le doigt introduit dans l'ouverture la plus large du rectum constate un décollement de la paroi postérieure du rectum à une hauteur de plus de 6 centimètres.

Le 18, un tube à drainage est passé à droite d'une ouverture à l'autre.

Le 2 avril, le pus sort mal par l'orifice gauche, il y a là une induration phlegmoneuse qui persiste.

Le 10, une contre-ouverture à gauche et passage d'un drain, comme il y en a un à droite.

Pendant quarante jours, le malade est laissé dans cet état pour permettre aux parois du rectum décollées de bourgeonner et de se recoller dans les limites du possible. Durant ce temps la suppuration a diminué, la peau des régions ischio-rectales est recollée, et en touchant le rectum, on constate que ses parois sont plus fermes, ce qui indique qu'il y a recollement partiel. Mais on sent toujours, à plus de 8 centimètres de l'anus, le même orifice qu'autrefois, c'est-à-dire l'orifice de fistule borgne interne primitive, laquelle est aujourd'hui l'orifice interne d'une fistule qui a, à la région anale, quatre ouvertures. Le malade n'a pas eu de fièvre pendant ces quarante jours, sauf la gêne et les cuissons que lui causait sa fistule.

Après ces quarante jours passés et destinés à permettre à l'inflammation de se calmer, l'opération de la fistule à l'anus est décidée, le drain du côté droit est enlevé le 20 mai.

Le 21 mai, sans que le malade fût chloroformé, M. Després procède au premier temps de l'opération : un stylet d'argent enfilé d'un fil double est introduit dans la fistule du côté droit, la plus rapprochée de l'anus; ce stylet pénètre à une grande hauteur et arrive dans l'orifice interne de la fistule où le doigt indicateur droit du chirurgien, introduit en entier dans le rectum, le reprend et le recourbe en crochet et l'amène au dehors après l'avoir fait passer ainsi dans la fistule; à la suite du fil est passée une petite corde de fouet qui est nouée comme un séton; cette opération a duré à peu près quatre minutes; cataplasmes, lavement.

Le 22 mai, le malade est chloroformé; lorsqu'il est endormi, la chaîne de l'écraseur est attachée à l'un des chefs de la corde de fouet dénouée, et engagée dans la fistule à la suite de cette corde, avec la plus grande facilité; la chaîne est serrée et la fistule est sectionnée en deux minutes; la plaie laissée par cette section peut contenir le doigt indicateur en entier et l'on constate qu'il n'y a pas de communication entre le côté droit et le côté gauche des décollements anciens; autour de l'anus, l'ouverture postérieure du côté droit communiquait seule avec le fond de la plaie, mais cette communication large était très-près de la peau; un peu de charpie alcoolisée est placée dans la plaie pendant vingt-quatre heures; cataplasmes, six lavements par jour.

Le 24, le malade va très-bien, il demande à se lever.

Le 3 juin, le drain de côté gauche est enlevé.

Le 18 juin, le malade, qui demande à se lever, va se promener dans le jardin; toutes les ouvertures cutanées des incisions pratiquées pour passer les drains sont cicatrisées.

Le 26, le malade se plaint que depuis quelques jours il a un abcès qui se vide dans l'anus. M. Després examine et constate qu'au niveau de l'incision postérieure droite cicatrisée il y a un abcès qui se vide dans la partie inférieure de la plaie de la fistule, très-près de la peau; il incise largement le décollement et cautérise le fond de ce clapier avec le chlorure de zinc en solution; cataplasmes, lavements.

Le rectum exploré à ce moment présente toujours la fente résultant de l'opération faite avec l'écraseur, mais la partie supérieure de cette fente où l'on sent la muqueuse rectale saine est beaucoup moins haute que le jour de l'opération: c'est tout au plus si elle s'élève a 5 centimètres de hauteur.

Le 4 juillet, le malade est entièrement rétabli, la fièvre a disparu.

Le malade reste encore à l'hôpital, prenant quatre lavements par jour, pour attendre la cicatrisation de la vaste incision de la fistule.

Le 15 août, le malade se lève tous les jours; il n'a pas d'incontinence des matières fécales, il n'a remarqué un peu d'incontinence que quand il avait la diarrhée.

Le 1er septembre, cautérisation des bourgeons charnus exubérants dans le fond de la plaie.

Le 18, le malade sort de l'hôpital, guéri.

Les grandes fistules à l'anus opérées par incision, et même par l'écraseur, le galvano-cautère ou l'entérotome, sont très-graves, comparées aux fistules à l'anus simples. Leur origine, un abcès pelvien, explique, d'une part, cette gravité; mais, d'une autre part, il y a des difficultés dans le traitement des abcès à la marge de l'anus, et les accidents consécutifs aux opérations sont souvent liés à l'époque où l'opération est pratiquée. Si l'on opère les malades pendant la période de formation d'un abcès, on s'expose à l'infection purulente. Le plus prudent, en général, est d'ouvrir les nouvelles fusées purulentes, de les drainer; les opérations ne doivent être faites que quand l'inflammation a été calmée par les injections anales répétées quatre à six fois par jour. C'est ce qui a si bien réussi chez notre malade.

Les rétentions d'urine, si fréquentes après les grandes opérations de fistules à l'anus compliquées, sont la conséquence de l'inflammation des fistules opérées pendant une période inflammatoire, comme les rétentions d'urine existent au début de l'abcès pelvien qui en est la cause.

Toutes les fistules à l'anus compliquées peuvent être opérées par le galvano-cautère, comme elles le sont par l'écraseur linéaire ; c'est le même procédé ; en effet, les fabricants d'instruments ont construit un écraseur galvano-cautère calqué sur l'écraseur de M. Chassaignac, et c'est cet instrument que l'on emploie de préférence à l'anse galvanique. J'ai employé une fois ce procédé chez un malade pusillanime, et j'avoue que je le trouve inférieur à l'écraseur. En effet, malgré les précautions que l'on prend pour protéger les parties saines, le galvano-cautère brûle la peau, et les liquides échauffés à 100 degrés par le galvano-cautère produisent des brûlures de l'anus qui retardent la guérison de la fistule à l'anus ; ensuite ces brûlures sont douloureuses, et à son réveil, le malade, qui vient d'être chloroformé, souffre vivement, quelquefois pendant vingt-quatre heures, et il ne souffre que de la brûlure. Enfin, si le galvano-cautère est trop chaud, on a des hémorrhagies.

La ligature élastique, qui agit comme l'écraseur, lui est infiniment inférieure. En effet, elle demande huit jours pour faire ce que l'écraseur fait en dix minutes. Les douleurs des malades sont atroces et elles durent d'autant plus qu'il y a plus de tissu à couper, et d'autant plus que l'on aurait plus d'intérêt à l'employer. Pendant vingt-quatre à soixante-douze heures, les malades souffrent énormément. Je parle, bien entendu, des grandes fistules ; les douleurs sont moindres pour le cas où il s'agit de fistules simples, à trajet très-court et où l'on emploie l'incision avec un succès si certain, qu'il n'y a pas de raison de lui préférer la ligature élastique.

Les plaies faites par l'écraseur, le galvano-cautère ou le lien élastique, demandent toutes le même temps pour guérir. Seulement il est bon de savoir, qu'à l'inverse de la plaie faite par un instrument tranchant, la plaie est blanche et blafarde pendant dix à douze jours, ce qui revient à dire qu'elle est couverte d'une eschare produite par les liens constricteurs ou la brûlure, et que cette eschare, qui doit se détacher, ralentit d'autant la cicatrisation de la plaie.

Diagnostic de la fistule à l'anus et de la fistule de la glande de Cowper.

Obs. II. *Fistule de la glande de Cowper; de sa confusion possible avec la fistule à l'anus.* (Leçon recueillie par M. Quenu, interne du service.). — Le malade qui est l'objet de cette leçon est entré à l'hôpital Cochin le 19 février 1876, pour une fistule au périnée.

R... Hugues, âgé de quarante ans, nº 2, salle Cochin, eut, il y a vingt ans, une blennorrhagie compliquée d'épididymite; il ne survint à cette époque aucun abcès au périnée ni à la marge de l'anus. Pendant une dizaine d'années, le malade conserva une goutte militaire, mais toujours l'émission des urines s'est faite facilement et sans provoquer de douleur. En 1864, à son retour d'Afrique, R... eut quelques accidents dysentériformes : selles fréquentes, épreintes, émission de matières ressemblant à de la graisse; néanmoins, il n'a jamais été obligé d'interrompre son service militaire. En 1868, il est soigné pour des chancres mous; en 1870, chute sur le coccyx; un mois après, le malade remarqua l'existence d'une petite grosseur très-sensible, siégeant environ à 2 centimètres au-devant de l'anus et à gauche; la peau devint rouge, sans que cette rougeur ait remonté jamais jusqu'à la racine des bourses; il se forma un petit abcès, ressemblant à un furoncle, retenez bien ceci, et après l'évacuation spontanée du pus, il resta sous la peau et roulant sous le doigt une « dureté comme une noisette » et qui ne se dirigeait pas du côté de l'anus. A l'époque où l'abcès s'est formé, le malade a le souvenir d'avoir fait des excès de femmes, il ne peut affirmer si alors il avait ou non gardé un écoulement uréthral. Depuis, l'ouverture de la fistule s'est fermée, puis ouverte à diverses reprises, en se rapprochant de plus en plus de la racine des bourses, les cicatrices en témoignent. Le liquide qui s'en écoule a toujours gardé l'aspect qu'il a aujourd'hui, sauf quand la fistule s'oblitérait, le liquide prenait alors une teinte louche. Jamais la fistule n'a livré passage à des gaz, à des matières intestinales ou à de l'urine.

Actuellement, l'orifice fistuleux siége au devant de la ligne biischiatique, à 3 centimètres environ de l'anus, à un peu moins de 1 centimètre à gauche du raphé médian du périnée. Cet orifice, net, infundibuliforme, sans élévation en cul de poule, donne passage, en petite quantité, à un liquide transparent, remarquable par sa viscosité.

Pendant le séjour du malade à l'hôpital, l'apparence et la consistance du liquide n'ont pas cessé de présenter ces caractères. L'exploration de la fistule avec un stylet permet de reconnaître qu'il y a deux trajets : l'un, dirigé du côté du périnée, mesure de 2 centimètres à 2 centimètres 1/2; l'autre, dirigé vers le rectum, est beaucoup plus long; le doigt introduit dans l'intestin sent le stylet sous la muqueuse à 4 centimètres de l'anus. Ajoutons que des explorations ont été faites à plusieurs reprises par différents médecins avant l'entrée à l'hôpital, et que, à la suite, il est survenu une petite induration inflammatoire en arrière de l'orifice de la fistule. Le toucher rectal fait en outre constater l'absence d'hémorrhoïdes, et l'intégrité de la muqueuse, il n'existe aucun écoulement uréthral, les symptômes fonctionnels sont peu marqués, ils se réduisent à un peu de gêne dans la marche. La miction se fait bien, toutes les autres fonctions s'accomplissent normalement.

R... est un homme grand, vigoureux, qui était gardien de la paix avant d'être employé à l'asile Sainte-Anne; il ne tousse pas, n'a pas maigri; l'auscultation et la percussion des organes thoraciques fournissent des résultats négatifs quant à la tuberculose.

Étant donnés les renseignements fournis par le malade, et ce que nous pouvons observer, j'ai posé le diagnostic :

Fistule de la glande de Cowper consécutive à un abcès chronique de cette glande.

Le malade, après un séjour d'un mois à l'hôpital, a demandé sa sortie, devant continuer chez lui les injections iodées. Il vient à la consultation de temps en temps. Nous lui avions dit de faire attention à ce qui se passerait du côté de sa fistule pendant le coït. Il vient de nous apprendre que pendant les rapprochements il se sentait mouillé, que sa fistule coulait davantage. C'est là une démonstration nouvelle de l'origine de la fistule dans la glande de Cowper.

On pourrait songer, au premier abord, à une fistule à l'anus borgne externe; mais outre l'absence des causes habituelles de cette variété de fistules anales, je vous ferai remarquer que les abcès de la marge de l'anus qui leur donnent naissance, siégent en arrière du muscle transverse et de la ligne biischiatique ; ce n'est que plus tard qu'ils gagnent la région antérieure du périnée. Puis toutes ces fistules sont indiquées par une induration sous-cutanée qui part de la fistule pour se diriger du côté de l'anus, et rien de cela n'existe dans les fistules qui partent de la glande de Cowper. Chez notre malade, au contraire, la région périnéale antérieure a été le siége primitif de l'inflammation, et la grosseur que le malade sentait rouler sous le doigt et l'orifice actuel de la fistule correspondent au lieu précis où se trouve la glande de Méry. Dans l'observation, nous avons noté l'existence de deux trajets, mais le postérieur a été probablement produit par les explorations successives faites avec un stylet. Enfin, le liquide que nous avons recueilli présente tous les caractères que M. Gubler (1) attribue au produit de sécrétion de la glande de Cowper. Je me crois donc autorisé à penser que chez ce malade atteint de blennorrhée, sous l'in-

(1) Gubler, *Inflammation de la glande de Méry ou de Cowper*, thèse de Paris, 1849.

fluence d'excès vénériens, il est survenu une inflammation de la glande de Cowper, inflammation qui a passé à l'état chronique et s'est terminée par la formation d'une fistule. Nous observons ici ce qu'on voit si souvent chez la femme, à la suite d'abcès de la glande de Bartholin, et l'analogie de structure et de fonctions qu'ont reconnue les anatomistes entre la glande vulvo-vaginale et la glande de Cowper viendrait nous confirmer dans notre diagnostic.

On pourrait, il est vrai, objecter que l'existence de la blennorrhagie remonte à vingt ans, mais vous pouvez lire (1) l'observation d'un malade de Velpeau, âgé de soixante-quatre ans, qui, huit ans après une blennorrhagie et trois mois après avoir reçu un coup de pied, eut un abcès de la glande de Cowper; un peu avant, ce malade avait eu des rapports forcés avec sa femme. L'auteur ajoute que, pendant un certain temps après l'ouverture de l'abcès, il s'écoula un liquide aqueux plus abondant que ne l'est habituellement celui des plaies en voie de cicatrisation.

M. Gubler admet, d'ailleurs, d'autres causes que la blennorrhagie pour l'inflammation de la glande de Méry : tels sont les excès de coït, le séjour des sondes dans l'urèthre, les violences sur le périnée, etc.

Dans le cas de Velpeau, comme dans le nôtre, comme dans quatre observations sur six publiées dans la thèse précitée, l'abcès de la glande de Cowper a siégé à gauche.

Il y a, à la Bibliothèque de la Faculté, dans la thèse de M. Gubler, une note au crayon où il est fait mention d'une opinion de C. Dufour, ancien interne des hôpitaux, sur ce sujet. Dufour attribuait la prédominance des abcès de la glande de Cowper à gauche à la position plus déclive de l'ouverture du conduit de la glande dans l'urèthre.

Pour terminer, j'attire votre attention sur cette variété peu connue et rare de fistules périnéales, et je crois, comme M. Gubler, qu'on a considéré à tort comme des abcès urineux du périnée un certain nombre d'abcès qui, en réalité, étaient des inflammations de la glande de Cowper.

J'ajouterai quelques réflexions pour ce qui a trait au pronostic et au traitement.

Le pronostic est peu grave, car cette fistule est compatible avec un bon état de santé et ne gêne point les fonctions du malade ; en effet, depuis six ans qu'il avait sa fistule, le malade n'avait pas songé à se faire guérir. Mais à un autre point de vue le pronostic est grave, car ces fistules sont à peu près incurables; vous allez voir pourquoi :

(1) Gubler, *loc. cit.*

Le traitement consiste à pratiquer dans la fistule des injections d'iode. Mais ce traitement est d'ordinaire insuffisant, à cause du trajet sinueux de la fistule. Si la fistule se ferme, elle peut récidiver comme nous voyons récidiver les abcès de la glande vulvo-vaginale, qui résultent d'une oblitération du conduit de la glande. J'ai déjà employé une fois la dilatation et la cautérisation, la fistule a guéri, mais j'ai perdu le malade de vue. Je pense néanmoins que ce traitement est celui que vous devrez employer quand les injections auront échoué.

Il y a un traitement qui a dû être souvent pratiqué d'une manière inconsciente par quelques chirurgiens, et qui donne une guérison apparente. A force de chercher une ouverture rectale à la fistule, on finit par la produire, et on opère la fistule à l'anus. Il en résulte alors que la fistule de la glande de Cowper est cachée dans la plaie de l'incision de la fistule à l'anus qui ne cesse de suinter. Mais ni le malade ni le chirurgien n'y regardent de si près, et comme la fistule de la glande de Cowper n'entraîne aucune complication grave, les malades semblent guéris.

VINGT-NEUVIÈME LEÇON

RÉTRÉCISSEMENTS DE L'URÈTHRE

SOMMAIRE. — **Origine cicatricielle. — Accès de rétrécissement de l'urèthre considéré comme une uréthrite, c'est-à-dire une inflammation au voisinage de la cicatrice. — Rétrécissements traumatiques. — Diagnostic et pronostic.**

Des rétrécissements communs de l'urèthre.

Les rétrécissements dits organiques de l'urèthre sont une cicatrice d'une ancienne ulcération, ou d'une déchirure de l'urèthre, ou d'une plaie de l'urèthre. Tout ce qui a été dit à cet égard contre cette manière de voir ne vaut pas l'étude d'un rétrécissement de l'urèthre. Tout rétrécissement de l'urèthre examiné à l'œil nu et au microscope, hors de la période de rétention d'urine, est constitué par du tissu fibreux qui occupe la place de la muqueuse et les parties sous-jacentes. Il n'y a pas de tissu fibreux produit sans cicatrice, c'est-à-dire sans plaie ou ulcération. Toutes les théories qui ont été émises à ce sujet (1) ne valent rien opposées à ce fait que le rétrécissement est constitué par du tissu fibreux. D'ailleurs, Brunner, Méry et Ricord ont constaté des ulcérations de l'urèthre à la suite des blennorrhagies, principalement des blennorrhagies dites *cordées*, et la réparation d'une ulcération entraîne toujours la formation d'une cicatrice.

Il n'y a pas de rétrécissement fibreux de l'œsophage sans brûlure ou plaie antérieure.

Il n'y a pas de rétrécissements du rectum sans plaie ou ulcère antérieurs, car toutes les fois que l'on a pu remonter aux antécédents des malades on a trouvé une ulcération du rectum ou de l'anus, de longues années avant l'apparition du rétrécissement.

(1) L'opinion de M. A. Guérin, que Michon n'admettait pas sans réserve, sur la nature des rétrécissements de l'urèthre, était appuyée sur quatre autopsies dont une de blennorrhagie. (*Mém. de la Soc. de chirurgie*, t. IV.)

Les rétrécissements dits organiques de l'urèthre ne font pas exception, et on doit les appeler rétrécissements cicatriciels de l'urèthre.

Les rétrécissements de l'urèthre communs ne sont pas graves chez les gens qui se soignent et s'observent ; chez les jeunes gens difficiles à éloigner des femmes, et chez les ouvriers qui se livrent à la boisson, les rétrécissements offrent des complications inconnues chez les gens du monde, c'est-à-dire dans la clientèle. Ce que je vais vous enseigner, c'est la chirurgie des pauvres, et quand vous la saurez bien, vous saurez à plus forte raison la chirurgie moins compliquée de la clientèle des gens aisés.

Les rétrécissements de l'urèthre ont pour origine, je vous l'ai dit, une cicatrice. La cicatrice suit une ulcération, et les conditions où se rencontrent le plus souvent les ulcérations, sont la blennorrhagie. N'allez pas croire que toutes les blennorrhagies causent des ulcérations; il n'y a que les blennorrhagies chancreuses qui offrent des ulcères évidents. Les blennorrhagies simples ne sont pas constituées par des ulcérations. Il y a des érosions dans les points où le pus séjourne, et c'est généralement à la portion bulbeuse de l'urèthre que le pus de la portion antérieure de l'urèthre séjourne. Ce pus y glisse, il s'y insinue et il y demeure ; là, il produit une macération de la muqueuse et des érosions, comme la vaginite, chez la femme, produit une exulcération et même une ulcération du col utérin et de la cavité du col utérin.

Mais lorsque les malades prennent soin d'eux et urinent souvent, cet accident n'a pas de conséquence, et la guérison définitive de la blennorrhagie n'est pas entravée. La cause ordinaire des ulcérations qui surviennent dans le cours d'une blennorrhagie, en un point de l'urèthre toujours déterminé, la portion bulbeuse, est un ou plusieurs coïts prolongés et laborieux, si je puis ainsi dire, exécutés avant la guérison de la blennorrhagie. Les malades déchirent la muqueuse de l'urèthre ramollie ; la déchirure a lieu au niveau de la portion spongieuse de l'urèthre, dans une assez grande étendue, dans les points où la verge est fixée solidement aux parties voisines, au ligament suspenseur de la verge et à l'aponévrose périnéale moyenne. En effet, dans la grande majorité des cas, c'est au niveau de la portion de l'urèthre, comprise entre le ligament suspenseur de l'urèthre et la portion prostatique de l'urèthre, que siégent les rétrécissements. Il y a encore une autre cause qui favorise la production des rétrécissements, ce sont les injections abortives au nitrate d'argent ou les injections au sulfate de zinc très-fortes. Mais cette cause est moins puissante pour produire les rétrécissements que les déchirures de l'urèthre.

En dehors de la blennorrhagie, il y a des causes diverses d'ulcères de l'urèthre qui engendrent le rétrécissement exceptionnellement :

Un calcul arrêté dans l'urèthre et qui l'excorie ;

Une fausse route de l'urèthre produite pendant un cathétérisme explorateur ;

Un abcès de la prostate ouvert dans l'urèthre ;

Un abcès du corps spongieux de l'urèthre ouvert dans l'urèthre, un de ces abcès que M. Dransart (1), un de mes élèves, a étudiés sous le nom d'abcès consécutifs à la sclérose du tissu spongieux. Vous avez vu dans le service un malade atteint de chancres du rectum, qui eut une cystite du col et un abcès du tissu spongieux de l'urèthre ; un rétrécissement consécutif a eu lieu à son niveau.

Enfin les plaies de l'urèthre, après une plaie du périnée, sont suivies de rétrécissements très-rapidement, et ces rétrécissements ont une tendance continuelle à se resserrer, lorsque l'urèthre a été coupé entièrement. Le rétrécissement cesse de se rétracter et reste dilatable lorsque l'urèthre n'a été coupé que dans une portion de son calibre. Mais il y a un autre inconvénient inhérent à ce genre de rétrécissement : la lumière du rétrécissement n'est plus dans l'axe de l'urèthre et l'on a affaire à un rétrécissement excentrique.

Les rétrécissements de l'urèthre ne succèdent pas immédiatement à la cicatrisation des ulcérations de l'urèthre. Le jet de l'urine est assez fort pour vaincre les premiers effets du resserrement cicatriciel de l'urèthre. C'est toujours à un moment où la fatigue, le coït, un excès de boisson, ont causé une irritation de l'urèthre, que la difficulté d'uriner apparaît ; elle est généralement vaincue par des moyens simples, une tisane diurétique, des bains et des cataplasmes sur le ventre. La rétention d'urine, qui était incomplète, cesse, et les malades semblent guéris. Mais, le plus souvent, il persiste chez ces malades un petit suintement, une blennorrhée dont ils n'ont pas conscience et que le chirurgien reconnaît facilement à une coloration généralement violacée du méat urinaire, et à une humidité du canal. Si l'on voulait mieux constater encore cette blennorrhée, on n'aurait qu'à examiner les malades le lendemain d'un bon repas ; l'écoulement de l'urèthre serait plus abondant et plus facile à constater. Cette blennorrhée est entretenue par une exulcération qui siége en arrière du rétrécissement et qui est causée par le séjour d'une goutte d'urine derrière cette ulcération après chaque miction.

(1) Dransart, *Abcès de la portion spongieuse de l'urèthre* (*Progrès médical*, 1872).

La relation entre la blennorrhée et le rétrécissement n'avait pas échappé à Hunter, dont le chapitre sur les rétrécissements de l'urèthre comme effet de la gonorrhée, peut être considéré comme le premier monument de l'histoire scientifique d'une maladie dont la spécialité s'est emparée et qu'elle a défiguré. A part des interprétations à changer et à mettre d'accord avec les travaux modernes, Hunter a décrit à peu près tout ce qu'il y a à voir dans les rétrécissements de l'urèthre (1).

Une seconde rétention d'urine apparaît généralement ; les malades consultent quelquefois un médecin qui les sonde, et de deux choses l'une, ou le médecin passe une bougie, ou il fait fausse route. Dans le premier cas, le malade guérit encore ; dans le second cas, le mal s'aggrave et le malade arrive à l'hôpital.

Les rétrécissements qui se présentent dans nos hôpitaux sont généralement de vieux rétrécissements. Les malades urinent mal depuis cinq ou six mois ; ils ont été traités un peu partout, quelquefois ils ne se sont pas traités du tout, et ils ne viennent nous consulter que quand ils n'urinent plus que goutte à goutte.

Les rétrécissements les plus étroits que nous observons ne causent jamais la rétention d'urine, à moins qu'il n'y ait une *inflammation du rétrécissement*, c'est-à-dire un gonflement de petites fongosités faciles à déchirer, qui existent autour d'une exulcération située en arrière et sur le rétrécissement lui-même, et souvent sur des fausses routes faites antérieurement dans le canal.

L'inflammation de l'urèthre autour du rétrécissement a été constatée dans des autopsies, puisque l'on a trouvé du pus dans l'urèthre et des points rouge vif autour du rétrécissement ; mais il ne faudrait pas arguer, comme M. A. Guérin, de ce que l'on voit sur le cadavre pour dire qu'il n'y a pas de gonflement ; le gonflement inflammatoire des muqueuses disparaît après la mort. M. Desormeaux (2), avec son endoscope, a vu des fongosités au niveau des points rétrécis de l'urèthre, et il serait injuste de méconnaître que M. Desormeaux, sur ce point, a permis de bien connaître l'anatomie pathologique des rétrécissements de l'urèthre.

Elle est encore démontrée par ce fait que lorsqu'on a passé une bougie dans le rétrécissement et qu'on la retire, on trouve du pus autour du point où la bougie, dès le premier jour, était serrée dans le rétrécissement. Enfin, elle est démontrée par le seul fait que c'est à la suite de libations qui rendent l'urine irritante, ou d'excès de coït, que la rétention d'urine

(1) Hunter, *Traité de la maladie vénérienne* avec les notes de M. Ricord, p. 293 et suiv.
(2) Desormeaux, *De l'endoscope*. Paris, 1865

arrive et qu'un bain de deux heures guérit ce rétrécissement que des bougies ont eu, peu de temps auparavant, quelque peine à franchir.

Les rétrécissements de l'urèthre que l'on a traités ont une tendance continuelle à récidiver ; c'est la loi des rétrécissements, parce qu'il est dans la nature du tissu de cicatrice, dans les muqueuses, de se resserrer indéfiniment. Cependant lorsque le tissu cicatriciel d'un rétrécissement n'occupe pas toute l'étendue du calibre de l'urèthre, la muqueuse saine se prête à une extension relativement considérable, ce qui donne à la lumière de l'urèthre, au niveau du point rétréci, une étendue suffisante pour que l'urine passe, et lorsque toute inflammation de l'urèthre est évitée, les malades jouissent d'une guérison relative, très-voisine de la guérison et cela dure de longues années. Le rétrécissement de l'urèthre est alors constitué par une valvule mince, qui ne gêne pas l'émission de l'urine.

Mais ces conditions sont exceptionnelles, le plus souvent le rétrécissement récidive. De dix ans en dix ans, chez les sujets les plus sages, il y a de nouvelles rétentions d'urine. Une cystite catarrhale survient et des lésions vésicales et rénales ne tardent pas à s'ajouter au rétrécissement de l'urèthre. Quelquefois, il y a simplement cystite chronique et c'est la complication la plus commune des rétrécissements qui causent périodiquement et à de courts intervalles la rétention d'urine. Cette cystite, à son tour, cause la rétention d'urine dans le rein, et des lésions de cet organe, abcès ou gangrène, emportent les vieillards dont l'âge mûr a été traversé par de nombreuses récidives ou accès aigus de rétrécissement.

Les accès aigus des rétrécissements, si l'on peut ainsi dire, sont dus à des excès ou à la négligence des malades qui, après un premier traitement de leur rétrécissement, ont négligé de maintenir l'urèthre dilaté ; l'urine commence par couler mal, le jet de l'urine est tortillé en vrille ou coule en deux jets ; la vessie se vide mal et si les malades ont le malheur de se retenir d'uriner pour obéir à des nécessités sociales, la rétention d'urine devient complète, la vessie se vide goutte à goutte. Chez quelques malades, l'urine coule goutte à goutte d'une manière incessante, il y a à la fois rétention et incontinence d'urine, c'est-à-dire que les malades urinent par regorgement. Chez d'autres enfin, il ne coule pas une goutte d'urine, la vessie se distend et forme une tumeur à l'hypogastre, qui remonte à l'ombilic. Les malades ont des sueurs froides, des envies de vomir, exhalent une odeur urineuse, font des efforts quelquefois tels qu'ils ont des hernies soudaines et une chute du rectum, ils présentent enfin le tableau complet de la rétention d'urine dans la vessie. C'est chez des malades arrivés à cet état que l'on a vu les infiltrations d'urine se produire, soit par suite de rupture de l'urèthre en arrière du rétrécissement, soit par suite de ruptures au col de la vessie.

Tel est le cours naturel des rétrécissements de l'urèthre dus à des ulcérations anciennes abandonnés à eux-mêmes.

Les rétrécissements dus à une plaie ou à une déchirure de l'urèthre consécutive à une chute sur le périnée ou à un coup porté sur cette région, sont beaucoup plus rares que les autres rétrécissements. Ils n'apparaissent qu'au moment où la cicatrisation a lieu. Le plus souvent il arrive qu'il y a un épanchement de sang dans la région périnéale, et à la première envie d'uriner du malade, après sa blessure, au premier essai qu'il tente, il s'épanche, dans le foyer de la contusion, un peu d'urine, et immédiatement il y a infiltration d'urine et phlegmon urineux. Le chirurgien ouvre l'abcès urineux (quelques-uns, M. Notta entre autres, appellent cette opération, l'uréthrotomie externe d'emblée); il se forme une fistule périnéale, et si la plaie de l'urèthre est susceptible de se cicatriser, l'urine cesse de couler par la plaie et sort par l'urèthre. A ce moment, le rétrécissement commence, et il ne cesse plus de se resserrer jusqu'à ce que la dilatation bien faite entretienne quotidiennement une dilatation suffisante de l'urèthre.

Les rétrécissements d'origine traumatique peuvent être très-différents ; quelquefois il y a une cicatrice presque circulaire et cela fait un rétrécissement très-étroit qui tend sans cesse à se resserrer.

D'autres fois, l'urèthre n'ayant été déchiré qu'en partie, la cicatrice forme une bride, une valvule, et dans ces conditions, chose remarquable, quoique le passage d'une bougie ou d'une sonde soit très-difficile, les malades urinent relativement très-bien. Il n'y a de rétention d'urine un peu sérieuse que quand les malades ont une uréthrite, et dans ce cas, disons-le de suite, le traitement de l'uréthrite est celui du rétrécissement, il n'est même pas nécessaire de passer de bougie, puisque les malades vident leur vessie. C'est plus tard que l'on doit chercher à dilater le rétrécissement.

En dehors de la diminution de la force du jet de l'urine, de l'écoulement bifide de ce jet et de miction lente et peu abondante à la fois, le diagnostic des rétrécissements de l'urèthre repose sur la constatation de la difficulté progressive qu'éprouvent les malades pour uriner et sur l'impossibilité de passer dans l'urèthre une sonde de moyen calibre, n° 14 par exemple, enfin sur la constatation dans un point de l'urèthre exploré avec le doigt, depuis le périnée jusqu'au gland, d'une induration qui est un peu douloureuse à la pression et qui correspond au point rétréci de l'urèthre.

Lorsque les malades ont eu des accès de rétrécissements aigus antérieurs, ce souvenir est la moitié du diagnostic. Les spécialistes, qui ont un appareil instrumental compliqué et qui veulent toujours paraître avoir des moyens spéciaux, ont une bougie à boule avec des graduations sur la bougie pour explorer le rétrécissement. Cet instrument peut satisfaire la curiosité, mais il ne leur apprend rien de plus qu'une bougie olivaire ordinaire, trop grosse pour passer dans le rétrécissement, une bougie n° 8 de la filière Charrière, par exemple. La bougie emplastique, avec la cire pour prendre l'empreinte du rétrécissement, ne donne pas plus de renseignements. On peut apprendre si le rétrécissement est dans l'axe du canal ou sur un côté ; l'on peut à peu près diagnostiquer si le rétrécissement est plus central qu'excentrique. Jamais elle ne peut indiquer si l'on a affaire à un rétrécissement valvulaire simple, ce qui cependant serait très-important à savoir.

Toutes les fois que l'on examine un malade atteint de rétrécissement de l'urèthre, il est très-utile de savoir s'il a été sondé, afin de diagnostiquer s'il a des fausses routes. Vous devinerez les fausses routes quand les malades vous diront qu'ils ont saigné après le premier catéthérisme et que, pendant le passage de la sonde, ils ont senti à plusieurs reprises une piqûre.

Vous reconnaîtrez qu'il existe une cystite quand vous trouverez un dépôt dans l'urine que les malades ont rendue goutte à goutte.

Enfin vous reconnaîtrez une rétention d'urine dans le rein à une odeur urineuse exhalée par le malade, à l'enduit blanc de la langue et à une absence de goût chez les malades, qui ne sentent aucune saveur aux quelques aliments qu'ils prennent. Enfin vous reconnaîtrez des lésions prostatiques, lorsque, par le toucher rectal, vous aurez constaté une douleur à la prostate et quand les malades urineront par regorgement.

Le pronostic des rétrécissements de l'urèthre est grave, en ce sens qu'on ne guérit jamais radicalement le rétrécissement. Les chirurgiens qui disent le contraire à leurs malades ne disent pas la vérité. On peut obtenir une émission suffisamment bonne des urines, mais les malades, s'ils ne se soignent pas, sont exposés à des récidives de leur rétrécissement. Les rétrécissements de l'urèthre compliqués d'une série intermittente de rétentions d'urine sont susceptibles d'être compliqués de cystites, de prostatites, et sur leurs vieux jours, les malades sont exposés à des lésions rénales qui les emportent. Velpeau disait familièrement à ses élèves : « Il vaut mieux avoir la vérole que la chaude-pisse. » Il voulait dire que les complications ultérieures des rétrécissements étaient pour ainsi dire fatales et que ces complications, par leur évolution et leur succession, conduisaient fatalement à la mort. Mais Velpeau ne parlait que pour les malades des hôpitaux qui ne se soignent pas ou ne peuvent pas se soigner. Un malade régulièrement traité, qui fait attention à lui et qui se soigne sans cesse, va aussi loin que les malades qui n'ont pas de rétrécissement. Le mot de Velpeau était destiné à graver dans l'esprit de ses élèves les graves complications auxquelles sont exposés les malades atteints de rétrécissements de l'urèthre.

TRENTIÈME LEÇON

RÉTRÉCISSEMENTS DE L'URÈTHRE (SUITE)

SOMMAIRE. — **Indication du traitement. — Rétrécissements difficiles à franchir. — Critique des procédés de catéthérisme. — Action de la sonde à demeure. — Valeur de l'uréthrotomie. — Observation de rétrécissements graves traités par la dilatation. — Endoscopie ; uréthrotomie externe. — Lésions rénales des malades atteints de rétrécissements de l'urèthre. — Traitement des rétrécissements inflammatoires et spasmodiques.**

Il y a deux actes à accomplir dans le *traitement* des accès de rétrécis- de l'urèthre :

1° Vaincre la rétention d'urine ;

2° Dilater le rétrécissement, c'est-à-dire rétablir un libre passage dans l'urèthre rétréci.

Il y a un siècle on ne s'occupait d'abord que de la rétention d'urine et Sœmering, au commencement de ce siècle, tout attaché à ce qu'il avait vu faire, avait établi en principe que le plus court était de faire la ponction de la vessie, toutes les fois que l'on ne pouvait pénétrer une petite sonde dans la vessie. Les bougies de Daran (1), plus maniables que les anciennes bougies de plomb et de corde à boyau, les bougies de toile emplastiques ont permis de pratiquer moins souvent la ponction de la vessie ; et les bougies de gomme (2), imaginées à Paris par Lasserre, ont enfin, pour toujours, mis le chirurgien à même de renoncer à la ponction de la vessie, même avec l'appareil aspirateur de Dieulafoy et un trocart capillaire. Cette dernière opération n'est pas plus innocente que l'ancienne ponction avec le trocart de 5 millimètres. Il y a deux cas de mort, publiés à la suite de la ponction capillaire de la vessie avec aspiration, chez des ma-

(1) Daran, *Recueil et observations chirurgicales sur les maladies de l'urèthre* (Avignon, 1745). Ce Daran était jugé sévèrement par Hunter et tous les contemporains ont méprisé son caractère qui était celui d'un charlatan.

(2) Toile enduite d'un mélange siccatif d'huile de lin, soutenue ou non par un mandrin intérieur en plomb.

lades atteints de rétention d'urine. Ils sont publiés dans les *Bulletins* de la Société anatomique (1869 à 1874).

Syme disait que quand il sortait une goutte d'urine de l'urèthre on pouvait toujours passer une sonde. Cette opinion a toujours été la mienne. Il n'y a pas de rétrécissements de l'urèthre infranchissables. Il n'y a des rétrécissements infranchissables que parce que le chirurgien ne sait pas les franchir.

Il y a cependant des cathétérismes difficiles. Jusqu'à ce jour, depuis vingt ans que je fais de la chirurgie comme interne ou comme chef de service, je n'ai pas encore rencontré un cas de rétrécissement de l'urèthre qui exigeât une ponction de la vessie. Une seule fois j'ai fait l'uréthrotomie externe; c'était chez un malade que j'avais déjà sondé avec une bougie fine, et qui avait un abcès péri-prostatique en même temps que son rétrécissement; l'abcès était ouvert dans l'urèthre, et comme on ne pouvait attendre la dilatation du rétrécissement pour faciliter l'écoulement du pus, il fallut inciser le périnée pour évacuer le pus, et cette incision n'a pas été suffisante, car l'infiltration d'urine existait en même temps sous le péritoine, parce que l'abcès s'était ouvert à la fois dans l'urèthre et sous le péritoine. Hors ce cas, je n'ai jamais vu de malades dont la situation exigeât la ponction de la vessie. Jamais il ne m'est arrivé de ne pouvoir franchir un rétrécissement.

Qu'est-ce que les rétrécissements difficiles à franchir?

Voici les cas principaux :

Deux rétrécissements dans l'urèthre et dont la lumière n'est pas dans un même axe.

Un rétrécissement excentrique, rétrécissement valvulaire (et c'est ce qui existe dans certains rétrécissements d'origine traumatique) ou rétrécissement avec fongosités irrégulières déviant le canal.

Les rétrécissements déjà sondés en avant desquels une fausse route a été faite.

Aucun moyen ne permet de savoir à l'avance si le rétrécissement est central ou excentrique. Il y a bien les bougies à empreintes (1), mais ce moyen est-il pratique quand il faut se presser de faire uriner des malades

(1) Les sondes à empreintes de Ducamp sont des sondes creuses ouvertes des deux côtés dans laquelle passe un fil de soie à nœud dont le bout est fixé au pavillon de la sonde et sur l'autre extrémité duquel est passé de la cire jaune qui se trouve aussi prolonger la sonde de 2 centimètres. La cire est légèrement chauffée dans les doigts avant l'introduction de la sonde et celle-ci est poussée jusqu'au rétrécissement sur lequel elle est pressée pendant une minute environ, on retire la sonde avec précaution et on constate une empreinte plus ou moins visible.

et quand on s'expose à laisser un peu de cire dans la lumière du rétrécissement. On peut dire seulement que les rétrécissements d'origine traumatique sont ceux qui sont le plus souvent valvulaires.

En face d'un rétrécissement de l'urèthre compliqué de rétention d'urine, il faut passer immédiatement une sonde qui permette à l'urine de sortir.

Ne vous arrêtez à aucun des traitements proposés autrefois et renouvelés de vingt ans en vingt ans, tels que les injections forcées d'air de Théodore de Mayern et les injections d'eau d'Amussat, le dilatateur à air d'Arnott, etc.

Il n'y a que le cathétérisme forcé de réellement applicable, par exemple le cathétérisme avec les sondes métalliques à bout arrondi, qui dilatent le rétrécissement avec force et exposent à des déchirures graves de l'urèthre. (C'est là le procédé de Mayor, de Lausanne. Il a produit souvent des désastres. Je me rappelle avoir reçu en 1864, à l'hôpital Beaujon, un malade auquel, en ville, on avait fait le cathétérisme forcé, une sonde métallique avait fait une fausse route en avant du rétrécissement et avait pénétré dans la vessie à travers les corps caverneux et la prostate sans passer par l'urèthre, le malade est mort dans les vingt-quatre heures.) Boyer avait imaginé une sonde conique à un seul œil pour pénétrer de force dans les rétrécissements; Roux avait adopté cette sonde; j'ai vu Velpeau s'en servir. Mais il fallait une main bien exercée pour se servir de cet instrument sans faire des fausses routes, même en arrière du rétrécissement. Dupuytren introduisait une sonde métallique jusqu'au rétrécissement, l'engageait un peu dans le rétrécissement, et celui-ci, suivant Dupuytren, finissait par s'ouvrir et laisser passer la sonde.

Comment tous ces procédés, vantés par des hommes capables de les faire adopter, ont été abandonnés; comment toutes les réinventions modernes de ces procédés sont tombées; c'est aux observations publiées par les élèves les plus attachés à ces maîtres qu'il faut le demander : c'est aux *Bulletins* de la Société anatomique qu'il faut le demander, à cette collection où se trouvent la plupart des cas de mort qui n'auraient pas été publiés sans l'intérêt que la Société prend aux faits pathologiques. Tous ces procédés ont été effacés par le simple procédé des anciens : le passage d'une bougie à demeure. Les bougies de corde à boyau, celles d'ivoire ramolli de Charrière, les bougies de baleine de Guillon, les bougies emplastiques en gomme surtout, qui sont des œuvres de la fin du dernier siècle, et que ne remplaceront ni les bougies de gutta-percha, ni celles de soie de Florence, ont toujours eu une supériorité sur tous les procédés de cathétérisme forcé.

La simple bougie de gomme, dont le calibre est gradué de millimètre en millimètre, d'après l'intelligente filière de Charrière, est sans contredit le meilleur moyen de vaincre la rétention d'urine causée par un rétrécissement. C'est là le procédé de la sonde à demeure.

Vous êtes en présence d'un malade qui a un rétrécissement et ne peut plus uriner que goutte à goutte; sa vessie, distendue par l'urine, se vide cependant un peu. Voici ce que vous devez faire : une bougie n° 2 ou 3, préalablement graissée avec de l'huile, est introduite dans l'urèthre, en suivant la face inférieure de ce conduit, afin d'éviter de tomber dans une lacune, que Hunter avait bien remarquée et que M. A. Guérin a décrite et attribuée à une valvule normale de l'urèthre au niveau de l'union du gland avec les corps caverneux. La bougie est arrêtée au niveau du rétrécissement, mais avec du temps et de la patience on la fait passer dans le rétrécissement. Cela est quelquefois très-facile, et un chirurgien habile, doué d'une main légère, qui sonde pour la première fois un rétrécissement qui n'a pas encore été touché, doit passer sans faire de fausses outes.

On évitera de faire des fausses routes par un moyen bien simple : il suffit de faire tourner la sonde sur son axe pendant qu'on l'introduit. Tout le monde sait qu'en tournant un instrument sur son axe on le fait toujours mieux pénétrer dans un petit pertuis qu'en l'y poussant directement.

Dans les cas de fausse route ou de rétrécissement excentrique, les cathétérismes difficiles seront exécutés de la sorte :

On introduit une bougie du n° 3 ou 2, à bout conique et sans olive, et lorsqu'on arrive sur le rétrécissement, si le malade a la sensation d'une piqûre, on est dans la fausse route. Il faut retirer un peu la sonde et recommencer l'introduction en faisant exécuter à la sonde un mouvement de vrille. S'il sort du sang, c'est une preuve que l'on a touché la fausse route; alors, il faut avoir recours au procédé de Phillips : on fait lever les malades et on cherche à passer la sonde pendant que le malade est debout; si l'on ne réussit pas, on fait coucher le malade, on change de côté, on sonde le malade à droite si on l'avait sondé à gauche, ou réciproquement.

Vous l'avez vu, je ne manque jamais de dire aux malades de faire de grands efforts pour uriner pendant que je tâtonne avec la sonde pour pénétrer dans le rétrécissement; la plupart parviennent à uriner un peu. Les malades rendent presque toujours quelques gouttes d'urine, et à ce moment précis on passe quelquefois avec une grande facilité; dans d'autres cas on arrive, après avoir échoué par tous les moyens, en tirant fortement sur le gland, en allongeant ainsi la verge, et en la faisant glisser, pour ainsi dire, sur la bougie. Pendant cette élongation de la verge, la muqueuse, très-élastique, s'étire, les lèvres de la fausse route se rapprochent et sont fermées à la bougie; en même temps, le canal allongé se rétrécit, et ce rétrécissement de l'urèthre, artificiellement produit, forme un cône allongé qui conduit directement sur la lumière du rétrécissement. Dans deux observations citées plus loin, c'est par ce seul moyen, après avoir épuisé tous les autres, que je suis parvenu à passer une bougie du nº 3.

Je fais bon marché du procédé de Ducamp et de M. Mercier, employé pour les rétrécissements excentriques. Ce procédé, qui consiste à introduire une sonde ouverte du bout jusqu'au rétrécissement, et dans laquelle on introduit trois ou quatre bougies fines, que l'on pousse chacune à son tour, jusqu'à ce que l'une d'elles pénètre dans la lumière du rétrécissement, peut être employé beaucoup plus simplement et avec le même fruit : on introduit deux bougies de volume à peu près égal, une du nº 3 et une du nº 2, et on pousse alternativement l'une et l'autre ; il y en a toujours une des deux qui finit par passer. Il n'est pas nécessaire de placer dans l'urèthre six ou huit bougies très-fines, comme le faisait Beniquié. Les bougies en vrille de Dieulafoy, les bougies tortillées de Leroy d'Étiolles, rendent parfois des services, mais il ne faut pas trop y compter.

Pour les rétrécissements excentriques ou calleux, on emploie la bougie filiforme en baleine de Phillips, que l'on tortille du bout. Cette bougie est très-dangereuse en des mains inhabiles, et il faut toujours avoir soin de l'introduire par le bout qui présente un petit renflement olivaire. Cette bougie peut toujours être remplacée par une bougie du même calibre, mais à la condition qu'elle soit neuve, c'est-à-dire que celle-ci ne soit pas trop ramollie (1).

Dans les rétrécissements excentriques, où le cathétérisme avec une petite bougie un peu molle est très-difficile, on passe facilement en introduisant une bougie du nº 8 ou 10 jusqu'au rétrécissement, et on passe à côté une bougie plus petite, nº 3 ou 4, et en tâtonnant on arrive assez facilement à la faire passer; c'est ce qui a eu lieu chez un garçon de quatorze ans que nous avons traité l'année dernière, et chez lequel nous avons vu naître le rétrécissement à la suite d'un traumatisme du périnée,

(1) Pour que les sondes de gomme restent comme neuves et ne se ramollissent pas, il suffit de les conserver en un lieu très-froid.

qui avait causé une déchirure de l'urèthre. Le rétrécissement, traité avan la rétention complète d'urine, ne pouvait être franchi qu'à l'aide de deux sondes du n° 8 et du n° 4; le n° 4 passait le plus souvent et quelquefois c'était le n° 8. Ce rétrécissement a été dilaté, et le malade a fini par se sonder régulièrement chaque jour avec une sonde du n° 10 ou 12.

Lorsqu'il y a deux rétrécissements dans l'urèthre, le cathétérisme peut être très-difficile, mais il est toujours possible, d'abord parce que les deux rétrécissements ne sont pas également serrés, il y en a toujours un qui est plus serré. L'ancienne chirurgie nous avait enseigné qu'il fallait dilater d'abord le premier rétrécissement, et que le second était ensuite traité. Ceux qui ont réussi de la sorte ne se sont pas bien rendu compte des faits; on s'est appuyé sur une théorie que les faits ne justifient point. Il arrive de deux choses l'une : ou que le rétrécissement le plus serré est le plus antérieur, ou que c'est le postérieur; si c'est le postérieur qui est le plus serré, on croit faire une dilatation alors que l'on est arrêté seulement par le second rétrécissement, et le premier rétrécissement ne paraît être serré que parce que l'on se sert d'une grosse sonde. Si, au contraire, on s'est servi d'une sonde fine, elle passe dans les deux rétrécissements, et c'est là de la vraie chirurgie, de la chirurgie bien comprise. Si c'est le rétrécissement antérieur qui est le plus serré, on ne s'aperçoit qu'il y a un second rétrécissement que quand on passe ultérieurement une sonde plus grosse que celle qui a été placée les premiers jours dans l'urèthre.

Dans les cas de rétrécissement double très-serré, il faut se servir d'une bougie un peu dure, et si elle ne passe pas facilement, on peut se servir de la bougie de baleine, mais à la condition de chauffer celle-ci dans l'eau chaude, pour qu'elle soit moins dure que la baleine froide et plus résistante que la bougie de gomme; mais la bougie de baleine est toujours moins inoffensive qu'une bougie de gomme assez ferme.

Une fois la bougie passée et fixée à demeure, la rétention d'urine est vaincue, les malades urineront dans les six heures, et, dans quelques cas exceptionnels, dans les douze heures, mais à une condition expresse, c'est que vous mettrez les malades dans un bain pendant une heure, et au bout de dix heures on renouvelle ce bain si le malade n'a pas uriné. Le rétrécissement serré sur la bougie se dilate, c'est-à-dire que la bougie comprime les petites fongosités du rétrécissement, comme une compression avec du diachylum comprime les bourgeons charnus des ulcères extérieurs.

Une fois le chemin fait, l'urine coule goutte à goutte, puis par jet. La vessie met quelquefois vingt-quatre heures à se vider, et c'est pour cela que des chirurgiens tels que Nélaton ont fait la ponction de la vessie, quoiqu'une bougie eût été placée à demeure dans l'urèthre. Un de nos internes a fait la même chose chez un malade dont l'observation est relatée plus loin; j'en ai été à moitié contrarié : quoique je jugeasse la ponction inutile, cela a été l'occasion de démontrer l'inutilité de la ponction de la vessie dans des cas semblables. D'abord, il a été prouvé que le malade n'avait pas été mis dans le bain, comme cela avait été prescrit; puis, le lendemain de la ponction, j'ai réintroduit une bougie, et le malade, dont la vessie distendue remontait presque jusqu'à l'ombilic, n'a vidé complétement sa vessie que le surlendemain, mais il avait uriné dans le bain autour de la sonde. Le malade se trouvait dans les mêmes conditions que le premier jour, et sans ponction de la vessie, et à l'aide des bains seulement, la vessie s'est vidée complétement en quarante-huit heures. Il ne faut pas se presser, les malades qui ont une bougie dans l'urèthre finissent toujours par uriner. Il est même utile, pour que la dilatation du rétrécissement soit rapide, que la vessie ne se vide pas d'un seul coup, la pression de la vessie sur l'urine et la force transmise d'arrière en avant sur le rétrécissement n'est pas inutile pour le dilater.

Quelques chirurgiens se croient obligés à tort de vider immédiatement la vessie. Dans ce but, Amussat avait une bougie qu'il pouvait rallonger à l'aide d'un mandrin, et sur ce mandrin et sur la sonde conductrice il glissait des sondes ouvertes des deux bouts. Desault attachait un fil à une bougie introduite et faisait passer sur le fil, puis sur la bougie, une sonde ouverte des deux bouts. Phillips avait une bougie filiforme au pavillon de laquelle était un pas de vis sur lequel on vissait le bout d'une sonde, et on poussait le tout dans la vessie. Tous ces procédés sont rationnels, mais ils sont inutiles; ils font d'ailleurs de la dilatation forcée, et cela n'est pas sans danger.

Quand le grand bain d'une heure n'a pas permis au malade de vider sa vessie, on obtient quelquefois une évacuation plus rapide en appliquant dix sangsues au périnée, ou en plaçant, comme le recommandait J.-J. Cazenave, un morceau de glace dans le rectum.

On a quelquefois tenté de vaincre les rétrécissements par des moyens expéditifs permettant immédiatement le passage d'une sonde, on s'est exposé témérairement à de gros dangers et on y est tombé. Je ne vous parlerai pas de tous les instruments inventés et réinventés : la sonde trocart de Chopart, le long trocart explorateur de Rizzoli, la sonde tarière de Uytterhoven, la cautérisation instantanée à l'aide d'un peu de potasse enchâssée dans une boule de cire de Langston, un fil galvanique (car le galvano-cautère a été mis à tout). Tous ces moyens violents et aveugles sont très-dangereux, et ne sont point de la saine chirurgie : ils sont bons à mettre dans des livres pour les publier, les chirurgiens qui ont du bon sens ne doivent point s'y arrêter, car il n'y a aucun moyen de savoir quelle est l'épaisseur de l'urèthre rétréci, et s'engager à perforer le rétrécissement d'un canal aussi étroit et aussi fragile que l'urèthre, c'est se tromper soi-même ou tromper les autres.

Une fois une bougie n° 3 ou 4 introduite dans l'urèthre, on l'y laisse de trois à quatre jours; si elle tombe parce qu'elle est mal attachée, on la replace. Pendant ces quatre jours, on voit quelquefois un suintement muqueux, une uréthrite apparaître; ne croyez pas que ce soit le passage de la bougie qui en soit la cause : c'est l'écoulement révélateur de l'inflammation de l'urèthre qui a causé l'accès aigu de rétrécissement. Le cinquième jour, on applique une bougie d'un numéro plus fort, du 5 ou du 7, et on la laisse deux jours. On continue de la sorte jusqu'à ce que l'on puisse passer le n° 16 de la filière Charrière. Quelquefois la bougie, mal attachée, tombe, et le canal n'est pas dilaté pendant une nuit. Il ne faut pas s'étonner si on ne peut pas réintroduire la bougie du même numéro, on est obligé de rétrograder et de passer une bougie plus fine. Le malade doit prendre un grand bain d'une heure tous les jours où l'on change la sonde.

On a dit et répété que l'on était obligé parfois de suspendre la dilatation parce que les malades avaient des accès de fièvre. Cela a été observé, je n'en disconviens point; mais ce que les praticiens ont oublié de dire, c'est qu'ils avaient commis une petite faute : ils avaient introduit trop tôt une grosse bougie qui était trop serrée dans le rétrécissement, ou bien ils avaient fait une fausse route.

Sachez qu'une bougie filiforme n° 1 de la filière Charrière, lorsqu'elle est restée trois jours en place, permet l'introduction d'une bougie n° 4 lorsqu'on remplace la bougie. Cela prouve que l'élargissement du canal ne commande pas que les sondes soient très-serrées au moment où on les applique. L'urine, en coulant autour de la sonde, dilate de son côté le rétrécissement. Mais il ne faut pas dépasser les limites de la dilatation progressive du rétrécissement, il ne faudrait pas mettre par exemple une bougie du n° 8 immédiatement après une bougie du n° 2.

Jusqu'à quand doit-on laisser les sondes à demeure? Vous avez un critérium sûr : c'est le moment où vous ne trouvez plus sur la bougie une traînée de pus qui correspond au point où la bougie était serrée par le rétrécissement. Vous remarquerez, en effet, que dans les premiers jours où vous retirez les bougies, il y a une trace de pus sur la sonde, et elle diminue plus tard, pour disparaître tout à fait du vingt au trentième jour. En même temps, lorsqu'on presse sur l'urèthre à l'extérieur, on constate que la douleur à la pression diminue, et finit par disparaître dans le point où on avait constaté au début une douleur et une induration qui révélaient le siége du rétrécissement.

Lorsque toute trace d'inflammation a disparu, on dilate le rétrécissement avec les cathéters de Beniqué. Ces sondes, graduées à 1/2 millimètre, sont introduites depuis le n° 33, correspondant à la bougie 18 de la filière Charrière, jusqu'au 48 ou 50. Elles sont introduites six par jour successivement, et la dernière introduite reste en place une heure. Tous les jours pendant lesquels dure ce traitement, on doit commencer par la sonde de deux numéros au-dessous de celle qui a été introduite la dernière le jour précédent. Les malades doivent ensuite, après ce traitement, passer tous les matins et tous les soirs une bougie n° 15 de la filière Charrière, à bout conique, munie d'une olive. Si le canal est bien dilaté de la sorte pendant six mois, la guérison relative peut être assurée pour dix ans au moins. Seulement, toutes les fois que les malades ont fait des libations, une marche forcée ou des excès, de quelque nature qu'ils soient, ils doivent prendre de grands bains, boire une tisane rafraîchissante, et laisser le soir leur sonde dix minutes en place.

Civiale, qui a touché à toutes les maladies des voies urinaires sans avoir l'instruction médicale première nécessaire, et qui n'était pas toujours très-strict dans ses observations, a voulu changer le traitement des rétrécissements par la dilatation (1): il faisait sonder les malades plusieurs fois par jour, espérant ainsi éviter une uréthrite, qu'il supposait liée à la sonde à demeure, et permettre aux malades de circuler. J'ai passé une partie d'une nuit à faire uriner un malade le premier jour où ce traitement avait été appliqué, le chirurgien avait sondé trois fois dans la journée, et à deux heures du matin le malade avait la strangurie la plus complète; j'ai mis une bougie à demeure, et le malade, placé dans un bain, a uriné au bout d'une heure.

Vous verrez plus loin une observation de Civiale lui-même où cette méthode de cathétérisme intermittent l'a conduit à faire quatre uréthrotomies sur le même malade. Cette manière de pratiquer la dilatation est absolument contraire à la théorie de l'action des bougies à demeure, et cette dilatation ne peut être mieux comparée qu'à un pansement qui ne serait appliqué sur un ulcère que trois fois par jour pendant 10 minutes. Que l'on fasse de la dilatation intermittente à la fin du traitement, très-bien, mais au début, cela est absolument déraisonnable.

(1) Civiale, *Traité pratique sur les maladies des organes génito-urinaires*, 3e édition. Paris, 1858-1860.

Le traitement des rétrécissements de l'urèthre par les sondes à demeure doit être secondé par des soins locaux et par une hygiène appropriée. S'il y a des douleurs vives au périnée, on y mettra quelques sangsues, les malades prendront des lavements émollients, et on entretiendra la liberté du ventre. Les malades prendront une nourriture herbacée, des viandes blanches, et s'abstiendront de vin pur, de bière et de café pendant le temps que durera la dilatation. Les malades qui ont une sonde à demeure ne doivent pas marcher, ils doivent garder le repos au moins pendant les quinze premiers jours de la dilatation; les malades qui marchent avec une sonde à demeure s'exposent à des cystites du col et à des orchites. Ne croyez pas que la sonde seule soit capable de causer une uréthrite et une prostatite, la sonde n'a pas de propriété plus irritante que l'urine, et les malades n'ont d'uréthrite et de prostatite que quand l'urèthre est malade par le seul fait du rétrécissement, ou d'une uréthrite antérieure, car il y a des malades chez lesquels, pendant le dernier temps de la dilatation, il n'y a pas de traces d'uréthrite.

La théorie de l'action des bougies à demeure doit être interprétée autrement que ne le faisait Hunter.

Ce n'est point par ulcération que la bougie à demeure agit sur le rétrécissement, ce n'est pas par dilatation des tissus fibreux, c'est par un mécanisme voisin de celui qu'exerce la compression sur les fongosités des ulcères du tégument. La bougie à demeure peut être considérée comme un pansement compressif. Ce qu'on appelle la dilatation d'un rétrécissement, c'est donc la diminution du gonflement inflammatoire de l'urèthre. On n'opère réellement la dilatation du rétrécissement que quand l'on emploie les bougies Beniqué. Tout ce que l'on a écrit sur l'uréthrotomie et la cautérisation des rétrécissements ne détruit pas la théorie. L'uréthrotomie scarifie des parties enflammées. La cautérisation détruit également les parties enflammées et les modifie en vertu d'une action substitutive, comme les collyres dans les maladies oculaires; il est à remarquer, d'ailleurs, que même après l'uréthrotomie et la cautérisation du rétrécissement, le passage et le maintien d'une sonde à demeure sont nécessaires. Cela revient à dire que la compression est toujours la partie indispensable du traitement.

Les rétrécissements de l'urèthre ont été traités par la dilatation rapide soit avec la bougie de baleine à renflements progressivement plus gros de Guillon, soit avec de grosses sondes de grosseur progressive successivement introduites, procédé de Mayor et de Beniqué, soit à l'aide d'une bougie sans fin, de grosseur progressive, (procédé de M. L. Lefort, 1876), soit à l'aide de dilatateurs mécaniques, dont le premier type connu est le *terlinum* de Marianus Sanctus, cathéter bifide se dilatant de dedans en dehors par introduction d'un mandrin entre les deux lames du cathéter. On voit que c'est là le principe du dilatateur de Perrève fig. 25.

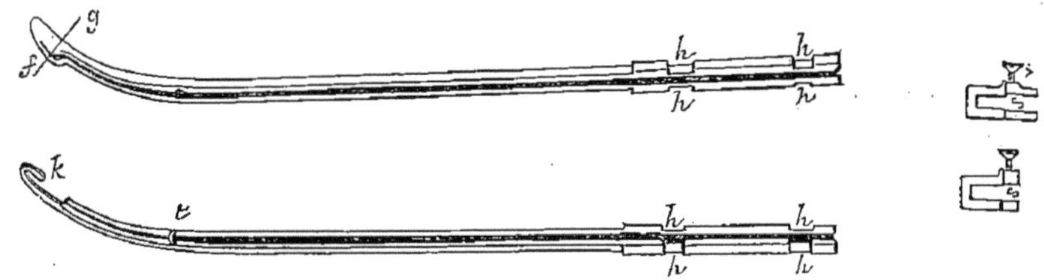

Les deux tiges du dilatateur et les châssis. *hh* rainure destinée à être serrée par les pinces, châssis *ss*.

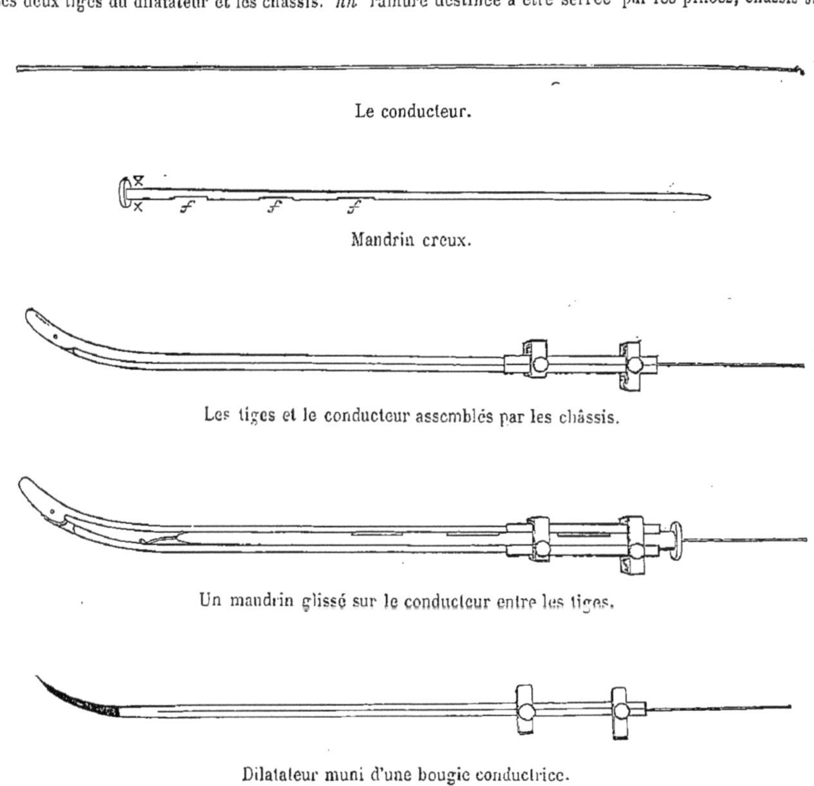

Le conducteur.

Mandrin creux.

Les tiges et le conducteur assemblés par les châssis.

Un mandrin glissé sur le conducteur entre les tiges.

Dilatateur muni d'une bougie conductrice.

FIG. 25. — Dilatateur de Perrève.

Ce dilatateur a été modifié de plusieurs manières, mais toujours d'après le même principe.

M. Langlebert vient d'imaginer un procédé pour faire la dilatation rapide, et son but était de supprimer la douleur que cause le frottement de l'instrument sur le rétrécissement. Ses instruments constituent un dilatateur différent de celui de Perrève en ce que la dilatation se fait sur tous les points du rétrécissement, comme le ferait l'ampoule d'Arnott ou une boule de caoutchouc des dilatateurs à air modernes. Voici l'appareil instrumental fig. 26 :

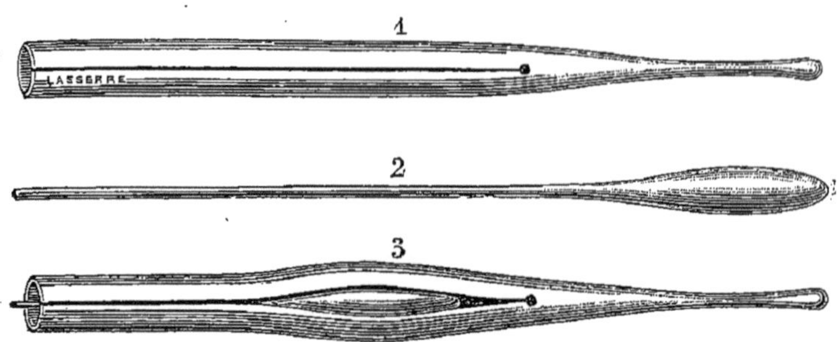

Fig. 26. — Dilatateur de Langlebert (*).

Des bougies conductrices creuses, fendues depuis le pavillon jusqu'à 3 centimètres du bout, sont introduites dans l'urèthre et dans le rétrécissement. On passe ensuite dans la bougie des mandrins de grosseurs différentes; ils sont conduits jusqu'au bout de la fente de la bougie conductrice où ils sont arrêtés. Ce procédé met à l'abri des fausses routes, mais il ne garantit pas contre les déchirures de l'urèthre au voisinage du rétrécissement, ce qui est l'écueil du traitement des rétrécissements par la dilatation. Je n'ai jamais rencontré jusqu'ici la nécessité d'une dilatation forcée du rétrécissement, et j'ai vu des récidives rapides de rétrécissements traités par la dilatation forcée exécutée par d'autres mains que les miennes.

La dilatation forcée est mauvaise en soi.

La cautérisation du rétrécissement de l'urèthre proposée par Wately, Wisemann, Roncalli, Hunter, Macilvain, Jobert, F. Lallemand, n'a jamais eu de grands partisans en France. Civiale s'en était engoué un instant. Les uns cautérisaient directement avec des précipités rouges comme Hunter, et le caustique était porté sur le rétrécissement à l'aide d'une sonde creuse. Les autres, comme Jobert, employaient l'alun ou la potasse portés dans le rétrécissement sur le bout d'une sonde emplastique. D'autres se servaient d'un porte-caustique de Lallemand, d'autres enfin cautérisaient d'avant en arrière, tandis que Civiale, pour faire autrement que ses concurrents, cautérisait d'arrière en avant. Nous retrouvons ici, à propos de la cautérisation des rétrécissements, des minuties disputées avec acharnement entre

(*) 1, Sonde creuse ; 2, mandrin ; 3, mandrin dans la sonde creuse.

spécialistes avides de paraître les inventeurs d'un moyen que ne possèdent pas leurs rivaux. C'est dans les inventions de procédés de ce genre que se révèle le mieux, en effet, le côté commercial des spécialistes en médecine. La cautérisation d'un rétrécissement de l'urèthre, il ne faut pas s'y tromper, est certainement le traitement le plus irrationnel, jamais on n'a conseillé de cautériser une cicatrice pour prévenir sa rétraction et son inflammation.

Heurteloup, qui avait un *secret* pour guérir les rétrécissements, n'a guère guéri en une séance que des rétrécissements qui n'en étaient pas, et on disait jadis qu'il enlevait le rétrécissement. Divers essais dans ce genre ont été tentés depuis, et personne n'a dit sérieusement qu'il avait guéri un rétrécissement de la sorte. Ce traitement n'est pas moins irrationnel que le traitement par la cautérisation. On ne guérit pas une cicatrice rétractile d'un conduit en l'enlevant, car on laisse à la place une nouvelle cicatrice aussi rétractile que la première.

L'uréthrotomie interne est une invention de notre siècle; on avait d'abord proposé de scarifier le rétrécissement et c'est Reybard qui certainement a le plus contribué à vulgariser l'uréthrotomie. Cette opération a été acceptée avec empressement comme toutes les thérapeutiques lucratives, mais elle a déjà vécu et sa célébrité n'aura pas égalé la célébrité du traitement des rétrécissements par les caustiques.

J'ai vu une fois dans ma vie faire une uréthrotomie par Ad. Richard, à l'Hôpital des Cliniques. En juillet 1860, Richard remplaçait Nélaton. Un garçon de vingt-trois ans vint à l'hôpital avec un rétrécissement peu serré admettant facilement une bougie de 4 millimètres. Richard fit séance tenante l'uréthrotomie avec l'uréthrotome de M. Maisonneuve; trois jours après le malade était mort d'infection purulente urineuse. Je n'ai jamais pardonné cette mort-là à l'uréthrotomie. Depuis que les chirurgiens qui ne s'adonnent pas à la spécialité ont étudié l'uréthrotomie et ont traité la question (1), on a vu de suite combien il fallait rabattre des dires des uréthrotomistes, et les bons esprits sont convenus que l'uréthrotomie pouvait être à peine réservée pour les cas où le rétrécissement résistait à la dilatation.

C'est sur ce point que la discussion doit être portée.

Il est bien admis aujourd'hui que l'uréthrotomie interne ou externe ne guérit pas radicalement un rétrécissement. Le seul refuge des uréthrotomistes est celui-ci : la dilatation est plus rapide après la section du rétrécissement et les récidives sont plus éloignées. Vous n'aurez qu'à ouvrir

(1) Tillaux, *De l'uréthrotomie*. Thèse de l'agrégation en chirurgie, Paris, 1863.

les thèses désintéressées des élèves de nos hôpitaux et vous y trouverez des faits d'une éloquence dont rien n'approche.

Voici un fait :

Obs. I. *Uréthrotomies répétées.* — B. J. (Pierre), âgé de cinquante-quatre ans, charretier, ayant un vice de conformation, un hypospadias, eut plusieurs blennorrhagies, apparition du rétrécissement de l'urèthre.

Blandin opère le malade à la Pitié en 1848 débride le méat et fait l'uréthrotomie interne ; trois ans d'amélioration.

En 1851, traité par Jobert de Lamballe par la dilatation (l'observation dit la dilatation, mais ce que nous connaissons de la pratique de Jobert fait supposer que le chirurgien avait employé la cautérisation avec l'alun).

En 1852, uréthrotomie, par M. Maisonneuve, trois mois seulement de bénéfice.

De 1856 à 1862, le malade entra à quatre reprises différentes chez M. Civiale et fut uréthrotomisé quatre fois; après chaque opération on lui passa des sondes, environ pendant trois mois.

En 1866, nouvel accès de rétrécissement et rétention d'urine. M. Desormeaux fait l'uréthrotomie avec l'endoscope. Le traitement est traversé d'abord par une orchite; la sonde est laissée à demeure; il se produisit ensuite une fistule uréthrale.

Depuis le malade a été perdu de vue (1).

Vous voyez où a été le bénéfice de l'uréthrotomie et comment elle favorisait ici la dilatation.

Voici une autre observation comme on n'en publie pas dans les journaux et comme on en trouve seulement dans les thèses de nos élèves.

Obs. II. *Uréthrotomies répétées.* — L... (Clément), trente-neuf ans, entre le 20 mars 1866 à l'hôpital Necker. Rétrécissement consécutif à plusieurs blennorrhagies.

Le 23 mars, la bougie molle n° 1 (bougie de cire rouge employée par Civiale, conservant l'empreinte de la striction); premier rétrécissement au niveau de la base du gland, deuxième au milieu du corps spongieux et s'engage dans celui de la courbure, l'empreinte a la forme d'une baïonnette.

Le 26, M. Civiale passe une bougie n° 1 ; s'engage dans le rétrécissement, très-forcée, retirée.

Le 29, il passe une bougie de baleine n° 1, qui s'engage bien; gardée dix minutes ; le malade urine bien.

Le 30 idem.

(1) Mollien, *Des accidents de l'uréthrotomie externe*. Thèse, Paris, 1867.

1er avril : le malade a de la dysurie; douleur au périnée; pas de frissons; repos, cataplasmes.

Le 12, le malade a eu de la fièvre; depuis huit jours, traitement suspendu, il va bien aujourd'hui.

Le 13, on ne peut passer la plus petite bougie, ni la plus petite sonde d'argent, pourtant il urine bien.

Le 14, on ne passe pas.

Le 17, le malade passe lui-même une bougie de baleine qu'il conserve à demeure.

Le 24, douleurs au périnée; obligé d'enlever la bougie; la passe lui-même le lendemain.

4 mai. Bougie de gomme n° 1 mise à demeure, il urine entre la bougie et le canal.

Le 12, a gardé la bougie n° 1, on la retire; uréthrotomie d'arrière en avant; avec le plus petit instrument, sonde n° 3 fixée à demeure, gardée jusqu'au 13 à dix heures du matin.

Le 14, M. Civiale ne peut passer le cathéter.

Le 15, douleur au périnée, cataplasmes.

Le 17, le malade a pu introduire lui-même une bougie de baleine fixée à demeure.

Le 20, une bougie un peu plus forte est introduite à demeure; il urine très-bien entre la bougie et le canal.

Le 26, uréthrotomie interne avec l'instrument moyen, sonde n° 7 fixée dans la vessie, retirée le lendemain à dix heures.

Le 28, le malade a eu de la fièvre; la nuit, repos.

Le 30, uréthrotomie interne avec l'instrument moyen, sonde n° 7 fixée.

Le 31, garde la sonde.

Le 1er juin, idem.

Le 2, idem.

Le 2, le malade passe le cathéter le plus petit tous les jours.

Le 11, passe le cathéter moyen.

Le 17, le gros cathéter ne passe pas; la portion pénienne est toujours rétrécie.

Le 30, débridement du méat avec l'uréthrotome à bascule; indigestion dans la journée, fièvre et frissons le lendemain; sulfate de quinine, 0gr,75, en trois prises.

3 juillet, mieux; n'a pris que la moitié du sulfate de quinine.

Le 7, M. Civiale passe le cathéter n° 2.

Le 11, uréthrotomie interne avec le plus gros instrument; de plus, débridement du méat avec l'uréthrotome à bascule; incision dans toute la partie spongieuse; légère hémorrhagie; sonde n° 7 fixée à demeure, retirée le lendemain; pas d'accidents.

Le 25, on a passé tous les deux jours le gros cathéter, le malade le passe très-bien lui-même.

Le 1er août, exeat: guéri!! (1).

Cette observation, jointe à plus de trente autres citées par M. Raynaud, est des plus propres à faire rejeter la pratique de Civiale. Comment, voilà un malade qui urine seul autour d'une petite bougie ou même sans bougie, et on lui dilate son urèthre pour faire quatre fois dans l'espace de quatre mois et dix jours l'uréthrotomie; deux fois on fait le même débridement du méat, et l'on viendra dire que les uréthrotomies étaient utiles pour empêcher le rétrécissement de se resserrer, et que l'uréthrotomie fait ce que ne fait pas la dilatation! Je livre cette observation, et beaucoup d'autres qui sont publiées dans d'autres thèses, aux méditations des chirurgiens.

Dans la discussion qui eut lieu à la Société de chirurgie en 1865, des critiques indulgentes ont été adressées à l'uréthrotomie, mais l'indulgence était visible, et la Société n'a pas prononcé de jugement. Il y avait, d'ailleurs, des ardents défenseurs de l'uréthrotomie.

Parmi les faits que j'ai observés à l'hôpital Cochin, voici les observations les plus favorables qui puissent être mises au bénéfice de l'uréthrotomie, quoique la dilatation simple puisse en faire autant, ainsi que les faits cités plus loin le prouvent.

Obs. III. *Rétrécissement de l'urèthre traité autrefois par l'uréthrotomie. Récidive.* — Burochin (Eugène), soixante-six ans, chiffonnier, entre le 24 mars 1874, baraque 2, n° 15. Il porte, depuis un nombre d'années indéterminé, un rétrécissement de l'urèthre consécutif à des blennorrhagies. Ce rétrécissement a été trois fois déjà traité : la première fois à l'hôpital d'Orléans, et la deuxième à la Pitié, à Paris, par la dilatation progressive; la troisième fois, en 1858, à l'Hôtel-Dieu, M. Maisonneuve pratiqua l'uréthrotomie interne; le malade sortit urinant bien, mais prenant la précaution de se sonder tous les jours avec une sonde de calibre moyen. Le malade n'a manqué à cette habitude que depuis quelques mois; il rentre aujourd'hui avec un rétrécissement très-étroit et très-profondément situé; il y a en outre un peu de cystite; miction douloureuse et se faisant goutte à goutte; urine rougeâtre avec dépôt de muco-pus.

Le 25 mars, on passe une sonde filiforme qui est laissée à demeure, et les jours suivants des sondes un peu plus grosses. Indépendamment du rétrécissement de l'urèthre, le malade présentait à son entrée des signes d'affection cardiaque

(1) Consultez Max. Raynaud, *Étude sur les rétrécissements de l'urèthre*. Thèse, Paris, 1868.

(souffle aux deux temps à la base du cœur, pouls bondissant, œdème des malléoles et du scrotum), avec fièvre et complication pulmonaire (souffle bronchique et râles fins des deux côtés).

Le 6 avril il meurt; on trouve à l'autopsie: un rétrécissement fibreux en sablier à la portion membraneuse de l'urèthre; une péricardite, de la dilatation aortique avec athérome, et insuffisance de l'orifice; cœur très-volumineux.

Le rétrécissement n'avait produit une nouvelle rétention d'urine que quinze ans après l'uréthrotomie. Dès que le malade avait cessé de dilater son canal, notez-le bien, la rétention d'urine était survenue.

Obs. IV. *Rétrécissement traité par uréthrotomie.* — Savin (Pierre), cocher, soixante-sept ans; entré à la salle Cochin, le 9 septembre 1873.

A dix-huit ans blennorrhagie; l'écoulement persiste pendant dix ans; orchite.

Rétrécissement complet en 1835. Le malade entre à Necker dans le service de M. Civiale, qui pratique l'uréthrotomie interne. Le malade sort guéri au bout de six semaines de traitement.

Au mois de mai de l'année 1845, récidive au bout de dix ans; alternatives de mieux et de pire. Le malade prenait cependant la précaution de se sonder chaque jour. Lorsqu'il entre à Cochin, le rétrécissement ne peut être franchi qu'à l'aide des plus grandes difficultés et par les bougies les plus petites. Traitement par la dilatation progressive jusqu'aux sondes Beniqué, n° 45, qui passent librement. Le traitement a duré trois mois.

Voici, d'autre part, un autre fait tout à fait à la charge de l'uréthrotomie. L'énoncé de l'observation seul suffirait, mais l'observation est très-intéressante.

Obs. V. *Uréthrotomies répétées, récidives rapides.* — Au n° 42 de la deuxième baraque est couché le nommé Alexandre Tourret, âgé de quarante-sept ans, célibataire, fleuriste sur tissus, né à Saint-Pierre-lès-Calais.

Voici quels sont les antécédents de ce malade : pas de syphilis ni de variole antérieures; le malade nie même énergiquement qu'il ait jamais contracté la plus légère blennorrhagie. Probablement ce malade était-il atteint d'un rétrécissement congénital de l'urèthre compliqué à un moment donné d'ulcérations de la muqueuse du canal et d'obstruction presque complète.

Trois uréthrotomies internes furent successivement faites : en 1854, par Civiale; en 1863, par Nélaton; en 1866, par M. Trélat. Une uréthrotomie externe fut pratiquée en 1871, par M. Trélat.

Au mois de novembre 1871, notre malade fut pris d'une fièvre typhoïde à Lille, et fut soigné par M. le docteur Parise.

La maladie et ses suites durèrent environ quatre mois. Notre homme revint de nouveau à Paris en 1872, et ayant négligé de se sonder pendant sa maladie, il fut obligé de subir de nouveau au mois de mai l'opération de l'uréthrotomie interne faite par M. Trélat.

Le malade urinait bien, il ne portait plus qu'une petite fistule urinaire, qu'il avait conservée depuis l'opération de l'uréthrotomie externe et le garantissant contre la retention d'urine, lorsqu'au mois d'août (29) 1872 il entra dans le service de M. Després, pour se guérir de cette fistule.

Au bout d'un mois, la fistule était guérie, le malade allait sortir de l'hôpital, lorsqu'éclata une tout autre série d'accidents qui se rattachent alors à la fièvre typhoïde antérieure et à un rétrécissement consécutif des intestins.

Météorisme continuel, constipation opiniâtre, vomissements répétés, tels sont les principaux symptômes qui n'ont pas cessé de se succéder depuis cette époque.

Pas de traces de péritonite ; cystite légère mais tenant au rétrécissement de l'urèthre.

Le ventre est uniformément ballonné ; il est comme pointu, mais le gros intestin ne se dessine nullement sous les parois abdominales, ce qui tendrait à prouver que le rétrécissement porte au niveau de la valvule iléo-cæcale, ou dans les dernières portions de l'iléon. Rien ne peut vaincre la constipation, mais de temps en temps, quelquefois tous les quinze jours, le malade sous l'influence d'un purgatif plus ou moins énergique rend des selles copieuses précédées d'une évacuation d'une grande quantité de gaz. Le ventre cesse alors d'être ballonné, et l'oppression disparaît. Le malade semble guéri ; mais au bout de quelques jours les mêmes signes réapparaissent avec la même intensité. Les accidents vont toujours en augmentant d'intensité. Le début de ces affections paraît donc avoir suivi de six à sept mois seulement la guérison de la fièvre typhoïde. En l'absence de tout autre signe, on ne peut rapporter qu'à cette seule cause tout l'ensemble des accidents observés jusqu'à ce jour sur notre malade.

Voici maintenant, pour comparer, des faits de rétrécissements de l'urèthre traités par la dilatation.

Obs. VI. *Rétrécissement traité par la dilatation. Récidive au bout de trente-sept ans.* — Bo (Antoine), charretier, soixante ans.

Février 1834. Le malade entre à l'hôpital de la Charité, où il est traité par Samson. Dilatation graduelle ; le traitement dure deux mois ; au bout de ce temps il sort complétement guéri et urinant très-bien.

Le malade ne peut nous indiquer l'origine de ce rétrécissement et dit n'avoir jamais contracté de blennorrhagie. La guérison persiste jusqu'en 1873. Au mois de novembre, il vient à l'hôpital, et nous pouvons constater l'existence de trois rétrécissements successifs qui permettent de passer facilement une bougie de la grosseur d'une plume de corbeau, n° 8, et qui siégent dans la partie moyenne de la portion spongieuse de l'urèthre.

Jusqu'à cette époque et depuis sa sortie de la Charité, le malade ne s'était jamais sondé, pas même par mesure de précaution. La guérison du traitement par la dilatation progressive a donc duré de 1834 à 1873.

Cette observation et l'observation IV, qui ne sont pas choisies et qui ont été recueillies au hasard, telles quelles se présentent dans le service, montrent que la dilation faite par divers chirurgiens a donné les mêmes résultats que l'uréthrotomie, quoi qu'il y ait un écart plus grand entre les récidives. Vous avez là un point de comparaison.

Vous lirez encore dans les *Leçons sur les maladies des voies urinaires*, de Sir Henry Thompson, traduites en français (1), qu'il a suivi la pratique de Civiale pour exécuter l'uréthrotomie et qu'il n'a jamais eu d'accidents. Le livre anglais ne renferme pas d'observations ; l'auteur se borne à dire que l'opération est bonne. Mais on lit dans le livre que l'uréthrotomie est faite après la dilatation de l'urèthre, puisque l'auteur dit qu'il incise le rétrécissement d'arrière en avant, il ne peut donc inciser les rétrécissements serrés que quand il les a dilatés. Ses incisions ne sont que des scarifications et elles sont absolument inutiles, en même temps qu'elles sont moins dangereuses que les incisions profondes.

Je ne vous ai point parlé des accidents mortels de l'uréthrotomie dans les statistiques, parce que les statistiques sont rares et qu'elles ne sont pas toujours absolument sincères. M. Tillaux, mon collègue (2), en a fourni une empruntée aux hôpitaux de Paris ; elle est, à mon avis, la seule qui offre des garanties. De 1857 à 1861, à l'hôpital de la Pitié, il a été fait quarante-sept opérations d'uréthrotomie interne, il y a eu douze morts ne pouvant être rapportées qu'à l'opération.

Vous comparerez ces observations dont vous venez de voir un spécimen aux trois observations qui ont été recueillies depuis le 1er janvier 1876 dans le service, et vous jugerez. Ces observations ne sont point choisies, le hasard les a présentées, et la thérapeutique toujours fidèle que nous avons mise en usage a donné des résultats absolument satisfaisants et exempts de complication.

L'uréthrotomie ne fait rien de plus que la dilatation sagement faite, et elle ne met pas les malades dans de moins bonnes conditions ; au con-

(1) Thompson, *Traité pratique des maladies des voies urinaires* et *Leçons cliniques sur les maladies des voies urinaires*. Paris, 1874.

(2) Thèse de concours.

traire, un malade qui a une récidive de son rétrécissement et qui a été uréthrotomisé a un rétrécissement plus dur que les malades qui ont été traités par la dilatation. J'ai observé un malade qui avait été uréthrotomisé dix ans auparavant d'arrière en avant; son rétrécissement était récidivé depuis un an, depuis qu'il avait négligé de se sonder quotidiennement. Son rétrécissement ne put pas être dilaté plus loin que la possibilité du passage d'une bougie n° 14 de la filière Charrière. Tandis que chez les malades traités dix, douze et quinze ans auparavant par la dilatation simple, j'ai toujours pu arriver à passer des bougies n°s 18, 19 et même 20, ce qui correspond aux n°s 38 et 40 des sondes Beniqué.

Je le répète, l'uréthrotomie d'arrière en avant ne fait que scarifier le rétrécissement; elle est inutile puisque la dilatation est obtenue quand on l'exécute. L'uréthrotomie d'avant en arrière n'est pas une section, c'est un déchirement du rétrécissement. En effet, la lame coupe à peine et c'est le passage du cache-lame qui agrandit la plaie et agit alors absolument comme les dilatateurs ou divulseurs si justement critiqués. Les chirurgiens qui ne se serviront pas de cache-lame ont au moins un conducteur métallique qui fait de la dilatation forcée et la dilatation est achevée d'être forcée quand on passe la sonde à demeure.

Après une uréthrotomie quelconque, il faut placer la sonde à demeure, et cette sonde expose encore plus les malades à la fièvre uréthrale que la bougie placée dans un rétrécissement où elle est un peu serrée. La durée de la perméabilité du rétrécissement est, comme après le traitement par les bougies à demeure, subordonnée au passage quotidien d'une sonde de moyen calibre et à une hygiène bien réglée.

Ainsi, la rapidité de la dilatation du rétrécissement égale, et les dangers de l'opération en moins, voilà les premiers avantages de la dilatation simple. L'absence d'induration du rétrécissement récidivé, après le traitement par la dilatation, constitue encore une supériorité incontestable pour la dernière méthode.

Le traitement complémentaire nécessaire après l'uréthrotomie et la dilatation est identiquement le même; de ce côté, il n'y a donc aucun avantage pour l'uréthrotomie. Quant à la durée du traitement principal, elle est au moins égale dans les deux traitements.

Dirai-je enfin que des observations ont prouvé que la dilatation de l'urèthre après la section du rétrécissement a produit la fièvre uréthrale au moins autant de fois que la dilatation pure et simple d'un rétrécissement? Une des observations citées plus haut le prouve.

Voici les observations des malades que le hasard a conduits dans le service; ce ne sont point des malades de choix, ce sont des malades comme ceux que vous êtes exposés à soigner dès le début de votre pratique, et ce hasard veut qu'il y ait deux de ces cas difficiles que les partisans d'autres traitements que la dilatation exploitent au profit de la thérapeutique qu'ils recommandent.

Obs. VII. *Rétrécissement de l'urèthre, traité par la dilatation. Trois traitements en vingt-cinq ans.* — Bezancenot (Pierre), cinquante-huit ans, journalier, Cochin, baraque 2, lit 28 : entré le 27 novembre 1873.

A l'âge de vingt-cinq ans, le malade avait déjà eu trois blennorrhagies ; à l'âge de vingt-huit ans, signes de rétrécissement.

Dilatation graduelle par Blandin, à l'Hôtel-Dieu, en 1848. Le traitement dure trois mois, et le malade sort complétement guéri. La guérison persiste jusqu'en 1861. A cette époque le malade entre à la Charité, dans le service de Velpeau; il est de nouveau traité par la dilatation graduelle et sort guéri au bout de six semaines.

Ce malade, négligeant de se sonder assez fréquemment, est repris de nouveau, et quand il entre à Cochin, les bougies du plus petit calibre ne pénètrent que très-difficilement dans le point rétréci.

Dilatation graduelle jusqu'au n° 19 de la filière Charrière ; aujourd'hui 28 décembre, le malade urine très-librement.

Obs. VIII. *Rétrécissement excentrique de l'urèthre. Dilatation.* — Le nommé Guénier (Ernest), âgé de trente-neuf ans, est entré à l'hôpital le 17 avril 1876, baraque 1, lit n° 1.

Son père est mort pendant la guerre, à l'âge de soixante ans ; sa mère est morte en 1862, à l'âge de cinquante ans, probablement à la suite d'une fluxion de poitrine.

Dans son enfance, le malade n'a jamais fait de maladies.

Vers l'âge de dix-sept ans, il a eu une première blennorrhagie qui dura deux mois environ ; il la traita avec quelques injections de sulfate de zinc. Après la guérison de cette première chaudepisse, il n'eut aucune gêne pour uriner. Il vaquait à ses occupations, sans faire ni excès de femmes, ni excès de boissons.

A trente-cinq ou trente-six ans, il a une nouvelle blennorrhagie qui lui dure encore à peu près deux mois et qu'il ne traita pas. Deux ou trois ans, rien. Il y a un an et demi à peu près, il éprouva de fréquentes envies diurnes d'uriner ; il remarquait que son jet d'urine avait diminué et qu'il était enroulé sur lui-même. Puis, la miction terminée, il coulait encore quelques gouttes d'urine dans son pantalon. Pendant un an, cet état est resté stationnaire, et quand il allait avec des femmes il ne trouvait aucun changement dans ses fonctions génésiques ; seulement il se croyait soulagé par le coït, suivant un préjugé populaire. Il avait un léger suintement par l'urèthre.

Il y a six mois, le malade remarqua qu'il avait des envies plus fréquentes d'uriner; il était réveillé souvent la nuit; il se levait alors, mais n'urinait que quelques gouttes, et parfois faisait des efforts si violents qu'il laissait échapper des matières; le jet était devenu presque filiforme.

Il y a deux à trois mois, il urinait sous lui pendant la nuit, et le jour, il lui arrivait fréquemment de pisser dans son pantalon. Son urine déposait.

Deux ou trois jours avant d'entrer à l'hôpital, il ressentit comme quelque chose qui se resserrait dans son urèthre. Il voulut uriner, mais rien; au bout de quelques heures il urinait malgré lui dans son pantalon. Inquiété, il se décida à entrer à l'hôpital le 17 avril. Ce malade était pâle, anémié, ne dormait pas et présentait le facies des malades atteints de maladies chroniques des voies urinaires.

Le lendemain, M. Després essaya de passer une bougie; une première fois il est arrêté, mais l'obstacle fut surmonté au bout de quelques instants; une seconde fois, la bougie n° 2 fut arrêtée de nouveau en avant du bulbe et ne franchit ce second rétrécissement qu'après quelques tâtonnements et à l'aide de deux bougies introduites et poussées alternativement jusqu'à ce qu'une d'elles pénètre (procédé de Ducamp). On laissa la bougie à demeure.

M. Després diagnostiqua un rétrécissement profond excentrique et calleux.

Le 21, la bougie avait été brusquement rejetée au dehors, dans un effort qu'avait fait le malade pour uriner. On introduit une nouvelle bougie un peu plus forte; on franchit bien le premier rétrécissement, mais impossible de passer le second; force fut d'introduire une bougie de même calibre que la première. Dans la journée, le malade urina un peu mieux; un bain tous les jours.

Le 22, le malade a uriné mieux encore autour de la sonde; il fut étonné de la force de son jet, et dit même qu'il a uriné aussi bien qu'un autre homme.

Même traitement les jours suivants.

Le 30 avril, on parvient à introduire une bougie un peu plus forte, le n° 4.

Le 2 mai, on enlève le n° 4, et l'on peut passer le n° 7, que l'on fixe à demeure.

Le 6, on introduit le n° 10, que l'on laisse jusqu'au 8 mai où on le remplace par le n° 14.

Le 10 mai, le n° 15.

Le 15, on peut faire pénétrer le n° 18.

Le 22, M. Després commence le traitement par les sondes Beniqué. Ce jour-là il introduit les nos 32, 33 et 34, et laisse le 34 pendant deux heures.

Le 23, nouvelle séance, les nos 35, 36 et 37; le 37 est laissé pendant deux heures.

Le 24, M. Després engage le malade à se sonder lui-même trois fois par jour.

Le 26, le malade ayant fait une fausse route, force fut d'introduire une sonde d'un plus petit calibre que l'on laissa à demeure; il fallut encore employer le procédé de Ducamp.

Le 1er juin, second traitement par les sondes Beniqué. Du 1er au 10 juin, on peut faire pénétrer depuis le n° 30, jusqu'au n° 43. Le malade fut considéré alors comme guéri; à ce moment son urine ne déposait plus.

Le 13, le malade se sonde lui-même avec le n° 19, une demi-heure le matin, une demi-heure le soir. Lorsqu'il ne peut parvenir à introduire ce numéro, il en prend un d'un plus petit calibre et le laisse à demeure pendant toute la nuit, de sorte que le lendemain il peut recommencer le traitement avec la bougie primitive.

Le 23, le malade ayant négligé de se sonder pendant deux jours, on introduit le n° 11, que l'on laisse à demeure pendant trois jours.

Le 26, on peut faire pénétrer le n° 18, et le malade est invité à se sonder avec ce numéro.

Le 28, le malade se sonde très-bien; il demande à partir.

Le 3 juillet, le malade, qui se sonde régulièrement et facilement avec le n° 19 olivaire, matin et soir, part pour Vincennes; il va continuer à passer cette bougie une fois le matin et une fois le soir. La santé générale est excellente, la gaîté est revenue; du côté de la vessie l'écoulement a disparu, et la miction se fait très-bien.

Cette observation est un exemple de rétrécissement excentrique de l'urèthre, compliqué de catarrhe vésical et d'incontinence d'urine par regorgement. Le cathétérisme difficile est exécuté, la dilatation est obtenue en un mois. Un accident empêche de poursuivre la dilatation temporaire, la dilatation permanente est reprise, et en treize jours la dilatation est de nouveau obtenue, et si le malade est resté à l'hôpital, c'est que nous avons attendu que l'on fût sûr qu'il se sonderait bien et serait en mesure d'entretenir la dilatation de son urèthre.

Le malade n'a pas eu la moindre fièvre. Dira-t-on que c'était un cas favorable à l'uréthrotomie? A cela je répondrai que l'uréthrotomie, capable d'exposer à la mort une fois sur vingt-cinq en moyenne, ne saurait être préférée à un traitement qui ne demande que du temps. Le malade aurait-il été guéri plus vite? je dis que non; on l'aurait fait partir de l'hôpital plus tôt peut-être, mais il se serait toujours écoulé au moins deux mois avant qu'il pût passer sa sonde sans souffrance, comme le fait notre malade. Il ne faut pas oublier, en effet, que le traitement des rétrécissements de l'urèthre a pour but non-seulement la dilatation, mais encore l'atténuation de l'inflammation de l'urèthre rétréci, et cette partie du traitement n'est pas la moins longue.

OBS. IX. *Rétrécissement de l'urèthre. Dilatation.* — Le nommé Roger (Léon), âgé de quarante ans, emballeur, entré le 29 mai 1876, salle Cochin, lit n° 15. (Observation recueillie par M. Monod, interne.)

Antécédents : première chaudepisse à dix-huit ans, durée six semaines ; deuxième chaudepisse à vingt et un ans, orchite, durée deux mois environ ; troisième chaudepisse à vingt-huit ans, durée six semaines. Le malade ne se soignait pas et ne s'abstenait pas de femmes.

Malade sobre, ne paraissant pas avoir fait d'excès de boissons.

Premiers troubles de la miction *il y a dix ans*, dix-huit mois environ après la dernière chaudepisse. Il urinait plus souvent que d'habitude, et le jet devenait de plus en plus petit et faible ; il a depuis peu le volume d'une ficelle. Du reste, jamais de douleurs vives ; pas d'hématurie ni de rétention d'urine.

Depuis vingt heures, le malade n'urine que goutte à goutte et la rétention d'urine est devenue complète.

Premier cathétérisme, le 29 mai, soir. Des sondes d'un volume décroissant sont successivement arrêtées au niveau du cul-de-sac du bulbe ; l'interne de garde n'insiste pas sur les manœuvres, il faisait fausse route.

Le 30 mai au matin, M. Després sonde le malade ; après des essais répétés, il arrive à introduire une bougie filiforme n° 3 de la filière Charrière (procédé de Ducamp, avec introduction simultanée de deux bougies).

Cette bougie est fixée ; le canal saigne un peu pendant ces manœuvres.

Dans la journée le malade se lève et se promène ; le malade, auquel un bain d'une heure a été prescrit, ne le prend pas, par erreur des gens de service.

A la visite du soir, il est très-bien.

A dix heures, il éprouve des douleurs à l'hypogastre ; il n'avait pas uriné depuis quatre heures du matin ; il ne s'était même pas écoulé quelques gouttes d'urine le long de la bougie.

A une heure, les souffrances augmentent ; plaintes continuelles, agitation ; le malade se lève à chaque instant pour aller au cabinet ; en dépit de tous ses efforts il ne peut uriner ; il a vomi à plusieurs reprises ; on applique un cataplasme sur l'hypogastre.

A trois heures, agitation croissante ; le malade n'a pas cessé de se plaindre, le facies exprime une souffrance profonde ; hoquets, vomissements, quelques frissons.

A cinq heures, l'interne de garde voit le malade ; l'état général est le même ; la vessie énormément distendue apparaît sous la forme d'une tumeur oblongue, arrondie, soulevant l'hypogastre et remontant jusqu'au-dessus de l'ombilic ; elle est mate dans toute son étendue ; la pression sur la tumeur augmente la douleur. On administre deux pilules d'opium ; puis l'interne essaye de faire pénétrer le long de la bougie à demeure une sonde très-fine. A la suite de cette manœuvre qui n'a pas été prolongée, il retire la bougie introduite la veille et essaye de nouveau l'introduction d'une petite sonde ; ces tentatives sont infructueuses. Les souffrances du malade augmentant toujours, l'interne se décide alors à pratiquer la ponction hypogastrique ; en l'absence de l'appareil Dieulafoy, il se sert d'un petit trocart de trousse, le trocart explorateur ; on retire lentement, mais sans peine, un litre et demi environ d'urine; le malade éprouve immédiatement un grand soulagement; boule d'eau chaude aux pieds.

Le 31, M. Després voit le malade à neuf heures. Il essaye en vain d'introduire de nouveau la bougie qui avait pénétré la veille. Le malade est mis dans un bain où il reste une demi-heure.

M. Després revient voir le malade, essaye de nouveau l'introduction, et au bout de quelques minutes il y arrive. La bougie n° 3 est fixée.

Le malade pendant la journée a uriné goutte à goutte le long de sa sonde. Le soir il prend un nouveau bain.

Le 1er juin, le malade est bien, il a continué à pisser avec la sonde, mais la vessie n'est pas encore entièrement vidée, on la sent très-distendue au-dessus du pubis.

Le soir, bain, le malade pisse le long de sa bougie; état général bon, sa vessie est vidée.

Le 2, idem.

Le 3, idem; on ne touche pas à la bougie; le malade urine sans difficulté; pas de douleur à l'hypogastre.

Le 5, on retire la bougie restée à demeure jusqu'à aujourd'hui; après quelques essais infructueux pour introduire une sonde plus grosse, on réintroduit la première (n° 3).

Le 7, le malade pisse toujours le long de sa première sonde.

Le 9, introduction d'une bougie n° 8.

Le 11, introduction d'une bougie n° 12.

Le 13, le malade se plaint que sa sonde le gêne; il a éprouvé hier un peu de malaise; M. Després retire le n° 12 et réintroduit le n° 8.

Le 17, on réintroduit aisément le n° 12.

Le 23, on introduit le n° 14.

Le 26, on introduit le n° 16.

Le 30, on introduit le n° 17.

Du 1er au 6 juillet, on passe aisément les sondes Beniqué jusqu'au n° 52 inclusivement; le malade est guéri de l'accès aigu de son rétrécissement. Exeat.

Obs. X. *Rétrécissement de l'urèthre. Blennorrhagie.* — Le nommé Debray (Napoléon), âgé de trente-neuf ans, coiffeur, entré le 8 juin 1876, salle Cochin, lit n° 16. (Observation recueillie par M. Monod, interne.)

Chaudepisse à vingt et un ans; durée, cinq mois.

Deux ans après, orchite du côté droit. Il n'avait plus d'écoulement à ce moment-là.

On lui a appliqué des sangsues; durée, quinze jours.

Il y a onze ans, en jouant avec un de ses camarades, il a reçu un violent coup de pied au périnée. Malgré la douleur qu'il éprouvait dans la région, il a continué à travailler; il ne ressentait aucune gêne dans la miction, il ne se rappelle pas avoir uriné de sang après l'accident. Ce n'est que deux mois après que les douleurs augmentant, et constatant la présence d'une tumeur du volume d'un œuf dans la région où il avait reçu le coup, le malade se décida à entrer à l'hôpital dans le service de M. Velpeau. Celui-ci, le lendemain matin, à la visite, incisa la tumeur; le malade a été soulagé après cette ouverture. Seulement, il continuait à ressentir une sensation de brûlure dans le canal au moment de la miction, sensation qui datait de quelques jours avant l'entrée du malade. Tels sont les seuls renseignements qu'on peut tirer de Debray.

Trois semaines après l'ouverture de son abcès, il s'aperçut un jour qu'il était mouillé après avoir uriné. Il le fit remarquer à un élève du service, qui constata que l'urine s'écoulait par la plaie; elle ne sortait par la plaie qu'au moment de la miction; il ne s'en écoulait du reste qu'une petite quantité, la plus grande quantité s'écoulant par le canal. C'est à partir de ce moment que Velpeau l'a sondé pour la première fois. Après quelques essais, il a introduit une bougie de moyen volume. On en introduisit depuis lors de plus en plus grosses. Le malade gardait les sondes une ou deux heures par jour; au bout de six mois, on pouvait passer le n° 22 de la filière Charrière. Pendant ce temps, la fistule, qui avait été cautérisée à plusieurs reprises (teinture d'iode), s'était presque complétement fermée, mais pas complétement, car elle donnait toujours issue à un suintement séro-purulent qui tachait le linge du malade. De plus, il sortait à chaque miction quelques gouttes d'urine par le petit orifice persistant. Il n'existait pas de tumeur périnéale. Après six mois de séjour, le malade quitta le service de Velpeau.

Il continue à se sonder d'abord régulièrement, puis irrégulièrement; enfin, au bout d'un an environ, plus du tout.

Quant à la fistule, elle était complétement fermée deux ans après sa sortie du service.

Pas de nouveaux accidents jusqu'en 1870. Pendant le siége, après une marche, il fut pris subitement de rétention d'urine. La miction se rétablit d'elle-même quelques heures après. Depuis cette époque, le même accident reparut à deux ou trois reprises différentes et se termina toujours favorablement.

Le jour de son entrée à Cochin, il avait été pris d'une rétention semblable. L'interne de garde essaya vainement de le sonder. On mit le malade dans un bain. A la suite de ce bain, il urina goutte à goutte pendant la nuit.

Le lendemain matin, à la visite, M. Desprès, après des tentatives prolongées (une demi-heure), introduit une bougie filiforme n° 2, en étirant la verge sur la bougie et en faisant faire au malade des efforts pour uriner. On laisse la bougie à demeure et on ordonne un bain.

Le malade urine le long de la sonde; mais la sonde part pendant un effort de miction.

Le lendemain matin, réintroduction laborieuse de la même bougie; le malade avait des érections incomplètes; au dire du malade, la verge offrait de la congestion et avait un volume plus gros qu'à l'état normal; la sonde est fixée et reste quatre jours en place. Le malade urine facilement le long de la sonde; son urine dépose en abondance du pus assez bien lié.

17 juin. La sonde s'échappe spontanément ce matin; son extrémité est tout incrustée de sels calcaires (ce qui indique que le malade avait une cystite chronique ancienne). On introduit aisément une autre sonde d'un calibre supérieur, n° 5. Elle est fixée.

La miction est douloureuse, ce qui tient à un degré intense d'uréthrite provoquée par l'inflammation antérieure du canal; le caractère de la douleur est celui de l'uréthrite blennorrhagique; il y a des cuissons vives, et le passage de l'urine exagère les cuissons.

23 juin. La sonde est tombée ce matin à la suite d'efforts de miction. Le malade n'a pas uriné depuis qu'il n'a pas de sonde. M. Després l'invite à faire des efforts pour uriner pendant qu'il essaye de réintroduire une sonde d'un volume supérieur. Celle-ci bute contre un petit corps dur; après quelques tentatives, ce corps est refoulé par la sonde; un jet d'urine s'échappe à ce moment, M. Després introduit aisément dans le jet de l'urine le n° 10, qui est laissé à demeure. Pendant les manœuvres, il a retiré une fois avec la sonde un petit fragment calculeux de sels calcaires. Il existe toujours un degré intense d'uréthrite et de cystite; la miction est douloureuse, et il y a dans les urines un dépôt purulent, rendu manifeste par l'action de l'ammoniaque.

28 juin. Introduction d'une bougie n° 11.

Le malade pissait bien le long de la sonde; celle-ci, au moment où elle est retirée, est incrustée de sels calcaires formés dans la vessie.

5 juillet. La cystite et l'uréthrite ont diminué d'intensité. Les urines déposent moins. La miction est moins douloureuse. Introduction du n° 16.

6 juillet. Le malade a retiré la sonde quatre heures après son introduction, à cause des douleurs intolérables qu'il ressentait.

M. Després réintroduit le n° 10.

11 juillet. N° 11.

17 juillet. N° 13.

22 juillet. N° 15.

27 juillet. N° 17. Le malade pisse bien le long de la sonde. Il ne souffre presque pas pendant la miction.

1er août. On passe le n° 18. Le malade ne pouvant le supporter, on replace le n° 16. L'écoulement uréthral et les cuissons sont toujours prononcés.

5 août. L'uréthrite du malade suit son cours; l'écoulement est blanc laiteux. La sonde cause une assez vive irritation par les grandes chaleurs du moment. Une sonde n° 15, qui sera gardée par le malade, est laissée à demeure, de façon à ce qu'il y ait moins de frottement. Quatre capsules de copahu par jour.

12 août. N° 16.

Le 14 août, fièvre uréthrale (la chaleur, ce jour, était excessive); sulfate de quinine, 0 gr. 60.

Le 19 août, bien. L'écoulement a reparu, et l'état général est meilleur. Un bain tous les jours jusqu'à nouvel ordre.

Le 20 août, bougie n° 16. La blennorrhagie est guérie, la sonde glisse mieux, la verge a repris son volume normal.

Le 28, le malade commence à se sonder lui-même. Facilement il passe le n° 16, une heure le matin et une heure le soir.

Le 31 août, le malade, qui a eu dans la nuit quelques érections, passe plus difficilement sa sonde.

Le lundi 4 août, le malade sort guéri. Il passera tous les jours pendant une demi-heure, le soir, la bougie n° 16, qu'il emporte avec lui.

Chez ce malade, à ne prendre la question qu'au point de vue du rétrécissement, on est conduit à dire qu'il s'agit d'un rétrécissement assez serré d'origine traumatique, et quelques personnes penseront que ce cas était un de ceux auxquels l'uréthrotomie pouvait convenir. Mais en y regardant de près, on constate qu'il s'agissait ici d'une blennorrhagie chez un malade ayant un rétrécissement cicatriciel de l'urèthre et médiocrement étroit. On peut voir que le malade avait des signes évidents d'inflammation; il y avait état d'érection incomplète permanent, si commune chez les malades atteints de blennorrhagie. Il y avait en outre une cystite. Ce qui démontre bien d'ailleurs que l'élément inflammatoire dominait, c'est la facilité de la dilatation à partir du moment où la période aiguë de l'inflammation a été atténuée. D'autre part, la limite à la dilatation montre bien quelle est la nature du rétrécissement; mais comme le malade pisse bien avec le n° 17, il est absolument inutile de pousser plus loin la dilatation, et surtout de faire l'uréthrotomie. Il n'y avait qu'à attendre la fin naturelle de l'uréthrite, c'est-à-dire environ deux mois.

L'endoscope de M. Desormeaux a été employé par son auteur pour reconnaître le siége des rétrécissements infranchissables de l'urèthre et pour pratiquer l'uréthrotomie. Cet instrument exige une dilatation préalable de l'urèthre en avant du rétrécissement, et sous ce rapport il n'est pas pratique, puisqu'il faut se presser de dilater les rétrécissements qui causent la rétention d'urine; et, d'un autre côté, la dilatation de l'urèthre, pour permettre de voir les rétrécissements à la portion membraneuse, est fort difficile à bien faire, et quand elle est faite, les instruments endoscopiques ne peuvent conduire sûrement le regard dans ces parties. L'endoscope de M. Desormeaux n'est donc réellement utile que pour les rétrécissements de la portion spongieuse de l'urèthre, c'est-à-dire pour ceux qu'il est le plus facile de traiter par les moyens ordinaires.

L'uréthrotomie externe, qui a été faite depuis Avicenne et Tolet, est l'incision de l'urèthre par le périnée, en arrière d'un rétrécissement. On fait

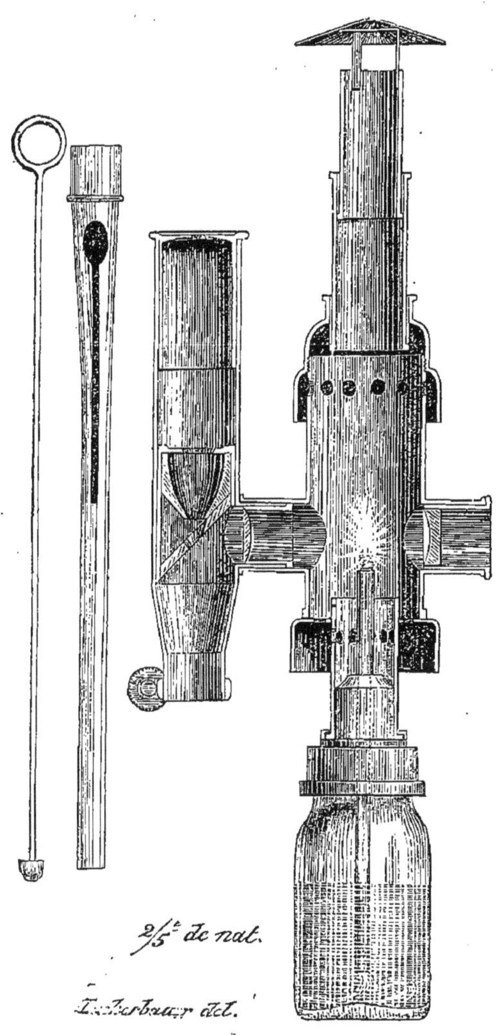

FIG. 27. — Endoscope ou Uréthroscope de Desormeaux.

cette opération avec un conducteur, une espèce de cathéter cannelé introduit jusque dans le rétrécissement : c'est le procédé moderne de Syme. On la fait sans conducteur, c'est-à-dire que l'on fait au périnée l'incision de la taille bilatérale ou de la taille médiane, et l'on va à la recherche de l'urèthre dilaté, en arrière du rétrécissement : c'est l'opération de Colot et de Ledran. Cette uréthrotomie est plus facile que l'on ne pense, et plutôt que de faire la ponction de la vessie dans des cas de rétrécissements extraordinaires que je n'ai pas rencontrés, je conseillerais de faire cette uréthrotomie, qui permet de traiter plus tard le rétrécissement, et qui, du moins, permet d'attendre plusieurs jours, tandis que la ponction de la vessie devrait être répétée.

L'uréthrotomie externe sans conducteur a été faite souvent involontairement; toutes les fois qu'on ouvre un abcès urineux en arrière d'un rétrécissement, on pratique par le fait l'uréthrotomie externe.

Les nécessités de l'application de l'uréthrotomie externe sont tellement rares qu'il n'y a pas lieu d'insister ici; ni la ponction de la vessie ni les uréthrotomies externes ne vous seront nécessaires, si vous traitez bien par la méthode qui vient de vous être indiquée les rétrécissements qui tomberont entre vos mains.

Encore un mot, messieurs, et je termine. Un des grands écueils du traitement des rétrécissements de l'urèthre par la dilatation et surtout par les uréthrotomies, et la divulsion ou dilatation forcée, est l'état inflammatoire des reins; on leur attribue en général, sinon directement du moins indirectement, les accès de fièvre uréthrale et la mort. En Angleterre même, les chirurgiens ont appelé du nom de *rein chirurgical* une néphrite avec abcès miliaires, déjà décrite par Rayer, parce que cette inflammation était la conséquence ordinaire des maladies des voies urinaires avec rétention d'urine, ou d'opérations sur les voies urinaires. Cette néphrite est, chez certains malades, la conséquence des rétentions d'urine successives dans la vessie, mais il faut qu'il y ait une cystite en même temps. Les théories les plus variées ont été proposées pour expliquer cette lésion des reins. Les uns, avec l'école française, pensent qu'il y a propagation de l'inflammation hyperhémique depuis la vessie jusqu'au rein; d'autres, avec l'école anglo-allemande, pensent que l'urine altérée cause l'inflammation dans la substance corticale du rein, et Klebs croit que ce sont les bactéries qui provoquent la suppuration (1). Quelle que soit l'interprétation, le fait reste, et ce qui domine ici, c'est l'action des rétentions d'urine sur la production de la néphrite, comme la rétention des produits de sécrétion d'une glande en cause l'inflammation. Les refroidissements sont le plus souvent, d'ailleurs, la cause immédiate de la néphrite.

Peut-on à coup sûr prévoir des lésions rénales chez les malades atteints

(1) Klebs, *Néphrite parasitaire, Atl. d'anat. path.* Communiqué par le professeur Charcot.

de maladies de l'urèthre et de la vessie? dans certains cas, cela est très-facile; dans d'autres, cela est impossible.

Un malade qui, pendant une rétention d'urine, a de la fièvre avec exacerbations, la langue blanche, des urines rouges, qui ne trouve aucun goût aux aliments qu'il prend, et des douleurs de reins, a sinon une néphrite, du moins une congestion rénale. Lorsqu'un cathétérisme simple est fait et que l'on voit survenir de la fièvre uréthrale qui dure plus de vingt-quatre heures, il est fort probable qne le malade a des reins en mauvais état.

Lorsqu'il y a lieu de craindre quelques lésions rénales, le chirurgien qui traite un rétrécissement de l'urèthre, aussi bien que celui qui traite la pierre, une cystite ou une prostatite, doit toujours, aux premières douleurs de reins, placer sur la région rénale, de chaque côté, quatre ventouses scarifiées. Les grands bains quotidiens sont encore indiqués, mais ils doivent être donnés avec grand soin, car un refroidissement est souvent l'occasion d'une nouvelle poussée inflammatoire dans le rein, ou d'un abcès périnéphritique. L'élévation de la température à 40 degrés doit toujours éveiller l'attention, elle indique une lésion rénale, et l'on n'hésitera jamais à appliquer à plusieurs reprises des ventouses sur la région des reins lorsque l'on constatera de semblables phénomènes chez des malades atteints de lésions du côté des voies urinaires.

Traitement des rétrécissements inflammatoires.

Les malades atteints de rétrécissement inflammatoire sont généralement des individus qui ont eu depuis peu de mois une blennorrhagie. Il y a une partie de l'urèthre qui présente encore de la rougeur et du gonflement; les malades ont eu des rapports sexuels excessifs prolongés, ou ont fait des marches forcées, ou ont bu avec excès. Quelques malades sont encore en puissance d'un écoulement.

Voici en général ce qui leur arrive : après avoir été gênés pour uriner pendant un jour ou deux, ils s'aperçoivent qu'ils ne peuvent plus uriner que goutte à goutte; si on les examine à ce moment, ils ont la vessie distendue par l'urine, et ils ne peuvent uriner, malgré leurs efforts; il y a un ou plusieurs points très-douloureux sur le trajet de l'urèthre, faciles à constater en pressant avec le doigt sur le canal, depuis le périnée jusqu'au gland.

La première chose à faire dans les cas de ce genre, est de placer le malade dans un bain. Le malade urine dans le bain, et si douze heures après l'urine ne commence pas à bien couler, vous remettrez encore le malade au bain. Enfin, l'application de sangsues au périnée est toujours utile, six à dix sangsues seront appliquées; les bourses et le ventre seront couverts de cataplasmes, et les malades prendront des lavements deux fois par jour. Il est commun que, dans l'espace de trois jours, l'inflammation ayant diminué, l'urine reprenne son cours sans qu'il soit nécessaire de sonder les malades.

Ce qui vient d'être dit a trait aux rétrécissements peu serrés avec difficulté d'uriner. Il y a des malades qui urinent encore assez facilement, qui ont une blennorrhée et chez lesquels on diagnostique un rétrécissement en les sondant. Ces rétrécissements sont ceux que l'on traite avec succès par diverses méthodes, le cathétérisme intermittent par exemple; c'est là que l'on a employé l'uréthrotomie sans accidents, parce que l'on n'a rien coupé; mais dans de semblables rétrécissements, la dilatation intermittente donne en quelques jours des succès incontestables. Quand la blennorrhée est arrêtée, l'uréthrotomie serait applicable si elle pouvait être une opération définitivement curative, et je la repousse parce que c'est une opération inutile et parce que les sondages quotidiens pendant dix minutes, nécessaires après l'uréthrotomie, sont tout le traitement réellement utile.

Il y a des malades qui ont un rétrécissement et chez lesquels existe une blennorrhagie récente. Ces cas sont très-ennuyeux pour le chirurgien, car le cathétérisme provoque une semi-érection qui devient une très-grande gêne pour passer la bougie; celle-ci, en effet, est arrêtée à chaque instant par la turgescence de la muqueuse, et le rétrécissement lui-même est tuméfié. Dans ces cas encore, il faut placer les malades dans un grand bain, deux fois par jour s'il le faut. Ils y urinent librement. On passera une bougie, et on la laissera à demeure aussitôt que l'on pourra, c'est-à-dire quand l'inflammation aiguë de l'urèthre sera atténuée, et si elle ne peut pas rester, on n'en passera pas. Tant que les malades urineront dans le bain et que la vessie se videra goutte à goutte, il ne faut pas passer de sonde. Aussitôt que l'uréthrite sera calmée, on s'occupera du rétrécissement.

Traitement des rétrécissements dits spasmodiques.

Il y a des rétrécissements de l'urèthre au niveau de la portion membraneuse qui présentent des phénomènes passagers intermittents qui ont été décrits par Hunter sous le nom de rétrécissements spasmodiques. Il est remarquable, en effet, que certains rétrécissements qui ne permettent pas l'introduction d'une petite sonde se laissent pénétrer par une sonde beaucoup plus grosse, et l'on est, comme l'a bien remarqué Hunter, tout étonné de voir un rétrécissement facile à franchir le soir, quand on n'avait pas pu passer une sonde le matin.

Ces rétrécissements sont ceux qui ont cédé aux plus bizarres traitements préconisés contre la rétention d'urine, tels que le fragment de sel dans l'urèthre des Belges, le morceau de glace dans le rectum de M. J.-J. Cazenave, etc.; toutes les fois que ces moyens peuvent réussir, un grand bain d'une heure ou de deux en fera autant.

Le bain, les sangsues au périnée sont le traitement des rétrécissements spasmodiques; vous pourrez y ajouter les lavements laudanisés, les frictions avec une pommade belladonée ou un suppositoire à la belladone. Quelquefois, si les malades sont en puissance d'une uréthrite blennorrhagique, vous pourrez appliquer quelques sangsues au périnée; cela procurera immédiatement un soulagement.

En aucun cas il n'est nécessaire de sonder, si les malades urinent goutte à goutte.

TRENTE ET UNIÈME LEÇON

RÉTRÉCISSEMENTS DE L'URÈTHRE (SUITE)

SOMMAIRE. — Traitement de la rétention d'urine due aux engorgements de la prostate. — Cathétérisme avec la sonde de gomme et le mandrin. — Cathétérisme avec la sonde d'argent.

Du traitement de la rétention d'urine due aux engorgements de la prostate.

Les grosses prostates des vieillards ou des sujets qui ont abusé du commerce des femmes, ou qui ont eu des prostatites consécutives à des blennorrhagies, causent, à un moment donné, une rétention complète d'urine. Tous les chirurgiens qui se sont occupés de cette maladie n'ont pas cherché à se rendre compte de ce qui se passe à ce moment donné. Ils disent bien qu'un excès de table, une fatigue, la rétention d'urine volontaire, les rapports sexuels forcés, causent la rétention d'urine. Mais cela ne dit point pourquoi ces excès causent un obstacle au cours de l'urine. On a bien parlé de congestion et d'inflammation, mais cela n'est point déterminé. Il y a un organe ou une portion d'organe chez la femme qui est l'analogue de la prostate de l'homme, c'est le col de l'utérus. Mêmes glandes, même tissu musculaire et conduit muqueux au centre. La femme présente des engorgements du col qui offrent des poussées aiguës et dont nous suivons l'évolution. Les excès de table, les marches forcées, la rétention volontaire d'urine, les rapports sexuels forcés, le froid, causent ces poussées inflammatoires, et il est constant que ces poussées soient suivies d'une hypersécrétion du liquide utérin normal qui devient louche et presque purulent. Cet état est, de toute évidence, une inflammation des glandes utérines. Les accès de prostatite dans les grosses prostates sont des maladies de même nature et il n'y manque même pas cet écoulement muqueux et purulent que l'on observe dans les métrites du col trois jours après la poussée inflammatoire.

Les rétentions d'urine qui existent chez les malades atteints d'hypertrophie de la prostate arrivent donc à cause d'une poussée inflammatoire dans les glandes de la prostate, au même titre que la rétention d'urine, chez les malades atteints de rétrécissement, arrive lorqu'il y a une uréthrite plus ou moins forte.

Même lorsque la rétention d'urine est devenue définitive par suite de l'hypertrophie d'un des lobes de la prostate, quand une difficulté existe pour passer les sondes, quand les malades qui commençaient à uriner un peu cessent de pouvoir uriner, c'est qu'il y a une nouvelle poussée inflammatoire dans la prostate.

Hors le cas où il existe une paralysie de la vessie une cystite purulente, une pyélo-néphrite et des fistules périnéales, les rétentions d'urine dues aux engorgements prostatiques ne sont pas graves; le cours de l'urine doit se rétablir, et si les malades s'observent, ils peuvent éviter toute rechute et toute récidive.

Le traitement de cette rétention d'urine se compose de deux actes :

Vaincre la rétention d'urine ;

Rétablir la fonction de la miction.

Ce que l'on sait le moins bien faire pour vaincre la rétention d'urine, c'est sonder un malade dont la prostate s'oppose à l'écoulement de l'urine. D'abord, si l'on n'a pas la main légère, au premier heurt on fait une fausse route, et de fausse route en fausse route on finit par se rendre le cathétérisme impossible.

Quelques médecins ont passé avec une sonde molle, courbe à bout conique surmonté d'une olive, mais cela est bien rare ; il faut que la sonde soit assez dure et que la vessie ne soit pas très-pleine. D'autres sondent avec une sonde de trousse, c'est-à-dire qu'ils sondent avec ce qu'ils ont sous la main. Combien de fois n'a-t-on pas échoué en employant l'un et l'autre de ces instruments?

Ce n'est pas ainsi qu'il faut s'y prendre. Chopart et Desault, qui étaient des maîtres dans l'art de sonder, employaient une sonde molle rendue rigide par un mandrin et quelquefois ils employaient la sonde d'argent creuse, d'une seule pièce, à l'inverse de la sonde de trousse ordinaire.

Avec ces deux instruments vous *passerez toujours*. Jamais je n'ai échoué, même dans les cas où d'autres avaient échoué avant moi.

Premier procédé. *Cathétérisme avec la sonde munie d'un mandrin.* — On prend une sonde à bout rond ou à bout conique n° 16, 17 ou 18 de la filière Charrière; à bout rond, si l'on suppose qu'il y a hypertrophie totale de la prostate, ce qu'indique le toucher rectal ; à bout conique, si l'on suppose qu'il y a une hypertrophie latérale de la prostate ou un canal dévié. Le mandrin, courbé à angle presque droit de façon à donner 3 centimètres de longueur au bec courbé de la sonde, est introduit dans la sonde qu'il rend rigide. Le chirurgien se place à gauche du malade, il introduit la sonde, suivant son habitude de choix, par le procédé classique ou par le procédé d'Abernethy avec la modification de Phillips. L'introduction de la sonde jusqu'à la région membraneuse, en effet, n'est jamais difficile, il n'y a pas d'obstacle.

Lorsque le bec de la sonde est arrivé au-dessous du pubis, le chirurgien cherche à basculer, et sitôt qu'il se sent arrêté, il suspend le mouvement, il retire un peu la sonde et il fait alors glisser la sonde sur le mandrin maintenu immobile. La sonde molle pénètre alors très-facilement dans la vessie, l'urine coule et le chirurgien retire alors le mandrin de la sonde, sans bouger la sonde. Ce procédé, entrevu par Chopart, a été bien réglé et bien exposé par D. Després, mon père, chirurgien de l'hospice de vieillards de Bicêtre.

On conduit une sonde rigide jusqu'à la prostate et on transforme la sonde rigide en une sonde molle, susceptible de se prêter à une direction irrégulière du canal de l'urèthre dans la prostate, pour le moment où l'on franchit la prostate. Il suffit d'examiner ce qui se passe lorqu'on fait glisser une sonde sur un mandrin pour comprendre la valeur du procédé. En effet, la sonde en glissant sur le mandrin prend une direction qui suit la courbure de la sonde et remonte par conséquent. Or dans toutes les rétentions d'urine causées par la tuméfaction de la prostate, le canal remonte vers le col de la vessie, qui lui-même est remonté assez haut vers le grand bassin, et la sonde molle s'engage naturellement dans la direction du canal (fig. 28).

Jamais vous n'échouerez avec ce procédé, même s'il y a des fausses routes dans la prostate, et avec ce procédé vous ne ferez jamais de fausses routes dans la prostate. Seulement, pour vous faciliter l'opération, vous vous placerez dans une position autre que celle qu'avait le chirurgien qui aura sondé avant vous.

Deuxième procédé. *Cathétérisme avec la sonde d'argent rigide.* — On peut passer une sonde d'argent rigide à grande courbure ou à petite courbure. Je préfère la sonde à petite courbure ; ceci est une affaire d'habitude, car j'ai vu sonder avec succès à l'aide de sondes à grande courbure. Laugier maniait bien la sonde de ce genre. La sonde d'argent à petite courbure est peut-être un peu plus sûre, surtout quand la vessie est fortement distendue et quand le col de la vessie est remonté très-haut.

Voici comment il faut procéder: on commence toujours par pratiquer le toucher rectal pour s'assurer du volume de la prostate. Le chirurgien se place sur le côté du malade, à sa gauche, en général, si cela est possible; la sonde est introduite d'abord dans une position perpendiculaire à l'axe du corps, et elle est abaissée peu à peu vers le parallélisme avec la ligne médiane, en même temps que le pavillon est rapproché de la verticale. A ce moment, le bec de la sonde franchit le collet du bulbe; l'attention doit alors être extrême, car l'urèthre des vieillards atteints d'hypertrophie de la prostate se déchire comme du papier mouillé. Il faut pousser la sonde en la faisant basculer, c'est-à-dire en la rapprochant du parallélisme avec

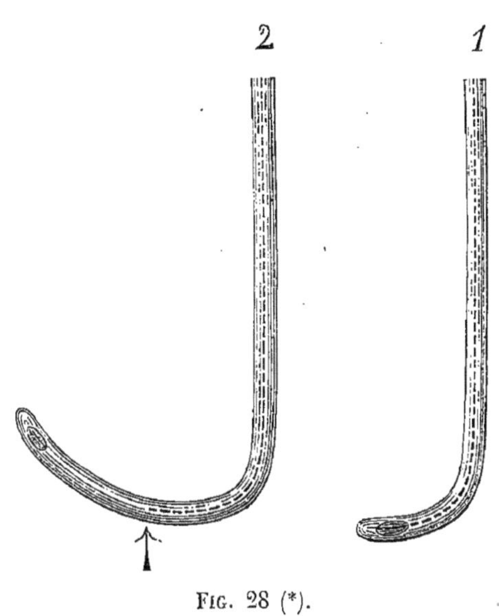

FIG. 28 (*).

les cuisses; de cette façon on fait suivre au bec de la sonde la paroi supérieure de l'urèthre, celle qui offre le plus de solidité. Le mouvement doit être fait avec lenteur, il faut progresser lentement, s'arrêter au premier obstacle, retirer un peu la sonde et recommencer la manœuvre toujours avec régularité.

Le grand écueil est le mouvement de bascule; si on l'exécute trop tôt, on fait une fausse route dans la portion membraneuse; si on l'exécute trop tard, on fait une fausse route dans la prostate.

Pour éviter les fausses routes et pour se guider dans l'exécution du mouvement de bascule, il faut tenir compte de la distension de la vessie,

(*) 1, sonde prête à être introduite; 2, sonde glissant sur le mandrin. — La flèche indique le point où la sonde est transformée en une sonde molle.

c'est-à-dire de l'époque de l'apparition du début de la rétention d'urine. Lorsque la rétention d'urine dure depuis vingt-quatre heures, la vessie est très-haut, il faut basculer de bonne heure. Lorsque la vessie n'est pas très-pleine, au contraire, il faut basculer tard. Ce sont là deux indications précises, mais il y a toujours une question de tact et de mesure qui dépendra de votre sang-froid. Ne l'oubliez pas, le cathétérisme fait lentement est toujours le plus sûr.

La sonde métallique introduite doit être presque rigoureusement parallèle à l'axe des cuisses : que ce soit là toujours votre objectif et vous n'échouerez pas. Quelquefois vous sentirez le pavillon de la sonde tourner sur lui-même à droite ou à gauche ; ne vous en inquiétez pas ; cela indique qu'il y a une moitié de la prostate plus volumineuse que l'autre. Ne forcez pas, allez avec douceur, la sonde passera et reprendra la direction voulue lorsqu'elle sera dans la vessie.

Quand il y a des fausses routes, quand les malades ont beaucoup saigné et lorsqu'il n'y a pas de temps à perdre, vous pourrez sonder sûrement les malades, dans les cas les plus difficiles, avec une sonde d'argent, si vous n'avez que cet instrument sous la main, mais à la condition que vous emploierez le procédé suivant :

Le malade est placé comme pour l'opération de la taille, sur le bord de son lit. Il est maintenu par deux aides qui soutiennent chacun un pied. Le chirurgien, après avoir pratiqué le toucher rectal, juge la hauteur à laquelle la vessie et la prostate sont remontées, introduit la sonde par le procédé du tour de maître et la conduit jusqu'à ce que le bec de la sonde soit arrivé au collet du bulbe. A ce moment, le chirurgien introduit le doigt indicateur de la main gauche dans le rectum et l'y laisse jusqu'à ce que la sonde soit entrée dans la vessie. Le doigt sent les progrès du bec de la sonde et le guide pendant que la main droite procède avec lenteur au mouvement de bascule. Cette manière de faire est absolument sûre, car l'on guide l'instrument avec le doigt à travers la paroi antérieure du rectum.

Quand une sonde est introduite dans la vessie, il faut l'y laisser, même si la sonde employée est une sonde métallique (la sonde métallique à petite courbure a ici un avantage sérieux sur la sonde à grande courbure, car on ne craint pas que son bec blesse la vessie). Néanmoins, toutes les fois qu'on le peut, il vaut mieux employer la sonde molle avec le mandrin, car on peut la laisser sans danger. En 1864, pendant que je faisais un service à l'hôpital Beaujon, un dimanche, je vis, pour Huguier, un malade atteint d'hypertrophie de la prostate avec rétention d'urine. Je passai une sonde métallique en explorant le canal, et comme la sonde était passée, je la laissai à demeure. Le lendemain, Huguier, plein des idées du temps, et jugeant très-mauvais de laisser une sonde métallique à demeure dans la vessie, retira la sonde. La rétention d'urine recommença et il fallut sonder le malade; Huguier s'y reprit à deux jours de suite et comme il ne parvint pas à sonder le malade, il fit la ponction de la vessie et le malade succomba.

La même année j'avais soigné dans les environs de Paris un vieillard de soixante-huit ans, et comme je n'avais emporté qu'une sonde métallique, je sondai le malade et après des tentatives rendues difficiles par des cathétérismes antérieurs, je parvins à passer. La sonde resta à demeure pendant six jours, après lesquels il fut facile de passer une sonde molle; je dirigeais le traitement par correspondance; au bout de quinze jours, le malade urina seul et guérit. Douze ans après, le malade vivait encore, le 15 mai 1876. Certes, si j'avais eu une sonde molle et un mandrin je les eusse de beaucoup préférés, mais comme il s'agissait d'un cas urgent et qu'il fallait faire uriner le malade, il valait mieux lui placer une sonde métallique à demeure que de le laisser exposé à de nouvelles rétentions d'urine.

Lorsqu'une sonde a été passée par un quelconque de ces procédés, s'il y avait une rétention d'urine avec distension énorme de la vessie, il faut laisser la vessie se vider seule, et comme il arrive un moment où l'urine coule en bavant, il faut laisser couler l'urine tout le temps nécessaire sans presser sur l'abdomen pour forcer la vessie de se vider.

Lorsque les malades ont uriné, il faut traiter la cause de la rétention d'urine. Il n'y a pas de meilleur moyen que de laisser une sonde à demeure. La sonde de gomme passée à l'aide du mandrin est très-suffisante. Cette sonde, fixée par les procédés ordinaires, sera bouchée avec un fosset de tonnelier et on fera uriner les malades toutes les quatre heures en retirant le fosset. En trois jours il y a déjà une amélioration sensible; à partir de ce jour on peut renouveler la sonde tous les deux jours, car pour peu que les malades aient un peu de cystite, ou que leur urine soit très-acide, les sondes deviennent rugueuses, s'altèrent, et il n'est pas prudent de laisser de telles sondes dans la vessie. Après quatre, six ou huit jours où une sonde à demeure a été maintenue dans la vessie, il y a des malades qui urinent seuls et la guérison a lieu. Dans d'autres cas, les malades ne peuvent pas uriner encore, il faut alors mettre à demeure pendant quelques jours une sonde de caoutchouc, qui entre toujours seule et sans mandrin; les malades eux-mêmes peuvent l'introduire.

Cette sonde repose l'urèthre, mais elle tient beaucoup moins bien à demeure que les sondes de gomme. Aussi lorsqu'on veut obtenir une guérison, il faut revenir à la sonde de gomme ; lorsqu'on a reposé l'urèthre pendant quelques jours, en trois semaines on arrive à faire uriner la plupart des malades. Dans le cas où le cours de l'urine se rétablit pendant que les malades font usage de la sonde de caoutchouc, il faut cesser les sondes à demeure et les malades doivent se sonder eux-mêmes lorsqu'ils n'urinent pas. C'est d'abord la nuit qu'ils sont obligés de se sonder, puis avec le temps ils urinent seuls, surtout s'ils ont la précaution de se lever et d'uriner debout et dans un endroit un peu frais. Enfin, après six semaines de soins, les malades guérissent généralement ; il est rare qu'il reste une rétention définitive d'urine qui exige le passage continuel des sondes toutes les fois que les malades veulent uriner.

Lorsqu'on laisse une sonde à demeure dans la vessie pour un engorgement de la prostate, il y a un écoulement plus ou moins abondant de pus autour de la sonde ; c'est du troisième au huitième jour que l'on l'observe le plus souvent ; c'est, je ne dirai pas la suppuration de la prostatite, mais bien l'hypersécrétion muco-purulente de la muqueuse uréthrale et des glandes prostatiques. Cette suppuration, mêlée au mucus, disparaît à partir du huitième jour dans les conditions ordinaires. Mais chez certains malades qui se lèvent et marchent malgré les recommandations du médecin, on voit l'inflammation durer ; on voit parfois survenir des orchites. J'ai observé deux fois des orchites de ce genre au-dessous d'une hydrocèle, qui ont entraîné la suppuration de l'hydrocèle. Chez d'autres malades, une cystite, qui existait au moment où la rétention d'urine survient, devient purulente, et les malades succombent, moins peut-être à cause de leur cystite qu'à cause des pyélo-néphrites qui accompagnent si souvent les maladies chroniques du col de la vessie. Il est rare toutefois que ces accidents se montrent autre part que chez des malades négligés ou qui ont eu des récidives successives de rétention d'urine et de prostatite.

Gardez-vous de recourir aux divers *inciseurs* et *dépresseurs* de la prostate qui encombrent l'arsenal chirurgical : vous êtes suffisamment armés avec les sondes employées comme vous venez de l'entendre.

Ce n'est pas tout d'avoir vaincu la rétention d'urine, d'avoir placé une sonde à demeure dans la vessie ; il faut agir sur l'inflammation de la prostate. Pour cela, il est toujours bon d'appliquer dix à quinze sangsues sur le périnée, chez les malades robustes. Pour les malades faibles, les lotions sur le périnée avec la teinture d'iode sont excellentes. L'on doit administrer deux lavements par jour avec de l'eau chaude, aussi chaude que les malades peuvent la supporter, et s'il y a quelques douleurs de rein, il ne faut pas manquer de placer une ou deux ventouses scarifiées sur les deux régions rénales, pour combattre rapidement les congestions des reins, si fréquentes à la suite des lésions de la prostate et du col de la vessie.

TRENTE-DEUXIÈME LEÇON

CHUTE DE L'UTÉRUS

SOMMAIRE. — De l'abaissement et de la chute de l'utérus. — Innocuité de ces lésions lorsque l'utérus est sain. — Complication de métrite interne. — Abus des pessaires. — De la vaginite chronique causée par ces corps étrangers du vagin. — La ceinture à pelote périnéale. — De la suture partielle de la vulve et des cas où elle est applicable.

Une des maladies des femmes, la plus commune et la plus incommode, soit à cause de la gêne qu'éprouvent les malades, soit à cause de la difficulté de combattre la maladie, est, sans contredit, l'abaissement de l'utérus. Cette maladie est extrêmement commune dans la clientèle de nos hôpitaux, et elle est négligée par les malades et souvent par les médecins. Les femmes qui ont eu plusieurs enfants, et celles qui ont eu de mauvaises couches, ou des suites de couches négligées, sont presque fatalement atteintes de cet abaissement de l'utérus. Enfin les malades qui ont eu des métrites du col avec engorgement du tissu utérin, avec ou sans corps fibreux, et qui pendant la convalescence de l'engorgement n'observent ni le repos ni la continence, ont peu après un abaissement du col utérin, et cet abaissement va toujours en augmentant jusqu'à l'âge de la ménopause.

Les livres de gynécologie sont pleins de détails sur cette maladie et sur ses causes déterminantes et prédisposantes. Les causes que je vous ai indiquées sont les plus certaines; l'embonpoint, les excès vénériens ne sont pas capables d'ordinaire de favoriser à eux seuls un abaissement de l'utérus.

L'hérédité, au contraire, semble jouer ici le même rôle qu'elle joue pour les hernies en général. J'ai observé déjà dans une famille trois générations de femmes qui ont eu des abaissements à un âge peu avancé.

J'ajouterai encore qu'une cause me paraît des plus efficaces pour produire l'abaissement, c'est l'habitude de retenir très-longtemps son urine.

L'utérus n'occupe pas d'une manière constante une position identique. La position de l'utérus varie suivant quatre conditions :

Lorsque la vessie est remplie d'urine ;

Lorsqu'elle est très-pleine ;

Lorsqu'elle est vide ;

Et lorsque l'S iliaque et le rectum renferment des matières.

En dehors de l'examen au spéculum et du cathétérisme utérin, vous ne reconnaîtrez bien les positions variables de l'utérus que par le toucher rectal, et à l'aide de ce toucher vous constaterez ceci :

Lorsque la vessie est remplie d'urine, l'utérus est presque droit, et par le toucher rectal vous sentez le col de l'utérus très-haut et vous ne pouvez arriver sur le corps. Mais vous ne sentirez pas nettement le museau de tanche à travers les parois vaginale et rectale.

Lorsque la vessie est très-pleine et très-distendue, l'utérus redescend, et il redescend en conservant la position droite et un peu en rétroversion (fig. 29).

Lorsque la vessie est vide, l'utérus s'incline en avant et il est plus bas que lorsque la vessie est pleine, il a une position voisine de celle qui est attribuée dans les livres à l'antéversion. On sent par le toucher rectal le museau de tanche et on ne peut parvenir à sentir le corps de l'utérus au-dessus. Aussi, je vous le dis en passant, n'y a-t-il pas de meilleur moyen que le toucher rectal pour reconnaître la rétroflexion de l'utérus. Jamais, en effet, hors le cas de rétroflexion de l'utérus, on ne peut sentir le corps de l'utérus par le toucher rectal, lorsque la vessie est vide. La planche IV de l'*Anatomie chirurgicale* de M. Richet donne une idée très-exacte de la position de l'utérus lorsque la vessie est vidée.

Quand il y a des matières dans l'S iliaque et le rectum, il y a toujours un redressement de l'utérus, c'est-à-dire un abaissement du col qui entraîne une position de l'utérus plus ou moins rapprochée de la verticale et l'utérus entier est relativement abaissé.

Il y a encore une condition particulière du tube digestif qui favorise l'abaissement de l'utérus, c'est le météorisme habituel ; les intestins poussent de haut en bas sur l'utérus et le font descendre, mais cette cause est relativement assez rare, quoique le ballonnement habituel du ventre coïncide avec l'abaissement de l'utérus chez les femmes qui ont eu une inflammation utérine.

Le toucher vaginal donne aussi de précieux renseignements, il donne surtout la mesure de la profondeur des culs-de-sac du vagin autour de l'utérus, et l'on peut apprécier le degré d'abaissement de l'utérus par ce seul examen.

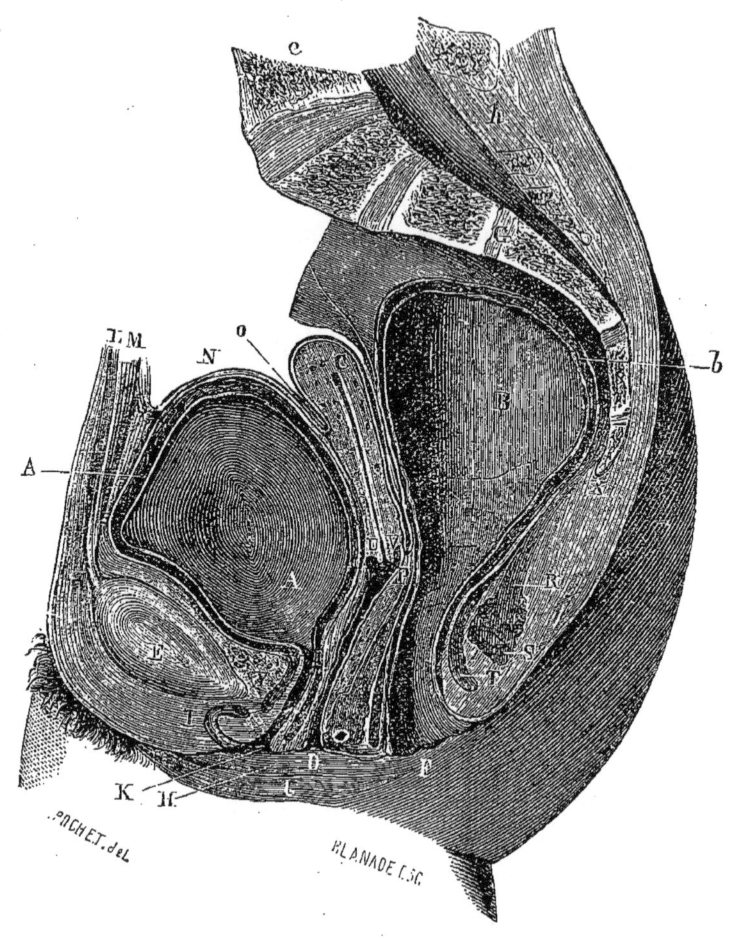

FIG. 29. — Coupe du bassin de la femme, position de l'utérus pendant la réplétion de la vessie (*).

Je ne vous parle pas de ce nouveau procédé d'exploration imaginé par M. Noggerath, qui consiste à dilater l'urèthre pour y introduire le doigt et

(*) A, vessie; B, rectum distendu par des matières fécales; C, corps de l'utérus; D, ouverture du vagin; E, symphise du pubis; F, anus; G, sacrum; H, petite lèvre droite; I, clitoris, racine du corps caverneux coupée; J, grande lèvre droite; K, méat de l'urèthre; L, muscle pyramidal; M, grand droit de l'abdomen; N, péritoine; O, cul-de-sac utéro-vésical; P, cul-de-sac recto-utérin; R, releveur de l'anus; S, sphincter externe de l'anus; T, sphincter interne; U, lèvre antérieure du col de l'utérus; V, lèvre postérieure; X, coccyx; Y, plexus veineux de Santorini; Z, plexus veineux du vagin; *a*, tunique musculaire de la vessie et de l'urèthre; *b*, tunique musculaire du rectum; *c*, cinquième vertèbre lombaire; *h*, canal rachidien.

explorer ainsi la paroi antérieure de l'utérus à travers la vessie (1). Le spasme vésical provoqué par cette exploration et le danger de la dilatation brusque de l'urèthre me paraissent devoir faire examiner ce procédé absurde avant de l'accepter. Ajoutons, d'ailleurs, que la dilatation de l'urèthre est très-pénible et que l'usage du chloroforme est alors indiqué ; or, pour une simple exploration, chloroformer les malades me semble peu utile.

L'utérus peut être *abaissé* en conservant sa direction normale. C'est le cas le plus fréquent. Il peut être abaissé en rétroflexion ou en antéflexion ; il est beaucoup plus rare qu'il soit abaissé en latéroflexion, et cela tient à ce que les latéroflexions sont généralement le résultat d'une pelvi-péritonite et d'adhérences consécutives, et alors les adhérences consécutives à la péritonite limitent forcément la descente de l'utérus. Au contraire, l'antéflexion et la rétroflexion, qui sont le résultat habituel d'une couche, parce que les malades se sont relevées trop tôt, se produisent en même temps qu'un certain degré d'abaissement. Le temps fait le reste ; l'utérus descend peu à peu et, chose remarquable, plus il descend, plus il se redresse, l'antéflexion et la rétroflexion tendent à disparaître.

Il est ordinaire qu'il y ait une chute du vagin plus ou moins prononcée avec les abaissements de l'utérus. Les malades, en effet, ont le périnée saillant, et lorsqu'on fait tousser les malades, on voit le périnée faire saillie et la vulve s'entr'ouvrir.

Avec le temps, l'abaissement de l'utérus entraîne une pointe de cystocèle et une pointe de rectocèle, et plus l'utérus est volumineux, plus cette complication arrive rapidement. Ce sont là les deux degrés de l'abaissement de l'utérus.

Le premier est l'abaissement.

Le second est l'abaissement avec chute du vagin.

La *chute* de l'utérus comporte deux degrés. Ou bien le col de l'utérus est à la vulve, ou bien l'utérus entier est sorti et est suivi d'une certaine portion de l'intestin grêle, ce qui constitue une variété de hernie que l'on réduit en produisant du gargouillement.

Ce dernier degré peut être atteint du premier coup chez des malades qui ont un premier degré d'abaissement ; c'est alors, si l'on peut ainsi dire, une chute de l'utérus de force ; pendant un effort, les malades sentent un craquement et l'utérus sort d'un seul coup.

Il y a des malades dont l'utérus abaissé progressivement est descendu à la vulve et qui n'ont jamais éprouvé la moindre souffrance. D'autres

(1) Noggerath, *Gaz. hebd.*, 28 avril 1876.

malades conservent de longues années un abaissement du deuxième degré même sans éprouver de souffrance. Au contraire, il y a des malades qui, avec un premier degré d'abaissement, éprouvent tout le cortége des dysménorrhées douloureuses et des douleurs utérines qui constituent le fond des maladies des femmes.

Cela tient à ce que les déplacements de l'utérus progressifs sans inflammation utérine ou péri-utérine sont de simples hernies, tandis que dans les autres cas il y a une maladie utérine qui préexistait et qui se perpétue après l'abaissement de l'utérus.

Je ne puis me rappeler quel est le médecin qui a dit qu'on ne souffrait pas d'un déplacement ou d'un abaissement de l'utérus lorsqu'il n'y avait pas de métrite, mais ce médecin a dit une chose vraie. Ceux qui ont fait la consultation des bandages au bureau central de Paris ont vu comme moi des femmes dont l'utérus ulcéré pendait entre les cuisses et qui allaient et venaient, ne se plaignant que de la gêne que leur causait ce corps étranger entre les cuisses et d'un érythème de voisinage. Ils ont vu que chez les femmes qui avaient cessé d'être réglées il n'y avait plus d'accidents douloureux.

Les femmes qui ont un abaissement et même une chute de l'utérus et dont l'utérus et le vagin sont sains n'éprouvent que de la gêne pendant la marche; elles ne souffrent pas au lit. De fausses envies d'uriner, d'aller à la selle, quelques tiraillements dans les aines, et c'est tout.

Au contraire, les femmes qui ont une métrite, si simple qu'elle soit, ou une péri-métrite et surtout une métrite interne, éprouvent des douleurs vives même au repos, et lorsqu'elles sont encore réglées elles ont la dysménorrhée douloureuse.

A chaque époque des règles ou à une époque sur deux, on voit apparaître des douleurs vives qui sont caractérisées par du tenesme anal ou vésical, ou les deux à la fois. Il y a des douleurs dans les aines, qui descendent le long des cuisses, ou des douleurs à la région sacrée s'étendant sur les fesses, et descendant également sur la face postérieure des cuisses. Chez quelques malades, il y a de la douleur en urinant, c'est-à-dire une cystite du col. Enfin il y a des pertes blanches, des pertes blanches utérines qui appartiennent à la métrite interne. Quelques malades ont des métrorrhagies à la suite desquelles il y a des pertes blanches utérines. Lorsque les règles sont passées, tout le cortége de douleurs disparaît et les malades reprennent leurs occupations. Avec le temps, le col de l'utérus s'hypertrophie sous l'influence de la continuité de la métrite interne, et cet engorgement du col cause des pesanteurs permanentes, même en dehors de la période menstruelle. Tout ce cortége inflammatoire disparaît d'ordinaire au moment de la ménopause.

Il n'est pas peu intéressant de constater que les malades qui ont un premier degré ou un second degré d'abaissement avec des métrites ne sont pas celles dont l'abaissement de l'utérus se transforme à la longue en une chute de l'utérus à la vulve ou hors la vulve. Sans aucun doute, la raison de ce fait est que la métrite est compliquée un jour ou l'autre de pelvi-péritonite, et que cette pelvi-péritonite cause des adhérences qui fixent l'utérus dans le petit bassin et arrêtent la progression de la descente. Ce qui le prouve, c'est que des malades qui ont une hernie totale de l'utérus n'ont jamais eu la moindre douleur utérine, malgré l'usage des organes génitaux et malgré la continuité des travaux fatigants.

Voici l'exemple le plus récent que vous avez observé dans le service; j'en connais peu d'aussi probants.

Obs. I. *Chute complète de l'utérus.* — La nommée Catherine Devaux, âgée de quarante-six ans, journalière, est entrée le 11 juillet 1876, salle Saint-Jacques, lit n° 2.

Cette femme s'est mariée à vingt-neuf ans.

Elle n'a eu qu'un seul enfant, il y a vingt ans environ; l'accouchement fut facile et ne nécessita pas l'application du forceps. Pas de fausses couches à la suite.

Elle a cessé d'être réglée à l'âge de trente-six ans, sans accidents d'aucune sorte.

Vers la même époque, elle commença à s'apercevoir de la présence, au dehors de la vulve, d'une tumeur grosse comme une petite prune et faisant saillie de 1 à 2 centimètres, suivant les circonstances. Du reste, il y avait absence absolue de douleurs, simple gêne peu prononcée; dans la station assise, il ne se produisait aucune douleur.

La malade, toujours bien portante, n'avait jamais eu d'affections de poitrine et ne toussait pas habituellement.

Cet état persista sans modification bien sensible pendant plusieurs années et sans douleurs dans les rapports sexuels.

Il y a un an et demi, au commencement de 1875, la malade, devenue concierge dans une maison garnie, où elle avait souvent à accomplir des travaux pénibles et fréquemment répétés, sentit sa tumeur descendre peu à peu davantage.

Un jour, en montant un seau d'eau, il lui sembla qu'une masse volumineuse se projetait pour ainsi dire entre ses cuisses, sans lui faire éprouver autre chose qu'un sentiment de défaillance générale. Elle put cependant réduire elle-même la tumeur; un médecin qu'elle appela la fit rester au lit, les cuisses fléchies, et lui recommanda le repos. Elle dut donc quitter sa profession de concierge.

Depuis lors, dans les moindres efforts, les mêmes phénomènes se reproduisent. Du reste, la malade fait tout rentrer elle-même sans difficulté ni douleur. Elle eut l'idée de se confectionner une sorte de bandage en toile, un bandage en T, mais le linge se roulait, et la tumeur, mal contenue, se reproduisait à côté de cette ceinture insuffisante. Les choses devinrent telles, il y a six mois environ, que la malade dut renoncer à faire son lit. Debout ou assise, elle ne voit pas sa tumeur se reproduire entièrement, mais il y a toujours, cependant, une petite saillie hors de la vulve. Les rapports sexuels sont toujours faciles et non douloureux.

Défécation normale, mais la miction ne peut pas se faire quand le prolapsus a lieu, et la malade est forcée de réduire sa tumeur pour pouvoir satisfaire ce besoin.

A l'examen, une tumeur assez volumineuse, du volume d'un gros œuf et de forme conique, se projette hors de la vulve. Elle se termine par une extrémité arrondie, garnie d'un orifice qui est manifestement celui du museau de tanche et n'offre pas traces d'ulcérations. La muqueuse est rosée et sèche; pas d'excoriations.

A la base existe un cul-de-sac circulaire.

Au-dessus de l'utérus, qui a subi une chute complète et que l'on peut saisir en entier entre les doigts, se trouve une sorte de poche constituée par les parois vaginales, retournées en doigt de gant, et dans laquelle une partie de la masse intestinale est venue se loger. De là résulte que la réduction de la tumeur se fait en quelque sorte en deux temps : d'abord les intestins rentrent brusquement, puis la réduction de l'utérus se fait plus lentement. Il n'y a pas d'hypertrophie du col, et la cavité utérine mesure 6 centimètres 1/2 de longueur. La tumeur se reproduit quand on fait tousser la malade.

Lorsque l'utérus est rentré, les parois vaginales se relèvent avec lui et l'accompagnent, de sorte qu'il ne reste plus de tumeur à l'extérieur; si l'on applique alors le pouce fortement sur le périnée en le déprimant, les choses restent en place, et la toux elle-même est impuissante à reproduire la tumeur.

Cette malade, qui a un périnée assez large, portera une ceinture avec la pelote périnéale.

— La malade est sortie de l'hôpital avec sa ceinture avec pelote périnéale; elle a été revue depuis, et elle vaque sans difficulté à ses occupations; l'utérus ne sort plus.

La chute de l'utérus à la vulve, c'est-à-dire le premier degré de la chute de l'utérus, et où le col de l'utérus est visible à la fourchette, est assez commune, et si on ne la constate pas souvent, c'est que les malades ne se doutent pas de leur mal, parce qu'elles ne souffrent pas. Chose remarquable, c'est ce degré de chute de l'utérus qui est le moins souvent accompagné d'inflammations utérines. Les malades n'y attachent pas d'importance, surtout lorsqu'elles ont passé l'âge de trente-cinq ans, et avant cet âge il est bon de dire que la chute de l'utérus à la vulve est rare. Je n'en ai observé qu'un exemple à l'hôpital Cochin sur une domestique âgée de trente ans, qui venait d'avoir un enfant. Chez cette malade, un repos de six semaines permit d'obtenir une réduction de l'utérus, et chez cette malade, dont le périnée était encore assez large, l'usage de la pelote périnéale a été satisfaisant.

La chute complète de l'utérus n'existe guère que chez les femmes du peuple qui travaillent toujours debout : blanchisseuses, bonnes d'hôtel, marchandes des Quatre-Saisons, etc.

L'abaissement et la chute de l'utérus sont faciles à reconnaître lorsque l'attention du chirurgien est éveillée sur ce point. Mais beaucoup de femmes qui n'ont jamais eu de pertes blanches, qui ont été toujours réglées sans souffrir, peuvent avoir des chutes de l'utérus sans s'en douter, l'utérus peut être à la vulve sans que nulle douleur, nulle gêne n'aient été éprouvées par les malades. J'ai vu dernièrement une malade âgée de trente-sept ans, chez laquelle une douleur pendant les rapprochements sexuels, survenue après un coït prolongé, avait été une cause d'inquiétude et avait poussé la malade à se faire examiner. Cette dame, qui n'avait jamais eu d'enfant et n'avait jamais eu ni douleurs utérines, ni pertes blanches, avait une chute du vagin et le col de l'utérus était à la vulve, dont il écartait les lèvres pendant que la malade toussait. Voici un cas très-remarquable et il n'est pas le seul. Chez une autre malade, des douleurs de reins, prises pour un rhumatisme, et du ballonnement du ventre appelèrent mon attention. Quoique la malade n'eût jamais souffert de l'utérus, et quoiqu'elle n'eût jamais eu de pertes blanches, je l'engageai à se laisser examiner. J'ai trouvé le col de l'utérus à la vulve. La malade convint alors qu'à certains jours où elle fatiguait beaucoup, elle était obligée de s'arrêter à cause des douleurs de rein, et que certains jours, dans ses rapports conjugaux, elle éprouvait de la souffrance. Les malades de ce genre finissent pourtant par se rendre compte de leur mal, et quelquefois c'est seulement au moment où l'utérus sorti entre les cuisses devient une cause de gêne qu'elles constatent leur infirmité.

Il y a des femmes qui ont le vagin court et dont l'utérus est relativement très-bas. Il ne faudrait pas diagnostiquer un abaissement chez ces malades. Pour qu'il y ait abaissement, il faut qu'il y ait ou bien une augmentation de profondeur des culs-de-sac vaginaux, ce que l'on peut facilement constater par le toucher, ou bien une chute du vagin avec pointe de cystocèle ou de rectocèle. Enfin le toucher rectal, qui permet d'arriver sur le fond de l'utérus, est un moyen de diagnostic infaillible. En effet, jamais à l'état sain le doigt ne peut parvenir à toucher le fond de l'utérus, et s'il y avait par hasard un allongement hypertrophique du col, on reconnaîtrait qu'il ne s'agit pas d'une chute de l'utérus, parce que l'on ne parviendrait pas à sentir le fond de l'utérus.

Les deux degrés de chute de l'utérus sont reconnus à la simple inspection. Le cathétérisme utérin que l'on pratique est un renseignement supplémentaire qui indique toujours, à moins de corps fibreux ou de polype, que l'utérus abaissé a conservé une direction parfaitement droite et qu'il ne s'agit pas d'un allongement hypertrophique du col. Tout utérus dont le col est à la vulve et dont la cavité n'a que 7 centimètres est un utérus abaissé et non une utérus allongé.

Lorsque l'utérus est à la vulve ou hors la vulve, il y a quelquefois des ulcères sur le col. Ces ulcères sont de deux ordres : les uns sont des ulcères anciens préexistant à la chute de l'utérus, les autres sont consécutifs.

L'ulcère ancien est un ulcère rougeâtre autour duquel il y a du tissu de cicatrice et des points rouges fongueux, qui sont des métamorphoses d'un ulcère d'une des glandules du col.

Les ulcères consécutifs sont des ulcères à bords calleux, taillés comme à l'emporte-pièce. Ils résultent de la chute d'une eschare causée par un traumatisme sur le col, soit le frottement d'une pièce de linge sur le col, soit une chute sur le siége où l'utérus est froissé contre une partie dure. Cet ulcère laisse écouler une sanie roussâtre qui pourrait induire en erreur. Mais il ne s'agit point ici de cancer, car l'ulcère ne saigne pas comme l'ulcère cancéreux.

Chez quelques malades, il y a de la leucorrhée utérine que l'on voit sortir du col avec la couleur et la consistance de l'albumine moitié cuite. Ceci existe surtout chez les femmes qui ont eu de nombreux enfants.

Peut-on guérir radicalement un abaissement de l'utérus ? Non, Messieurs, pas plus que l'on ne peut guérir radicalement une hernie. On peut soulager les malades qui ont une inflammation de l'utérus ; on peut même guérir celle-ci, mais on ne peut remettre en place l'utérus simplement abaissé, par une opération. Quelquefois une phlegmasie du petit bassin, spontanée ou provoquée par une opération, fixe l'utérus et s'oppose à une chute complète de l'utérus. Mais c'est là tout ce qui peut être obtenu, et vous en verrez tout à l'heure un bon exemple.

Il y a des malades qui ont une chute de l'utérus de force chez lesquelles la réduction peut être obtenue, et qui sont à l'abri d'une nouvelle chute.

Ces cas sont rares. J'en ai observé un cas chez une dame mariée, ayant eu deux enfants, un peu grasse, qui, en descendant brusquement de son lit, a senti son utérus sortir entre les grandes lèvres. La réduction a été faite : la malade, après quinze jours de décubitus dorsal, a porté une ceinture en coutil, et depuis huit ans l'utérus, qui reste abaissé, n'est point ressorti. Chez cette malade, il s'est passé ce qu'ont observé les accoucheurs chez des femmes grosses dont l'utérus sorti peut être réduit, et qui ne gardent pas plus tard une chute définitive de l'utérus.

On a proposé contre l'abaissement de l'utérus, au début, les injections astringentes. Je ne vous parlerai pas de leur inefficacité.

La position, c'est-à-dire le repos au lit, la femme allongée, la tête basse, et couchée sur le dos s'il y a antéflexion, ou sur le ventre s'il y a rétroflexion, cela est bon à faire après un accouchement récent, conseillé pour remettre un utérus déplacé, mais ce traitement ne peut réussir qu'à une condition, à la condition qu'il y ait une inflammation péri-utérine qui cause des adhérences péritonéales capables de maintenir l'utérus en place. J'ai vu, il y a peu de temps, une dame à qui l'on avait conseillé un quatrième enfant pour la guérir d'un léger abaissement de l'utérus, avec une métrite du col. Le mal est revenu plus grave qu'auparavant après l'accouchement, malgré six semaines de lit, au repos absolu, et six semaines de chaise longue. Ce traitement, d'ailleurs, ne peut être proposé aux malades de notre hôpital. Elles ne s'y soumettraient pas. Cependant chez les femmes jeunes, qui ont un abaissement après s'être relevées de leur première couche, six semaines à deux mois de repos au lit peuvent permettre aux ligaments relâchés de se resserrer ; mais la guérison ne peut être obtenue qu'à la condition de s'abstenir trois mois au moins de rapports sexuels. Cette guérison est néanmoins fort rare.

Quelques chirurgiens ont proposé un tampon dans le rectum ; je ne vous en dirai rien, la physiologie de la défécation vous prouvera que ce tampon ne peut pas tenir.

L'on a proposé, en vue d'une théorie juste, des ceintures hypogastriques. L'on a fait longtemps usage d'une ceinture qui a eu une grande vogue, la ceinture hypogastrique des bandagistes. Cette ceinture, que je ne conseille à personne d'employer ni de prescrire, est constituée par une plaque rembourrée, serrée au-dessus du pubis à l'aide d'une ceinture métallique articulée entourant le bassin comme un bandage herniaire. Une clé sert à faire manœuvrer une roue dentée qui fait plus ou moins basculer la plaque rembourrée. Cette ceinture avait la prétention de redresser l'utérus tombé en antéversion en même temps que d'empêcher les intestins de peser sur l'utérus, et ce dernier but seul pouvait être à la rigueur atteint. Que de gens y ont cru, et comme l'oubli est venu vite détruire une confiance que l'on ne devait pas ébranler sous peine d'être traité de sacrilége ! Personne n'emploie plus cette ceinture. Cela tient à ce qu'il y a des modes dans la spécialité des maladies des femmes, comme il y en a pour leurs chapeaux, et nous ne sommes pas au bout des changements, car la spécialité a pris aujourd'hui un pied tel chez nous, que des hommes même dont les études et le savoir mériteraient mieux se livrent à la spécialité et obéissent involontairement aux habitudes des spécialistes, et donnent aux malades ce qui est à la mode pour ne point paraître inférieur à des spécialistes rivaux, même lorsque la raison dit que le moyen ne vaut rien.

L'on est aujourd'hui revenu au pessaire, cette vieille invention qui a débuté par un suppositoire placé sur de la charpie, puis qui a continué par une éponge et est devenue enfin pratique, lorsque, à la fin du siècle dernier, l'étoupade et l'huile de ricin ont permis de confectionner des pessaires lisses de toute forme. Le caoutchouc a pris ensuite la place de ces pessaires, puis on est revenu aux anneaux métalliques. Le bois, l'ivoire ramolli, la gutta-percha, tout a été employé pour faire des pessaires. C'était à qui proposerait un nouveau corps. Raspail, A. Becquerel, Scanzoni, Aran ont fixé les pessaires à des ceintures. Puis tous ces moyens inventés, perdus, réinventés, oubliés de nouveau, puis remplacés, modifiés et changés de noms d'auteurs (1), restent comme des exemples des modes variées qui ont servi aux femmes malades, comme si le destin de celles-ci était d'imprimer le cachet du caprice et de la frivolité à tout ce qui est à leur usage.

Mon opinion, Messieurs, est que les pessaires rigides à ressort, tels que les pessaires de Swanck, Pertusio, Scanzoni, etc., et les pessaires à tige articulés, fixés à une ceinture, sont d'un usage dangereux et qu'ils sont capables de faire plus de mal que de bien. Sur ce point, vous n'aurez qu'à consulter les livres où l'on a publié des résultats de l'usage des pessaires fixés à une ceinture. Il y a des cas de mort dont les services de A. Becquerel et de Valleix, à la Pitié, ont gardé des souvenirs.

Quand aux pessaires de diverses natures, pessaires pleins, anneaux élastiques, ellipsoïdes, etc., etc., placés dans le vagin, ils ne servent bien qu'aux malades qui pourraient s'en passer, par exemple aux malades qui ont un premier degré d'abaissement et qu'une ceinture abdominale de

(1) Voy. Fleetwood Churchill, *Traité pratique des maladies des femmes*. 2e édition. Paris, 1874.

soutien soulagerait autant. Ils ne sont pas toujours innocents, et pour les juger en un mot il me suffira de dire qu'ils sont une cause de malpropreté.

De deux choses l'une, ou le pessaire est placé à demeure, ou il est enlevé tous les soirs. Dans le premier cas, les malades ont une vaginite chronique qui est le fruit de l'usage du pessaire ; dans le second cas, la vaginite est plus longue à venir, mais elle vient.

Il est inutile d'insister sur les accidents causés par les pessaires : l'ulcération de la paroi postérieure du vagin et de la paroi antérieure du rectum, et la saillie de l'utérus dans le rectum, l'incrustation des pessaires, etc., etc. Quelques-uns d'entre vous ont vu dans le service une vieille femme qui gardait à demeure un pessaire en gimblette ; un polype de l'utérus s'était engagé dans l'orifice du pessaire, et la malade avait des symptômes de pelvi-péritonite. J'enlevai, avec une certaine difficulté, le pessaire sans toucher au polype ; la péritonite suivit son cours et emporta la malade. La présence du corps étranger dans le vagin pouvait être ici accusée d'avoir aggravé la péritonite, et peut être accusée de l'avoir causée.

M. Notta a rapporté à la Société de chirurgie (8 novembre 1876) un fait de fistule vésico-vaginale causée par un pessaire.

Les pertes blanches des malades qui portent un pessaire sont des pertes vaginales qui sont claires et ont une odeur de poisson pourri ; il y a réellement dans ce cas, quoi qu'on dise, une vaginite chronique.

Cet inconvénient du pessaire n'est pas le seul ; il ne tient pas, ou il est très-difficile à appliquer par les malades. Les gynécologistes eux-mêmes, M. Courty en particulier, confessent que pour placer avec fruit un pessaire il faut un périnée *résistant*. Or chez toutes les femmes qui ont eu beaucoup d'enfants et qui ont une déchirure de la fourchette étendue, les pessaires, même les plus volumineux, ne tiennent pas ; et les malades qui, malgré cette difficulté, portent un pessaire, sont obligées de soutenir le périnée avec une serviette ou avec des pelotes périnéales. Quand il y a chute du vagin, le pessaire est tout à fait inapplicable. Les malades dont le vagin est étroit peuvent porter un pessaire sans qu'il tombe ; mais ce pessaire doit être volumineux, et alors il est difficile à introduire et à retirer, et par lassitude les malades finissent par le laisser à demeure, ce qui cause tôt ou tard une vaginite chronique ou d'autres accidents plus redoutables, tels que des abcès pelviens.

J'ai vu, depuis déjà bien des années, M. Nonat prescrire à toutes ses malades dont l'utérus était un peu bas une ceinture en coutil lacée avec des élastiques. Cette ceinture, dont l'auteur n'est point connu et qui est probablement de l'invention de plusieurs, est moulée sur le ventre et est destinée à soutenir le poids des viscères. Elle était employée seule dans les cas où l'abaissement de l'utérus était peu prononcé. Chez les femmes un peu grasses, cette ceinture produisait un effet immédiat, et elle soulageait même les malades qui avaient une métrite interne en même temps qu'un abaissement de l'utérus. Chez les malades qui avaient un abaissement de l'utérus plus marqué, on y ajoutait deux sous-cuisses en caoutchouc, réunis par une plaque destinée à soutenir un coussin bombé en caoutchouc qui devait relever le périnée. J'ai depuis toujours eu recours à cette ceinture, et je n'ai encore rencontré aucune malade qui ne s'en soit bien trouvée.

Mais avant d'obtenir des résultats satisfaisants, il a fallu prendre en considération bien des conditions particulières, et faire des tentatives de

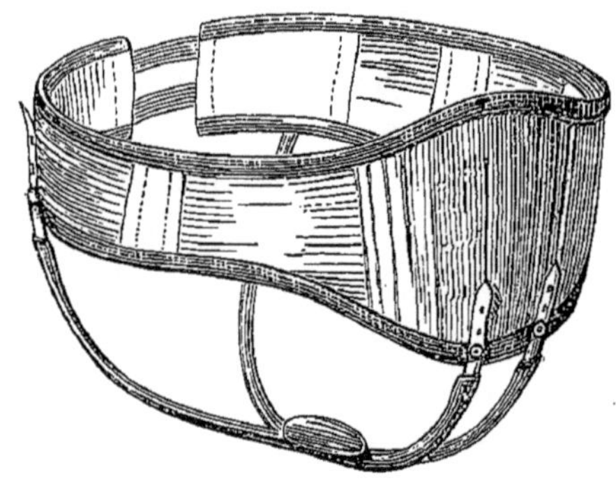

FIG. 30. — Ceinture en coutil lacée, avec des élastiques, des sous-cuisses et une pelote périnéale. — Quelques bandagistes serrent la ceinture avec une courroie bouclée ramenée par devant.

toute sorte pour approprier l'appareil à chaque sujet. En premier lieu, la ceinture doit descendre jusqu'aux trochanters et serrer le bassin osseux en même temps qu'elle comprime l'abdomen. Ceci est l'affaire de la malade qui guide son bandagiste. Quelques baleines, des pinces faites en un lieu propice, permettent d'ajuster la ceinture. (M. Bourgeaurd fait des caleçons élastiques ; je ne leur donne pas la préférence ; la ceinture en coutil, munie d'élastiques en deux places sur les flancs, me paraît beaucoup meilleure ; les lacets qui serrent la ceinture valent mieux que l'élasticité complète de l'appareil, car les malades ont des moments où l'abdomen est gonflé, et il faut qu'elles se desserrent à volonté suivant les circonstances.) La compression de l'abdomen ne redresse pas l'utérus, elle empêche le poids total des intestins de peser sur l'utérus, et plus la femme est grasse, plus la ceinture est efficace ; mais en même temps celle-ci fournit un point d'appui aux sous-cuisses, ce qui est la grosse affaire. La pelote périnéale n'a qu'un but : donner de la solidité au périnée et le remonter le plus possible. Vous pouvez tous faire une expérience : chez les malades qui pendant la toux sentent leur utérus sortir, portez vos doigts réunis en cône sur le périnée et poussez celui-ci en haut ; vous ferez ensuite tousser les malades, et elles vous diront qu'elles se sentent soutenues et soulagées. Chez les malades qui ont une rectocèle et une chute du vagin, vous maintenez réduites l'une et l'autre par cette manœuvre. Vous voyez par là que tout le but à remplir dans les abaissements et les chutes de l'utérus est de soutenir le périnée.

Toutes les fois que le périnée a 2 ou 3 centimètres d'étendue, la pelote s'applique avec la plus grande facilité. Mais encore faut-il placer la pelote sur le périnée. Il y a des malades qui serrent leur pelote en avant et qui l'amènent dans la vulve ; elles s'en trouvent incommodées autant qu'elles le seraient du pessaire. Il faut alors leur faire donner une pelote un peu plus large et plus courte, et leur faire remonter en arrière les sous-cuisses. En tâtonnant on y arrive, et les malades bien instruites sur l'application de l'appareil finissent par le placer régulièrement. Mais des malades le placent sur l'anus, cela les gêne pour s'asseoir et pour rendre des gaz. On obvie à ce petit inconvénient en resserrant en avant les sous-cuisses, et s'il n'y a pas moyen de placer la pelote en avant de l'anus, il suffit d'interposer un linge de toile un peu grosse entre la pelote et l'anus pour permettre l'émission des gaz.

Chez les malades dont le périnée est très-court, il n'y a pas à choisir : ou bien il faut agrandir le périnée par une opération, et cela n'est possible que sur les vieilles femmes, ou bien il faut placer la pelote en partie sur l'anus. Cela n'est point une extrémité fâcheuse, car les malades ne sont un peu gênées que quand elles marchent ou quand elles sont debout ; car la nuit elles enlèvent la ceinture et la pelote. Lorsqu'elles sont assises, en s'asseyant sur une fesse seulement, elles déplacent la pelote et l'anus devient libre.

L'usage de la pelote a des inconvénients : le frottement de cette pelote sur la partie antérieure de la vulve cause une irritation désagréable à la longue et que l'on calme par des lavages à l'eau blanche, après que les malades ont uriné. Les malades qui perdent beaucoup en blanc doivent se laver souvent et leur pelote doit être en caoutchouc vulcanisé.

Cette ceinture avec pelote perinéale a été faite depuis sous une autre forme, et elle est mentionnée par M. Courty. C'est un caleçon sans jambes, muni de sous-cuisses et de ce que M. Courty appelle le *coussin périnéal.*

Cette ceinture a été imitée encore par un bandagiste de Paris qui, au lieu de coussin perinéal fixé aux sous-cuisses, ajuste un pessaire en bondon, en caoutchouc, percé d'un trou, et qui est placé dans le vagin. Ce pessaire monté, qui est une imitation des pessaires articulés à cuvette en buis, en ivoire ramolli, est moins dangereux que ces pessaires, mais il n'est pas plus supportable. Vous avez vu dans le service une malade à laquelle le pessaire avait été appliqué, et devant nous et devant le fabricant. Elle a dit hautement qu'il lui avait été impossible de garder ce pessaire ; en effet, et sans vouloir confesser davantage la malade, vous avez compris que ce pessaire en caoutchouc échauffé et situé dans la partie la plus sensible et la plus érectile du vagin devait produire à la longue une gêne, une fatigue et même des douleurs vives. Les corps étrangers de cette partie du vagin ne peuvent être tolérés des journées entières. Lorsque nous appliquons une pelote qui entre un peu dans le vagin, vous avez pu remarquer, en effet, que les malades s'en trouvent incommodées, et que nous sommes obligés, nous l'avouons, de faire porter la pelote sur l'anus plutôt que de la faire entrer dans le vagin.

Ceci dit, voici le traitement que je vous conseille de pratiquer pour les différents degrés de l'abaissement et de la chute de l'utérus.

1° Pour les abaissements au premier degré, une ceinture abdominale avec sous-cuisses seulement chez les femmes très-grasses. Chez les femmes très-maigres et qui n'ont pas de météorisme, on peut s'abstenir de tout moyen de contention ; il suffit de leur recommander d'éviter les longues marches et la station debout.

Chez les malades qui ont une affection utérine des corps fibreux, ou une métrite parenchymateuse et des règles douloureuses, il faut ajouter les injections chaudes matin et soir et les lavements, afin de calmer l'inflammation chronique ; et lorsque les malades ne peuvent rester au repos et sont obligées, par leur profession, de rester debout et de marcher la plus grande partie de la journée, il ne faut pas hésiter à appliquer les sous-cuisses et la pelote périnéale.

Pour le deuxième degré d'abaissement, c'est-à-dire lorsqu'il y a rectocèle et cystocèle ou l'un et l'autre déplacement, il faut d'emblée appliquer les sous-cuisses et la pelote périnéale.

Lorsque les malades ont un abaissement récent consécutif à une couche, l'application régulière de la ceinture avec pelote périnéale est susceptible non pas de guérir l'abaissement de l'utérus, c'est-à-dire de remettre en place cet organe, mais bien de limiter la descente. Je sais des malades, en petit nombre, il est vrai, qui, après une année de l'usage régulier de la ceinture, ont pu supprimer l'appareil sans être incommodées. Chez une malade, il y a cinq ans qu'elle peut se passer de ceinture ; chez l'autre, voici trois années ; d'autres malades, après avoir quitté leur ceinture pendant un ou deux ans, ont été obligées de la reprendre.

Des domestiques, bonnes d'enfants, repasseuses (je ne parle que des malades de l'hôpital auxquelles nous avons fait porter cette ceinture), ont pu continuer leurs travaux. Seules, les malades qui avaient en même temps que leur abaissement une métrite, des leucorrhées et des règles difficiles, ont dû de temps en temps s'aliter ; mais elles avaient besoin des mêmes soins que nous donnons à des malades dont l'utérus est très-haut et qui ont les mêmes inflammations utérines.

2° Vous pourrez toujours appliquer la ceinture avec pelote périnéale pour les chutes de l'utérus à la vulve, seulement la pelote doit être un peu ronde, et c'est pour les cas de ce genre qu'il est très-urgent de placer la pelote non dans le vagin, mais bien de préférence sur ce qui reste de périnée, et même sur l'anus. La pelote bien serrée remontera suffisamment l'utérus et soutiendra assez cet organe pour que les malades continuent à vaquer à leurs occupations. Les malades intelligentes sauront toujours très-bien empêcher la pelote de pénétrer dans le vagin. En tirant les chefs postérieurs de sous-cuisses, elles reporteront en arrière la pelote ; du reste, il est bon que les malades atteintes de cette variété de chute de l'utérus urinent toutes les cinq heures régulièrement, et chaque fois qu'elles urineront elles replaceront la pelote dans l'endroit convenable.

Lorsque l'utérus est sorti de la vulve, il faut le réduire et le maintenir réduit (je parle des utérus réductibles, car il y a des cas où cet organe est définitivement irréductible). Ici, la pelote périnéale rend les mêmes services que pour les chutes de l'utérus au premier degré, lorsque l'utérus est seulement à la vulve ; seulement cette pelote, comme les bandages herniaires appliqués sur les grosses hernies, doit être remise en place plusieurs fois dans la journée, et toujours les malades doivent avoir pour but d'empêcher la pelote de pénétrer dans le vagin, c'est-à-dire de placer ce soutien sur les restes du périnée et même sur l'anus. Chez les femmes encore jeunes, on doit se borner à appliquer ce bandage. Les opérations qui ont été tentées pour ces malades ont presque toujours échoué ; les pessaires que l'on a ensuite appliqués après ces opérations infructueuses ne tenaient pas, et la plupart des malades, condamnées au repos et ne pouvant marcher qu'à l'aide de serviettes attachées à une ceinture et soutenant le périnée, sont obligées de patienter jusqu'à l'âge de la ménopause dans un état d'infirmité relative. La ceinture avec la pelote périnéale est le seul soulagement réel et sûr que l'on puisse offrir aux malades encore jeunes et auxquelles on ne peut proposer une opération que les rapports conjugaux contre-indiquent.

Chez une malade ayant passé l'âge de la ménopause, il n'y a qu'un bon traitement : diminuer la largeur de la vulve et *augmenter le périnée*, afin de permettre d'appliquer la pelote périnéale sans qu'elle porte sur l'utérus et sans qu'elle entre dans le vagin. La suture de la vulve seule ne serait pas, en effet, un remède suffisant ; car, avec le temps, l'utérus distendrait l'orifice laissé à la vulve et sortirait comme par le passé, à moins que les malades cessent de marcher et de se livrer à leurs occupations. Ce n'est pas possible pour nos malades de l'hôpital, et, si elles ne portent pas la pelote périnéale, elles ont une récidive de la chute de l'utérus. Une première objection sera faite : les femmes mariées se prêteront-elles volontiers à une oblitération de la vulve ? Peut-être les malades regarderont-elles à cesser les rapports conjugaux. Mais vous devrez leur dire que le repos leur est commandé à la fois par leur mal et par le soin de leur santé à venir. Les rapports sexuels doivent cesser avec la cessation spontanée des règles. Le tissu érectile du vagin et de l'utérus atrophié se transforme en une cicatrice, et le coït, en même temps qu'il est improductif, devient absolument sans effet. Une femme qui subit ou recherche des rapprochements sexuels, passé l'âge de la ménopause, viole la loi de la nature, et souvent c'est au prix de sa santé. Les vieilles femmes non réglées, qui n'ont ni polypes ni cancers de l'utérus et qui ont des pertes blanches, des douleurs de rein et des cystites du col, ne doivent qu'à l'oubli de la loi de la nature ces tardives maladies de femme.

L'opération de l'épisiorrhaphie, tant de fois réinventée, préconisée et qui a échoué si régulièrement en tant qu'exécution du but qu'on s'était proposé (1), n'a échoué que parce que l'on a négligé une précaution indispensable. La suture totale des grandes lèvres échoue toujours ; la suture partielle échoue souvent quand on réunit toute la partie postérieure des grandes lèvres. Quand par exception cette suture réussit, il y a toujours un point qui a manqué, c'est le point fait à la fourchette. Les liquides vaginaux, amassés dans le cul-de-sac formé dans le vagin par la suture, finissent toujours par se faire jour à travers le point de suture de la fourchette qui se désunit. Cet enseignement ne devait pas être perdu, et voici comment vous m'avez vu faire la suture partielle de la vulve : les grandes lèvres sont avivées dans la moitié de leur longueur sans que la fourchette

(1) Opérations de Frike de Hambourg, Stoltz, Baker Brown, etc., etc.

soit touchée ; l'avivement est fait par transfixion ; la grande lèvre est saisie en haut par les deux doigts d'un aide et en bas par le chirurgien ; puis le bistouri droit traverse le pli de la grande lèvre et avive en enlevant une languette de peau de un demi-centimètre. A la place de cet avivement, il reste une surface saignante large de 1 centimètre. On fait avec des fils d'argent six points de suture, en ayant soin de passer les fils aussi près que possible des bords muqueux des grandes lèvres. On serre fortement les fils.

L'opération terminée il y a une ouverture vulvaire en haut, et un orifice capable de recevoir une plume de corbeau au niveau de la fourchette. On passe un drain en caoutchouc de l'orifice vulvaire à l'orifice conservé à la fourchette et on le laisse pendant huit jours. Ce drain a pour but de *conduire au dehors les liquides vaginaux* qui font si régulièrement échouer les sutures de la vulve. Le huitième jour, les fils sont enlevés ainsi que le drain. On laisse consolider la cicatrice et les malades portent ensuite la ceinture à pelote périnéale placée sur le périnée formé aux dépens de la vulve ; il faut attendre vingt jours au moins après l'opération.

Voici les deux premiers cas où ce traitement a été mis en usage dans le service.

Obs. II. *Chute complète de l'utérus.* — La nommée P..., veuve S..., âgée de cinquante-huit ans, n'étant plus réglée, d'un très-gros embonpoint, entre à l'hôpital Cochin le 4 juillet 1874. Cette femme, qui exerce le métier de blanchisseuse, avait depuis sept ans une chute de l'utérus. L'utérus était sorti de la vulve et avait été suivi d'une masse intestinale qui donnait à la totalité de la tumeur le volume d'une tête d'enfant nouveau-né. Le vagin, qui recouvrait cette tumeur, était lisse et sain. Il y avait autour du col une ulcération grisâtre de la largeur d'une pièce de 5 centimes. La tumeur semblait réductible, et on y percevait un gargouillement manifeste.

Il y a plus de dix ans, la malade avait éprouvé de la gêne et avait été examinée ; on avait reconnu l'existence d'un abaissement de l'utérus, il y a huit ans environ. Un médecin avait prescrit un pessaire, qui fut appliqué, mais ne tint pas. La malade perdait son pessaire ; comme elle ne souffrait pas, elle négligea de se traiter, et son utérus descendit peu à peu, et depuis sept ans la tumeur grossit progressivement. Jamais, depuis cette époque, l'utérus n'était rentré pendant le repos et le décubitus dorsal ; peu à peu, la gêne et les tiraillements d'estomac étaient devenus tels que la malade, ne pouvant plus vaquer même aux soins de son ménage, entra à l'hôpital.

Le 14 juillet, après l'usage quotidien de grands bains, M. Després tenta la réduction de l'utérus ; après un taxis modéré par le procédé de réduction des grosses hernies scrotales, c'est-à-dire en effilant avec la main gauche la hernie et faisant passer les parties herniées dans une sorte de filière, la réduction de l'intestin eut lieu avec bruit, et la tumeur, diminuée de moitié, rentra facilement dans le bassin.

La malade fut tenue au lit pendant vingt jours; des injections d'eau et d'alun étaient faites tous les matins.

Le 9 août, la malade, qui descendait de son lit tous les jours pendant quelques heures, sentit l'utérus ressortir.

Le lendemain 10 août, la réduction est faite avec une grande facilité, car la tumeur était moitié moindre de ce qu'elle était au moment de la première réduction et la malade garda de nouveau le lit.

Le 20 août, la malade se plaignit de quelques douleurs dans le ventre, et le membre inférieur gauche présentait un œdème blanc de la cuisse.

Cet œdème gagna tout le membre et une partie de la fesse. En même temps, il y avait un peu de constipation, mais la santé générale restait toujours bonne. L'œdème demanda trois mois à disparaître; mais la malade, à cause du repos au lit prolongé, restait impotente, se remuait difficilement, ajoutez que pendant le traitement l'embonpoint avait encore augmenté.

Peu à peu, cependant, la malade reprit des forces et commençait à se lever; à ce moment, l'examen au spéculum fut pratiqué. Il y avait une cystocèle et une rectocèle; l'ulcération du col de l'utérus était guérie; l'utérus semblait moins mobile qu'autrefois.

Le 12 mai 1875, M. Després, songeant à appliquer la ceinture avec sous-cuisse et pelote périnéale, et constatant que le périnée était réduit à rien à cause de la dilatation de la vulve par la hernie de l'utérus, refit un périnée par le procédé suivant :

Avivement de la partie postérieure du bord des grandes lèvres, moins la fourchette; suture des surfaces avivées par cinq points de suture; les lèvres étaient réunies sur une étendue de 6 centimètres, et à la fourchette il restait un pertuis aux points où l'avivement s'était arrêté. Un drain fut placé dans ce pertuis et repassait par le vagin; des cataplasmes sont maintenus sur la suture; les sutures sont enlevées le huitième jour; un fil a manqué le quatrième; le drain est également enlevé.

Le vingtième jour, la suture est solide; la malade se lève et commence à reprendre des forces.

Le 18 juillet 1875, la malade, à laquelle on a fait donner une ceinture avec des sous-cuisses et une pelote périnéale, sort de l'hôpital assez forte pour vaquer aux soins du ménage, dans les limites que comporte son âge.

Le 10 juillet 1876, la malade a été convoquée à l'hôpital pour que l'on pût constater le résultat du traitement.

La suture est restée solide, le pertuis laissé à la fourchette persiste toujours et peut permettre l'introduction d'une sonde cannelée. Il y a un pertuis plus grand au point où une suture a manqué, de sorte qu'il y a d'abord un périnée de 3 centimètres de longueur, plus une languette de peau en avant, d'une largeur de 1 centimètre, séparée du périnée par un orifice à loger la pulpe du petit doigt.

Toute la peau réunie est amincie, mais offre une solidité suffisante.

La malade a une cystocèle et une rectocèle qui sont bridées par le périnée formé et par la languette antérieure.

L'utérus, pendant que l'on fait tousser la malade, ne paraît pas à la vulve, et lorsque la malade ne fait pas d'effort, il est à 4 centimètres au-dessus de la vulve. Il n'y a pas de pertes blanches. La malade urine facilement. La malade se trouve très-bien; elle fait son ménage et ses courses, mais elle ne se sent bien solide qu'avec la ceinture avec sous-cuisses et pelote périnéale. Cette pelote porte sur le périnée formé et ne cause pas d'irritation. La malade urine facilement et par jet.

La femme S... ne peut pas porter de fardeaux, non qu'elle sente son utérus sortir, mais parce que sa jambe gauche, celle qui a été autrefois atteinte d œdème, gonfle sitôt qu'il y a un peu de fatigue.

La suture est amincie et peut se rompre un jour, lorsqu'il y aura un peu d'inflammation à la vulve ou à l'anus, mais le résultat obtenu encouragerait alors à faire une nouvelle suture.

Il y a eu chez cette malade une condition tout à fait favorable. Malgré la gravité reconnue des phlébites, la phlébite des veines du bassin a été l'origine d'une inflammation péri-utérine qui a provoqué la formation d'adhérences, lesquelles ont retenu l'utérus en place; en effet, aujourd'hui, malgré les efforts de toux, l'utérus ne descend pas à la vulve et, pour cette malade qui avait un utérus entièrement sorti avec des viscères, on ne peut pas concevoir cette réduction définitive si l'on ne suppose qu'il se soit formé des adhérences dans le petit bassin. Cette opinion est absolument justifiée dans le cas actuel, et si l'on prend les observations les plus récentes d'opérations faites contre la chute de l'utérus, on peut remarquer que l'opération ne donne quelque gain que quand les malades ont eu des signes d'inflammation du petit bassin. Ce n'est plus alors l'opération qui a remis l'utérus en place, c'est l'inflammation consécutive. Elle échoue s'il n'y a aucun signe d'inflammation. Une grossesse après une opération et des suites de couches laborieuses sont utiles malgré leur gravité, et c'est sans doute pour cela que les chirurgiens du siècle dernier avaient dit que la grossesse pouvait guérir, dans quelques cas, une chute de l'utérus. Ils prenaient pour agent de la guérison la grossesse, alors que ce n'était que ses suites dangereuses sur lesquelles on pouvait sûrement compter.

Voyez, en effet, ce qui arrive pour la seconde malade : l'utérus redescend comme le premier jour, quoique l'opération, en tant qu'opération, ait parfaitement réussi. Chez cette malade il n'y avait pas eu un instant de malaise à la suite de la suture.

Obs. III. *Chute incomplète de l'utérus. Suture de la vulve.* — La nommée Mauduy, femme de ménage, veuve, âgée de cinquante-six ans, n'étant plus réglée, entre à l'hôpital le 23 juillet 1875. Depuis plus de cinq ans, sans qu'elle eut éprouvé antérieurement aucune souffrance du côté de l'utérus et de ses annexes, elle s'est aperçue qu'elle avait à la vulve une tumeur qui descendait pendant qu'elle faisait des efforts, dans son métier de femme de ménage. Elle ne perdait pas en blanc.

A l'examen, on constate que l'utérus est à la vulve et oblitère l'orifice du vagin ; il n'y a pas de cystocèle ni de rectocèle, mais seulement un peu de chute du vagin. L'utérus sort à chaque effort de toux et dépasse un peu la partie postérieure des grandes lèvres ; le vagin et l'utérus sont d'ailleurs atrophiés, suivant la loi naturelle des métamorphoses des organes génitaux après la ménopause. Le tissu érectile du vagin et du col de l'utérus sont remplacés par un tissu blanc jaunâtre analogue au tissu de cicatrice. Le tissu érectile est transformé en tissu fibreux.

La malade n'éprouve aucune souffrance autre que des tiraillements dans les reins et dans les aines, et la marche la fatigue. Des pessaires divers lui ont été appliqués et elle n'a pas pu les supporter.

En présence de l'âge de la malade et de la ménopause complète, M. Després propose à la malade la suture de la moitié postérieure de la vulve pour faciliter l'application de la pelote périnéale. La malade ayant accepté, elle est soumise à l'opération sans chloroforme le 5 août 1875 (cette opération n'est pas douloureuse).

Avivement de la moitié postérieure du bord des grandes lèvres, par transfixion, sans aviver la fourchette.

Six points de suture métallique, passant le plus près possible du bord muqueux des grandes lèvres avivées, un drain est placé dans la petite ouverture postérieure et ramené en avant dans la portion de la vulve laissée libre.

Le 16 août, tous les points de suture ont pris, les fils sont enlevés ainsi que le drain. La malade se lève et son utérus est bien soutenu, et on l'aperçoit à travers le petit orifice laissé à la fourchette. Une ceinture en coutil avec des sous-cuisses et une pelote périnéale sont données à la malade, qui quitte l'hôpital le 23 septembre 1874. La malade n'avait jamais été gênée pour uriner et se trouvait très-bien.

Nous avons su depuis que la malade se trouvait très-bien et continuait son métier. La pelote périnéale était bien supportée.

Chez cette malade, on le voit, l'utérus reposait sur la suture et on le voyait à travers l'orifice de la fourchette; si la malade ne portait pas sa pelote, l'utérus ne tarderait pas à agrandir cet orifice et à faire hernie au dehors.

La chute de l'utérus irréductible réclame d'abord un examen attentif, il faut savoir s'il y a réellement irréductibilité : pour cela on chloroforme la malade et on fait un nouvel examen. Lorsqu'il est bien démontré que l'utérus est irréductible, il faut appliquer, au lieu d'une pelote périnéale, une cuvette en gomme plus grande que l'utérus hernié et dont les bords portent sur le pubis. Cette cuvette, qui protége l'utérus contre les frottements, doit être fixée solidement à une ceinture en coutil. Des soins de propreté extrême doivent être observés. Chaque fois que les malades urinent elles doivent se laver.

Il y a des femmes qui d'elles-mêmes se contentent d'une serviette passée entre les jambes et attachée en avant et en arrière à une serviette passée en ceinture; quelques femmes placent une toile cirée sur l'utérus. J'ai vu des ouvrières âgées qui continuaient leur travail avec des appareils de ce genre, qui leur étaient plus commodes qu'une cuvette. Mais ce sont là des faits exceptionnels et je dois dire que les malades avaient des ulcères traumatiques du col utérin et de la muqueuse du vagin. On a tenté dans ces cas l'ablation de l'utérus et je me hâte d'ajouter que l'on a tué des malades.

Je ne terminerai pas cette leçon sans critiquer devant vous toutes les opérations tentées dans le but de remettre l'utérus en place. On ne possède pas d'opération pour remettre l'utérus en place, pas plus qu'on ne possède d'opérations pour guérir radicalement des hernies.

Vous trouverez dans une thèse d'agrégation de M. Legendre (1) un résumé de toutes les opérations faites dans ce but, les opérations ayant pour objectif de raccourcir ou rétrécir le vagin et celles qui ont eu pour objectif de fermer la partie inférieure du vagin. Toutes ces opérations infructueuses ont été décorées de noms grecs, qui sont peu familiers, tels que *episiorrhaphie*, *elytrorrhaphie*, *colpodesmorrhaphie*, etc. Bellini faisait une suture froncée dans le vagin. M. Desgranges mettait des serres-fines en collerette autour de l'utérus. On brûlait, comme Laugier, de façon à produire une gangrène d'un anneau de la muqueuse vaginale. Romain Girardin l'excisait. Il résultait de ces opérations une cicatrice annulaire du vagin, mais le tissu de cicatrice de la muqueuse seule était inextensible, la cicatrice descendait et l'on avait une chute du vagin en plus. D'ailleurs,

(1) Legendre, *De la chute de l'utérus*, thèse d'agrégation, concours de 1860.

comme ces procédés n'ont été appliqués que pour des abaissements et qu'après l'opération on faisait porter des ceintures aux malades, il est clair que les rares succès qui ont été obtenus étaient plus apparents que réels.

Marshal-Hall, Ireland, Scanzoni, Dieffenbach ont tenté de réunir les parois du vagin par suture longitudinale après avivement. Cette opération n'a jamais réussi. Elle a été réinventée et un peu modifiée par Marion Sims, qui enlève un lambeau triangulaire, et elle n'a réussi que sur des malades que l'on n'a pas suivies et observées assez longtemps.

Le reproche capital à faire à ces opérations est que la muqueuse du vagin jouit d'une extensibilité exceptionnelle, et qu'un conduit capable de se dilater assez pour laisser passer pendant l'accouchement un enfant même volumineux est incapable d'être suffisamment rétréci en largeur ou en longueur par une perte de substance aussi petite que celle que font subir à la muqueuse vaginale les opérations précédentes.

Les opérations faites dans le but de fermer au moins la partie postérieure du vagin sont toutes dérivées de la suture de la vulve pour la fistule vésico-vaginale proposée par Vidal de Cassis d'une part et Fricke de Hambourg de l'autre, qui l'a appliquée à la chute de l'utérus. Malgaigne, Simon, M. Stoltz et Baker Brown en ont fait un grand usage et, sauf le dernier qui a publié des succès contestables et contestés, tous les autres ont le plus souvent échoué.

La partie postérieure de la suture manquait toujours, et je vous ai dit pourquoi. Avec le temps l'utérus ressortait après avoir distendu le périnée formé et sortait par l'orifice resté libre à la fourchette. L'opération ne donnait donc qu'un bénéfice apparent, tenu, sans raison et sans justice, pour une guérison radicale.

Après des excès d'enthousiasme qui ont appelé l'attention sur la périnéorrhaphie, les livres modernes ont reconnu que la formation d'un périnée était impuissante à empêcher la chute de l'utérus, et les chirurgiens ont renoncé à faire la suture de la vulve pour guérir radicalement la chute de l'utérus. On la fera comme je l'ai faite pour faciliter l'application d'appareil, mais revenir à cette opération comme moyen curatif, ce serait méconnaître l'expérience acquise et nier les propriétés extensibles du vagin et de la vulve.

Enfin Huguier, qui a vu longtemps dans les abaissements de l'utérus des allongements du col de l'utérus (tant il est vrai que les inventeurs ont peine à ne pas dépasser le but), coupait les utérus abaissés. Depuis, l'écraseur linéaire, le galvano-cautère ont été mis en usage pour cette opération, et quelques chirurgiens en quête d'opération ont renouvelé ces ablations pour des cols saillants offrant un degré d'abaissement. Cette opération a été subie par des malades que j'ai vues : le résultat presque immédiat était des pertes pendant près d'une année, et l'abaissement se prononçait ensuite rapidement, enfin les restes de l'utérus étaient douloureux. C'est par là que je finis; ne suivez pas les mauvais exemples et n'allez pas faire de la sorte une nouvelle opération inutile.

Au moment où cette leçon est sous presse, il y a dans le service une malade dont l'histoire démontre, de la manière la plus claire, l'inutilité des pessaires en anneaux et des pessaires articulés. L'emploi banal de ces pessaires, loin de soulager la malade, avait aggravé son état.

Obs. IV. *Abaissement léger de l'utérus. Amélioration nulle par les pessaires.* — La nommée Pitolle (Salomé), âgée de vingt-deux ans, entrée le 20 août 1876, salle Saint-Jacques, lit n° 6.

Sauf quelques maux de gorge, la santé a été bonne pendant l'enfance.

Les règles ont mis un an à s'établir régulièrement.

Il y a cinq ans, vaginite pour laquelle elle fut soignée à Cochin, dans le service de M. Desprès, pendant une durée de deux mois.

Elle se marie peu après.

Presque aussitôt elle éprouve des douleurs très-vives dans le ventre; elle voit d'abord quelques médecins, puis une sage-femme, qui la soigne pendant six mois pour une métrite avec ulcération du col. Cautérisations deux fois par semaine à cette époque.

Elle commençait à ressentir des douleurs dans les reins, et au dire de la sage-femme elle présentait déjà un léger degré d'abaissement de l'utérus, mais il est probable que la malade, à ce moment, avait surtout une métrite interne.

Depuis lors, elle souffre constamment. Incapable de tout travail, elle peut à peine faire son ménage; la station debout et la marche surtout lui sont très-pénibles; elle éprouve alors de violents tiraillements lombaires, plutôt que de véritables douleurs.

Pas de fausses couches ni d'accouchement.

Ces phénomènes augmentaient parfois tellement à l'époque des règles, qu'elle était forcée de rester au lit un jour ou deux. Pas de modifications cependant dans le retour ni l'abondance des règles.

Il y a quatorze mois, suppression des règles par un bain de siége froid, puis perte durant quatorze jours (peut-être fausse couche, bien que la malade ne donne aucun détail à cet égard). Augmentation considérable des douleurs. Neuf jours de lit. Apparition de douleurs intenses dans la région lombaire gauche; un médecin appelé la soigne pour une néphrite albumineuse.

Deuxième perte, au retour suivant des règles.

Depuis, les douleurs lombaires de la néphrite présumée ont cessé, mais les tiraillements persistent et s'aggravent.

Il y a six mois, la malade s'est procuré, sur les conseils d'un médecin, d'abord un pessaire en anneau tordu qui ne tenait pas, et le pessaire articulé Grandcollot, qu'elle n'a gardé que deux mois et qu'elle ne plaçait pas tous les jours, car il ne lui procurait aucun soulagement et causait un genre de douleur qu'elle ne savait pas exprimer.

Il n'y a pas de gêne dans la miction, mais la constipation est prononcée.

Enfin, les douleurs et la souffrance augmentant toujours, la malade est entrée à l'hôpital Cochin.

Sous l'influence de ces troubles utérins prolongés, la malade est devenue très-anémique; elle souffre de névralgie intercostale et de dyspepsie.

A l'examen, on ne constate qu'un abaissement très-peu marqué et une antéflexion légère de l'utérus. La malade est traitée par les toniques, le fer, le quinquina et les bains sulfureux; elle restera à l'hôpital trois mois pleins; le repos des organes génitaux, pendant ce temps, assurera la guérison. Cette femme portera une ceinture avec pelote périnéale; son périnée, qui a 2 centimètres, se prêtera bien à cette application. Le premier effet du traitement a d'abord été le retour du sommeil et de l'appétit. Cette femme était du nombre de celles qui sont malades des traitements que leur font subir les sages-femmes et certains médecins pour des affections utérines mal comprises.

TRENTE-TROISIÈME LEÇON

MÉTRITE INTERNE

SOMMAIRE. — La métrite interne : ses causes; ses complications. — La salpingite. — Les fongosités utérines. — La dysménorrhée membraneuse. — Cautérisation intra-utérine.

Des causes, des complications et du traitement de la métrite interne.

La métrite interne, c'est-à-dire l'inflammation de la muqueuse utérine, qui a été longtemps niée, et a été surtout étudiée par M. Nonat, est une maladie très-fréquente qui passe à l'état chronique chez la plupart des malades, ce qui constitue la *leucorrhée utérine*. On ne possède pas d'autopsie qui permette d'établir l'anatomie pathologique de la métrite interne. Je crois personnellement que les lésions de la métrite interne existent dans les glandes du corps et du col de l'utérus. Mais, cliniquement, la métrite interne existe. Elle est caractérisée par un écoulement purulent ou muco-purulent à travers le col offrant des périodes de mieux et de pire, qui varient suivant les saisons, suivant les refroidissements, les excès, et surtout les périodes menstruelles. La métrite interne, neuf fois sur dix, est le résultat d'une blennorrhagie du col de l'utérus chez les jeunes femmes ; la vaginite blennorrhagique est la cause la plus fréquente, et, à l'hôpital de Lourcine, j'ai pris sur le fait la production de la métrite interne. Chez la plupart des malades atteintes de vaginite purulente, ou blennorrhagie de la femme, il y a eu plus ou moins rapidement une blennorrhagie du col ou métrite interne aiguë, et les soins ont arrêté le mal chez la majorité des malades. La métrite interne est causée quelquefois par une métrite du corps de l'utérus, suite de couche ou de fausse couche, ou même de refroidissement, pendant les règles chez les jeunes filles. Un abcès parenchymateux de l'utérus ouvert dans l'utérus, une pelvi-péritonite suppurée ouverte dans l'utérus, ou un abcès des ligaments larges et de la fosse iliaque ouvert dans l'utérus, sont encore une cause de métrite interne.

Je ne parle pas des inflammations simples des trompes comme cause de métrite interne, parce que les liquides enfermés dans un repli des trompes sortent rapidement ou s'enkystent dans la trompe, et le passage rapide du pus sur la muqueuse saine ne cause pas une inflammation durable.

Lorsque la métrite interne suit une vaginite, on le reconnaît à l'examen au spéculum. On voit sortir du col, avec le liquide utérin normal, des filets de pus jaunâtre ou verdâtre, et il y a autour de l'orifice du col un cercle un peu rouge, qui est d'autant plus marqué que l'écoulement du col est plus ancien. La métrite interne occupe généralement la cavité du col; mais, avec le temps, la métrite gagne la cavité du corps, et le mal finit par être caractérisé par un écoulement régulier du muco-pus franc par le col, en un mot par une leucorrhée utérine.

Lorsque la métrite interne suit une métrite qui a compliqué une fausse couche ou même une couche, aussitôt après le retour des règles, si l'on examine au spéculum, on constate un écoulement utérin tout à fait semblable à celui qui existe chez les malades qui ont eu une vaginite propagée à la cavité utérine depuis longtemps. Cela tient à ce que, dans ce cas, la métrite interne débute par le corps de l'utérus. Il existe d'ordinaire une ulcération des glandules du col et une augmentation de volume du col.

Enfin, lorsque la métrite interne ou leucorrhée suit une ouverture d'abcès dans l'utérus, on constate par le col, longtemps après la guérison de l'abcès, un écoulement purulent offrant des alternatives de mieux et de pire. Cette métrite interne, qui est caractérisée par un écoulement de pus évident, est sans contredit celle qui est le plus susceptible de guérison avec le temps. Mais je me hâte de dire que cela tient à ce que, dans ces conditions, les rapprochements sexuels étant douloureux, les femmes observent l'abstinence, et sont, par conséquent, mieux en mesure de guérir.

La métrite interne seule est souvent méconnue. On voit une femme qui perd en blanc, on traite son mal du nom de *leucorrhée*, et on administre le traitement banal de la leucorrhée. Quelquefois on est appelé à visiter les malades parce que, dans les rapports sexuels, elles ont donné des blennorrhagies. On constate alors qu'il sort du col, mêlé au liquide utérin normal, des filets de pus jaunâtre, et de petits points blancs sur les lèvres du col, qui ne sont autre chose que des abcès des glandes du col. Les uns appellent ce mal *herpès*, les autres *acné*, et l'on ne va pas plus loin, on diagnostique de la leucorrhée et de l'acné du col. Par contre, M. Nonat, qui croyait à la métrite interne, la voyait quelquefois là où elle n'existait pas, traitait de catarrhe utérin l'écoulement de liquide clair qui sort du col des femmes saines et que j'ai appelé le *liquide utérin normal* (1).

Mais, depuis, M. Nonat a réservé le nom de *métrite interne* pour les écoulements muco-purulents du col.

La métrite interne est révélée le plus souvent par ses complications, et lorsque ces complications existent, c'est une preuve que la métrite interne a gagné la cavité du corps de l'utérus.

Tant que la métrite interne est limitée à la cavité du col, il n'y a qu'une complication possible, c'est l'engorgement du col et des abcès dans les follicules glandulaires du col, car ces lésions se lient entre elles, comme dans la blépharite glandulaire on voit de la conjonctivite, en même temps que du gonflement des paupières et de petits orgeolets.

Les grandes complications de la métrite interne sont d'abord la salpingite ou inflammation de la trompe ; je ne vous parle pas de l'ovarite, c'est une maladie des annexes de l'utérus inventée de toutes pièces, qui n'a ni anatomie pathologique ni symptomatologie. La salpingite, au contraire, a une autre valeur et elle correspond exactement aux épididymites de l'homme, ces lésions si fréquentes comparées à l'orchite. Qu'il y ait des ovarites, cela est possible ; mais je doute fort qu'il y en ait seulement autant que nous voyons d'orchites testiculaires franches. Les lésions de la trompe commencent à être mieux connues. M. Sœuvre, un de mes internes, aujourd'hui médecin des hôpitaux de Reims, a traité ce sujet, et vous trouverez dans sa thèse inaugurale sur les maladies de la trompe un assez bon nombre de salpingites, observées en quelques années, pour que l'on suppose qu'en les recherchant bien on trouverait souvent les affections inflammatoires des trompes (2). Dans les annotations de M. Ricord au livre de Hunter, on trouve cette mention que la vaginite de la femme engendrait l'ovarite, comme la blennorrhagie de l'homme engendre l'épididymite, car M. Ricord avait entrevu ce qui devait être démontré plus tard (3). Seulement, M. Ricord croyait à une inflammation de l'ovaire ;

(1) Després, *Traité iconographique de l'ulcération et des ulcères du col de l'utérus*, Paris, 1869.

(2) Sœuvre, *Inflammation des trompes utérines*, thèse de Paris, 1874.

(3) Ricord *in* Hunter, *Traité de la maladie vénérienne*, p. 237 : il y a une observation clinique sur ce sujet.

les recherches de M. Sœuvre ont donné plus de force à la théorie que nous soutenons aujourd'hui, et qui attribue à l'inflammation de la trompe la plupart des phénomènes que d'autres médecins attribuent à l'ovarite, à la pelvi-péritonite, la périmétrite, l'angioleucite, l'adénite péri-utérine et le phlegmon péri-utérin. Il est juste de rappeler ici, que Aran est le premier qui ait bien nettement attribué aux trompes utérines le rôle principal dans les inflammations péri-utérines, hors l'état puerpéral.

On reconnaît la complication de salpingite aiguë à ce que cette inflammation se développe dans la troisième semaine qui suit l'apparition d'une vaginite, et c'est en général avant, pendant ou peu après une époque menstruelle, que le mal débute. Ici les signes sont communs à toutes les inflammations péri-utérines, douleur et ballonnement du bas-ventre, avec exaspération d'un seul côté et ténesme rectal. Il y a de la fièvre, mais *rarement des vomissements*. C'est à ce signe général que vous distinguerez les inflammations des trompes de la pelvi-péritonite franche.

Ne l'oubliez pas, le vomissement a ici une valeur capitale. Toutes les fois que le mal débute par un vomissement, le péritoine est primitivement malade et peut être seul malade. L'examen au spéculum qui ne doit jamais être fait pendant la période fébrile des inflammations péri-utérines ne nous apprendrait d'ailleurs rien. Mais le toucher vaginal vous conduira sur une tumeur dure, très-douloureuse, située sur un des côtés de l'utérus et isolée de cet organe, et autour de laquelle vous sentirez battre une artère plus ou moins volumineuse. Si vous touchez par le rectum, ainsi que M. Siredey l'a recommandé à l'exemple de son maître Aran (1), vous constaterez encore mieux que la tumeur est éloignée de l'utérus. C'est même cet éloignement qui faisait attribuer à l'ovaire enflammé une tumeur qui appartient réellement à la trompe. Mais il faut que vous sachiez que la partie de la trompe qui est le plus souvent malade est la partie sinueuse, et cette partie est éloignée de l'utérus.

La salpingite aiguë sans suppuration se termine généralement en moins de trois semaines ; il reste une simple induration qui persiste et que le toucher permet de bien constater ; mais le mal dure beaucoup plus longtemps lorsqu'il y a suppuration.

Il passe à l'état chronique et il se forme un véritable abcès dans la trompe qui, à la longue, se vide dans l'utérus. J'ai vu deux malades chez lesquelles cette suppuration a duré une année, et chez l'une de ces malades il y a eu rechute et une nouvelle suppuration d'une année. Chez les malades prédisposées à la tuberculose, ces abcès deviennent des abcès tuberculeux.

(1) Siredey, *De la périmétrite*, thèse de Paris, 1860.

M. Bernutz croit que les pelvi-péritonites succèdent aux salpingites ; la chose est possible, mais il faut pour cela des conditions particulières, par exemple, une oblitération de l'isthme de la trompe. Ce qui justifie cette opinion, c'est le nombre relativement considérable de péritonites consécutives à des injections intra-utérines ; en effet, l'injection pénètre dans les trompes et de là dans le péritoine, comme du liquide retenu dans la trompe par une oblitération de son orifice utérin. La pelvi-péritonite est donc une complication possible de la métrite interne, la plus violente de toutes, mais il faut qu'il y ait eu préalablement inflammation de la trompe, et il faut, pour que la péritonite se produise, que le mal se propage avec une grande rapidité.

Lorsqu'une métrite interne a été compliquée une fois d'une inflammation des trompes, cette complication peut se reproduire et passer à l'état chronique sans pourtant que le mal arrive jusqu'à suppuration. Alors, après des alternatives de pertes blanches abondantes, de règles douloureuses ou calmes, et de sécheresse du vagin, les malades arrivent à la guérison ou présentent des kystes tubaires dont les uns deviennent de gros kystes, et les autres restent des kystes petits qui sont la plupart du temps méconnus et sont pris pour des corps fibreux extra-utérins de l'utérus, à cause de l'indolence qu'ils finissent par acquérir. Dans quelques cas, des hémorrhagies ont lieu dans les parties de la trompe chroniquement enflammée et il se produit une hématocèle tubaire. M. Sœuvre a étudié un bel exemple de cette lésion qui avait été observée dans le service.

Les autres complications de la métrite interne sont la dysménorrhée membraneuse et les fongosités utérines. Je ne vous signale pas des polypes ; ce sont des lésions ultimes résultant d'anciennes fongosités utérines. En vous parlant des fongosités utérines, je comprends des polypes vésiculaires vasculaires, c'est-à-dire glandulaires, qui sont des fongosités utérines hypertrophiées.

La dysménorrhée membraneuse est un accident rare dans les maladies de l'utérus ; on la rencontre trois ou quatre fois en quinze ans. Elle est presque toujours la conséquence d'une métrite interne, et elle est dans les mêmes rapports de fréquence avec la métrite simple que la dyssenterie pseudo-membraneuse avec la dyssenterie simple. La dysménorrhée membraneuse est une exfoliation de la muqueuse utérine ou plutôt de la couche superficielle de la muqueuse utérine qui se présente à l'époque du flux menstruel. Elle correspond en général à des règles douloureuses accompagnées de coliques ressemblant aux coliques de l'accouchement. Lorsque l'on cherche au milieu des caillots perdus par les malades, on découvre des pellicules blanches formant parfois une sorte de sac et dans l'épaisseur duquel on retrouve les glandes de la muqueuse utérine.

Tous les auteurs anglais qui ont étudié la question ont constaté que la dysménorrhée membraneuse avait été observée presque toujours sur des femmes qui avaient eu des enfants (ce qui, je dois vous le dire en passant, avait fait penser que la dysménorrhée membraneuse était une fausse grossesse). J'en tire cette conclusion autre que la dysménorrhée membraneuse ne complique que les métrites internes des femmes qui ont eu des enfants.

Les fongosités utérines sont la conséquence naturelle de la métrite interne. Vous verrez en effet des malades atteintes de métrite utérine qui ont des règles abondantes et quelquefois de véritables pertes. Vous songerez à des corps fibreux, à des polypes, et vous serez souvent induits en erreur, parce que vous n'examinerez pas les malades au spéculum. Lorsque vous examinerez une malade qui perd en rouge, si vous ne voulez pas vous tromper il faudra pratiquer cet examen huit jours seulement après la perte. Vous constaterez alors la nature de l'écoulement qui a lieu par le col mieux que vous ne pouvez le faire immédiatement après la perte. En effet, après une perte causée par des fongosités utérines suite de métrite interne, le col laisse échapper du liquide clair, l'hémorrhagie utérine a lavé, si je puis ainsi dire, l'utérus, et a de plus exercé une action révulsive sur la métrite interne qui se trouve atténuée. Quand vous examinez huit ou quinze jours après la perte, vous trouvez le col rempli de liquide opaque, et sur l'une des lèvres du col vous découvrirez un ulcère plus ou moins étendu avec une surface finement granulée que l'on appelle un ulcère fongueux de l'utérus. L'écoulement muco-purulent indique que la cavité utérine est malade, et l'ulcère granuleux du col vous indique l'état de la muqueuse utérine. Une ou deux autopsies faites sur des malades chez lesquels pendant la vie la métrite interne avait été diagnostiquée, nous ont montré qu'il existait sur la muqueuse du corps et du col de l'utérus des points rouges saillants plus ou moins confluents et formant des traînées, et qui ressemblaient trait pour trait aux granulations du col utérin. Histologiquement, ces granulations sont des papilles hypertrophiées autour de glandes atrophiées ou des glandes hypertrophiées. Ces granulations forment parfois des franges et renferment des œufs dits de Naboth. Plusieurs fois j'ai vu faire le curage de l'utérus avec la curette de Récamier, et j'ai vu extraire de ces franges avec des œufs de Naboth. Mais c'est surtout le curage de la cavité du col de l'utérus qui donne ce résultat. C'est sur des fongosités de cette partie que des examens microscopiques ont été faits.

Les hémorrhagies dues aux fongosités utérines alternent avec les rechutes de métrite interne. Les femmes traduisent ces accidents en disant que dans les intervalles de leurs règles elles perdent beaucoup en blanc et que les pertes tachent leur linge en jaune ou en vert avec quelques filets de sang.

Les fongosités utérines et les hémorrhagies qu'elles causent finissent par masquer la métrite interne, à cause des douleurs utérines qui précèdent ou suivent les pertes, et à cause du retentissement de ces pertes sur la santé générale.

La métrite interne passée à l'état chronique est compliquée quelquefois de vaginite. C'est, si l'on peut ainsi dire, une vaginite en retour ; l'écoulement utérin qui séjourne dans le vagin y cause des granulations, autrement dire une vaginite granuleuse. Cette vaginite peut s'étendre à la vulve, et j'ai vu une malade qui, il y a trois ans, a eu une métrite interne, suite de vaginite compliquée de salpingite suppurée, chez laquelle l'écoulement prolongé de pus par le vagin a causé une vaginite chronique des granulations sur les caroncules myrtiformes, et qui finalement a eu du vaginisme de cause inflammatoire, lequel n'a été amélioré que par la section des caroncules et la dilatation du vagin avec des cônes de verre.

La complication de salpingite aiguë est annoncée par une douleur vive dans l'un des côtés du bas-ventre, du ballonnement du ventre, du ténesme anal et vésical et par une tumeur reconnue par le toucher vaginal et le toucher rectal, ne faisant pas corps avec l'utérus.

La dysménorrhée membraneuse est reconnue par l'examen des pertes de sang et l'examen des fragments blanchâtres de la muqueuse utérine qui sont expulsés aux époques des règles après des douleurs qui rappellent celles de l'accouchement.

Les fongosités utérines sont reconnaissables à l'antécédent de métrite interne d'abord, puis aux signes négatifs de corps fibreux et de polype, et enfin à des règles abondantes sans douleurs expulsives franches et à des douleurs sympathiques dans la région du cœur, signe précieux sur lequel Nélaton a plus d'une fois insisté.

Le *traitement* de la métrite interne au début est simple, et la guérison est facile à obtenir tant que la cavité du corps n'a pas été envahie.

Lorsque le point de départ est une vaginite, il faut tenir les malades au lit pendant quatre ou cinq jours et ensuite ne les laisser levées qu'une partie de la journée. Les malades doivent prendre toutes les trois heures une injection d'eau très-chaude, et deux fois l'injection doit contenir de l'alun, 8 grammes pour 500 grammes d'eau. Lorsque la vaginite est améliorée, il faut continuer les injections chaudes sans alun. Les malades doivent s'abstenir de rapprochements sexuels.

Si les règles paraissent, c'est le moment le plus critique; les malades doivent rester au lit pendant qu'elles ont leurs règles. On ne doit pas manquer de faire tenir les malades au lit le jour où on les examine au spéculum. Grâce à ce traitement, en trois semaines l'écoulement de pus mêlé au liquide utérin cesse, la métrite interne est guérie.

Voici maintenant ce qu'il faut vous garder de faire : en premier lieu, ne laissez pas marcher et vaquer à ses affaires une malade à qui vous avez découvert uue métrite interne du col ; en second lieu, gardez-vous de faire des injections ou des cautérisations intra-utérines, vous repousseriez le pus dans l'utérus et s'il survenait immédiatement une inflammation de la trompe, c'est vous qui en seriez cause.

Lorsque la métrite interne passe à l'état chronique et a gagné depuis longtemps le corps de l'utérus, vous vous comporterez comme pour la métrite suite de couches ou de règles dérangées.

Lorsque la métrite interne suit une couche, il y a eu presque toujours des signes de métrite ; le traitement de la métrite interne doit être celui de la métrite parenchymateuse : vésicatoire sur le ventre, injections chaudes, lavements chauds et cataplasmes émollients sur le ventre. Deux mois après l'accouchement, c'est-à-dire après le retour de couche, on est autorisé à traiter énergiquement la métrite interne. Ici les cautérisations intra-utérines ont leur utilité. Autant les injections intra-utérines, même les mieux faites et comme les recommandent MM. A. Guérin et T. Gallard (1), sont dangereuses, autant la cautérisation intra-utérine est bonne. Mais cette cautérisation a des effets très-différents, suivant le caustique que l'on emploie. Pendant un an, j'ai vu M. Nonat employer le nitrate d'argent avec le porte-caustique de Lallemand pour la métrite interne, et je n'ai pas vu d'accidents graves ; une fois cependant, une malade a eu des coliques et de la fièvre. Mais j'ai suivi plusieurs malades que j'ai revues, et j'ai constaté qu'elles étaient devenues stériles, et chez une malade dont j'ai publié l'observation, il y avait un rétrécissement du col de l'utérus. J'ai constaté, en outre, que les accidents immédiats ont été rares, parce que M. Nonat ne cautérisait jamais la cavité intra-utérine qu'à une époque éloignée des règles et quand les malades ne souffraient pas. Les crayons de tanin et de nitrate d'argent laissés dans le col de l'utérus ont produit des rétrécissements du col, des métrites et des métro-péritonites.

Les cautérisations que vous avez vu employer dans le service sont des cautérisations avec la solution saturée de chlorure de zinc (15 parties d'eau pure, 18 de chlorure de zinc). Le caustique est porté dans la cavité

(1) Gallard, *Leçons cliniques sur les maladies des femmes*, 1873.

utérine avec une tige de bois à une extrémité de laquelle on fixe quelques brins de charpie serrés sur le bois avec un fil fin (1). Le pinceau, trempé dans la solution caustique, est introduit dans l'utérus comme la sonde utérine et retiré de même. Quelle que soit la déviation de l'utérus, on arrive, en général, jusqu'au fond de la cavité utérine, car le pinceau redresse cet organe. Il n'y a que les rétroflexions anciennes qui ne permettent pas l'introduction du pinceau. Après cette cautérisation, il faut faire tenir les malades au lit, et leur faire administrer quatre injections chaudes par jour. Je n'ai encore observé aucun accident et j'ai très-souvent employé ce traitement. Quelques malades ont eu des coliques passagères. La cautérisation au chlorure de zinc a cet avantage que le caustique ne brûle que les parties malades : les orifices des glandes exulcérées ou les papilles hypertrophiées. La guérison n'est pas assurée par les cautérisations, car on agit un peu à l'aveugle, mais le chlorure de zinc, qui ne brûle que les parties dépourvues d'épithélium, est assurément plus fidèle que le nitrate d'argent, qui brûle toute la muqueuse et qui brûle plus là où il reste plus longtemps, et souvent ce n'est point sur les parties les plus malades. Le chlorure de zinc, qui ne cautérise pas toute la cavité utérine, est certes moins capable de causer la stérilité que le caustique au nitrate d'argent.

Lorsque la métrite interne suit l'ouverture d'un abcès du bassin dans l'utérus, ce sont les soins de propreté, les lavages ou injections qui doivent dominer dans le traitement. Les injections doivent être chaudes et vous y devrez mettre, s'il y a des douleurs utérines, de la morelle, des têtes de pavot et même du laudanum.

Les complications de la métrite interne seront toujours évitées si les malades observent le repos et la continence; et si, pendant les deux époques des règles qui suivent le début du traitement, les malades ont observé le repos, elles sont définitivement guéries et sans menaces de récidives. J'estime à deux mois le temps nécessaire où l'on doit observer la continence.

Lorsque les complications surviennent, il faut appliquer un traitement approprié.

L'inflammation de la trompe, ou salpingite, réclame l'application immédiate de dix à quinze sangsues sur la fosse iliaque, qui est douloureuse, et l'application des cataplasmes très-chauds; des injections chaudes d'eau de morelle et de pavot, quatre par jour, doivent être administrées. Et comme la salpingite dure de quinze jours à trois semaines, il faut, pour hâter la

(1) J'ai vu M. Nonat se servir de ce pinceau et il est présumable que ce pinceau était déjà employé par Récamier ou Lisfranc.

guérison, appliquer un vésicatoire volant, de la grandeur de la paume de la main, que l'on panse avec des cataplasmes très-chauds. Si les malades avaient une vessie susceptible, vous remplaceriez le vésicatoire par la cautérisation ponctuée (1). Il faut tenir le ventre libre et donner une tisane délayante.

Lorsqu'il y a une tumeur fluctuante dans le vagin, doit-on l'ouvrir? A cette question, il y a deux réponses : non, si la tumeur ne descend pas dans le vagin, pour rien au monde il ne faut l'ouvrir; au contraire, si la tumeur descend dans le vagin, c'est qu'il s'est formé un abcès enkysté du péritoine dans le ligament large, alors la tumeur qui descend entre le vagin et le rectum peut être ouverte impunément. Dans le premier cas, l'abcès s'ouvrira tôt au tard du côté de l'utérus, soit à travers ses parois, soit en suivant le conduit de la trompe. Les applications émollientes sur le ventre et les injections chaudes favoriseront cette heureuse issue.

La dysménorrhée membraneuse n'exige pas d'autre traitement que celui de la métrite interne.

Les fongosités utérines réclament la cautérisation intra-utérine avec le chlorure de zinc; elle remplace très-bien le curage inventé par Récamier En effet, le pinceau de bois garni de charpie et de fil, forme une espèce de râpe qui fait saigner les fongosités, c'est-à-dire les écorche et les rend propres à subir l'influence caustique du chlorure de zinc, il agit un peu comme la curette et n'en a aucun des dangers. Les hémorrhagies qui accompagnent les fongosités ont généralement lieu au moment des règles. On dit alors que les règles sont prolongées. A la longue, ces hémorrhagies mensuelles épuisent les malades et on doit les modérer. Voici le moyen simple auquel vous aurez recours sans qu'il en coûte aux malades. D'abord vous devrez laisser couler les règles pendant trois jours; au bout de ce temps, vous administrerez trois doses de seigle ergoté, de $0^{gr},50$ chacune, en vingt-quatre heures. Si les règles ne sont pas arrêtées, ce qui arrivera si les malades ont pris l'habitude du seigle ergoté, vous aurez recours à l'influence du froid. Ici, Messieurs, j'ouvrirai une parenthèse pour vous dire quelle est la meilleure manière d'arrêter les pertes à l'aide du froid. Ce ne sont pas les vessies de glace, les linges mouillés appliqués sur le ventre qui arrêteront le mieux le sang; c'est l'impression subite du froid qui aura le plus puissant effet. On prend un linge, une serviette pliée en quatre par exemple, on le trempe dans de l'eau glacée et on l'applique sur le pubis et les cuisses, où on le laisse

(1) Voyez la leçon sur les *tumeurs blanches* et sur la *révulsion*.

deux à trois secondes. On renouvelle cette application du froid plusieurs fois dans la journée, si une seule application n'a pas été suffisante.

Vous voyez que le traitement de la métrite interne et de ses complications est simple et facile : ne cherchez pas ailleurs. La continuité des injections chaudes, le repos au moment des règles et l'abstinence rigoureuse de rapports sexuels pendant la période aiguë de la métrite interne, voilà les moyens les plus efficaces. Dans la métrite interne chronique, les cautérisations intra-utérines vous donneront une amélioration, mais rarement une guérison. La ménopause seule donnera une guérison définitive, car la muqueuse utérine s'atrophie avec l'âge, et les maladies de ses glandes disparaissent avec elle ; le tout est de faire patienter les malades jusque-là. L'hygiène et le régime des organes génitaux, le repos au moment des règles, une abstinence même de plusieurs mois, seront de puissants auxiliaires.

J'ai vu des malades qui observaient la continence absolue pour des métrites internes de ce genre : cette continence était superflue; des congestions utérines, des migraines et des gastralgies me paraissaient liées à la continence. Un exercice réglé de coït a délivré des malades de ces accidents. Une fois cependant j'ai constaté que les rapports sexuels étaient douloureux, mais il y avait dans ce cas un abaissement de l'utérus très-évident.

Encore un mot à cet égard, c'est par là que je termine. Lorsque les malades sont atteintes de métrite interne en même temps qu'elles ont un abaissement de l'utérus, il faut, pour arriver à diminuer des douleurs qui sont dues à la métrite interne, maintenir l'utérus à sa place; pour cela, rien ne vaut mieux que la ceinture avec une pelote périnéale, le pessaire ajouterait à la douleur et entretiendrait une vaginite. Cette ceinture, en même temps que sa pelote, maintient l'utérus, protége le bas-ventre contre les refroidissements, ce qui n'est pas un petit avantage. Mais comme les malades perdent en blanc, il faut que la pelote soit placée de manière à ne pas boucher le vagin; puis comme ces pertes blanches irritent la vulve, il est nécessaire que les malades se lavent avec de l'eau blanche chaque fois qu'elles viendront d'uriner. N'oubliez pas ces minimes recommandations, car s'il est des malades qui ne s'habituent pas à la pelote périnéale, cela tient à ce qu'elles ne prennent pas les précautions qui viennent d'être indiquées. C'est pour les maladies utérines qu'il faut bien se pénétrer de cet axiome : « Ce n'est pas tout de prescrire, il faut exécuter. »

TRENTE-QUATRIÈME LEÇON

PLAIES DE L'ŒIL

SOMMAIRE. — **Plaies de l'œil. — Plaie de la cornée par instrument tranchant ou contondant. — Plaie de la sclérotique ; décollement consécutif de la rétine plusieurs mois après la guérison. — Luxations sous-conjonctivales du cristallin.**

Plaies et contusions de l'œil.

Vous avez vu à la consultation un malade atteint de plaie de la cornée par un instrument contondant, une petite barre de fer. Vous avez suivi le traitement et la guérison de ce mal. Ce n'est pas le premier fait de ce genre que vous voyez. Tous les ans nous avons à l'hôpital un cas de ce genre, et dans la première année de votre pratique vous rencontrerez, sans doute, une blessure grave du globe oculaire, car cette blessure est une blessure d'ouvrier ou d'enfants de pauvres qui ne sont pas assez surveillés. Il faut que vous soyez prêt à soigner ces blessures exceptionnelles, car vous n'aurez pas le loisir d'attendre un conseil, et il faut que vous sachiez comment vous devez vous comporter.

Voici les observations des quatre blessures graves de l'œil qui ont été traitées à l'hôpital Cochin. Dans les quatre cas la chambre antérieure de l'œil avait été ouverte, et dans deux cas le corps vitré avait été lacéré. Dans un seul cas, il n'y avait pas de lésion de la conjonctive et de la cornée, il s'agissait d'une contusion de l'œil qui avait fait éclater l'œil sans que la conjonctive ait été déchirée.

On a eu tort de généraliser sur les plaies contuses et contusions de l'œil, car les cas sont bien rarement comparables. Les livres des spécialistes négligent ces blessures qu'ils n'aiment pas à traiter ou qu'ils n'ont pas occasion de traiter ; et leurs livres ne contiennent presque rien qui ne soit dans les livres de chirurgie générale, à propos des plaies et contusions de l'œil. Les quatre observations que vous avez suivies, ou dont l'histoire vous a été rappelée, vous serviront plus qu'une leçon didactique sur le sujet; vous en tirerez vous-même les conclusions logiques, et c'est l'étude de ces blessures qui fera mieux que toute lecture votre éducation pour bien traiter les plaies de l'œil. Il y a dans les quatre observations qui suivent à peu près tout ce qu'il y a à savoir sur le cours naturel de la réparation des plaies de l'œil, en dehors des complications inflammatoires, et sur le traitement rationnel des blessures de cet organe.

Obs. I. *Plaie de la cornée par un clou (?), instrument tranchant contondant.* — En 1874, au mois de juillet, un enfant de trois ans est amené à la consultation par la femme chez laquelle il était en garde. La veille, suivant le dire de cette femme, cet enfant serait tombé la face sur une planche où il y avait un clou. Je pensais plutôt que l'enfant se serait précipité sur un autre enfant tenant des ciseaux ouverts : la garde ne me disait pas la vérité, sans doute de peur d'engager sa responsabilité. L'accident était arrivé le matin.

L'enfant portait sur la cornée du côté droit une plaie de 6 millimètres, verticale, occupant le diamètre vertical de la cornée; les bords de la plaie étaient blanchâtres et un peu déchiquetés. La chambre antérieure était vide, mais il n'y avait pas de hernie de l'iris. Le bulbe de l'œil était mou. Il n'y avait pas de rougeur de la conjonctive. De la charpie mouillée est placée sur l'œil fermé, et par-dessus nous avons établi une compression avec une bande de flanelle, en ayant soin de couvrir l'autre œil, afin que l'enfant ne se serve en aucune façon de la vision.

L'enfant fut apporté quinze jours de suite à la consultation; tous les jours le mouillage de l'œil et la compression étaient renouvelés. A cette occasion, je vous ferai remarquer que la bande de flanelle de de Graefe tient beaucoup mieux que la bande de toile et qu'elle exerce une compression très-efficace.

Le dixième jour, la plaie de la cornée était cicatrisée, c'est-à-dire que le liséré blanchâtre des lèvres déchiquetées de la plaie était disparu et les lèvres de cette plaie avaient repris leur transparence. Les jours suivants, la chambre antérieure de l'iris, qui s'était remplie, était parfaitement claire, et l'on pouvait constater sur la capsule antérieure du cristallin une opacité due à une blessure de cette capsule. En bas, l'iris adhérait à la cicatrice; il y avait une synéchie antérieure.

A partir du quinzième jour, la compression est supprimée. La conjonctive était congestionnée (l'occlusion de l'œil a, en effet, ce résultat : c'est la rétention des larmes sous les paupières qui cause cette congestion, car les larmes sont un peu irritantes). Un bandeau flottant est placé devant les deux yeux pendant quinze jours. Un mois après la blessure il n'y paraissait plus; il y avait seulement une taie allongée sur la cornée.

Les parents de cet enfant me l'amenèrent au mois de novembre, et je constatai que l'œil n'avait pas diminué de volume. Cependant je ne crus pas devoir dissimuler au père, que l'œil, avec le temps, s'atrophierait plus ou moins, que l'enfant distinguerait le jour de la lumière, mais que ce serait tout.

Cette blessure grave de l'œil a été traitée dès le début par la compression, et celle-ci a empêché la suppuration ; c'est tout ce que l'on pouvait obtenir. Ce malade a guéri de la plaie de sa cornée aussi bien qu'un opéré de cataracte, avec un succès complet : à cela près que la plaie de sa cornée était irrégulière et contuse, il a guéri très-rapidement, et il faut mettre cette rapidité de la guérison sur le compte de l'âge de l'enfant qui d'ailleurs n'a eu aucun accident douloureux, et pour lequel nous n'avons pas même eu besoin de recourir aux purgatifs.

Le malade suivant a été plus long à guérir, pour deux raisons : il était plus âgé, et son œil avait été plus fortement contus que celui de l'enfant, car la blessure de la cornée avait été produite par le choc d'un instrument contondant.

Les deux malades venaient tous les jours à l'hôpital se faire examiner et panser. Il eût mieux valu, sans doute, que les malades restassent au lit, cependant vous pouvez constater que les blessés ne s'en sont pas plus mal trouvés : le lit n'est pas toujours nécessaire, pendant le traitement de blessures même graves du globe oculaire.

Obs. II. *Plaie de la cornée par instrument contondant.* — Le nommé Alfred B..., âgé de quarante ans, jardinier, examiné le 18 juin 1876. Cet homme a reçu hier, sur l'œil gauche, un morceau de tringle de fer, qui a porté directement sur la cornée par une arête un peu tranchante. Ce matin, à la consultation, voici ce que l'on trouve à l'examen de son œil : il existe une plaie de 8 millimètres, verticale et un peu oblique, de la cornée, qui est intéressée dans toute son épaisseur ; la chambre antérieure est vide, la capsule antérieure du cristallin opaque, l'œil flasque ; la pupille est déformée ; quoiqu'il n'y ait pas de hernie de l'iris, l'œil est rouge et douloureux au toucher.

Le malade s'est mis de lui-même des compresses d'eau froide. M. Després lui prescrit six sangsues à la tempe et lui dit de continuer des compresses d'eau froide.

Le 19, le malade n'a pu dormir. On lui ordonne d'appliquer quatre nouvelles sangsues.

Le 20, la nuit n'a pas été meilleure que la précédente. Le malade, n'ayant pas été à la selle, doit prendre aujourd'hui 40 grammes d'huile de ricin. M. Després fait la compression de l'œil avec une bande de flanelle.

Le 21, nouvelle purgation.

Le 22, la nuit a été meilleure; le malade a pu dormir un peu. La veille, se sentant, disait-il, un peu lourd de la tête, il avait mis des sinapismes aux cuisses.

Le 23, on renouvelle la compression, ce qui permet de voir l'état de l'œil : les lèvres de la plaie de la cornée sont redevenues transparentes. Il ne reste d'opacité que sur la face postérieure de la cornée. Le malade vient à la consultation tous les deux jours, et si, le soir, sa douleur de tête le reprenait, on l'engage à remettre des sinapismes.

Le 25, le malade n'a pas eu besoin de renouveler les sinapismes. Les deux nuits ont été bonnes. Il éprouve un mieux sensible. L'opacité de la lèvre interne de la plaie disparaît de plus en plus.

Le 27, l'amélioration continue. Le malade n'a pas éprouvé de douleurs ni eu des envies de vomir. La nuit a été bonne. On laisse le pansement en place.

Le 29, la plaie de la cornée est cicatrisée. Il existe une synéchie antéro-inférieure. Il y a une déformation de la pupille, comme s'il y avait une pupille artificielle en bas. Le malade peut voir le jour. On enlève l'appareil et l'on prescrit des lunettes en verre coloré. — Compresses froides pendant la nuit, éviter tout travail des yeux.

Le 3 juillet, le malade se trouve assez bien. Son œil est toujours fatigué; quand il regarde un doigt à la lumière, il voit comme une ombre. Il ressent une légère douleur sur le milieu du sourcil gauche. Le liquide est reproduit dans la chambre antérieure.

Pendant tout le traitement, depuis que l'on a enlevé l'appareil, M. Desprès a recommandé expressément au malade de ne se servir en aucune façon de son œil blessé.

Le 5, bien. Collyre au sous-acétate de plomb, 5 centigrammes pour 30 grammes d'eau distillée pour atténuer la conjonctivité et la blépharite congestives, suite de l'occlusion de l'œil. Le malade ne se plaint plus que de sentir la paupière frotter sur la cornée. Lunettes en verre fumé, avec enveloppe en toile métallique.

Le 5 août, le malade a commencé à travailler, mais il remarque que les efforts d'accommodation pour lire ou pour regarder en pleine lumière fatiguent l'œil blessé; l'œil pleure encore un peu, mais sitôt que le malade a ses lunettes il va et vient et s'occupe. La lecture seule lui est défendue. Tout le temps des grandes chaleurs, ce malade est gêné par l'éclat très-vif de la lumière.

Le 20 septembre, il revient à la consultation. Il va très-bien; son œil sain n'éprouve aucune gêne. Il y a une cataracte capsulo-lenticulaire et une taie occupant les couches profondes de la cornée. Le malade distingue avec son œil blessé la lumière du jour; il doit continuer à porter des lunettes colorées en verre de fumée.

Ce malade avait été blessé la veille du jour où il est venu à la consultation. Il souffrait beaucoup, il y avait à redouter une inflammation de l'œil; les antiphlogistiques et les dérivatifs intestinaux, si puissants contre les inflammations profondes de l'œil, devaient être employés avant tout. Ceci est une règle de thérapeutique qui ne doit pas sortir de votre esprit, mais il ne faut l'appliquer que quand cela est nécessaire. Aussitôt que toute crainte d'irido-choroïdite a disparu, vous voyez que nous avons fait la compression de l'œil ; elle a bien réussi.

Voici maintenant l'observation d'une autre blessure de l'œil, qui a guéri sans suppuration, quoique plus tard il soit survenu des accidents qui ont entraîné la perte complète de la vision. Il y a dans cette observation plusieurs particularités très-instructives.

Obs. III. *Plaie de la sclérotique, plaie pénétrante du globe oculaire.* — Un garçon de quinze ans, entré à l'hôpital Cochin le 10 décembre 1873, avait reçu, la veille, un coup de couteau à la partie externe de la paupière droite, un peu au devant de l'apophyse orbitaire externe. Ce couteau lui avait été lancé à une courte distance, 2 mètres environ. Par la petite plaie on voit sortir un paquet graisseux du volume d'un petit pois : c'est une hernie de la conjonctive et du tissu cellulaire sous-jacent. La paupière supérieure est œdématiée et recouvre tout le globe oculaire; en la soulevant légèrement, on aperçoit une ecchymose très-prononcée de la conjonctive et la pupille est dilatée, mais il n'y a ni photophobie, ni douleurs vives. La vue du côté blessé est un peu confuse; les objets ne sont pas distingués nettement, par suite de la mydriase; le malade ne distingue pas les couleurs; l'œil n'est pas entièrement découvert et M. Després soupçonnant une blessure du globe oculaire, ne poursuit pas l'examen à cause de la difficulté de soulever la paupière supérieure; d'ailleurs le gonflement même de cette paupière avait une utilité momentanée, puisqu'elle exerçait une compression régulière sur la partie de l'œil que l'on supposait blessée. Le malade est tenu au lit un bandeau sur les deux yeux et il lui est défendu de chercher à voir au-dessous de son bandeau. — Compresses d'eau tiède sur l'œil.

Le 13 décembre, excision de la conjonctive herniée; pas de fièvre, pas de signes d'inflammation.

Le 16, la paupière étant moins œdématiée, est soulevée, et M. Després termine son examen. Alors il constate que la pointe du couteau a atteint la sclérotique à 1/2 centimètre du limbe de la cornée, et en arrière du cristallin par conséquent. En engageant le malade à regarder son nez, on voit une plaie de 6 millimètres de long, située sur le méridien horizontal du globe de l'œil; cette plaie, dont les lèvres sont écartées de 2 millimètres, est remplie par une substance vitreuse qui bave entre les bords de la plaie et qui n'est autre que le corps vitré. — Même traitement.

Le 21, congestion de l'œil gauche. — Occlusion complète des deux yeux, et deux verres d'eau de Sedlitz.

Le 23, la douleur et la rougeur de l'œil gauche ont disparu. Quant à l'œil droit, il est toujours dans un état satisfaisant. La plaie scléroticale est en voie de cicatrisation ; il ne s'écoule plus d'humeur vitrée par les lèvres de la plaie, qui se rapprochent, mais la vue reste toujours confuse pour les objets rapprochés; la lecture est impossible. — On continue l'occlusion des deux yeux.

Le 28, la plaie de la sclérotique est complétement cicatrisée; il se forme une légère dépression à ce niveau. La mydriase persiste et avec elle la confusion des objets rapprochés. Le malade distingue les couleurs blanche et bleue. On constate en ce moment un léger strabisme divergent, ce qui tient à ce que la blessure a intéressé le tendon du muscle droit externe. A ce moment, le malade pouvait être considéré comme guéri, quoique l'œil eût perdu la faculté d'accommoder et qu'il y eût une hypermétropie des plus franches.

Ce malade est rentré à l'hôpital pour une orchite cinq mois plus tard, et son œil était perdu depuis deux mois. Sans qu'il éprouvât la moindre souffrance, cet enfant avait cessé complétement de voir, et il était si peu gêné de ce nouvel état qu'il n'eût pas songé à venir à l'hôpital sans son orchite (1).

Voici dans quel état était son œil : il y avait un hypohœma, c'est-à-dire un épanchement de sang dans la chambre antérieure de l'œil, mais il n'y avait pas de dureté du globe oculaire, pas de congestion des conjonctives. Le malade n'éprouvait pas la moindre douleur; la plaie était d'ailleurs parfaitement cicatrisée. L'œil gauche, absolument sain, jouissait de l'intégrité de ses fonctions. L'enfant sortit guéri de son orchite avec l'œil dans le même état. Nous avons vu depuis cet enfant : son œil commençait à s'atrophier.

Cette plaie de l'œil est une des plaies graves du globe oculaire ; elle siégeait sur le trajet des artères ciliaires longues, qui ont dû être blessées et ont été atteintes de dilatations anévrysmales. C'est à un anévrysme miliaire de ces artères qu'il faut attribuer l'hémorrhagie intra-oculaire qui a amené la perte de la vision. Ces lésions se terminent généralement par des ossifications de la choroïde et des crétifications du cristallin avec atrophie de l'œil. Vous remarquerez encore que la perte rapide de la vision a été une circonstance heureuse, car cela était une garantie pour l'œil sain, qui de la sorte a échappé à l'ophthalmie sympathique, menaçante pendant les premiers temps du traitement de la blessure.

Vous voyez chez ce petit malade une blessure grave de l'œil avec issue du corps vitré qui a échappé aux suites de ces blessures, l'inflammation. Le traitement simple qui a été appliqué est certainement la raison de la bénignité des suites de la plaie. Vous lirez, en effet, dans certains livres des propositions de sutures pour les plaies de la sclérotique; mais il n'y a pas d'observation à l'appui. Je n'hésite pas à dire que des tentatives de

(1) Cette observation a été publiée dans la *France médicale*, en deux parties, en 1874.

suture eussent violenté inutilement une plaie que le gonflement de la paupière protégeait et comprimait suffisamment. Je n'ai pas examiné la blessure tant qu'il y a eu du gonflement de la paupière, tant qu'il eut été nécessaire de presser sur l'œil et sur la paupière pour la retourner. J'aurais encore moins volontiers fait une suture ; vous pourrez voir que l'issue du traitement a été conforme à nos prévisions.

La dernière observation est celle d'une luxation du cristallin que vous avez tous étudiée ce dernier mois d'avril.

Obs. IV. *Contusion de l'œil; luxation sous-conjonctivale du cristallin; guérison avec conservation de la vision* (obs. recueillie par M. Robert, interne du service). — Le nommé Henri Gieux, âgé de vingt et un ans, profession de serrurier, entre le 8 avril 1876, baraque 1, lit n° 37.

Le 6 avril 1876, à huit heures du soir, ce jeune homme fait une chute, dans laquelle son œil gauche heurte sur le timon d'une voiture à bras, au repos. Il voit «trente-six chandelles», perd la vue aussitôt et éprouve une violente douleur. Très-légère hémorrhagie. Il va chez un pharmacien qui lui donne de l'eau blanche. La nuit s'écoule sans souffrances, le malade gardant sur l'œil un bandeau mouillé d'eau blanche. Le vendredi, 7, se passe également bien ; le malade reste au repos et dort encore la nuit suivante.

Il se présente à la consultation le samedi suivant, 8 avril. On constate l'état suivant : ecchymose conjonctivale de l'œil gauche; la cornée est intacte; il existe dans la chambre antérieure un épanchement de sang assez abondant qui ne permet de voir l'iris qu'à sa partie supérieure; la partie tout à fait supérieure de la pupille est également seule visible; elle présente une coloration noire très-foncée; il semble qu'il y ait un vide derrière l'iris. Une déchirure verticale de 6 à 8 millimètres existe sur la sclérotique, à 2 ou 3 millimètres en dedans du limbe cornéal ; en ce point apparaît, sous la conjonctive vascularisée et ecchymosée qui la recouvre, une petite éminence arrondie, transparente, analogue à de la gelée de groseille. C'est bien le cristallin, mais il n'est qu'incomplétement sorti du globe oculaire et fait hernie aux trois quarts sous la conjonctive. La consistance de l'œil est très-diminuée du côté blessé. Interrogé encore si dans sa chute le timon de la voiture a porté sur la partie externe du globe oculaire, le malade répond que, vu le volume du corps vulnérant, il a subi un choc en masse sur l'œil. L'œil est peu douloureux; à la pression il est flasque. — Traitement : repos; bandeau sur la partie malade par-dessus, compresses d'eau fraîche.

Le lendemain, dimanche, l'hypohœma a disparu en grande partie ; on constate alors que la partie interne de l'iris n'est plus apparente : elle a été décollée en dedans et en haut, et déchirée de telle façon que la pupille est maintenant allongée et ovalaire, dans la direction suivant laquelle la lentille s'est déplacée. Ce malade semble avoir subi une iridectomie à la partie interne, mais il n'y a pas de hernie de l'iris. Pas de douleurs. La vision est abolie complétement; c'est à peine si le malade a la notion du jour et de la nuit.

Le 10, l'épanchement de sang dans la chambre antérieure est en partie reproduit. D'ailleurs pas de phénomènes inflammatoires. — Même traitement, occlusion des deux yeux.

Le 11, l'hypohœma a de nouveau disparu presque entièrement. Absence toujours remarquable de douleurs. Le malade distingue un peu mieux le jour de la nuit; quand une main est placée devant l'œil malade, il dit que le jour devient plus sombre. Il y a des phosphènes. L'iris est mobile, il se dilate et se resserre.

Le 12 avril, l'épanchement de sang n'existe plus. A l'éclairage latéral, pratiqué pour la première fois aujourd'hui, on aperçoit dans la chambre postérieure, tout à fait à la partie interne du champ pupillaire, la présence d'un petit corps grisâtre, à surface courbe, en demi-lune enfin, paraissant appartenir au cristallin, car ses bords se continuent par leur courbure avec ceux de la partie herniée, visible sous la conjonctive, de la lentille cristalline. Toujours pas de phénomènes douloureux. La tension de l'œil blessé paraît redevenir plus considérable, sans égaler celle de l'œil sain.

Le 16 avril, la vision s'améliore. Le malade distingue les lits de la baraque et il voit un peu mieux ceux qui sont un peu éloignés de lui. Hypermétropie par absence du cristallin. On n'aperçoit plus celui-ci dans le champ papillaire.

Le 17, il y a encore des progrès. A 30 ou 40 centimètres, l'œil malade peut compter et même reconnaître les doigts.

Le 18, pour la première fois, le malade distingue nettement la couleur *verte* de sa pancarte.

Le 19, la vision du rouge et du bleu n'a pu être explorée; elle existe. L'œil malade est de moins en moins flasque au palper. Le malade, qui avait essayé de voir avec son œil, a un peu mal à la tête. — Un vésicatoire est placé sur la tempe. Depuis lors l'amélioration a toujours progressé.

Au 15 mai, le malade se sent très-bien de son œil; cependant il lui est impossible de lire, et il peut à peine distinguer les gros caractères qui forment le titre d'un journal. Il ne paraît pas les voir mieux de près ou de loin, c'est à la distance de la vision distincte (30 à 40 centimètres) qu'il les aperçoit un peu moins troubles et nuageux. Cependant si, en le faisant regarder avec l'œil blessé seul, on lui fait mettre le doigt sur le doigt du chirurgien, il y parvient sans hésitation.

Le 21 mai, examen du fond de l'œil à l'*ophthalmoscope*. Dans la partie interne du champ visuel existe une tache allongée de haut en bas et de dedans en dehors, fusiforme, brun rougeâtre, qui doit correspondre à la déchirure de la cristalloïde antérieure; deux ou trois petites taches moins étendues et moins sombres aussi existent au-dessus de la précédente: ce sont là les restes de la capsule antérieure du cristallin; les vaisseaux du fond de l'œil ne sont aperçus qu'avec beaucoup de difficulté; la papille blanche, intacte, est vue avec son volume normal et n'est pas plus grosse qu'une tête d'épingle. Nouvelle vérification de la disparition du cristallin, qui aujourd'hui est entièrement résorbé.

Aujourd'hui, 1er juin, la plaie de la sclérotique est cicatrisée; on la voit représentée par une ligne brune d'une étendue de 1 centimètre environ et située à 4 millimètres en dedans du bord de la cornée; l'iris, absolument sain, présente la déformation qui existe chez les malades auxquels a été pratiquée une iridectomie pour l'extraction de la cataracte; il n'y a pas de synéchie, pas de changement de coloration ni trouble de la motilité de l'iris; le malade a conservé en outre l'intégrité du champ visuel, il n'a pas d'astigmatisme et lit à 30 centimètres le plus gros numéro des échelles typographiques. Le malade porte des lunettes colorées en noir de fumée, pour éviter la fatigue de l'œil. Comme état de la fonction, le malade peut se conduire avec son œil blessé, il reconnaît les objets et peut travailler; il n'est privé que de la faculté de lire. Est-il nécessaire de lui faire porter des lunettes appropriées aux opérés de cataracte? M. Després ne le pense pas : cela fatiguerait son œil et entraînerait peut-être un trouble de la vision de l'autre œil, qui jusqu'ici échappe à l'amblyopie sympathique.

Le malade sort de l'hôpital le 12 juin 1876. Il portera des lunettes d'opéré de cataracte, et le peut sans danger, car il lit à 4 pouces avec la lentille de l'ophthalmoscope les caractères nº 5 de l'échelle de Jœger.

Le malade rentre à l'hôpital Cochin pour une fracture de la clavicule. L'œil est examiné le 1er juillet : pas de diminution de la tension normale du globe oculaire; le malade continue à distinguer les objets; il lit à 1 pouce le nº 9 de l'échelle de Jœger, et à 8 pouces le titre d'un journal; mais avec une lunette du nº 8, il ne lit pas mieux ni de plus loin qu'avec les yeux.

Le malade part guéri le 31 juillet. Son œil est dans le même état; avec les lunettes nº 4 bi-convexes, il ne lit pas aussi bien qu'avec la lentille de l'ophthalmoscope. Du reste, le malade se trouve bien sans lunettes; il ne veut pas en porter. Il reconnaît à distance les lieux où il se trouve, les personnes qu'il connaît, et ne se sert que de l'œil droit pour lire et pour travailler.

Les luxations du cristallin sont généralement traitées par l'extraction du cristallin. Bien que l'expérience ait démontré que le cristallin luxé dans la chambre antérieure ou sous la conjonctive soit susceptible de se résorber, on conseille d'extraire le cristallin. Les dernières observations publiées en France sont des extractions de cristallin luxé. On considère généralement que l'œil est perdu après les opérations. Je ne voudrais pas affirmer que les opérations ont été la cause de la perte de la vision; mais je crois qu'elles sont inutiles. Je me hâte d'ajouter que l'inutilité n'est évidente que quand les malades ne souffrent pas. Cette considération de la souffrance, de l'inflammation, est généralement exagérée par ceux qui veulent opérer et elle est négligée par d'autres. Vous trouvez dans les livres des renseignements très-brefs sur cette lésion, avec cette conclusion qu'il ne faut pas hésiter à saisir la conjonctive au-dessus du cristallin luxé, à l'inciser et à livrer passage à la lentille qui est ramollie. Cela, messieurs, est très-bon à dire, mais combien de fois a-t-on examiné ensuite les résultats ultérieurs ?

L'observation de notre malade vous éclairera plus que des descriptions copiées, répétées d'après le dire des uns ou des autres. Vous voyez une luxation du cristallin sous-conjonctivale, sans réaction inflammatoire, qui, sous l'influence de lotions froides, du repos au lit et de quelques révulsifs, guérit sans la moindre complication avec conservation de la vision distincte. Sauf les conséquences de la perte du cristallin, à qui fera-t-on croire qu'il eût mieux valu extraire le cristallin ? Il est positif que le cristallin déplacé se ramollit, puis se résorbe. Cette propriété de la lentille cristalline est celle qui avait pendant longtemps justifié l'opération de la cataracte par abaissement. Chez notre malade nous avons assisté à la résorption lente du cristallin ; elle s'est faite insensiblement et sans réaction inflammatoire. S'il y avait eu la moindre trace d'inflammation, je ne me serais pas comporté de la sorte, j'aurais extrait le cristallin comme l'ont fait chez nous, en 1861 et 1862, Jarjavay et Fano ; mais le malade aurait perdu l'œil à la fois à cause de l'inflammation qui aurait commandé l'opération et à cause de l'extraction du cristallin. Cette opération n'aurait eu d'autre effet que d'empêcher l'œil de suppurer entièrement.

Nous n'avons pas fait de compression parce que le malade étant couché, des compresses froides placées sur l'œil y exerçaient une compression suffisante pour ce genre de blessure ; la paupière fermée, les compresses qui la couvraient étaient parfaitement suffisantes.

TRENTE-CINQUIÈME LEÇON

CONJONCTIVITES

SOMMAIRE. — Traitement des conjonctivites purulentes : l'irrigation continue; les lavages fréquents; le sulfate de cuivre cristallisé. — Des variations du pronostic des conjonctivites purulentes suivant l'époque où le chirurgien commence le traitement. — Traitement des complications ultérieures des conjonctivites.

Il y a plusieurs variétés de conjonctivites purulentes, mais la différence entre elles est minime, elle tient à l'origine de la contagion, et à contagion identique au terrain sur lequel tombe la contagion.

La conjonctivite purulente d'Égypte tient à l'irritation causée par une poussière miasmatique virulente chez des sujets mal disposés, par l'humidité du climat du Nil, dans certaines saisons. La conjonctivite belge tient à la malpropreté et à la contagion par l'encombrement et les rapprochements des individus sains et malades. La conjonctivite purulente des armées est de la même espèce. La conjonctivite belge est presque toujours diphthéritique. La conjonctivite purulente blennorrhagique est due au transport de pus virulent des organes génitaux sur l'œil.

La conjonctivite purulente des nouveau-nés est due, neuf fois sur dix, au contact de liquides vaginaux virulents sur les yeux des nouveau-nés; une fois sur dix, elle est causée par la contagion d'enfant à enfant par les nourrices, les serviteurs.

Enfin la conjonctivite purulente simple, la forme la moins grave, est due à la contagion d'une quelconque des conjonctivites précédentes, transmise successivement affaiblie, chez des malades mis en rapport avec des convalescents et qui la transmettent à d'autres. Le terrain modifie la conjonctivite purulente inoculée. Ainsi, un sujet affaibli, mal nourri, aura une conjonctivite purulente diphthéritique, qui ne diffère de la conjonctivite purulente simple que par la suppuration qui est moins abondante et par le chémosis de la conjonctive oculaire qui est plus épais, plus dense, ce qui entraîne plus sûrement peut-être que le chémosis inflammatoire franc de la conjonctivite purulente simple, les ulcères nécrosiques de la cornée. Ainsi telle conjonctivite causée par le pus blennorrhagique peut être diphthéritique, telle conjonctivite purulente très-aiguë ne sera pas diphthéritique.

Chacune de ces conjonctivites sérieuses offre le même pronostic, la gravité dans tous les cas est à peu près la même et la gravité du pronostic est en proportion directe du nombre de jours qui se sont écoulés depuis le début de l'ophthalmie jusqu'au premier traitement. Retenons bien ceci, car c'est ce qu'oublient toujours de mentionner ceux qui produisent des observations de conjonctivites purulentes guéries par un nouveau procédé.

Le premier jour, des conjonctivites purulentes vraies, quelles qu'elles soient, sont guérissables sans lésions de la cornée. Toutefois, si le sujet est scrofuleux, affaibli, ou vit dans un lieu humide, il sera exposé à avoir des granulations de la conjonctive. Le deuxième jour, c'est-à-dire de la trente-sixième à la quarantième heure, les lésions de la cornée existent déjà, et vous pouvez encore guérir la conjonctivite, mais il restera un ulcère de la cornée qui durera plus ou moins longtemps. Le troisième jour, la guérison sera encore possible, mais la fonte de l'œil est tellement menaçante que si vous êtes appelé à porter un pronostic devant les parents des malades, vous ne devrez jamais répondre d'un succès complet. A partir du troisième jour, les chances de guérison sans perte de l'œil sont encore plus faibles.

Chez les nouveau-nés, au deuxième jour d'une conjonctivite purulente qui n'a pas été traitée, vous pouvez considérer l'œil comme perdu.

Il est très-aisé de comprendre pourquoi l'œil se perd plus rapidement chez l'enfant que chez l'adulte. C'est la rétention du pus dans la cavité conjonctivale qui cause le plus de désordres, et les enfants qui ont du gonflement énorme des paupières sont ceux chez lesquels cette rétention du pus est le plus complète. De là la gravité des ophthalmies purulentes des nouveau-nés. Les adultes, au contraire, essuient de temps en temps leurs yeux, et rien qu'en faisant instinctivement cette action, ils chassent le pus de leurs yeux, et cela est déjà autant de gagné pour le traitement.

Cette remarque est le critérium le plus utile pour instituer le traitement de la conjonctivite purulente. C'est le pus retenu sur le globe oculaire qui entretient et augmente l'acuité de l'inflammation, et c'est le séjour du pus sur la cornée qui, joint à la gêne de la nutrition de la cornée par suite du chémosis conjonctival, entraîne si rapidement et si sûrement l'ulcération nécrosique de la cornée.

Vous reconnaîtrez, vous le savez, les conjonctivites purulentes aux caractères suivants :

Le mal a acquis de suite une intensité remarquable, l'œil est devenu rouge et luisant, et au bout de six heures il y a déjà une sécrétion purulente mêlée à des larmes. Seule, la conjonctivite purulente diphthéritique fait exception. La sécrétion purulente n'arrive que vingt-quatre à trente-six heures après le début du mal.

Vingt-quatre heures après le début de la conjonctivite purulente, les yeux remplis de pus sont fermés, les paupières tuméfiées sont d'un rouge assez vif, les conjonctives palpébrales et les culs-de-sac conjonctivaux sont tuméfiés, rouges, fongueux et saignant un peu : il y a chémosis. Au contraire, lorsque la conjonctivite est diphthéritique, les paupières sont moins tuméfiées, mais elles sont d'un rouge vineux, et le chémosis, au lieu d'être rouge autour de la cornée, présente çà et là des ecchymoses ; il est blanchâtre autour de la cornée et forme un bourrelet ayant approximativement l'épaisseur d'un millimètre, les culs-de-sac conjonctivaux sont moins pris que dans la conjonctivite purulente franche.

Quarante-huit heures après le début de la conjonctivite, c'est-à-dire le troisième jour, la cornée présente une tache nécrosique, d'étendue variable, qui annonce une ulcération de toute l'épaisseur de la cornée et qui bientôt sera suivie de hernie de l'iris et de perforation de la chambre antérieure. Dans la conjonctivite diphthéritique, au troisième jour, la cornée devient louche, terne, mais il n'y a pas de sphacèle de toute l'épaisseur de la cornée. Ce sont les lames superficielles de la cornée seules qui éprouvent un trouble de nutrition dû à la compression des vaisseaux dans le chémosis lardacé qui complique la conjonctivite dite diphthéritique. Passé le troisième jour, surviennent toutes les complications graves du côté des milieux et des membranes profondes de l'œil et la fonte de cet organe. Après le troisième jour, il est rare que l'on sauve entièrement un œil atteint de conjonctivite purulente.

La conjonctivite catarrhale n'a aucun de ces caractères ; cependant, il faut reconnaître que chez des sujets débilités une conjonctivite catarrhale peut devenir diphthéritique, mais ce n'est que le quatrième ou le cinquième jour que cette complication survient. Et en interrogeant le malade sur le début de son mal, on arrive facilement à reconnaître s'il s'agit d'une conjonctivite purulente diphthéritique d'emblée ou d'une conjonctivite catarrhale devenue diphthéritique.

Voici toutes les propositions mères de traitement de la conjonctivite purulente qui ont fait souche de procédés :

Les antiphlogistiques de toute nature ont été préconisés :

Les antiphlogistiques par les saignées, telles que la saignée du bras, les sangsues aux tempes, la scarification des conjonctives, les antiphlogistiques par les dérivatifs sur le tube digestif ou les gencives.

Le tartre stibié, préconisé par Travers.

Le calomel à dose fractionnée, 5 centigrammes toutes les heures jusqu'à salivation, proposé encore par les Anglais.

Les cautérisations, telles que la cautérisation des conjonctives avec le crayon de nitrate d'argent, préconisée par Velpeau.

De cette cautérisation directe on a tiré les collyres caustiques :

Eau distillée	30 grammes.
Nitrate d'argent...........	3 —

c'est-à-dire le collyre au dixième. Quelques chirurgiens ont employé le collyre à parties égales.

Le collyre à l'acide phénique a été recommandé pour les conjonctivites purulentes diphthéritiques. Tous ces collyres devaient être portés directement sur les conjonctives avec un pinceau de blaireau.

Les collyres cathérétiques ont été aussi recommandés :

Aisi, le sulfate de cuivre en cristal ou en collyre. Le tannin et le borax, 50 centigrammes dans un collyre de 30 grammes.

Les irrigations des yeux ont été depuis longtemps proposées.

Laurence proposait l'eau tiède, Beer l'eau froide ou l'eau à 10 degrés.

M. Chassaignac a beaucoup employé les irrigations avec l'eau glacée. Ce traitement a réussi lorsqu'il a été appliqué peu après le début de la conjonctivite; mais lorsque la suppuration est établie, il ne vaut plus rien.

D'autres chirurgiens ont recommandé, à l'exemple des nourrices du siècle dernier, les lavages fréquents des yeux des enfants avec le lait de la nourrice. Depuis la découverte de la glycérine, on a employé la glycérine pour faire ces lavages.

Il est bon de remarquer que tous les chirurgiens, ou presque tous, font des lavages avant d'appliquer les collyres caustiques. Nous verrons tout à l'heure ce qui agit du collyre ou des irrigations. Les irrigations sont faites généralement avec une seringue, et il y a eu des médecins qui ont proposé et exécuté une irrigation continue sur les yeux analogue au système d'irrigation des plaies; mais l'inévitable nécessité de mouiller le lit des malades, si l'on voulait maintenir un écoulement d'eau continu, a fait renoncer presque de suite à l'emploi de ce moyen bon en lui-même. De l'irrigation continue à l'eau froide avec applications de petites vessies remplies de glace sur les yeux, il n'y avait qu'un pas ; on a usé du procédé à l'hôpital des Enfants assistés de Paris ; on y a encore renoncé, parce que, pour appliquer ce traitement, il faut tenir les malades au lit et exercer une surveillance rigoureuse sur le malade.

Velpeau avait recommandé aussi le vésicatoire sur les paupières fermées ; M. Wecker a proposé la teinture d'iode ; M. Stellwag avait proposé la compression sur l'œil fermé.

Tous les traitements que je viens de vous indiquer ont été vantés tour à tour indistinctement pour toutes les périodes des conjonctivites. Mais il faut comprendre le traitement d'une autre sorte. Les conjonctivites purulentes ont un cours naturel qu'il faut connaître, et je vous ai dit plus haut que les résultats des traitements étaient très-variables, suivant qu'on les appliquait le premier, le deuxième ou le troisième jour. Le troisième jour, tous les moyens les meilleurs pour le traitement le premier et le deuxième jour vous paraîtront impuissants ; mais n'oubliez pas que l'insuccès de la médication ne doit être attribué qu'à l'époque tardive à laquelle elle a été appliquée.

1° Une conjonctivite purulente *traitée le jour même de son début* peut être arrêtée par une seule cautérisation avec le sulfate de cuivre, pourvu que toutes les parties de la conjonctive aient été touchées par le crayon de sulfate de cuivre (voy. pour la description de ce crayon et son application, *Granulations de la conjonctivite*). Mais la cautérisation doit être secondée par les moyens suivants, *une fois toutes les heures*, jour et nuit ; une garde doit ouvrir les paupières et faire tomber sur l'œil de l'eau chaude tombant d'une éponge imbibée ; l'éponge peut être remplacée par un linge, mais il faut alors changer de linge à chaque nouveau pansement, et avoir soin de ne pas tremper l'éponge dans la même eau à chaque lavage. Ce lavage a pour but de chasser le pus qui baigne l'œil. Si les malades dorment, il faut les réveiller, et s'il s'agit d'enfants, si l'on veut sauver l'œil, il faut tenir l'enfant sur ses genoux, le laisser dormir dans cette position et renouveler les lavages d'heure en heure. En dehors des pansements, l'œil doit être recouvert de compresses d'eau chaude. Une mère soigneuse, qui a amené son nouveau-né à l'hôpital Cochin, nous a présenté un matin son enfant, atteint de conjonctivite purulente double avec chémosis et impossibilité d'ouvrir les paupières, et sécrétion abondante de pus. Une cautérisation au sulfate de cuivre a été faite. La mère, suivant nos prescriptions, a lavé les yeux de son enfant une fois toutes les heures, et dans l'intervalle d'un jour et d'une nuit son enfant était tranfiguré ; les deux yeux de l'enfant pouvaient s'ouvrir et la sécrétion du pus était diminuée au point que l'enfant paraissait n'avoir qu'une conjonctivite simple. Trois jours après, l'enfant était guéri. Sa mère avait continué le traitement et elle appliquait quatre fois par jour du collyre au sulfate de cuivre.

Eau distillée..........................	30 grammes.
Sulfate de cuivre.......................	0gr,05.

2° Une conjonctivite *traitée pour la première fois à la vingt-quatrième heure,* accompagnée de douleurs de tête, doit être immédiatement traitée par la cautérisation au sulfate de cuivre, et on appliquera ensuite six sangsues à la tempe et des sinapismes aux extrémités. La cautérisation au sulfate de cuivre devra être répétée trois fois en vingt-quatre heures. Des lavages à l'eau chaude doivent être faits toutes les heures, et lorsque les malades sont intelligents, c'est à eux qu'il faut confier le soin de faire ces lavages. Des compresses d'eau chaude doivent recouvrir perpétuellement leurs yeux.

Si ce traitement est bien fait, on a toutes les chances possibles de voir la conjonctivite arrêtée. On purge alors les malades, surtout lorsqu'il y a un peu d'embarras gastrique et quand les malades ont l'haleine saburrale. Le jour suivant, on fait appliquer six fois par jour dans les yeux le collyre au sulfate de cuivre indiqué et on place sur les yeux des compresses d'eau chaude, et les malades lavent leurs yeux toutes les deux heures au moins.

Dans l'espace de quatre à six jours, la guérison a lieu.

Mais dans quelques cas, c'est à ce moment que se manifestent les caractères qui constituent la conjonctivite diphthéritique. Les paupières qui étaient tuméfiées ont diminué; elles s'ouvrent, mais on distingue tout autour de la cornée un petit bourrelet blanchâtre de mauvais augure.

Il faut alors appliquer le traitement de la conjonctivite diphthéritique. On renouvellera les sangsues aux tempes, quatre à six, ou on en appliquera deux à la racine du nez; on provoquera une diaphorèse par des boissons et la poudre de Dower, 20 centigrammes, à deux reprises dans la journée. Les lavages à l'eau chaude et une cautérisation avec le crayon de sulfate de cuivre ne doivent pas être négligés. Le quatrième jour, si aucun changement n'a lieu, la scarification de la conjonctive oculaire est autorisée; mais il faut avoir soin de faire les scarifications en rayons autour de la cornée. Des compresses d'eau aussi chaudes que le malade pourra les supporter devront être tenues sur l'œil pour favoriser l'écoulement du sang pendant la nuit. Si les malades dorment, il faut placer sur l'œil des cataplasmes de fécule très-chauds.

Au cinquième jour et les suivants, il faut continuer les cautérisations, les lavages à l'eau chaude, et si la cornée se trouble, il faut de suite appliquer un vésicatoire sur le front et aux tempes en ayant soin de placer un petit rond de diachylum sur les plaies des piqûres de sangsues pour éviter une inoculation cantharidienne. C'est dans les cas de ce genre que les vésicatoires sur les paupières ou la teinture d'iode peuvent arrêter d'un seul coup la marche de la conjonctivite diphtéritique. Mais ce qui est fait de mal à la cornée est fait, il y aura plus tard un sphacèle des lames superficielles de la cornée et un ulcère à facettes, qui devra être traité aussitôt que le chémosis diphthéritique se sera affaissé. Gardez-vous, dans les cas de ce genre, de faire la compression ; elle est nuisible, elle hâte et augmente le sphacèle des lames de la cornée. Vous vous demanderez, sans doute, à quoi l'on reconnaît que la conjonctivite diphthéritique est arrêtée. Voici ce que vous verrez un jour donné : le chémosis, blanchâtre et dur, devient rose et est mou. A ce moment, la résolution commence, et, à part les lésions consécutives de la cornée, le mal arrive dans la voie de la guérison.

Le troisième jour du début d'une conjonctivite purulente, si la cornée n'est point ramollie et perforée, s'il n'y a pas encore de hernie de l'iris, mais s'il y a une tache blanc jaunâtre sur la cornée, les traitements précédents ne sont pas efficaces ; il faut d'emblée scarifier les conjonctives sur le chémosis qui persiste encore, ce qui est à peu près la règle. Puis il faut, en vue des complications intra-oculaires, mettre sur l'œil du collyre mydriatique fort :

Eau....................................	60 grammes.
Sulfate d'atropine........................	0gr,30.

d'abord à cause de l'absorption qui est ralentie dans la conjonctive enflammée, ensuite parce que, dans un œil atteint de conjonctivite, l'iris est toujours un peu paresseux.

N'appliquez ni sangsues ni vésicatoires ; il faut les réserver pour les inflammations susceptibles de compliquer la perforation de la cornée et la hernie de l'iris.

Lorsque la conjonctivite est diphthéritique et quand la cornée est louche dans toute son étendue, vous sauverez quelquefois la cornée en pratiquant la ponction de la cornée par la méthode de M. Sperino.

Le traitement par les lavages à l'eau chaude doit être joint à ces traitements lorsque la suppuration est abondante. Les lavages d'heure en heure sont indispensables. Les malades seront purgés s'ils n'ont pas de selles régulières, et la diaphorèse, à l'aide des boissons chaudes et de la poudre de Dower, devra être mise en usage.

S'il y a une coloration blafarde du chémosis, n'hésitez pas, faites deux cautérisations par jour avec le sulfate de cuivre.

Quand le chémosis sera devenu rouge rosé et sera mou, ce dont vous vous assurerez en le touchant avec la pointe d'un stylet, et en mobilisant la conjonctive sur le globe oculaire, le mal est arrêté ; il n'y a plus qu'à continuer l'usage du collyre au sulfate de cuivre, appliqué deux fois par jour.

Si la kératite nécrosique est confirmée, s'il y a une eschare, tout le traitement doit avoir pour but d'empêcher l'irido-choroïdite. Ne cherchez pas à réduire la hernie de l'iris, n'excisez pas le prolapsus irien. C'est tout au plus si vous devez le toucher avec la pointe d'un crayon de nitrate d'argent. Si l'œil se vide, attendez, et, aux premières douleurs ciliaires, appliquez des sangsues aux tempes et à la racine du nez. Vous pouvez, avant que l'œil ne se vide, répéter les ponctions de la cornée et l'évacuation de l'humeur aqueuse. Vous ne courez aucun risque ; quelques yeux ont été sauvés de la sorte, et, dans deux cas, nous avons vu réussir ces ponctions à cet hôpital.

Lorsqu'une quelconque des conjonctivites est arrêtée, lorsqu'il n'y a plus de suppuration franche, il n'y a plus qu'à continuer l'usage du collyre au sulfate de cuivre, dont on diminue le nombre des applications de jour en jour ; on arrive même à ne plus mettre le collyre qu'une seule fois par jour. Les lavages toutes les trois heures, et un bandeau protecteur, ne pressant pas sur les yeux, mais empêchant l'air de frapper sur les yeux, doivent être employés. Tout à fait à la fin, lorsque la rougeur persiste, il est loisible de remplacer le collyre au sulfate de cuivre par le collyre au sous-acétate de plomb.

Eau distillée	30 grammes.
Sous-acétate de plomb	0gr,05.

Il faut toujours compter dix jours en moyenne avant de cesser tout traitement, lorsque la conjonctivite purulente, prise à temps, n'a été compliquée d'aucune ulcération de la cornée ou inflammation intra-oculaire. La guérison est plus longue suivant le genre des complications qui existent lorsque la conjonctivite est traitée seulement du troisième au cinquième jour. La conjonctivite purulente, qui a été diphthéritique, dure plus longtemps que les autres conjonctivites. La conjonctivite purulente simple est celle qui dure le moins longtemps. Mais ces propositions ne sont vraies que quand on compare les conjonctivites traitées à la même époque, c'est-à-dire un nombre de jours fixe après le début du mal.

Vous rencontrerez des faits exceptionnels. Ainsi, par exemple, vous verrez pendant la convalescence d'une conjonctivite purulente une conjonctivite pustuleuse apparaître chez les sujets scrofuleux. Voici à cet égard une observation des plus concluantes :

Obs. I. *Conjonctivite diphthéritique, plus tard pustuleuse.* — La nommée Richard (Rosalie), âgée de vingt-cinq ans, journalière, entre le 24 avril 1876 (salle Saint-Jacques, lit n° 11).

Cette femme souffre de l'œil droit depuis trois semaines; elle prenait quelquefois dans ses bras un enfant qui avait mal aux yeux et qui, paraît-il, aurait communiqué à son père et à sa mère une conjonctivite des plus tenaces. Elle n'a pas présenté d'affections oculaires dans l'enfance, mais elle porte depuis deux ans au-dessous de l'angle de la mâchoire, à droite, un paquet de ganglions assez volumineux, mais qui aurait diminué depuis quelque temps. Cette malade avait eu des glandes semblables dans son enfance.

Au commencement d'avril dernier, elle sentit un peu de douleurs dans l'œil droit, qui devint rouge en même temps. Pendant huit à dix jours, les symptômes furent peu accusés, et la malade ne consulta personne, se contentant de laver fréquemment l'œil malade avec de l'eau de guimauve tiède. Mais dans le cours de la seconde semaine, tous les symptômes augmentant, elle alla trouver un pharmacien, qui la soumit au sulfate de cuivre, en collyre et sous forme de cautérisations directes.

Ce traitement, trop tard entrepris, ne suffit pas à faire rétrograder l'affection, et la malade vient demander des soins à l'hôpital le 24 avril. A son entrée, on constate tous les symptômes d'une conjonctivite à droite ayant quelques caractères de la conjonctivite diphthéritique. Les conjonctives bulbaires et palpébrales sont rouges et épaissies, surtout au niveau du cul-de-sac inférieur. L'œil gauche est sain.

Mais ce qu'il y a de plus intéressant, c'est la présence à la périphérie de la cornée, et empiétant sur elle de quelques millimètres en haut et en bas, de deux bandelettes rougeâtres, opaques et vasculaires, et qui se rejoignent en dedans et en dehors, de manière à donner une forme ovale à la partie restée saine de la cornée.

Pas de symptômes d'iritis ni de troubles des parties profondes de l'œil.

Pendant les huit premiers jours, collyre au sulfate de zinc (0 gr. 05 pour 30 grammes d'eau), lavages répétés à l'eau chaude.

Vers le 1er mai, collyre au sulfate de cuivre. L'affection, qui semblait s'améliorer, présentait une poussée aiguë; la malade n'a pas commis d'imprudence, cependant. La rougeur et la douleur augmentent, mais l'œil droit seul est pris.

Vésicatoire à la tempe droite le 4 mai.

Les jours suivants, il se produit un pannus à la partie inférieure de la cornée; il forme maintenant un demi-anneau complet autour de la cornée, en bas, empiétant de plus en plus sur elle, surtout en dedans et en dehors.

Cautérisation avec le crayon de sulfate de cuivre

Le 11 mai, la malade se plaint de douleurs plus vives; l'on constate la présence de trois pustules, deux sur la conjonctive bulbaire, la troisième à la partie inférieure du limbe cornéal.

Cautérisation avec le sulfate de cuivre.

16 mai. La malade va mieux aujourd'hui, plus de douleurs, injection moins vive du cul-de-sac inférieur; cependant, une nouvelle pustule s'est développée sur le pourtour du limbe de la cornée, en haut.

Cette nouvelle pustule a suivi son évolution.

A deux reprises, le 18 et le 21, la malade, se plaignant de douleurs périorbitaires, est soumise à des instillations de collyre d'atropine faible, qui produit une détente immédiate. La pustule est cautérisée deux fois au crayon de sulfate de cuivre, le 24 et le 26.

Depuis, amélioration persistante et pas de nouvelles pustules.

Le 1er juin, plus de rougeur; un petit point blanc sur la cornée rappelle qu'il y a eu en ce point une pustule. La malade porte des lunettes en verre coloré.

Vous voyez ici la puissance de l'état cachectique sur les lésions oculaires. Voici une malade qui gagne une conjonctivite aiguë; cette conjonctivite menace d'abord d'être diphthéritique, et au moment où l'on devait attendre raisonnablement la guérison, il survient une kérato-conjonctivite pustuleuse, une kératite de scrofuleux; et, comme pour affirmer encore le diagnostic, il se trouve que la malade porte écrit sur son visage la marque de sa constitution. De tels faits ont la valeur d'expériences.

Vous voyez combien la conjonctivite purulente bien prise au début guérit par des moyens simples : une seule cautérisation, mais des *lavages très-fréquents* arrêtent le mal en vingt-quatre heures. Il en est de ces inflammations comme de toutes les autres inflammations qui, traitées au début, sont arrêtées en vingt-quatre heures. Ne vous étonnez donc point de voir les lavages à l'eau chaude et une seule cautérisation guérir cette maladie des yeux qui est considérée comme si grave; car ce n'est que quand le mal est pris au début qu'on le guérit aussi facilement et aussi simplement. Plus tard, à la quarante-huitième heure, il ne réussit plus parce que le mal était complet avant que l'on ait pu le traiter. Cependant, des moyens qui vous ont été indiqués vous permettront encore de sauver quelques yeux. Rappelez-vous enfin que le point capital du traitement des conjonctivites est de ne point laisser le pus séjourner sous les paupières. Les banales cautérisations de nitrate d'argent, les scarifications des conjonctives ont endormi trop de médecins ; sans les lavages à tout instant, toutes ces cautérisations sont impuissantes. J'ajoute qu'elles sont dangereuses, puisque des eschares en sont la conséquence, et que les ectropions tarsiens que vous voyez souvent en sont le résultat.

Une dernière remarque encore : le collyre au sulfate de cuivre que je vous recommande est un collyre identique pour toutes les variétés de conjonctivite purulente et pour tous les degrés de la conjonctivite. Seulement vous l'appliquerez plus ou moins souvent, suivant le degré d'acuité de la conjonctivite :

Deux fois par jour dans la conjonctivite purulente simple.

Six et huit fois dans la conjonctivite purulente forte, mais pas assez forte pour exiger la répétition des cautérisations directes avec le crayon de sulfate de cuivre.

Il n'y a pas de petits détails dans la chirurgie. Vous savez que le pus doit être expulsé de l'œil ; les lavages fréquents n'ont pas d'autre but. Eh bien, il y a manière de s'y prendre pour faire ces lavages. Le moyen le meilleur consiste à faire tomber entre les paupières avec une *petite seringue en verre* à réservoir d'air, en caoutchouc, un jet d'eau chaude. Puis, avec une éponge, bien lavée chaque fois que l'on s'en sert, on essuie les paupières. Les enfants ne supportent pas le plus souvent les compresses mouillées sur les yeux ; ces lavages, renouvelés souvent, remplacent bien les compresses chaudes.

Hygiène et régime des malades atteints de conjonctivite purulente. — Lorsque les malades sont atteints de conjonctivite purulente d'un seul œil, et quand on les traite le premier jour, il faut empêcher la contagion à l'autre œil. Pour cela, on ferme l'œil avec des bandelettes de taffetas d'Angleterre, un tampon d'ouate et un bandeau fait avec une bande de flanelle formant ce qu'on appelle dans les livres de petite chirurgie : le monocle. Ce pansement est difficile à appliquer pour les enfants, aussi l'on a conseillé de fermer l'œil avec une baudruche enduite de collodion. Ce pansement préservatif très-vanté ne vaut rien en ce sens que si, par hasard, la conjonctivite arrive sous ce pansement, il masque les désordres qu'on ne peut plus réparer quand on les constate. Le bandage avec un tampon d'ouate, et une bande de flanelle que l'on renouvelle tous les jours, est meilleur. C'est celui qui est préféré aujourd'hui par la majorité des chirurgiens.

Les malades atteints de conjonctivite doivent être tenus dans une chambre peu éclairée. Ils doivent avoir la tête peu couverte. Ils ne doivent pas s'exposer au grand air, surtout les jours où il y a du vent. La nourriture doit être légère : viandes blanches, légumes frais, et les boissons alcooliques doivent être données avec mesure. Les malades atteints de diphthérite conjonctivale au contraire doivent prendre des toniques : le vin de quinquina et les viandes rôties. Il faut autant que possible mettre les malades dans des salles à part pour éviter qu'ils ne transmettent leur mal à d'autres malades. Il faut que les personnes qui soignent plusieurs maladies des yeux à la fois n'emploient point le même collyre pour plusieurs malades, chaque malade doit avoir son collyre.

Traitement des complications ultérieures des conjonctivites.

Les oculistes ont tellement divisé et sous-divisé les maladies des yeux que l'enchaînement des lésions oculaires est devenu dans leurs livres très-embrouillé et très-difficile à suivre. Il y a des maladies qui sont décrites à part et qui sont dues le plus souvent à la conjonctivite purulente : l'irido-choroïdite suppurée, par exemple. Les grosses hernies de l'iris sont dans le même cas ; car il n'y a que la conjonctivite purulente qui cause des ulcères assez étendus pour que l'iris presque entier s'y engage facilement.

Les lésions auxquelles peut donner naissance la conjonctivite purulente sont assez nombreuses. Sans parler des granulations de la conjonctive, il y a eu en premier lieu la kératite nécrosique, laquelle donne lieu tantôt à un ulcère de la cornée qui ouvre largement la chambre antérieure de l'œil, tantôt cause une perte de substance des lames superficielles de la cornée et un ulcère à facettes.

Lorsque ces lésions existent, ce sont elles qu'il faut traiter et surveiller attentivement. L'ulcère de la cornée avec hernie de l'iris exige une occlusion de l'œil aussitôt que cela est possible, c'est-à-dire aussitôt que la sécrétion purulente de la conjonctivite est tarie. On comprime l'œil avec un tampon d'ouate serré avec une bande de flanelle. Les ulcères à facettes laissent au chirurgien plus de temps à lui et il ne doit s'en occuper que quand la conjonctivite purulente est guérie. Alors il traite l'ulcère à facettes par un collyre faible au nitrate d'argent une fois par jour pendant quatre, puis donne quatre jours de repos à l'œil.

Eau distillée	30 grammes.
Sulfate de zinc	0gr,05.

C'est pour ce seul cas que je vous recommande le collyre au nitrate d'argent qui, pour toutes les maladies des yeux, est moins bon que les autres collyres. Ce collyre solidifie la cornée si je puis ainsi dire ; mais il n'est pas un spécifique et vous pouvez le remplacer par le collyre au sulfate de zinc.

Eau distillée	30 grammes.
Sulfate de zinc	0gr,05.

Dans un ulcère nécrosique de la cornée, lorsqu'il y a une hernie de l'iris, laissez la hernie tranquille : avec le temps l'iris rentrera et il sera toujours temps de détruire le prolapsus irien plus tard. Mais ne le rentrez jamais pendant que la conjonctivite est à l'état aigu si vous ne voulez pas introduire dans l'œil l'inflammation de la conjonctive. La hernie de l'iris est un moyen de protection pour l'œil. Il y aura plus tard une synéchie antérieure, soit; mais cela n'empêchera pas la vision normale.

Il y a à la suite de conjonctivites qui guérissent, principalement à la suite des conjonctivites diphthéritiques, des segments de la cornée, à la périphérie, qui présentent une coloration rougeâtre. C'est le vestige du bourrelet de la conjonctive qui empiétait sur la cornée, et il est constitué par une fine vascularisation de la conjonctive sur les limites de la cornée. Cette complication guérit seule. Mais vous hâterez la guérison en appliquant une ou deux fois par jour du collyre de sulfate de zinc. Cette vascularisation du limbe de la cornée met environ quinze jours à disparaître.

Parmi les complications ultérieures des conjonctivites purulentes avec ulcère nécrosique de la cornée, il y a le staphylôme cornéen qui exige l'occlusion de l'œil, et même la résection de la partie saillante du staphylôme, laquelle entraîne souvent la perte de la vision ou est suivie d'un ulcère de la cornée plus grand que le staphylôme et la transformation du staphylôme de la cornée en un staphylôme rameux, c'est-à-dire un staphylôme formé par l'iris. A ce moment, une semblable lésion peut être traitée de diverses manières : les évacuations successives de l'humeur aqueuse, la compression oculaire, la résection de la totalité du staphylôme ; mais l'œil peut être toujours considéré comme définitivement perdu tôt ou tard.

Il faut savoir encore, par-dessus tout, que les lésions oculaires tardives qui suivent les conjonctives purulentes compromettent l'œil le plus sain au point d'en faire craindre la perte. Il faut toujours examiner et surveiller l'œil le plus sain et être prêt à faire le sacrifice de l'œil le plus compromis, pour ce qui reste de vision dans l'œil le moins malade. On peut sans crainte en attendant faire l'occlusion de l'œil le plus malade par la blépharorrhaphie, ainsi que le fait M. Verneuil, et recourir à l'ablation de cet œil si l'occlusion ne suffit pas à guérir l'irido-choroïdite sympathique qui altère la vision de l'autre œil.

Vous rencontrerez souvent des malades qui ont un ectropion tarsien et un xérosis de la conjonctive, ou une blépharite chronique causant un larmoiement continuel au moindre froid. Ces malades ont des suites, je ne dirai pas d'une conjonctivite purulente, mais bien du traitement qui a été appliqué contre une conjonctivite purulente. Ces lésions incurables sont le fruit des cautérisations directes avec le crayon de nitrate d'argent ou des cautérisations avec les collyres caustiques au nitrate d'argent. Vous avez vu déjà plusieurs malades de ce genre à nos consultations et vous en coudoyez dans les rues. Il faut espérer que les méthodes de traitement proposées, où ces cautérisations sont rejetées, feront disparaître le nombre de malades qui promènent cette infirmité résultant, du traitement qu'on leur a fait subir pour des conjonctivites purulentes.

TRENTE-SIXIÈME LEÇON

GRANULATIONS DE LA CONJONCTIVE

SOMMAIRE. — Granulations de la conjonctive. — Relation avec les conjonctivites de toute nature. — Contagion ; prédisposition. — Variétés de granulations. — Traitement approprié à chaque variété.

Les granulations de la conjonctive sont des maladies fréquentes chez les jeunes sujets, chez les enfants à constitution lymphatique et vivant dans une habitation humide. Mais on rencontre aussi les granulations des conjonctives chez des adultes sains.

En fait, les granulations de la conjonctive sont des hypertrophies des papilles de la conjonctive palpébrale et caronculaire dénudées. C'est en général sur la caroncule et dans les culs-de-sac conjonctivaux que les granulations commencent. Huit fois sur dix, le mal débute par une conjonctivite catarrhale d'intensité moyenne. Certains malades ont de simples picotements dans les yeux et la caroncule rouge brun cause des démangeaisons et des cuissons. Le matin les yeux sont un peu collés, quelques cils sont encroûtés à leur base et cet état dure quelquefois des mois avec des alternatives de mieux et de pire, suivant les variations du temps et les soins donnés aux malades. On reconnaît à distance ces maladies à un aspect spécial de l'œil. Les bords des paupières sont rouge brun à l'angle interne et externe, et le reste de l'œil est absolument sain.

Certains malades ont une conjonctivite catarrhale franche avec sécrétion muco-purulente. La conjonctivite dure de sept à huit jours, et après une diminution de l'écoulement, tout semble guéri. Mais au bout de quelques semaines, aux premiers froids, à la suite d'exposition des yeux au vent ou de travaux à la lumière, les yeux deviennent rouges, pleurent activement et les paupières sont un peu collées le matin. La rechute de la conjonctivite ressemble alors trait pour trait à la conjonctivite granuleuse légère dont je vous esquissais tout à l'heure le tableau.

Enfin la conjonctivite purulente franche, blennorrhagique ou autre, peut être suivie de granulations. Et ces granulations, il est bon de le dire de suite, bien qu'elles aient un volume relativement excessif, ne sont pas les plus rebelles. On doit reconnaître toutefois que cette terminaison de la conjonctivite purulente ne se montre que sur les sujets lymphatiques ou vivant dans de mauvaises conditions hygiéniques et habitant un lieu malsain.

Les granulations se présentent sous trois formes. Il en a été décrit quatre par les ophthalmologistes qui les ont étudiées en bloc sous les noms de trachome aigu et de trachome chronique (1).

Desmarres n'en admettait qu'une variété, mais il admettait plusieurs formes (2).

Cette divergence tient à ce que tous les oculistes ont voulu faire des granulations de la conjonctive une maladie spéciale, une conjonctivite spéciale, au lieu de la considérer, ainsi qu'elle l'est réellement, comme une complication de maladies communes chez des sujets d'un tempérament spécial, et c'est le début des granulations qui en a fait établir les variétés.

Les granulations se présentent donc sous trois formes.

Lorsque les granulations sont la conséquence d'une conjonctivite purulente franche ou diphthéritique, ces granulations sont grosses, molles, saignent assez facilement et ressemblent à des bourgeons charnus infiltrés de sérosité. Elles occupent la caroncule et les replis conjonctivaux, c'est-à-dire les culs-de-sac de la conjonctive. Quelquefois elles recouvrent entièrement les conjonctives palpébrales. La sécrétion est assez abondante et les malades éprouvent des cuissons dans les yeux, mais point de véritable douleur. Ces granulations, qui ont été appelées des granulations inflammatoires, guérissent d'ordinaire assez vite, et il est rare qu'après elles il persiste des granulations fines comme celles que l'on observe chez les malades qui viennent d'avoir une conjonctivite catarrhale de moyenne intensité.

Les granulations qui constituent la seconde forme sont rouge vif, un peu brun, elles sont peu saillantes et on ne les distingue le plus souvent qu'en y cherchant le reflet de la lumière. Grâce à ce mode d'exploration, on aperçoit une surface villeuse qui fait ressembler la muqueuse palpébrale à du gros velours. Ces granulations occupent un siége de prédilection : les angles des paupières et les culs-de-sac conjonctivaux, soit l'interne

(1) Stellwag *in* Wecker, *Maladies des yeux*, t. I, p. 116.
(2) Desmarres, *Maladies des yeux*, t. II, p. 124.

soit l'externe, puis la face interne des paupières. Elles ressemblent trait pour trait, à part la rougeur moins vive, aux saillies villeuses de la muqueuse vaginale atteinte de vaginite, à celles de la muqueuse du gland atteint de balanite, et aux granulations de la peau existant sur le fond de ces érythèmes survenant autour d'une fistule ou d'un ulcère.

La troisième forme de granulations, qui n'est en réalité qu'un degré plus avancé de la seconde forme, est une véritable organisation d'une villosité. Quelquefois la granulation est un peu ramifiée ; elle est pédiculée ou sessile, et, à l'inverse des granulations des deux premières formes, cette granulation est blanche et ressemble à du tapioca cuit, suivant une expression allemande heureusement choisie. Elles occupent un espace limité ; jamais elles n'occupent toute l'étendue d'une paupière, : aussi a-t-on nié qu'elles fussent une transformation des granulations de la seconde forme. A côté de ces granulations hypertrophiques, car c'est ainsi qu'à mon sens on doit les appeler, il n'est pas rare de voir des cicatrices ; c'est là une marque de l'ancienneté des granulations. Les uns ont dit que ces cicatrices étaient le résultat de l'atrophie des granulations, les autres ne se sont point prononcés. Je me hâte de vous dire que ces cicatrices doivent être considérées souvent comme le résultat des traitements employés pour guérir la conjonctivite qui leur a donné naissance et surtout des caustiques employés pour guérir les granulations.

Il y a des granulations passagères qui existent sans conjonctivite apparente. J'en ai eu moi-même quelquefois ; elles ont guéri seules ou à l'aide d'un collyre faible au sulfate de cuivre, 0gr,05 pour 30 grammes d'eau distillée. Les veilles, les courants d'air, l'usage des lunettes de myopes ou un travail assidu le soir causent ces granulations, qui sont un résultat de l'irritation des yeux et des clignements répétés provoqués par la fatigue de l'œil et son dessèchement. C'est un premier degré de conjonctivite sans hypersécrétion. A proprement parler, ce ne sont pas des granulations, et ces lésions ressemblent aux érythèmes passagers qu'on observe sur divers points de la peau et qui guérissent seuls ou cèdent à un cataplasme. Néanmoins, il faut toujours reconnaître que la fatigue et un état de santé légèrement altéré sont la cause éloignée de ces granulations passagères.

La cause des granulations conjonctivales est une conjonctivite, comme la cause des végétations vulvaires est une vaginite, comme la cause des végétations du gland est une balanite. Tout à fait au début des études sur les granulations, on a, depuis Hasner (1), voulu en faire une maladie con-

(1) Hasner, *Entwurf einer Anatomischen der Augen Krankheiten*, Pragn, 1847.

tagieuse, mais de suite l'on a nié la contagion, puis elle a été admise depuis.

Il faudrait s'entendre. La conjonctivite qui cause les granulations peut être contagieuse, mais ce sont seulement les granulations de la première forme qui sont susceptibles de garder le principe de la contagion et de le transmettre.

D'un autre côté, voir dans une famille les deux sœurs atteintes de granulations ne signifie pas que le mal a été contagieux. Vous verrez tout à l'heure, quand je vous citerai des observations, que la constitution identique, la vie dans le même milieu des malades, ont été pour beaucoup plus dans la production d'un mal semblable qu'une contagion directe, problématique, du principe même des granulations.

J'ai déjà comparé les granulations aux végétations. La comparaison peut être continuée, et de même que les végétations des organes génitaux externes ne sont pas directement contagieuses, de même les granulations de la conjonctive ne sont pas directement contagieuses. C'est la vaginite ou la balanite qui sont contagieuses pour les végétations vulvaires, ou préputiales, comme c'est la conjonctivite qui est contagieuse lorsqu'il s'agit de granulations conjonctivales.

Vous allez voir, dans les faits suivants que vous avez pu apprécier, comment peut être conçue la contagion des granulations.

Obs. I. — Nous avons traité à la consultation une jeune fille de seize ans, qui était atteinte depuis trois mois de maux d'yeux. Elle s'était présentée à la consultation dans l'état suivant : les deux yeux étaient fermés par le gonflement des paupières, les supérieures principalement; les granulations, molles, infiltrées, saignant facilement, tapissaient les deux paupières et empêchaient de voir les cornées; des larmes et du muco-pus baignaient le bord libre des paupières.

Cette jeune fille, qui habitait la même maison que sa tante, avait eu mal aux yeux quelque temps après son oncle et sa tante.

Les deux malades ont été traités dans le service.

1° L'homme, le nommé M.., était entré à l'hôpital en septembre 1875, avec une conjonctivite purulente diphthéritique qui était survenue le 10 juin et qui avait compromis ses deux yeux; il était resté dans le service pour une ulcération de la cornée, de chaque côté, qui a fini par guérir sans laisser de taies apparentes; mais à aucun moment depuis son entrée nous n'avions constaté de granulations.

2° La femme M..., qui était enceinte, avait avec elle un jeune enfant, avait été atteinte deux mois après son mari, et elle était allée à l'hôpital Saint-Antoine occuper un lit de nourrice avec son enfant; elle avait une conjonctivite purulente franche, qui entraîna la perte de l'œil gauche. Au mois de septembre, cette malade vint à l'hôpital Cochin, et il lui restait à l'œil droit, sur la conjonctive de la paupière inférieure et dans l'angle externe de l'œil, de fines granulations qui résistèrent environ un mois aux cautérisations au sulfate de cuivre. La malade sortit le 20 décembre pour accoucher. Cette famille habite un passage mal aéré, humide, et elle est pauvre.

C'est au mois de novembre 1875, deux mois après le début de son mal, que nous avons vu notre petite malade. Soumise aux cautérisations quotidiennes avec le sulfate de cuivre, elle a guéri; mais, au mois de mars 1876, elle est revenue avec une kératite pustuleuse de l'œil gauche, semblable à une kératite qu'elle avait dans sa jeunesse dans l'œil droit; il y avait une récidive des granulations qui, cette fois, étaient petites, d'un rouge vif, et ressemblaient à du gros velours.

Voyez ce qui était contagieux dans cette famille. Était-ce les granulations? Non, puisque le premier malade n'en a jamais eu. La conjonctivite purulente? Oui, puisque les trois malades, à des degrés divers, ont présenté des accidents graves et à marche rapide.

Seulement, suivant le terrain où était tombée la contagion de la conjonctivite purulente, elle avait produit des désordres divers.

La femme M..., enceinte, a la conjonctivite la plus intense, elle perd un œil; mais comme elle était enceinte et, par conséquent, moins solide que son mari, elle a des granulations et des granulations qui ne ressemblent pas à celles de sa nièce.

La nièce de M... a une conjonctivite prise pendant la période de déclin de la conjonctivite de M...; sa conjonctivite est moins forte. Mais c'est une enfant scrofuleuse, qui a eu des kératites dans sa jeunesse. De suite le mal tourne aux granulations inflammatoires de la conjonctive de la deuxième variété. Ce n'est que beaucoup plus tard qu'elle a des granulations de la première variété, qui arrivent comme une récidive des premières granulations.

Voici encore deux autres faits de granulations chez deux jeunes filles de la même famille.

Obs. II. —La nommée Deshayes (Henriette), dix-huit ans, est entrée à l'hôpital Cochin le 7 juin 1876, avec des granulations de la conjonctive, de la variété inflammatoire, des deux yeux; elle venait d'être traitée pendant trois mois par des cautérisations avec un pinceau de solution de nitrate d'argent faible, appliquées tous les deux jours, et par un traitement général. Cette jeune fille avait eu dans sa jeunesse des gourmes et des engorgements ganglionnaires.

Les paupières des deux yeux étaient tuméfiées et molles; elles avaient le volume d'un demi-œuf de pigeon, coupé suivant son grand diamètre, et elles ne pouvaient s'ouvrir. En relevant les paupières supérieures, on les faisait retourner et on voyait une surface finement granulée offrant l'aspect de petits bourgeons charnus. Les granulations saignaient un peu. Des ulcères pointillés occupaient la cornée du côté gauche; la cornée droite était saine. Quelques vaisseaux très-fins paraissaient sur le limbe de la cornée gauche. Les yeux étaient humectés sans cesse de muco-pus mêlé aux larmes.

La malade a été soumise au traitement suivant : Cautérisation quotidienne des paupières renversées avec le sulfate de cuivre cristallisé; la cautérisation était portée jusque dans le fond du cul-de-sac externe de la conjonctive. Des compresses d'eau chaude étaient tenues en permanence sur les paupières pendant le jour et la nuit; les yeux étaient couverts d'un cataplasme de fécule. Le quinzième jour, la malade pouvait ouvrir les yeux.

Au bout d'un mois de ce traitement, la cautérisation n'a plus été faite que tous les deux jours, et le 1er juillet la malade était guérie de ses granulations.

Elle resta à l'hôpital encore dix-sept jours, pendant lesquels l'ulcère de la cornée a été traité à l'aide du collyre sec de Dupuytren : tous les jours une insufflation de poudre de calomel et de sucre était projetée sur la cornée.

La jeune fille partit de l'hôpital, guérie, le 17 août 1875.

Son mal avait débuté par une conjonctivite purulente, car elle avait été, disait-elle, aveugle et avait beaucoup souffert au moment où son mal avait débuté. Nous avons appris qu'elle était bien guérie, par sa sœur, âgée de douze ans, qui avait eu mal aux yeux en même temps que sa sœur et avait comme elle des granulations. Cette petite fille est encore aujourd'hui en traitement pour de petites granulations récidivées à droite. Elle a été traitée l'année dernière, en novembre 1875, pour des granulations de l'œil droit compliquées de kératite pointillée. Depuis longtemps cette enfant était traitée à un dispensaire et elle n'était pas guérie. Son mal avait débuté insensiblement par un mal d'yeux qui ne l'avait pas arrêtée. Il était évident que la malade avait eu au début une petite conjonctivite catarrhale; mais cette petite fille, comme sa sœur Henriette, avait eu des antécédents scrofuleux, et elles habitaient toutes deux un passage peu aéré et malsain, quoique leur appartement, situé au troisième, eût des fenêtres éclairées par le soleil.

Cette petite malade, qui venait à la consultation de l'hôpital Cochin tous les jours, a été soumise au même traitement que sa sœur, et en trois mois nou sommes arrivés à une guérison complète, même de l'ulcère pointillé de la cornée et de la vascularisation consécutive. Sa grande sœur lui avait fait, d'après mes prescriptions, les insufflations de collyre sec qu'elle s'était vu faire à elle-même.

Il y avait eu chez la plus jeune malade deux particularités intéressantes. Quoique les granulations fussent des granulations fines, qu'on ne voyait qu'en relevant la paupière supérieure, à côté des granulations il y avait une cicatrice évidente avec une bride apparente; cette cicatrice est assurément le fruit de cautérisations avec un collyre escharotique.

Les suites des granulations de la conjonctive sont principalement une lésion de la cornée, une ulcération superficielle de cette membrane de l'œil, causée par le frottement des granulations. Ces ulcérations superficielles, petites, blanches, multiples, donnent à la cornée l'aspect grisâtre, et lorsque ces ulcérations commencent à se cicatriser, on voit des vaisseaux extrêmement fins partir du limbe de la cornée et se rendre à ces ulcérations.

En un mot les granulations causent des ulcères pointillés de la cornée, et plus tard une kératite vasculaire superficielle, un pannus ténuis qui est la conséquence forcée des ulcères pointillés. Je dis plus : ces deux lésions successives sont la conséquence obligée des granulations de la conjonctive palpébrale et des granulations palpébrales seulement.

Il y a encore une remarque spéciale à faire sur ce sujet. Toutes les granulations de la conjonctive ne causent pas la kératite ulcéreuse et vasculaire. Ce sont spécialement les granulations de la conjonctive palpébrale de la paupière supérieure qui les causent. Il suffit, en effet, de considérer que la cornée est beaucoup plus en rapport avec la paupière supérieure qu'avec l'inférieure.

Il y a des malades chez lesquels il existe avec des granulations hypertrophiques un ulcère large et étendu de la cornée, qui se termine par une taie. Il ne faut pas assimiler cet ulcère à ceux dont il vient d'être question. Cet ulcère a existé avant les granulations. C'est l'ulcère nécrosique de la cornée qui a existé au moment de la période d'état de la conjonctivite purulente qui a été l'origine des granulations.

Obs. III. — Je me rappelle à cet égard un enfant assisté, âgé de quinze ans, qui avait été envoyé à l'hôpital Cochin par le chirurgien des Enfants assistés. C'était un garçon revenu de la campagne et qui avait gagné à l'hôpital des Enfants une conjonctivite purulente. Les granulations étaient vite apparues et avaient résisté à tous les traitements pendant près de cinq mois.

Lorsque ce malade vint à l'hôpital, les deux paupières, de chaque côté, étaient boursouflées, les paupières supérieures étaient tuméfiées et ressemblaient à un demi-œuf de moyen volume. En renversant la paupière on mettait facilement à nu une masse fongueuse grisâtre constituée par des saillies ressemblant à des bourgeons charnus, et leur volume était tel, que l'on ne pouvait apercevoir qu'une partie de la cornée où il existait un ulcère à bords taillés à pic et à contour blanchâtre. Cet ulcère ressemblait tout à fait aux ulcères nécrosiques de la cornée dus à un sphacèle de ses lames superficielles consécutif à une gêne de la circulation par les chémosis inflammatoires des conjonctivites purulentes.

Pendant trois mois le malade fut soumis à des cautérisations journalières avec le sulfate de cuivre, et la guérison fut obtenue, sauf qu'il resta une taie sur la cornée, à la place où existait l'ulcère qui avait été entrevu le premier jour où le malade était entré à l'hôpital.

Les granulations des conjonctives sont sujettes à récidive. Chez les sujets scrofuleux, chez les sujets qui habitent un quartier ou un logement humide et qui ne se nourrissent pas, le mal a une durée fort longue due à des rechutes successives. Mais les récidives sont moins fréquentes et j'affirmerais volontiers que toutes les récidives ne sont que des rechutes. En effet, j'ai vu tenir pour guéris des malades qui avaient encore des granulations dans les culs-de-sac conjonctivaux. Les granulations qui suintent un liquide irritant réinoculent, si je puis ainsi dire en me servant d'un mot impropre, les parties guéries de la conjonctive et y font reproduire de nouvelles granulations.

Le pronostic des granulations de la conjonctive n'est très-grave que quand les granulations ont revêtu la troisième forme, c'est-à-dire quand il y a végétation des granulations. Il y a de graves conséquences à redouter du côté de la cornée lorsque les granulations existent depuis longtemps et quand il y a une kératite vasculaire superficielle. Les récidives des granulations sont très-défavorables, car ce sont elles qui font durer outre mesure les granulations.

De ce que je viens de vous dire, messieurs, vous pouvez conclure que la nature des granulations de la conjonctive n'est pas aussi extraordinaire qu'on l'a dit. Les Allemands en ont fait une hyperplasie d'une nature indéfinie. Les granulations de la conjonctive ne sont point si compliquées que cela ; ce sont des granulations comme celles qui existent dans la vaginite granuleuse, où elles représentent en petit les végétations du vagin, et comme ces granulations vaginales, elles deviennent parfois de véritables végétations. Ce qui est la végétation dans le trachome, c'est la granulation de la troisième forme, c'est-à-dire celle qui est blanche, dure et quelquefois ramifiée.

Ces granulations des conjonctives ne débutent pas sans conjonctivite antérieure et ce n'est pas l'intensité de l'inflammation qui cause le plus de granulations rebelles, comme ce n'est pas la vaginite la plus virulente qui cause le plus de végétations vaginales et vulvaires.

Enfin, le traitement que nous employons pour les granulations et qui réussit est une reproduction presque exacte de celui que nous employons pour les végétations des muqueuses des organes génitaux externes.

En dehors du traitement général approprié à la constitution des sujets, les indications du traitement des granulations se réduisent à la cautérisation ou à l'excision ; la cautérisation ici doit être tout à fait spéciale, elle ne doit point faire d'eschare et c'est pour cela qu'il n'y a qu'un caustique applicable aux granulations : c'est le sulfate de cuivre qui a été et est encore très-employé et avec succès en Belgique. Le nitrate d'argent, sous toutes ses formes, est de beaucoup inférieur au sulfate de cuivre qui est un caustique cathérétique.

Le traitement des granulations varie avec la forme des granulations. Pendant le traitement cependant d'une quelconque des formes, il est toujours bon de maintenir sur les paupières des compresses mouillées d'eau chaude le jour (1) et des cataplasmes de fécule pendant la nuit. Dans les cas graves, les malades ne doivent se livrer à aucun travail des yeux.

Première forme. — Les granulations consécutives à une conjonctivite très-légère doivent être traitées par l'application bien faite deux fois par jour d'un collyre :

Eau distillée	30 grammes.
Sulfate de cuivre	0gr,05.

Ce collyre doit être appliqué le malade étant couché sur le dos, la tête basse ; on fait tomber dans le grand angle de l'œil plusieurs gouttes du collyre, de façon à remplir presque entièrement le grand angle. On ouvre ensuite les paupières et le collyre pénètre entre les paupières. Pour que le collyre pénètre partout, il faut soulever un peu la paupière supérieure.

Le traitement doit être continué un temps variable : il y a des granulations qui guérissent en quinze jours, d'autres guérissent en deux mois, et ces granulations sont sujettes à récidive dans les temps humides et chez les sujets scrofuleux ou épuisés par la fatigue et le travail. Ce n'est que tout à fait exceptionnellement que l'on est obligé de cautériser directement les granulations avec le sulfate de cuivre pur.

Ce sont les récidives de ces granulations qui exigent la cautérisation

(1) Lawrence les recommandait dans les maladies des yeux. — De Graefe a recommandé l'eau à 40 degrés contre les granulations. Graefe, *Arch. für Augenheilkunde*, Bd VI, 1860.

directe des culs-de-sacs conjonctivaux avec le crayon de sulfate de cuivre.

Deuxième forme. — Les granulations de la seconde variété doivent être traitées de la manière suivante :

Tous les jours, et quelquefois matin et soir au moins dans les huit premiers jours, il faut retourner la paupière supérieure et la cautériser avec un crayon de sulfate de cuivre (1) ; il est très-facile de retourner les paupières ; plus elles sont tuméfiées, plus cela est facile. Un aide abaisse la paupière inférieure pendant que le chirurgien relève la paupière supérieure. Le malade résiste, contracte son orbiculaire et renverse lui-même ses paupières, et plus on cautérise leur face palpébrale, plus le renversement s'accuse. L'orbiculaire arrivé à son maximum de contraction met toute la conjonctive à découvert. Dans les cas où la paupière supérieure ne se renverse pas, on arrive à la renverser avec un peu d'habileté dans les doigts en faisant basculer le cartilage tarse entre la pulpe de l'indicateur et celle du pouce. Si l'on échoue par ce moyen l'on a encore la ressource de se servir d'une pince et de la sonde cannelée. Lorsque les malades ont des cils abondants, on saisit avec les mors de la pince une bonne quantité de cils et on les serre. Une sonde cannelée est placée au bord supérieur du cartilage tarse (car la paupière supérieure seule est difficile parfois à renverser avec les doigts) et elle fait basculer le cartilage tarse en même temps que la pince qui tient les cils relève le bord inférieur du cartilage. Une fois retournée, la paupière reste facilement dans cette position tout le temps nécessaire à la cautérisation.

Enfin, quand on ne peut retourner les paupières, on en cautérise la face profonde sans les retourner ; pour cela, on saisit avec les doigts un pli de paupière et on insinue au-dessous d'elle le crayon en amande de sulfate de cuivre avec lequel on soulève la paupière tout en le promenant sur la conjonctive palpébrale.

Quand on a cautérisé les conjonctives palpébrales on n'a fait qu'à demi les choses. Il faut cautériser les culs-de-sac de la conjonctive et ici le crayon en amande est d'une utilité incontestable ; on l'introduit, en effet, facilement par le bout le plus effilé dans le cul-de-sac conjonctival externe, le plus important à cautériser avec la caroncule et le cul-de-sac caronculaire.

Pendant toutes ces manœuvres il faut éviter de toucher la cornée ; cela

(1) Pour avoir un crayon de sulfate de cuivre d'un usage commode, il faut tailler, par frottement et usure à l'aide d'un linge mouillé, un cristal de sulfate de cuivre, de façon à lui donner la forme et le volume d'une grosse amande.

est assez facile, car pendant les efforts que l'on fait pour maintenir l'œil ouvert la cornée fuit et va naturellement se cacher en haut dans un point où il n'est pas nécessaire de cautériser.

Ces cautérisations directes avec le sulfate de cuivre ne *causent jamais d'eschare* sur la conjonctive et leur action est assez sûre pour qu'en dix jours on obtienne des modifications remarquables dans les granulations; mais il ne faut pas manquer de les faire une fois par jour, et des compresses d'eau chaude doivent être maintenues en permanence sur les yeux.

L'affaissement des granulations, l'ouverture spontanée des paupières guident le chirurgien pour lui indiquer le moment où il convient de cesser les cautérisations. A ce moment, on applique quatre fois par jour le collyre au sulfate de cuivre :

Eau distillée	30 grammes.
Sulfate de cuivre	0gr,05.

et vous y ajouterez pour les malades pusillanimes dix gouttes de laudanum.

Combien de temps est nécessaire pour guérir des granulations de la seconde variété? Tout dépend du moment où le traitement est appliqué. Cependant en comptant un mois pour les cas graves, mais sans ulcère de la cornée, on est près de la vérité. Quand ce sont des granulations récidivées avec kératite, il faut trois mois.

Vous lirez dans les livres qu'une nourriture réparatrice et le changement d'air, puis l'habitation dans un lieu sain et aéré sont indispensables. On ne saurait contester l'utilité de ces moyens hygiéniques; mais à choisir entre le traitement hygiénique avec un collyre banal et les applications directes de sulfate de cuivre sans les moyens hygiéniques, vous réussirez plus souvent et plus vite avec les derniers moyens.

Ajoutons que quelles que soient la longueur et la répétition du traitement, jamais avec le sulfate de cuivre vous n'arriverez à ces ectropions si communs après l'abus des cautérisations au nitrate d'argent.

Troisième forme. — Les granulations de la troisième variété ne peuvent être guéries le plus souvent que par l'excision pure et simple des granulations.

Je n'oublierai jamais une malade du service de Nélaton, en 1860, époque à laquelle j'étais l'élève de ce maître. Tous les traitements connus ont été appliqués, mais l'excision n'a rien guéri.

Cette jeune fille, âgée de vingt-deux ans, avait sur la conjonctive palpébrale des deux paupières supérieures de véritables végétations ramifiées, blanchâtres, ici rouges, violacées là.

Après avoir employé tous les collyres à la suie, au goudron, etc.,

Nélaton touchait tous les jours les végétations avec le crayon de sulfate de cuivre. Après un mois, il eut recours aux scarifications des végétations et les renouvelait de temps en temps ; la malade se prêtait à tous ces traitements avec une patience à toute épreuve. Nélaton fut remplacé quelques mois par Adolphe Richard, et celui-ci tenta sur cette malade *l'inoculation blennorrhagique*, qui échoua, et la *tonsure de la conjonctive*, qui ne réussit pas mieux. Les végétations demeuraient, la kératite vasculaire persista, et la malade finit par devenir aveugle.

Malgré tous ces traitements, il n'y avait point de blépharo-phimosis, il paraissait seulement que les paupières supérieures s'inclinaient un peu en dedans et menaçaient de tourner à l'entropion.

La malade cependant, pendant l'année où je la pus observer, se trouva mieux vers le mois de mai, les scarifications des conjonctives l'avaient améliorée.

Il est utile de dire que cette malade avait ses granulations depuis des années et qu'elle avait été un peu traitée par tout le monde et que le début de son mal avait été mal traité par un médecin qui en avait méconnu la nature. Nous ne voyons pas souvent aujourd'hui de malades dans cet état; les granulations conjonctivales sont bien connues, elles sont traitées convenablement au début, et n'arrivent point souvent à une gravité aussi grande que chez cette jeune malade.

Néanmoins, il y a des cas qui se rapprochent de celui que je viens de vous citer, et c'est pour eux que vous devrez employer l'excision. Mais plus les granulations seront limitées, mieux ce traitement sera applicable et suivi de succès. Pour faire cette excision, il faut retourner les paupières, et avec les ciseaux à pupille artificielle modifiés, tels que la pince-ciseaux de

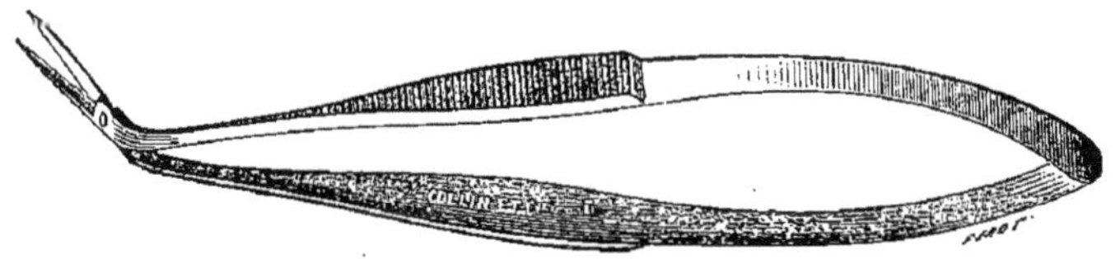

FIG. 31. — Ciseaux de Hocker.

Hocker, le modèle de Collin, par exemple, on excise les granulations une à une : il n'y a pas à craindre des cicatrices si l'on excise bien ces granulations. D'ailleurs, comme les excisions seront faites suivant le grand diamètre des paupières, les cicatrices seront linéaires et parallèles aux bords des paupières. Après l'excision, on fera une cautérisation avec le collyre au sulfate de cuivre.

Il n'est pas nécessaire d'exciser toutes les granulations d'un seul coup, on peut s'y reprendre à plusieurs jours d'intervalle.

Les granulations qui exigent l'excision sont les plus rares entre toutes les granulations, et c'est pour elles que l'on a imaginé tant de traitements divers qui n'ont pas pu être jugés, faute d'un nombre d'observations nécessaire, ainsi, les cautérisations avec l'alcool, le nitrate d'argent, le sous-acétate de plomb en poudre, etc., le sulfate de cuivre même (1), l'incision du cul-de-sac conjonctival externe.

Le dernier caustique a certainement réussi et il est toujours bon de l'employer avant les excisions; s'il ne détruit pas les granulations, il aura au moins un avantage : c'est de modifier la nature de celles qui ne sont pas arrivées à former ce que j'appelle des *végétations*. La vascularisation obtenue sur ces granulations devra toujours vous engager à continuer les cautérisations. Les granulations qui restent blanches et font saillie sur la muqueuse sont celles qui finalement doivent être traitées par l'excision.

Quoique l'on ait employé tous les traitements les mieux combinés, il arrive parfois que les granulations restent incurables, et il n'y a plus alors qu'à remédier à leurs complications finales si l'on peut.

Les complications des granulations de la conjonctive doivent être traitées après la guérison des granulations, ou doivent être traitées de manière à ce que les granulations restées incurables n'entraînent pas la perte de l'œil.

Les ulcères de la cornée, lorsque l'œil est ouvert, lorsque les granulations sont guéries, doivent être traitées par les applications quotidiennes du collyre sec de Dupuytren :

Calomel	2 grammes.
Sucre	2 —

insufflé sur la cornée à l'aide d'un tuyau de plume.

Ordinairement dans l'espace d'une semaine, les ulcères guérissent à l'aide de ce traitement, lorsque les granulations ont été préalablement guéries.

S'il y a un pannus léger, ce traitement réussit encore, mais il y a un degré plus avancé de pannus qui est absolument rebelle à ce traitement.

(1) Les oculistes belges sont ceux qui se sont servis les premiers du sulfate de cuivre en cristal pour les granulations ; Nélaton et M. Wecker en France ont été les partisans les plus décidés de ce caustique.

Quelquefois lorsque la cornée a perdu son poli, vous arriverez à terminer la guérison en appliquant un collyre au nitrate d'argent.

Eau distillée	30 grammes
Nitrate d'argent	$0^{gr},05$.

Contre le pannus invétéré, avec vascularisations étendues de la cornée, vous aurez à choisir entre l'inoculation de pus blennorrhagique de F. Jæger (1), et la tonsure de la conjonctive autour de la cornée. Ces deux traitements ont été appuyés sur des cas de guérison. Je les ai vus échouer entre les mains de A. Richard et ils ont échoué depuis. La tonsure de la conjonctive dérivée de l'excision des vaisseaux, exécutée par Desmarres, et appelée aujourd'hui *péritomie* est le traitement auquel on a aujourd'hui le plus généralement recours, mais avec des succès divers et qui dépendent du moment où le pannus commence à être traité. La tonsure de la conjonctive réussit d'autant mieux que le pannus est moins avancé.

Le pannus qui accompagne les granulations est en général formé par des vaisseaux rayonnés fins dont deux ou trois sont plus volumineux. Ces vaisseaux, très-apparents, ont été quelquefois coupés seuls et l'on croyait que tout était fait. Mais chose remarquable, aussitôt que ces vaisseaux étaient coupés, d'autres plus fins, qui échappaient aux opérateurs, devenaient tout à coup volumineux et remplaçaient ceux qui avaient été enlevés. C'est pour cela que la tonsure de la conjonctive est indiquée, et il faut la faire amplement.

Les malades avec un pannus ténuis ne sont pas aveugles, la vue est troublée, mais il est rare qu'il survienne des désordres profonds dans l'œil.

Le collyre au nitrate d'argent :

Eau distillée	15 grammes.
Nitrate d'argent	30 centigr.

n'est plus employé.

Le collyre de Chisholm (2)

Térébenthine	1 partie.
Huile d'olives	2 parties.

est à peine expérimenté ; c'est pour mémoire que je vous cite ce collyre renouvelé qui avait été proposé autrefois par Laugier.

(1) F. Jæger et Pringer, *Die blennorrhœ am Menschenauge*. Gratz, 1851.
(2) Chisholm, *Ann. d'oculistique*, 1874, t. LXXI.

Lorsqu'il y a des granulations persistantes qui entretiennent la kératite vasculaire, il y a quelquefois un spasme des paupières, ce que l'on appelle le phimosis palpébral. Cet accident a inspiré un traitement rationnel commandé par la situation, le débridement de l'orifice palpébral. En dehors du spasme des paupières fournissant l'indication d'une opération, les chirurgiens ont pensé que s'ils pouvaient produire un léger ectropion de la paupière supérieure, ils empêcheraient ainsi les granulations de frotter contre la cornée et d'y entretenir une irritation constante origine du pannus.

M. Pagenstecher (1) a fait une opération destinée à agrandir l'orifice palpébral. M. Cusco, en France, la faisait de son côté et d'une manière peu différente dans la même opération. Voici comment vous ferez cette opération.

Incisez la commissure externe des paupières et allongez-la de 8 millimètres et plus. Ouvrez largement les paupières : la plaie devient alors une plaie linéaire et vous réunissez la peau à la muqueuse par deux points de suture placés à peu près à la partie moyenne de la plaie. Il faut passer les fils dans les paupières avant d'inciser. Sans cette précaution vous aurez toutes les peines du monde à faire deux sutures. On introduit une aiguille courbe enfilée d'un fil d'argent dans le cul-de-sac de la conjonctive, jusqu'au fond, et on la fait sortir près du bord de l'orbite sur la ligne prolongée de la fente palpébrale ; on passe une seconde aiguille de même, en la faisant sortir environ 2 millimètres au-dessous de la ligne correspondant à la fente palpébrale prolongée. On a de la sorte deux fils placés, on incise alors avec des ciseaux la commissure jusqu'à 2 millimètres des fils. Cela fait, on écarte les paupières et on serre les fils qui réunissent alors la peau à la muqueuse. En trois jours, la suture réussit. Mais si l'un des deux points de suture venait à manquer, si l'autre a tenu, le résultat de l'opération est complet. Ceux d'entre vous qui suivent le service depuis trois ans, ont vu exécuter cette opération qui a réussi dans les deux seuls cas où elle ait été appliquée.

L'opération de M. Pagenstecher, qui n'est autre que l'incision de la commissure proposée par Von Ammon pour sectionner à ciel ouvert l'orbiculaire des paupières, est une incision de la commissure. Dans l'angle de la nouvelle commissure. Le chirurgien on interpose la muqueuse conjonctivale attirée au dehors, et on l'y fixe sur la peau par un point de suture.

L'opération de M. Cusco est l'inverse de la précédente, on renverse en

(1) Voyez *Ann. d'oculistique*, mars et avril 1862.

dedans un petit triangle de peau taillé à cet effet sur la commissure, et on le maintient renversé en dedans à l'aide d'un point de suture; les lèvres de la commissure se cicatrisent chacune de son côté, isolément de la peau de la muqueuse, et la commissure se trouve agrandie d'autant.

Tels sont les traitements que vous devrez employer contre les granulations de la conjonctive et contre ses complications.

En résumé :

Commencez toujours par cautériser les granulations avec le sulfate de cuivre, mettez y autant de patience que de régularité, et vous arriverez à guérir la plus grande partie des malades atteints de granulations de la première et de la deuxième forme.

Contre les granulations organisées, faites l'excision, comme vous faites l'excision des végétations de la peau et des muqueuses.

TRENTE-SEPTIÈME LEÇON

KÉRATITE CACHECTIQUE

SOMMAIRE. — Pronostic et traitement des kératites cachectiques. — Abcès de la cornée — Ulcère, hypopyon consécutif. — Gravité de cette kératite. — Traitement de l'iritis.

Pronostic et traitement des kératites cachectiques ou diathésiques.

Les travaux de Hutchinson sur la kératite dite syphilitique ont ouver un nouvel horizon à la pathologie oculaire, et ont fait souvenir que les anciens avaient admis une ophthalmie scrofuleuse. Mais Hutchinson faisait intervenir la syphilis dans la cause d'une variété répandue de kératite. Il obéissait à une tendance malheureuse de l'époque, la propension à voir la syphilis partout. Le mémoire de Hutchinson a servi néanmoins, et, sous une autre forme, nous avons vu paraître la kératite scrofuleuse ou ophthalmie scrofuleuse des chirurgiens du commencement de ce siècle.

Il y a, en effet, une kératite qui est fréquente chez les scrofuleux, puisque nous tenons tous pour un antécédent de scrofule des maux d'yeux dans la jeunesse. La scrofule héréditaire est donc un état diathésique auquel correspond une maladie de la cornée. Mais nous passons aujourd'hui par une crise d'où la scrofule ne sortira pas telle qu'elle était autrefois conçue. Il y a de toute évidence des scrofules acquises, et c'est ce que j'ai appelé la pyohémie chronique d'origine diverse, celles-ci engendrent aussi les kératites cachectiques.

Tous les médecins et chirurgiens reconnaissent qu'une mauvaise alimentation, l'habitation dans un lieu malsain, une fièvre éruptive mal soignée, sont parfois la cause d'une série d'accidents ultérieurs semblables à la scrofule. Or, si l'on observe, chez des malades qui ont cette disposition, des kératites analogues à celles qui existent chez les sujets franchement scrofuleux, il faut croire que c'est un mauvais état général de l'économie qui cause la kératite, et de là vient la justification du titre de cette leçon : *De la kératite cachectique*. Ce titre a d'ailleurs été donné par M. Panas à la kératite décrite par Hutchinson, dans la discussion qui a eu lieu à la Société de chirurgie à cet égard (1).

Est-il besoin de rappeler, en outre, que les kératites doubles sont, par le fait de la lésion des deux yeux, la révélation que le mal reconnaît une cause générale ; et quand les lésions des deux cornées sont profondes, se réparent lentement, c'est une preuve, à défaut d'autres, que la lésion des yeux est le fait d'une cachexie.

Les modernes rattachent à la scrofule diverses kératites. Ainsi la kératite superficielle ou kératite lymphatique, ou kératite phlycténulaire, est considérée comme un attribut de la scrofule ; d'autre part, les oculistes rattachent encore à la scrofule des kératites interstitielles, diffuses ou pointillées ; ils réservent l'abcès de la cornée ou kératite suppurative pour les maladies cachectiques étrangères à la scrofule, cette lésion leur paraissant être une des conséquences des débilitations générales de l'économie dont ils distraient, on ne sait pourquoi, la scrofule.

Ces trois variétés de kératite, d'une forme spéciale, ne sont pas exclusivement dues à la scrofule et à une diathèse. La première est souvent une inflammation simple, la seconde est parfois la conséquence mécanique de granulations des conjonctives, la troisième est souvent le résultat d'un traumatisme de la cornée.

Vous voyez là un des inconvénients de produire des distinctions entre les maladies, fondées exclusivement sur l'apparence de la lésion élémentaire, au lieu de faire intervenir dans la détermination du mal sa cause et sa marche en même temps que son apparence. Il est positif qu'un phlyctène, par exemple, résulte d'une suppuration ou d'une exsudation sous-épithéliale ; mais est-ce une raison pour dire que, dans tous les cas, c'est la même maladie ? Les applications de pommades excitantes sur la peau, emplâtre de thapsia, onguent mercuriel, etc.; les sudations excessives, l'érythème vésiculeux spontané, offrent la même lésion élémentaire, et cependant les causes et la marche du mal sont très-différentes.

La kératite vésiculeuse est aux autres maladies de la cornée ce que l'érythème vésiculeux est aux eczéma et impétigo répétés de la scrofule. C'est une lésion semblable, mais il y a une différence dans la marche

(1) *Bull. de la Société de chirurgie*, 1871.

du mal. La kératite vésiculeuse simple est un érysipèle de la cornée, si je puis ainsi dire, ou un érythème de la cornée causé par un traumatisme léger, un grain de poussière dans l'œil, par exemple, ou l'exposition à un courant d'air. On ne saurait négliger ce fait capital, que, le plus souvent, le mal existe à un seul œil. La kératite vésiculeuse des scrofuleux est une vésicule d'impétigo ou d'érythème qui a une durée plus longue que la kératite vésiculeuse simple ; là est la principale différence. Il y en a d'autres cependant : la kératite vésiculeuse ou scrofuleuse est toujours plus profonde que la kératite vésiculeuse simple ; le liquide qu'elle renferme est plus épais : ce n'est plus de la sérosité, c'est un exsudat, et après la rupture de la vésicule, il reste un ulcère qui manque dans la kératite vésiculeuse simple. Enfin, lorsqu'il n'y a qu'une vésicule isolée sur une cornée, il y a tout lieu de croire que la kératite n'est point scrofuleuse ; au contraire, s'il y a plusieurs pustules sur la cornée et s'il y en a en même temps sur la conjonctive oculaire, il s'agit réellement d'une kératite scrofuleuse (1).

Pour bien donner la mesure de la valeur de cette proposition, méditez l'observation qui se trouve dans la leçon sur les conjonctivites.

La kératite interstitielle diffuse et ponctuée est réellement l'apanage de la scrofule ou d'une cachexie acquise par les privations, la misère ou une maladie grave antérieure. Toutes les fois qu'il y a plusieurs points blancs disséminés dans la cornée et qu'ils finissent par se rejoindre, la kératite interstitielle diffuse n'est, en réalité, qu'une kératite parenchymateuse, et comme c'est ce qui arrive le plus souvent, les deux kératites doivent être considérées comme une seule et unique forme.

La kératite parenchymateuse ou abcès de la cornée est l'attribut d'une cachexie quelconque, à l'occasion d'un traumatisme léger, toutes les fois qu'elle n'est point le résultat exclusif d'une contusion de la cornée. Chez les scrofuleux, l'ulcère qui suit cette kératite gagne en surface dans l'épaisseur de la cornée, par une sorte de phagédénisme, mais elle n'est pas toujours plus grave pour cela. Cette kératite parenchymateuse ne doit pas être confondue avec la kératite nécrosique, qui accompagne les conjonctivites purulentes simples ou diphthéritiques, ou avec les kératites nécrosiques qui compliquent la paralysie de la cinquième paire.

(1) Il n'est point ici question de la kératite vésiculeuse varioleuse, qui n'est autre qu'une éruption d'une pustule sur la cornée, qui laisse après elle des ulcères rebelles appelés ulcères à facettes ; la kératite vésiculeuse du zona facial, celle qui accompagne des éruptions herpétiques aux orifices naturels de la face, sont trop tranchées pour qu'elles soient comparées aux kératites cachectiques. Seulement chez les sujets cachectiques le mal dure et finit par ressembler aux kératites observées chez les cachectiques.

Les abcès de la cornée, c'est-à-dire les suppurations de la cornée, en dehors des traumatismes, sont toujours liés à un état général défectueux; le mal débute le plus ordinairement par un point blanc dans l'épaisseur de la cornée. On précise facilement le siége de cette opacité aiguë à l'aide de l'éclairage latéral, qui permet de constater au devant de l'abcès la lamelle épithéliale de la cornée saine.

Le cours naturel d'un abcès de la cornée est le suivant : l'abcès tend à s'ouvrir neuf fois sur dix du côté de la face antérieure de la cornée, une fois sur dix du côté de la face interne, dans la chambre antérieure. La conséquence de la première terminaison est un abcès de la cornée, puis un ulcère de la cornée; la conséquence de la seconde est un hypopyon.

Quelques-uns de ces abcès s'insinuent entre les lames de la cornée, et y produisent des traînées blanches qui étaient décrites autrefois sous le nom de kératites interstitielles en fusée. Mais ces kératites interstitielles sont aussi quelquefois la réunion de plusieurs abcès de la cornée qui se développent et se rejoignent.

Les liquides que renferment ces petits abcès ne sont point du pus de mauvaise nature, ce n'est point du pus franc; les globules de pus y sont très-évidents, mais ils diffèrent beaucoup du pus des abcès chauds du tissu cellulaire par leurs propriétés, qui ne sont rien moins qu'irritantes, car ce pus, épanché dans la chambre antérieure, après ouverture de la face profonde de la cornée, entraîne un hypopyon qui n'engendre point d'iritis, quoi que l'on en ait dit. Sauf un peu de paresse de l'iris, dans la très-grande majorité des cas, l'iris reste sain.

Remarquez que les abcès de la cornée sont l'origine des ulcères creux de cette membrane, comme les ulcères à facettes sont le résultat de phlyctènes de la cornée, et on pourrait presque dire que la kératite ulcéreuse n'existe que dans l'esprit des ophthalmologistes. Les ulcères sont une phase d'une maladie antérieure de la cornée.

Les abcès de la cornée ou kératites interstitielles suppurées existent chez les scrofuleux, les tuberculeux, les syphilitiques, les leucocythémiques, les diabétiques, chez les sujets épuisés par le travail, les privations et l'habitation dans un lieu malsain, et il n'est pas rare que les kératites surviennent après un léger traumatisme ou l'exposition des yeux à des poussières irritantes.

Toutes les kératites cachectiques, au moment où la période de réparation de l'ulcère commence, présentent des vaisseaux fins sur la cornée, et cela semble être une phase de la réparation de la cornée; car lorsque les abcès s'ouvrent dans la chambre antérieure, j'ai observé que ces fins vaisseaux qui existaient au début, ont disparu seuls en moins d'un mois.

Beaucoup de ces kératites échappent à l'observation, ou bien parce que les malades ne viennent pas consulter à temps les chirurgiens, ou bien parce que la période d'état de l'abcès a été très-courte et que le chirurgien voit seulement un ulcère au moment où le malade vient le consulter. Mais la forme même de l'ulcère permet d'affirmer que le mal primitif a été un abcès de la cornée. Tout ulcère creux, à bords irréguliers un peu saillants, est un ulcère résultant de l'ouverture d'un petit abcès de la cornée (1).

La kératite vésiculeuse des cachectiques est rare; c'est la forme la plus simple, et elle existe chez les enfants et les femmes encore jeunes; elle est plus rare chez les adultes. Elle offre ces caractères, qu'elle est constituée par plusieurs vésicules, deux ou trois le plus souvent; et en même temps qu'il en existe sur la cornée, on en observe sur la conjonctive, principalement sur le limbe de la cornée. Ces vésicules durent de trois à cinq jours dans les conditions ordinaires, et elles sont remplacées par des ulcères à facettes aussi durables que ceux qui succèdent aux pustules varioleuses de la cornée et aux vésicules d'herpès du zona. Rarement les ulcères se vascularisent, à moins que les vésicules n'aient été primitivement très-nombreuses et que l'épithélium de la cornée n'ait entièrement disparu, ce qui est très-rare. Mais ce sont les récidives de kératites qui exposent le plus à cet accident exceptionnel.

Les kératites parenchymateuses qu'on observe à tous les âges sont généralement constituées par un petit abcès du volume d'une tête d'épingle, de coloration blanche ou blanc jaunâtre, avec une teinte louche de la

(1) Il y a en ce moment dans le service deux malades que l'on peut comparer avec fruit. Une femme diabétique avec une infiltration purulente des deux cornées et des ulcères consécutifs ayant tous les caractères de la kératite cachectique : un de ses deux yeux est perdu ; il y a une perforation de la cornée gauche, une hernie de l'iris et plus tard nous aurons affaire à un staphylome irien. L'œil le moins malade a pu être amélioré. A la salle des hommes, nous avons reçu le 29 juillet un nommé G..., âgé de soixante-deux ans, menuisier, qui avait fait déjà un séjour de dix-huit jours à l'hôpital, au mois de mai, pour une kératite double avec abcès de la cornée. Ce malade n'avait pas d'antécédents scrofuleux, ni syphilitiques, mais il était vieux pour son âge, et vivait dans la misère. Il sortit de l'hôpital amélioré. Mais il rentra bientôt, le 29 juillet. Les yeux représentaient trait pour trait la maladie oculaire de la femme diabétique ; la cornée de l'œil gauche était ramollie, l'iris s'engageait dans un ulcère irrégulier et la vascularisation de la cornée commençait. L'œil droit présentait un ulcère à bords irréguliers et durs avec opacité de la cornée au pourtour. Je me demandais quelle était la cachexie de ce malade lorsque, le 7 décembre, le malade a eu une orchite tuberculeuse. Ce malade était un cachectique tuberculeux. (*Note de l'auteur.*)

cornée, tout autour; la tumeur fait une légère saillie sur la cornée, mais l'épithélium qui la recouvre est généralement sain. L'abcès s'ouvre généralement en sept jours; mais une fois qu'il est ouvert, il ne se vide pas de suite. Lorsqu'il se vide du côté de la face externe de la cornée, la saillie de l'abcès diminue, l'épithélium disparaît et en même temps la photophobie apparaît. En effet, tout le temps où l'abcès se formait et où les lames superficielles de la cornée étaient intactes, il n'y avait pas de photophobie. Vous avez vu venir à nos consultations des malades ayant de ces kératites et qui ne présentaient pas traces de photophobie. Au contraire, aussitôt que l'abcès est ouvert, et surtout quand il reste un ulcère, la photophobie est tellement intense que nous ne voyons pas les yeux de nos malades. Vous m'avez vu même diagnostiquer de confiance des kératites avec ulcères toutes les fois que je ne pouvais pas voir la cornée des malades. Vous avez pu juger, plus tard, que le diagnostic se vérifiait toutes les fois sans exception. Il n'est pas moins digne de remarque que les malades ne souffrent pas au début de leur mal : quelques douleurs de tête et une légère sensibilité à la lumière, et c'est là tout; la douleur arrive avec la photophobie.

Dans le cas où l'abcès s'ouvre à l'intérieur, c'est-à-dire dans la chambre antérieure, le mal a une apparence de bénignité tout à fait remarquable.

Vous avez vu un exemple chez un vieillard, dont voici l'observation résumée. La photopbobie faisait entièrement défaut.

Obs. II. *Kératite suppurative. Hypopyon.* (Observation recueillie par M. Quenu, interne). — Le nommé Gouraud (Alexandre), âgé de soixante-trois ans, carrier, travaillant dans une carrière couverte, entré le 14 février 1876, baraque 3, lit n° 16.

Le malade vient à la consultation le 14 février, se plaignant de ne plus voir clair de l'œil gauche. Nous constatons tous les signes d'un hypopyon, et on reçoit le malade à l'hôpital.

Il y a dix jours, son œil est devenu rouge.

Gouraud a ressenti quelques douleurs autour de l'orbite et a été obligé d'interrompre son travail de carrier, il n'a d'ailleurs reçu ni éclats de pierre ni poussière dans l'œil. Il n'a jamais eu la sensation de mouches volantes.

14 février. Actuellement on aperçoit dans la chambre antérieure une couche d'un liquide d'une teinte laiteuse, limitée en haut par une ligne horizontale d'une hauteur de 3 à 4 millimètres. Le pourtour de la cornée est injecté, et la conjonctive participe à l'inflammation. Pas de chémosis.

La cornée est dépolie et comme hérissée de petites saillies grenues dues à la présence de petites taches multiples. La cornée est terne, mais non opaque; on distingue l'iris, qui paraît lui-même terne, mais c'est là une illusion due aux troubles survenus dans les conditions de réfringence de la cornée, car si on regarde celle-ci à l'éclairage oblique en se plaçant en dedans (la partie interne de la cornée est restée la plus saine), on retrouve la coloration normale de l'iris, et la pupille apparaît sans aucune déformation, elle est seulement rétrécie. L'iris est paresseux et se contracte lentement sous l'influence d'une vive lumière. Comme troubles fonctionnels, nous notons l'absence de photophobie, et quelques douleurs légères autour de l'orbite. L'œil gauche distingue à peine la présence de gros objets mis à une petite distance.

Le lendemain matin, 15, le malade s'étant couché sur le côté dans la nuit, le niveau du pus n'est plus horizontal, mais oblique. Le 15, soir, il forme une ligne courbe à concavité supérieure.

Le diagnostic d'hypopyon s'impose, reste à en rechercher la cause; or l'iris est sain, et chez un sujet de soixante et un ans et en paraissant soixante-dix, fatigué, voûté, travaillant dans une carrière humide, nous observons les signes d'une kératite spéciale, il est évident que le pus de la chambre antérieure provient d'un abcès situé dans les lames profondes de la cornée, et la kératite suppurative qui a existé ici est celle des sujets débilités, des cachectiques. L'urine est examinée, elle ne renferme pas de sucre. M. Després fait observer que cette variété de kératite se rencontre encore chez les jeunes sujets scrofuleux; que parfois elle aboutit à un sphacèle de la cornée, chez les diabétiques en particulier.

Comme traitement, M. Després ordonne les toniques et localement des compresses d'eau chaude et un vésicatoire à la tempe.

Le sulfate d'atropine est contre-indiqué; le pus pourrait en effet passer dans la chambre postérieure.

Le 19 février, l'hypopyon a disparu. La cornée est un peu ramollie. On ajoute au traitement précédent un collyre au sulfate de zinc.

Les jours suivants, le malade va de mieux en mieux, et la cornée perd de son aspect trouble sans recouvrer toutefois toute sa transparence.

27 février. Douleurs assez vives dans l'œil gauche, photophobie. La cornée présente une ulcération superficielle assez étendue. Continuer le traitement.

4 mars. L'hypopyon s'est reproduit; le pus forme une petite couche de 3 millimètres au plus de haut. L'iris est sain.

Traitement : vésicatoire à la tempe.

Collyre au sulfate de zinc quatre fois par jour.

6 mars. L'hypopyon a disparu.

18 mars. La cornée est moins trouble, aucune déformation de la pupille. Les ulcères superficiels de la cornée sont cicatrisés; il reste une petite tache située un peu en dehors du centre de la cornée.

Continuer les compresses maintenues chaudes par des cataplasmes de fécule sur l'œil.

Collyre faible au sulfate d'atropine.

22 mars. Quelques petits vaisseaux très-ténus se développent à la partie supérieure de la cornée, et l'un d'eux s'avance jusqu'à la tache centrale.

Collyre au sulfate de zinc.

Cataplasmes chauds.

3 avril. Les petits vaisseaux ont disparu; la cornée a recouvré sa transparence, sauf un point situé un peu en dehors de son centre.

Le malade sort guéri.

Une fois, on le voit ici, l'abcès s'est rempli et ouvert de nouveau dans la chambre antérieure; il y a eu deux hypopyons et l'iris cependant est toujours resté absolument sain.

Il est tout à fait extraordinaire qu'un abcès de la cornée se fasse jour à la fois du côté de la face externe de cette membrane et dans la chambre antérieure. Il est extrêmement rare qu'il y ait un ulcère de la cornée en même temps qu'un hypopyon, et ce qui a induit en erreur, c'est que certains abcès situés dans les lames profondes de la cornée n'ont laissé intactes que les couches situées immédiatement au-dessous de la membrane de Descemet. Alors la tension intra-oculaire, la force expansive communiquée à l'humeur aqueuse chasse les parties profondes de la cornée dans le fond de l'ulcère, et ce qui reste de la cornée se rompt. Il y a une fistule de la cornée, mais celle-ci ne persiste que si l'ulcère est au centre de la cornée; si l'ulcère est à la périphérie, il y a une hernie consécutive de l'iris qui oblitère la fistule d'une manière immédiatement définitive. Cette hernie de l'iris n'est un peu apparente que quand l'ulcère a une certaine étendue.

Les kératites ont une durée longue, très-longue. L'abcès en lui-même a une courte durée; mais la cicatrisation de la cornée demande un temps très-long, de trois à six mois, suivant l'époque à laquelle a été commencé le traitement. Chez les enfants, le mal dure quelquefois un hiver entier, mais il faut savoir que les beaux jours et le temps chaud hâtent singulièrement la guérison du mal. Cette notion de la durée de la réparation de la cornée est négligée dans tous vos livres; il faut la connaître pour prévenir les parents des enfants qui ont cette kératite, et qui, dans leur impatience et en face de promesses alléchantes, vont de l'un à l'autre et donnent injustement au dernier traitant le mérite de la guérison. Mais prenez bien garde de vous laisser persuader que des abcès de la cornée suivis d'ulcères ont guéri en un mois; regardez de près, et vous verrez qu'il s'agissait de kératites pustuleuses. Chacun de nos tissus demande un temps variable pour se réparer : la peau, les muscles, les os, se réparent avec une promptitude inégale; la cornée a un mode de réparation spécial dont la durée est fixe, et vous pouvez l'estimer à trois mois sans craindre de vous tromper.

Traitement. — Les kératites pustuleuses et les kératites interstitielles doivent être traitées en premier lieu par les lotions chaudes et les compresses chaudes en permanence sur les yeux. Et, comme cet entretien des compresses chaudes sur les yeux est difficile pendant la nuit, vous appliquerez sur les yeux de vos malades un cataplasme de fécule pour la nuit, surtout chez les enfants. Sous l'influence des fomentations chaudes, en très-peu de jours, trois à six jours, vous verrez les vésicules ou les abcès se rompre; mais ces derniers pourront s'ouvrir plus tard s'ils sont profondément situés, malgré l'usage des fomentations chaudes. Faut-il faire une ponction de la vésicule ou de la pustule de la kératite pustuleuse? Cela est possible et cela a été fait, mais cette petite opération chez les enfants exige des aides, et il est nécessaire quelquefois d'avoir recours à une pince à fixation de l'œil pour pouvoir toucher la pustule. C'est pour cela que d'autres chirurgiens ont proposé la cautérisation de la pustule avec un crayon de nitrate d'argent pointu; cette cautérisation est bonne, parce que dans les mouvements de l'œil la pointe du crayon de nitrate d'argent déchire la pustule en même temps qu'elle la cautérise. Lorsqu'on se sert du crayon de nitrate d'argent, il faut avoir soin de laver l'œil, immédiatement après la cautérisation, avec de l'eau salée. J'emploie, au lieu de nitrate d'argent, un crayon de sulfate de cuivre pointu. Le résultat est le même et n'expose pas à des cautérisations trop fortes de la cornée. Lorsque la pustule ne renferme pas un liquide trop concret, la pustule disparaît en vingt-quatre heures; dans le cas contraire, elle met de trois à sept jours à disparaître, et la vascularisation de la conjonctive disparaît peu de temps après. Dans des cas tout à fait exceptionnels, on voit survenir un pannus crassus et un ptérygion.

Il est absolument inutile d'appliquer des collyres sur les cornées atteintes d'abcès ou de pustules de la cornée en puissance, pas plus qu'on ne doit cautériser des abcès au moment de la période de suppuration.

Au contraire, il est bon de provoquer une révulsion sur les tempes, afin d'empêcher que l'abcès ne cause une réaction inflammatoire trop vive. Quoi qu'en aient dit de Graefe et son école, le vésicatoire volant placé à la tempe seconde bien l'action des émollients appliqués sur la cornée. Vous avez vu sur un de nos malades deux hypopyons successifs liés à une kératite interstitielle qui ont guéri, grâce aux applications de compresses chaudes sur les yeux et à deux vésicatoires appliqués aux tempes. Chez les enfants néanmoins il faut être plus sobre de vésicatoires, car ils ne sont pas aussi nécessaires que chez les adultes. Les kératites les plus graves en apparence, chez les adultes, guérissent généralement très-bien par ce moyen et il n'y a plus qu'à traiter les ulcères consécutifs.

Aussitôt que l'abcès est ouvert, aussitôt qu'il y a un ulcère de la cornée dont les bords sont boursouflés, et dès qu'il y a un peu de photophobie, il faut de suite appliquer le collyre au sulfate d'atropine :

Eau distillée	30 grammes.
Sulfate d'atropine	$0^{gr},05$.

Ce collyre doit être appliqué une fois tous les jours, jusqu'à ce que la photophobie cesse. Quand les malades ouvrent un peu l'œil, quand le larmoiement cesse, vous pouvez cesser l'usage du collyre au sulfate d'atropine. En même temps que vous faites usage du collyre mydriatique, il faut employer le collyre cathérétique au sulfate de zinc. Et vous ferez mettre deux fois par jour dans l'œil le collyre au sulfate de zinc :

Eau distillée	30 grammes.
Sulfate de zinc	$0^{gr},05$.
Laudanum	5 gouttes.

Ce collyre est préférable sans être supérieur à un collyre au nitrate d'argent, parce qu'il est d'un usage plus commode ; car s'il coule sur les joues et dans la bouche des enfants, il ne tache ni ne brûle les parties qu'il touche (1) et ne défigure pas les malades le jour où on leur applique le collyre.

Le collyre doit être appliqué pendant longtemps, des mois entiers quelquefois ; mais grâce à la régularité du traitement par le collyre et les fomentations chaudes, la guérison arrive, dans la très-grande majorité des cas, en six mois au plus dans les cas les plus rebelles.

Lorsqu'il n'y a pas d'ulcère de la cornée, c'est-à-dire quand l'abcès crève dans la chambre antérieure et quand il y a un hypopyon, les révulsifs sur les tempes et les fomentations chaudes suffisent. Le collyre au sulfate d'atropine ne doit pas être employé avant que l'hypopyon se soit résorbé, et, dans les cas les plus ordinaires, l'hypopyon se résorbe en sept

(1) Pour appliquer le collyre lorsque l'on n'a point d'œillère ou lorsque les malades ou les parents des malades ne sont point adroits, voici la meilleure manière de faire : on couche les malades ; on fait tomber dans l'angle interne de l'œil une demi-cuillerée à café de collyre, puis on ouvre l'œil du malade ou il l'ouvre lui-même, et à ce moment le collyre entre sous les paupières. Ce procédé était très-employé par Nélaton et il est réellement commode.

jours, mais il peut récidiver. C'est pour cette variété de kératite interstitielle que le calomel à doses fractionnées, c'est-à-dire la dérivation buccale, donne des résultats saisissants; mais n'allez pas croire que la révulsion buccale ait seule cette propriété, un bon purgatif donne le même résultat.

Aujourd'hui l'on vante l'incision de l'abcès de la cornée que Semish a renouvelée en imitant la ponction que faisait Sperino. M. Gayet propose de cautériser l'abcès avec un petit fer rouge. Une simple ponction avec l'aiguille à cataracte suffit.

Diverses complications, heureusement rares, des kératites interstitielles exigent un traitement spécial.

La plus redoutable complication est l'irido-choroïdite, et c'est moins une complication qu'une lésion concomitante, car on a vu bien souvent une perforation de la cornée suivie de hernie de l'iris guérir simplement en ne laissant après elle qu'une synéchie insignifiante. L'irido-choroïdite exige la ponction répétée de la cornée et l'évacuation de l'humeur aqueuse. L'école allemande a appliqué pour ces cas l'iridectomie avec des résultats divers.

L'extension du sphacèle de la cornée et la menace d'une large ouverture de la cornée réclament la ponction de la cornée pour empêcher le sphacèle plus étendu de la cornée sous l'influence de la pression intra-oculaire. Ces ponctions très-vantées, avec preuves à l'appui, par Sperino, sont tout à fait à leur place dans le traitement des abcès diffus de la cornée. Il n'y a pas à craindre que le pus de la cornée entre dans la chambre antérieure de l'œil, car l'humeur aqueuse le chasse au dehors. Cette ponction est un peu douloureuse, mais elle soulage tant les malades qu'ils acceptent les ponctions suivantes qu'on leur propose.

Contre la vascularisation limitée, vous aurez recours à la section des vaisseaux.

Contre la vascularisation si rebelle et si grave de la totalité de la cornée, et qui donne à cette membrane la coloration d'une cerise, vous emploierez tous les moyens qui ont été vantés à propos de la kératite vasculaire consécutive aux granulations de la conjonctive: tonsure de la conjonctive, inoculation blennorrhagique, mais vous n'aurez pas de succès. Car il ne s'agit pas ici d'une maladie, il s'agit d'une cicatrice; il s'est formé sur la cornée une véritable conjonctive dont rien ne peut plus changer la nature. Vous arriverez à détruire les vaisseaux, mais il restera après une xérophthalmie ou une taie, ce qui ne vaudra pas mieux qu'une cornée rouge. Sans doute, à la longue, la cornée abandonnée à elle-même arrivera à cet état, et cette considération peut justifier le traitement, mais il ne faut pas nourrir d'illusions à cet égard.

Le staphylome consécutif aux vastes pertes de substance de la cornée ne peut être traité qu'au point de vue de la difformité, et les divers procédés d'ablation des staphylomes seront ici applicables.

Les hernies de l'iris doivent-elles être touchées? c'est là un point diversement jugé, mais sur lequel il est possible de s'éclairer. Quand la hernie de l'iris est considérable, il faut chercher à la réduire et pour cela il faut exercer sur l'œil fermé une compression avec une bande de flanelle; mais cette compression ne doit être faite que quand la cornée ne suppure plus. Les douleurs éprouvées par les malades sont d'ailleurs le plus sûr guide. Ne faites pas la compression, quand les malades ne peuvent pas la supporter. Faut-il inciser le prolapsus irien? Oui et non. Oui, si la hernie est déjà ancienne et si l'on suppose que des adhérences sont formées entre la cornée et l'iris hernié. On peut s'affranchir de cette règle lorsque les malades ont des symptômes d'irido-choroïdite, car la section de l'iris dégorge toujours un peu cet organe et produit une action antiphlogistique utile.

Toute kératite cachectique doit être traitée par une médication interne appropriée à la cachexie : l'iodure de fer et les amers à l'intérieur et les bains sulfureux à l'extérieur pour les scrofuleux; les toniques, pour les tuberculeux, les albuminuriques et les diabétiques. Le grand air, la campagne, le séjour dans un lieu sec sont recommandables aux scrofuleux; les eaux minérales appropriées aux tempéraments des malades sont encore d'un bon usage. Tous ces derniers moyens qui constituent un traitement de luxe ne peuvent être appliqués à la généralité des malades de nos hôpitaux, et c'est là, n'en doutez pas, la cause pour laquelle les kératites cachectiques sont si difficiles à guérir dans nos hôpitaux et dans les bureaux de bienfaisance où d'ailleurs les malades ne vont guère.

Chez les enfants, l'âge, le développement et souvent de meilleures conditions hygiéniques guérissent des kératites rebelles; mais il y a des cas où le mal reparaît à l'œil qui avait été épargné pendant la première maladie, et c'est généralement au passage de l'adolescence à l'âge adulte.

Traitement de l'iritis simple ou rhumatismale chez les sujets syphilitiques ou autres.

Les iritis sont liées principalement à une cause générale : le rhumatisme. La scrofule est beaucoup moins puissante pour provoquer occasionnellement l'iritis. La fatigue des yeux chez un malade, ayant l'une et l'autre, ou l'une ou l'autre de ces dispositions, cause l'iritis. La syphilis, pendant la période éruptive, est aussi compliquée d'iritis; mais il est à remarquer que certains syphilitiques seulement ont une iritis. C'est ce qui fait supposer qu'une prédisposition autre que la syphilis est nécessaire pour que l'iritis se produise. Les métiers où les yeux sont fatigués, la lumière vive, l'exposition à un feu ardent, sont la cause ordinaire prochaine de l'apparition d'une iritis.

Les iritis séreuses aquo-capsulites, inflammation de la membrane de Descemet, sont les iritis qui ont le plus de rapport avec la diathèse rhumatismale.

Les iritis les plus simples sont reconnaissables à la première période (qui peut durer trois ou quatre jours, et à laquelle peut se borner l'iritis) :

A une immobilité relative de la pupille quand on ouvre et on ferme alternativement les paupières ;

A un changement de coloration de l'iris malade comparée à la coloration de l'œil sain ;

A un trouble apparent de la cornée et au trouble de l'humeur aqueuse ;

A une injection périkératique profonde différente de l'injection de la conjonctivite formée de vaisseaux radiés divergents entourant la cornée.

A distance vous reconnaîtrez l'iritis à une rougeur de l'œil sans photophobie ni larmoiement. Et, en examinant les pupilles, vous voyez de suite que l'une est moins dilatée que l'autre.

Quant à la douleur circumorbitaire, elle manque assez souvent et les malades accusent une simple douleur de tête. Quand il y a une douleur vive il y a autre chose que l'iritis, il y a une choroïdite.

A la seconde période, les mêmes signes existent, avec cette différence que la pupille est déformée et que les mouvements de l'iris sont à peine marqués. Si l'on met du collyre au sulfate d'atropine, on constate de suite que l'ouverture pupillaire est déformée, et qu'il y a un point de l'iris adhérant à la capsule antérieure du cristallin, qu'il y a ce qu'on appelle une synéchie postérieure. Quelquefois les synéchies sont multiples. Il y a des iritis qui d'emblée, après vingt-quatre heures, passent à la seconde période : les iritis des syphilitiques sont quelquefois dans ce cas.

A une troisième période qui fait le plus souvent défaut, parce que les malades viennent réclamer les soins du médecin avant que le mal ne soit arrivé à la dernière période, on voit sur l'iris des points rouges ou violacés et des fausses membranes, et quelquefois de petits abcès miliaires gros comme une tête d'épingle, et enfin du pus dans la chambre antérieure, c'est-à-dire un hypopyon. Cette troisième période n'arrive guère que chez les sujets scrofuleux ou tuberculeux, ou chez les malades dont les fatigues et l'épuisement causent une sorte d'état cachectique que l'on appelait autrefois le scorbut.

L'iritis guérit généralement sans laisser de traces, même s'il y a un hypopyon. La vision peut être recouvrée complétement, même après des iritis compliquées d'abcès interstitiels.

L'iritis doit être traitée de la manière suivante. Il faut en premier lieu *dilater la pupille* avec un collyre mydriatique. La dilatation de la pupille est le premier de tous les traitements à faire, et le médecin qui oublie ce précepte commet une grosse faute. La dilatation de la pupille agit comme antiphlogistique. En même temps, il faut faire une dérivation sur les tempes, appliquer trois sangsues à la tempe, ou mettre un vésicatoire en forme de haricot, occupant toute la tempe. Les sangsues doivent être appliquées de préférence lorsqu'il y a des douleurs de tête un peu vives.

Si la congestion oculaire a diminué le lendemain de l'application de ce traitement, il n'y a plus qu'à maintenir la pupille dilatée pendant quinze jours, en appliquant tous les jours quelques gouttes du collyre mydriatique.

Si la congestion oculaire ne diminue pas, il faut alors avoir recours à une dérivation sur le tube digestif. Vous trouverez recommandé dans les livres d'oculistique le calomel à doses fractionnées suivant la vieille méthode anglaise. Cette dérivation buccale est mauvaise, parce qu'elle agit sur les gencives et les dents. Tous ceux qui ont senti l'haleine des malades traités par le calomel à doses fractionnées se rappellent cette haleine et la gêne que ceux-ci éprouvent de la salivation mercurielle provoquée par le calomel. Pénétré des inconvénients de la méthode, j'ai recours de préférence à la dérivation intestinale. Les malades que vous avez vus guérir ici depuis quatre ans ont tous très-bien supporté un purgatif salin, une bouteille d'eau de Sedlitz, et ils ont tous bien guéri dans un temps relativement court. Vous trouverez dans les *Bulletins de la Société de chirurgie* (1868 et 1869), des faits d'iritis, au nombre de trente environ, observés chez des syphilitiques, qui ont tous guéri avec conservation de la vision, dans l'espace moyen de trois semaines.

La dilatation de la pupille doit être maintenue d'une manière permanente. Lorsque l'iris est rebelle à la dilatation, il faut employer un collyre mydriatique fort :

Eau distillée	30 grammes.
Sulfate neutre d'atropine	0gr,30.

Mais lorsque la pupille est une fois dilatée, il suffit de mettre une fois par jour quelques gouttes du collyre :

Eau distillée	30 grammes.
Sulfate d'atropine	0gr,05.

Depuis le premier jour où l'on traite une iritis, il faut mettre les yeux à l'abri d'une lumière vive, il faut appliquer devant les yeux un bandeau flottant. Voici comment vous ferez ce bandeau : à un ruban de fil qui fait le tour de la tête, vous attacherez une pièce de toile de couleur foncée, qui aura la largeur de la face, de façon à cacher les deux yeux. Ce bandeau n'empêchera pas les malades de voir en dessous, de façon à se conduire, mais la lumière ne frappera point leurs yeux.

En général, après quinze jours de ce traitement, l'iritis est guérie, toute congestion périkératique a disparu ; mais si vous cessez brusquement de maintenir la pupille dilatée, aussitôt que la pupille se contracte, la congestion oculaire reparaît. Mais cette rechute de l'iritis est promptement guérie par l'application régulière du collyre mydriatique ; en quelques jours la guérison arrive. Puis durant la convalescence, pendant quinze jours d'abord, il faut mettre tous les trois jours quelques gouttes de collyre. Tout le temps que dure la convalescence de l'iritis, il faut que les malades portent des conserves colorées en noir de fumée.

Lorsque l'iritis est à la seconde période, au moment où le chirurgien est appelé à la traiter, le collyre mydriatique fort au centième, et même au cinquantième, si la dilatation est lente à se faire, doit être mis en usage. Il faut *dilater la pupille quand même*. Il ne faut pas compter que les synéchies vont céder de suite ; non, cela ne serait pas possible ; mais la pupille se dilate, les synéchies s'allongent, s'effilent, et un matin on les trouve rompues. Leur élongation a été assez prononcée pour que la vitalité y manque et la rupture survienne. Les synéchies résistent quelquefois, mais elles s'allongent néanmoins, et si elles persistent plus tard, elles ne gêneront que la dilatation extrême de la pupille et n'entraveront pas la vision.

Gardez-vous, dans les iritis récentes avec synéchies, de toute opération ayant pour but d'aller détruire les synéchies. Ces opérations ne peuvent qu'être nuisibles. Le traitement complémentaire de la seconde période de l'iritis est le même que celui de la première période, sauf que l'on doit répéter les vésicatoires et les purgations, et veiller rigoureusement à ce qu'il ne soit fait aucun usage de la vision.

La troisième période des iritis exige encore la dilatation de la pupille immédiate aussi rapide que possible, et les révulsifs par les vésicatoires à la tempe et à la racine du nez doivent être multipliés. En même temps, l'on doit administrer aux malades les préparations reconstituantes, le quinquina, le fer et les amers. La même hygiène de la vue doit être observée.

Lorsqu'il y a de petits abcès miliaires de l'iris ou des points rouges et des fausses membranes rougeâtres, il n'y a pas de meilleur traitement que la ponction de la cornée et l'évacuation de l'humeur aqueuse. J'ai pu obtenir la guérison dans les deux seuls cas de ce genre que j'ai observés, à l'aide de ponctions de la cornée. Trois ponctions, une tous les jours et une autre ponction un des jours suivants, ont procuré la guérison (1). Il ne faut pas se préoccuper de ponctionner l'abcès de l'iris, cela est périlleux, on peut piquer l'iris dans un point sain et provoquer une petite hémorrhagie. Au contraire, en ne touchant pas à l'iris et en évacuant simplement l'humeur aqueuse, on voit l'abcès se résorber ou bien celui-ci se vide dans la chambre antérieure où il cause un léger hypopyon. Le pus mélangé à l'humeur aqueuse sort ensuite avec elle.

Les synéchies qui persistent ne sont pas plus graves dans ces conditions que dans les cas d'iritis sans abcès, et elles peuvent accidentellement disparaître.

La ponction de la cornée est une petite opération délicate ; on peut la faire bien ou mal. En général, il n'est pas nécessaire de fixer l'œil du malade avec une pince pour ponctionner ; mais si l'on n'est point sûr de la main, il vaut mieux employer la pince à fixer l'œil. Je ne vous recommande pas la pique de Pamard, c'est un instrument qui contusionne l'œil. L'œil une fois fixé, on fait avec une aiguille à abaissement de la cataracte une piqûre à la cornée, à peu près au niveau du bord libre de l'iris ; on pique un peu obliquement de bas en haut ou de haut en bas, suivant l'œil opéré. Pour bien faire cette opération, il faut se placer sur le côté du malade. On doit éviter :

1° De toucher l'iris ;

2° De piquer la capsule antérieure du cristallin.

On évite ces deux accidents par la prudence et surtout par le soin que l'on prend d'appuyer la main sur la joue du malade ou sur son front, suivant qu'on opère à droite ou à gauche, car dans cette position on pousse l'instrument dans l'œil avec les doigts ; si au contraire l'on n'appuie point

(1) Després, *Statistique des iritis syphilitiques*, hôpital de Lourcine (*Bull. de la Soc. de chirurgie*, 1868)

sa main, on pousse involontairement avec la main, et pour peu que l'on ne soit pas maître de ses mouvements, on pousse l'instrument plus loin que la chambre antérieure et l'on pique le cristallin.

Les iritis, qui sont si sujettes à rechute si l'on cesse trop tôt l'usage du collyre au sulfate d'atropine, ne récidivent pas souvent ; c'est tout au plus si l'on observe des récidives à époques éloignées dans un cas sur dix. Ce que l'on appelle des récidives ne sont le plus souvent que des rechutes de six semaines en six semaines. Mais des iritis répétées dans un œil amènent tôt ou tard une choroïdite et la cataracte. Ces cas, heureusement rares, sont le fruit de la négligence des malades, qui ne savent pas traiter la convalescence de l'iritis et qui reprennent trop tôt des travaux qui fatiguent leurs yeux.

TRENTE-HUITIÈME LEÇON

DES ABLATIONS DE TUMEURS AVEC PERTE DE SUBSTANCE

SOMMAIRE. — **Tumeurs de la mamelle, — Lipomes et fibromes sous-cutanés. — Adénome des glandes sudoripares. — Cancroïde de la peau des membres.**

Une tumeur ayant acquis un certain volume, c'est-à-dire une tumeur dépassant le volume d'une noix, occupant une glande telle que la mamelle ou siégeant dans le tissu cellulaire ou même dans la peau, qui a été enlevée avec le bistouri, a été quelquefois suivie d'accidents mortels qui ont surpris le plus souvent les chirurgiens, habitués à considérer ces opérations comme des opérations généralement innocentes. C'est pour cela qu'un certain nombre de chirurgiens, en dehors des hôpitaux et dans les hôpitaux, ont proposé d'enlever ces tumeurs avec les caustiques. Le procédé de Girouard, de Chartres, c'est-à-dire la cautérisation avec les flèches de chlorure de zinc, a été proposé exclusivement dans ce but. L'emploi de l'écraseur, généralisé par M. Chassaignac, a été un moment à la mode. Puis est venue la cautérisation avec le couteau galvanique et le galvano-cautère ; et enfin, de nos jours, la ligature élastique a été proposée. Toujours, vous le voyez, on a abusé des meilleures choses ; et de ce que chacun de ces procédés avait deux ou trois applications heureuses devant les faire accepter, comme méthode de choix, par tous les chirurgiens de bon sens, on a conclu à tort à l'excellence du procédé en général. Ainsi, pour les tumeurs de la langue et pour les hémorrhoïdes, aucun procédé ne vaut mieux que l'écrasement linéaire ; mais celui-ci ne vaut rien pour les ablations de tumeurs du sein. Le galvano-cautère, excellent pour l'ablation des tumeurs érectiles, est détestable pour l'ablation des tumeurs sous-cutanées, à cause de l'eschare profonde qui reste après l'ablation de la tumeur et qui élargit ainsi, outre mesure, la plaie de l'opération. Les caustiques ont le même inconvénient, et l'expérience a démontré encore qu'ils ne mettaient pas plus à l'abri des complications inflammatoires des plaies que les ablations avec le bistouri.

Il est certain qu'il y a des érysipèles et des infections purulentes à la suite des ablations de tumeurs du plus petit volume ; mais on peut voir, dans les quelques observations publiées sur des faits de cette nature, que les chirurgiens avaient employé des procédés opératoires divers et qu'ils avaient cherché à obtenir une cicatrisation rapide de la plaie par une réunion plus ou moins complète. Dans d'autres cas, les malades n'avaient pas été suffisamment préparés à l'opération par un traitement préliminaire. Enfin, dans d'autres cas, les malades avaient été opérés pendant qu'ils avaient la fièvre.

Quand on enlève une tumeur, quand on lui fait subir une perte de substance, l'on doit avoir présents à l'esprit certains préceptes. Les uns sont relatifs aux conditions de santé du malade, les autres sont du fait du chirurgien.

Il ne faut jamais opérer un malade avant qu'il soit préparé à l'opération. Le malade doit avoir de l'appétit et du sommeil au moment où l'on décide que l'opération sera faite.

Lorsque les malades ont une quelconque des diathèses tuberculeuse, scrofuleuse, albuminurique, diabétique ou alcoolique, on peut opérer ; mais il faut opérer seulement quand les malades sont dans un état de santé relativement satisfaisant, c'est-à-dire lorsque les accidents de la diathèse sont calmés et donnent un moment de répit aux malades. En général, cependant, à moins d'absolue nécessité, à moins de la gêne que font éprouver aux malades le volume et l'ulcération d'une tumeur, il vaut infiniment mieux ne pas opérer, quel que soit le procédé préféré du chirurgien.

Pour ce qui est du rôle du chirurgien, voici les préceptes fondamentaux qui doivent le guider :

L'opération doit toujours être faite à l'aide d'une ouverture assez large, ce qui revient à dire que l'on doit enlever une portion de la peau avec la tumeur.

La plaie des opérations faites pour enlever des tumeurs du tissu cellulaire ou des glandes *ne doit pas être réunie* par première intention.

Pendant les douze premiers jours, les plaies doivent être pansées avec le pansement humide.

Si par la position, par une compression facile à exécuter et susceptible de bien tenir, on peut rapprocher les lèvres de la plaie recouvertes de bourgeons charnus, on peut le faire, pour obtenir la réunion par seconde intention. Mais c'est seulement à partir du douzième jour après l'opération.

Cette opinion, relativement à la réunion par première intention après les ablations des tumeurs, n'est pas partagée par tous les chirurgiens. Quoiqu'ils fassent une perte de substance à la peau, ils réunissent néanmoins. D'autres chirurgiens, plus logiques, enlèvent la tumeur, toutes les fois que cela est possible, à l'aide d'une simple incision, afin de pouvoir réunir.

L'ablation des tumeurs par une simple incision est très-acceptable lorsque la tumeur est parfaitement limitée et mobile au-dessous de la peau. L'opération est alors en général facile, rapidement faite, et les lèvres de la plaie, qui n'ont pas été maniées longtemps, sont susceptibles de se réunir par première intention, à condition qu'il ne reste dans le foyer de la plaie aucun caillot de sang, aucun lambeau d'aponévrose flottant. Mais lorsque la tumeur a des lobes et des lobules, lorsqu'elle a des prolongements dans tous les sens, on ne peut pas enlever la tumeur par une simple incision sans manier, tirailler et contusionner le fond de la plaie et ses lèvres. Si l'on tente ensuite la réunion immédiate, il n'y a pas lieu de s'étonner si elle ne réussit pas. Et il ne faudrait pas inférer de ce qu'elle a réussi dans quelques-uns de ces cas pour dire qu'elle est bonne en principe.

Toutes les fois que l'on fait une perte de substance à la peau, toutes les fois que la dissection de la tumeur a intéressé des parties dissemblables, telles que muscles, aponévroses, graisse, gaîne de tendons, *jamais il ne faut faire de réunion immédiate*, parce que la suture est tiraillée et parce que si quelques-unes des parties dissemblables ne se réunissent point à une autre partie dissemblable, par exemple, des muscles à de la graisse, il y a une suppuration qui fait échouer la suture tout ou partie, ou produit un abcès et des décollements au-dessous de la suture. Lorsque l'on enlève une tumeur du sein avec une portion de la mamelle, on n'obtient jamais une réunion immédiate de la surface de section de la mamelle avec la peau, ni avec une autre surface de section de la mamelle. Certes, on a obtenu de la réunion de la peau au-dessus de la plaie, mais il y a toujours eu une suppuration qui se faisait jour à travers un des points de la suture désunie, et la suppuration dure plus ou moins longtemps, mais n'est pas d'une durée de moins de vingt à vingt-cinq jours, à partir du moment où l'on constate la suppuration.

Velpeau, après avoir pratiqué la réunion immédiate à la suite des ablations de tumeurs du sein, était revenu aux idées de l'école française à la fin de sa carrière, et il réunissait très-rarement les plaies. Il avait même, en 1861, jugé défavorablement la réunion immédiate (1).

Depuis les cas de réunion immédiate qui ont été publiés n'ont point effacé le souvenir des enseignements de Velpeau : j'ai étudié les faits soumis à mon observation ; j'ai regardé de près ceux dont j'ai lu la relation.

Quel est l'avantage de la réunion immédiate? Lorsqu'elle réussit, elle diminue la durée du traitement, cela est vrai, mais de combien de temps? En huit jours, la réunion immédiate d'une plaie opératoire peut-être obtenue ; mais la réussite étant parfaite, les tissus restent néanmoins rouges, enflammés encore pendant quinze à vingt jours, et il est impossible de se servir de la partie où a eu lieu l'opération sans qu'il y ait de la souffrance. On ne peut pas dire que les malades sont guéris avant vingt jours ; dans certains cas, il se forme un abcès au-dessous de la peau réunie, et le traitement de la complication de l'opération dure au moins trente jours. Dans les cas où la réunion immédiate ne réussit qu'en partie, la plaie n'est guère refermée définitivement avant le vingtième jour en moyenne ; puis il faut quinze autres jours pour que toute douleur ait cessé dans la partie opérée et pour que les malades puissent utiliser les mouvements de la région où l'opération a été pratiquée.

Il faut donc au mieux douze jours, et cela n'existe que pour les plaies résultant de l'ablation de petites tumeurs ; pour obtenir la guérison complète, vingt-cinq à trente jours au pire, pour arriver au même résultat. Est-ce une grande supériorité sur le pansement des plaies non réunies traitées par le pansement humide, et cela vaut-il la peine de courir les chances si nombreuses d'inflammation qui existent sur des plaies avec perte de substance intempestivement réunies, au-dessous desquelles il reste de la suppuration?

D'abord, les plaies résultant de l'ablation de tumeurs d'un volume moyen, traitées par la méthode suppurative, dans les cas les plus favorables, demandent trente-cinq jours pour se cicatriser complètement avec récupération des fonctions des parties opérées. Dans les cas où il y a une grande perte de substance, la guérison demande cinquante jours. Cela fait une différence. Mais, dans certains cas, le bourgeonnement des lèvres de la plaie est rapide, et on peut obtenir une réunion par seconde intention du vingtième au trentième jour, ce qui met sur le pied d'égalité la plupart des réunions immédiates partielles et le traitement des plaies par la méthode suppurative, où l'on obtient la réunion par seconde intention. Mais pourquoi veut-on abréger la durée du traitement? Ce n'est pas pour abréger le temps où les malades sont exposés aux complications des plaies. Depuis qu'il y a des chirurgiens, on sait que les accidents des plaies, à part

(1) Velpeau, *de la réunion par première intention*. (*Gazette des hôpitaux*, 1861).

le tétanos et les érysipèles, ne se montrent guère après le douzième jour dans les plaies qui n'intéressent que les parties molles. Les accidents se développent presque toujours dans les neuf premiers jours après la production des plaies. Qu'importe qu'une plaie suppure quinze jours de plus qu'une autre, si les accidents des plaies ne sont pas à redouter à la fin du traitement des plaies !

On a vu l'infection purulente survenir chez des malades dont les plaies opératoires avaient été réunies par première intention et où la réunion avait réussi. Chez des amputés du sein où la réunion avait été réussie en partie, Velpeau a vu des érysipèles survenir dans des proportions relativement énormes. Il faudrait démontrer que la réunion immédiate fait mieux que le pansement des plaies avec perte de substance par la méthode suppurative.

Voici une statistique intégrale de toutes les opérations de seins qui ont été faites à l'hôpital Cochin, où la réunion immédiate n'a jamais été tentée. Cette statistique a déjà été publiée avec des observations à l'appui recueillies dans mon service (1).

Vingt amputations de seins, de 1872 à 1875, ont été faites à l'hôpital Cochin.

Adénome simple du volume d'un petit œuf	2	2	guéris.
Adénome hypertrophique de la mamelle du volume d'une tête d'enfant	1	1	»
Adéno-sarcome du sein ulcéré du poids de 4 kilogrammes	1	1	»
Carcinome du sein du volume moyen du poing avec ganglions axillaires enlevés en même temps que la tumeur	4	4	»
Sarcome et squirrhe du sein, primitifs ou récidivés, du volume d'une petite pomme à celui du poing	12	12	»

Toutes ces plaies avaient été traitées par la méthode suppurative, à l'aide du pansement simple, avec les modifications décrites à propos du pansement (voyez la 4e leçon). Les plaies, largement béantes, étaient bourrées de charpie imbibée d'alcool camphré, qui était laissée jusqu'à ce qu'elle tombât. La plaie bourgeonnait rapidement, et trois fois nous avons obtenu une réunion immédiate secondaire par accolement des bourgeons charnus sans la chercher, et il n'y a jamais eu d'accidents. Une malade seulement, opérée pour la seconde fois pour une récidive de son cancer, a eu un érysipèle généralisé qui cependant n'a pas causé la mort. La malade, deux ans après, était encore en bonne santé. Deux fois j'ai réuni les angles de la plaie résultant de l'ablation du sein, parce que la plaie était

(1) Consultez Souilhé, *Pansement simple dans le traitement des plaies avec perte de substance*, thèse de Paris, 1876.

très-vaste et était plus étendue que la largeur d'une assiette de table. J'ai fait un point de suture à chaque angle de la plaie, et une fois sur ces deux cas j'ai eu une lymphangite.

Avant donc de vous prononcer sur la valeur de la réunion immédiate pour les plaies avec perte de substance et de la préférer au pansement par la méthode suppurative, attendez qu'un chirurgien publie la statistique intégrale de toutes les opérations de cancers ou de tumeurs du sein qu'il aura faites à l'hôpital pendant quatre ans, et où il aura régulièrement employé chaque fois la suture après l'ablation de la tumeur.

Voici la statistique intégrale des ablations de tumeurs faites à l'hôpital Cochin pendant le même temps, et dont la plaie n'a pas été réunie :

Sarcome du testicule, dont un adénome du poids de 9 livres........	4	4	guéris.
Fibromes sous-cutanés du cuir chevelu et de la fesse. Lipome de l'épaule.	3	3	»
Loupes du cuir chevelu du volume d'une grosse pomme..............	2	2	»
Kystes sébacés et épidermiques du volume d'une petite pomme......	3	3	»
Adénome des glandes sudoripares du cou du volume d'une noix......	1	1	»
Encéphaloïde de l'aisselle du volume du poing....................	1	1	mort.

Sauf la malade qui est morte et qui a succombé à une pleurésie purulente après l'ablation de l'encéphaloïde de l'aisselle, aucune des autres opérations n'a présenté le moindre accident consécutif; partout la guérison s'est effectuée avec la même régularité dans un espace de trente-cinq à quarante-cinq jours.

César Magatus a dit deux choses qui sont d'une absolue vérité: il a dit que les plaies tendaient naturellement à la guérison, et que la thérapeutique devait se borner à aider les phénomènes réparateurs et à les protéger. Il disait encore que le pus sécrété par la plaie était un agent favorable à la guérison de la plaie. Magatus considérait le pus comme un agent de protection. Sur ce point, il se trompait de fort peu; le pus est seulement un topique naturel, parce qu'il est humide et que l'humidité est nécessaire à la formation des cicatrices. Il n'y a pas de plaies pour lesquelles ces propositions soient plus profondément vraies que les plaies avec perte de substance, et particulièrement les plaies résultant de l'ablaion d'une tumeur.

La direction du traitement des plaies avec perte de substance suite d'ablations de tumeurs exige quelques développements. Une tumeur vient d'être enlevée; les vaisseaux sont liés et les fils coupés au ras des ligatures. La plaie est d'abord très-large, à cause de l'écartement des lèvres de la plaie. Si la plaie est trop grande, on peut en rapprocher les angles et faire à chacun d'eux un point de suture entortillée; on place d'ailleurs les parties de manière à ce que les lèvres des plaies soient aussi rapprochées que possible ; le reste de la plaie ouverte est rempli par un gâteau de charpie trempée dans l'alcool camphré. Ce liquide légèrement caustique remplit deux buts : il cautérise les vaisseaux fins béants qui sont susceptibles de donner lieu à une hémorrhagie capillaire; il est un hémostatique, en même temps il arrête la putréfaction du sang étalé sur la plaie.

La charpie s'attache au fond de la plaie, quoiqu'elle soit arrosée plusieurs fois dans la journée. Elle commence à se détacher seulement à partir du quatrième jour ; les bords de la plaie qui suppurent détachent la charpie, mais ce n'est que le huitième ou neuvième jour, quand les bourgeons charnus sont formés, que la charpie tombe. Il demeure çà et là quelques brins de charpie encore attachés aux bourgeons charnus, mais on les enlève les jours suivants. Pendant les neuf premiers jours, le pansement qui recouvre la plaie remplie de charpie, c'est-à-dire un linge enduit de cérat et de la charpie mouillée par-dessus et une pièce de linge, est arrosé souvent, toutes les deux heures. Cet arrosage empêche le desséchement de la plaie ; la production du pus, d'autre part, joue le même rôle ; il n'y a pas à craindre qu'il se forme de croûtes capables d'irriter la plaie. En même temps, les malades sont tenus au repos absolu. Il est prodigieusement rare qu'il survienne une inflammation pendant les neuf premiers jours. Les accidents sont aussi rares que dans les plaies du tégument par instruments tranchants n'intéressant que la peau, le tissu cellulaire et les muscles, et l'on sait qu'à moins d'absence de pansement, ces plaies guérissent sans accidents.

Passé le neuvième jour, lorsque la charpie qui emplissait la plaie se détache, des bourgeons charnus bien vivants fournissent du pus bien lié. Chez les sujets âgés, fatigués ou ayant une suppuration ailleurs, le pus est moins beau, moins épais ; mais avec le temps, le pus finit par être aussi louable que chez les jeunes sujets. Il n'y a plus qu'à appliquer le vulgaire pansement simple pendant un temps variable, suivant l'étendue de la perte de substance, mais qui ne dépasse pas vingt-six jours pour les petites pertes de substance, et qui ne dépasse pas quarante jours pour les très-grandes pertes de substance.

Pendant la période de cicatrisation de la surface bourgeonnante, il est rare qu'il arrive des accidents. L'érysipèle ne survient que si la plaie n'est pas pansée et si les malades sont constipés, digèrent mal ou ne dorment point ; sur ce point, il faut surveiller les malades pendant toute la durée de la cicatrisation de la plaie.

Le pansement par la méthode suppurative expose tout à fait exceptionnellement à un accident des plaies, qui dépend surtout de l'hygiène antérieure du malade. Il y a des ulcérations des bourgeons charnus que l'on appelle la pourriture d'hôpital. Ces ulcérations se produisent quelquefois par suite d'une compression assez forte exercée sur les bourgeons charnus par le bandage qui maintient les pièces du pansement; mais elles sont dues aussi parfois à une disposition générale de l'économie à la gangrène. Ainsi, chez presque tous nos blessés et opérés de l'hôpital Cochin, qui étaient restés à Paris pendant le siége, les plaies présentaient à un moment donné de la pourriture d'hôpital. En 1872 et 1873, la pourriture d'hôpital et l'infection purulente étaient très-fréquentes; l'influence des privations pendant le siége se faisait encore sentir deux ans après 1870. Au contraire, de 1874 à 1876, il y a si peu d'infections purulentes et de pourriture d'hôpital, que nous en comptons à peine deux par année, tandis que, en 1872, nous en avions observé dix-sept cas. Il faut donc considérer la complication locale des plaies en voie de réparation, la pourriture d'hôpital, non comme le fait du pansement, mais bien comme le fait de la constitution des malades.

Il faut encore répondre à une objection qui se présente à votre esprit : la cicatrice d'une plaie d'une opération pansée à plat est une cicatrice visible, peu agréable pour les malades. Il ne faut rien exagérer : la cicatrice est visible, mais elle est loin d'avoir une étendue même approchée de la plaie faite pour enlever une tumeur: les cicatrices sont généralement allongées, et elles ont une longueur et une largeur qui ne dépassent pas la longueur et la largeur d'un doigt pour une perte de substance de la peau ayant la largeur et la longueur d'une main ordinaire. Ces mêmes proportions sont conservées : pour des pertes de substance plus petites, il y a une plus petite cicatrice; pour les très-grandes pertes de substance, il y a de plus grandes cicatrices.

Une fois, j'ai observé chez une jeune femme à laquelle j'ai enlevé un adénome du sein une hypertrophie de la cicatrice; cette hypertrophie n'a point duré et s'est transformée définitivement en tissu fibreux. Pour un adénome du volume d'une pomme d'api, il y a eu une cicatrice de la grandeur de l'ongle du pouce.

La préoccupation des chirurgiens qui enlèvent une tumeur cancéreuse est toujours de prévenir la récidive; or, pour s'assurer le plus possible contre cette éventualité, il est de bonne chirurgie d'enlever des portions de tissu sain autour du cancer, aussi loin que cela est possible. Si l'on veut réunir la plaie par première intention, on limite la perte de substance, si l'on est logique, et, du côté de la prévoyance, l'opération laisse à désirer ; tandis que, si l'on ne compte point réunir, on fait l'ablation de la tumeur aussi largement que possible, et on est dans de bonnes conditions pour éviter la récidive. Lorsqu'on enlève avec une tumeur du sein des ganglions dans l'aisselle, il faut pouvoir, par exemple, faire des pertes de substance considérables.

Les chirurgiens ont encore discuté sur la valeur des suppurations prolongées pour prévenir, s'il était possible, les récidives. Un seul avis contraire a été émis par Jobert, qui proposait de faire l'autoplastie avec des lambeaux pris dans le voisinage ; l'expérience n'a point justifié l'espérance de Jobert, et tous les chirurgiens ont été généralement d'avis que la suppuration prolongée de la plaie pouvait être une condition favorable pour empêcher les récidives rapides. Cette dernière manière de voir n'est pas absolument démontrée, mais elle a du moins le mérite d'être rationnelle. Certainement il y a des cas de récidive rapide après de larges ablations de tumeurs, mais il y en a d'aussi rapides après la réunion immédiate. Au point de vue des récidives, on voit donc que les réunions immédiates n'ont pas d'avantage sur le traitement par la méthode suppurative, et il n'y a aucune restriction à apporter sur l'opinion favorable que doit inspirer le dernier mode de traiter les plaies résultant d'ablation de tumeurs. J'ai sur ce point une opinion qui n'a pas pu être mise encore à exécution, à cause de la difficulté de son application. Chez les malades opérés pour un cancer, j'ai bien souvent songé à les faire voyager en mer pour prévenir les récidives. Le déplacement et l'air de la mer me semblent des plus propres à modifier profondément la constitution des malades (1) ; d'un autre côté, les cancers sont assez rares chez les marins, et cela engage à tenter de soumettre les malades aux voyages maritimes. Mais que d'obstacles pour faire exécuter ce traitement! La vie a ses exigences, et ce ne sont guère que les célibataires qui puissent s'y soumettre. En somme, voici les propositions qui ressortent de la dernière partie de cette leçon :

1° Faire suppurer les plaies résultant de l'ablation d'une tumeur cancéreuse largement enlevée ;

2° Faire exécuter aux malades de longs voyages en mer après la cicatrisation de leur plaie.

(1) J'ai appris par une malade que cette manière de voir était celle de M. Richet, la question, est donc à l'étude.

TRENTE-NEUVIÈME LEÇON

KYSTES SÉBACÉS

SOMMAIRE. — **Des kystes sébacés tégumentaires. — Loupes, — Kystes sébacés simples Kystes sébacés enflammés. — Opérations appropriées à leur transformation**

Les kystes sébacés sont de deux ordres : les kystes sébacés accidentels et les kystes congénitaires ou kystes dermoïdes. Les kystes dermoïdes siégent d'ordinaire en un lieu d'élection, à l'angle externe de l'orbite ; ils sont souvent inappréciables ou peu appréciables dans le premier âge, mais avec le temps ils acquièrent un développement plus ou moins considérable, et c'est à l'âge de vingt à vingt-cinq ans que le kyste atteint généralement son plus grand volume et que les malades réclament une opération.

J'ai peu de chose à vous dire de ces kystes dermoïdes, dont le siége et l'existence depuis la tendre enfance constituent les signes diagnostics non équivoques. Vous devez savoir seulement qu'à l'inverse des kystes sébacés qui sont contenus dans l'épaisseur de la peau, les kystes dermoïdes du sourcil sont sous-cutanés. Il n'y a pas plus de fluctuation franche dans ces kystes qu'il n'y en a dans les kystes sébacés, et cela tient à ce que, à part des poils qui sont implantés sur la face interne de la tumeur, le contenu est le même dans les kystes dermoïdes et dans les kystes sébacés.

Diverses métamorphoses existent dans les kystes dermoïdes, la liquéfaction du contenu et des productions villeuses sur la face interne du kyste, ainsi que cela est observé sur les kystes sébacés anciens, tels que les loupes du cuir chevelu, par exemple. Les kystes dermoïdes du sourcil anciens présentent une particularité qu'il importe de connaître : les os à leur niveau semblent usés, et l'on croirait, si l'on n'était pas prévenu, que les os présentent une perte de substance ; toutefois, il est positif que les os au niveau des kystes dermoïdes offrent une sorte d'usure, car quelquefois l'on a beaucoup de peine à détacher le kyste du périoste du bord orbitaire, et j'ai vu, chez un malade qui a été opéré à l'âge de vingt-cinq ans, une périostite peu grave survenue après l'ablation et la guérison du kyste. Chez ce malade, l'os était notablement déprimé au moment de l'opération, et il est positif que, pendant l'opération, le périoste a été lésé, quelques précautions que j'aie prises en enlevant la tumeur.

Les kystes accidentels sont des tumeurs développés dans un cul-de-sac d'une glande sébacée dont l'orifice est oblitéré. La matière sébacée s'accumule dans une cavité glandulaire agrandie. Quelquefois elle finit par se faire jour à travers l'orifice de la glande, qui redevient perméable après la chute d'un petit bouchon noir de matière sébacée durcie. Ces cas sont exceptionnels ; cependant il ne se passe guère d'années sans que l'on en rencontre un ou deux dans les grands services de nos hôpitaux.

Les kystes sébacés de la tête, du tronc et des membres se ressemblent par beaucoup de points ; ils forment une tumeur arrondie, plus ou moins blanche à son sommet, c'est-à-dire à la partie la plus saillante lorsque l'on presse le kyste entre les doigts. Cette tumeur est mobile avec la peau sur les parties profondes ; elle est *comprise dans l'épaisseur de la peau.* Quelles que soient les modifications du contenu du kyste, ce dernier caractère existe toujours.

Les kystes sébacés du cuir chevelu sont ceux qui résistent le plus longtemps et qui restent le plus longtemps dans le même état ; sans doute, cela tient à ce que la tête, étant moins exposée aux chocs et aux froissements que le reste du corps, les kystes sont plus protégés et suivent leur évolution naturelle avec plus de régularité. Un kyste sébacé du cuir chevelu peut acquérir le volume du poing sans se rompre. La première modification des kystes sébacés anciens est la liquéfaction du contenu du kyste. La paroi sécrétante une fois détruite par le fait de son accroissement, il n'y a plus de matière sébacée sécrétée ; il n'y a plus que de la sérosité, produit de la liquéfaction. En même temps, la face interne du kyste, dépourvue d'épithélium, végète ; il se forme alors dans ces kystes des franges, des villosités, comme il s'en forme dans les kystes anciens de toute nature. Quelquefois il y a des crétifications dans les parois du kyste. Arrivés à un très-grand volume, ces kystes sont beaucoup plus accessibles à des chocs, et ils se rompent quelquefois après une inflammation. J'ai observé un cas de ce genre chez un homme âgé ; son kyste, ouvert, suppurait et bourgeonnait. Chez une autre malade, âgée de soixante-quinze ans, traitée il y a deux ans à l'hôpital, il s'agissait d'un kyste rompu depuis trois jours ; la malade était tombée sur la tête pendant un évanouissement. La tumeur s'enflamma à peine, et pendant le mois où la malade est restée à l'hôpital (7 janvier 1874 au 4 février), s'éteignant doucement, nous avons vu le kyste suppurer, et la mort de la malade, causée par un ramollissement cérébral, est survenue au moment où la face interne du kyste, fortement cautérisée, bourgeonnait, et où la cicatrisation commençait à s'effectuer.

D'autres kystes sébacés, avant d'être arrivés à un volume considérable, accidentellement ouverts, laissent écouler une certaine quantité de matière sébacée, et se referment ou bien s'enflamment et suppurent pendant un temps très-long, en donnant lieu à la formation d'une fistule qui ne guérit qu'après des inflammations répétées.

Les kystes sébacés de la face n'arrivent jamais à un grand volume, car la plupart des malades s'en font débarrasser dès qu'ils sont un peu visibles. En général, ces kystes sont bien limités, et le front, les joues, en sont le siége habituel. On les enlève toujours à leur période d'état, avant toute transformation.

Les kystes sébacés du tégument du cou et du tronc sont les plus communs après les kystes sébacés de la face.

Ces kystes, arrivés au volume d'une noix, présentent presque toujours, de la sixième à la dixième année, une inflammation. Vous voyez que la marge est grande (j'ai vu trois kystes du tronc où l'accident est arrivé à la sixième année, et un kyste du cou où c'était à la dixième année). Tantôt cette inflammation paraît spontanée, à la suite d'une fatigue ou d'un coup reçu sur le kyste; tantôt elle survient comme conséquence d'une ouverture du kyste par suite de la chute d'un bouchon de matière sébacée qui oblitérait le goulot du follicule.

Chez un malade qui a conservé son kyste, j'ai vidé en un mois deux fois toute la matière sébacée qui existait dans ce kyste. Cette matière sortait en formant un fil continu. J'espérais qu'il y aurait de l'inflammation; mais tous les phénomènes inflammatoires se sont arrêtés. Ce malade, qui était entré à l'hôpital pour un traumatisme, est sorti; il désirait garder son kyste. Ce fait néanmoins prouve que les kystes sébacés peuvent se vider et se remplir sans qu'il survienne d'inflammation.

Il y a deux complications peu fréquentes des kystes sébacés du tronc : l'une est la production d'une corne sur le kyste (1), l'autre est la dégéné-

(1) Consultez Follin, *Path. interne*, t. II, p. 42, et Landouzy, *Bull. de la Société anat.*, 1842. J'ai vu un cas de ce genre à la racine du nez dans le service de Velpeau en 1861.

rescence fibro-plastique du kyste ; et ces deux complications ne sont pas très-distantes les unes des autres, car les kystes sébacés sur lesquels ces cornes se développent finissent presque toujours par revêtir les caractères du sarcome. Cela n'a pas échappé à un certain nombre de chirurgiens. La dégénérescence sarcomateuse des kystes sébacés est révélée par des indurations violacées de la peau autour d'un point où depuis longtemps existait un kyste sébacé. Ces sarcomes ne sont pas des plus graves, et ils récidivent très-tardivement.

Les kystes sébacés sont très-faciles à reconnaître lorsqu'ils existent sans aucune complication : une tumeur indolente, molle, fluctuante, faisant corps avec la peau, existant depuis un nombre d'années proportionné à la grosseur de la tumeur, tels sont les caractères des kystes sébacés, quel que soit leur siége.

A la face, dans une région spéciale, le voisinage du nez, là où la peau offre une épaisseur assez considérable, j'ai observé des kystes sébacés d'un diagnostic très-difficile. Chez une petite fille de neuf ans, que j'ai traitée à l'hôpital de la Pitié, où je remplaçais le professeur Richet, il y avait une tumeur allongée à la base du nez, du côté gauche, située dans l'épaisseur de la peau, et qui présentait une dureté telle, que je crus à un corps étranger enkysté dans la peau, bien que je ne visse point de cicatrice en ce point. Je fis l'opération et je tombai sur un kyste sébacé franc, dont le contenu et l'enveloppe ont été examinés au microscope. J'ai revu depuis un cas de ce genre dans l'aile du nez ; mais j'estime que ces cas sont rares. Cependant il est bon de les connaître.

Les kystes sébacés susceptibles de se vider seuls sont faciles à reconnaître ; en effet, sur la partie saillante du kyste, au milieu d'une peau saine, on voit un petit point noir, quelquefois une petite croûte, et si l'on presse sur le kyste après avoir enlevé la petite croûte, il se vide.

Les kystes sébacés enflammés ressemblent à des abcès de la peau ; la tumeur est rouge, tendue, chaude, fluctuante, et on reconnaît qu'il s'agit d'un kyste sébacé enflammé à ce que l'abcès existe sur le lieu où il y avait depuis longtemps une tumeur indolente qui faisait corps avec la peau.

Les kystes sébacés dont le contenu est liquide sont des kystes anciens ; la durée est donc déjà un élément de diagnostic. De la fluctuation évidente, des parois d'inégale épaisseur sont les autres éléments du diagnostic.

Les kystes sébacés ulcérés sont encore assez rares, puisque je n'en ai encore observé que deux exemples, à onze ans de distance. Les ulcères de cette nature occupent une partie sur laquelle, depuis de longues années, il existait une tumeur indolente ayant tous les caractères des kystes sébacés. Les ulcères n'occupent point toute l'étendue de la partie saillante du kyste ; il y a une ouverture à bords irréguliers sur un point de l'ancienne tumeur. Cette ouverture conduit dans une cavité à contours irréguliers, dans laquelle on voit des masses blanchâtres à côté de bourgeons charnus francs. Les ulcères laissent écouler une sanie fétide, constatée par tous les chirurgiens qui ont observé de ces lésions. Ils ont une durée indéfinie dans cet état, quoiqu'à la longue ils soient susceptibles de guérir. Mais comme on les observe chez des sujets généralement très-avancés en âge, les malades succombent épuisés avant d'avoir pu éliminer les parties mortifiées de leur kyste.

Les kystes qui subissent les métamorphoses fibro-plastiques sont reconnaissables à la base indurée et un peu violacée sur laquelle se pose le kyste.

Le pronostic des kystes sébacés n'est jamais grave, hors le cas de métamorphose fibro-plastique. Les kystes suivent leur cours naturel sans entraver jamais les fonctions. Le volume des kystes peut arriver à être gênant, il peut se rompre, il peut s'enflammer ; mais cet accident n'offre jamais de gravité, si ce n'est à cause de l'âge des malades chez lesquels on observe ces accidents. Les kystes sébacés ont une fin naturelle, qui est l'inflammation et la suppuration du kyste, et c'est au tronc que cette marche normale est le plus souvent observée.

Le *traitement* des kystes sébacés ne saurait être un traitement unique ; il y a d'excellentes opérations pour les kystes sébacés communs, qui sont détestables pour les kystes qui ont subi des métamorphoses.

Le traitement des kystes par la *méthode suppurative* et expulsive est certainement applicable dans un grand nombre de cas ; mais ce traitement est très-long, lorsqu'il réussit comme on se le propose. Depuis de longues années on a employé dans ce but les injections irritantes et les introductions de liquides caustiques dans la cavité du kyste. Jobert, à l'exemple de Tenon, introduisait avec une tige de bois de l'acide nitrique dans le kyste et promenait cet acide dans toute la cavité du kyste. Dans quelques cas exceptionnels, le kyste se momifiait, après inflammation subaiguë, et finissait par être expulsé sous forme de croûte ; mais, d'autres fois, le kyste était atteint d'une inflammation violente, et j'ai même vu, en 1857, à l'Hôtel-Dieu, dans le service de Jobert, un érysipèle survenir autour d'un de ces kystes enflammés.

Aujourd'hui, M. Richet fait, dans l'intérieur des kystes, des injections de chlorure de zinc ; le kyste entier est expulsé en douze ou quinze jours, comme le bourbillon d'un furoncle. Les injections réussissent dans les cas où le contenu du kyste est de la matière sébacée pure ; dans d'autres cas, elles produisent, comme les autres agents caustiques, une inflammation et une suppuration du kyste. Il est certain que cette méthode est rationnelle ; mais est-elle bien applicable à la face, où les cicatrices apparentes sont désagréables aux malades et où les inflammations exposent si souvent aux érysipèles?

Il a été beaucoup employé, au siècle dernier, une méthode de traitement des kystes sébacés par l'inflammation provoquée. On incisait le kyste, on le vidait et on emplissait le kyste de charpie pour le faire suppurer. Ce traitement était encore plus long que le traitement par les injections caustiques. Le séton était un procédé appartenant à la méthode suppurative, qui avait, alors, aussi ses partisans.

Les autres moyens ont tous pour but l'*ablation* plus ou moins complète du kyste. Boyer a fait la ligature d'une loupe pédiculée ; aujourd'hui on emploie l'écraseur pour les loupes pédiculées.

Le procédé d'ablation des kystes sébacés choisi par A. Cowper est le suivant : « Après avoir incisé la peau et le kyste on exerce une double compression latérale tant sur la peau qui recouvre le kyste que sur les côtés du kyste lui-même, dont on obtient ainsi l'énucléation (1). » Velpeau et Jobert employaient l'incision par transfixion, et saisissaient avec une pince l'enveloppe de chaque moitié du kyste et l'arrachaient. En effet, la pression ne sert qu'à expulser le contenu du kyste. Le procédé est très-expéditif, seulement il exige pour les kystes volumineux une incision considérable, et pour les kystes à contenu liquide et à parois adhérentes il n'est pas sérieusement applicable.

Le procédé d'ablation, qui est surtout applicable aux kystes dermoïdes, est l'ablation suivant les procédés classiques pour l'ablation des lipomes, kystes, à contenu solide, et sarcomes. On fait une incision sur la partie saillante de la tumeur et l'on dissèque la tumeur saisie avec un tenaculum. Cette opération est toujours délicate, car une fois la matière sébacée sortie du kyste après un coup de bistouri involontaire, on a une certaine difficulté à extraire l'enveloppe vidée sans la déchirer. On y arrive cependant, et ce sont les kystes dermoïdes du sourcil qui offrent relativement le plus souvent cette difficulté.

Une fois le kyste enlevé par l'un ou l'autre procédé, on panse à plat avec de la charpie trempée dans de l'alcool camphré et on maintient un

(1) A. Cowper, *Œuvres chirurgicales*, trad. Chassaignac et Richelot, p. 92.

pansement humide sur la plaie. Toutes les fois que l'on a dû disséquer avec peine le kyste, il ne faut jamais réunir par première intention; au contraire, lorsque le kyste petit a été enlevé rapidement, on peut rapprocher les lèvres de la plaie, mais sans faire de suture; il se réunit tout ce qui se doit réunir, et si quelque partie de la perte de substance qui remplissait le kyste suppure, il reste un point qui ne se réunit pas et par lequel s'écoule la courte suppuration du fond du foyer. Mais même dans le cas où on rapproche les lèvres de la plaie il faut panser avec de la charpie mouillée, et, ce qui est beaucoup mieux encore, avec un cataplasme.

Le procédé de Marjolin (1) est un des derniers procédés imaginés, et il offre des avantages très-sérieux. Ce procédé consiste à appliquer un cautère allongé sur la partie saillante de la tumeur. On laisse sécher l'eschare, et au bout de un ou deux jours on applique des cataplasmes sur la tumeur. Celle-ci se détache avec la tumeur au bout de neuf à quinze jours, l'expulsion est plus ou moins rapide suivant l'étendue donnée à l'eschare. Quelquefois le kyste tombe plus vite si l'on tire sur l'eschare. Après la chute de la tumeur on panse avec des cataplasmes ou avec de la charpie mouillée; en vingt jours la réparation s'effectue si le kyste est d'un moyen volume. Si le kyste est très-petit, la réparation est plus rapide.

M. Chassaignac a employé ce procédé d'une manière un peu différente : il détruisait la peau avec du caustique Filhos; il laissait sécher l'eschare et détachait ensuite, le jour même, le kyste avec l'eschare. Mais ce procédé n'était applicable que pour les kystes peu volumineux et sans métamorphoses; car pour peu que le kyste se rompe on a ensuite toutes les difficultés qu'on rencontre pour extraire les kystes sébacés par une incision avec le bistouri; et si on n'enlève pas le kyste on a produit une fistule du kyste sébacé qui reste interminable, et qui entraîne parfois une récidive du kyste.

Tous les procédés que je viens de vous rappeler sont bons et mauvais à la fois; le procédé le meilleur, le plus raisonnable est l'ablation. Il ne faut pas toucher aux kystes sébacés simples, ou il faut les enlever d'un seul coup. L'ablation avec le bistouri est la vraie chirurgie; mais cette opération, lorsqu'elle n'est pas faite dans de bonnes conditions et suivie d'un bon pansement, expose à des érysipèles; l'ablation, après incision de la peau et dissection, est l'opération qui y expose le plus, surtout si on réunit ensuite la plaie par première intention avec des sutures. L'ablation totale de la tumeur avec la peau qui la recouvre n'y expose pas du

(1) Marjolin *in* Nélaton, *Path. chirurgicale*, t. II, p. 611.

tout, toujours à la condition que l'on ne fasse pas de réunion immédiate (voy. la leçon 38me).

Cette opération peut être pratiquée sans chloroforme ; les malades souffrent à peine. Vous avez vu, au mois d'août dernier, un malade, dont il est question plus loin, auquel nous avons enlevé trois loupes du cuir chevelu par dissection, deux sur la région pariétale dont une grosse comme un gros œuf, et une sur la région frontale. Il a supporté les incisions de la peau et la dissection des tumeurs sans pousser une plainte, et il avouait qu'il n'avait pas souffert. Cela tient à ce que la peau amincie que l'on coupe n'est plus sensible, les nerfs y sont plus ou moins atrophiés. Aussi, est-il de règle, lorsque l'on fait ces ablations de tumeur de couper la peau, non sur le cuir chevelu sain, mais bien sur la base de la tumeur. Outre que l'on épargne ainsi la douleur au malade, on conserve une certaine quantité de peau qui est précieuse pour remplir la perte de substance résultant de l'ablation de tumeurs volumineuses.

Le siége des tumeurs, leur volume, leur métamorphose, indiquent l'opération que l'on doit choisir.

Les kystes sébacés non altérés doivent être enlevés au cuir chevelu par le procédé de Marjolin, l'escharification et l'expulsion de la tumeur avec l'eschare, parce qu'il importe peu qu'il y ait une cicatrice dans le cuir chevelu et que la plaie peut être bien pansée. A la tête, un pansement peut être facilement et rigoureusement maintenu. A la face, le procédé est au contraire mauvais, car il laisserait une cicatrice très-visible, et jamais la face ne peut être aussi bien pansée que le cuir chevelu. On peut donc dire que les kystes sébacés du cuir chevelu du volume maximum d'une noix ne peuvent être très-bien opérés que par le procédé de Marjolin, ou l'injection au chlorure de zinc de M. Richet qui agit dans le même sens que le cautère de Marjolin. Les kystes sébacés non transformés de la face doivent être enlevés par une incision et l'énucléation du kyste. On laisse les lèvres de la plaie se réunir sous un cataplasme ; tout ce qui peut se réunir se réunit, et à supposer que la suppuration arrive, on aura plus tard une réunion par seconde intention, et la durée totale du traitement ne dépassera pas vingt jours. Ce mode de pansement met à l'abri des érysipèles. J'ai vu des réunions par première intention en quatre jours sous un cataplasme et sous un pansement avec des bandelettes de diachylum, lorsque le kyste de la face avait été facilement énucléable et quand la plaie n'avait pas été longtemps fouillée. Dans d'autres cas, où l'extraction du kyste avait été un peu laborieuse, la suppuration du kyste a duré quinze jours, par un point de la plaie non réunie.

Lorsque l'on enlève des kystes de la face, il faut toujours songer à la possibilité d'une réunion immédiate, et pour la faciliter il y a profit à faire l'incision de la peau de telle manière qu'elle favorise la réunion, et de manière à ce qu'il ne soit pas nécessaire de faire de suture. Pour cela il faut faire une incision en croissant, à convexité inférieure, de façon à ce qu'il y ait un petit lambeau qui retombe et s'applique sur la cavité résultant de la dissection du kyste. Si la réunion est possible, sous le pansement humide, c'est-à-dire le cataplasme, elle se fera alors sans encombre; s'il doit y avoir un peu de suppuration, elle s'écoulera sans difficulté; il se réunira ce qui peut se réunir sans que le pus menace d'être retenu.

Les kystes sébacés du cuir chevelu volumineux, anciens, qui sont toujours métamorphosés en kystes liquides, avec végétations, dépôts et crétifications dans les parois, ne peuvent pas être opérés par le procédé de Marjolin, si excellent pour les loupes simples, parce que le cautère ouvre le kyste et que celui-ci se vide simplement; on met alors les malades dans les conditions d'une ouverture accidentelle de leur kyste, avec la perspective d'une suppuration très-longue. Ce traitement équivaudrait à une ponction et injection iodée dans le kyste, ou au passage d'un séton dans le kyste. L'incision de la peau qui enveloppe la tumeur et la dissection du kyste n'est pas davantage une bonne opération, parce qu'il est impossible de détacher la peau des parois crétacées et fibreuses du kyste, au moins dans la plus grande partie de son étendue. Il faut enlever le kyste avec la peau qui le recouvre dans tous les points où celle-ci adhère au kyste. J'ai opéré trois malades atteints de ces variétés de kystes sébacés métamorphosés du cuir chevelu. Chez une malade il y avait trois loupes; la plus grosse avait le volume d'un gros poing, la plus petite le volume d'un œuf; elles étaient situées sur la région occipitale. Une autre petite tumeur non transformée existait sur la région pariétale; les grosses tumeurs étaient un peu pédiculées. Je les ai enlevées toutes trois avec le bistouri; j'ai circonscrit les tumeurs dans une incision circulaire, en laissant le plus possible de la peau qui recouvrait la tumeur. L'ablation du kyste dans ces conditions devient alors facile : on le dissèque par sa face profonde qui est toujours moins adhérente que sa circonférence à la peau. Chez une autre malade, j'ai enlevé, l'année dernière, une loupe du volume d'une grosse pomme, qui existait depuis trente ans. Le même procédé a été mis en usage, et la guérison est survenue sans complication, comme chez la première malade.

Dans ces deux cas il y avait des loupes énormes chez un malade dont l'observation est citée plus loin, et dont les loupes étaient un peu plus petites, la guérison n'a demandé que trente-cinq jours.

Cette opération est une ablation de la tumeur avec perte de substance qui doit être pansée à plat avec de la charpie imbibée d'eau et d'alcool camphré. Le traitement est long; la plaie suppure quarante jours en moyenne et plus encore avant de se fermer. Chez les malades que j'ai opérés, le traitement a eu une durée de cinquante jours. Chez l'une de ces femmes qui avait trois loupes la cicatrisation a demandé deux mois pour être achevée, et chez cette malade j'ai observé des phénomènes qui avaient été depuis longtemps remarqués, et que Dupuytren avait bien étudiés sous le nom d'accidents consécutifs aux opérations de complaisance. La malade huit jours après l'opération était d'une grande faiblesse; sa plaie bourgeonnait mal et elle vomissait ses repas, sans qu'il y eût d'ailleurs aucun symptôme d'infection purulente. Mais la malade avait perdu trois tumeurs qu'elle portait depuis de très-longues années, et qui s'étaient harmonisées avec ses autres organes comme si elles étaient nécessaires à l'existence de la malade. La santé, après la guérison des plaies, a été très-longue à se rétablir, même après le séjour à la campagne. Mais j'ai revu la malade deux ans après; elle était tout à fait remise et ne s'était jamais si bien portée. Chez la malade opérée à l'hôpital Cochin nous n'avons observé aucun phénomène semblable, et j'attribue l'absence des accidents à ce que cette femme était entrée à l'hôpital pour une luxation à l'épaule, et qu'elle était habituée au séjour à l'hôpital depuis plusieurs semaines lorsqu'elle a été soumise à l'opération qu'elle avait réclamée.

Ces remarques ne vous seront pas inutiles pour diriger votre conduite en face de kystes sébacés. Les gros kystes sébacés du cuir chevelu et de la face ne doivent pas être enlevés à la légère; il n'y a aucun danger à l'opération elle-même, mais il faut toujours que les malades soient bien *préparés* à l'opération.

Voici une observation qui vous servira de guide pour établir les indications de l'opération, et la marche du traitement et de la réparation des plaies résultant de l'opération, les loupes étant d'un volume moyen.

OBSERVATION. — *Loupes du cuir chevelu, ablation avec le bistouri.* — Le nommé D..., Jean, âgé de cinquante-six ans, mouleur, entre à l'hôpital le 1er août 1876.

Cet homme jouit d'une bonne santé et n'a jamais fait qu'une maladie, une fluxion de poitrine il y a neuf ans. Il porte sur le cuir chevelu trois loupes. Une sur la région pariétale postérieure gauche du volume d'un gros œuf et à large pédicule; elle existe depuis vingt-huit ans. Une un peu en avant de celle-ci, du volume d'une petite noix, existant depuis dix ans, une troisième sur la ligne médiane du front, à la racine des cheveux, du volume d'une grosse noix qui a paru il y a seize ans. La première et la troisième sont manifestement fluctuantes, la deuxième a une consistance plus pâteuse. M. Després diagnostique des loupes transformées en kystes, sauf la petite loupe pariétale.

Le malade resta huit jours à l'hôpital sans être opéré pour s'acclimater à l'hôpital, il est purgé le 7 août.

Le 9 août, ablation avec le bistouri par le procédé indiqué dans cette leçon, sans chloroforme. Le malade a déclaré n'avoir pas souffert et n'a poussé aucune plainte. Pansement à plat avec de la charpie trempée dans de l'eau et de l'alcool camphré. On place sur cette charpie un linge enduit de cérat, charpie mouillée par-dessus et arrosage du pansement. Le pansement est renouvelé tous les jours, moins la charpie placée sur la plaie et accolée à sa surface.

Le 17 août, chute de la charpie placée dans la plaie frontale. La suppuration l'a détachée ; même pansement humide.

Le 18 août, malaise, fièvre.

Le 19, érysipèle du bras gauche. (Le malade dit qu'il se couchait la tête sur ce bras et qu'il avait un peu souffert la veille. Cette explication est plausible, le froid humide du pansement sur le bras sain a pu causer cet érysipèle qui sans cela n'aurait aucune raison d'être.) Un verre d'eau de Sedlitz, compresses d'eau de sureau sur le bras.

Le 20, mieux, appétit ; l'érysipèle est descendu sur l'avant-bras. Chute de la charpie de la petite plaie de la tumeur pariétale, même pansement.

Le 23, chute de la charpie de la plaie de l'ablation de la grosse tumeur pariétale, même pansement.

Le 24, pansement simple, la suppuration est peu abondante. Un abcès s'est formé sur la partie moyenne du bras, au-dessous du point où l'érysipèle a débuté. Incision, cataplasmes.

Même pansement des plaies de tête et cautérisation quotidienne des bourgeons charnus avec le nitrate d'argent les jours suivants.

Le 28, pansement simple sur le bras.

Le 5 septembre, la plaie frontale est presque entièrement cicatrisée. La plaie de l'incision de l'abcès du bras est presque cicatrisée. Bon état général, appétit.

Le 10, la plaie frontale est cicatrisée ainsi que la plaie la plus petite à la région pariétale.

Le 18, la dernière plaie est cicatrisée. Le malade sort de l'hôpital le 25 septembre 1876.

Cette observation démontre la bénignité des ablations des loupes avec l'instrument tranchant. Elle montre encore ce fait de la plus haute importance, que le pansement humide bien fait, met à l'abri des complications.

En effet, le malade gagne un érysipèle, et cet érysipèle n'existe pas sur les plaies des opérations bien pansées, il existe ailleurs. Où peut-on trouver de meilleures preuves de l'efficacité d'un pansement humide, et de la valeur des théories de la contagion de l'érysipèle par les plaies des blessées ou des opérées?

Les kystes sébacés enflammés peuvent être abandonnés à eux-mêmes si la suppuration est franche, si la fluctuation est nette, et s'il y a de la douleur à la pression. On ouvre l'abcès, on y injecte ensuite de l'iode ou l'on cautérise la cavité avec le nitrate d'argent ou le chlorure de zinc. Mais ce traitement est excessivement long, il faut compter plusieurs semaines, quelquefois des mois, et l'on est obligé de recourir quelquefois à des cautérisations plus énergiques; il faut appliquer des flèches ou des disques de pâte au chlorure de zinc dans la tumeur. C'est surtout pour les kystes sébacés du cuir chevelu que l'on est obligé de recourir à cette extrémité.

Les kystes sébacés enflammés et ouverts seuls récidivent si l'on ne cautérise pas. L'inflammation une fois calmée l'ouverture se referme, et le kyste se reproduit; seulement il s'y produit rapidement des métamorphoses, telles que incrustations calcaires des parois, ramollissement du contenu du kyste.

Un kyste enflammé qui ne menace point de suppurer et cause seulement de temps en temps quelques douleurs doit être opéré par incision et énucléation. Cette opération est meilleure que toutes les autres. On fait une grande incision qui dépasse les limites du kyste; on dissèque les parois du kyste; si on l'ouvre, on dissèque et l'on arrache les parois; et si l'on craint d'avoir laissé quelques lambeaux du kyste, on cautérise le fond de la plaie avec une solution de chlorure de zinc, eau et chlorure de zinc à parties égales; on panse à plat, c'est-à-dire qu'on bourre la plaie avec de la charpie trempée dans l'eau et l'alcool camphré, et qu'on applique un pansement humide, puis neuf jours après on fait un pansement simple. Le traitement dure environ trente-cinq jours jusqu'à cicatrisation de la plaie. Il faut quelquefois cautériser les bords de la plaie, afin d'en empêcher son occlusion prématurée.

Pour les kystes ouverts spontanément, ulcérés et par conséquent enflammés, et dans lesquels des portions de la paroi kystique sécrètent encore de la matière sébacée, ce qui éternise l'ulcère, il faut détruire le kyste avec des caustiques, tels que la potasse caustique, le chlorure de zinc en flèche. Mais il vaut mieux enlever le kyste avec la peau comme on enlève les kystes dégénérés.

Lorsque des cornes se sont développées sur un kyste sébacé, il faut enlever le kyste tout entier avec la corne et trancher dans la peau saine. On fait deux incisions en croissant qui se rejoignent par leurs extrémités de façon à comprendre tout le kyste avec un peu de peau saine.

Lorsque le kyste présente la dégénérescence fibro-plastique ou sarcomateuse, il faut enlever la tumeur comme on enlèverait un sarcome, avec une bonne portion des parties saines.

QUARANTIÈME LEÇON

TRAITEMENT DE L'HYDROCÈLE ACQUISE DE LA TUNIQUE VAGINALE

SOMMAIRE. — **Ponction et injection iodée. — Accidents de l'opération.**

L'hydrocèle de la tunique vaginale, qui est la plus commune, est une hydrocèle simple qui est la conséquence d'une ancienne orchite, de contusions et de froissement du testicule chez les individus qui montent à cheval ou qui ont des professions où ils sont obligés de frapper avec le pied sur la pédale d'une machine-outil. Il y a une hydrocèle symptomatique d'orchite chronique et de testicule tuberculeux.

La première variété d'hydrocèle peut être radicalement guérie par une opération. La seconde, qui a été opérée quelquefois par inadvertance parce que l'hydrocèle symptomatique était très-volumineuse et masquait la lésion primitive de l'épididyme, a toujours été améliorée par l'opération.

Il y a des hydrocèles qui sont compliquées d'hémorrhagies dans leur cavité et qui sont quelquefois opérées. Ces hydrocèles et les hydrocèles symptomatiques sont les seules qui ne guérissent pas radicalement par l'opération adoptée généralement partout, et dont le temps a consacré l'effet curatif.

Vous voyez tous les ans dans le service, en moyenne, dix opérations d'hydrocèle par la ponction et l'injection iodée. Depuis six ans, soixante opérations ont toujours réussi de la même façon, et jusqu'à ce jour nous n'avons pas encore constaté de récidive. L'opération pratiquée est celle que Velpeau avait adoptée ; nous nous tenions à cette manière de faire et nous nous y étions décidé parce qu'aucune des opérations proposées depuis n'avait donné un meilleur résultat avec moins de dangers. La réinjection du liquide de l'hydrocèle au lieu de teinture d'iode ; la cautérisation de la tunique vaginale avec un crayon de nitrate d'argent porté sur une tige passant par la canule d'un trocart, comme le faisaient M. Maisonneuve après Defer, de Metz; la cautérisation avec le précipité rouge, à l'aide du même procédé, vanté par Lloyd; l'électro-puncture appliquée par Rodolpho Rodolphi; l'injection de quelques gouttes d'alcool dans l'hydrocèle à moitié vidée, et la répétition de ces opérations, suivant la méthode de M. Monod : toutes ces opérations ont donné lieu à des accidents, ont été suivies de récidive immédiate, ou ont demandé un temps très-long pour donner la guérison; c'est l'objection capitale à faire, en particulier, à la méthode de M. Monod.

Voici la meilleure méthode d'obtenir la guérison radicale de l'hydrocèle; c'est le traitement préconisé et mis en usage par Velpeau, à part la quantité et le titre du liquide qu'il employait pour ses injections.

Les malades doivent être opérés à leur lit; il est absolument inutile de les chloroformer.

Avant d'opérer une hydrocèle du volume moyen d'un œuf de dinde (c'est le volume auquel il convient d'opérer, quand on le peut, les hydrocèles, et cela leur suppose une durée de six mois), on doit explorer préalablement la tumeur à trois points de vue : la transparence, la position du testicule et la possibilité de la réductibilité du liquide dans le péritoine.

La transparence indique déjà la position du testicule, car en explorant la partie antérieure de la tumeur, on constate partout de la transparence parfaite, et cela indique déjà qu'il n'y a pas d'inversion du testicule et qu'on peut faire en toute sécurité la ponction sur la partie saillante de la tumeur. Pour savoir où est le testicule, on presse entre le pouce et l'index successivement tous les points de la tumeur. Au moment où le malade éprouve une douleur qu'il compare à la pression exercée sur l'autre testicule, un des deux doigts est sur le testicule; c'est celui qui fait éprouver le plus de douleur aux malades, et là où il est, là est le testicule.

Ces recherches ont pour but de permettre d'éviter de piquer le testicule pendant l'opération.

Quant à la réductibilité du liquide, elle n'existe que très-exceptionnellement dans les hydrocèles acquises. Ce sont alors d'anciennes hernies et les souvenirs des malades éclairent le chirurgien, car ils disent que la tumeur se réduisait à son début. Cette recherche a pour but d'indiquer ou de contre-indiquer les injections iodées; dans les hydrocèles qui se réduisent en partie, ne faites jamais d'injections iodées. Jarjavay a produit une péritonite suraiguë en injectant de l'iode dans une hydrocèle réductible.

Un trocart du calibre 10 de la filière Charrière avec un robinet est le meilleur trocart à employer. Vous éviterez bien des accidents en ne vous servant pas d'un trocart trop gros. On emplit d'iode une seringue en ivoire ou en buis, ou même en étain, mais l'iode abîme ce métal et les seringues ne tardent pas à être hors de service. Charrière a imaginé une seringue très-appropriée à l'opération, une seringue à piston creux, se chargeant de manière à éviter qu'il y ait la moindre bulle d'air dans la seringue (fig. 32).

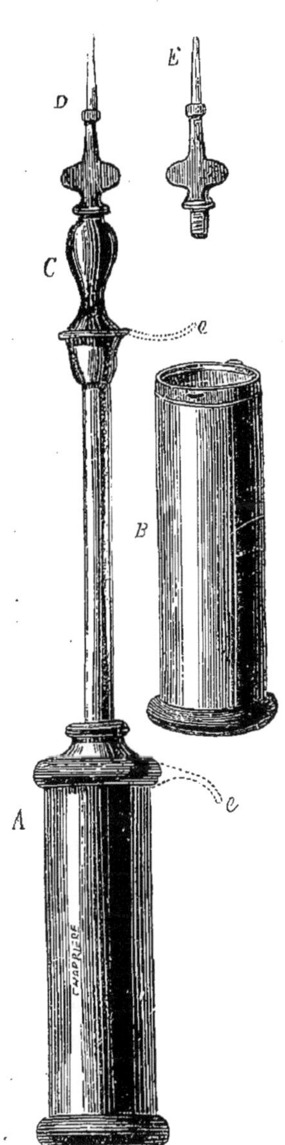

FIG. 32. — Seringue à injection de Charrière (*).

La teinture d'iode que vous voyez employer est de la teinture d'iode du Codex pure. Velpeau employait de la teinture d'iode mélangée à trois parties d'eau et y avait ajouté de l'iodure de potassium, pour empêcher l'iode de précipiter, suivant l'indication de M. Boinet. La teinture d'iode pure n'offre pas de dangers, et Velpeau lui-même, à la fin de sa carrière, l'avait remarqué, car il faisait des injections de teinture d'iode pure.

Pour ponctionner l'hydrocèle, on prend à pleine main gauche la tumeur, on la fait glisser et on serre avec le pouce et deux doigts le pédicule de la tumeur, c'est-à-dire le cordon. De la sorte, la tumeur, dans la peau du scrotum distendue, fait saillie et offre le maximum de résistance. Le trocart est tenu à pleine main droite, le doigt indicateur appliqué sur la canule, la pulpe à deux centimètres de la pointe du poinçon. Le chirurgien pose la pointe du trocart sur le scrotum en un point où il n'y a point de veinules (cela est toujours facile à faire quand la tumeur est bien tendue), puis d'un seul coup le chirurgien pénètre dans la poche; il n'y a pas de danger qu'il aille trop loin, la pulpe du doigt indicateur arrête le trocart. Vous vous demanderez, sans doute, quel est rigoureusement le lieu d'élection pour faire la ponction; il n'y a pas

(*) B, corps de pompe se tenant debout, prêt à être chargé; A', seringue chargée recouverte par un couvercle se fermant à baïonnette, et dans lequel passe la tige creuse de piston, se tenant debout. E, canule se montant à frottement dans la tige C.

d'autres règles que celle-ci : faire la ponction loin du testicule et, en général, sur la partie la plus saillante de la tumeur, et diriger le trocart un peu de bas en haut. Dans les très-grosses hydrocèles, vous ponctionnerez où vous voudrez pourvu que ce ne soit pas sur le testicule.

Lorsque la ponction est faite, le chirurgien ne quitte pas de la main gauche le pédicule de l'hydrocèle et retire le poinçon, et le liquide de l'hydrocèle s'écoule par la canule. Il ne faut pas presser pour le faire sortir; il sort seul, en vertu de la contraction réflexe du dartos. C'est souvent en pressant de façon à faire sortir tout le liquide que l'on fait entrer de l'air dans la tunique vaginale. Lorsque le liquide ne coule plus, un aide introduit la canule de la seringue dans la canule du trocart et pousse l'injection. La quantité de teinture d'iode à injecter varie avec le volume de l'hydrocèle. Dans les hydrocèles d'un moyen volume, vous pouvez injecter 60 grammes de teinture d'iode. Lorsque cette quantité de liquide est injectée, on ferme la canule du trocart et, avec la main qui maintenait le pédicule de tumeur, on malaxe le testicule dans le scrotum de façon à répandre et promener partout le liquide injecté. C'est pendant cette partie de l'opération que les malades souffrent le plus ; la douleur suit le trajet du cordon et est parfois très-vive. Après cela, on ouvre le robinet de la canule et on laisse encore écouler le liquide, c'est-à-dire la teinture d'iode, sans presser sur le scrotum. Quand la teinture d'iode a fini de couler, d'abord pure, puis précipitée avec le liquide de l'hydrocèle, vous retirez la canule. Il reste alors dans la tunique vaginale une certaine quantité de teinture d'iode mêlée au liquide de l'hydrocèle. Ne cherchez pas à le faire sortir, car ce liquide assure la guérison, et Velpeau, de propos délibéré, laissait dans la tunique vaginale de la teinture d'iode. Plus l'hydrocèle opérée était volumineuse, plus il en laissait.

Pendant ce temps de l'opération, deux accidents peuvent se présenter : Ou bien la tunique vaginale est tapissée de quelques fausses membranes ; elles forment un magma avec la teinture d'iode et bouchent la canule ; la teinture d'iode injectée ne ressort pas. Pour obvier à cet accident, vous introduisez un stylet dans la canule et vous débouchez la canule ; le liquide sortira alors, mais il vous faudra quelquefois presser sur le scrotum.

Ou bien, malgré les précautions, il est entré de l'air dans la tunique vaginale, ce que vous constaterez en percevant par la pression du gargouillement dans la tumeur. Vous ferez ressortir cet air en élevant horizontalement la canule sous la peau du scrotum, de façon à mettre sa partie terminale dans la partie la plus élevée de la cavité de la tumeur ; l'air est là et il s'échappera seul.

Pour retirer la canule du trocart, avec le pouce et l'index de la main gauche vous ferez un pli à la peau au point d'entrée du trocart, et avec la main droite vous tirerez brusquement la canule. Vous pincez encore pendant quelque temps la peau, puis vous lâchez tout. On applique alors une plaque de diachylum taillée en croix de Malte, de la grandeur de 2 centimètres carrés, et on la met en place en l'appliquant fortement sur la peau du scrotum soutenue par la main droite. Après ce pansement, on met sous le scrotum une plaque de bois échancrée pour laisser la place de l'urèthre au périnée, et qui, prenant point d'appui sur les cuisses, tient le scrotum élevé: c'est le suspensoir de nos hôpitaux. Le malade doit conserver le repos absolu.

Le résultat immédiat de cette opération est une vaginalite aiguë. Le mal ne peut guérir que par cette vaginalite aiguë. Toutes les fois qu'elle n'existe pas, on est exposé à une récidive. Une fois, quinze jours après une première opération pour une hydrocèle du volume d'une tête d'adulte, j'ai fait une seconde ponction et injection iodée parce que je n'avais pas trouvé suffisante une vaginalite de vingt-quatre heures brusquement terminée. J'ai laissé la seconde fois une quantité assez notable d'iode dans la tunique vaginale et il y a eu la vaginalite nécessaire. Ce malade a guéri radicalement.

La vaginalite qui suit l'opération est plus ou moins vite développée. En général, au bout de vingt-quatre heures le scrotum est rouge vif, douloureux au toucher, et les malades se plaignent du poids du testicule. Cela existe surtout chez les malades dont le suspensoir n'est pas bien placé. Il y a généralement un peu de fièvre et d'inappétence chez la majeure partie des malades; la température axillaire ne dépasse pas 38 degrés, mais chez un malade dans la tunique vaginale duquel il était resté un peu d'air, il y a eu 41 degrés. Mais cette température est tombée le lendemain à 37°,6. Chez un autre dans le même cas la température n'a pas été à 39.

Voici d'ailleurs deux faits où la température a été régulièrement étudiée:

Obs. I. *Hydrocèle vaginale, ponction et injection iodée.* — Jules, Victor M..., âgé de cinquante-sept ans, hydrocèle vaginale droite.

Depuis dix ans, le malade s'est aperçu qu'il porte une grosseur, dans le scrotum du côté droit.

La tumeur, a le volume d'une tête d'enfant nouveau-né, elle est transparente, le testicule est situé en haut et en arrière dans la tumeur.

Ponction et injection iodée, teinture d'iode pure des hôpitaux; le 22 décembre 1876, vu le volume énorme de l'hydrocèle, M. Després, laisse dans la tunique vaginale, 30 grammes environ, de teinture d'iode (1). — Le soir, tuméfaction et rougeur du scrotum, le liquide de l'hydrocèle se reproduit.

Fièvre du deuxième au quatrième jour après l'opération (fig. 33), le neuvième, la douleur a disparu dans le scrotum.

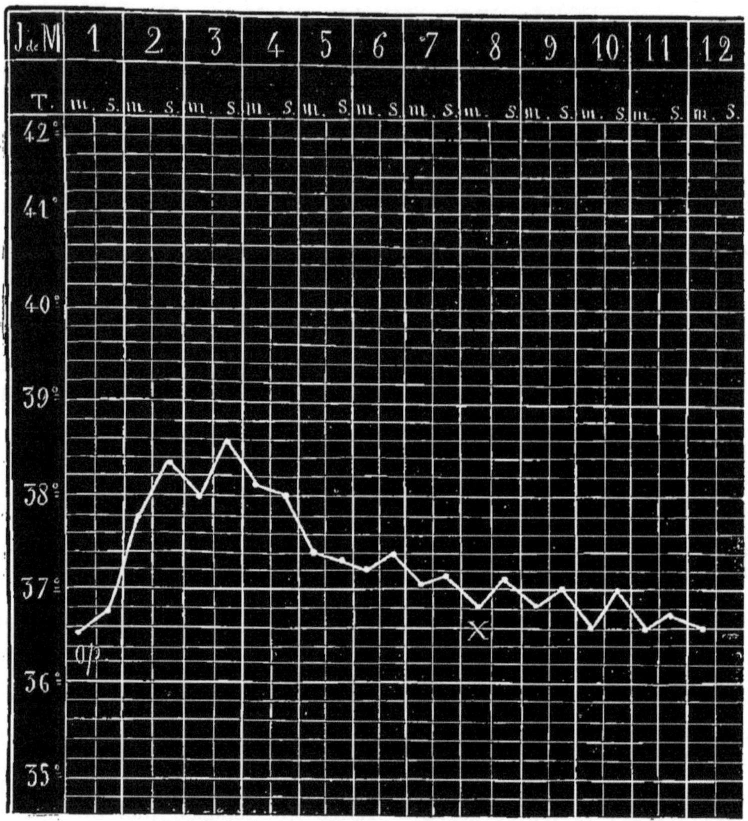

Fig. 33. — Tracé de la courbe de température, dans un cas de grosse hydrocèle opérée (obs. I). Forte vaginalite. Le signe X, indique le jour où le scrotum a cessé d'être douloureux à la pression.

A partir de ce jour, le scrotum diminue chaque jour, la résorption du liquide est complète, le 28 janvier 1877.

Obs. II. *Hydrocèle vaginale, ponction et injection iodée.* — Pierre-Étienne, P..., âgé de cinquante-cinq ans, journalier, est atteint depuis trois mois, dit-il, d'une grosseur dans le scrotum du côté droit. La tumeur a le volume d'un gros œuf, est transparente, et le testicule y est situé en arrière.

(1) Formule de la teinture de nos hôpitaux :

Alcool à 86°............	380 grammes.
Iode....................	30 —

Le 29 décembre, ponction et injection iodée, la tumeur ayant un petit volume, M. Després ne laisse pas, ou laisse une quantité peu appréciable de teinture d'iode.

Le 30 décembre, la réaction inflammatoire apparaît, le scrotum est rouge, le liquide de l'hydrocèle commence à se reproduire.

Fièvre les deuxième et troisième jours, défervescence rapide (fig. 34).

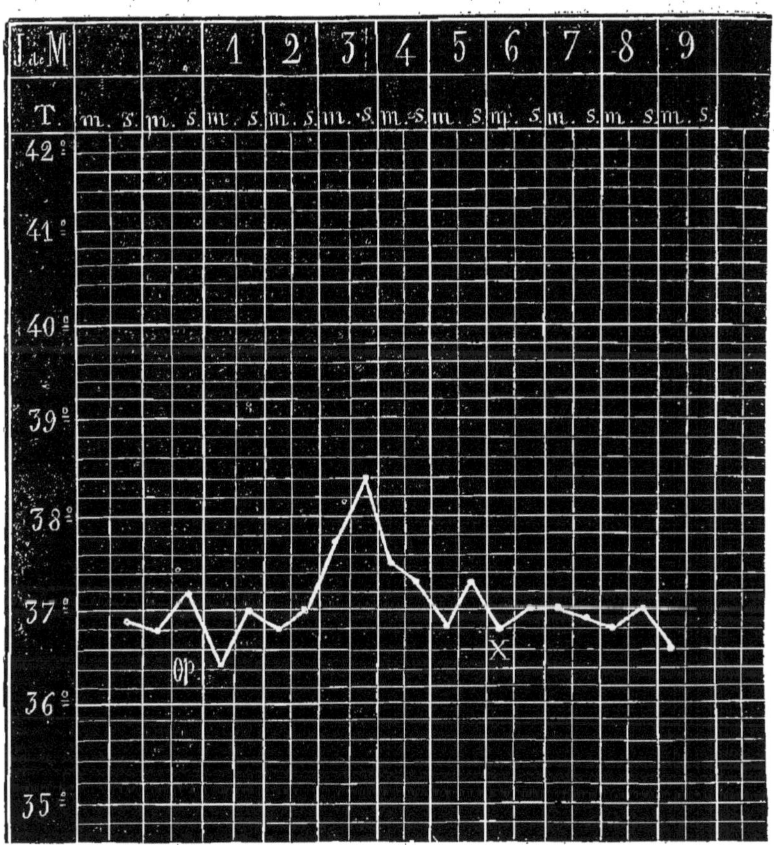

Fig. 34. — Tracé de la courbe de la température, dans un cas d'hydrocèle d'un petit volume (obs. II). Faible vaginalite. Le signe X, indique le jour où le scrotum cesse d'être douloureux.

Le septième jour, le scrotum n'est pas douloureux, le liquide de l'hydrocèle entièrement reproduit, commence à se résorber. Il a disparu le 30 janvier 1877.

Chez les malades que l'on examine le lendemain de l'opération, lorsque l'on presse sur le scrotum, on perçoit dans presque tous les cas un petit froissement, une sorte de craquement analogue à celui que produit l'amidon écrasé entre les doigts. Ce froissement existe dans les vaginalites qui accompagnent l'orchite; c'est une marque de l'inflammation de la séreuse. Il disparaît le jour suivant, parce que le scrotum est envahi par un œdème rouge et parce qu'il se forme un nouvel épanchement dans la tunique vaginale. Le quatrième jour après l'opération, le diachylum qui fermait la petite plaie est tombé. Le liquide de l'hydrocèle est presque entièrement reproduit; le scrotum a une coloration rose violet; il est temps de calmer l'inflammation. Pour cela, on applique de grands cataplasmes émollients sur le scrotum et on administre un lavement laxatif aux malades qui, généralement, n'ont pas été à la selle depuis l'opération. A partir de ce moment, les malades ne souffrent plus, sauf pendant la station debout à cause du poids de la tumeur; la résorption graduelle du liquide commence. Pendant quinze jours les cataplasmes sont continués, ainsi que les lavements émollients. Après ces quinze jours, les malades portent des suspensoirs que l'on diminue afin qu'ils serrent de jour en jour davantage, car à ce moment la diminution de l'hydrocèle est très-rapide. Il y a un moment où, chez quelques malades, on perçoit de nouveau le froissement de la séreuse, comme au début de la vaginalite, mais cela est rare. On ne doit pas s'étonner si on l'observe, la guérison ne sera pas entravée pour cela.

Le scrotum du côté malade reste un peu plus gros que du côté sain; c'est le testicule et l'épididyme qui sont plus gros. L'on a dit que les feuillets séreux adhéraient à la suite de l'opération, cela n'est pas exact; il peut y avoir des adhérences partielles, mais il n'y a jamais adhérence totale.

La durée du traitement, jusqu'à guérison complète, varie avec l'âge des sujets. Chez les jeunes sujets de dix-huit à vingt-cinq ans, en trente jours la guérison est obtenue; chez les adultes, il faut le même temps si l'hydrocèle date de moins de six mois; il faut sept semaines si l'hydrocèle opérée était très-volumineuse; chez les vieillards, il faut au moins deux mois. Un mois après guérison, les malades peuvent se passer de suspensoir.

Ne confondez pas ici, messieurs. Ce n'est pas le moment où le malade se lève et va à ses affaires avec un suspensoir qui doit être considéré comme le moment de la guérison, sans cela, le quinzième ou le vingt-cinquième jour, on pourrait dire que des malades sont guéris. Pour qu'il y ait guérison, il faut que le scrotum ait repris sa couleur, sa souplesse, qu'il n'y ait plus de liquide dans la tunique vaginale.

Les accidents des ponctions et injections iodées sont la suppuration de la tunique vaginale; cet accident est extrêmement rare. Les injections d'alcool pur, que A. Richard avait essayé de remettre en honneur, les cautérisations directes de la tunique vaginale avec le nitrate d'argent, le séton, etc., ont été justement abandonnés par les chirurgiens sensés, parce que ces procédés causaient souvent la suppuration de la tunique vaginale. Et si l'on a préféré les injections iodées, c'est parce qu'elles exposent infiniment moins à la suppuration de la tunique vaginale. Cet accident exige le traitement local par les émollients, mais on ne débridera pas le scrotum ; il vaut mieux que l'abcès s'ouvre seul ; tout au plus on est autorisé à fendre l'eschare qui se produit sur un point voisin de la plaie faite par le trocart.

Un autre accident de la ponction et de l'injection iodées est la piqûre du testicule. Il y a deux manières de piquer le testicule : la première est du fait de la maladresse du chirurgien ; l'autre, du fait du manque d'examen préalable de la tumeur.

Lorsque le chirurgien entre trop profondément son trocart dans la direction du testicule, il pique presque toujours le testicule ; le malade éprouve une souffrance qui lui arrache un cri, et à la fin de l'écoulement de la sérosité vaginale, on voit sortir du sang pur en plus ou moins grande quantité. Cette piqûre du testicule peut être insignifiante, mais elle peut être l'origine d'une hématocèle vaginale secondaire ; il est plus rare qu'il y ait une orchite. Cela tient à ce que les chirurgiens, rendus plus avisés par cet accident, s'abstiennent de faire l'injection iodée ; ils préfèrent, avec raison, recommencer un autre jour l'opération.

La piqûre du testicule est quelquefois due à une position anormale du testicule qui est placé en inversion. Il m'est arrivé une fois de piquer à une profondeur de 2 centimètres au moins le testicule chez un malade que j'opérais peu après son entrée à l'hôpital. C'était un malade pressé ; j'avais omis d'examiner la transparence et de rechercher la position du testicule. Je fis la ponction au lieu d'élection et je pénétrai dans le testicule. Je me hâtai de retirer le trocart et je ponctionnai 3 centimètres plus haut, ce qui me conduisit dans la tunique vaginale, et fis l'injection iodée. Cet exemple vous servira de leçon et de guide.

En effet, le défaut d'examen ne nous a pas permis de reconnaître une position exceptionnelle du testicule, et là est l'unique cause de la blessure du testicule. D'un autre côté, vous vous souviendrez que cette blessure du testicule est moins grave que la blessure du testicule recouvert de la tunique vaginale. Chez notre malade, c'est l'épididyme et le testicule que nous avions touché sans entrer dans la tunique vaginale, car il n'était pas sorti de liquide séreux par la ponction faite sur le testicule. C'est à cause de cela que nous avons fait sans crainte et sans scrupule l'injection iodée immédiate.

Voici, du reste, le fait résumé, avec les suites de l'opération, qui ont été des plus simples :

Le nommé B... (Charles), âgé de cinquante et un ans, ayant fait deux congés dans la cavalerie, avait depuis trois mois, disait-il, un gros testicule. La tumeur avait le volume moyen des hydrocèles de six mois, c'est-à-dire le volume d'un gros poing. Le 4 décembre 1874, l'opération a été pratiquée. L'injection iodée a été faite par une seconde ponction qui, cette fois, avait librement pénétré dans la tunique vaginale. Aucune réaction inflammatoire vive ne suivit l'opération; seulement, dès le premier jour, des cataplasmes émollients ont été placés sur le scrotum. Le quinzième jour, le malade se levait avec un suspensoir ; il ne restait presque plus de liquide dans la tunique vaginale. Le 17 décembre, le malade sortit et dut porter des suspensoirs de plus en plus serrés. En janvier 1875, le malade a été revu très-bien guéri.

Ce qui doit vous rester dans l'esprit de ce fait, c'est qu'il vaut mieux faire une seconde ponction que de traverser le testicule pour pénétrer dans la tunique vaginale, ce qui a été fait une fois au moins en ma présence; il en est résulté une violente orchite.

Avant de terminer cette leçon, je vous rappellerai plusieurs faits qui se sont passés dans le service et qui montrent comment peut s'effectuer la guérison naturelle de l'hydrocèle. Le traitement des maladies, en général, doit avoir toujours pour but de suivre les indications fournies par le cours naturel des maladies, et une preuve de plus, ajoutée à celles que l'on possède déjà, ne saurait être superflue.

Vous venez de voir que la cure radicale des hydrocèles, poursuivie par le moyen des injections iodées, réussit à la condition qu'il se développe une vaginalité aiguë. Si vous trouvez des malades chez lesquels une vaginalité accidentelle survenue dans une hydrocèle a guéri l'hydrocèle, ce sera une preuve de plus à l'appui de la théorie de l'action curative des injections iodées.

Vous vous rappelez un vieillard de soixante-dix ans qui était entré dans le service pour une cystite et des ulcères aux jambes. Ce malade avait en même temps une hydrocèle volumineuse de la tunique vaginale du côté gauche. Une orchite survint. Par orchite, vous comprenez que j'entends une épididymite (cet accident a été déjà observé quatre fois dans le service chez des malades qui avaient une hydrocèle en même temps qu'une hypertrophie de la prostate; trois fois il y avait eu en même temps abcès de la prostate et infiltration urineuse). Le scrotum devint rouge, œdémateux, luisant et douloureux. Nous nous sommes bien gardé d'ouvrir largement la tunique vaginale. J'avais vu faire cette opération par Nélaton en 1860, et le malade était mort en trois jours. J'avais en effet diagnostiqué une vaginalite, et tant que les symptômes locaux ne s'aggravaient point, il y avait lieu d'espérer la résolution. Un jour, cependant, neuf jours après le début du mal, il est survenu une eschare de la grandeur d'une pièce de 20 centimes sur le scrotum. Trois jours après, l'eschare s'est détachée et il s'est écoulé du pus et de la sérosité en abondance. La tumeur n'a pas été pressée; le liquide a été expulsé en proportion du retrait de la tunique vaginale. Pendant sept semaines, ensuite, il a coulé du pus, puis de la sérosité, et la plaie s'est refermée sans qu'il y eût adhérence totale entre les deux feuillets de la séreuse testiculaire. Le malade a été revu, un an après, entièrement guéri de son hydrocèle. Ici, l'inflammation de la tunique vaginale a été très-vive; elle a été jusqu'à la suppuration et elle a guéri moins rapidement l'hydrocèle que la vaginalité non suppurée qui suit l'injection iodée, mais elle a guéri l'hydrocèle. C'est là une démonstration qui a la valeur d'une expérience. La guérison d'une hydrocèle a lieu par l'inflammation de la tunique vaginale, sans doute parce que cette inflammation vascularise la séreuse et la rend plus propre au double travail de sécrétion et de résorption des liquides.

Il y a une terminaison de l'hydrocèle qui peut être considérée comme une guérison relative. Nous avons fait, il y a quelque temps, l'autopsie d'un malade mort de cystite purulente avec hypertrophie de la prostate qui avait une tumeur des bourses du volume d'un gros œuf de dinde, qu'au premier abord on pouvait prendre pour une maladie kystique du testicule, mais que j'ai diagnostiqué une simple hydrocèle cloisonnée, parce que toutes les loges de la tumeur communiquaient ensemble et parce que l'on pouvait sentir le testicule au-dessous d'une couche de liquide. Cette tumeur existait depuis dix-sept ans et n'avait jamais fait souffrir le malade. A l'autopsie, nous avons trouvé le testicule sain; la tunique vaginale renfermait un liquide citrin, et le feuillet pariétal de la séreuse présentait çà et là des brides qui circonscrivaient des loges où la séreuse avait conservé son aspect normal.

Si l'on a guéri des hydrocèles par des ponctions successives et par la compression, on a obtenu un résultat voisin de ce que nous avons constaté chez ce malade : la séreuse testiculaire arrive à former un kyste à paroi peu extensible; mais il y a toujours du liquide et on ne peut pas dire que l'hydrocèle est guérie radicalement.

QUARANTE ET UNIÈME LEÇON

DES MALADIES OCCASIONNÉES PAR LA MARCHE ET LA STATION DEBOUT

SOMMAIRE.— **Du pied plat accidentel, valgus douloureux. — Tarsalgie des adolescents, tarsalgie légitime. — Crampe du pied. — Pied plat accidentel ou tarsalgie des adultes.**

Chacune de nos fonctions mises en exercice jusqu'à l'abus est la cause de maladies qui se développent chez des individus ayant une moindre résistance que le commun des hommes. La marche en particulier cause des lésions aiguës du pied connues sous le nom d'ampoules, et qui ne sont autre chose que de la contusion par compression dont l'effet est immédiat, lésions qui produisent presque exactement les mêmes altérations que la brûlure au deuxième degré. Mais ce sont là des accidents aigus, si l'on peut ainsi dire, et les ampoules du pied ne nous occuperont pas. Il y a trois affections chroniques des pieds qui sont dues à la marche forcée, à l'usage de mauvaises chaussures ou à la station debout prolongée. Ce sont :

La tarsalgie ;

Le mal perforant ;

La contusion chronique du talon.

Les durillons et cors du dos du pied sont bien aussi des lésions du pied communes chez les marcheurs, mais la chaussure entre pour une plus grande part dans la production et elle est la cause exclusive du mal.

Du pied plat accidentel, valgus douloureux ; tarsalgie des adolescents ; tarsalgie légitime.

Le pied plat congénital, qui est très-rare et qui n'existe pas une fois sur mille sujets, est un pied-bot valgus incomplet. Au contraire, le pied plat accidentel se montre dans une proportion plus élevée. Autant que mes calculs peuvent être justes, j'estime qu'il y a deux pieds plats accidentels sur mille malades adultes qu'on voit en moyenne, par an, dans les services de chirurgie des hôpitaux de Paris, contenant cent lits.

La tarsalgie pied plat ou valgus accidentel peut être divisée en deux classes : la tarsalgie articulaire et la tarsalgie musculaire. La première variété n'est, à proprement parler, que la première phase d'une tumeur blanche ou une arthrite chronique, ainsi que le pense M. Gosselin (1), qui, l'un des premiers, a appelé l'attention sur l'*arthalgie des adolescents*, que nous appelons aujourd'hui la *tarsalgie* ou *valgus accidentel*. La seconde variété, étudiée depuis longtemps par M. Duchenne, de Boulogne (2), sous le nom de *valgus* et de *pied plat douloureux*, et qui était connue imparfaitement de Bonnet, de Lyon (3), et de M. J. Guérin, est une maladie où le système musculaire joue le principal rôle. C'est cette seconde variété seule que nous allons étudier devant vous, parce qu'elle est de beaucoup la plus commune.

Un des faits les plus frappants que j'ai observés et qui est le plus utile pour la démonstration de la nature de la tarsalgie est le suivant :

Obs. I. — *Tarsalgie.* — Un jeune garçon, âgé de dix-huit ans, qui était entré à l'hôpital de la Charité, ayant été pris pour sujet d'une leçon de clinique pendant un concours de chirurgiens dont j'étais juge, a été examiné avec soin, et voici son histoire :

Ce garçon, qui était cuisinier, avait été atteint dans sa jeunesse d'abcès sous-périostiques du tibia gauche ; il avait suppuré pendant longtemps et il avait fini par guérir, mais un an après, aussitôt qu'il eut commencé le métier de garçon de cuisine, il souffrit du pied gauche et fut obligé à plusieurs reprises de cesser son travail. Le repos, pendant quinze jours, lui permettait de reprendre son travail pendant un mois, et cela était toujours à recommencer.

A l'examen du pied gauche, on trouvait une déformation très-appréciable, caractérisée par un aplatissement de la voûte du pied et une saillie apparente du scaphoïde et des cunéiformes. L'axe du pied n'était pas sensiblement dévié en dehors, et l'on pouvait dire qu'il n'y avait pas encore de valgus accidentel. Chez ce garçon, on sentait manifestement sous la peau une saillie des tendons des extenseurs des orteils et une saillie du tendon du court péronier latéral. Les articulations du tarse n'étaient point douloureuses et il n'y avait point de gonflement à leur niveau.

Il y avait chez ce malade une atrophie du membre inférieur gauche.

(1) Consultez Cabot, *De la tarsalgie*, thèse de Paris, 1866, n° 16. — Gosselin, *Clinique chirurgicale*, 2e édition. Paris, 1876.

(2) Duchenne (de Boulogne), *De l'Électrisation localisée*, 3e édition. Paris, 1872.

(3) A. Bonnet, *Traité de thérapeutique des maladies articulaires*. Paris, 1853.

Dans ce premier fait, c'est la lésion ancienne, l'abcès sous-périostique, qui a agi sur les muscles et a causé un défaut d'équilibre entre les muscles antagonistes du pied. Le pied plat survient parce que les muscles de la jambe sont inégalement atrophiés.

Le second fait est encore un exemple remarquable de tarsalgie des adolescents dû à une altération de la fonction des muscles de la jambe.

Obs. II. *Tarsalgie double et scoliose légitime.* — Une jeune fille de onze ans, grande pour son âge, un peu pâle, vient se faire traiter à la consultation de l'hôpital Cochin pour une douleur dans le pied gauche et une difficulté de la marche.

L'année dernière elle a été atteinte à diverses reprises de fièvres mal caractérisées, qui ont été traitées par le repos, la quinine et les préparations ferrugineuses.

Peu de temps après cette époque, l'enfant qui était en pension se plaignait de difficulté pour marcher, il lui était impossible de marcher sur la pointe du pied, et elle souffrait dans le cou-de-pied.

L'examen nous permit de constater une saillie des tendons des extenseurs des orteils et une saillie moins prononcée du court péronier latéral. La pression provoquait une douleur à la face interne du cou-de-pied, assez exactement située sur l'articulation astragalo-scaphoïdienne.

Je prescrivis d'abord le repos et quelques applications de teinture d'iode, mais je portai le diagnostic tarsalgie, par défaut d'antagonisme, entre les fléchisseurs et les extenseurs du pied. Lorsque la petite malade revint nous consulter, je poursuivis l'examen de la malade dans un autre sens. Je fis déshabiller cette jeune fille et je constatai une déviation de la taille, cette scoliose légitime, si fréquente chez les jeunes filles, que M. Duchenne, de Boulogne, a très-justement attribuée à un défaut d'équilibre des puissances musculaires symétriques et antagonistes. La scoliose était peu prononcée, l'épaule n'était pas encore très-saillante, c'était le premier degré de la scoliose. Je prescrivis alors la gymnastique et l'électricité. L'électricité fut appliqué en outre, sur la jambe, principalement sur les muscles extenseurs de la jambe et les péroniers : l'électrisation avec les appareils d'induction a suffi ; deux fois par semaine la petite malade vient se faire électriser. Elle a été près d'une année en traitement.

La croissance, la gymnastique, ont arrêté la déviation de la taille. L'électricité a guéri la tarsalgie, mais nous continuons le traitement, car le pied du côté droit commençait à se dévier un peu il y a quelque temps, et il a fallu électriser les muscles de ce côté pendant quelques mois ; cependant comme nous avions vu le début de la tarsalgie, la guérison de ce côté a été beaucoup plus rapide que du côté gauche.

Obs. III. *Tarsalgie et scoliose.* — Il y a encore dans le service une troisième malade du même genre. C'est une jeune fille de seize ans, mise en place comme domestique depuis trois mois. Cette enfant avait pris très à cœur son emploi et travaillait comme l'on dit trop fort pour son âge. Elle avait maigri et elle présentait en même temps une déviation de la taille et une tarsalgie du pied gauche. Cette fille a été admise à l'hôpital, et le repos, la gymnastique (exercices du trapèze) et l'électrisation du long péronier latéral ont été mis en usage. Au bout d'un mois, la déviation de la taille ne paraissait plus, seule la tarsalgie persiste encore; les muscles extenseurs des orteils sont encore légèrement contractés.

Je soigne en ville en ce moment une jeune fille de onze ans, qui a grandi subitement et présente à la fois le début d'une scoliose et d'une tarsalgie du pied droit.

J'ai vu une autre jeune fille, âgée de dix-sept ans, qui a une taille d'une grandeur excessive pour son sexe et son âge, la fille d'un fermier des environs de Paris, et chez laquelle la tarsalgie existe depuis des années au pied gauche et est arrivée à ce dernier degré qui constitue le pied plat définitif. Mais chez cette grande jeune fille, il n'y avait pas de déviation de la taille; il n'y avait aucune douleur spontanée, seulement la malade souffrait en marchant et lorsqu'elle était restée longtemps debout.

Vous le voyez, la maladie est fréquente et dans les conditions qui, suivant moi, sont les plus propres à en faire connaître la nature, puisque sur cinq jeunes filles atteintes de tarsalgie, trois avaient en même temps une scoliose légitime.

Voici enfin un fait recueilli à la consultation de l'hôpital, et qui peut être considéré comme un type.

Obs. IV. — Le nommé R..., René, grand pour son âge, âgé de treize ans, travaillait depuis l'âge de dix ans à faire des fleurs, mais ce métier assis est exposé à de fréquents chômages. Ses parents l'envoyèrent dans une tannerie où il fit le métier de brosseur de peau. Cette profession exige que ce garçon soit toujours debout, sauf au moment des repas, et comme la journée est de onze heures, cela fait que le malade reste neuf heures sur ses jambes. Il y a six mois que ce garçon a pris ce nouveau métier, mais depuis un peu plus de six semaines il a commencé à souffrir du pied gauche, puis du pied droit; il souffre dans les chevilles et sur le dos du pied. Comme tous les malades qui souffrent des pieds, ce garçon s'empressa de mettre les chaussures qui lui étaient le plus contraire, il mit des espadrilles.

Au moment où le malade vient à la consultation, il présentait le premier degré de la tarsalgie; les pieds ne présentaient nulles traces de gonflement, mais on voyait nettement la saillie des tendons extenseurs des orteils. Le pied était légèrement dans l'abduction. A droite, la déviation du pied était à peine marquée. Aucun point douloureux à la pression n'existait sur les articulations médio-tarsiennes.

Nous avons conseillé à la mère de faire changer de profession cet enfant et en attendant nous lui avons ordonné de porter des brodequins lacés. Il reviendra d'ailleurs et nous soumettrons à l'électricité ses muscles péroniers.

La tarsalgie est une maladie qui est rarement observée à son début et dont la cause première a toujours échappé. Un instant, Nélaton avait cru trouver la cause du mal et l'avait désignée sous le nom de crampe du pied pour comparer le mal à ce qui se passe à la main lorsqu'elle est atteinte de la crampe des écrivains. Nélaton avait, en effet, constaté la saillie des extenseurs des orteils et avait jugé que la contracture de ces muscles, qui est le premier signe de la tarsalgie, était la cause réelle du mal.

M. Gosselin (1), qui a eu la bonne fortune de posséder une autopsie de pied atteint de valgus accidentel, a constaté une lésion des articulations du tarse, lésions caractéristiques de l'arthrite sèche, a pensé que la tarsalgie avait pour cause une maladie des articulations du tarse.

Duchenne, de Boulogne (2), en 1872, a démontré de nouveau que l'impotence du long péronier latéral était la cause du valgus accidentel ou tarsalgie.

Je ne nie point que l'une et l'autre cause ne soient réelles, mais je pense que la tarsalgie avec déformation du pied, qui est relativement commune et qui ne s'accompagne pas de gonflement ni d'œdème du pied, c'est-à-dire les dix-neuf vingtièmes des pieds plats douloureux ou tarsalgie sont des lésions d'origine musculaire. J'ai vu trop d'enfants atteints de tumeur blanche des os du tarse, sans déviation de la voûte du pied, pour penser que des lésions articulaires soient l'origine ordinaire de la tarsalgie. Même, chez une malade adulte, qui avait eu une arthrite tarsienne d'origine puerpérale, non suppurée, la tarsalgie pouvait être attribuée aux troubles fonctionnels des muscles ; car tout le temps que l'arthrite existait, la tarsalgie n'existait point et ne se montra que quand la malade fut guérie de son arthrite et commença à marcher. L'efficacité de l'électricité appliquée sur les muscles de la jambe est encore une excellente démonstration.

(1) Gosselin, *Tarsalgie des adolescents (valgus douloureux), lésions anatomiques de cette maladie.* (*Bull. de l'Acad. de médecine*, 1865, t. XXXI, p. 144.)

(2) Duchenne de Boulogne, *Impotence et spasme fonctionnels du long péronier* (*Arch. de médecine*, 1872).

Un seul muscle est-il malade ou bien y a-t-il plusieurs muscles dont les fonctions sont troublées? Il y a des cas où il n'y a qu'un muscle insuffisant et c'est le long péronier latéral, mais souvent tous les muscles ont perdu quelque chose de leur force, et ce qui cause la déviation du pied, c'est le défaut d'équilibre entre les puissances musculaires de muscles antagonistes, ainsi que cela arrive à la suite d'immobilisation prolongée d'un membre, ou d'attitudes vicieuses.

Chez nos malades, vous avez vu que trois fois le pied valgus était survenu en même temps qu'une déviation du rachis. Chez deux autres malades, c'était à la suite d'inflammation et d'immobilisation prolongée du pied que la tarsalgie avait paru. Chez deux adultes et chez un jeune garçon de treize ans, le mal avait paru sans cause appréciable autre que la cause occasionnelle habituelle de la tarsalgie, la station debout prolongée et la disposition rhumatismale.

Un point des plus importants dans l'étude de la tarsalgie des adolescents est, sans contredit, le fait de l'existence du mal aux deux pieds successivement ou à la fois; il serait difficile de dire qu'il y a deux arthrites sèches à la fois sur l'un et l'autre pied. Cette considération majeure est encore une preuve nouvelle à l'appui de l'opinion de Duchenne, de Boulogne. Comment se fait-il d'ailleurs que la tarsalgie soit une maladie de l'adolescence et qu'elle se montre principalement chez les jeunes filles à l'âge de la puberté, les blanchisseuses entre autres, et chez les jeunes garçons (garçons de café ou de cuisine, compositeurs d'imprimerie, garçons épiciers, ou valets de chambre) dont le métier exige qu'ils soient longtemps sur leurs jambes? On dira, sans doute, que tous les cuisiniers, toutes les blanchisseuses, repasseuses, n'ont point de tarsalgie et qu'il y a autre chose que la station verticale capable de causer la tarsalgie. A cela il est facile de répondre que la prédisposition est nécessaire. Nous verrons plus loin ce que peut être la prédisposition. Si l'on dit que le mal existe à un seul pied dans beaucoup de cas, il est facile de répondre que cela tient à ce qu'il y a toujours un pied qui fatigue plus que l'autre et à ce que les malades s'arrêtent avant que le second pied soit atteint.

Les *causes* prédisposantes du pied plat accidentel sont une maladie de l'enfance dont les effets portent sur le système musculaire avec ou sans l'intermédiaire d'une lésion médullaire. Chez certains enfants qui naissent avec un pied plat, ce qui est très-rare, c'est pendant la vie intra-utérine qu'ont eu lieu les lésions qui causent le pied plat ou valgus congénital. Chez les enfants en bas âge, la maladie qui peut causer le pied plat est variable. Mais dans les antécédents des malades, on retrouve quelquefois des fièvres mal caractérisées, du rhumatisme et même cette surcharge graisseuse musculaire dont ont parlé Stofella et Duchenne, de Boulogne. J'ai déjà observé deux fois la tarsalgie chez des enfants excessivement obèses. J'ajoute que le poids excessif du corps est encore une cause prédisposante efficace. Il y a des causes prédisposantes locales qu'il ne faut pas méconnaître : ainsi, une maladie inflammatoire chronique de la jambe et du pied, ainsi que cela a été observé chez le premier malade dont je vous ai parlé.

Il y a une cause déterminante unique qui produit la tarsalgie, c'est la station debout prolongée outre mesure et l'usage d'une chaussure qui ne maintient pas le pied. C'est, en effet, une chose curieuse que de voir des sujets porter de préférence la chaussure la plus capable de favoriser la production de leur mal. En pensant être soulagés par une chaussure légère, les malades aggravent leur mal. Les blanchisseuses qui mettent des pantoufles, les cuisiniers qui mettent des souliers de bal ou de soirée, les compositeurs d'imprimerie qui portent des chaussons de lisière font tout ce qu'il y a de mieux pour hâter la marche de leur mal.

Le mécanisme de la formation du pied plat accidentel est d'une grande simplicité ; le long péronier latéral, dont le tendon réfléchi sous la plante du pied soutend comme un arc la voûte du pied, devient insuffisant, ou parce qu'il est paralysé, ou parce que le muscle jambier antérieur est plus développé ou a acquis une puissance relativement supérieure à celle du long péronier. Le poids du corps aplatit le pied et c'est en vain que le court péronier latéral, le jambier antérieur et les extenseurs des orteils se contractent : ils ne peuvent se substituer au long péronier latéral que pour lutter contre la déviation du pied en dedans sollicitée par le jambier antérieur; mais celui-ci est contre-balancé par le jambier postérieur, et la contraction supplémentaire des extenseurs des orteils a pour effet de renverser la pointe du pied en dehors.

La tarsalgie débute à un pied parce qu'il est dans la nature des choses que tout individu fatigue toujours un de ses pieds plus que l'autre, mais les deux pieds peuvent être successivement atteints. Cependant un malade qui offre un pied plat d'un seul côté n'est pas extrêmement rare, et l'on peut dire rétrospectivement que ce malade a eu une tarsalgie.

Il y a trois degrés dans la tarsalgie. Au premier degré, les mouvements du pied sont douloureux, et à ce moment on voit même pendant le repos du pied une saillie très-apparente du court péronier et quelquefois des extenseurs des orteils. Lorsque les malades se sentent fatigués, ils essayent de marcher sur la pointe du pied ou sur le talon. Au deuxième degré, la voûte du pied s'aplatit, la pointe du pied a de la tendance à se porter en dehors. La marche est difficile et l'articulation astragalo-scaphoïdienne est douloureuse à cause de la distension des ligaments, obligés de se prêter à une luxation graduelle. Au troisième degré, il y a luxation par rotation du scaphoïde sur l'astragale et déplacement des cunéiformes en bas, ce qui correspond à une saillie très-apparente qui existe à la face interne du pied et qui efface la voûte du pied, et cependant il n'y a ni gonflement ni œdème du pied.

Ces trois degrés peuvent être désignés par trois mots : 1° *contracture apparente des extenseurs;* 2° *déviation du pied et aplatissement de la voûte;* 3° *luxation du scaphoïde.*

Lorsque le pied plat est confirmé, vous retrouvez tous les caractères du pied plat congénital. Il n'y a plus de voûte du pied, les malades marchent sur le bord interne du pied et sur une saillie formée par le scaphoïde et les cunéiformes, sur laquelle la peau épaissie forme une sorte de durillon. Du côté externe du pied, la peau de la plante du pied forme une sorte de bourrelet qui a de la tendance à se renverser en haut. Quelques malades arrivés à ce degré marchent bien; d'autres, au contraire, éprouvent des douleurs incessantes, ne peuvent marcher et offrent un léger gonflement inflammatoire au niveau de l'articulation luxée. Mais il est prodigieusement rare que cette douleur arrive jusqu'à se transformer en une arthralgie franche, c'est-à-dire en une tumeur blanche. Je n'en ai pas encore rencontré d'exemple.

Le pronostic des tarsalgies est peu grave lorsqu'on les traite au premier degré ; il l'est davantage lorsqu'on les observe au deuxième degré. A ce moment, le mal est fait et à moins d'un traitement rigoureusement suivi, il est impossible d'empêcher le mal d'atteindre le troisième degré où la déformation devient irrémédiable. Ici, Messieurs, se pose la question de la gravité du pied plat. Les opinions ont été partagées à ce sujet ; Gerdy, Malgaigne, à la fin de leur carrière, avaient fini par reconnaître qu'il y avait des pieds plats fort bons marcheurs. Cela est vrai, mais on ne saurait dire que cela est vrai dans tous les cas. Pour que la marche soit facile, il faut qu'il y ait eu, dans le système articulaire du pied, des métamorphoses qui soient devenues pour ainsi dire un état physiologique. Il faut que les surfaces articulaires se soient appropriées d'une façon définitive à la nouvelle situation des os, ou qu'elles se soient ankylosées. Au contraire, lorsque les surfaces articulaires sont atteintes d'une lésion voisine de l'arthrite sèche, il n'y a point de transformation des articulations; les malades souffrent et sont de très-mauvais marcheurs.

En combien de temps une tarsalgie arrive-t-elle à la dernière période? Cela varie beaucoup avec l'exercice et le repos que prennent les malades. Cependant on peut dire que dans les conditions ordinaires de la vie, en un mois la tarsalgie peut arriver à la seconde période. Plus le sujet est jeune, plus la déformation arrive avec rapidité.

Vous guérirez les tarsalgies principalement par le repos et le changement de profession et par l'usage d'une chaussure solide à hauts contreforts et à semelles épaisses.

Au premier degré, il faut électriser les muscles de la jambe, le long péronier en particulier; il n'est pas nécessaire de faire cesser entièrement la marche, mais il faut la restreindre beaucoup. L'électrisation par les appareils d'induction est tout à fait efficace; elle doit être renouvelée au moins deux fois par semaine pendant huit à dix minutes chaque fois. L'un des pôles de la pile doit être appliqué sous la plante du pied, l'autre doit être placé sur le corps du long péronier latéral.

Il est toujours bon de faire faire aux enfants un peu de gymnastique au trapèze. Une bonne nourriture et les bains sulfureux sont toujours utiles. Il est bien entendu que s'il existe une déviation du rachis, on la traitera en même temps que la tarsalgie.

Au deuxième degré, on doit avoir recours encore à l'électricité et il est bon d'électriser le jambier antérieur en même temps que le long péronier latéral. A ce degré, les malades doivent rester couchés ou étendus sur une chaise longue ou au lit le plus possible. Lorsqu'ils marchent, ils doivent avoir de fortes bottines à talon peu élevé et à semelles épaisses et à empeigne solide.

Au troisième degré, les indications sont les suivantes :

Combattre la douleur au niveau des articulations par les révulsifs ;

Obtenir la formation d'une ankylose ou une immobilisation relative, dans les articulations déplacées par l'application d'un appareil inamovible ouaté silicaté, qui sera renouvelé jusqu'à l'entière cessation des douleurs. Les malades auront un pied plat définitif, et quand l'on aura obtenu que les malades ne souffrent plus, on les laissera dans les conditions des malades qui ont un pied plat congénital.

Pied plat accidentel ou tarsalgie des adultes.

Il y a chez les adultes une tarsalgie acquise, un pied plat accidentel, qui reproduit tous les traits de la tarsalgie ou pied plat accidentel des enfants et adolescents. J'en ai observé jusqu'ici deux cas. Je ne parle pas des altérations de la voûte du pied chez des malades atteints d'arthrites ou de tumeurs blanches des articulations du tarse.

Le premier malade était un cuisinier âgé de trente-cinq ans, chez lequel le mal était apparu depuis quatorze mois. Le pied gauche s'était aplati en même temps que le malade y éprouvait des douleurs vives qui empêchaient la marche. Ce malade était buveur et avait eu des douleurs rhumatismales à plusieurs reprises.

Le 17 juin, le malade entra à l'hôpital ; le pied gauche présentait le troisième degré de la tarsalgie, le pied était aplati, relevé par son bord externe et les tendons des extenseurs des orteils étaient tendus sous la peau. La déformation au niveau des articulations du scaphoïde était relativement peu marquée. Le malade souffrait pendant la station debout, il ne pouvait marcher longtemps.

Au repos au lit, le malade ne souffrait pas, même aux changements de temps. Il n'y avait pas de douleur à la pression sur les articulations de l'astragale avec le scaphoïde, ni sur les articulations du scaphoïde avec les cunéiformes. La douleur accusée par le malade pendant la marche existait à la cheville et sur le bas de la jambe. La jambe du côté gauche avait le même volume que la jambe du côté opposé.

Le malade fut soumis d'abord au repos au lit ; puis, au bout de quelques jours, lorsque je m'aperçus que les douleurs reparaissaient aussitôt que le malade mettait le pied à terre, je fis appliquer un appareil ouaté silicaté enveloppant tout le pied et la moitié de la jambe. Au bout de huit jours, je laissai le malade levé, et il s'aperçut à sa grande surprise qu'il ne souffrait plus. A partir de ce moment, jusqu'à sa sortie de l'hôpital, le malade garda son appareil qui fut changé une fois. Le malade sortit de l'hôpital guéri de ses douleurs, mais conservant un pied plat, le 25 juin 1875 ; nous l'avons revu depuis, la guérison s'était maintenue, et je conseillai l'usage de chaussures à semelle épaisse et prenant bien le cou-de-pied.

La seconde malade était une blanchisseuse, âgée de trente-deux ans, chez laquelle le mal occupait les deux pieds, et qui avait son mal depuis six mois ; cette femme était repasseuse et portait pour chaussure, toute la journée, des chaussons de lisière ou des souliers à semelles très-fines, croyant que son mal provenait de chaussures trop fortes. Chez cette malade, le pied s'était aplati, et la subluxation du scaphoïde et de l'astragale était arrivée au terme le plus complet du pied plat ; la jambe était douloureuse à la cheville, surtout du côté gauche. La marche et la station debout étaient très-pénibles ; il n'y avait point de douleurs vives au niveau des articulations du pied, il y avait seulement de la sensibilité, sans rougeur ni empâtement.

La malade avait eu des rhumatismes, elle disait avoir eu à plusieurs reprises des douleurs dans les bras et dans les jambes.

Le traitement consista en un appareil ouaté silicaté, qui embrassait le pied (moins les orteils) et la partie inférieure de la jambe ; deux appareils semblables furent de la sorte appliqués, et immobilisèrent le pied pendant six semaines ; au bout de quinze jours, la malade se tenait debout avec ses appareils et marchait sans souffrir. Après le traitement, je conseillai à la malade de porter des bottines fortes, lacées, à semelle un peu épaisse. J'ai su depuis que la malade se trouvait bien, mais qu'elle s'était observée, quant à la prolongation du travail debout, ainsi que je lui avais recommandé.

J'ai observé une troisième malade, âgée de cinquante ans, journalière, qui avait depuis un an un aplatissement de la voûte d'un pied, mais sans déformation ; ce n'était pas, à proprement parler, un pied plat, douloureux, accidentel, c'était une fatigue du pied, depuis longtemps déformé ; dix-neuf jours de repos ont guéri la malade, qui, d'ailleurs, était rhumatisante.

Ainsi donc, voilà deux malades qui ont un pied plat accidentel qui se développe rapidement et chez lesquels on trouve de la manière la plus manifeste un antécédent positif : le rhumatisme. L'interprétation du mode d'action du rhumatisme est plus douteuse. La cause de la déformation du pied est-elle due à une altération des ligaments du pied ou aux muscles. Ce que nous savons de la tarsalgie des adolescents nous porterait à conclure que des muscles ont été touchés par le rhumatisme et ont une action inégale, qui cause un défaut d'antagonisme entre ces muscles. Mais on objectera que les rhumatismes musculaires, si communs dans d'autres régions, ne sont pas suivis de déformations. Cette objection est très-juste, mais il faut considérer que le muscle long péronier latéral est un muscle qui a un tendon excessivement long et que, indépendamment d'altération de ses fibres musculaires, il peut présenter des altérations de son tendon. Je ne voudrais pas pourtant me prononcer, car il se pourrait faire que les ligaments des articulations du scaphoïde, avec l'astragale, le cuboïde et les cunéiformes, se relâchassent avant le tendon du long péronier latéral, comme l'on voit les articulations se déformer à la suite de rhumatismes chroniques, et je fais allusion ici au *genu valgum.*

Quoi qu'il en soit, l'antécédent rhumatismal est tellement positif que l'on ne saurait faire autrement que lui attribuer une part dans la production de la tarsalgie.

Y a-t-il une arthrite sèche qui entraîne l'allongement des ligaments et la subluxation, les scaphoïdes, cela peut être, mais il faut toujours que le tendon du péronier latéral participe au relâchement.

Les caractères du pied plat accidentel des adultes sont les mêmes que ceux du pied plat accidentel des adolescents; seulement, jusqu'ici, je puis dire que j'ai vu le mal arriver à son dernier degré, plus rapidement chez l'adulte, que chez l'adolescent.

Vous avez pu juger par les deux observations qui précèdent, que ces pieds plats ont été observés chez des sujets dont les professions causent le plus souvent la tarsalgie : l'un était cuisinier, l'autre était blanchisseuse-repasseuse.

La tarsalgie ou pied plat accidentel des adultes est promptement irrémédiable, c'est-à-dire que, en peu de temps, le mal est fait, et que le rôle du chirurgien doit se borner à mettre les malades en état de marcher sans douleurs.

Je n'hésite pas à le dire, le meilleur remède est de fixer les articulations dans leur nouvelle position, c'est-à-dire d'obtenir, ce qui est facile, une raideur des articulations déplacées. Pour cela, il n'y a qu'à placer un appareil inamovible avec de la ouate et un mélange siccatif (silicate de potasse ou dextrine). Cet appareil immobilise aisément les articulations du tarse et n'empêche pas tout mouvement de l'articulation tibio-tarsienne; il empêche seulement le renversement complet du pied en dehors. L'expérience a démontré que ce traitement était bon : employé pendant six semaines ou deux mois, qu'on le renouvelle ou non, il maintient le pied, empêche toute déformation nouvelle, et au bout de quinze jours de son application, il permet aux malades de marcher; mais si l'on enlève l'appareil trop tôt, le mal récidive, c'est ce qui est arrivé chez notre premier malade.

La fin du traitement est un pied plat définitif indolent, comme le sont à la longue les pieds plats congénitaux, qui, suivant Malgaigne et Gerdy, n'empêchent pas ceux qui les portent d'être de fort bons marcheurs.

QUARANTE-DEUXIÈME LEÇON

MALADIES OCCASIONNÉES PAR LA MARCHE ET LA STATION DEBOUT (SUITE)

SOMMAIRE. — **Mal perforant. — Théorie des causes du mal perforant ; critique. — Signes et marches de l'ulcère. — Traitement du mal perforant.**

Du mal perforant.

Le mal perforant a existé depuis bien des années, mais il n'a été étudié, à part des ulcères, que vers 1852 par Vésigné (d'Abbeville) (1) et Nélaton ; le meilleur ouvrage sur le sujet est dû au docteur Leplat (2).

Tous les chirurgiens observent annuellement un plus ou moins grand nombre de malades atteints du mal perforant, j'en ai observé, pour ma part, un certain nombre, et tout ce que j'ai vu jusqu'ici me confirme dans cette opinion que le mal perforant reconnaît pour cause une lésion locale primitive : le durillon ; que cette cause est sans contredit la plus commune, mais que, parfois, exceptionnellement, une gangrène, par compression de la peau, peut être suivie de la production d'un mal perforant.

L'opinion de Leplat, qui, le premier, a écrit sur le sujet d'une manière détaillée, était que le mal reconnaissait pour cause un durillon. Lenoir, en décrivant les bourses séreuses du pied et leur inflammation, attribuait aussi à la marche forcée des lésions ulcéreuses des bourses séreuses de la plante du pied, que l'on met aujourd'hui, à juste titre, sur le compte du mal perforant. M. Sédillot fait également du mal perforant une lésion de cause locale. Ce sont donc là des autorités que, à défaut d'autres raisons, l'on pouvait invoquer. Mais il y a d'autres raisons sérieuses qui militent en faveur de l'opinion de Leplat.

(1) Vésigné, *Mal plantaire perforant* (*Gaz. des hôpit.*, février 1852.)
(2) Leplat, thèse de Paris, 1855.

En premier lieu, le mal perforant existe *presque toujours* sur les points où les pieds portent sur le sol, ou plutôt sur la semelle du soulier. C'est sous l'extrémité antérieure du premier métatarsien et sous la partie postérieure de la phalange du gros orteil, c'est-à-dire au niveau de l'articulation des deux phalanges du gros orteil, sous la partie antérieure du cinquième métatarsien, qu'on les rencontre le plus souvent. Bien plus, il y a des malades qui ont subi des amputations pour un mal perforant d'un orteil et chez lesquels il est survenu, non pas une récidive de l'ulcère sur la cicatrice de l'amputation, mais bien sur un autre point de la plante du pied, sur lequel porte le poids du corps depuis l'amputation. Vous trouverez bien une observation, deux au plus, où l'on parle d'un ulcère sur la cicatrice d'une amputation antérieure, mais ces ulcères n'ont pas le caractère des maux perforants et ressemblent beaucoup aux ulcères qu'on observe autour des os cariés. Je veux encore vous signaler une observation de mal perforant qui aurait occupé les mains après les pieds et aurait fait tomber successivement les orteils et les doigts, cette observation, publiée par M. Bertrand (1), me paraît avoir trait à une variété de lèpre (il s'agit, en effet, d'un nègre arabe, âgé de quarante ans, qui, à la suite d'ulcères des pieds et des mains, perdit les doigts et les orteils) ; le mal perforant n'a été observé, jusqu'ici, que sur les pieds. J'ai vu, cependant, un mal perforant du genou, chez un amputé, mais c'est là une rareté parmi les raretés. Le mal perforant est donc un mal qui existe exclusivement sur les points où il y a une pression constante ou un durillon, ce qui revient au même, et les pieds sont les parties où cette pression constante est pour ainsi dire physiologique.

Tous les auteurs qui ont parlé du mal perforant ont cherché quelle est la cause prédisposante du mal perforant. Il était facile de constater, en effet, que tous les malades qui marchent ou restent longtemps debout n'avaient point de mal perforant ; tout le monde a cherché la cause prédisposante. Les premières théories qui ont été proposées l'ont été par Jobert de Lamballe, qui croyait que la sueur des pieds abondante était l'origine du mal.

Nous possédons la théorie de MM. Péan et Delsol (2), qui, presque en même temps, attribuaient à des lésions vasculaires antérieures le mal perforant, parce que, à l'autopsie des pieds de malades atteints de maux perforants, ils avaient trouvé une dégénérescence athéromateuse des artères. Je ne nie point que le fait soit vrai, mais il peut être l'effet et non

(1) Bertrand, *Recueil de médecine et de chirurgie militaires*, 1865.
(2) Delsol, *Du mal perforant*, thèse de Paris, 1864.

la cause du mal. Le professeur Dolbeau, qui a fait usage du sphygmographe pour étudier l'état des artères de la jambe, chez les malades atteints de maux perforants, a obtenu des résultats : il a vu qu'il y avait un affaiblissement des battements des artères et un tracé sphygmographique spécial aux ossifications artérielles sur le membre au pied duquel il existait un mal perforant; ici l'on ne peut d'une manière absolue dire, comme précédemment, que le mal des artères est un effet et non une cause du mal perforant, mais on peut se demander pourquoi un malade aurait des ossifications artérielles dans un seul membre, ce qui est obligatoire si le malade n'a de mal perforant que d'un seul côté. Néanmoins, je suis tout prêt à accorder qu'un trouble vasculaire quelconque peut être un obstacle à la nutrition d'un membre, et que ce peut être une cause de maladie du pied, mais de maladie quelconque. Je comprends bien la gangrène par artérite, un caillot formé sur une ossification artérielle et poussée jusqu'aux capillaires artériels, mais une lésion analogue limitée au derme qui supporte un durillon me paraît plus difficile à concevoir.

La dernière théorie proposée a été formulée incidemment par M. Dolbeau, qui attribuait à des troubles des nerfs vaso-moteurs les ossifications artérielles précoces qui existeraient chez les malades atteints de mal perforant; elle a été étendue par M. Duplay, qui, de son côté, attribue le mal perforant à une cause prédisposante d'origine nerveuse. Les nerfs sensitifs seraient altérés et causeraient des lésions trophiques de la peau au-dessous du durillon. L'insensibilité notoire de l'ulcère et l'insensibilité des parties voisines sont invoquées par M. Duplay comme une preuve des troubles nerveux. Je n'y contredis pas, mais ici encore il ne faut pas prendre l'effet pour la cause. Les durillons sont insensibles aux excitations, et la peau, épaissie dans le voisinage, a perdu également de sa sensibilité; mais le durillon cause toujours de la douleur pendant la marche, au même titre que le cor, et je ne vois pas l'insensibilité du membre évidente. Je crois que la marche forcée, la pression constante sous la plante d'un pied dont les saillies sont pourvues de durillons, et qui ne *sue point abondamment*, déterminera fatalement un mal perforant; que si tous les sujets qui marchent beaucoup n'ont point de mal perforant, c'est que tous ces sujets n'ont point la plante du pied sèche, et que beaucoup de ceux qui commencent à souffrir des durillons sous les pieds changent de profession ou se ménagent, ou bien encore placent dans leur chaussure des plaques protectrices qui empêchent le durillon de devenir un mal perforant.

L'incurie des malades est la cause réelle du mal perforant. Une considération encore doit intervenir : il est positif que le mal perforant n'existe pas chez les gens du monde, tel au moins que nous le voyons chez les ouvriers soumis à un rude labeur. Personne n'a publié un fait relatif à un homme dans l'aisance (1). Or, l'alcoolisme, les dégénérescences calcaires des vaisseaux, les lésions nerveuses n'ont aucune raison de respecter exclusivement les gens qui ne marchent point, et s'il est vrai que des gens du monde ont des durillons sous les pieds (et je crois que ce sont ceux qui ne transpirent pas assez des pieds) (2), ils se les font soigner, ils ne marchent presque plus, et le mal ne devient jamais un mal perforant. Enfin, il est prodigieusement rare que le mal perforant existe chez la femme : on en a cité un seul exemple contestable, et il est absolument impossible que des lésions vasculaires et nerveuses, qui causent le mal perforant, n'existent que chez les hommes. Dirai-je enfin qu'on a vu nombre de vaisseaux incrustés sur des cadavres qui ne présentaient pas trace de maux perforants.

Il y a quelques maux perforants qui n'ont pas été précédés d'un durillon, et les faits de ce genre ont été exploités pour appuyer la théorie des lésions vasculaires ou nerveuses, qui seraient la cause première du mal perforant. Lorsque le mal débute par une ampoule, au-dessous de laquelle existe une eschare, dont la réparation lente donne à l'ulcère les caractères du mal perforant, on est bien obligé de reconnaître que le mal n'est pas exclusivement causé par les effets progressifs des marches prolongées. Ces variétés de maux perforants existent au talon, et ils reconnaissent néanmoins pour cause une compression. En effet, les ulcères du talon, si communs chez les malades traités de fracture de jambe par les gouttières, débutent de la même façon, et si l'on n'y prend point garde, ces ulcères deviennent des maux perforants. J'ai vu un vieillard de soixante-dix-sept ans, atteint de paralysie agitante, qui fut négligé dans une maison de santé, et dont les deux talons furent atteints de maux perforants ; le mal siégeait rigoureusement sur les points du talon qui reposaient sur le lit, il avait débuté par une rougeur vive, puis la production d'une ampoule, au-dessous de laquelle il y eut une eschare, et lorsque celle-ci fut tombée, il y eut une absence de réparation tout à fait caractéristique, et malgré les soins les plus scrupuleux, les bords de l'ulcère s'in-

(1) M. Sédillot dit avoir vu un inspecteur des finances aisé chez lequel il a constaté un mal perforant. Cet exemple est peut-être unique et il n'est pas dit si le malade était grand marcheur. Sédillot, (*Contributions à la chirurgie*, Paris, 1869, t. I, p. 634.)

(2) Depuis la publication de cette leçon, j'ai recherché s'il y avait une différence entre les pieds des malades qui suent beaucoup et ceux qui ne suent point, et j'ai trouvé que ceux qui ne suaient point avaient l'épiderme épais, calleux et souvent des durillons sous la plante des pieds.

durèrent, le calcanéum fut mis à nu, et le mal persista jusqu'à la mort du malade, qui arriva un an après. Ce malade avait eu, sept ans auparavant, sous un cor situé *sur le petit orteil,* un mal voisin des maux perforants, que j'avais guéri par le repos et les cautérisations. Une observation publiée par M. Montaignac (1), a trait à un homme de quarante-trois ans, le fait n'est pas explicite. Le malade affirmait que le mal avait commencé par une ampoule, mais il y avait sous son pied, sous les extrémités antérieures des métatarsiens, des durillons tout à fait caractéristiques.

J'ai observé un malade auquel j'avais fait une amputation du gros orteil gauche pour un mal perforant qui avait pénétré dans une articulation et chez lequel il est survenu un nouveau mal perforant aux points où le deuxième métatarsien reposait sur la semelle du soulier, mais il n'y avait rien sur la cicatrice. J'ai déjà observé aussi un mal perforant au talon chez un cuisinier âgé de quarante-cinq ans. Le mal perforant était tout à fait au début. Le durillon était décollé et présentait au centre une perforation. L'abrasion du durillon et une cautérisation amenèrent une prompte guérison. Cet exemple n'est pas extrêmement rare. En 1826, M. J. Cloquet a vu un mal perforant du talon chez un charretier. L'observation n'est pas publiée avec le titre de mal perforant, elle est rapportée par Lenoir (2).

J'ai vu des maux perforants ailleurs que sous les pieds, et comme il n'y avait de lésion que sur les seuls points où portaient les parties malades et où il y avait un durillon, j'ai trouvé là une nouvelle preuve de la cause réelle du mal perforant.

J'ai vu un garçon âgé de dix-neuf ans qui avait deux pieds bots congénitaux et marchait sur le bord externe du pied. De chaque côté, il y avait un mal perforant; seulement, comme le durillon s'était développé sur la saillie du cuboïde, cet os était dénudé, mais aucune articulation n'était ouverte. La lésion double guérissant par le repos récidivait aussitôt que le malade marchait, et présentait tous les caractères des maux perforants du pied : callosités décollées autour de l'ulcère, absence de bourgeons charnus de bonne nature. Ce malade a été amputé des deux pieds par M. Lefort, qui l'avait traité avant moi, et l'a présenté à l'Académie de médecine en 1874.

Le second malade est un amputé de la jambe droite au lieu d'élection, un homme âgé de cinquante-cinq ans, qui avait été amputé dix-sept ans auparavant pour un traumatisme. Il avait renoncé à l'usage d'une jambe

(1) Montaignac, *Mal perforant,* thèse Paris, 1868.
(2) Lenoir, *Mémoire sur les bourses séreuses de la plante du pied.* (*Presse méd.* 1837).

artificielle et portait le pilon vulgaire. Son genou appuyait sur le bois du pilon, et depuis de longues années il s'y était formé un durillon. Cinq mois avant l'entrée du malade à l'hôpital, il était survenu une inflammation vive et le durillon s'était détaché, et il était resté un ulcère à bords calleux et décollés, à fond grisâtre; la rotule n'était pas encore dénudée, mais peu s'en fallait. Ce malade n'avait aucun durillon sous le pied gauche. On ne pouvait pas dire qu'il était prédisposé aux maux perforants.

Voici une des observations les plus intéressantes qu'il m'ait été donné de faire; elle vous représentera bien l'ensemble des caractères du mal perforant.

Ce malade est encore en ce moment dans nos salles (novembre 1875). Une partie de son observation a été publiée dans le *Bulletin de thérapeutique*, en 1874, pour l'opération qui a été pratiquée en 1873.

Obs. I. — Le nommé M..., âgé de cinquante et un ans, marchand des quatre saisons, c'est-à-dire un de ces marchands ambulants qui roulent devant eux une petite voiture chargée de légumes ou de poisson, avait depuis deux ans sous la plante du pied gauche, exactement sur le point correspondant à l'articulation de la première phalange du petit orteil et du cinquième métatarsien, un durillon qu'il arrachait avec ses ongles. Un an après le début de ce durillon gênant il y avait eu un suintement, puis un ulcère, le malade continuait néanmoins à marcher; enfin, le 20 août 1872, le malade entra à l'hôpital, trois mois après la production de l'ulcère.

Il existait, sur le point indiqué plus haut, un ulcère à bords calleux, décollés, et le fond de l'ulcère n'offrait pas traces de bourgeonnement. En sondant avec un stylet le fond de l'ulcère, on trouvait les os à nu et l'on pénétrait dans l'articulation. On pouvait, du reste, en mobilisant l'orteil, obtenir une crépitation caractéristique due au frottement des surfaces articulaires dénudées.

Le 25 août, le malade fut amputé dans la continuité du cinquième métatarsien, et il sortit de l'hôpital guéri, et il reprit son métier.

Trois mois après il rentra à l'hôpital. Il avait un érysipèle de la jambe gauche, survenu autour d'une écorchure du dos du pied, et n'ayant aucun rapport avec l'ancien ulcère. Il rentra de nouveau deux mois après à l'hôpital, cette fois pour deux durillons qui le faisaient beaucoup souffrir et qui étaient situés sous le gros orteil de chaque pied. Les durillons siégeaient exactement au niveau de l'articulation de la première avec la seconde phalange, et ils s'étaient développés en même temps. Le repos, les bains de pied journaliers, les cataplasmes en permanence, guérirent rapidement les douleurs et firent tomber les durillons, mais le malade voulut encore partir de l'hôpital pour reprendre sa profession, malgré le conseil que je lui donnais de changer de métier.

Il revint en 1874 à l'hôpital. Cette fois il avait un mal perforant sous chaque gros orteil. Au niveau des articulations de la première avec la deuxième phalange, il existait un ulcère laissant écouler une sérosité rousse au milieu d'une callosité blanche, épaisse, et qui était largement décollée. D'autre part, il y avait un durillon sous l'extrémité antérieure du cinquième métatarsien du côté droit, et un durillon sous l'extrémité antérieure du quatrième métatarsien du côté gauche, point saillant qui portait sur la semelle de la chaussure, le cinquième métatarsien manquant (c'était de ce côté que l'opération avait été pratiquée et le durillon était situé sous le quatrième métatarsien). Le malade fut amélioré par le repos et le même traitement que la première fois : l'abrasion des durillons et les émollients. Il partit avant guérison complète malgré moi.

Il rentra à l'hôpital le 17 juin 1875. Les maux perforants avaient reparu et avaient creusé.

Le malade resta deux mois et demi à l'hôpital, les maux perforants des gros orteils furent abrasés, le fond des ulcères cautérisé avec le nitrate d'argent. Le malade prenait un bain de pieds quotidien, ne se levait pas, et avait des cataplasmes en permanence sur les pieds. Pendant ce traitement, les deux durillons situés sous les quatrième métatarsien gauche et cinquième métatarsien droit tombèrent et n'étaient plus représentés que par une épaisseur un peu plus considérable de la couche épidermique. A ce moment, le fond des ulcères perforants des gros orteils était recouvert de bourgeons charnus, et les ulcères étaient presque de niveau avec les callosités épidermiques. Je fis appliquer sur chaque orteil un pansement par occlusion avec des bandelettes de diachylum. Le malade se trouvait tellement bien qu'il voulut partir, promettant toutefois qu'il ne reprendrait pas son ancien métier, et je lui recommandai de porter des chaussures à semelles très-épaisses. Il sortit de l'hôpital le 27 septembre 1875.

Le 25 octobre 1875, le malade est rentré. Les deux callosités situées sous les quatrième métatarsien gauche et cinquième métatarsien droit sont guéries presque complétement, les lamelles épidermiques cornées sont peu épaisses. Mais les deux maux perforants, situés sous les orteils, avaient repris leurs anciennes dimensions; du côté gauche même il y avait déjà un commencement d'arthrite de l'articulation des phalanges du gros orteil. Le membre inférieur droit présentait un peu d'œdème, ainsi que cela arrive dans toutes les affections inflammatoires du pied.

Les ulcères, du diamètre d'une pièce de un franc, sont caractérisés par un bord calleux épidermique de coloration blanchâtre. Ce bord est décollé des parties profondes dans une étendue de plus de 7 millimètres, le fond de l'ulcère est rouge violacé et présente du côté gauche seulement un gros bourgeon charnu rouge vif; ce bourgeon n'est point de bonne nature ; le liquide qui s'écoule de ces ulcères est une sérosité roussâtre. En un mot, c'est la troisième période du mal perforant dans toute sa plénitude. Les tendons ont déjà contracté des adhérences avec leurs gaînes et sont détruits au niveau de l'ulcère. Il est facile de le constater, la flexion de la seconde phalange du gros orteil est impossible, celle-ci est renversée et aucun effort du malade n'était capable de la fléchir. Si l'ulcère avait été négligé encore quelques jours, l'articulation eût été ouverte. Un examen apprend que les artères poplitées battent avec la même intensité, que la pédieuse du côté gauche bat moins fort que celle du côté droit, mais il faut considérer que de ce côté il y a un œdème du membre causé par l'arthrite menaçante de l'articulation des phalanges du gros orteil au niveau du mal perforant. Ni à droite, ni à gauche, il n'y a d'abolition de la sensibilité ; il y a bien une insensibilité relative, mais les piqûres avec une épingle ordinaire sont très-douloureuses sur le pied gauche aussi bien que sur le pied droit. En un mot il n'y a aucun signe de troubles vasculaires ou de troubles nerveux. Le malade est d'ailleurs d'une excellente santé et n'est pas moins alcoolique que la plupart des gens de sa profession, mais jusqu'ici il ne présente aucun des troubles du côté des viscères qui puisse être rapporté à l'alcoolisme.

Le malade examiné avec soin sur ses antécédents et sur les fonctions de ses pieds, il fut positif qu'il n'avait fait aucune maladie, mais il *ne suait pas* des pieds, il a nettement insisté sur ce fait ; nous en avons eu d'ailleurs une preuve certaine, car en explorant la sensibilité de la plante du pied, les deux jambes ont été couvertes de sueur, à l'exception de la plante des deux pieds. Une seule particularité doit être notée : le malade n'était marchand des quatre saisons que depuis sept ans, pendant dix ans auparavant il était débardeur sur le port et avait les pieds dans l'eau une partie de la journée, il a eu à la jambe gauche une fracture du péroné il y a dix ans environ.

Le repos et les émollients, bains et cataplasmes, ont rapidement amélioré le malade, le 1er novembre toute trace d'inflammation a disparu. Ces durillons, situés sous les quatrième métacarpien gauche et cinquième métacarpien droit, commencent à tomber. On sent, en mobilisant les orteils, une crépitation caractéristique qui indique que les surfaces articulaires sont dénudées et dans un état voisin de la carie ; cependant, comme toute trace d'inflammation vive a disparu, il est peut-être encore possible d'obtenir une ankylose de l'articulation de la première avec la seconde phalange du gros orteil du côté droit, mais du côté gauche nous serons peut-être obligé de pratiquer l'amputation du gros orteil (1).

Nous avons encore observé un malade qui avait un mal perforant sous la plante du pied. T... (Auguste), journalier, quarante-quatre ans, avait une gastrite chronique avec vomissements, une gastrite alcoolique. Depuis plus d'un an il avait sous la plante du pied, du côté droit, au niveau de l'articulation métatarso-phalangienne du deuxième orteil, un durillon

(1) Le malade, en décembre 1875, a été amputé du gros orteil gauche, dans la continuité du métatarsien. Ce malade, revu depuis, était en bon état; l'articulation des deux phalanges du gros orteil était ankylosée. Il est rentré en mars 1877, ses trois derniers maux perforants ont récidivé, mais le derme seul est détruit.

ulcéré tout à fait caractéristique. Le mal existait en ce point parce que c'était le point le plus saillant de la plante du pied. Le troisième orteil chevauchait sur le deuxième, de sorte que le deuxième métatarsien avait passé au-dessous du troisième. Les premiers accidents étaient ceux du mal perforant : un durillon d'abord, puis une ulcération centrale laissant écouler de la sérosité. Le malade avait été traité par M. Verneuil, qui avait cautérisé l'ulcère avec l'acide chromique. Mais le malade, une fois guéri, avait marché et n'avait pris aucune précaution. Un mois après son départ de l'hôpital de la Pitié, le mal perforant était revenu comme auparavant. Ce malade, après sept semaines de séjour à l'hôpital Cochin, fut guéri par l'abrasion des bords de l'ulcère et les bains journaliers, et les cataplasmes unis au repos au lit.

Ce malade ne *suait pas des pieds;* il a été très-affirmatif sur ce point.

Enfin et à titre d'exception, je signale ce fait : J'ai vu un malade ayant un gros oignon sur l'articulation métatarso-phalangienne du gros orteil, qui eut un mal perforant précédé d'un durillon. Le mal avait ouvert la bourse séreuse située sous la peau et n'avait pas pénétré dans l'articulation. Des cataplasmes, un pansement avec l'alcool, ont guéri l'ulcère ; une bonne chaussure qui ne pressait pas l'oignon a consolidé la guérison.

Je n'ai recueilli qu'une seule observation où la fin singulière d'un malade atteint de mal perforant pouvait faire songer que le mal perforant est une lésion causée par un trouble local des parties molles du pied ou de la jambe.

Obs. II. — *Mal perforant, carie du calcanéum, infection purulente.* — V..., François, carrier, quarante-six ans, entre à l'hôpital Cochin le 26 juillet 1872 ; il porte depuis seize mois un mal perforant, grand comme une pièce de un franc, situé sous l'articulation métatarso-phalangienne du quatrième orteil gauche; les parties molles sont décollées dans une grande étendue. En sondant le fond de l'ulcère on arrive sur des surfaces osseuses dénudées, les mouvements imprimés aux deux derniers orteils donnent lieu à une crépitation caractéristique. Il y a d'ailleurs sur la surface dorsale du pied, au niveau des articulations malades, une rougeur tout à fait caractéristique. L'aspect extérieur de l'ulcère est celui des maux perforants, le derme décollé tout autour de l'ulcère est épaissi et recouvert d'une couche cornée. Le liquide qui sort de l'ulcère est un liquide roussâtre, sanieux.

Le malade est amputé dans la continuité des métatarsiens des deux derniers orteils, le 5 août.

La plaie ne fut entièrement cicatrisée que le 20 septembre.

Le malade commençait à se lever lorsque dans les premiers jours d'octobre il fut pris de douleur vive au talon, et le 8 octobre, un abcès sous-périostique du calcanéum ayant été reconnu, une incision fut faite et le calcanéum carié fut trouvé à nu au fond de l'abcès.

Le 11, le malade eut un frisson.

Le 12, apparut une angioleucite du membre inférieur qui devint, comme cela arrive le plus souvent, un érysipèle.

Les jours suivants, les frissons se répétèrent et le malade succomba à l'infection purulente ; durant l'évolution de cette pyoémie il eut une fusée purulente dans les muscles péroniers et une arthrite du genou, qui sans doute était purulente ; le malade mourut le 4 novembre.

Il n'a pas été possible de pratiquer l'autopsie.

Les antécédents de ce malade expliquent à la rigueur la terminaison fatale de son mal. Ce malade avait eu autrefois, en Afrique, pendant qu'il était soldat, des fièvres intermittentes rebelles, et dix ans avant son entrée à l'hôpital il avait eu un rhumatisme articulaire.

Avant l'opération qu'il a subie à l'hôpital, le malade avait eu quelques petits frissons ; il avait la teinte jaune paille des malades qui ont eu des fièvres intermittentes.

Cette observation peut-elle justifier la théorie des lésions vasculaires ou des troubles vaso-moteurs et nerveux considérés comme cause prédisposante du mal perforant ? Tout au plus pourrait-on dire que le malade était prédisposé aux caries, que sa cachexie palustre dominait sa constitution, que le rhumatisme antérieur l'avait prédisposé aux abcès articulaires, mais cela est assez loin des lésions des nerfs ou des vaisseaux des membres inférieurs qui ont été supposés capables de causer le mal perforant. Mais enfin, ce mal perforant plantaire compliqué de carie du calcanéum reste un fait à enregistrer, quelle que soit mon opinion à cet égard.

Le mal perforant le plus commun est caractérisé par un durillon corné présentant à son milieu un point ramolli. Lorsqu'il y a un simple durillon sous la plante des pieds, on ne saurait dire qu'il y a un mal perforant ; il y a un durillon et c'est tout. Si les malades font tomber le durillon, s'ils prennent des bains de pieds fréquents, et surtout s'ils cessent de marcher et prennent une profession assise, il n'y a pas de mal perforant. S'ils placent sous la plante du pied une semelle de diachylum, comme l'a proposé Demarquay, ou s'ils placent dans leur chaussure une semelle de caoutchouc, ou la semelle métallique que je fais porter aux malades atteints de contusion chronique du talon, ils peuvent marcher modérément.

Le durillon du mal perforant recouvre une cavité creusée dans l'épaisseur du derme, et le derme au-dessous présente une teinte plus ou moins ecchymotique, suivant l'ancienneté de l'ouverture du durillon. Cet état constitue le premier degré du mal perforant.

Au second degré, le derme est détruit, et au-dessous de lui se trouve une cavité plus large que la perforation du derme, laquelle est aussi moins large que la cavité sous-épidermique formée par le durillon extérieur; il y a, ainsi qu'on le voit, une de ces cavités en bouton de chemise dont Velpeau a bien décrit les caractères. A ce moment, le mal perforant a ouvert la bourse séreuse située au-dessous du derme.

Au troisième degré, le durillon est généralement tombé et il est remplacé par un cercle épidermique corné, blanc, qui circonscrit un ulcère arrondi dont le fond est grisâtre et ne bourgeonne point. Cet ulcère est baigné par un liquide ichoreux. Quelquefois on voit çà et là quelques bourgeons charnus, roses : c'est lorsque le tendon fléchisseur des orteils a été détruit, et alors c'est la gaîne du tendon qui a suppuré et qui bourgeonne. A ce moment, en effet, tous les efforts des malades sont impuissants à fléchir l'orteil, dans l'articulation située en avant du mal perforant.

Au quatrième degré, l'ulcère peut se rétrécir ou rester stationnaire, mais l'ulcère a gagné en profondeur, il a pénétré dans l'articulation. Cette complication est annoncée par de la rougeur et du gonflement de l'orteil. Mais il est digne de remarque de constater que la réaction inflammatoire est relativement peu vive et qu'il y a peu de douleurs, puis l'inflammation se calme, mais le gonflement de l'orteil devient permanent, et si à ce moment on explore les mouvements de l'articulation, on y constate une crépitation caractéristique due au frottement des surfaces articulaires dénudées et cariées. On a dit que les orteils pouvaient tomber seuls, cela ne me paraît pas bien établi par les observations. La carie des phalanges est réelle, mais la perte des parties molles des orteils n'est pas forcée pour cela. Néanmoins l'orteil est perdu, car le seul remède à porter aux malades est l'amputation de l'orteil en arrière du mal perforant.

Le mal perforant ne peut être confondu avec aucune autre lésion. Le fait de son existence là où a existé un durillon, de son aggravation progressive sous l'influence de la marche, suffit pour exclure l'idée de toute autre lésion.

Le pronostic du mal perforant est grave : 1° parce que c'est un mal qui progresse toujours et est incurable, à moins d'un changement de profession des malades, ce qui est parfois une grande difficulté à vaincre; 2° parce que le mal, qui le plus ordinairement arrive progressivement au quatrième degré, ne peut être guéri définitivement que par une amputation.

Le *traitement* des durillons sous les pieds est le traitement préventif du mal perforant. L'abrasion du durillon, le pansement quotidien avec une plaque de diachylum, les bains de pieds quotidiens, le soir, sont le meilleur remède ; mais s'il est possible de faire changer de profession les malades et de les empêcher de faire des marches forcées, cela est le meilleur moyen de consolider la guérison après l'abrasion du durillon. Lorsque le mal perforant est confirmé, lorsque le durillon est perforé, il faut faire tenir le malade au lit, abraser le durillon, cautériser le derme à nu avec un caustique faible, le nitrate d'argent, par exemple ; puis il faut faire prendre un bain de pieds tous les jours et appliquer des cataplasmes jour et nuit sur l'ulcère. Aussitôt que l'ulcère ne suinte plus, il faut faire porter aux malades un pansement par occlusion avec les bandelettes de diachylum. Lorsque le mal est guéri, il reste une couche épidermique épaisse sur la place de l'ulcère. Les malades ne doivent point marcher sans avoir dans leur chaussure une semelle de caoutchouc ; la semelle de caoutchouc sous la plante des pieds la fait suer et retient la sueur, ce qui est très-favorable ; une semelle de paille est encore assez bonne. Il faut que les malades prennent une profession où l'on travaille assis.

Au troisième degré, lorsque les gaînes des tendons sont ouvertes, il faut encore tenir les malades au lit d'une manière absolue, abraser les bords cornés de l'ulcère, faire prendre un bain de pieds quotidien et appliquer des cataplasmes en permanence. Seulement, il faut être réservé quant aux cautérisations ; les applications de teinture d'iode de nos hôpitaux sont suffisantes. Plus tard, lorsqu'il sort un gros bourgeon charnu de l'ulcère, on peut le cautériser avec le nitrate d'argent. Mais le mieux à ce moment est d'appliquer le pansement par occlusion avec les bandelettes de diachylum. Le traitement de l'ulcère perforant à ce degré doit durer au moins trois mois ; et il faut savoir que le traitement appliqué, en même temps qu'il favorise le bourgeonnement de l'ulcère, provoque une nutrition très-active de l'épiderme, et l'on doit abraser les bords cornés de l'ulcère au moins tous les mois.

Lorsque les articulations sont ouvertes et surtout quand les extrémités des phalanges ou la tête du métatarsien sont cariées, il n'y a qu'une chose à faire : amputer. La résection des extrémités articulaires ne vaudrait rien, parce que la lésion de l'os s'étend assez loin et qu'à moins d'enlever la moitié de la phalange ou la moitié du métatarsien dans la résection, on ne serait point sûr d'obtenir la guérison. Mieux vaut avoir recours à l'amputation dans la continuité du métatarsien. Même pour un mal perforant situé au-dessous de l'articulation des phalanges du gros orteil, cette opération est préférable à l'amputation dans la continuité de la première phalange, car celle-ci est très-courte et est généralement envahie en entier par la carie. Sans doute on pourrait faire la désarticulation de l'orteil, mais il y a à considérer que l'on ne trouverait pas la peau nécessaire pour recouvrir la tête du métatarsien : elle est détruite par l'ulcère, et cette dernière considération justifie la pratique que je vous recommande.

Le mal perforant exceptionnel est un ulcère dont les bords deviennent calleux et qui résulte de la chute d'une eschare consécutive à la gangrène par compression. C'est un mal qu'on observe rarement sur les orteils. On l'observe quelquefois sur les moignons des amputations lorsqu'ils portent sur le membre artificiel, souvent au talon chez les paralytiques et chez les malades âgés qui restent longtemps au lit pour une fracture ou une plaie exigeant le décubitus dorsal prolongé.

Le mal débute sans qu'il y ait de durillons antérieurs, par une ampoule remplie de sérosité roussâtre, noire quelquefois, entourée d'une auréole inflammatoire. Au-dessous de cette ampoule on trouve une eschare qui se détache en moins de douze jours ; les bords de l'ulcère sont formés par le derme épaissi et dont l'épiderme devient cornée et blanchâtre, ainsi que cela s'observe dans tous les ulcères calleux.

La deuxième période de cet ulcère est constituée par un défaut de réparation. Le fond de l'ulcère est grisâtre et laisse écouler de la sérosité roussâtre.

La troisième période est constituée par la dénudation des os et l'épaississement des bords de l'ulcère ; c'est à cette période que les os sont atteints de carie.

L'origine du mal, une contusion par compression, en indique la nature ; rien ne simule cette variété d'ulcère. Ce mal est grave, parce qu'il existe sur un point où il est difficile d'éviter toute compression, ce qui serait indispensable pour la guérison. Lorsqu'il existe chez des paralytiques âgés, il est incurable. Lorsqu'il existe chez des malades qui l'ont gagné pendant le traitement d'une fracture, le mal récidive sous l'influence de la marche ou de la pression d'une chaussure, et nous avons vu à la Société de chirurgie, en 1874, un malade auquel M. Trélat dut faire la résection du calcanéum, puis l'amputation de la jambe, pour un ulcère de ce genre qui récidivait sans cesse. La dernière récidive débuta par un simple ulcère de cicatrice.

Le traitement de cette variété de mal perforant consiste en un seul et unique remède : pendant la première période, le traitement par occlusion avec les bandelettes de diachylum appliqué aussitôt après la chute de l'eschare. Pendant la seconde période, un pansement ouaté silicaté renouvelé tous les quinze jours est incomparablement le meilleur traitement, mais il est long et ne met pas à l'abri de la récidive. Lorsqu'on enlève le pansement, on se trouve alors, mais seulement chez les sujets valides, en présence de l'indication de l'amputation ou de la résection, lorsqu'il s'agit du calcanéum en particulier. Chez un sujet capable de travailler, l'amputation est sans contredit ce qu'il y a de mieux lorsque l'ulcère récidive après l'emploi régulier des traitements indiqués plus haut. L'indication de l'amputation est formelle lorsque les os sont dénudés et atteints de cette carie indolente qui est le propre du mal perforant. Plusieurs fois déjà l'opération a été faite suivant ces indications. Dans le cas cité, M. Trélat a préféré l'extirpation du calcanéum. Mais il a dû finalement en venir à l'amputation de la jambe.

QUARANTE-TROISIÈME LEÇON

DES MALADIES OCCASIONNÉES PAR LA MARCHE ET LA STATION DEBOUT (SUITE)

SOMMAIRE. — **D'une maladie chirurgicale causée par la station debout. — De la contusion chronique du talon. — Discussion de la théorie des causés du mal. — — Traitement.**

Nous avons vu dans le service, à quelques mois de distance, deux malades qui présentaient une douleur vive dans un talon, où l'examen le plus scrupuleux ne permettait de constater aucune apparence de lésion, point de tuméfaction, point de rougeurs, rien enfin qui pût faire supposer une inflammation aiguë ou chronique.

Voici les faits :

OBS. I. — B. M... (Gustave-Charles), gardien de la paix, âgé de vingt-sept ans, petit de taille, blond, attaché au service des gardiens de la paix depuis deux ans, au sortir du service militaire, est entré à l'hôpital Cochin le 28 octobre 1873.

Depuis six mois, il éprouvait dans le talon, du côté droit, une douleur qui disparaissait par le repos et augmentait par la station debout. Il avait pris d'abord cette douleur pour de la fatigue. La pression sous le talon était peu douloureuse, on pouvait appuyer assez fortement sans que le malade souffrît. Pendant la station debout, le malade ressentait sa douleur, et elle augmentait, au point que le malade avait été obligé de s'arrêter déjà plusieurs jours de suite. Mais il avait résisté; il avait repris son service, et enfin, de guerre lasse, il était entré à l'hôpital.

Le talon ne présentait aucune apparence de lésion. Seulement l'épiderme et la peau des talons étaient relativement d'une épaisseur moindre qu'à l'état normal. Ce malade suait habituellement des pieds.

Le malade a été traité par le repos et a guéri. Mais à peine avait-il repris son service que le mal reparut. Trois jours après sa sortie de l'hôpital, il y rentra, le 11 décembre 1873. Il séjourna à l'hôpital pendant deux mois; des applications de teinture d'iode sur ce talon, et surtout le repos prolongé, amenèrent la guérison. Le malade put reprendre son service le 24 février 1874. Seulement je lui conseillai de porter des chaussures épaisses et de placer, dans son soulier, une semelle en caoutchouc par dessous une semelle en paille.

Cette année, ce malade était encore dans le service, il était entré au mois de septembre 1874, et cette fois c'était le talon du côté gauche qui le faisait souffrir. L'état des parties était le même que du côté opposé. Il n'y avait aucune apparence de lésion. Le 8 février, le malade est parti, n'étant pas encore complétement guéri, mais il pouvait néanmoins marcher. Ce malade était en instance pour obtenir un changement de position dans sa profession.

Pendant le cours de l'année dernière, nous avons vu un autre malade qui présentait la même maladie. C'était encore un gardien de la paix qui était garde depuis quatre ans. Il éprouvait dans le talon droit, depuis plusieurs semaines, une douleur qui avait été améliorée par le repos. Ce malade, comme le précédent, avait vu la douleur survenir peu à peu, sans qu'il pût la rattacher à une chute ou à un coup. On ne voyait et l'on ne sentait aucune lésion apparente du talon, du côté malade, comparé à celui du côté sain. La pression simple n'était point douloureuse, mais la pression forte et prolongée causait une douleur assez vive. Il n'y avait pas de sueur des pieds abondante, mais la peau des talons était peu épaisse.

Ce malade est resté quinze jours dans nos salles et a été amélioré rapidement. Je lui ai prescrit une chaussure à semelles très-épaisses avec une semelle en caoutchouc dans son soulier. Ce malade est revenu à la consultation, et il a pu continuer son service.

Un troisième malade (1) s'est présenté ces jours-ci à la consultation. C'est un gardien de la paix comme les deux autres. C'est un homme solide, âgé de quarante et un ans, qui est gardien de la paix depuis sept ans. Il éprouve les mêmes douleurs que les malades précédents; son talon gauche ne présentait aucune lésion apparente et était entièrement semblable au talon sain. L'épiderme était peu épais. Ce malade ne suait pas très-abondamment des pieds. Il n'avait point eu de rhumatismes; il n'éprouvait aucune variation dans ses douleurs aux changements de saison.

Le repos a été prescrit pendant six semaines, et il portera une semelle en caoutchouc dans son soulier avec une semelle de paille.

En examinant bien le caractère de la douleur, une douleur que les malades comparent à la sensation causée par la compression de la chaus-

(1) L'observation de ce malade est publiée plus loin.

sure sur les orteils et à une sensation de chaleur et même de brûlure, on arrive à conclure que la douleur est la douleur propre à la contusion par compression, dont Velpeau a donné la description dans sa thèse de concours sur la contusion (1). Étant admis ce premier point, et en considérant que le mal existe chez des malades qui restent debout des heures entières, on peut établir que la maladie est une contusion profonde par pression intermittente.

Mais il s'agirait de préciser le point où la contusion exerce ses effets :

Est-ce sur la peau? Non certes, car on sait que les pressions intermittentes sur les pieds produisent, au niveau des articulations sur la face dorsale des orteils, des cors, et sur leur face plantaire, des durillons et même des maux perforants. La contusion du talon, portant ses effets sur la peau, devrait y déterminer la production d'un durillon et, plus tard, d'un mal perforant. Des exemples de cette lésion ont été vus d'ailleurs.

Est-ce le périoste qui supporte le poids de la compression? Non, car il en résulterait une périostose qui envahirait le pourtour de l'os et se traduirait à l'extérieur par du gonflement. Les fibres tendineuses des courts fléchisseurs des orteils, confondus avec le périoste, ne paraissent pas davantage être le siége de la contusion. Mais il y a entre le derme et la peau du talon et l'os un tissu fibreux aréolaire qui emprisonne des lobules de graisse très-dense. Ce tissu cellulo-graisseux est relativement plus vasculaire que le tissu adipeux des autres régions, et il est baigné d'un liquide peu abondant, voisin du liquide des bourses séreuses et qui mouille les doigts pendant la dissection. Ce tissu a une vie spéciale, qui tient à la fonction. C'est sur cette partie que porte la contusion. La compression y cause sans doute une modification que l'on ne peut pas encore étudier, puisque jusqu'ici on n'a pas eu d'autopsie. Je pense qu'il y a une lésion de nutrition du tissu adipeux cellulo-graisseux sous-cutané.

Une douleur siégeant rigoureusement sous le talon, n'existant que pendant la marche et accrue par la marche, aucune lésion extérieure : tels sont les caractères de la maladie dont vous avez pu voir deux spécimens remarquables. Le mal siége à un seul pied, et il peut atteindre successivement l'un et l'autre talon. Le repos fait cesser les douleurs avec rapidité, mais la marche est douloureuse et pénible pendant un temps plus ou moins long. Les malades sont obligés de rester assis ou couchés une partie de la journée pendant le traitement.

L'examen du talon ne révèle rien de particulier; il n'y a point de gonflement, point de rougeur. La pression sur le talon n'est pas douloureuse,

(1) Velpeau, *De la contusion*, thèse de concours du professorat, Paris, 1833.

et cependant si l'on presse assez fort avec le bout du doigt sous le talon, on détermine une douleur assez vive sur la face inférieure de la tubérosité postérieure du calcanéum, au point *précis* où cette partie osseuse porte sur le sol pendant la station debout.

A l'appui des propositions précédentes, je signalerai un fait intéressant, tendant à démontrer que la maladie présentée par les trois sergents de ville est bien une contusion. Nous avons eu dans le service, cette année, un valet de chambre âgé de vingt-neuf ans, qui est entré dans nos salles pour être traité des suites d'une chute qu'il avait faite en tombant d'une échelle sur les talons. Ce garçon était tombé d'une hauteur de 2 mètres environ.

A partir de la chute, le malade avait éprouvé une douleur dans le talon droit, et il lui avait été impossible de marcher et de se tenir debout. Au moment où il est entré à l'hôpital, le talon ne présentait aucune lésion apparente; il n'y avait d'ecchymose nulle part. La face inférieure du talon était un peu douloureuse à la pression. Mais pendant qu'il était au repos, le malade n'éprouvait aucune souffrance. Comme ce garçon était à l'hôpital en même temps que le premier gardien de la paix, dont vous connaissez l'observation, nous avons pu constater que l'état de leur talon était identiquement le même. Ce malade a été amélioré assez rapidement par le repos, mais nous l'avons perdu de vue, car il a dû être expulsé de l'hôpital à la suite d'une querelle.

Je veux répondre d'avance à une objection. Pourquoi, dira-t-on, le mal n'occupe-t-il qu'un seul talon? Il en est de la contusion du talon comme de ce valgus accidentel que l'on appelle la tarsalgie, et qui existe le plus souvent sur un pied. Mais cette comparaison n'est pas suffisante, il faut rappeler une attitude physiologique de l'homme pendant la station debout. L'homme ne porte jamais sur les deux pieds à la fois, pendant longtemps, à moins qu'il ne soit appuyé. On porte le poids du corps sur une seule jambe, et alternativement on change. Toutefois il y a un membre qui travaille plus que l'autre, et les cordonniers intelligents n'ignorent pas cette habitude. C'est généralement le membre inférieur et le pied droit qui travaillent le plus. Cette simple remarque suffit pour expliquer comment et pourquoi un pied est attaqué avant l'autre. On trouve d'ailleurs la vérification de la théorie dans l'observation du garde B. M... Il est d'abord atteint de son mal au pied droit. Puis, après la guérison de ce côté, il est pris du même mal au talon gauche. Il est évident que B. M..., en reprenant son service, a ménagé son pied droit et a fait travailler outre mesure son pied gauche, et comme ce garçon avait toutes les causes prédisposantes favorables à la production du mal, le talon gauche est très-rapidement devenu malade.

Il y a des causes prédisposantes à la contusion du talon par la marche. Les pieds cambrés, les sujets à pied petit, dont la peau est peu épaisse, et qui suent abondamment des pieds sont les plus exposés. Depuis que j'ai étudié cette maladie, en effet, j'ai bien remarqué que les malades qui ne suaient pas abondamment des pieds étaient prédisposés au mal perforant, tandis que ceux qui suent beaucoup n'ont jamais de cors sous les pieds et sont plus exposés à la contusion du talon. Il y a aussi une cause déterminante, c'est l'usage d'une chaussure peu épaisse et les marches prolongées sur du pavé inégal et des cailloux. Vous l'avez remarqué, ce sont trois sergents de ville qui ont présenté la contusion du talon; tous trois habitent les arrondissements voisins de l'hôpital, où il y a plusieurs rues très-mal pavées. D'ailleurs le service y est pénible pour les gardiens de la paix à cause des longs parcours. Vous n'oubliez pas non plus que les factions des gardiens de la paix sont de quatre heures consécutives, pendant lesquelles l'homme doit rester debout ou marcher. Ce service exige des hommes très-robustes et d'une résistance énorme à la fatigue. Il faut avoir es pieds appropriés à la profession.

Il y a dans une thèse de Paris en 1875, faite sous l'inspiration des faits de mon service et de l'interprétation que je leur ai donnée, une observation de talon douloureux chez un malade atteint de blennorrhagie.

L'auteur de la thèse, M. Fabre, attribue cette douleur du talon à une inflammation de la bourse séreuse normale, située sous le calcanéum. Je ne nie point que cela soit exact, et je reconnais parfaitement que la bourse séreuse sous-calcanéenne s'enflamme ; mais on ne saurait dire que les talons douloureux dont je viens de vous rappeler les observations soient des inflammations de la bourse séreuse en question, car il n'y avait chez mes malades *aucune rougeur et aucun gonflement*, tandis que chez le malade de M. Tillaux, dont parle M. Fabre, il y avait de la rougeur et du gonflement. On pourra donc arriver au diagnostic différentiel entre la contusion chronique du talon et l'inflammation de la bourse séreuse sous-calcanéenne, grâce à l'absence de gonflement et de rougeur, qui n'existent que dans les cas d'inflammation de la bourse séreuse sous-calcanéenne.

Voici un fait récent, observé depuis le moment où cette leçon a été faite, qui montre jusqu'à quel point il est difficile de dire si la contusion du talon existe, ou s'il y a simplement inflammation de la bourse séreuse.

Voici l'observation :

Obs. II. *Contusion chronique du talon*. (Observation recueillie par M. Boncourt, interne du service.) — Remeuf (Edmond), âgé de vingt-trois ans, est entré le 19 juin 1876 à l'hôpital Cochin, se plaignant de douleurs au niveau du talon gauche, pendant la marche et la station debout.

Ce malade, couché au n° 10 de la salle Cochin, est garçon épicier depuis une huitaine d'années; son état nécessite la station debout pendant un temps très-long de la journée, et l'oblige à monter et descendre souvent les escaliers.

Il est blond, a la figure pâle, et est d'un tempérament lymphatique.

Il y a trois ans, il a eu une blennorrhagie qui a duré trois ou quatre mois environ. Depuis cette époque, il était resté un léger écoulement qui ne se montrait que le matin, quand, il y a un mois, il s'est reproduit avec plus d'intensité, mais sans douleurs. Cet écoulement dure encore en ce moment (27 juin 1876).

Au mois de juillet 1874, comme il montait un escalier en portant un fardeau sur ses épaules, son pied tourna et subit un mouvement forcé d'adduction.

Du gonflement et de la douleur se montrèrent le soir même. Ne pouvant plus marcher sans douleur, le malade alla à la consultation de l'hôpital Saint-Antoine; des compresses d'eau chaude et le repos lui furent ordonnés. Au bout de cinq semaines, la douleur et le gonflement ne cessant pas, il alla trouver une *rebouteuse*.

Un mois après, grâce à l'effet du temps, il sentit du soulagement; malgré cela, la marche était encore un peu pénible; mais ce qu'il faut noter, c'est que la douleur n'existait pas sous le talon, localisée qu'elle était dans l'articulation tibio-tarsienne.

Pendant tout ce temps, il continuait son travail. Il quitta Paris pour aller à Lyon, où il continua son état de garçon épicier.

Vers le mois de juin 1875, les douleurs dans les chevilles cessèrent à peu près complétement; en effet, elles existaient un peu le matin, pour disparaître ensuite dans la journée.

Revenu à Paris au mois d'octobre, les douleurs recommencèrent, siégeant, pendant la marche, dans les articulations du tarse et tibio-tarsienne : douleurs très-vives le forçant à s'arrêter et à s'asseoir. Pendant la nuit, elles disparaissaient complétement.

Il y a trois semaines, il fut forcé de quitter Paris pour aller voir sa mère malade à la Ferté-sous-Jouarre. De la gare du chemin de fer à la maison de sa mère, le chemin est long; il marcha pendant une heure et quart environ. Le lendemain, il fit le même trajet également à pied.

Le jour suivant, voulant reprendre son travail, il fut surpris de ne pas sentir sa douleur dans le cou-de-pied. Elle siégeait dans le talon, était très-vive, et le forçait à marcher sur la pointe du pied; pendant la nuit, elle disparaissait. Il travailla pendant une huitaine de jours, et c'est alors que, voyant que cette douleur du talon ne disparaissait pas, il se décida à entrer à l'hôpital Cochin.

27 juin. Le talon était alors un peu augmenté de volume. Quand on examine comparativement les deux pieds sur la face dorsale, on ne trouve pas qu'il y

ait de différence ; pas de gonflement de part et d'autre à ce niveau. A la face plantaire, on trouve une différence : un léger gonflement existe, du côté gauche, au niveau du talon. Les mouvements dans les articulations tibio-tarsienne et du tarse sont libres et non douloureux ; la pression n'éveille pas non plus de douleurs en ces endroits. Mais il n'en est pas de même du côté du talon ; voici ce que l'on constate : tout à fait à la partie postérieure, ainsi que sur le bord externe, il n'y a aucune douleur ; mais à 3 centimètres environ en avant, sous la tubérosité postérieure du calcanéum, la douleur est vive à la pression ; elle ne présente pas d'irradiations ; elle cesse sous la voûte plantaire, pour se montrer encore à la partie interne.

A son entrée à l'hôpital, on avait appliqué au malade un appareil silicaté, qui fut enlevé le 27 juin.

A partir du 27 juin, on met des cataplasmes et on fait garder au malade le repos absolu au lit. Le gonflement diminua un peu, mais non complétement, et les douleurs se calmèrent un peu.

7 juillet. La pression forte est bien moins douloureuse.

Du 7 juillet au 1er août, il n'y a rien de particulier à noter, si ce n'est que la chaudepisse a disparu.

Au 1er août, il y a encore un peu de gonflement et une légère douleur à la pression forte sous le talon.

Au 1er septembre, l'état est encore le même : gonflement évident, douleur presque insignifiante à la pression.

Le 10 septembre, le malade va très-bien, il demande à marcher pour essayer s'il peut se tenir debout.

Le 15 septembre, il est repris de sa douleur au talon, et cette douleur croît de jour en jour.

Le 10, le malade reprend le lit, et nous allons lui faire porter une semelle métallique, et il va changer de métier.

L'interprétation de ce fait est fort difficile : est-ce une contusion du talon chez un malade prédisposé par une entorse antérieure, ou bien est-ce une inflammation chronique de la bourse séreuse liée à une blennorrhagie. La première hypothèse est très-admissible. En effet, nous savons que les hygroma des bourses séreuses prérotuliennes, chez les couvreurs et les parqueteurs, sont indolents, et que la bourse séreuse ne les empêche pas de continuer à rester des heures entières sur leurs genoux. Pourquoi alors, dira-t-on, cette contusion chronique du talon est-elle survenue? tous les jours on voit des marches forcées ne causer aucun accident semblable. Il ne faut pas hésiter à mettre sur le compte de l'entorse antérieure et du travail debout trop tôt repris cette contusion chronique. Ajoutons enfin que cette observation prouverait encore que la douleur n'a pas de relations avec un état général rhumatismal, puisque le mal existe à un seul pied, et sur celui du côté où il y a eu une entorse.

Avant que l'attention ait été appelée sur le talon douloureux et que la contusion ait été considérée comme la véritable cause du mal, les médecins, çà et là, ont rencontré des talons douloureux, et ils ont mis banalement sur le compte du rhumatisme une maladie dont ils n'avaient point saisi la cause; mais dès le principe on pouvait contester cette interprétation à laquelle, cependant, plusieurs médecins semblent se rattacher. En effet, le propre des douleurs rhumatismales est de présenter des variations aux changements de temps et de saison, et malgré l'insistance que j'ai mise à interroger les malades sur ce point, jamais je n'ai pu obtenir une réponse favorable à la supposition d'un élément rhumatismal. D'ailleurs, le caractère de la douleur est d'être continue, aussitôt que les malades marchent; et lorsque, au repos, les malades souffrent, ils ont une douleur continue comme des brûlures et des picotements sans aucune exacerbation. Les malades, toutefois, ont accusé des douleurs rhumatismales dans leurs antécédents; trois fois sur huit, les malades avaient eu quelques douleurs dans une épaule, mais aucun cependant n'avait eu de rhumatisme articulaire, ni même de rhumatisme musculaire étendu à plusieurs muscles. Les antécédents, certes, expliquent l'erreur de ceux qui mettent sur le compte du rhumatisme la douleur du talon. De la distinction que j'établis ici, vous pouvez tirer les éléments du diagnostic différentiel entre la goutte et la contusion chronique du talon; le mal, en effet, est caractérisé par une douleur continue qui existe tant que le malade marche, et plus tard par une douleur qui existe même pendant le repos, mais qui ne présente aucune exacerbation. La goutte ou le rhumatisme goutteux, auxquels plusieurs médecins ont songé, apparaît d'ordinaire sur les orteils et ne débute jamais sur le talon. Le siége du mal éloigne donc *a priori* toute idée de goutte.

On objectera sans doute à la théorie de la contusion chronique du talon que tous les sergents de ville, repasseuses, douaniers, allumeurs de réverbères, garçons épiciers, n'ont pas de contusion chronique du talon. Je renverserai la question pour l'adresser à ceux qui font de la contusion chronique du talon du rhumatisme, et je leur dirai : Pourquoi tous ceux qui sont rhumatisants et qui ont une profession où ils restent toujours debout n'ont-ils point tous le talon douloureux ? Il est évident que la contusion chronique du talon a une cause déterminante, l'usage d'une chaussure qui blesse le talon ou la marche accidentelle sur un corps pointu. Ces accidents causent une douleur que les malades négligent, et c'est la continuité de la station debout qui aggrave le mal et le fait passer à l'état chronique.

Traitement. — La contusion du talon est susceptible de guérison, mais elle est sujette à récidive.

Le traitement consiste d'abord dans le repos prolongé, les cataplasmes émollients et la marche réglée, de façon à ce que le talon ne porte pas sur le sol. Il y a des malades pour lesquels il ne suffit pas et pour lesquels le changement de profession est indispensable. C'est le cas de notre premier malade. Ses pieds ne lui permettent pas de faire le travail de gardien de la paix.

Chez les malades qui sont soumis à temps au repos, il faut encore prévenir le retour du mal. Une semelle en caoutchouc, placée dans une chaussure à semelle épaisse, avec une semelle de paille sous la chaussette, est ce qu'il y a de mieux à employer, car on place ainsi sous le pied une couche de tissu élastique qui remplace la peau et le tissu cellulo-graisseux de la plante du pied.

Quelques malades pensent que, en portant des chaussons rembourrés à semelle plate sans talon, ils obtiendront un soulagement. Cela est une grosse erreur que partagent les malades atteints de valgus accidentel. Rien n'est plus mauvais. Il est bon que le médecin en soit prévenu.

Chez les malades âgés et fatigués qui se livrent à un travail peu pénible, on peut leur permettre de vaquer à leurs occupations en appliquant sous le talon une couche épaisse de ouate et en plaçant sur le membre un appareil inamovible remontant jusqu'à mi-jambe. Mais c'est seulement au moment où débute ce mal que six semaines ou deux mois de ce traitement guérissent les malades des douleurs aiguës; mais il faut ensuite leur faire porter des semelles élastiques dans leur chaussure pendant longtemps, et les malades doivent renoncer à toute marche forcée.

Préoccupé de permettre la marche aux malades atteints de contusion chronique du talon, que le temps et le repos absolu sont seuls susceptibles de guérir, et afin de ne point condamner les malades à dix-huit mois d'hôpital, j'ai fait une série d'essais qui m'ont amené à la découverte d'un appareil excellent.

J'avais d'abord pensé à des moules de caoutchouc perforés au point où le talon est douloureux. Ces moules ont été habilement faits par M. Galante. Le raisonnement indiquait l'usage de cet appareil. J'ai appris du professeur Richet, à propos d'un malade que nous avons vu ensemble, que pour obvier à une douleur du talon qu'il attribuait à une névrite dermique, le chirurgien avait eu l'idée de placer sous le talon un coussin en caoutchouc à air, et que le malade avait été soulagé; mais chez le malade que nous avons vu, le coussin à air ne produisait pas de soulagement évident.

J'ai essayé ensuite des semelles de diachylum en six doubles et perforées sous le talon de façon à former un moule. Ce moule soulageait les malades et leur permettait la marche et la station assez prolongée, une demi-heure ; mais les malades y renonçaient parce que le diachylum ramollissait l'épiderme du talon et causait des démangeaisons.

Changeant alors absolument de système, j'ai fait construire par M. Colin des semelles métalliques moulées sur la plante du pied. On prend le moule du pied malade, *le malade étant assis* (car il faut que la semelle moulée emboîte bien la plante du pied); sur ce moule, on fait une semelle qui doit s'étendre depuis le talon jusqu'aux orteils exclusivement et qui ne doit pas dépasser de plus d'un centimètre le bord externe du pied, tandis qu'elle doit remonter en dedans assez haut sur la face interne du pied (voyez page 632, la figure 35).

La semelle doit être en cuivre et nickellée ou étamée, et lorsque l'on peut y mettre le prix une semelle en aluminium vaut mieux, car cette semelle légère ne pèse que 73 grammes, quoique son épaisseur soit de plus de 2 millimètres.

L'idée qui a présidé à l'invention de la semelle métallique était la nécessité de disséminer sur toute la plante du pied le poids du corps. Les pieds cambrés, en effet, ne pèsent que sur le talon, la tête des métatarsiens et l'extrémité postérieure du cinquième métatarsien, et comme jusqu'ici je n'ai observé la contusion chronique du talon que sur les pieds cambrés, l'indication était très-précise. Quant à la possibilité de faire marcher artificiellement les malades sur la plante des pieds, elle était démontrée par ce fait que les malades atteints de pieds plats deviennent avec le temps de bons marcheurs.

L'usage et le succès relatif de la semelle métallique m'ont permis encore d'établir que cette semelle métallique moulée agit pendant la marche comme un bandage compressif très-régulièrement appliqué, et comme nous avons un exemple où l'usage de la semelle a augmenté la faculté de la marche, il faut croire que l'élément compression est une condition de l'efficacité de la semelle métallique.

La semelle métallique doit être appliquée fortement sous la plante du pied, à l'aide de ruban de fil croisé plusieurs fois sur la jambe, comme l'étaient autrefois les cordons de soulier des dames sous la Restauration.

Lorsque les malades portent des souliers, la semelle doit être placée dans le soulier avant d'y introduire le pied. Mais il faut alors que le ruban de fil soit placé entre la semelle métallique et la semelle de la chaussure, et aussitôt le pied placé dans la chaussure, on serre les rubans de fil comme il est dit, de façon à bien appliquer la semelle métallique sous la plante du pied.

Une fois déjà cette semelle métallique a été appliquée sur un malade dont voici l'observation :

Obs. III. *Contusion chronique du talon.* (Observation signalée dans la leçon publiée en partie dans la thèse de M. Fabre.) — Le nommé G... (Jean Joseph), quarante-deux ans, gardien de la paix, entre le 13 avril 1875, salle Cochin.

Antécédents héréditaires excellents, constitution robuste, variole à vingt et un ans, une sciatique droite, dont la durée aurait été de cinquante jours environ, pas de blennorrhagie ni de syphilis. Ses enfants jouissent d'une bonne santé. Ce malade est sergent de ville dans le quartier de l'avenue d'Orléans et a de longs parcours à faire dans les rues mal pavées.

Le 25 février 1875, ce gardien de la paix s'aperçut qu'il souffrait sous le talon gauche et qu'il y éprouvait des élancements. C'est en commençant sa journée qu'il s'aperçut de son mal, il n'avait fait ni chute ni faux pas.

La douleur prit un caractère de persistance et d'acuité de plus en plus grand ; le malade ne pouvait plus faire ses gardes, et le repos lui procurait un soulagement presque immédiat.

Le malade vint à la consultation de l'hôpital Cochin, où il fut envoyé par le médecin du corps des gardiens de la paix. M. Després prescrivit quarante jours de repos. Le malade en éprouva un soulagement marqué, mais sitôt qu'il voulut reprendre son service, les douleurs reparurent pendant la marche, et le malade se décida à entrer à l'hôpital Cochin.

Le pied gauche, qui est très-cambré, comme le pied droit, n'est nullement déformé; la comparaison avec le pied sain n'indique aucun changement. L'épiderme du talon des deux pieds est peu épais; le malade dit qu'il sue souvent et facilement des pieds. L'épiderme est fendillé irrégulièrement dans ses couches superficielles, et cet état rappelle les contours d'une carte géographique (ce qui est un indice de la sudation abondante des pieds, suivant M. Després).

Le talon, qui est le siége de la douleur, n'offre aucun changement de couleur, mais les pressions y réveillent une sensation douloureuse, dont le siége précis ou plutôt maximum est sur la ligne médiane et tout à fait à la partie postérieure et inférieure du talon gauche. La palpation ne révèle aucun changement de consistance.

La sensibilité thermique et la sensibilité à la douleur sont conservées, mais elles paraissent moins parfaites du côté malade que du côté sain.

Le malade n'éprouve aucune exacerbation de ses douleurs aux changements de température; il accuse quelques douleurs vagues sur le dos du pied, douleurs assez semblables à celles qui existent chez les malades atteints de tarsalgie, et qui tiennent à une certaine fatigue du pied, car, lorsque les malades sortent de leur lit, ils marchent sur la pointe du pied.

Après un mois de séjour à l'hôpital, le malade, qui est resté au lit ou assis sur une chaise sans porter le pied à terre, ne souffre presque plus lorsque l'on presse sous son talon, mais il ne peut se tenir debout sans souffrir.

Après six mois de séjour à l'hôpital, les douleurs pendant la marche ont diminué; mais M. Després pense que le malade devra changer de métier et prendre un métier assis.

La maladie ne fit plus de progrès à partir de ce moment. C'est alors que M. Després fit sur ce malade une série d'essais successifs, cités plus haut, qui le

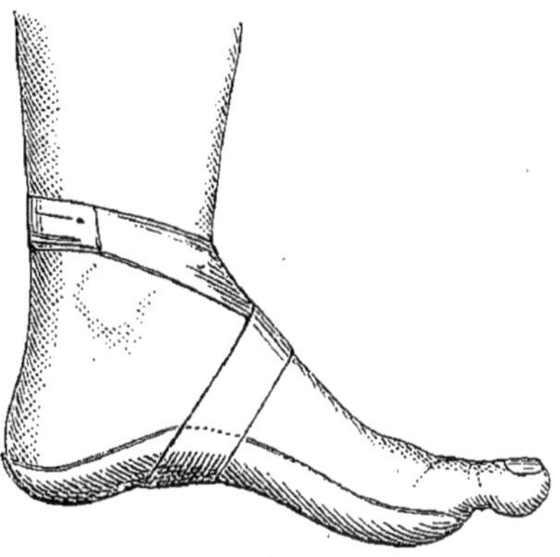

FIG. 35. — Semelle métallique moulée, pour remédier à la douleur de la contusion chronique du talon, maintenue en place par une bande.

conduisirent à faire porter au malade une semelle métallique, moulée sur la plante des pieds, et fixée au pied par une bande (fig. 35). Cette semelle a été appliquée le 3 juin 1876 au malade, et il put non-seulement marcher une heure de suite sans souffrir, mais encore se porter sur son pied gauche, pendant plus de dix minutes de suite, sans souffrir, et comme contrôle, en laissant le malade pied nu, il est facile de constater que ni la marche ni la station debout ne sont possibles sans la semelle métallique. Le malade peut marcher six heures, avec des intervalles de repos toutes les heures. Ce résultat est aussi satisfaisant que possible, et il y a lieu de penser qu'il y aura encore du mieux avec le temps.

Au mois de juin 1876, le malade était tellement satisfait qu'il a voulu rester debout une journée entière avec sa semelle métallique; la douleur du talon est revenue, mais cette fois tout le pied était douloureux en même temps. Le malade est remis au repos prolongé, avec des cataplasmes en permanence, et aussitôt que les douleurs auront diminué, il recommencera à marcher, mais une heure de suite seulement.

Nous avons remarqué dans ce malade l'influence de la grande chaleur qui, chez lui comme chez tout le monde, fait gonfler les pieds dans les chaussures.

Voici enfin d'autres faits de contusion chronique du talon :

Obs. IV. *Contusion chronique du talon* (*gauche, puis droit*). — R... (Louis-Honoré), imprimeur en taille douce, entre le 16 août 1875 à l'hôpital Cochin.

Père bien portant, mère morte d'un cancer du sein, frères et sœurs en bonne santé. Comme maladies antérieures : variole et rougeole dans l'enfance, pneumonie en 1874. Douleur à l'épaule en 1873, ne pouvant guère être mise sur le compte du rhumatisme, le malade l'attribue à un travail forcé que sa profession l'obligea à faire à cette époque.

Ce malade est *imprimeur en taille douce*, il circule toute la journée sur place, dans un emplacement qui n'a pas plus de 1 mètre, allant de sa presse à la table où il noircit sa planche. Par suite de l'usure, le sol, dans cet étroit espace, est inégal; de plus, le malade est chaussé avec des galoches usées (*pivote sur les talons environ cinq cents fois par jour* [sic]).

Au mois d'avril 1875, il a commencé à ressentir une douleur très-vive au niveau du talon gauche, rappelant celle que ferait éprouver une marche prolongée sur des cailloux; quatre jours après environ, le talon droit devenait le siége des mêmes symptômes. Cette douleur augmentait dans la station verticale; bientôt cette position devenait impossible, et le malade ne trouvait du calme que dans le repos au lit; il y aurait eu, en même temps, d'après le dire du malade, un gonflement appréciable au niveau de la face interne de la région des talons, gonflement qui aurait en partie masqué l'excavation, la cambrure qui existe à ce niveau; le malade essaya pendant quelque temps de lutter contre cet état : il se reposait huit jours, puis reprenait son travail pendant cinq seulement, mais le mal empira tellement qu'il dut cesser tout exercice. C'est à ce moment-là qu'il consulta un médecin, qui lui dit qu'il avait les *pieds plats* et lui ordonna des frictions avec de l'alcool camphré; aucune amélioration consécutive, si ce n'est par le repos.

Las d'être dans cet état, le malade se fit admettre à la Pitié, dans le service de M. Desnos, où il fut traité comme *rhumatisant*; il séjourna à l'hôpital six semaines, pendant lesquelles on lui fit des applications locales de teinture d'iode, de vésicatoires. Bains sulfureux, douches. Le malade n'avait pas recouvré la santé au moment où il sortit de l'hôpital, et l'*expérience* de la marche était toujours pour lui cruelle, bien que les douleurs fussent un peu moindres. Après quelques jours passés chez lui, et pendant lesquels il essaya en vain de reprendre son travail, il fut adressé à M. Després, à l'hôpital Cochin.

Au moment de l'entrée, le 16 août 1875, nous constatons les symptômes suivants : cambrure du pied peu accusée, mais on ne peut pas dire que le malade ait les pieds plats; pas de gonflement ni de rougeur. Douleur à la pression, assez vive au-dessous de la tubérosité postérieure du calcanéum des deux pieds, surtout en avant de celle-ci, en se rapprochant de la partie moyenne de la face plantaire; pendant la marche, c'est dans ce dernier point que siégeait l'élément douloureux. Dans le décubitus horizontal, la douleur à la face postérieure du talon se réveillait chaque fois que les pieds reposaient sur ce point dans le lit. Un peu de déformation au niveau du côté interne de la tubérosité interne du calcanéum : M. Després attribue ce gonflement à une surcharge graisseuse. Pas de sueurs abondantes des pieds, pas de desquamation épidermique, pas de changement de couleur de la peau. Le malade ne *souffre pas aux changements de température*. La peau de la plante du pied est fine et ne présente aucune apparence de callosités épidermiques.

Après un mois et demi de repos au lit, c'est-à-dire le 1er novembre, période pendant laquelle le malade ne s'est levé que pour satisfaire certains besoins, on a obtenu un amendement dans les phénomènes douloureux, mais pas suffisant pour permettre au malade de quitter l'hôpital et surtout de reprendre son travail.

Le caractère de ce mal est tout entier dans ce fait que la douleur diminue insensiblement sans rechutes et sans variation, à moins de fatigue.

Au mois d'avril 1876, le malade commence à pouvoir marcher plusieurs heures dans la journée.

Pour activer la guérison, je fais appliquer pendant trois semaines un appareil ouaté silicaté sur les deux talons. L'appareil embrasse le pied et le bas de la jambe.

Le malade en éprouve un soulagement notable; il a fait disparaître des douleurs qui existaient pendant la nuit, à la suite des courtes marches qu'avait faites le malade pendant la journée.

Le 1er mai, des plaques de diachylum superposées, placées sous le talon, avec un trou sous le talon, permettent au malade la station et la marche deux heures de suite, mais il ressent ensuite sa douleur dans les talons.

Ce malade s'apprête à changer de profession, car il ne pourra jamais, comme il le faisait autrefois, rester toute la journée debout.

Le 1er août, 1876, le malade marche une partie de la journée et peut rester debout immobile un quart d'heure de suite : je le considère comme guéri.

OBS. V. *Contusion chronique du talon.* — En même temps que ce malade était à l'hôpital, il y en avait un autre dans le service de médecine de l'hôpital Cochin : c'était un *allumeur de réverbères*.

OBS. VI. *Contusion chronique du talon.* — Voici encore l'observation d'une malade qui s'est présentée à la consultation de l'hôpital Cochin en novembre 1875. La nommée B..., soixante ans, blanchisseuse *repasseuse*, c'est-à-dire travaillant toujours debout, est atteinte depuis trois mois d'une douleur limitée sous le talon droit. La douleur, supportable d'abord, est devenue progressivement de plus en plus forte; lorsque la malade commençait à marcher, elle éprouvait une douleur très-vive ; elle pouvait se tenir un peu debout lorsque son pied était échauffé, mais au bout de quelques instants elle n'y pouvait plus tenir. Une fois couchée, la malade ne souffrait plus. Les *changements de temps n'influençaient en rien ses douleurs.*

A l'examen par la pression, on constate une douleur forte au talon. Cette douleur existe à la face interne et à la face inférieure du talon, et le maximum de la douleur siége sur la face inférieure du talon, un peu plus à la partie postérieure, où la pression fait crier la malade. Il n'y a d'ailleurs ni rougeur ni gonflement.

Il y a des varices sur les deux jambes. Le pied gauche n'a rien.

Interrogée sur ses antécédents, la malade nous apprend qu'elle a eu un rhumatisme dans l'épaule droite (la malade est droitière). La malade, interrogée à ce sujet, déclare qu'elle suait abondamment des pieds.

Le pied malade a été placé dans un appareil inamovible, avec de la ouate sous le talon. Elle est revenue à la consultation et n'avait pas été améliorée. Un appareil, avec beaucoup plus de ouate, a été placé. Cette femme a été revue en janvier 1876, marchant bien et sans douleur, avec son appareil, quelle gardera encore un mois et plus si cela est nécessaire, après quoi elle portera des semelles de paille sur une semelle en caoutchouc dans sa chaussure.

— J'ai vu en même temps en ville une cuisinière chez laquelle la contusion du talon était évidente ; elle avait été causée par la marche sur un corps dur et avait récidivé deux ans après. La malade était âgée de soixante-un ans.

A ce fait curieux, j'en joindrai un autre non moins curieux observé à la même époque : c'est celui d'une femme qui était receveuse d'un théâtre en plein vent et restait toute la journée debout.

Obs. VII. — Enfin, nous avons vu à la consultation une malade, âgée de quarante ans, forte, qui depuis cinq mois, par suite de changements de position, a pris la profession de repasseuse. Il y a environ un mois, après avoir ressenti de la fatigue dans le genou gauche, elle s'est aperçue que ses pieds gonflaient le soir, et peu à peu elle a souffert dans les deux talons, principalement dans le talon gauche. La douleur, dit la malade, disparaissait par le repos et augmentait depuis le matin jusqu'au soir, au point que, depuis dix jours, elle ne pouvait pas terminer sa journée. Tous les matins elle allait mieux. Le maximum de la douleur à la pression est sous la tubérosité postérieure du calcanéum. Cette malade a été mise en traitement : vingt jours de repos absolu au lit et des cataplasmes en permanence sur le talon. La malade accusait quelques douleurs dans le talon droit, elle doit y appliquer aussi des cataplasmes.

Cette malade a choisi un travail plus doux et a pu se livrer à une profession assise, car le repos a produit une rapide amélioration ; elle marche avec une chaussure à semelle épaisse, avec une semelle en paille dans la chaussure.

Obs. VIII. *Contusion chronique du talon.* — Le nommé S..., vingt-sept ans, soldat de cavalerie aux spahis, atteint, pendant le service, de syphilis et de gommes, a eu plusieurs blennorrhagies, la dernière contractée il y a huit mois. Dans le cours de cette dernière blennorrhagie, il a été atteint d'arthrite du *genou gauche*, qui n'est pas encore actuellement guérie; quinze jours après la diminution de la douleur causée par l'arthrite, aussitôt que le malade put se lever, des excès de marche relatifs, entraînèrent une douleur sous le *talon droit* au lieu d'élection de la contusion chronique. Il n'y eut ni douleur ni gonflement d'aucune sorte, sauf que les chevilles de ce côté étaient un peu gonflées le soir; il n'y avait rien d'apparent au talon.

Le malade ne souffre nullement lorsqu'il est au repos, il ne souffre que pendant la station debout et la marche.

Le talon malade est enfermé dans un appareil ouaté silicaté serré, et le malade le garde pendant six semaines.

Aujourd'hui il porte la semelle métallique et peut marcher facilement deux heures de suite. Aussitôt qui veut marcher sans sa semelle la douleur dans le talon reparaît.

Cette observation, comme celle du garçon épicier, montre que la blennorrhagie antérieure peut être invoquée comme une cause de la douleur du talon. Mais il serait bon de remarquer que le malade a eu d'autres blennorrhagies compliquées aussi d'arthrite et qu'il n'a pas eu de douleur au talon avant le moment où il a remarqué lui-même qu'il avait fatigué la jambe droite pour soulager la jambe gauche. Il est clair qu'il y a eu une cause déterminante, un excès de marche, laquelle a causé une contusion simple du talon qui a passé à l'état chronique.

Voici la liste des malades observés jusqu'à ce jour et présentant les signes de la contusion chronique du talon, avec la mention des cas où il existait, ou avait existé une blennorrhagie.

Gardiens de la paix	4
Blanchisseuses, repasseuses	2
Cuisinière	1
Typographe	1
Garçon épicier (blennorrhagie actuelle)	1
Garçon de café	1
Cuisinier	1
Allumeur de réverbères	1
Surveillant de travaux	1
Receveuse de chaises aux Champs-Élysées	1
Soldat d'infanterie au service depuis un an, employé de magasin auparavant, toujours debout	1
Soldat de cavalerie spahis, (blennorrhagie antérieure)	1
Total	16

QUARANTE-QUATRIÈME LEÇON

ENTORSE TIBIO-TARSIENNE

SOMMAIRE. — **Entorse commune. — Hydarthrose et hémo-hydarthrose. — Diastasis. Luxation des tendons. — Traitement des variétés de l'entorse.**

L'entorse des articulations, en général, est une lésion traumatique qui n'est pas plus définie que la contusion. L'entorse est donc une de ces expressions que l'on garde comme une tradition, parce que l'on ne peut pas lui en substituer une meilleure, et qui sert à désigner des lésions traumatiques diverses des articulations.

De toutes les entorses observées dans nos hôpitaux et en ville, l'entorse tibio-tarsienne est, sans contredit, la plus fréquente. L'articulation du cou-de-pied est celle où il y a le moins de luxations et où il y a le plus d'entorses. Je sais bien que dans ces derniers temps on a cherché à établir que l'entorse tibio-tarsienne était relativement rare, et que l'entorse médio-tarsienne était beaucoup plus fréquente. N'en croyez rien, Messieurs, la véritable entorse du pied est, neuf fois sur dix, dans l'articulation tibio-tarsienne ou autour de l'articulation tibio-tarsienne.

Mon expérience personnelle jusqu'à ce jour m'a permis de conclure que les entorses médio-tarsiennes ont lieu le plus souvent sur de jeunes sujets. Il faut, en effet, que les articulations médio-tarsiennes aient assez de jeu pour qu'il y ait entorse, et chez les enfants seulement ces articulations sont lâches. A un autre égard, il faut reconnaître que ces entorses sont assez souvent très-longues à guérir. Cela tient à ce que, dans les entorses, des portions de ligaments sont arrachés avec le périoste et qu'une périostite chronique en est le plus souvent la conséquence, lorsque l'on n'a pas traité ces entorses pendant un temps suffisant, par un appareil inamovible compressif.

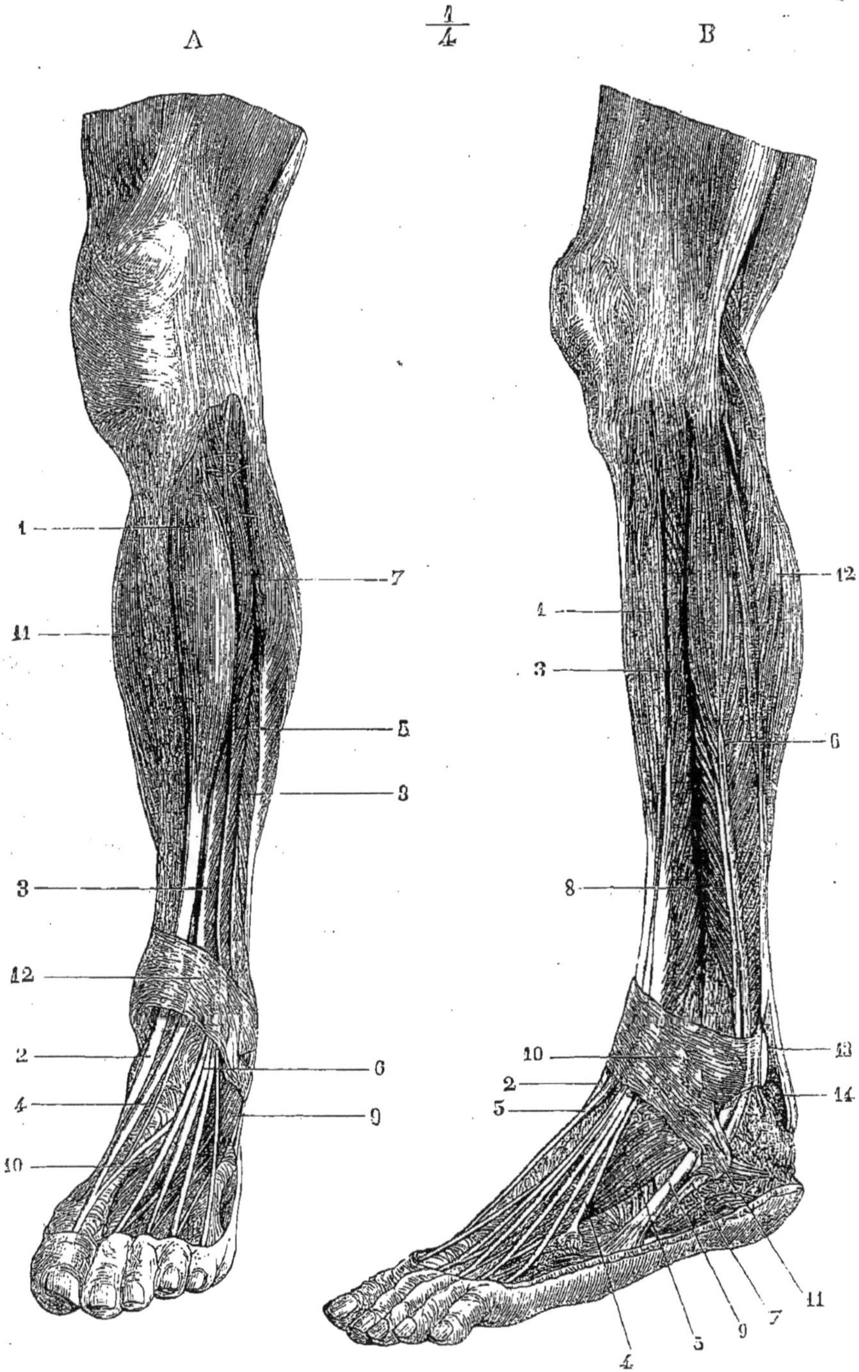

Fig. 36. — Muscles de la jambe. — Cou-de-pied (*).

(*) A, région antérieure : 1, jambier antérieur; 2, son tendon; 3, extenseur propre du gros orteil; 4, son tendon; 5, extenseur commun des orteils; 6, ses tendons; 7, long péronier latéral; 8, court péronier

Il y a un dixième des cas où l'articulation tibio-tarsienne n'a rien et où les lésions portent tantôt sur les coulisses des tendons extenseurs des orteils ou péroniers, tantôt sur les aponévroses du cou-de-pied, tantôt même sur le muscle pédieux, sur ses fibres charnues ou ses tendons, tantôt enfin sur les articulations astragalo-scaphoïdiennes, ou du scaphoïde avec les cunéiformes.

Ce qui a induit en erreur un bon nombre de chirurgiens, c'est le point où la douleur à la pression existait avec le plus d'intensité ; souvent on rattachait à une douleur de voisinage, une lésion supposée au point immédiatement sous-jacent, alors que ce point n'était pas le plus malade.

Lorsque l'on étudie la composition des parties molles du cou-de-pied, on trouve l'articulation avec ses ligaments dans les rapports suivants (fig. 36).

Rappelez-vous que le ligament latéral interne forme un plan à plusieurs chefs et très-solide, et n'oubliez pas que c'est du côté de la malléole interne que les douleurs de l'entorse sont le plus rarement observées ; du côté externe, au contraire, il y a un ligament péronéo-tibial antérieur, mince et large, et un ligament étroit, mais résistant, qui unit la malléole externe au calcanéum. Les ligaments qui unissent en arrière le péroné et le tibia sont composés de deux ligaments secondaires, dont les faisceaux épais sont néanmoins séparés par des intervalles. Le ligament péronéo-astragalien postérieur est relativement faible. Enfin, il y a un ligament inter-osseux entremêlé de tissu adipeux qui unit la base de la malléole externe à la surface triangulaire du tibia.

Vous remarquerez, en outre, que cette articulation est diversement renforcée par les tendons des muscles du pied. En arrière, l'articulation est puissamment renforcée par les fléchisseurs des orteils et le jambier postérieur et même par les péroniers.

En avant, au contraire, il n'y a que les tendons des muscles extenseurs des orteils, et quand ceux-ci se contractent, loin de presser sur l'articulation, ils s'en écartent et prennent leur point d'appui sur l'aponévrose de la jambe renforcée en ce point, de façon à former un véritable ligament annulaire antérieur, qui prend de solides insertions de chaque côté sur les coulisses des tendons du jambier antérieur et des péroniers

latéral ; 9, pédieux ; 10, tendon du pédieux se réunissant à celui de l'extenseur du gros orteil ; 11, triceps sural ; 12, ligament annulaire antérieur du tarse.

B, région externe : 1, jambier antérieur ; 2, son tendon ; 3, extenseur commun des orteils ; 4, tendon du péronier antérieur ; 5, tendon de l'extenseur propre du gros orteil ; 6, long péronier latéral ; 7, son tendon ; 8, court péronier latéral ; 9, son tendon ; 10, ligament annulaire antérieur du tarse ; 11, gaînes des premiers latéraux, distincts à ce niveau ; 12, triceps sural ; 13, tendon d'Achille ; 14, bourse séreuse du tendon d'Achille ; 15, pédieux. (Beaunis et Bouchard, *Nouveaux éléments d'anatomie descriptive et d'embryologie.* 2e édition.)

latéraux. Cette connaissance anatomique est capitale pour comprendre certaines entorses. Il y a des réseaux veineux qui doublent la synoviale; il y a des veines sous-aponévrotiques et des veines sous-cutanées.

L'articulation tibio-tarsienne jouit de mouvements étendus; il y a des mouvements de latéralité évidents, quoique cette articulation soit un ginglyme. La mortaise tibio-péronière est plus large que l'astragale, et c'est ce qui explique la rareté des luxations simples du cou-de-pied et la fréquence des entorses. Le pied peut tourner sur son axe en dedans et en dehors, et ce n'est que l'exagération de ces mouvements qui cause l'entorse.

En tenant compte de la disposition anatomique des parties et des fractures observées à la partie inférieure de la jambe, on est porté à admettre en principe que les lésions de l'entorse doivent exister surtout à la partie antérieure de l'articulation et qu'elles intéressent plus particulièrement les ligaments articulaires du péroné, avec le tibia, l'astragale et le calcanéum. En effet, l'articulation péronéo-tibiale inférieure, à sa partie antérieure, est moins solide et moins renforcée que l'articulation du tibia avec le calcanéum et l'astragale. D'autre part, on sait que les fractures du péroné, au-dessus de la malléole et dans la malléole, ont lieu à la suite d'accidents semblables à ceux qui causent les entorses, et on peut raisonnablement penser que dans ces cas on est entre deux alternatives : le péronée ou les ligaments cèdent; il y a fracture dans le premier cas et entorse dans le second.

D'après tous les faits observés jusqu'à ce jour par moi-même, je suis arrivé à me faire cette opinion, que l'entorse tibio-tarsienne est souvent dans l'articulation, quelquefois dans les coulisses des tendons, et rarement dans les parties éloignées de l'articulation tibio-tarsienne, telles que le muscle pédieux et les articulations des os de la première rangée du tarse.

Le mécanisme de l'entorse a été diversement étudié. Le malade qui dit : « J'ai eu le pied tourné », donne en réalité, sous une forme peu scientifique, il est vrai, le véritable mécanisme de l'entorse. Un des mouvements normaux de l'articulation a été forcé. Quant à dire lequel, les souvenirs du malade peuvent quelquefois l'apprendre; mais il arrive souvent que l'émotion causée par l'accident a enlevé au malade le sang-froid nécessaire pour se rappeler ce qui lui est arrivé. Mais ce que vous entendrez dire souvent encore par les malades, c'est qu'ils ont senti et même entendu quelque chose craquer dans le cou-de-pied. On dissertera longtemps sur le mécanisme de l'entorse sans connaître rien de bien positif. On sait que le pied a tourné en dedans ou en dehors, et voilà tout, ou que les malades sont tombés le pied étant engagé sous quelque chose : le bâton d'une chaise, la barre d'une échelle, une solive, une pierre, une roue, etc., etc.

On ne sait rien ou on ne sait que fort peu de chose sur l'anatomie pathologique de l'entorse. Les expériences de Bonnet, de Lyon, rappelées dans tous les livres classiques, apprennent une seule chose, c'est que la distension forcée des ligaments produit sur le cadavre des déchirures : déchirures de ligaments, déchirures d'aponévroses, arrachement de tendons à leur union avec les fibres musculaires ou à leurs insertions osseuses, enfin éraillures de ce tissu fibreux qui n'a pas de nom et qui unit entre eux des ligaments articulaires voisins et qui double les synoviales. Il faut y ajouter des déchirures de nerfs et des ruptures de vaisseaux qui sont si évidentes sur les entorses observées chez les vivants et caractérisées par une ecchymose.

Au moment où cette leçon est imprimée, nous avons vu à l'hôpital une autopsie d'entorse. Le malade est mort subitement d'un anévrysme de la crosse de l'aorte le jour où nous l'avons envoyé à Vincennes.

Il s'agissait d'une entorse assez grave qui avait demandé un mois à guérir, et qui avait été traitée par l'immobilisation dans un appareil ouaté.

A l'autopsie, nous avons trouvé, bien que le malade fût guéri, des echymoses interstitielles dans les fibres qui doublent la synoviale, les ligaments étaient entourés de sang. Le ligament interosseux et le ligament péronéo-tibial étaient réduits, et leurs faisceaux fibreux les plus minces étaient rompus. Il y avait eu élongation des ligaments. Ceux-ci ressemblaient à un écheveau de fil étiré dont quelques brins se seraient cassés.

Ceux d'entre vous qui ont regardé de près des entorses tibio-tarsiennes doivent avoir présents à l'esprit les faits dont je vais vous entretenir.

Il y a trois variétés d'entorse vraie, d'entorse articulaire, si l'on peut ainsi dire :

L'entorse avec rupture des fibres ligamenteuses qui doublent la synoviale de l'articulation tibio-tarsienne.

L'entorse avec diastasis de l'articulation péronéo-tibiale inférieure ; c'est une variété rare seule, mais elle est assez souvent accompagnée de quelques déchirures des ligaments antérieurs. Cette entorse pourrait être considérée comme une sous-variété de la première entorse.

L'entorse avec hydarthrose ou hémo-hydarthrose.

Il y a des entorses péri-articulaires.

Il y a :

1° La rupture de la gaîne des péroniers latéraux ou du jambier antérieur ;

2° La déchirure du ligament annulaire antérieur du tarse et de l'aponévrose dorsale du pied;

3° La déchirure du muscle pédieux.

Ces trois genres d'entorses isolées sont de beaucoup plus rares que les précédentes; la première et la seconde existent parfois en même temps que les entorses articulaires.

Il n'est point ici question, vous le voyez, des entorses dont les lésions existent au niveau de la malléole interne; cela tient à ce qu'elles y sont très-rares, et c'est ici l'occasion de dire que quand il y a des douleurs au niveau de la malléole interne, dix-neuf fois sur vingt, en cherchant bien, on finit par reconnaître qu'il y a une fracture du péroné. La raison de ce fait est facile à comprendre, car pour que le pied tourne assez en dehors pour arracher les ligaments des tendons ou les aponévroses du côté interne de l'articulation, il faut que le péroné cède ou que l'articulation péronéo-tibiale inférieure tout entière cède. Mais à la partie antérieure de l'articulation, à son côté interne, il y a une gaîne de tendon qui est quelquefois déchirée, c'est la gaîne du tendon du jambier antérieur. Ce point est presque le seul où l'on rencontre un peu de douleur dans certaines entorses.

De toutes les variétés d'entorse, la plus commune est sans contredit l'entorse avec déchirure des faisceaux fibreux qui doublent la synoviale.

Voici les caractères de cette entorse :

Immédiatement après l'accident, les malades ne peuvent plus marcher, un gonflement plus ou moins apparent existe, et il y a *quelquefois* une ecchymose. Cette ecchymose se rencontre plus particulièrement quand il y a eu une contusion directe du tégument par une chaussure telle qu'un sabot, une galoche ou un gros soulier, et surtout quand l'entorse a été causée par une chute, le pied restant engagé sous un corps lourd ou sous une barre résistante. Les malades consultent alors un chirurgien; voici ce que l'on constate : si le malade est examiné debout, il y a un gonflement péri-articulaire ; s'il est examiné couché, le gonflement est moindre. En pressant sur les deux points où le malade peut accuser de la douleur, on constate un point douloureux où la douleur atteint son maximum : c'est le point qui correspond à l'articulation péronéo-tibiale inférieure, et celui où l'on peut sentir directement la poulie de l'astragale; mathématiquement, on peut dire que ce point douloureux est en dehors des tendons des extenseurs des orteils. La douleur existe sur toute la partie antérieure de l'articulation. Comme confirmation du diagnostic, vous devrez toujours chercher ce que les mouvements de l'articulation ont d'anormal. Les mouvements de flexion et d'extension sont seuls douloureux; il n'y a pas de mouvements de latéralité évidents. D'un autre côté, il faut toujours explorer la malléole externe; si elle est notablement augmentée de volume, prenez garde, il y a une fracture; enfin, si la pointe de la malléole est mobile, on perçoit de la crépitation, et, à supposer qu'il y ait quelques signes d'entorse, on est alors obligé de diagnostiquer une fracture et on néglige l'entorse.

Tout ce qui vient d'être dit est réel et toujours réel pour l'entorse qui date de vingt-quatre heures seulement; mais lorsque l'on examine les malades au bout de trois jours, il y a du gonflement et quelquefois un peu d'épanchement dans l'articulation; les mouvements sont très-pénibles et l'exploration de la malléole externe donne des résultats beaucoup plus obscurs.

Voici une proposition paradoxale en apparence, qui vous sera plus d'une fois utile dans les cas douteux : si un malade qui est examiné le troisième jour après l'accident a marché quelque peu, il a eu une fracture et non une entorse. On marche moins facilement avec une entorse qu'avec une fracture du péroné dans la malléole. Cela se conçoit en effet, car si l'articulation n'a point souffert, les malades marchent sur le côté interne du pied, portent sur le tibia seul et peuvent ménager le péroné, tandis que s'il y a entorse et un peu de sang épanché dans l'article, il n'y a aucun moyen de porter sur le pied.

Lorsque l'on examine une entorse le huitième jour, on ne saurait la confondre avec une fracture de la malléole externe, car à ce moment le gonflement qui accompagne la formation du cal est évident, et l'augmentation relativement énorme de la malléole externe indique bien qu'il y a fracture.

Le diagnostic différentiel de cette entorse avec la luxation du pied et celui de la fracture sus-malléolaire du péroné sont faits dans vos livres classiques; mais, dans la pratique, vous pourrez vous convaincre que la question ne se pose jamais dans l'esprit d'un chirurgien qui a vu quelques entorses simples.

La deuxième variété d'entorse offre les mêmes caractères que la précédente, à cela près que l'articulation offre des mouvements de latéralité évidents, et que le diamètre transversal de la mortaise tibio-péronière est notablement augmenté. Les mouvements communiqués au cou-de-pied sont très-douloureux; cependant, avec de la précaution, on obtient des mouvements de latéralité. Les deuxième et troisième jours après la production de l'entorse, il y a un peu d'épanchement articulaire et une ecchymose.

Le diagnostic de cette entorse peut toujours être fait facilement lorsque le mal est récent; mais lorsqu'il s'est écoulé deux ou trois jours depuis l'accident, on doit faire un diagnostic différentiel entre la fracture sus-malléolaire du péroné et l'entorse avec diastasis. C'est l'exploration du péroné qui permettra de trancher la question. S'il existe la dépression en coup de hache signalée par Dupuytren, et une douleur vive à la pression en ce point, toute incertitude cesse; si l'on obtient de la crépitation en pressant fortement sur la partie moyenne du péroné, le diagnostic est encore plus facile.

La troisième variété d'entorse est caractérisée par une tuméfaction évidente très-apparente occupant le creux formé sur le cou-de-pied au niveau de l'articulation péronéo-tibiale inférieure. Cette tuméfaction offre une fluctuation évidente et la pression y provoque une douleur. Il faut savoir que c'est toujours en ce point que l'articulation est le plus accessible et que les épanchements articulaires sont le plus appréciables. Il est à remarquer que dans cette variété d'entorse les douleurs ne sont pas très-vives, quoique les malades aient de la peine à se tenir sur le pied.

Voilà trois types d'entorses articulaires avec leurs caractères distinctifs essentiels, mais elles ont des caractères communs : la douleur, l'impossibilité de la marche et le gonflement péri-articulaire consécutif, et quelquefois l'ecchymose.

Les entorses péri-articulaires, c'est-à-dire les lésions des parties extérieures de l'articulation qui coexistent parfois avec les entorses articulaires de la première et de la deuxième variété, sont des lésions de coulisses, de tendons, d'aponévroses et même de muscles, tels que le muscle pédieux.

Le ligament annulaire antérieur du tarse et le ligament externe sont les parties extérieures à l'articulation qui se déchirent le plus souvent, et cette déchirure constitue la variété la plus commune de l'entorse péri-articulaire. Cette entorse est caractérisée par une douleur très-vive, quelquefois par une ecchymose considérable, ce qui peut être expliqué par la déchirure d'une des veines qui rampent sous ces aponévroses. Quant à la douleur, on peut l'expliquer théoriquement de la manière suivante : il est permis de supposer que la synoviale s'engage dans une déchirure des fibres qui la doublent et qui dépendent de l'aponévrose annulaire antérieure et latérale du tarse, et il y a alors pincement de la synoviale. Ce qui permet surtout d'admettre cette supposition, c'est que vingt-quatre heures de repos au lit et d'application de cataplasmes font cesser les douleurs vives. Les mouvements communiqués ne sont pas douloureux dans ce genre d'entorse, pourvu que la main qui maintient la jambe ne presse point sur les parties ecchymosées. Au contraire, les mouvements spontanés sont douloureux, en particulier les mouvements d'extension des orteils.

Les pressions sur l'articulation sont douloureuses, principalement là où il y a du gonflement et une ecchymose.

La deuxième variété d'entorse péri-articulaire est la luxation d'un ou de plusieurs tendons. C'est un degré plus étendu d'entorse de la variété précédente, mais elle échappe assez souvent; car, après vingt-quatre heures et après un repos un peu prolongé, les tendons reprennent leur place, à moins qu'il n'y ait un épanchement de sang coagulé dans la coulisse. Mais il est des cas où le déplacement se reproduit au moindre mouvement. Jobert de Lamballe a présenté jadis à l'Académie des sciences une malade chez laquelle cette luxation des tendons était intermittente et produisait un bruit qu'il appelait musical, et qui ressemblait au bruit que quelques personnes produisent en faisant claquer le tendon de l'extenseur de l'index sur l'articulation métacarpo-phalangienne de l'index. C'était à la suite d'une ancienne entorse qu'était survenue cette indisposition. Les trois muscles dont les gaînes sont le plus souvent déchirées sont les péroniers latéraux et le jambier antérieur.

On reconnaît les lésions en provoquant des mouvements du pied ; suivant que l'abduction ou l'adduction du pied sont plus ou moins pénibles, on peut dire que les gaînes des péroniers ou du jambier antérieur ont été atteintes. Si les mouvements sont impossibles, on arrive encore au diagnostic par un procédé d'exploration commode : on presse sur la partie inférieure de la jambe avec le pouce, en ayant soin de suivre un à un les tendons ; on remarque alors que la douleur suit le trajet des tendons, et quelquefois même il arrive que l'on déplace un tendon et qu'on le sent claquer, pour ainsi dire, sous les doigts. Il y a des cas où un gonflement allongé suit le tendon.

Au troisième jour, le gonflement général du cou-de-pied masque ces signes, et l'on ne peut reconnaître qu'il y a eu des lésions du côté des tendons que par les troubles fonctionnels, tels que la difficulté de certains mouvements.

La troisième variété d'entorse péri-articulaire est la rupture des fibres charnues du muscle pédieux. On constate alors, indépendamment d'un gonflement du cou-de-pied, une tuméfaction globuleuse sensible à la pression qui existe sur le siége connu du muscle pédieux.

Le cours naturel des entorses, chez les sujets sains, est celui de la cicatrisation des plaies cachées, avec ces particularités : 1° que les parties déchirées étant des tissus fibreux, la réparation est plus longue que s'il s'agissait de tissus cellulaires ; 2° que les lésions existant au niveau d'une articulation, le moindre mouvement de cette articulation retarde la cicatrisation.

La guérison naturelle des lésions de l'entorse varie donc avec la nature des tissus déchirés et la mobilité laissée à l'articulation.

Les entorses avec hydarthroses sont celles qui guérissent le plus rapidement. Les entorses avec diastasis sont celles qui sont les plus longues à guérir. Les déchirures de ligaments demandent un mois pour se cicatriser, et si le ligament a été arraché de l'os avec quelques parcelles osseuses, la guérison est encore plus longue à obtenir.

Parmi les entorses péri-articulaires, les ruptures de gaînes tendineuses avec déplacement de tendon sont celles qui guérissent le plus rapidement. Les ruptures des aponévroses sont un peu plus longues à guérir. La rupture du muscle pédieux guérit généralement en quinze jours.

La possibilité de marcher n'est pas l'indice de la guérison d'une entorse ; tant qu'il y a de la douleur pendant l'exécution de certains mouvements, l'entorse n'est pas guérie. Il en est des entorses comme des contusions et des fractures, la guérison n'existe que quand la cicatrice est solide, et la consolidation de la cicatrice n'existe que quand il n'y a plus de douleur.

Les entorses ne sont généralement compliquées d'aucun accident chez les sujets sains. Au contraire, chez les sujets diathésiques, une entorse est une porte ouverte à des lésions articulaires de toutes les variétés.

Deux fois j'ai vu survenir un rhumatisme articulaire à l'occasion d'une entorse.

J'ai observé un certain nombre d'arthrites sèches chez des malades qui avaient eu une entorse.

Nous avons eu à l'hôpital Cochin un tuberculeux qui eut une tumeur blanche du cou-de-pied à la suite d'une entorse.

D'autres faits du même genre ont été observés un peu partout, et vous en trouverez plusieurs consignés par M. Berger (1).

Il y a une complication peu commune de l'entorse qui paraît étrangère aux diathèses, mais qui peut être rattachée à d'autres causes. Le défaut de soins, la marche malgré la douleur et le gonflement, le froid humide peuvent causer une arthrite franche. La grossesse est dans le même cas, la blennorrhagie aussi ; mais, dans ces deux dernières conditions, il est encore possible de songer à une disposition rhumatismale, car il est

(1) Berger, *Influence des maladies constitutionnelles sur les lésions traumatiques*. Thèse d'agrégation, 1875.

notoire que, chez la plupart des malades atteints de blennorrhagie qui ont une arthrite, il y a des signes antérieurs de rhumatisme, et que chez des femmes grosses atteintes d'arthrite, il y a eu également des antécédents rhumatismaux.

Quoi qu'il en soit, on a observé une arthrite tibio-tarsienne à la suite d'entorse. Sur les soixante-dix et quelques entorses traitées dans nos salles depuis cinq ans, deux fois j'ai observé une arthrite franche. Mais cette arthrite franche existait chez des sujets âgés de plus de cinquante ans, et une fois il y avait quelque raison de soupçonner la diathèse rhumatismale acquise. Ce qui porterait le plus à penser que ce genre d'arthrite a quelques relations avec le rhumatisme, c'est que l'arthrite aiguë inflammatoire franche qui existe dans ces conditions est aussi franchement résolutive que les arthrites rhumatismales.

La marche, l'exposition au froid humide sont les causes occasionnelles qui favorisent la production de l'arthrite dans une entorse.

Les entorses appelées *entorses chroniques* ne sont que des entorses anciennes mal soignées. Ce ne sont point des entorses compliquées. Quelquefois ces entorses sont des tumeurs blanches qui commencent chez des scrofuleux, des tuberculeux ou des albuminuriques. D'autres fois, ce sont des entorses traitées longtemps par l'immobilisation, et où l'immobilité a entraîné une raideur articulaire, ou une raideur des mouvements des tendons dans leurs coulisses par suite d'adhérences dues au repos forcé. Enfin, ces entorses chroniqnes peuvent être simplement le fait du rhumatisme chronique.

Tout ce qui vient d'être dit vous indique quel est le pronostic de l'entorse. Chez un sujet sain, une entorse soignée convenablement guérit dans le temps nécessaire pour la cicatrisation du tissu fibreux, c'est-à-dire un mois environ. Certaines hydarthroses guérissent plus vite, d'autres plus lentement, tout dépend de l'étendue des déchirures sous-cutanées. Vous avez entendu parler d'entorses guéries par une séance de *reboutage*, c'est-à-dire de *massage inintelligent*. Répondez à ceux qui vous parleront de ces faits qu'ils ne les ont pas vus et qu'ils les transmettent sans les avoir contrôlés. Cette assertion est inexacte, jamais on n'a guéri une entorse par une séance de reboutage ; on a pris un peu de mieux pour une guérison, et voilà tout. Il est absolument impossible qu'en vingt-quatre heures des parties *déchirées* se cicatrisent complétement, les lois de la physiologie s'y opposent.

Les lésions qui constituent les entorses exigent un temps variable pour guérir ; cette notion doit être toujours présente à votre esprit.

Les déchirures de portions de ligaments articulaires sont plus longues à cicatriser que les déchirures de la capsule. Les déchirures des ligaments interarticulaires sont plus longues à cicatriser que les déchirures des ligaments extérieurs de l'articulation.

Parmi les entorses périarticulaires, les déchirures des aponévroses sont plus longues à guérir que la déchirure du muscle pédieux ; les déchirures des tendons sont moins longues à guérir que les déchirures des aponévroses.

En un mot, les tissus sont d'autant plus longs à se cicatriser qu'ils sont moins vasculaires, et comme les tendons sont les tissus les moins vasculaires, c'est eux qui demandent le plus de temps pour se réparer, lorsque leur déchirure constitue la lésion élémentaire de l'entorse.

Abandonnées à elles-mêmes et traitées par le simple repos, les entorses demanderaient donc un temps variable pour guérir ; les hydarthroses seraient les moins longues à guérir ; les diastasis de l'articulation péronéo-tibiale inférieure seraient les entorses les plus longues à guérir.

Les complications de l'entorse, ce que l'on appelle l'inflammation, n'existent que chez les sujets prédisposés ou chez les malades qui ne se soignent pas. Elles n'aggravent pas autrement le pronostic des entorses, mais elles nécessitent une prolongation du traitement.

Traitement des variétés d'entorses.

De cette leçon vous devez tirer cette conclusion naturelle que le traitement de l'entorse doit être, comme celui de toutes les plaies, l'*immobilisation*.

On a beaucoup disserté sur le traitement de l'entorse. Bonnet, de Lyon, a essayé de classer les divers traitements de l'entorse en *moyens mécaniques*, *immobilisation*, *applications locales*, *révulsion ou répercussion*.

Les moyens mécaniques sont absolument déraisonnables. Qui oserait proposer le massage d'une rupture de fibres musculaires, par exemple, dans le lumbago traumatique? Qui a jamais utilisé le massage et les mouvements dans les cas de rupture du plantaire grêle ? L'on ne sait à qui faire remonter l'usage des mouvements forcés dans les entorses. M. Panas (1), fait remonter, avec Bonnet, de Lyon, à Fabrice d'Aquapendente l'usage combiné des mouvements forcés et des mouvements de latéralité pour

(1) Article du *Dictionnaire de médecine et de chirurgie pratiques*.

traiter les entorses. En cherchant bien, on verrait que cette pratique est plus ancienne.

Les mouvements ainsi faits par le chirurgien auraient guéri des entorses : on cite Ribes, A. Cooper ; mais il faut voir les observations sous leur vrai jour. Il s'agit de subluxations que des mouvements forcés ont réduites, et c'est surtout dans les déplacements de la rotule, appelés improprement entorse du genou, que des guérisons ont été obtenues par des mouvements. Nous avons vu l'année dernière, à la consultation de l'hôpital Cochin, un cas de ce genre : un enfant de douze ans avait fait une chute sur le genou, la jambe étant dans l'abduction. L'accident était arrivé depuis six jours ; depuis ce temps, l'enfant avait toujours obstinément tenu son genou fléchi à angle droit ; il poussait de tels cris quand les médecins voulaient redresser son genou, que ceux-ci s'étaient bornés à appliquer sur ce mal des compresses résolutives. La mère apporta un matin cet enfant sur les bras ; le genou gauche, le genou malade, était un peu plus gros que celui du côté opposé, et la rotule était manifestement portée en dehors, quoique la différence entre les deux genoux ne fût pas très-sensible. Je diagnostiquai une subluxation de la rotule en dehors, consécutive à la déchirure du ligament rotulien latéral interne. Je fis maintenir l'enfant et je redressai brusquement le genou ; l'enfant poussa un cri et je lui dis de marcher. Ni la mère, ni lui ne voulaient nous croire. Enfin, je plaçai l'enfant debout et il marcha, à la très-grande stupéfaction de la mère ; il n'accusait plus qu'une très-légère douleur. L'enfant partit de l'hôpital à pied avec sa mère, et je prescrivis l'usage d'une genouillère élastique pendant quinze jours.

Voilà, Messieurs, un de ces faits qui font de temps en temps le succès et la réputation des rebouteurs. Ils ne sont merveilleux que pour des ignorants ou des trompeurs. Ceux d'entre vous qui ont assisté à cette guérison sauront maintenant qu'il y a des subluxations dont les signes sont peu marqués, qui provoquent des douleurs excessives, et que l'on guérit par des mouvements communiqués qui remettent en place les os ou les tendons déplacés. La guérison est instantanée, parce que tout le mal est un déplacement ; il n'y a ni sorcellerie, ni empirisme, ni hasard, il y a une guérison naturelle, grâce à une manœuvre dictée par la connaissance de la physiologie. Dans les entorses tibio-tarsiennes, dans la subluxation des articulations radio-cubitales, si bien étudiée par Gogrand, d'Aix, si les mouvements, le massage guérissent et font cesser immédiatement les grandes douleurs, c'est parce que l'on remet en place des organes déplacés ou un pli de la synoviale pincé.

Au siècle dernier, les guérisseurs de foulures, brisures et entorses pullulaient sous les noms de rhabilleurs et de rebouteurs, et ils pullulent encore en France, dans les pays où des intérêts locaux entretiennent une pieuse ignorance; ils pullulent même dans les communes annexées à Paris, où cependant ils sont moins nombreux. Ce sont de rares successeurs des *Dame blanche* quelconques que la banlieue enrichissait jadis.

Ribes, en 1841, revendiqua le massage de l'entorse comme une œuvre de chirurgie. En cela, il avait raison; les empiriques n'inventent rien, ils exploitent de vieux livres que les écoles chirurgicales abandonnent, ou bien ils conservent le souvenir de ce qu'ils ont vu faire et que l'on ne fait plus, et des copistes passent pour des inventeurs.

En 1856, M. Lebatard reprenant les idées de Brulet, de Dijon, de Magne, vétérinaires militaires comme lui, réglementa le massage dans l'entorse (1).

M. Girard (2), vétérinaire militaire, vint à Paris, et, en 1858, j'assistai aux applications de ses massages sur des entorses, à l'Hôtel-Dieu de Paris, dans le service de Robert; les faits ont été publiées en partie (*Gazette hebdomadaire*, 1858). Le massage était fait avec habileté, prudence et méthode, mais les résultats que j'ai vus m'ont éclairé complétement. Aucune entorse n'a été guérie en moins de temps que nous n'en mettons lorsque nous employons l'appareil compressif inamovible dans des entorses de même nature. Il ne faudrait pas, en effet, comparer d'une part une entorse avec hydarthrose, et, d'autre part, une entorse avec diastasis de l'articulation tibio-péronière. Dans l'intervalle des massages, les douleurs reparaissaient, et dans les cas les plus favorables, la marche, ou plutôt la station debout, n'était guère possible avant le huitième jour. Il y a même eu un malade qui s'est refusé à laisser continuer sur lui l'expérience du massage.

Le massage, tel qu'il est décrit aujourd'hui dans les livres classiques, a été appliqué sur des entorses récentes et sur des entorses avec gonflement et ecchymose.

Dans le premier cas, il a procuré un soulagement immédiat, mais c'est dans les seules entorses où un tendon luxé était sorti de sa gaîne (péroniers latéraux, jambier antérieur), et où du sang épanché s'opposait à ce qu'il reprît immédiatement sa place. Ces cas sont ceux où le malade peut marcher immédiatement, jusqu'à la première voiture, après la première

(1) Lebatard, *Massage dans l'entorse* (*Gaz. des hôpit.*, 1856, p. 5).

(2) Girard, *Des frictions et du massage dans le traitement des entorses de l'homme* (*Bull. de l'Acad. de méd.* 1858, t. XXIV, p. 135.)

séance de massage ou de reboutage, c'est-à-dire de massage inintelligent sous les doigts des empiriques de banlieue.

Dans le second cas, il a quelquefois donné, après des séances quotidiennes (une suivant les uns, trois suivant les autres), une guérison en dix, douze ou quinze jours. Ici le massage devait toujours être secondé par l'application d'une bande de toile ou de flanelle. C'est en réalité une compression intermittente qui n'a aucun des avantages du bandage ouaté inamovible; elle a pour effet de faciliter la résorption du sang épanché, cela est vrai, mais elle agit moins vite et moins sûrement que la compression permanente.

Vous voyez, messieurs, que le massage doit être très-restreint et appliqué à un seul cas : le déplacement des tendons de leurs coulisses tendineuses, lorsque ce déplacement n'a pas cessé par le simple repos.

Il est un autre mode de traitement fort recommandé dans l'entorse, c'est l'application du froid; jadis on faisait mettre le pied atteint d'entorse dans un seau d'eau fraîchement tirée d'un puits, c'est-à-dire un seau d'eau froide. Les compresses mouillées, les vessies remplies de glace ont été aussi employées. En 1850, Baudens a fait revivre et a remis en honneur ce traitement qui, depuis, a été appliqué banalement à une foule d'entorses.

Il faut juger de suite ce traitement. A quoi peut-il servir? à calmer les douleurs, sans doute; mais faudra-t-il laisser le pied tremper pendant huit jours? non certes. Physiologiquement, le froid ne peut avoir qu'une seule action : empêcher un épanchement sanguin de se produire, et il est juste de dire que, au moment même où l'accident vient d'arriver, un malade qui applique de lui-même des compresses d'eau froide sur son articulation se procure un soulagement notable. Je ne manque pas, pourtant, lorsque des malades ont eu recours à ce moyen, d'y substituer des compresses d'eau blanche, maintenues sans cesse humides par un cataplasme de farine de graine de lin tiède ou simplement un cataplasme.

Néanmoins, je suis d'avis, comme M. Panas (1), et nous tenons cela de notre maître commun, Nélaton, que l'irrigation continue, avec les appareils spéciaux, sur une entorse avec menaces d'arthrite, tout à fait au début au moins, produit une détente favorable; mais il faut que l'irrigation continue soit secondée par l'immobilisation du membre dans une gouttière.

Les lotions d'éther, de chloroforme n'agissent guère que comme réfri-

(1) Panas, art. ARTICULATION (*Dict. de méd. et de chir. pratiques*, t. III, p. 295).

gérants; le chloroforme a peut-être une autre action, une action révulsive, car si l'on place le chloroforme en quantité et s'il demeure un peu de temps sur la peau avant de s'évaporer, il rubéfie la peau comme un sinapisme.

Ceci posé, examinons le traitement convenable pour les entorses, suivant leur variété, c'est-à-dire suivant la lésion principale. Vous savez que le traitement doit être fondé sur l'étude du cours naturel des maladies; ici c'est la connaissance du temps nécessaire à la réparation des parties blessées qui doit être votre guide; en général, toute plaie demande à être tenue immobile : l'entorse, qui est une déchirure ou plaie sous-cutanée, ne saurait faire exception.

Toutes les entorses sont guérissables, dans un temps plus ou moins long, par l'immobilisation, à condition que celle-ci soit faite d'une manière intelligente.

Le repos au lit est le premier mode d'immobilisation, et il y a des entorses très-légères qui sont guéries par trois jours de repos au lit et des cataplasmes.

De tous les moyens d'immobilisation, le meilleur est le spica du cou-de-pied par-dessus de la ouate, c'est-à-dire le bandage de Burggraeve; ce bandage doit laisser le talon libre : on le couvre plus ou moins, suivant que l'on veut exercer une compression plus ou moins forte, mais les tours de bande qui forment le spica du cou-de-pied sont toujours les tours de bande qui doivent être le plus serrés. On met sur l'articulation tibio-tarsienne une énorme couche d'ouate, on serre avec une bande sèche et on applique par-dessus la bande silicatée (1). On renouvelle l'appareil au bout de quinze jours, si l'on doit maintenir la compression au delà de ce temps.

Lorsqu'on a affaire aux entorses articulaires, voici le traitement convenable : pour une entorse avec hydarthrose, c'est-à-dire avec déchirure de la synoviale, il faut tenir le malade au lit, appliquer sur la partie antérieure de l'articulation du cou-de-pied un vésicatoire volant de la dimension de la paume de la main, panser avec un linge cératé et serrer un peu le pansement avec une bande sèche formant spica.

(1) L'usage des appareils inamovibles remonte fort loin: l'étoupade de Moscati a été d'abord employée, puis on s'est servi des divers appareils inamovibles qui ont été remplacés depuis par l'appareil ouaté de Burggraeve. Tous les anciens appareils inamovibles avaient un très-grand inconvénient, ils serraient trop les premiers jours et pas assez les autres, et quelquefois en serrant ces appareils on causait des gangrènes et les appareils étaient très-pénibles pour les malades ; cette circonstance les avait fait rejeter.

Lorsque le vésicatoire est sec, on serre encore avec une bande sèche l'articulation, et le malade peut se lever, mais sans appuyer le pied à terre. En neuf jours, en moyenne, l'entorse est guérie, et le malade peut marcher sans éprouver aucune souffrance.

L'entorse commune, sans hydarthrose avec gonflement péri-articulaire, doit être traitée, pendant les vingt-quatre premières heures, par le repos au lit et les cataplasmes émollients. Au bout de ce temps, vous appliquerez le bandage ouaté, qui prendra le cou-de-pied et la moitié inférieure de la jambe, vous le laisserez quinze jours. Le sixième jour de son application, en général, les malades marcheront sans douleur : gardez-vous d'enlever l'appareil, laissez encore le bandage, pour que la cicatrisation des fibres tendineuses soit plus complète. Le quinzième jour, vous enlèverez l'appareil définitivement, et les malades seront guéris. Quelquefois, lorsque vous relèverez l'appareil le quinzième jour, les malades souffriront encore; regardez-y bien alors, et vous trouverez la malléole externe tuméfiée : ne croyez pas à une entorse exceptionnelle, vous aurez fait une erreur de diagnostic le premier jour, et vous aurez pris une fracture du péroné pour une entorse. Il n'y aura pas d'ailleurs grand mal, vous en serez quittes pour appliquer un nouvel appareil inamovible.

L'entorse avec diastasis de l'articulation péronéo-tibiale inférieure est de toutes les entorses celle qui exige le traitement le plus prolongé; après vingt-quatre heures de cataplasmes ou d'irrigation continue, s'il y a des menaces d'inflammation, vous appliquerez l'appareil ouaté inamovible, que vous serrerez convenablement, c'est-à-dire très-fortement, et c'est pour cette variété d'entorse que vous devrez faire remonter le plus haut votre appareil; il faut que celui-ci monte *jusqu'au genou ;* si vous ne prenez pas cette précaution, le malade souffrira et la guérison sera retardée.

L'appareil inamovible doit rester en place six semaines pleines, vous laisserez les malades se tenir debout, puis marcher, à partir de la quatrième semaine. L'appareil cassera, à ce moment, au niveau du cou-de-pied, et il y aura de petits mouvements dans l'articulation, la compression restant d'ailleurs toujours la même sur les chevilles, les points qu'il est le plus nécessaire de comprimer. Vous n'aurez pas à craindre d'ankylose.

Chez quelques malades, on voit les douleurs reparaître au moment où l'appareil se casse. A ce moment, n'hésitez pas, placez un nouvel appareil bien serré, que vous ferez garder quinze jours.

Après la cessation des douleurs, après que la marche est devenue possible, il faut faire porter au malade le bas élastique classique, afin de maintenir le cou-de-pied, pendant deux mois; de la sorte, on guérit définitivement des entorses que l'on peut considérer comme les plus graves.

Parmi les entorses péri-articulaires, les ruptures de gaînes tendineuses peuvent être traitées par le massage immédiat, si vous le voulez; vous remettrez en place les tendons déplacés : pour cela vous suivrez avec le pouce le trajet des tendons, vous presserez d'abord doucement, puis plus fort; vous remonterez de préférence des extrémités tendineuses vers les muscles; de la sorte, vous ferez remonter le sang épanché dans les gaînes vers les portions les plus vasculaires des gaînes, c'est-à-dire vers les muscles. Le tendon reprendra sa place. Mais une fois que vous aurez donné cette satisfaction aux apôtres du massage scientifique, si vous voulez guérir rapidement vos malades, placez pendant huit jours un appareil inamovible ouaté; vos malades marcheront avec leur appareil sans souffrir; mais, quand ils le quitteront, faites-leur porter une bande de flanelle ou un bas élastique pendant quinze jours.

Les déchirures de l'aponévrose du cou-de-pied exigent le même traitement que les déchirures de la synoviale, sinon de la synoviale entière, du moins des plans cellulo-fibreux qui la doublent. Comme cette déchirure est celle qui est le plus souvent accompagnée d'ecchymose et d'épanchements sanguins, c'est celle où les cataplasmes ou les lotions émollientes doivent être appliqués le plus longtemps, deux à quatre jours, par exemple; on a recours ensuite à la compression pendant quinze jours. Il est sage de ne point appliquer immédiatement la compression, parce qu'elle est douloureuse, et ensuite, parce qu'il y a épanchement de sang. Vous vous rappelez, en effet, que je vous ai recommandé de ne pas appliquer immédiatement sur des hématomes une compression serrée. Lorsque l'entorse existe depuis plusieurs jours, on peut appliquer immédiatement la compression; mais je préfère, dans ces cas, appliquer d'abord une couche de teinture d'iode à titre de révulsif, afin de calmer les douleurs qui existent toujours dans ce genre d'entorse.

La déchirure du muscle pédieux guérit par le simple repos au lit et les cataplasmes; on fait ensuite porter au malade une légère compression avec une bande sèche.

Les suites des entorses, quelle que soit la variété, sont un gonflement peu apparent, mais réel, de tout le cou-de-pied. Par prudence, lorsque ce gonflement paraît, il faut faire porter au malade un bas élastique, ou faire exercer une compression légère avec une bande de flanelle. On doit, en général, pendant ce court traitement complémentaire, proscrire l'usage des bottes et des souliers à talon élevé. Beaucoup d'ouvriers reprennent leurs travaux sans prendre de précautions, et il est rare qu'il survienne quelque chose. Il leur suffit, en effet, de ne plus souffrir.

Les arthrites qui compliquent l'entorse doivent être traitées par les pointes de feu ou cautérisations ponctuées ; on renouvelle ces cautérisations ponctuées plusieurs jours de suite ; tous les deux jours, et dans l'intervalle, on applique des cataplasmes très-chauds. Aussitôt que la douleur est devenue moins vive, il ne faut pas hésiter à recourir à la compression. On place un appareil ouaté, seulement il faut le changer tous les huit jours et placer dans l'intervalle de nouvelles pointes de feu.

Lorsqu'une entorse a été le point de départ d'une arthrite chronique, il faut avoir recours au traitement par l'immobilisation, c'est-à-dire à un traitement voisin du précédent ; seulement, pour l'articulation tibio-tarsienne, il faut laisser les appareils longtemps en place et ils doivent toujours remonter jusqu'au genou.

Il est très-rare qu'il y ait une arthrite sèche du cou-de-pied. A quoi cela tient-il? On ne sait. Est-ce parce que les surfaces articulaires sont peu étendues? On le penserait, en songeant que les articulations le plus souvent atteintes d'arthrite sèche sont le genou, l'épaule et la hanche.

Les entorses chroniques ne sont le plus souvent que des arthrites rhumatismales ou des synovites tendineuses à forme chronique ; leur traitement est celui des rhumatismes chroniques : les vésicatoires, la compression avec une bande de flanelle et une chaussure serrant bien le pied.

QUARANTE-CINQUIÈME LEÇON

DE LA CHUTE PRÉMATURÉE DES DENTS SAINES

SOMMAIRE. — **De la maladie appelée périostite alvéolo-dentaire ou gingivite expulsive. — De la grosseur des dents et de la petitesse des mâchoires. — Traitement préventif.**

Permettez-moi, dans cette dernière leçon, de vous décrire une maladie qu'a subie et que connaît bien votre professeur, et de vous en faire un sujet d'instruction. Je ne veux pas médire des dentistes, car il y en a que j'estime; mais s'ils avaient su ce que je sais depuis dix ans et que je vais vous apprendre, ou s'ils avaient déduit avant moi la conséquence logique des faits de nécrose de la mâchoire consécutive à l'éruption des dents de sagesse, étudiée par Velpeau, je n'aurais pas souffert dix-huit ans en perdant chaque année une dent saine expulsée successivement de ma mâchoire pour laisser de la place aux autres. Un de mes anciens internes, M. E. Monod, attaché à mon service l'année dernière, commence à éprouver la série des accidents que j'ai éprouvés. Je lui ai indiqué le remède; mais il hésite peut-être, et je le comprends, car il est douloureux. Les esprits ne sont sans doute pas encore mûrs pour apprécier la valeur du moyen dont on ne voit d'abord que le côté cruel. Mais j'espère faire pénétrer dans votre esprit le remède naturel d'une maladie en vous en montrant la cause physiologique.

Voyons d'abord les faits :

Il existe chez les malades âgés de dix-huit à vingt-cinq ans qui viennent à nos consultations, dans la proportion de un sur cinq, et qui prennent une consultation pour un mal quelconque, un état des gencives tout particulier, que l'on appelait autrefois banalement le scorbut des gencives. Les malades n'en souffrent pas outre mesure et s'en préoccupent peu; mais de temps en temps leurs gencives saignent, sont douloureuses, et lorsqu'ils viennent nous demander une guérison, il est généralement trop tard.

L'examen des gencives apprend que celles-ci sont bordées par un bourrelet rouge vineux qui remonte un peu sur la couronne des dents, que celles-ci présentent un liséré brun. Quelquefois, entre les incisives, les gencives remontent assez haut en apparence, et la dent correspondante est néanmoins déchaussée.

Le plus ordinairement, cet état des gencives est limité à la portion antérieure des mâchoires, c'est-à-dire à la région des incisives. Quelquefois le mal débute au niveau des petites molaires. Généralement le mal existe d'abord à la mâchoire inférieure, mais il se présente aussi quelquefois d'emblée à la mâchoire supérieure.

Cet état des gencives est le début de la pyorrhée alvéolo-dentaire ou l'ostéo-périostite alvéolo-dentaire, qui est aujourd'hui décrite par la plupart des chirurgiens et des dentistes.

Mon observation personnelle vous instruira encore mieux. Voici les faits dans l'ordre où ils se sont passés :

Obs. I. — A l'âge de dix-sept ans, deux canines de la première dentition, en haut et en bas, à gauche, persistaient encore, et cependant les dents de sagesse commençaient à pousser. A dix-huit ans, éruption de la dent de sagesse supérieure gauche, chute de la canine temporaire de la même mâchoire. A dix-neuf ans, apparition de la dent de sagesse supérieure droite. A vingt ans, éruption de la dent de sagesse inférieure gauche, chute de la canine de la première dentition et issue de la canine de la deuxième dentition, issue de la canine supérieure gauche de la deuxième dentition. A vingt et un ans, issue de la dent de sagesse inférieure droite. L'éruption des deux dernières dents de sagesse était accompagnée de douleurs vives et prolongées, surtout dans la mâchoire inférieure, du côté gauche. Cet état douloureux avait duré cinq mois. A ce moment commença la gingivite, au niveau des incisives inférieures et des petites molaires supérieures gauches, les incisives supérieures droites se prirent ensuite.

De 1855 à 1857, toutes les trente-deux dents saines étaient poussées et normalement développées.

Le 25 août 1857, la gingivite acquit son maximum d'intensité, toutes les dents étaient douloureuses, il semblait qu'il y eût un corps étranger entre chaque dent. Entre les gencives et les incisives, et les petites molaires inférieures gauches, la pression faisait sortir du muco-pus en petite quantité, et les couronnes de ces dents étaient bordées, à leur base, de liséré gris. Les douleurs dans les mâchoires reparaissaient au moindre froid. Dans les grandes chaleurs, les douleurs n'étaient pas moins vives.

En octobre 1857, à l'âge de vingt-trois ans, une fluxion (périostite de la branche horizontale de la mâchoire), du côté gauche, sans abcès. La gingivite était toujours dans le même état. Legroux, père, conseilla le jus de citron, la pomme de terre crue, le cochléaria, appliqués sur les gencives; Delestre, père, le nettoyage des dents. Velpeau conseilla les applications de poudre d'alun; Jobert (de Lamballe), la cautérisation des gencives avec la pierre divine; Legendre, médecin de Sainte-Eugénie, le chlorate de potasse à l'intérieur. Puis, voyant que rien ne faisait, Legroux conseilla de fendre les gencives jusqu'à la dent. Toirac, puis M. Preterre, conseillèrent de frotter les gencives avec une brosse à dents jusqu'à ce qu'elles saignent.

Tous ces traitements furent faits successivement, pendant deux ans, sans changements autres que ceux qu'apportait la belle saison, c'est-à-dire les mois où la température était le plus régulière.

Une seule chose calmait les douleurs : le gargarisme avec le laudanum, 1 gramme de laudanum pour 100 grammes d'eau. Les dents continuèrent à se déchausser, mais à partir de 1859 les douleurs n'existaient plus qu'au moment du froid. Cependant, deux années pleines s'écoulèrent sans qu'il y eût de fluxions; seulement, deux dents étaient absolument ébranlées; la première petite molaire supérieure gauche et la deuxième incisive inférieure gauche (remarquez, du côté où avaient paru les deux premières dents de sagesse, l'inférieure et la supérieure gauche; enfin, du côté où avait eu lieu une périostite, la première périostite, la première fluxion).

En 1862, abcès sur la gencive, au niveau de la deuxième petite molaire supérieure gauche; abcès sur la gencive, au niveau de la deuxième incisive inférieure gauche. Déchaussement complet de la petite molaire supérieure, avulsion; trois mois après, avulsion de la deuxième incisive inférieure.

A ce moment, la dent de sagesse inférieure droite, la dernière sortie, est légèrement cariée. Avulsion immédiate qui fut difficile.

Une année de répit eut lieu. En 1864, fluxion, abcès dentaires au niveau des incisives supérieures droites; deux abcès successifs.

En 1865, fluxions et abcès successifs au niveau des incisives supérieures droites et de la canine. Toutes les grosses molaires et les dents de sagesse restaient intactes. M. Magitot conseille l'usage du chlorate de potasse et le frottement des gencives avec la brosse.

En 1867, trois fluxions et abcès successifs sur les dents incisives supérieures et la canine droite. Gargarisme au chlorure de zinc : eau, 200 grammes; chlorure de zinc, 1 gramme. Ce gargarisme calmait l'inflammation, le gargarisme laudanisé calmait les douleurs.

En 1868, deux fluxions et quatre abcès dentaires. Avulsion des deux incisives supérieures droites et de la canine droite. A ce moment, la dent de sagesse supérieure droite se gâte. Avulsion immédiate. Cette dent est arrachée avec la langue de carpe. La deuxième grosse molaire, écaillée, commence à se gâter à partir de ce moment.

En 1869, une fluxion, un abcès dentaire au niveau de la première incisive inférieure gauche. Avulsion de la dent.

A partir de ce moment, il y eut quatre années de tranquillité relative, une fluxion par an, avec abcès des gencives. En 1874, avulsion des deux incisives supérieures gauches ébranlées. Avulsion de la deuxième grosse molaire droite cariée, qui venait d'être plombée, une racine laissée.

En 1876, huit fluxions au niveau de la deuxième grosse molaire supérieure droite, nécrose de l'alvéole. Avulsion de la dent. Avulsion de la dent de sagesse supérieure gauche et de la deuxième grosse molaire gauche. Carie de la première grosse molaire inférieure gauche et nécrose de l'alvéole juste au point où avait eu lieu, en 1857, la première fluxion.

Voici maintenant les phénomènes très-instructifs qui se sont passés : toutes les dents de la mâchoire inférieure se sont resserrées, au point que la canine inférieure gauche touche la première incisive inférieure droite ; la place laissée par la chute des deux incisives inférieures est entièrement comblée. Les dents de la mâchoire inférieure droite, intactes, sont toutes conservées et solides, et notez-le encore, *c'est de ce côté que la dent de sagesse est poussée la dernière et est tombée la première.* D'une autre part, les deux canines permanentes, poussées en même temps que les dents de sagesse de la mâchoire supérieure gauche et de la mâchoire inférieure gauche, sont intactes.

Voilà en gros les détails. J'ajoute que jamais de voyages en mer, jamais de médications mercurielles arsenicales ou phosphorées n'ont été faits ou subis. Quelques veilles, l'usage de la cigarette, un travail assidu de vingt à vingt-huit ans, voilà tout ce que l'on pouvait invoquer comme cause de ce mal. Mais que d'hommes ont été dans des conditions semblables et n'ont point perdu leurs dents !

J'ai fait recueillir, par un de nos élèves, des faits nombreux qui se sont présentés à cet hôpital. Ce sera le sujet d'une thèse. Je ne voudrais pas, ici, déflorer à l'avance les remarquables observations que nous avons recueillies à l'appui de l'opinion que je soutiens. Mais je puis dire que nous possédons des faits où une seule mâchoire est malade et où il est facile de montrer que la disparition d'une ou deux molaires avant la sortie de la dent de sagesse explique très-bien pourquoi une seule mâchoire est malade : *celle où toutes les dents sont conservées.*

Vous trouverez dans tous les livres classiques une maladie décrite par Toirac sous le nom de *pyorrhée alvéolo-dentaire ;* par Marchal de Calvi, sous le nom de *gingivite expulsive ;* enfin, par M. Magitot (1), sous le nom d'*ostéo-périostite alvéolo-dentaire,* dénomination que j'ai conservée (2).

Tous les auteurs ont reconnu que cette lésion était celle qui entraînait

(1) Magitot, *Ostéo-périostite alvéolo-dentaire.* 2e édition, Paris, 1873.

(2) Després, article MACHOIRE, du *Dictionnaire de médecine et de chirurgie pratiques* t. XXI.

la chute naturelle des dents saines non cariées chez les vieillards, et que l'usure et la résorption des alvéoles était la cause immédiate de cet ébranlement des dents. Lorsque le mal existe chez des sujets adultes, M. Magitot en particulier a rattaché la cause de la lésion à des diathèses diverses. Cette interprétation ne saurait convenir pour les jeunes sujets.

Il y a en fait une inflammation chronique de l'alvéole, de son périoste et du périoste de la dent; l'os se détruit avec le périoste, la dent se déchausse et tombe si on ne l'arrache pas.

Pourquoi cette périostite alvéolo-dentaire commence-t-elle souvent vers seize ou dix-huit ans?

Pourquoi les dents s'ébranlent-elles après des périostites et des gingivites successives compliquées plus ou moins rapidement de fluxion?

Pourquoi cette maladie n'existe-t-elle à son plus haut degré que chez les sujets qui ont toutes leurs dents, ou ont les dents très-serrées et chevauchant un peu les unes sur les autres?

A ces trois termes du problème correspond une solution unique.

Il y a des disproportions individuelles ou ethnologiques entre le volume des dents et les maxillaires. Il y a des mâchoires trop petites pour soutenir les seize dents normales au moment où elles atteignent leur développement complet. Je n'ai pas besoin d'insister pour prouver que les prognates sont ceux qui ont les plus belles dents et ceux qui les conservent le plus longtemps.

Les dents de la première dentition, qui n'occupent jamais la totalité des mâchoires, ne se déchaussent jamais comme les dents de la seconde dentition. Les enfants ont des ulcères des gencives, mais ce n'est point la pyorrhée alvéolo-dentaire. La périostite alvéolo-dentaire n'existe que pour les dents de la seconde dentition.

Les dents de la seconde dentition poussent, comme on le sait, après leur éruption, et ce sont les racines qui s'accroissent le plus, comme l'os qui les supporte. La couronne est arrêtée dans son développement aussitôt qu'elle est entièrement sortie. A partir de vingt-cinq ans, le travail est terminé, c'est du moins l'époque moyenne que l'on admet. Dans les dernières années de cette partie de la vie, en sept années au plus, il pousse quatre dents à l'extrémité de chaque mâchoire. Mais, généralement, c'est de dix-huit à vingt-trois ans que les dents de sagesse poussent, et chez certains sujets, cette éruption des dents de sagesse est accompagnée d'accidents plus ou moins graves. Le plus commun de tous ces accidents est une douleur qui s'étend à toute la mâchoire et principalement à l'inférieure. Il est en effet remarquable que les accidents causés par la dent de sagesse ont lieu à la mâchoire inférieure. Je vous rappellerai incidemment qu'il y a une raison anatomique de ce fait : la mâchoire inférieure forme un angle au lieu où pousse la dent de sagesse, et lorsque celle-ci n'a pas de place, ou bien elle comprime en avant toute la série des dents, ou bien elle comprime en arrière la branche montante du maxillaire.

Dans le premier cas, tous les alvéoles sont comprimés un à un par les racines des dents et serrés sur celles-ci par le fait de la compression de dedans en dehors causée par la dent de sagesse. La compression des os cause leur nécrose, leur usure et leur résorption, témoin l'usure du sternum, des côtes et des vertèbres par les tumeurs anévrysmales ; et ce sont les alvéoles des dents poussées les premières, c'est-à-dire des incisives, qui reçoivent les effets les plus puissants de la pression, comme la pression sur une tige courbée qui est comprimée à ses extrémités produit le maximum de compression à sa courbure.

Dans le second cas, il y a une nécrose plus ou moins étendue de l'angle de la mâchoire.

A la mâchoire supérieure, l'éruption difficile de la dent de sagesse ne cause jamais de nécrose, mais elle serre les dents antérieures. Du reste, en général, les dents des mâchoires supérieures sont moins serrées, et ce qui le prouve, c'est que les incisives de ces mâchoires sont toujours plus belles, plus larges, et on est autorisé à penser que si elles sont plus belles, c'est qu'elles ont plus de place pour se développer normalement.

Pourquoi quelques-uns ont-ils, à l'âge moyen de vingt-deux ans, une périostite alvéolo-dentaire, en dehors de tout usage de mercure, sous quelque forme que ce soit, d'arsenic ou de phosphore, au moment de l'éruption normale et du développement complet des dents ? C'est ici qu'il faut faire intervenir l'étude des maxillaires inférieurs : les maxillaires dont l'arc est étroit sont trop petits, ceux dont l'arc est plus étendu suffisent. En d'autres termes, les mentons pointus ont un maxillaire insuffisant pour seize dents bien développées. Comme chez chaque sujet la mâchoire supérieure offre une arcade dentaire de même forme que l'inférieure, la première est également trop petite si la dernière est insuffisante.

L'éruption et le développement normal des dents sur une mâchoire relativement petite entraîne fatalement une pression des dents les unes contre les autres ; les racines qui se développent encore après l'éruption des dents sont les plus comprimées dans l'alvéole, et comme la racine d'une dent est plus dure que le tissu osseux de l'alvéole, c'est l'alvéole qui souffre le plus de la pression. Le périoste se détruit, puis la dent est déchaussée, la mastication achève l'œuvre de l'ébranlement. Le mal débute toujours par un gonflement des gencives qui saignent facilement, parce que le premier travail effectué par la compression est un travail ulcératif, une usure du périoste de la dent, et l'os une fois à nu se carie par compression directe. Quant au tartre déposé sur les dents et que l'on accuse si souvent d'être la cause de la périostite alvéolo-dentaire, il est un fruit de la production ostéogène des os et des débris de périoste restés sur la dent ou sur l'alvéole.

Il y a deux preuves que l'on peut chaque jour apprécier et qui démontrent la vérité de cette manière d'interpréter les faits.

Les dentistes qui redressent les dents, et qui par conséquent exercent des pressions violentes et continues sur des dents voisines, ont tous remarqué que ce redressement des dents causait sur les dents pressées et à leur collet les mêmes lésions et les mêmes douleurs que celles que l'on a observées dans l'ostéo-périostite alvéolo-dentaire.

Enfin, on n'a que très-rarement observé l'ostéo-périostite alvéolo-dentaire chez des sujets qui avaient eu de bonne heure, c'est-à-dire vers vingt-deux ans, une ou deux grosses molaires cariées et arrachées à chaque mâchoire.

Ainsi, messieurs, vous le voyez, la chute prématurée des dents peut être considérée comme un accident certain de l'éruption de la dent de sagesse chez des sujets qui ont toutes leurs autres dents saines et ont une mâchoire relativement petite. C'est à la compression des alvéoles des dents et de leur racine en particulier que l'on doit attribuer la périostite alvéolo-dentaire des jeunes sujets.

Que faire contre un mal qui est pour ainsi dire physiologique ?

Certes, le traitement proposé et appliqué par M. Magitot, la cautérisation de l'alvéole autour de la dent déchaussée avec l'acide chromique, est utile : il soulage, il consolide quelquefois des dents compromises et les conserve pendant un certain temps ; mais ce n'est là qu'un traitement palliatif, le mal continue toujours jusqu'à ce que les dents soient tombées et aient fait plus ou moins de place aux autres.

Il n'y a pas de traitement curatif. Il y a un traitement préventif capable d'arrêter le mal, et c'est la seule manière de le guérir :

FAIRE DE LA PLACE AUX DENTS DE SAGESSE.

Il y a quatre dents à sacrifier les premières ou deuxièmes petites molaires de chaque mâchoire.

Appliqué à temps, ce traitement sauve les canines et les incisives e souvent il met les molaires à l'abri de la maladie.

Un seul point important doit être élucidé : à quel moment faut-il arracher les dents saines pour laisser les autres se développer sans détruire les alvéoles qui les supportent? Fauchart, qui avait arraché des dents déchaussées et douloureuses, avait fait un traitement logique, mais insuffisant. C'est sans doute la raison pour laquelle les chirurgiens et les dentistes ont déclaré le remède mauvais ou inutile. Considérez, je vous prie, que Fauchart arrachait la dent trop tard : il l'arrachait seulement quand elle était déchaussée. Quand une dent est déchaussée, son alvéole est détruit et il faut que le mal soit déjà très-ancien pour que les dents soient déchaussées. L'avulsion des dents à ce moment ne remédie qu'à une partie du mal. C'est quand la gingivite commence que l'avulsion des dents est utile ; il faut enlever les quatre petites molaires, ou les deux petites molaires inférieures seulement si la mâchoire supérieure est saine, juste au moment où les gencives commencent à se tuméfier, c'est-à-dire dans les trois premiers mois après l'apparition du mal. A ce prix, vous guérirez vos malades. Je vais même plus loin. Au moment où apparaissent les douleurs étendues à toute la mâchoire inférieure pendant l'éruption des dents de sagesse, je conseille d'arracher une petite molaire de chaque côté.

QUARANTE-SIXIÈME LEÇON

DE LA RÉVULSION EN CHIRURGIE

SOMMAIRE. — **De la révulsion naturelle. — De la dérivation et de la révulsion. Révulsifs généraux ; révulsifs locaux.**

Il y a un grand nombre de maladies chirurgicales qui sont accompagnées de douleurs vives que le chirurgien doit calmer, et il se trouve que l'élément douleur étant en rapport constant avec les phénomènes inflammatoires, la douleur, qu'il y a toujours intérêt à calmer, et l'inflammation paraissent et disparaissent ensemble ; l'on peut de la sorte, pour ainsi dire, mesurer l'augmentation et la diminution de l'inflammation d'après l'aggravation ou l'atténuation de la douleur. La révulsion agit à la fois sur l'un et l'autre élément de la maladie, et elle est assurément un des moyens de traitement les plus précieux dans un bon nombre d'affections chirurgicales. Au cours des inflammations chroniques, elle donne encore des rémissions très-profitables pour le malade, et il n'est pas jusqu'aux cancers ulcérés dont on ne puisse espérer diminuer ou calmer, durant quelques heures, les vives douleurs par la révulsion.

La révulsion est généralement cherchée par un moyen local, mais, pour beaucoup de maladies chirurgicales, nous employons des médications générales afin de remédier à des inflammations locales. Ici le clinicien emploie, si je puis ainsi dire, une médication générale révulsive à laquelle on a donné le nom de médication dérivative, bien qu'en réalité la médication agisse, dans certains cas, exactement comme un révulsif localement appliqué.

Aucun médicament, aucune médecine n'ont joui si longtemps et si justement que les révulsifs des faveurs des médecins, et l'on peut dire que si la révulsion n'était pas inventée, il faudrait l'inventer.

La révulsion est aussi vieille que la médecine; elle a été appliquée et vantée depuis l'apparition des Aphorismes d'Hippocrate jusqu'à la discussion académique de 1856. Toutes les opinions relatives à la théorie de la révulsion se sont appuyées sur l'aphorisme 46 de la XIe section, dont la traduction latine, plus puissante peut-être que le texte grec, a été pour cela répétée d'âge en âge, à partir du XIIIe siècle, quelle que fût la fréquentation des livres grecs et l'honneur dont ceux-ci jouissaient près des médecins : *Duobus doloribus simul obortis vehementior obscurat alteram.* Δύο πόνων ἅμα γινομένων μὴ κάτά τὸν ἀυτὸν τοπον, ὁ σφοδρότερος ἀμαυροῖ τὸν ἕτερον (1).

Le français, c'est-à-dire la traduction de M. Littré, diffère un peu du latin, comme le latin différait du grec : *de deux douleurs simultanées, mais non dans le même lieu, la plus forte obscurcit l'autre.*

Suivant l'humorisme ancien, la révulsion s'adressait à l'humeur qu'elle avait pour objet de déplacer, et c'était plutôt une dérivation qu'une révulsion que les anciens cherchaient à obtenir. La découverte de la circulation du sang jeta un instant le trouble, et la théorie ancienne fut tenue en échec. Mais les doctrines humorales persistant, la révulsion et la dérivation restèrent des moyens thérapeutiques dont chaque école, mécanique, humorale ou vitaliste, donna une théorie plus ou moins plausible. La doctrine de l'irritabilité de Haller eut plus d'effet sur les opinions médicales de son temps et sur les opinions des médecins des temps qui suivirent; en effet, les théories vaso-motrices modernes dérivent de la théorie de l'irritabilité de Haller, et la révulsion a pu être considérée comme un agent puissant qui mettait en mouvement les centres excito-moteurs de la vie organique et modifiait les phénomènes de la circulation capillaire. Hunter disait (2) que la révulsion agissait probablement en faisant cesser l'irritation d'une partie par la naissance d'une autre irritation. Vous voyez que c'est toujours l'aphorisme d'Hippocrate qui reparaît. Pinel (3) ajouta quelque chose à l'explication de Hunter. Suivant Pinel, la révulsion ou dérivation détournerait une congestion hémorrhagique ou phlegmasique développée dans un point autre que celui où siége le mal. Pinel entendait la révulsion dans le sens militaire d'une diversion. Barthez renchérit sur le raisonnement de Pinel; il attribue à la révulsion la propriété de déplacer la fluxion.

A part les mots et la forme, c'est toujours l'idée, vieille comme le monde, qui inspirait Hippocrate, qui fait le fond de la doctrine de la révulsion.

(1) Hippocrate, Aph. 46, sect. XI. Édition E. Littré. Paris, 1844, t. IV.

(2) Hunter, *Leçons sur les principes de la chirurgie* (*Œuvres complètes* trad. par G. Richelot. Paris, 1843).

(3) Pinel, Article RÉVULSION, in *Dictionnaire des sciences médicales.*

La grande discussion qui eut lieu à l'Académie de médecine de 1854 à 1856 (1) sur le sujet, et où Malgaigne, le dialecticien le plus illustre et le plus érudit de tous nos devanciers, a brillé de tout son éclat, n'apporta aucune lumière nouvelle sur la question. Malgaigne montra le vide de toutes les théories, et plusieurs fois il prit en défaut ses adversaires sur des faits mêmes qui, tout en prouvant l'utilité réelle de la révulsion, condamnaient les théories.

La révulsion et la dérivation en fait sont des agents thérapeutiques de premier ordre : toutes les explications données jusqu'à ce jour ne valent ni mieux, ni pis que la formule de Hunter, c'est-à-dire une traduction de l'aphorisme d'Hippocrate.

Personne n'a donné une bonne explication des effets incontestables et incontestés de la révulsion, et personne n'en donnera une meilleure. Jusqu'au jour où l'on aura une notion exacte des phénomènes de la nutrition, il sera impossible de dire pourquoi par exemple un vésicatoire appliqué sur le thorax au niveau d'un point du poumon atteint de pneumonie franche arrête net l'inflammation du poumon lorsque ce vésicatoire est placé à temps.

Prenons donc le fait de la révulsion tel qu'il est, c'est-à-dire reconnaissons son action médicatrice et usons de ce moyen avec à propos, car il n'y a pas de meilleur remède contre l'élément principal de la maladie, et surtout pour le malade, que de faire disparaître les douleurs que causent les inflammations ou les maladies chroniques.

Faits naturels de révulsion.

Nous connaissons des faits nombreux de *révulsion naturelle* qui prouvent l'efficacité de la révulsion en chirurgie, je n'ose dire son mode d'action.

Deux cas se présentent :

1° Une maladie nouvelle, éloignée du point où existe depuis quelque temps une plaie, un ulcère, modifie la plaie et l'ulcère ;

2° Une inflammation voisine d'une autre inflammation plus ancienne modifie l'inflammation première. Ainsi un érysipèle survenu autour d'une articulation atteinte d'hydarthrose.

Prenons quelques exemples connus :

Un malade est atteint d'ulcère compliqué d'inflammation, de cutite. Une bronchite survient : immédiatement, l'inflammation qui existe autour de l'ulcère disparaît, le gonflement et la rougeur diminuent, les callosités qui bordent l'ulcère s'amollissent.

(1) *Bull. de l'Académie de médecine*, Paris, 1854-1856.

Toute fièvre, maladie éruptive ou affection des voies respiratoires survenue dans le cours du traitement d'une plaie *diminue la production du pus* sur la plaie et arrête la formation des bourgeons charnus. La diarrhée produit un effet exactement semblable.

L'apparition des règles chez les femmes atteintes de maladies survenant seules ou étant provoquées produit presque toujours un effet révulsif salutaire. Vous verrez souvent des syphilitiques atteints de plaques muqueuses aux orifices naturels, atteints d'un érysipèle, d'une fluxion de poitrine, pour me servir d'un vieux mot, chez lesquels la maladie pulmonaire fait sécher et guérir en quelques jours des plaques muqueuses qui, depuis plusieurs semaines, restaient stationnaires. La révulsion, ici, est patente. L'accouchement agit d'une manière exactement semblable, mais ici c'est la perte de sang qui constitue l'agent révulsif. Notez ce fait en passant. Il est d'ailleurs juste de dire qu'après la guérison de la maladie fébrile ou après l'accouchement et la période puerpérale, les plaques reparaissent. Enfin, il est constant que les purgatifs modifient les maladies aiguës du globe oculaire. Hippocrate signalait dans ses Aphorismes que la diarrhée qui survient chez ceux qui ont des ophthalmies est une diarrhée salutaire.

Cette révulsion à distance a été appelée dérivation, mais, en réalité, c'est bien une révulsion, car des lésions inflammatoires nouvelles survenues auprès d'inflammations chroniques anciennes agissent exactement de la même façon.

Une inflammation aiguë qui survient autour d'un mal plus ancien modifie ce dernier, un phlegmon, une adénite par exemple.

Vous avez vu souvent un érysipèle survenir (1) autour d'une plaie réunie et autour d'une plaie non réunie. L'érysipèle part de la plaie et s'étend à son pourtour. Le jour où paraît le frisson prodromique, la suppuration est en partie tarie dans la plaie non réunie; les bourgeons charnus pâlissent et ne se développent plus, et les parties réunies d'une plaie où l'on a fait une suture se désunissent, à moins que l'érysipèle ne survienne plus de quatre jours après la suture. L'action révulsive est très-évidente; elle n'est point salutaire, j'en conviens, ainsi que le faisait remarquer Malgaigne, mais l'action de l'érysipèle sur la plaie est réelle. Un purgatif administré à un malade dans le cours de la suppuration d'une plaie, un rhumatisme articulaire, un accès de fièvre intermittente, une pneumonie

(1) L'eczéma, lorsqu'il occupe d'un seul coup une grande surface, agit comme l'érysipèle, mais seulement pendant la période d'acuité, la période d'éruption.

apparaissant dans les mêmes conditions produisent aussi bien un arrêt de la suppuration et un défaut de réunion des parties réunies par suture. L'action du médicament ou de la maladie générale n'est pas moins évidente que l'érysipèle local.

Si l'on pouvait expliquer rigoureusement pourquoi l'érysipèle ou une pneumonie tarissent la production du pus sur une plaie, font pâlir les bourgeons charnus et en arrêtent le développement, on aurait une théorie exacte de la révulsion. On dit aujourd'hui que la fièvre troublant les phénomènes de la nutrition, toute maladie fébrile arrête la nutrition des bourgeons charnus, d'où il résulte comme conséquence la cessation de la production du pus ; l'interprétation est exacte pour l'action des pneumonies du rhumatisme articulaire, mais elle cesse de l'être pour l'action de certains érysipèles circonscrits, qui existent avec une fièvre à peine marquée et qui produisent exactement la même révulsion.

Les phénomènes de la suppression du pus dans les plaies au moment où apparaît une fièvre ou une inflammation locale ne sont pas les seuls qui soient patents. Vous avez entendu parler du retard de la consolidation dans les fractures ; il y a des cas où une maladie générale cause ce retard, la syphilis par exemple. Il est d'autres cas où une angioleucite et un érysipèle borné à un membre produisent le même résultat. Mais ces derniers exemples sont beaucoup moins fréquents, et lorsque la maladie générale ou l'érysipèle local n'ont qu'une courte durée, il n'y a pas de retard très-appréciable de la consolidation. Là encore la théorie de la révulsion a été expliquée par l'action de la maladie sur la nutrition en général.

Il faut encore signaler ici l'influence d'une maladie fébrile ou d'un érysipèle même local sur la réussite de la réunion par première intention des plaies. Une plaie réunie en bonne voie de cicatrisation se désunit rapidement lorsque la santé générale des malades s'altère.

Il y a une série d'inflammations des doigts et de la main qui offre de singuliers phénomènes, qui sont des plus significatifs eu égard à l'action révulsive des inflammations du tégument sur les articulations. C'est surtout à la suite des angioleucites, ou érysipèles de la main, et des inflammations des gaînes synoviales de la face dorsale de la main, que l'on observe l'action révulsive sur les articulations du poignet. Dans les panaris de la gaîne des tendons fléchisseurs des doigts, on observe également le même phénomène sur les articulations des doigts. Il arrive souvent, en effet, que pendant la suppuration des gaînes des tendons ou la suppuration sous-cutanée au-dessous de la peau atteinte d'érysipèle, on produit en fléchissant le poignet ou les doigts un craquement sec dans les articulations. Ce craquement ressemble à celui que l'on obtient en faisant mouvoir des articulations atteintes d'arthrite sèche, ou même à celui que l'on obtient en frottant l'une contre l'autre des surfaces articulaires dépourvues de leurs cartilages. Plus d'un chirurgien a pensé à tort qu'il y avait une arthrite par propagation et que cette arthrite avait été guérie par les moyens qu'il avait employés. En effet, malgré les apparences, ce craquement inquiétant que l'on perçoit dans les articulations diminue et finit par disparaître au fur et à mesure que l'inflammation s'éteint, et les fonctions des articulations se rétablissent complétement. Ces phénomènes sont des plus propres à démontrer l'action des inflammations cutanées sur les articulations situées au-dessous; et s'il fallait donner une explication, il serait facile de dire que les inflammations et suppurations de la peau soustraient une certaine quantité de sang et de lymphe qui apportent les éléments de la suppuration et prennent, par conséquent, une partie des liquides qui sont destinés à nourrir les parties voisines. Cela constitue certainement un trouble de la nutrition, mais il est incontestable que ce trouble de la nutrition est purement local. Quoiqu'il y ait de la fièvre, ce n'est point la fièvre qui est la cause du trouble de nutrition de l'articulation, car il n'y a de trouble que dans l'articulation voisine de l'inflammation cutanée.

Des considérations précédentes, il résulte que les maladies générales modifient la marche des plaies et celle des inflammations locales telles que les ophthalmies. Il résulte encore que les inflammations circonscrites du derme agissent sur les articulations. Ces faits naturels prouvent que toute révulsion sur le tube digestif est indiquée pour les inflammations du globe oculaire, et que tout topique irritant, caustique ou vésicant, appliqué au voisinage d'une articulation est indiqué pour les maladies articulaires.

Révulsion locale.

Les moyens de la révulsion locale, celle que nous employons le plus en chirurgie, sont la perte de sang, la perte de lymphe, l'irritation de la peau, la vésication ou la cautérisation.

Tout le monde connaît l'efficacité des sangsues, des ventouses scarifiées. Ces antiphlogistiques agissent en enlevant de la région malade une quantité de sang. Les ventouses sèches ont une action du même genre; elles enlèvent du sang d'un réseau capillaire, mais ce sang n'est pas perdu, il est métamorphosé, il devient un épanchement de sang et se résorbe à la longue. Mais ici c'est le travail de la résorption qui peut être considéré comme une maladie locale provoquée et comme un révulsif.

Le vésicatoire équivaut à une saignée lymphatique; un vésicatoire qui prend bien et qui a 10 centimètres carrés enlève à la partie sur laquelle il est appliqué au moins 200 grammes de lymphe pure. En effet, le vésicatoire a pour résultat de détruire les réseaux capillaires lymphatiques, et toute la lymphe issue du réseau capillaire artériel et veineux, n'ayant plus de voies pour pénétrer dans les troncs lymphatiques, reste sous l'épiderme distendu où elle forme la cloche du vésicatoire. Pendant deux jours pleins, l'écoulement de la lymphe continue après la rupture de la cloche, et l'on peut évaluer encore à 200 ou 300 grammes la quantité de lymphe perdue par suite de l'application du vésicatoire. Cette considération permet de comprendre la très-grande valeur des vésicatoires dans les pleurésies simples et surtout dans les hydarthroses. On a dit que la lymphe soustraite à la région malade n'était pas remplacée par le liquide accumulé d'une manière anormale dans une séreuse, cela est évident; mais il y a des communications nombreuses des vaisseaux lymphatiques entre les parties superficielles et les parties profondes. Il y en a entre la peau de la paroi abdominale et le tissu cellulaire sous-péritonéal; il y en a entre la peau des parois thoraciques et le tissu cellulaire sous-pleural, comme l'a très-justement fait remarquer M. Charcot lorsqu'il a suivi la propagation du cancroïde de la poitrine aux lymphatiques pleuraux. Le liquide perdu par les lymphatiques superficiels, je ne dirai pas dégorge les vaisseaux profonds, mais il y produit un vide relatif et le mouvement d'absorption devient plus actif dans ces vaisseaux. Il n'y a aucune maladie où l'action de la perte de lymphe soit aussi évidente que dans l'hydarthrose.

La rubéfaction, la brûlure au premier degré, par exemple, est un excellent révulsif naturel; les brûlures étendues, même lorsqu'elles ne sont que des brûlures de premier degré, arrêtent net les bronchites des malades brûlés; il n'est pas même jusqu'au tube intestinal qui ne ressente les effets d'une brûlure généralisée. La constipation opiniâtre de quelques brûlés, les ulcérations intestinales signalées depuis longtemps par Dupuytren, peuvent être considérées comme le résultat de la brûlure du tégument sur le tube digestif.

Sans empiéter ici sur le domaine du médecin, il est encore possible de rappeler que le vésicatoire appliqué sur l'abdomen arrête les diarrhées rebelles.

La rubéfaction ou brûlure locale, journellement employée sous forme de sinapisme, a beaucoup moins d'effet appréciable que les brûlures étendues.

Aussi le sinapisme peut-il être très-avantageusement remplacé par des badigeonnages avec la teinture d'iode, une, deux ou trois couches. La révulsion étant en principe d'autant plus puissante qu'elle soustrait quelque chose à l'économie, la révulsion avec la teinture d'iode est plus active que le sinapisme. En effet, on peut remarquer que la teinture d'iode entraîne une exfoliation de l'épiderme, absolument comme le ferait une brûlure au premier degré; quelquefois la teinture cause une véritable vésication, et si l'on répète les applications de ce topique, on arrive à causer des vésications plus profondes que des vésicatoires laissés vingt-quatre heures en place. Chez les dartreux, il n'est pas rare de voir l'iode causer un érythème vésiculeux et, chose remarquable, lorsque ce phénomène se produit l'action révulsive est immédiatement très-efficace.

Les brûlures limitées et profondes, telles que les pointes de feu, la cautérisation transcurrente, sont des moyens de révulsion d'une grande puissance. L'ignipuncture, ou cautérisation ponctuée profonde, proposée et appliquée par le professeur Richet, est une variété de cautérisation dont les effets sur les articulations malades sont très-appréciables, malgré l'éventualité de quelques dangers. L'action apparente de la cautérisation ponctuée est, en premier lieu, une atténuation de la douleur; il n'y a aucun moyen plus propre à soulager les malades que les pointes de feu. L'ébranlement nerveux causé par la brûlure, le travail de réparation consécutif à la brûlure sont toujours très-puissants, à la fois contre l'élément douleur et contre l'élément inflammation. Il y a dans le service un malade atteint de nécrose centrale de l'extrémité inférieure du fémur, chez lequel il y a tous les quinze jours des poussées inflammatoires et des arthrites, que nous calmons avec des applications de pointes de feu; le malade en éprouve un tel soulagement, qu'il les demande et supporte l'application de vingt pointes de feu sans crainte. Cette révulsion est devenue chez lui une habitude.

La cautérisation au fer rouge, ou cautérisation inhérente, et les cautères potentiels, c'est-à-dire les caustiques, ont une action infiniment moindre et ne valent pas les pointes de feu. Les cautères, comme les sétons que Malgaigne a jugés si défavorablement, ne peuvent être considérés comme des révulsifs qu'au moment même de leur application. Nous mettons encore, par habitude, des cautères autour de la gibbosité du mal de Pott, mais ce n'est pas ce que nous faisons de mieux. En effet, et c'est ici le lieu de traiter la question de la rapidité des effets révulsifs, il n'y a pas de révulsion à longue échéance; il en est de la révulsion comme des médicaments perturbateurs, c'est-à-dire des médicaments toxiques: la révulsion agit au moment où elle est appliquée : ce n'est pas un ou deux jours après une application que son effet est produit, c'est le jour même. Comme la belladone, l'émétique ou le sulfate de quinine agissent en vingt-quatre heures, la révulsion agit en vingt-quatre heures ou elle n'agit pas. Aussi, est-ce pour cela que, parmi les moyens révulsifs, ceux qui doivent être préférés sont ceux qui permettent de renouveler les applications révulsives. Il ressort de cette considération que la cautérisation ponctuée est préférable à la cautérisation inhérente. Toute proposition doit être appuyée sur des preuves. Vous trouverez ces preuves dans l'étude des faits naturels de révulsion. L'érysipèle, qui survient autour d'une plaie et qui diminue la production du pus et arrête la formation des bourgeons charnus, ne continue son effet qu'autant qu'il progresse par poussées successives, et il est facile de remarquer que la plaie est plus sèche le jour où a lieu une nouvelle poussée. Et si, par accident, il y a des abcès formés au-dessous de la peau, après la disparition de l'érysipèle, il est très-remarquable de constater que la suite de l'érysipèle, les abcès sous-cutanés multiples, n'a plus aucun effet sur la production du pus dans les plaies primitives, à moins qu'il n'y ait rétention du pus et inflammation du foyer de l'abcès. Aussitôt que l'érysipèle est terminé, la plaie bourgeonne et suppure, quoique des abcès successifs se forment là où existait quelques jours auparavant l'érysipèle. Ces considérations sont la condamnation du séton des vésicatoires et des cautères entretenus.

Révulsion générale.

Les agents révulsifs généraux, c'est-à-dire les dérivatifs employés en chirurgie, sont :

La saignée générale, un peu trop abandonnée aujourd'hui.

Le purgatif, les sialagogues, c'est-à-dire le calomel à dose fractionnée, et les frictions mercurielles. La sudation, la diurèse sont plus spécialement employées en médecine.

La saignée générale est le traitement rationnel des lésions traumatiques de l'encéphale, on y a peu recours de notre temps. Mais pour les lésions traumatiques du poumon, la contusion et la pneumonie traumatique suite de fracture de côtes, les épanchements sanguins dans les plèvres, la saignée est réellement utile. Est-ce à dire qu'il faille la répéter comme on le faisait autrefois? Non ; une bonne saignée de 5 à 600 grammes suffit, et cette saignée n'est utile que dans les vingt-quatre premières heures de l'accident ou tout à fait au début de la pneumonie traumatique.

Le purgatif, les drastiques tels que l'huile de ricin, l'émétique en lavage, 20 à 30 centigrammes dans un pot d'eau de veau, pris par verre toutes les heures, sont un puissant moyen de révulsion pour les maladies oculaires et cérébrales. La conjonctivite purulente, la kératite traumatique sont très-avantageusement traités par les purgatifs.

Le calomel à dose fractionnée, 60 centigrammes en quinze paquets donnés d'heure en heure, a joui pendant très-longtemps de la faveur des chirurgiens pour le traitement des maladies de la cornée, de l'iris et de la choroïde. Le calomel à dose fractionnée produit la salivation, et c'est la salivation qui constitue l'agent de la révulsion, comme la diarrhée est l'agent de la révulsion, lorsque l'on emploie les purgatifs. Ici, on le voit, la révulsion agit parce qu'elle provoque une déperdition des humeurs de l'économie. Aussi la dérivation buccale ou révulsion par la salivation, comme la dérivation intestinale, c'est-à-dire la révulsion par le purgatif, équivalent à une saignée générale ou locale. La salivation produit l'anémie, la diarrhée est dans le même cas. Tous les médecins connaissent le fait cité par Haller et Spallanzani ; ils ont vu les effets débilitants du ptyalisme et l'émaciation des enfants atteints de la diarrhée du sevrage. Vous trouverez là les preuves les plus convaincantes de notre proposition.

Entre la révulsion buccale par la salivation et le purgatif salin, ou le purgatif drastique par excellence, l'huile de ricin, il n'y a pas à balancer, la purgation n'a aucun inconvénient et la salivation en a. La salivation obtenue par le calomel à dose fractionnée cause des gingivites et quelquefois des gingivites qui n'ont plus de fin. Cet inconvénient est très-sérieux et on doit y songer avant de recourir à ce moyen. Les chirurgiens qui prescrivent souvent le calomel à dose fractionnée, pour les maladies des yeux, ont bien soin de traiter la salivation produite, par l'emploi presque simultané du chlorate de potasse.

Nélaton attribuait une grande valeur au calomel à dose fractionnée pour le traitement des kérato-conjonctivites scrofuleuses. Les iritis, dans les hôpitaux de Paris, sont souvent traitées par cette méthode. De bons effets ont été obtenus de cette révulsion, mais les purgatifs produisent exactement le même résultat avec moins d'inconvénients.

Les révulsions par les médications générales employées par la chirurgie se réduisent donc à deux : le calomel à dose fractionnée et le mercure sous diverses formes, destiné à produire une révulsion par la salivation, le purgatif qui agit par la diarrhée. Il n'y a que les maladies des yeux et les méningites et méningo-encéphalites traumatiques pour lesquelles cette révulsion générale soit aussi puissante que la révulsion locale. Mais, hâtons-nous de le dire, elles ont un désavantage : la révulsion locale peut être renouvelée sans épuiser les malades, comme le feraient des salivations ou des purgations répétées.

Le *grand bain* chaud, à la température de 28 à 30 degrés, doit être considéré encore comme un révulsif général. En chirurgie, nous avons recours au grand bain dans trois maladies ou plutôt dans trois circonstances :

Un malade a fait une chute ou a été contusionné sur plusieurs points du corps, il n'est pas impossible de le remuer ; un grand bain tous les jours le remet rapidement. Sans doute, l'action du bain, ici, a lieu sur les phénomènes de la circulation et favorise rapidement la résorption du sang épanché çà et là dans les muscles entre les couches aponévrotiques profondes.

Lorsque l'on a passé une bougie dans un rétrécissement de l'urèthre, et lorsqu'elle y est serrée, il est assez ordinaire que le malade ait un accès de fièvre intermittente. Eh bien, Messieurs, si vous donnez un grand bain d'une heure au malade, il n'aura pas d'accès de fièvre ou celui-ci sera très-court et vous aurez fait alors de la révulsion préventive.

Enfin, le grand bain a une action révulsive, curative même, sur les hernies étranglées depuis peu de temps. Deux heures après la production de phénomènes d'étranglement dans une hernie, si vous placez le malade dans un bain, vous verrez souvent la hernie se réduire spontanément. Et si la hernie ne se réduit pas seule, au moins le bain favorisera la réduction par le taxis, en détendant, si je puis ainsi dire, les tissus et en faisant cesser une sorte de contraction générale des parois abdominales, peut-être même en réveillant les contractions intestinales.

L'usage heureux du bain dans plusieurs maladies médicales est au moins une preuve de plus de l'efficacité révulsive de la balnéation. Quelles que soient les explications théoriques, le fait est tellement évident que l'on peut se passer d'approfondir la valeur des théories.

Moyens de la révulsion locale.

Les agents révulsifs locaux que nous employons journellement en chirurgie sont :

Les sangsues, les ventouses scarifiées et les ventouses sèches ;

Les vésicatoires volants ;

Les sinapismes et badigeonnages avec la teinture d'iode ;

La cautérisation ponctuée, transcurrente ou profonde, c'est-à-dire l'ignipuncture ;

La cautérisation inhérente et le cautère à cette cautérisation inhérente.

Il faudrait joindre la vieille cautérisation du sinciput, si recommandée jadis contre les convulsions de toute nature.

Le moxa, le séton, l'acupuncture, le révulseur de Baunscheidt et l'électro-puncture sont des moyens de révulsion peu usités ou, du moins, des moyens auxquels la chirurgie n'a plus souvent recours. Il en est de même des injections sous-cutanées d'eau distillée, qui ont un effet aussi grand que les injections de morphine, et sont très-employées; elles agissent alors comme la simple acupuncture, cette méthode révulsive qui nous est venue de la Chine et du Japon. On préfère généralement à ces derniers moyens les injections d'une solution de morphine. Les injections hypodermiques d'éther (10 gouttes) sont très-vantées par les Anglais pour réveiller les malades du shock; mais des sinapismes produisent le même résultat.

Chacun de ces moyens de révulsion a son lieu d'application. Il serait long d'énumérer tous les cas auxquels on peut appliquer les émissions sanguines à titre de révulsif. Deux exemples peuvent être choisis entre beaucoup.

Dans les *hémo-hydarthroses* du genou et de l'épaule, il n'y a pas de meilleur révulsif que les ventouses scarifiées pour calmer la douleur et pour favoriser la résorption des liquides épanchés dans l'article. Il y a un autre révulsif qui produirait le même effet pour faciliter la résorption des liquides épanchés, c'est le vésicatoire; mais il est juste de dire que ce vésicatoire soulagerait moins les douleurs vives qu'éprouvent souvent les malades pendant les trois premiers jours qui suivent le traumatisme.

Dans la *conjonctivite purulente* des adultes, les sangsues aux tempes ou à la racine du nez peuvent être renouvelées trois jours de suite, et cette révulsion est, sans contredit, la meilleure de toutes les thérapeutiques pour cette grave maladie. En même temps que l'on emploie les collyres cathérétiques et les lavages répétés des yeux, on place six sangsues aux tempes et deux à la racine du nez.

Ces deux exemples suffisent pour établir la valeur des émissions sanguines révulsives.

Le *vésicatoire volant*, qui a tant d'applications heureuses en médecine, n'en a pas moins en chirurgie.

Le vésicatoire à la tempe dans les maladies oculaires, quoi qu'en aient dit les oculistes allemands, est d'un effet saisissant sur les congestions oculaires, sur les inflammations de la conjonctive symptomatiques de lésions de la cornée, sur les inflammations de l'iris.

Le vésicatoire volant appliqué derrière l'oreille est un excellent révulsif pour les inflammations de l'oreille moyenne.

Là où le vésicatoire produit son plus précieux effet, c'est l'hydarthrose traumatique ou rhumatismale. Mais il y a un temps pour appliquer le vésicatoire. Au moment où débute le mal, c'est-à-dire quelques heures après un traumatisme, la révulsion par les sangsues et mieux les ventouses est préférable au vésicatoire, parce que les ventouses enlèvent mieux la douleur que le vésicatoire; mais après, quand la douleur est calmée, le vésicatoire agit mieux pour faire résorber le liquide qui distend l'articulation. La plupart du temps, les malades nous arrivent avec des hydarthroses datant de plusieurs jours; le fort des douleurs est passé et il ne reste que l'épanchement articulaire. Le vésicatoire produit un effet vraiment saisissant; le lendemain de l'application d'un vésicatoire sur une hydarthrose datant de quatre jours, on voit disparaître presque entièrement l'épanchement; le liquide se reproduit bien en partie pour quelques jours encore, mais, avec le repos, le mal guérit rapidement. Sur les hydarthroses rhumatismales, l'effet du vésicatoire n'est pas moins saisissant, mais le liquide se reproduit et l'on est quelquefois obligé de recourir à un ou deux nouveaux vésicatoires. L'action des vésicatoires sur les inflammations articulaires est si évidente, que Pelletan le fils avait traité avec succès les rhumatismes articulaires par les vésicatoires volants, et si ce traitement dont l'efficacité est certaine ne s'est point généralisé, cela tient au nombre de vésicatoires qu'il fallait appliquer; cela tient encore aux douleurs vives que les pansements de vésicatoires nombreux causaient aux malades.

Velpeau a fait un grand usage du vésicatoire. La péritonite générale et partielle, à la suite des abcès et inflammations du petit bassin chez la femme, et des étranglements herniaires, depuis Velpeau, ne sont pas autrement traités que par le vésicatoire par la plupart des chirurgiens; mais, comme c'est le propre de toutes les médications, il faut que le vésicatoire soit appliqué au moment propice pour que son action apparaisse avec évidence. C'est pour avoir appliqué cette révulsion dans des conditions où elle ne pouvait pas réussir, que des esprits éclairés ont nié la grande valeur du vésicatoire.

Les inflammations chroniques des séreuses d'origine rhumatismale dans les articulations, les coulisses des tendons, ou bourses séreuses, avec épanchements, sont très-avantageusement traitées par les vésicatoires répétés. Ici les pointes de feu n'auraient pas la même efficacité, et la proposition doit être renversée pour tous les cas où les lésions osseuses dominent, par exemple dans les affections articulaires mixtes, c'est-à-dire celles où les extrémités articulaires et les séreuses sont malades. En principe, toutes les fois qu'il y a un épanchement de sérosité dans une séreuse, le vésicatoire a une action évidente, et l'on devrait toujours y avoir recours si l'on pouvait traiter les malades peu de temps après la naissance du mal.

Le vésicatoire n'a pas été employé seulement comme un révulsif local, il a été employé à distance du mal. Les médecins placent des vésicatoires aux cuisses pour produire une révulsion puissante sur l'encéphale, lorsqu'au cours d'une fièvre typhoïde des accidents cérébraux surviennent. Velpeau employait souvent cette méthode de révulsion pour les méningo-encéphalites, et au début des infections purulentes. Vous avez vu mettre en usage cette révulsion dans le service sur plusieurs malades. Dans tous les cas, il s'agissait de la même maladie. Tous les ans, chez les malades atteints d'érysipèles du cuir chevelu qui nous viennent du dehors ou qui sont nés dans le service, il arrive deux fois en moyenne que des érysipèles du cuir chevelu sont compliqués de cette méningite congestive, signalée par Fabrice d'Aquapendente et le professeur Piorry. Cette complication, qui est toujours annoncée par du délire et de l'agitation, a toujours été arrêtée par un vésicatoire placé à la partie moyenne de chaque cuisse. N'allez pas croire qu'il s'agit d'un lieu d'élection; le vésicatoire pourrait être placé sur un point quelconque du membre, au mollet, par exemple, et les résultats seraient les mêmes.

On emploie souvent les sinapismes et les pédiluves sinapisés au lieu et place du vésicatoire; mais le vésicatoire a généralement un effet plus rapide et plus certain. Cependant, chez les femmes, les sinapismes aux cuisses et les bains de pieds sinapisés sont préférables, lorsque les malades sont près de leurs règles et lorsque l'on peut espérer que l'apparition des règles (et cela est commun) produira une révulsion naturelle sur une inflammation des méninges ou une angine.

Le *sinapisme*, les *badigeonnages avec la teinture d'iode* sont des révulsifs locaux d'une efficacité instantanée moindre que le vésicatoire, mais ils sont plus maniables, parce qu'il est plus facile de répéter leur application que de renouveler des vésicatoires. Il faut, en effet, attendre sept à huit jours au moins avant de pouvoir placer un nouveau vésicatoire à l'endroit où l'on en a appliqué un premier.

Le sinapisme est le révulsif local préféré par le médecin, les badigeonnages avec la teinture d'iode sont préférés par les chirurgiens.

Le sinapisme est généralement laissé vingt minutes en place, on peut le laisser plus de temps, mais alors on produit la vésication, et cela n'est pour personne le but du sinapisme.

Les badigeonnages avec la teinture d'iode sont faits à l'aide d'un pinceau de blaireau ou de charpie. Ils produisent un effet variable, suivant la quantité de teinture d'iode appliquée. Une seule couche de teinture d'iode produit une révulsion qui équivaut à un sinapisme, avec cette différence que la teinture d'iode cause à la longue une desquamation de l'épiderme.

Lorsqu'on veut obtenir une révulsion plus forte, on applique deux et trois couches de teinture d'iode, on laisse sécher pendant une minute la première couche, et on applique ensuite, de minute en minute, les deux autres couches.

Trois couches de teinture d'iode produisent une brûlure au premier degré et entraînent en trois jours une desquamation d'une lame cornée d'épiderme, qui se fendille quelquefois et laisse le derme à nu. Cette révulsion par la teinture d'iode est une de celles qui ont le plus d'effet. Chez quelques sujets, les trois couches de teinture d'iode forment un véritable vésicatoire et agissent comme lui; chez d'autres malades, enfin, et cela arrive principalement chez les rhumatisants, la teinture d'iode cause une éruption de vésicules qui ressemble à l'arthritide humide décrite par M. Bazin, et que l'on appelait autrefois l'érythème vésiculeux. Cette éruption produit souvent une excellente révulsion.

La teinture d'iode est un précieux révulsif qui agit bien sur des lésions inflammatoires subaiguës ou chroniques d'emblée.

Ainsi : La crépitation douloureuse des tendons de l'avant-bras; les périostoses ou périostites exsudatives: par exemple, les périostites du frontal et celles du tibia; les arthrites subaiguës consécutives à un refroidissement, ou les douleurs articulaires consécutives à une luxation, mais pour ces cas la révulsion n'est guère utile que le troisième jour, lorsque le repos et les cataplasmes n'ont point fait cesser les douleurs.

On peut employer encore la révulsion par les trois couches de teinture d'iode, à titre de repos, en alternant avec les pointes de feu, lorsque l'on traite les arthrites chroniques d'origine rhumatismale.

Lorsqu'un ganglion est un peu sensible et quand il est le siége du retentissement de quelque irritation de voisinage, on calme bien, dans les vingt-quatre premières heures, les menaces d'inflammation et surtout la douleur, à l'aide des badigeonnages à la teinture d'iode.

Ne croyez pas que ce soit l'iode qui jouisse ici de propriétés merveilleuses, l'iode est certainement légèrement caustique, mais l'alcool rectifié, dans lequel est dissous l'iode, est également caustique. En effet, pour le front et le cou, où il était nécessaire de répéter les révulsions, j'ai employé de l'alcool rectifié pur, et il produisait les mêmes effets révulsifs que la teinture d'iode. J'avais songé à substituer l'alcool pur à la teinture d'iode, parce qu'il n'est pas possible de badigeonner, avec la teinture d'iode, le front, la face et le cou de malades qui veulent vaquer à leurs affaires. Les malades ne peuvent pas se promener avec des taches jaunes sur le visage sans exciter l'hilarité des passants.

La révulsion par la teinture d'iode a un avantage immense, celui de pouvoir être répétée indéfiniment.

On a employé la teinture d'iode comme révulsif, ou au moins comme astringent, sur les muqueuses; je ne cite que pour mémoire ce traitement, ainsi le badigeonnage des amygdales et du col de l'utérus. Ces applications ne sont pas toujours innocentes, et on peut leur reprocher de ne pas être limitées, suivant la volonté du chirurgien, aux seules parties malades, et il s'ensuit des brûlures des muqueuses saines qui ne sont pas sans inconvénient.

Les pointes de feu, ou *cautérisation ponctuée*, constituent la plus puissante des révulsions locales auxquelles le chirurgien puisse avoir recours, tantôt contre les douleurs des inflammations curables, tantôt contre celles de lésions incurables; c'est contre les inflammations chroniques des os que les effets immédiats des pointes de feu sont le plus évidents.

Les pointes de feu sont appliquées dans le service de deux manières : la première est celle que j'ai vu employer par Nélaton.

On fait chauffer au rouge sombre un cautère en olive recourbé, on le laisse refroidir de façon à ce qu'il soit à peine rouge, on l'applique sur la peau pendant une demi-seconde à peine, et on juge que l'effet est produit à une petite vésicule qui s'est formée au point touché et qui est en réalité une brûlure au second degré. Quelquefois, en appliquant ce fer, on entend un petit bruit sec ressemblant à la crépitation d'un grain de sel jeté sur le feu : c'est la vésicule de la brûlure qui a éclaté sous l'influence du calorique. On place dix, vingt, trente ou quarante de ces pointes de feu suivant la force que l'on veut donner à la révulsion.

Immédiatement après l'application de ces pointes de feu, la peau rougit, devient chaude et douloureuse pendant environ une heure. On applique alors des cataplasmes qui calment bien ces douleurs. Des compresses d'eau de sureau produisent le même résultat.

Au bout de vingt-quatre heures, l'épiderme s'est desséché sur la brûlure et forme une tache brune, et toute douleur a disparu, de sorte que l'on peut appliquer une nouvelle série de pointes de feu dans l'intervalle des premières.

Les pointes de feu de ce genre sont d'une application très-heureuse sur les arthrites aiguës, dans les six premiers jours de leur développement.

Les arthrites chroniques, soit qu'on les traite par l'immobilisation dans une gouttière, soit qu'on les traite par les appareils inamovibles, sont très-heureusement modifiées par les pointes de feu. Lorsque l'on traite les arthrites chroniques par l'immobilisation, c'est quand on change les appareils que l'on applique les pointes de feu.

Les ostéites péri-articulaires, les nécroses centrales des os, les abcès sous-périostiques chroniques, les caries des os, pendant tout le temps que dure la période de douleurs, ne peuvent être mieux traités que par les pointes de feu : c'est par cette révulsion seulement que l'on peut atténuer les douleurs des malades. Et la répétition de la révulsion à de courts intervalles n'est possible qu'à l'aide de pointes de feu, ou cautérisation ponctuée. Il n'y a pas de meilleur moyen pour calmer les douleurs persistantes dont se plaignent les malades.

La cautérisation ponctuée n'est pas réellement douloureuse ; il y a des malades qui demandent eux-mêmes de nouvelles applications de pointes de feu. En ville comme à l'hôpital, les malades aiment mieux les cautérisations ponctuées que les douleurs contre lesquelles elles sont appliquées avec fruit : l'aveu même des malades vous confirmera dans cette croyance.

La *cautérisation ponctuée inhérente* est une brûlure plus profonde que la cautérisation ponctuée. Ces brûlures sont des brûlures au troisième degré ; elles suppurent et mettent en moyenne vingt-cinq jours à guérir complétement. Ce fait est la critique d'une telle cautérisation ; en effet, il n'est guère possible de renouveler cette cautérisation, et le chirurgien se lie ainsi les mains. Les malades ne profitent de la révulsion que les premiers jours ; la suppuration, en effet, n'a aucun effet révulsif sur les maux profonds. C'est sur ce chef que le dialecticien Malgaigne triomphait de ses contradicteurs, dans la discussion de l'Académie de médecine, en 1856 (1). Il est curieux, en effet, de remarquer que la révulsion par la suppuration n'a aucun effet réel sur les arthrites chroniques. Aussi la cautérisation ponctuée inhérente, qui produit une action immédiate plus profonde que la cautérisation ponctuée, ne doit-elle être employée qu'à petite dose, si je puis ainsi dire, six ou huit pointes de feu, mais pas plus, de façon à ce que l'on puisse renouveler cette cautérisation au moins tous les huit jours. Il y a d'ailleurs une bonne raison pour limiter le nombre des cautères ainsi placés, c'est la répugnance des malades ; en effet, cette cautérisation fait énormément souffrir les malades, et quand vous voudrez perdre des clients, vous n'aurez qu'à leur proposer de faire une seconde fois

(1) Malgaigne, *Bull. de l'Acad. de méd.* 1855-56, t. XXI, p. 66 et suiv.

une semblable cautérisation. Pour ma part, je n'ai jamais recours à cette cautérisation; la cautérisation ponctuée superficielle suffit à toutes les nécessités de la révulsion.

L'*ignipuncture*, ou cautérisation ponctuée térébrante, a été employée comme révulsif, par M. Richet, pour les tumeurs blanches, les synovites fongueuses des articulations de l'épaule et de la hanche; et, en général, toutes les articulations qui ne sont pas environnées de tendons nombreux pressés les uns contre les autres sont modifiées rapidement par ce traitement. Mais, comme pour la cautérisation ponctuée inhérente, il faut en user avec modération; deux ou trois points de cautérisation profonde ou ignipuncture sont suffisants.

On pratique l'ignipuncture avec un cautère à boule muni d'une pointe en platine ou en fer; pour faire cette cautérisation, le petit cautère à boule qu'employait Guersant pour cautériser les tumeurs érectiles de la face est d'un bon usage; seulement, il faut avoir la précaution de placer un linge mouillé sur les parties que l'on cautérise, pour éviter de brûler la peau avec la boule. Il arrive, en effet, un moment où, la pointe du fer pénétrant dans des tissus peu résistants tels que la graisse, le fer pénètre à fond, et la boule vient toucher la peau et y produit une brûlure grave de la largeur de la boule; c'est pour cela que, dans le principe, M. Richet avait recommandé, pour faire l'ignipuncture, une tringle de rideau, une aiguille à tricoter, tenue par exemple avec un manche d'ivoire.

Il y a une cautérisation qui a été autrefois de mode et que l'on n'emploie plus aujourd'hui, c'est la cautérisation transcurrente; elle était faite avec un cautère à 100 degrés, c'est-à-dire au-dessous du rouge sombre, et que l'on passait rapidement sur la peau. Cette cautérisation équivaut à la cautérisation ponctuée, et elle est plus difficile à faire et plus douloureuse.

J'aurais terminé ce qui a trait à la révulsion s'il ne me restait à vous parler du cautère à la potasse et à la pâte de Vienne, du moxa et enfin de l'acupuncture, et du révulseur de Baunscheidt et autres; mais je ne vous les signalerai que pour mémoire. Peut-être seront-ils remis en honneur un jour pour retomber encore dans l'oubli; tout ce que l'on peut dire, c'est que l'*acupuncture* et les révulseurs font en petit ce que font les ventouses, qui saignent peu ou saignent mal; que les cautères avec les caustiques n'agissent qu'à titre de brûlure et qu'ils ne font pas mieux que les cautérisations ponctuées simples inhérentes ou térébrantes, et qu'ils sont plus douloureux.

Enfin, le *séton*, le *cautère* et le *vésicatoire permanent*, qui ne sont guère employés en chirurgie que pour les kératites vasculaires chroniques et en désespoir de cause, ou pour le mal de Pott, paraissent être d'un médiocre profit et ne produisent pas l'effet de cautérisations ponctuées répétées.

En médecine, le vésicatoire permanent et le cautère ont encore des partisans, mais en chirurgie ces deux révulsifs ne jouissent plus d'une grande faveur. Dans la discussion académique de 1856 (1), Malgaigne avait absolument raison sur ce point.

Il me reste à vous parler de l'action révulsive du *froid*, très-employée en médecine et peu utilisée en chirurgie, et j'ose ajouter avec raison.

L'on emploie à titre de révulsif, en chirurgie, la glace et l'eau froide; la glace a été appliquée sur les hernies étranglées, et, à mon sens, c'est une des applications les plus malheureuses, car jamais le froid n'a fait rentrer une hernie véritablement étranglée. Je ne vous parle pas de la glace employée dans les hémorrhagies buccales, car il ne s'agit pas là d'une révulsion, il s'agit d'une hémostasie, c'est-à-dire d'une application physique du froid sur le sang et les vaisseaux, pour faire coaguler l'un et resserrer les autres.

Le froid est réellement employé à titre de révulsif lorsque nous appliquons l'irrigation continue sur des plaies dont nous voulons empêcher l'inflammation et les vessies de glace sur le crâne contre les méningites.

Enfin, il y a des hémorrhagies internes que nous n'arrêtons que par l'application rapide du froid sur le pubis et sur les cuisses. Ici nous faisons une révulsion sur les vaisseaux, par l'intermédiaire du système nerveux, c'est l'impression vive du froid qui arrête l'hémorrhagie.

Tels sont les moyens que nous possédons et qui composent les médications révulsives générales et locales. Ce sont de précieux moyens qui, lorsqu'ils sont appliqués à propos et avec discernement, permettent de calmer les douleurs des malades, et souvent de guérir des maux rebelles. La thérapeutique révulsive est aussi ancienne que la médecine et est toujours restée en honneur, en dépit des vicissitudes et des contradictions des théories médicales. On a modifié, rejeté, repris, vanté ou condamné certains procédés de révulsion, mais on n'a jamais nié les effets de la révulsion. L'obstination des médecins de tous les temps a jugé ce mode de traitement : il est incomparablement l'un des moyens les plus sûrs, et il serait à souhaiter que l'on pût en dire autant de beaucoup de médications dont on parle beaucoup à de certaines époques, sans doute parce qu'on compte ensuite des siècles où il n'en est plus question.

(1) Malgaigne, *Bull. de l'Académie de médecine*, 1856, t. XXI, p. 66 et suiv.

FIN

TABLE DES MATIÈRES

FIN DE LA TABLE DES MATIÈRES

PARIS. — IMPRIMERIE DE E. MARTINET, RUE MIGNON, 2.

ERRATA

Page 2, ligne 34, *au lieu de* si le diagnostic seul est facile par le toucher, *lisez* si le diagnostic est facile par le toucher seul.

Page 44, ligne 25, *au lieu de* eau alcoolisé, *lisez* eau alcoolisée.

Page 115, ligne 10, *au lieu de gauche, usure du, lisez gauche issue du.*

Page 224, titre, *au lieu de* ABCÈS DES ANTHRAX, *lisez* DES ANTHRAX.

Page 252, ligne 7, *au lieu de* introduites, *lisez* introduits.

Page 303, ligne 35, *au lieu de* collet du lac, *lisez* collet du sac.

Page 409, note, *au lieu de* Lyon 1876, *lisez* Lyon 1760.

Page 428, ligne 16, *au lieu de* pouvait pénétrer, *lisez* pouvait faire pénétrer.

Page 432, ligne 23, *au lieu de* Beniquié, *lisez* Beniqué.

Page 483, ligne 7, *au lieu de* le fabricant. Elle a dit, *lisez* le fabricant, elle a dit.

Page 540, fig. 31, *au lieu de* ciseaux de Hocker, *lisez* ciseaux de Mac Dowel.

www.ingramcontent.com/pod-product-compliance
Ingram Content Group UK Ltd.
Pitfield, Milton Keynes, MK11 3LW, UK
UKHW020147250726
13967UKWH00002B/924

9 782012 992689